Referenzwerk Prävention und Gesundheitsförderung

Referenzwerk Prävention und Gesundheitsförderung
Klaus Hurrelmann, Matthias Richter, Theodor Klotz, Stephanie Stock (Hrsg.)

Klaus Hurrelmann, Matthias Richter, Theodor Klotz, Stephanie Stock (Hrsg.)

Referenzwerk Prävention und Gesundheitsförderung

Grundlagen, Konzepte und Umsetzungsstrategien

5., vollständig überarbeitete Auflage

unter Mitarbeit von

Thomas Altgeld
Katharina Althaus
Patricia Bothe
Elmar Brähler
Klara Brixius
Anneke Bühler
Gerhard Bühringer
Ulrike de Vries
Ralf Decking
Manfred Döpfner
Karsten Dreinhöfer
Michael Erhart
Toni Faltermaier
Raimund Geene
Charlotte Hanisch
Christopher Hautmann
Andrea Icks
Olaf von dem Knesebeck
Petra Kolip
Peter Koppe
Andreas Kruse
Ilse Kryspin-Exner
Anja Leppin
Albert C. Ludolph
Martin Merbach
Kai Mosebach
Dirk Müller
Uta Nennstiel-Ratzel
Veronika Ottová-Jordan
Franz Petermann
Holger Pfaff
Timo-K. Pförtner
Martin Pinquart
Nina Pintzinger
Evelyn Plamper
Wolfgang Rathmann
Walter Rätzel-Kürzdörfer
Ulrike Ravens-Sieberer
Marcus Redaèlli
Gaby Resmark
Kerstin Rhiem
Hedwig Roggendorf
Susanne Salomon
Michael Schäfer
Ursula Schlipköter
Rita Schmutzler
Maria Schumann
Friedrich W. Schwartz
Johannes Siegrist
Rainer K. Silbereisen
Jacob Spallek
Harald Strippel
Waldemar Süß
Alf Trojan
Horst C. Vollmar
Ulla Walter
Rolf Weitkunat
Nikos Werner
Simone Weyers
Manfred Wildner
Manfred Wolfersdorf
Tülan Yildirim
Hajo Zeeb
Stephan Zipfel

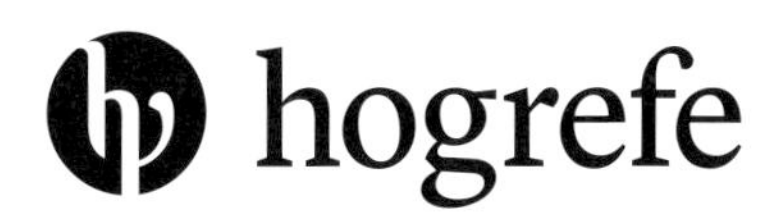

Prof. Dr. Dr. h. c. Klaus Hurrelmann (Hrsg.)
hurrelmann@hertie-school.org

Prof. Dr. Matthias Richter (Hrsg.)
m.richter@medizin.uni-halle.de

Prof. Dr. Theodor Klotz (Hrsg.)
theodor.klotz@kliniken-nordoberpfalz.ag

Prof. Dr. Stephanie Stock (Hrsg.)
stephanie.stock@uk-koeln.de

Bibliografische Information der Deutschen Nationalbibliothek
Die Deutsche Nationalbibliothek verzeichnet diese Publikation in der Deutschen Nationalbibliografie; detaillierte bibliografische Daten sind im Internet über http://www.dnb.de abrufbar.

Anregungen und Zuschriften bitte an:
Hogrefe AG
Lektorat Gesundheit
Länggass-Strasse 76
3012 Bern
Schweiz
Tel: +41 31 300 45 00
E-Mail: verlag@hogrefe.ch
Internet: http://www.hogrefe.ch

Lektorat: Susanne Ristea
Bearbeitung: Thomas Koch-Albrecht, Münchwald
Herstellung: René Tschirren
Umschlag: Claude Borer, Riehen
Satz: Claudia Wild, Konstanz
Druck und buchbinderische Verarbeitung: Finidr s. r. o., Český Těšín
Printed in Czech Republic

5., vollständig überarbeitete Auflage 2018

Die 4. Auflage erschien unter dem Titel „Lehrbuch Prävention und Gesundheitsförderung“

(E-Book-ISBN_PDF 978-3-456-95590-2)
(E-Book-ISBN_EPUB 978-3-456-75590-8)
ISBN 978-3-456-85590-5
http://doi.org/10.1024/85590-000

Inhalt

Vorwort

Die hier vorliegende 5. Auflage ist neu überarbeitet und aktualisiert worden. Es haben sich Änderungen in der Zusammensetzung der Autorenteams und der Herausgeber gegeben. Von den bisherigen Herausgebern ist Jochen Haisch ausgeschieden; Stephanie Stock und Matthias Richter sind neu hinzugekommen.

Das Lehrbuch „Prävention und Gesundheitsförderung" hat sich als führendes Referenzwerk in medizinischen, gesundheitswissenschaftlichen, psychologischen, pädagogischen und soziologischen Studiengängen und Weiterbildungsprogrammen bewährt, weil es ein klares wissenschaftliches Programm verfolgt.

Leitendes Prinzip des Lehrbuches ist es, Ansätze aus wissenschaftlichen Disziplinen des biomedizinisch-personenorientierten und des sozial- und bevölkerungsorientierten Paradigmas zusammenzuführen. Hierdurch wird das Ergänzungsverhältnis der beiden Interventionsformen „Krankheitsprävention" und „Gesundheitsförderung" betont. Jede Form der Abgrenzung der beiden Interventionsformen voneinander wird als nicht hilfreich erachtet. Gerade weil die Krankheitsprävention dem naturwissenschaftlichen und medizinischen, die Gesundheitsförderung dem bevölkerungs- und sozialwissenschaftlichen Paradigma jeweils nahe steht, ist ihr Ergänzungsverhältnis fruchtbar und Erkenntnis fördernd.

Ein weiteres Mal danken wir den Autorinnen und Autoren der einzelnen Beiträge, die durch ihre Beteiligung zum Ausdruck bringen, dass sie diesem wissenschaftlichen Programm zustimmen und die hier eingeschlagene interdisziplinäre und intersektorale Vorgehensweise befürworten. Es dürfte ein Alleinstellungsmerkmal dieses Referenzwerkes sein, dass die Autorinnen und Autoren zu etwa gleich großen Anteilen in den beiden wissenschaftlichen Paradigmata verankert sind.

Klaus Hurrelmann, Berlin
Matthias Richter, Halle
Theodor Klotz, Weiden
Stefanie Stock, Köln

Grundlagen und Konzepte von Prävention und Gesundheitsförderung

1 Krankheitsprävention und Gesundheitsförderung

Klaus Hurrelmann, Matthias Richter, Theodor Klotz und Stephanie Stock

Überblick
- Was charakterisiert die Begriffe „Krankheitsprävention“ und „Gesundheitsförderung“?
- Was sind Risiko- und Schutzfaktoren für die Gesundheit?
- Wie ergänzen sich „Krankheitsprävention“ und „Gesundheitsförderung“?
- Welchen Stellenwert haben „Krankheitsprävention“ und „Gesundheitsförderung“ in der gesundheitlichen Versorgungsstruktur?

1.1 Krankheitsprävention und Gesundheitsförderung als komplementäre Interventionsformen

Die Begriffe „Krankheitsprävention“ und „Gesundheitsförderung“ werden in der internationalen Fachliteratur nicht einheitlich verwendet. Auch im deutschen Sprachraum bestehen unterschiedliche Definitionen nebeneinander.

1.1.1 Historische Entstehung der Begriffe

Um eine Begriffsverwirrung zu vermeiden, ist eine Rückbesinnung auf die historische Entstehung der beiden Begriffe hilfreich (Hurrelmann, Laaser & Richter, 2016; Stöckel und Walter, 2002):

- **Der historisch ältere Begriff „Krankheitsprävention“**, meist verkürzt als „Prävention“ bezeichnet, entwickelte sich in der **Sozialmedizin** des 19. Jahrhunderts aus der Debatte um soziale Hygiene und Volksgesundheit. Unter den Begriffen Vorbeugung, Vorsorge, Prophylaxe oder Prävention wurden alle Ansätze zusammengefasst, die eine **Vermeidung des Auftretens von Krankheiten** und damit die Verringerung ihrer Verbreitung und die Verminderung ihrer Auswirkungen zum Ziel hatten. Der entscheidende Ansatz dafür war, die Auslösefaktoren von Krankheiten zurückzudrängen oder ganz auszuschalten. Um 1900 verdichtete sich die Erkenntnis, dass vor allem unzureichende hygienische Lebensbedingungen und belastende Arbeitsbedingungen zu den Auslösefaktoren zählen und Lebensqualität und Lebensdauer der Bevölkerung schwer beeinträchtigen. Fachwissenschaftlich waren an der Aufdeckung dieser Zusammenhänge vor allem innovative Bereiche der Medizin und einige naturwissenschaftliche Disziplinen beteiligt. Aus ihren Reihen heraus wurden auch die ersten Ansätze eines vorbeugenden, prophylaktischen und präventiven Handelns formuliert (Abholz, 2006).
- **Der Begriff „Gesundheitsförderung“** (Health Promotion) ist erheblich jünger (Froom & Benbassat, 2000). Er entwickelte sich aus den gesundheitspolitischen Debatten

der **Weltgesundheitsorganisation** (WHO), in die neben bevölkerungsmedizinischen auch ökonomische, politische, kulturelle und soziale Impulse eingingen. Der Begriff etablierte sich im Anschluss an die Definition von „Gesundheit" in der Gründungskonvention der WHO: „Gesundheit ist der Zustand des völligen körperlichen, psychischen und sozialen Wohlbefindens und nicht nur das Freisein von Krankheit und Gebrechen" (WHO, 1946). Bei der Diskussion über Umsetzungsstrategien des Gesundheitsbegriffs wurde bei einer Konferenz in Ottawa (WHO, 1986) das Konzept „Gesundheitsförderung" etabliert. Im Unterschied zur Krankheitsprävention mit ihrer im Vordergrund stehenden Vermeidungsstrategie geht es bei der Gesundheitsförderung um eine Promotionsstrategie, durch die Menschen eine Verbesserung ihrer Lebensbedingungen und damit eine **Stärkung der gesundheitlichen Entfaltungsmöglichkeiten** („Empowerment") erfahren sollen. Fachwissenschaftlich waren an der Entwicklung dieses Ansatzes sozial- und bevölkerungswissenschaftliche Disziplinen einschließlich der Epidemiologie maßgeblich beteiligt (Kickbusch & Altgeld, 2012).

Obwohl sich die beiden Begriffe auf unterschiedliche Bezugsrahmen beziehen, haben sie eine Gemeinsamkeit: Sowohl „Krankheitsprävention" als auch „Gesundheitsförderung" beschreiben begrifflich Handlungsschritte, also Formen der „Intervention". Es handelt sich in beiden Fällen um das gezielte Eingreifen von Akteuren, meist öffentlich und/oder professionell autorisierter Personen und Institutionen, um sich abzeichnende oder bereits eingetretene Verschlechterungen der Gesundheit bei einzelnen Personen oder bestimmten Bevölkerungsgruppen zu beeinflussen.

1.1.2 Definition von Krankheitsprävention und Gesundheitsförderung

Der Unterschied der beiden Interventionsformen liegt also in ihrer Eingriffslogik, die sich auf verschiedenartige theoretische Grundlagen bezieht. Hieraus lässt sich ihre Definition ableiten:

- **Krankheitsprävention (oft verkürzt auch nur „Prävention" genannt) bezeichnet alle Interventionen, die dem Vermeiden des Eintretens oder des Ausbreitens einer Krankheit dienen.** Das Eingreifen (Intervenieren) richtet sich auf das Verhindern und Abwenden von Risiken für das Eintreten und die Ausbreitung von Krankheiten. Voraussetzung eines gezielten Intervenierens ist eine Kenntnis pathogenetischer physiologischer und psychischer Dynamiken, also der Entwicklungs- und Verlaufsstadien des Krankheitsgeschehens.
- **Gesundheitsförderung bezeichnet alle Interventionen, die der Verbesserung der gesundheitsrelevanten Lebensbedingungen der Bevölkerung dienen.** Das Eingreifen richtet sich auf die ökonomischen, ökologischen, kulturellen und sozialen Bedingungen der Lebensgestaltung von einzelnen Personen und/oder bestimmten Gruppen der Bevölkerung. Voraussetzung eines gezielten Intervenierens ist eine Kenntnis salutogenetischer Dynamiken, also der Entwicklungs- und Verlaufsformen für das Gesundsein und Gesundbleiben.

Wichtig für Gesundheitsförderung und Prävention

Gemeinsames Ziel: Gesundheitsgewinn

Gemeinsames Ziel der beiden Interventionsformen „Krankheitsprävention" und „Gesundheitsförderung" ist, einen sowohl individuellen als auch kollektiven Gesundheitsgewinn zu erzielen – einmal durch das Zurückdrängen von Risiken für Krankheiten, zum anderen durch die Förderung von gesundheitsrelevanten Lebensbedingungen. Die analytische Unterscheidung der beiden Begriffe ist auf Antonovsky zurückzuführen, der auch den neuen Begriff „Salutogenese" als Gegenbegriff zu „Pathogenese" prägte (Antonovsky, 1987). Die pathogenetische und die salutogenetische Dynamik folgen einer unterschiedlichen Sachlogik. Entsprechend bezeichnen die beiden Begriffe Krankheitsprävention und Gesundheitsförderung bei gemeinsamer Zielsetzung unterschiedliche Interventionsformen mit verschiedenartigen Wirkungsprinzipien (Hurrelmann & Richter, 2013; S. 147).

1.1.3 Wirkungsprinzip der Krankheitsprävention

Krankheitsprävention bedeutet im Wortsinn, einer Krankheit zuvorkommen, um sie zu verhindern oder abzuwenden. Zugrunde liegt die Annahme, dass die zukünftige Entwicklung des Krankheitsgeschehens individuell und kollektiv vorhergesagt werden kann. Die Interventionsform Prävention beruht damit auf einer **Zukunftsprognose**, die ihrerseits auf der Abschätzung der Eintrittswahrscheinlichkeit des unerwünschten Ereignisses „Krankheit" aufbaut.

Die zentrale Annahme dabei ist: Werden die Voraussetzungen für das Eintreten der Krankheit früh erkannt und die Regeln des Krankheitsverlaufes antizipiert, können gezielte Interventionen zur Abwendung des Eintritts des Ereignisses „Krankheit" und/oder seiner Folgen eingeleitet werden (Franke, 2012). Der Erfolg der präventiven Intervention wird daran gemessen, in welchem Ausmaß der zu erwartende Krankheitsausbruch und/oder der sich verschlimmernde Krankheitsverlauf gemindert oder sogar verhindert werden können (Dietscher & Pelikan, 2016).

Ausgelöst werden die Interventionshandlungen durch die Identifizierung von „Risikofaktoren", die nachweislich bei der Entstehung und beim Verlauf der Krankheit im Spiel sind. Wichtige Risikofaktoren für die heute weit verbreiteten „Volkskrankheiten" Herz-Kreislauf-Erkrankungen, Diabetes, Krebserkrankungen und Demenz sind Bluthochdruck, hohe Blutfettwerte, Übergewicht, mangelnde Bewegung, schlechte Ernährung und dauerhafte psychische Überlastung („Stress"). Durch die gezielte präventive Intervention wird zu einem Zeitpunkt, zu dem die Risikofaktoren deutlich identifiziert werden können, in die Dynamik der Pathogenese eingegriffen, die daraufhin einen anderen Verlauf nimmt, als es ursprünglich zu erwarten war (Schwartz & Walter, 2003). Es wird ein „Gesundheitsgewinn" erzielt, der im Abbau einer zu erwartenden individuellen oder kollektiven Krankheitslast besteht.

Im Idealfall soll so früh eingegriffen werden, dass sich aus den identifizierten Risikofaktoren noch keine erkennbaren Krankheitssymptome gebildet haben („primäre Prävention"). Auch eine Intervention bei bereits manifesten Krankheitssymptomen im Erststadium gilt als aussichtsreich („sekundäre Prävention"). Es handelt sich hierbei um eine medizinische, psychologische oder therapeutische Intervention, deren Spektrum in der Regel von Aufklärung und Beratung über Vorsorgeuntersuchungen (Screening wie etwa Mammografie), Aufforderung zu Verhaltungsänderungen (etwa Tabakabstinenz, Reduktion des Alkoholabusus, körperliche Aktivität, Entspannung) bis zu pharmakologischer Behandlung (etwa Blutdruckeinstellung) reicht. „Tertiäre Prävention" wiederum bezeichnet Interventionen, welche die möglichst weitgehende Wiederherstellung von Funktionsfähigkeit und Lebensqualität nach einem einschneidenden Krankheitsereignis begleiten. Ein Beispiel ist die Rehabilitation nach einer Krebsoperation.

Klassifikation der Risikofaktoren

Die Risikofaktoren können in vier Gruppen eingeteilt werden. Sie können auf unterschiedlichen Wegen im weiteren Zeitverlauf zu einer Krankheit führen:

1. **genetische physiologische und psychische Anlagen**, zum Beispiel vererbte Stoffwechselstörungen (z. B. familiäre Hypercholesterinämie), angeborene Gelenkanomalien (z. B. kongenitale Hüftdysplasie), introvertiertes Temperament und angeborene Ängstlichkeit;
2. **behaviorale Dispositionen**, zum Beispiel suchtorientierte Verhaltensweisen wie Zigarettenrauchen, fettreiche Ernährung, ungeschützter Geschlechtsverkehr und wenig Bewegung;
3. **psychische Expositionen**, zum Beispiel dauerhafte Überlastungen und Beziehungskonflikte;
4. **ökologische Expositionen**, zum Beispiel erhöhte Strahlenbelastung durch Uranerze, Mangel an Selen, dauerhafte Intensivlandwirtschaft und Ozonbelastung mit erhöhter Sonnenstrahlung.

Die dem Wirkungsprinzip der Prävention zugrunde liegenden Aussagen und Handlungen beruhen auf einer **Wahrscheinlichkeitsbasis**. Dabei handelt es sich um mathematische Analysen wie solche der Stärke des statistischen Zusammenhangs („Korrelation") von einzelnen oder mehreren Risikofaktoren und dem Auftreten von einzelnen oder mehreren Krankheiten in bestimmten Populationen. So kann zum Beispiel statistisch festgestellt werden, dass der Risikofaktor „Bluthochdruck" in der Bevölkerungsgruppe von über 50-jährigen Männern bei 60 % anzutreffen ist, und dass von diesen 60 % „Risikofaktorträgern" dreimal so viele Herz-Kreislauf-Krankheiten haben wie die über 50-jährigen Männer ohne Bluthochdruck.

Möglichkeiten der Krankheitsprävention

Die bisherigen Präventionsstrategien bauen auf quantifizierbaren Wahrscheinlichkeitsaussagen über die Wirkung eines Risikofaktors für ganze Bevölkerungsgruppen, aber nicht für Einzelpersonen auf. Deswegen kann einem individuellen Menschen als Adressat der Intervention „blutdrucksenkendes Medikament einnehmen" keine Gewissheit gegeben werden, dass er selbst auch tatsächlich keine Herz-Kreislauf-Erkrankung entwickelt. Hierzu wären Erkenntnisse auf der Basis einer individuellen Risikoanalyse nötig. Solche Erkenntnisse liegen bis heute aber nur vereinzelt vor.

Die Forschung im Bereich Gesundheitserziehung zeigt deutlich, wie begrenzt die Möglichkeiten sind, auf der Basis von nur bevölkerungsbezogenen Wahrscheinlichkeitsaussagen einen Menschen zu überzeugen, seine fest im Lebensalltag verankerten behavioralen und psychischen Risikofaktoren zu verändern (Wulfhorst & Hurrelmann, 2009). Klassisches Beispiel ist die zwar statistisch starke, aber eben nicht zwangsläufig bei jedem Individuum auftretende Korrelation von Nikotinabusus und Bronchialkarzinom. So gibt es Raucher, die sich als 70-Jährige bester pulmonaler Gesundheit erfreuen und 50-jährige Nichtraucher mit fortgeschrittenem Bronchialkarzinom. Entsprechend schwierig ist es, auf der Basis dieser Information einen Raucher von den Vorteilen der Tabakabstinenz zu überzeugen.

Große Hoffnungen werden aus diesem Grund auf die Beeinflussung der Risikofaktoren mit genetischer, physiologischer und psychischer Disposition gesetzt. Unter dem Begriff **„Public Health Genetics"** hat sich ein aussichtsreicher Forschungszweig zu den Möglichkeiten der Krankheitsprävention in diesem Bereich etabliert.

Die bisherigen Erkenntnisse mahnen aber zur Zurückhaltung. Vieles deutet darauf hin, dass auch in diesem Bereich keine kausalen, schon gar keine monokausalen und damit determinierenden Präventionsstrategien identifiziert werden können. Auch scheint die erfolgreiche Beeinflussung genetischer Krankheitsdispositionen nicht zu verhindern, dass sich pathogenetische Prozesse andere, ebenfalls krankheitsorientierte Verlaufsbahnen als ursprünglich genetisch angelegt suchen. Die vier oben genannten Gruppen von Risikofaktoren (genetische, behaviorale, psychische und ökologische) wirken offenbar in einer noch unbekannten Weise zusammen und beeinflussen sich jeweils gegenseitig. Die bisherige Forschung zeigt, dass es prinzipiell immer bei einer Wahrscheinlichkeitsannahme für das Eintreten einer Erkrankung und/oder eines Erkrankungsverlaufs bleibt, auch wenn Prognosen durch den zunehmenden Erkenntnisgewinn der voranschreitenden Forschung (z. B. zu den Möglichkeiten eines krankheitsspezifischen Überlebens) immer exakter werden.

1.1.4 Wirkungsprinzip der Gesundheitsförderung

Gesundheitsförderung baut auf einem vergleichbaren Wirkungsprinzip wie Krankheitsprävention auf, indem in eine vorhersagbare Verlaufsdynamik von menschlichen Befindlichkeiten eingegriffen wird. Auch bei der Gesundheitsförderung ist das Ziel ein „Gesundheitsgewinn“, also eine Verbesserung der Qualität der Befindlichkeit der Adressaten einer Intervention gegenüber den Personen, die keine Intervention erfahren (Hurrelmann & Richter, 2013; S. 150).

Im Unterschied zur Krankheitsprävention geht es, wie erwähnt, bei der Gesundheitsförderung nicht um ein Handeln auf der Basis des pathogenetischen, sondern des salutogenetischen Wirkungsprinzips. Das heißt, es sollen nicht Risikofaktoren zurückgedrängt oder ausgeschaltet, sondern **Schutzfaktoren und Ressourcen gestärkt** werden, die als Voraussetzung für die Verbesserung der Gesundheitsentwicklung gelten. Ziel der Interventionsform der „Promotion“ ist es, so früh wie möglich den zu erwartenden Verlauf der Entwicklung des gesunden Zustandes eines Menschen oder einer ganzen Gruppe von Menschen mit dem Ziel zu beeinflussen, dass ein höheres Niveau des Gesundheitsstandes erreicht wird, als es ohne die Intervention wahrscheinlich gewesen wäre. Der Gesundheitsgewinn liegt damit in der Herstellung eines höheren als des ursprünglich erwarteten Gesundheitsstandes (Naidoo & Wills, 2010; Loss, Warrelmann & Lindacher, 2016).

Klassifikation der Schutzfaktoren

Die Schutzfaktoren lassen sich in vier Gruppen einteilen:

1. **soziale und wirtschaftliche Faktoren**, insbesondere gute Bedingungen am Arbeitsplatz und eine gute sozioökonomische Lebenslage;
2. **Umweltfaktoren**, insbesondere gute Luft- und Wasserqualität, gute Wohnbedingungen und stabile soziale Netzwerke (Freunde, Nachbarschaft);
3. **behaviorale und psychische Faktoren**, insbesondere angemessene Bewegung, Ernährung und Spannungsbewältigung, reduzierter Konsum von legalen und illegalen Drogen, sicheres Gefühl von Selbstkontrolle, Selbstwirksamkeit und Eigenverantwortung, Optimismus und Widerstandsfähigkeit (Resilienz);
4. **uneingeschränkter Zugang zu gesundheitsrelevanten Leistungen**, insbesondere zu Bildungs- und Sozialangeboten, Transport- und Freizeitmöglichkeiten und zu Angeboten der Krankenversorgung, Pflege und Rehabilitation.

Möglichkeiten der Gesundheitsförderung

Auch die dem Wirkungsprinzip der Gesundheitsförderung zugrunde liegenden Aussagen beruhen auf einer Wahrscheinlichkeitsbasis. So lässt sich berechnen, wie stark sich der Gesundheitsstand von Berufstätigen in einem Betrieb mit umfassendem Arbeitsschutz, flexiblen Arbeitszeiten und Angeboten von Fitnesstraining von dem unterscheidet, den Berufstätige in vergleichbaren Betrieben ohne solche Interventionen aufweisen. Auch kann man angeben, um wie viele Prozentpunkte höher der von Kinderärzten eingeschätzte Gesundheitsstand von Kleinkindern aus Familien ist, die aus finanziell gesicherten Elternhäusern im Unterschied zu Kindern aus armen Elternhäusern kommen (Haisch, 2009). Aus diesen statistischen Zusammenhängen lässt sich aber nicht kausal schließen, dass sich die Interventionsform „betriebliches Gesundheitsmanagement" oder „finanzielle Familienförderung" bei einem einzelnen Berufstätigen oder einem einzelnen Kind direkt auswirkt.

Wichtig für Gesundheitsförderung und Prävention

Die Darstellung der Wirkungsprinzipien der beiden Interventionsformen Krankheitsprävention und Gesundheitsförderung hat deutlich gemacht: Beide orientieren sich am gleichen Ziel und folgen dabei einer jeweils spezifischen Sachlogik des Handelns. Krankheitsprävention und Gesundheitsförderung stehen also in einem sich gegenseitig ergänzenden, komplementären Verhältnis zueinander. Beide wollen einen Gesundheitsgewinn erzielen, aber auf unterschiedliche Weise, sodass je nach Ausgangslage einmal die eine und einmal die andere Interventionsform die angemessene und erfolgversprechende sein kann.

1.1.5 Das komplementäre Verhältnis der beiden Interventionsformen

Eine scharfe Abgrenzung der beiden Interventionsformen voneinander ist aus diesem Grund nicht hilfreich. Sie wird dann unproduktiv oder sogar destruktiv, wenn hierdurch die unterschiedlichen Denk- und Arbeitsweisen der jeweils zugrunde liegenden wissenschaftlichen Disziplinen gegeneinander in Stellung gebracht werden. Wie erläutert, folgt die Krankheitsprävention dem naturwissenschaftlichen und medizinischen, die Gesundheitsförderung dem bevölkerungs- und sozialwissenschaftlichen Paradigma. Es wäre ineffektiv, würde einer der Interventionsansätze auf Kosten eines anderen zurückgedrängt, es sei denn, hierfür gäbe es empirische Erkenntnisse. Die in den Beiträgen dieses Lehrbuchs zusammengetragene Evidenz zur Effektivität und Effizienz der beiden Interventionsformen geben keinen Anhaltspunkt dafür, die eine Form der anderen vorzuziehen.

Beide Interventionsformen erfreuen sich einer wachsenden Beachtung in Theorie und Praxis. So ist in den letzten zwei Jahrzehnten ein zuvor nicht bekanntes Voranschreiten präventiven Denkens und Arbeitens in der Medizin auffällig. In immer mehr Teilbereichen kurativen Handelns setzt sich der Gedanke durch, nicht erst auf bereits entwickelte Störungen, sondern auf die Anfänge der Störungen zu reagieren. Wenn sich ein Risikofaktor auch nur potenziell in Richtung einer Krankheit entwickeln könnte oder „wenn der Risikobefund (Weite der Bauchaorta, Größe eines Polypen etc.) mit einem bestimmten Maß von benennbarem Risiko verbunden ist, dann wird therapeutisch gehandelt, um Schlimmerem vorzubeugen" (Abholz, 2006). Auch gesundheitsförderliche Ansätze finden wachsende Unterstützung, besonders in sozialen Einrichtungen wie Schulen und Betrieben (Settings), aber auch auf kommunaler und regionaler Basis.

1.2 Krankheitsprävention und Gesundheitsförderung als integrale Bestandteile der Versorgung

Seit dem Jahr 2015 existiert in Deutschland ein „Präventionsgesetz)", das ausdrücklich auch die Gesundheitsförderung mit umfasst. Dieses Gesetz trat Mitte 2015 in Kraft. Zu den Zielen gehört es, Ansätze der Krankheitsprävention und Gesundheitsförderung direkt in den alltäglichen Lebenswelten zu stärken, besonders in Kindertagesstätten und Schulen, am Arbeitsplatz und im Pflegeheim. Außerdem werden die Früherkennungsuntersuchungen für Kinder, Jugendliche und Erwachsene weiterentwickelt und der Impfschutz verbessert. Das Präventionsgesetz strebt dabei eine stärkere Zusammenarbeit der Sozialversicherungsträger, Länder und Kommunen im Bereich Prävention und Gesundheitsförderung für alle Altersgruppen an. Zum ersten Mal erhält auch die soziale Pflegeversicherung einen expliziten Präventionsauftrag, um auch Menschen in stationären Pflegeeinrichtungen mit gesundheitsfördernden Maßnahmen erreichen zu können. Das Gesetz sieht weiterhin vor, dass künftig ein stärkeres Augenmerk auf individuelle Belastungen und Risikofaktoren für das Entstehen von Krankheiten gelegt wird. Auch Ansätze der Prävention und Gesundheitsförderung im kommunalen Bereich werden unterstützt, weil hier ein hohes Potenzial besteht, die Gesundheit einer Bevölkerung zu verbessern (Böhm, 2017).

Mit diesem Gesetz werden in Deutschland nach Jahrzehnten lang anhaltender Beratungen die beiden Interventionsformen der Krankheitsprävention und Gesundheitsförderung fest institutionell verankert und auf einer verlässlichen Basis finanziert. Über die ausreichende Höhe der Finanzierung ebenso wie über den Weg der Finanzierung (nur über eine im Sozialgesetzbuch verankerte Zwangsabgabe der Krankenkassen) wird es sicher in Zukunft noch Diskussionen geben, aber ein erster wichtiger Schritt zur Modernisierung der gesundheitlichen Versorgungsstrukturen ist damit erfolgt.

1.2.1 Grenzen der kurativen Ausrichtung des Versorgungssystems

Ob durch das Präventionsgesetz allerdings eine nachhaltige Neuausrichtung der Versorgungsstrukturen erreicht werden kann, ist noch nicht absehbar. Aus der Logik des traditionell auf Krankheitsheilung ausgerichteten Gesundheitssystems in Deutschland ergibt sich eine Schwerpunktsetzung, die **Therapie und Kuration in den Mittelpunkt der Versorgung** stellt. Entsprechend lässt sich der Istzustand des Versorgungssystems in Deutschland wie in Abbildung 1-1 idealtypisch charakterisieren: Die einzelnen Versorgungssegmente bilden eine Abfolge von Schritten in einem hypothetischen Krankheitsverlauf. Die in der Abbildung zum Ausdruck gebrachte Größe eines Segments symbolisiert sein jeweiliges Gewicht im Versorgungssystem.

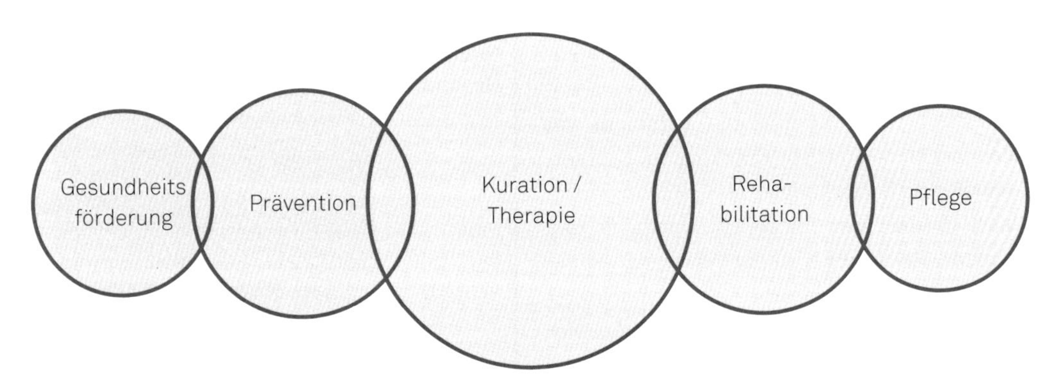

Abbildung 1-1: Vereinfachte Darstellung des Istzustands der Gewichte der einzelnen Versorgungssegmente des Gesundheitssystems.

Durch die **Veränderung des Krankheitsspektrums** ist aber eine Weiterentwicklung der Versorgungsstrukturen und damit des bisher vorherrschenden Versorgungsmodells dringend notwendig. Chronische Krankheiten sind durch rein kurative und therapeutische Interventionsformen in der Regel nicht zu heilen, sondern können lediglich in ihrem Verlauf abgemildert oder verzögert werden. Die demografische Entwicklung verschärft die Situation dramatisch. Voraussichtlich werden im Jahr 2025 etwa 30 % der Bevölkerung in Deutschland über 65 Jahre alt sein. Diese demografische Entwicklung zieht mit den altersassoziierten Erkrankungen (insbesondere der Demenz) erhebliche soziale Probleme und finanzielle Belastungen nach sich.

Eine Ausrichtung des Versorgungssystems an den Prinzipien einer aktivierenden und patientenzentrierten Versorgung ist daher notwendig. Wichtig in diesem Zusammenhang sind die Stärkung der Gesundheitskompetenz des Einzelnen sowie eine Ausrichtung des Gesundheitssystems auf eine Unterstützung der Förderung der Gesundheitskompetenz von besonders betroffenen Bevölkerungsgruppen wie alten Menschen mit chronischen Beeinträchtigungen.

Chronische Krankheiten führen zu einem dauerhaften Angewiesensein der Patientinnen und Patienten auf das gesundheitliche Versorgungssystem, das Sozialsystem und das persönliche soziale Umfeld. Entsprechend wird es in den nächsten Jahrzehnten durch die steigende Prävalenz chronischer Krankheiten zu einem **steigenden Versorgungsbedarf** bei den vorherrschenden chronischen Krankheiten kommen, vor allem bei Herz-Kreislauf-Krankheiten, Krebserkrankungen, Erkrankungen des Bewegungsapparates, obstruktiven Lungenerkrankungen und Demenz. Erschwert wird die Versorgungssituation durch das gemeinsame Auftreten mehrerer chronischer Krankheiten (Multimorbidität), wobei Multimorbidität mehr als die Summe der Einzeldiagnosen ist, da einzelne Krankheiten beispielsweise als Risikofaktoren für andere chronische Krankheiten auftreten können (z. B. Hypertonie als Risikofaktor für Demenz und Herz-Kreislauf-Erkrankungen).

Wichtig für Gesundheitsförderung und Prävention

Die Anforderungen, die sich aus der Verschiebung des Krankheitspanoramas hin zu den chronischen Erkrankungen ergeben, lassen sich strukturell durch eine auf Kuration ausgerichtete Gesundheitsversorgung nicht erfüllen. Sie verlangen eine Verbindung aller Segmente miteinander und eine erheblich stärkere Verankerung von Krankheitsprävention und Gesundheitsförderung. Viele der heute vorherrschenden chronischen Krankheiten treten in Kombination miteinander auf und sind zu einem großen Teil auf identische Risikofaktoren zurückzuführen.

Prävention und Gesundheitsförderung sind aus diesen Gründen zu einem integralen Bestandteil eines modernen Gesundheits- und Versorgungssystems zu machen. Dadurch kann im Zusammenspiel mit Kuration/Therapie, Rehabilitation und Pflege eine messbare Verbesserung des Gesundheitsstandes der Bevölkerung erwartet werden.

Wichtig für Gesundheitsförderung und Prävention

Krankheitsprävention und Gesundheitsförderung als integraler Bestandteil der Gesundheitsversorgung

Eine Gesundheitspolitik, die die Verbesserung des Gesundheitszustandes der gesamten Bevölkerung im Blick hat, sollte daher eine Gesundheitsversorgung anstreben, die Kuration, Prävention und Gesundheitsförderung eng miteinander verbindet und in einem ausgewogenen Verhältnis zueinander gewichtet. Bei einer weiteren Verstärkung von Investitionen in die Kuration besteht die Gefahr, dass diejenigen Bevölkerungsgruppen hiervon besonders profitieren, die aufgrund höherer Gesundheitskompetenz einen leichten Zugang zum Versorgungssystem haben. Bevölkerungsgruppen mit niedriger Gesundheitskompetenz nehmen hingegen Präventionsangebote seltener in Anspruch und haben deshalb bei Eintreten einer chronischen Erkrankung schlechtere Outcomes. Wird hier nicht durch das Gesundheitssystem gegengesteuert, kann sich hierdurch die ohnehin schon bestehende Ungleichheit des Gesundheitsstatus zwischen verschiedenen Bevölkerungsgruppen weiter verstärken (Richter & Hurrelmann, 2009).

In Abbildung 1-2 wird der wünschenswerte Idealzustand einer Architektur des Gesundheitssystems gezeigt, die **Gesundheitsförderung und Krankheitsprävention als integrale Bestandteile der gesundheitlichen Versorgungsstruktur** aufnimmt. Im Kontrast zu Abbildung 1-1 wird deutlich: Kuration und Therapie bilden wie bisher das zentrale Segment, allerdings sind sie eng sowohl mit Krankheitsprävention und Gesundheitsförderung als auch mit Rehabilitation und Pflege verknüpft. Alle um Kuration und Therapie herum gruppierten Versorgungssegmente sind in diesem Modell nicht mehr voneinander getrennt, sondern bilden ein eng verflochtenes Gesamtsystem. Gesundheitsförderung und Krankheitsprävention sind nach diesem Modell eine konstitutive Komponente aller übrigen Versorgungssegmente.

1.2.2 Gesundheitspolitische Herausforderungen für Prävention und Gesundheitsförderung

Eine gesundheitspolitische Stärkung der Rolle von Prävention und Gesundheitsförderung ist nur im Rahmen eines umfassenden Konzepts der Sozial- und Gesellschaftspolitik zu verwirklichen. Dazu müssen neben dem Gesundheitssystem auch andere Politikbereiche wie Wirtschaft, Arbeit, Bildung, Wissenschaft, Umwelt, Städtebau, Verkehr und Verbraucherschutz berücksichtigt werden („intersektoraler Ansatz“, z. B. *Health-in-All*-Konzept der Weltgesundheitsorganisation).

Inwieweit sich Gesundheitsförderung und Krankheitsprävention im Gesundheitssystem weiter durchsetzen werden, hängt nicht zuletzt davon ab, ob es gelingt, ihren politischen und wirtschaftlichen Nutzen nachzuweisen. Ein wichtiger Aspekt ist dabei der bereits erwähnte immer wichtiger werdende **Ausgleich gesundheitlicher Ungleichheit nach sozialer Lebenslage**. Hier ergeben sich in den nächsten Jahren große Herausforderungen:

- Durch Prävention und Gesundheitsförderung potenziell beeinflussbare Erkrankungen und deren Risikofaktoren kommen besonders häufig bei **Menschen mit niedrigem sozialem und ökonomischem Status** vor. Das Problem von Präventionsprogrammen ist, dass sie vor

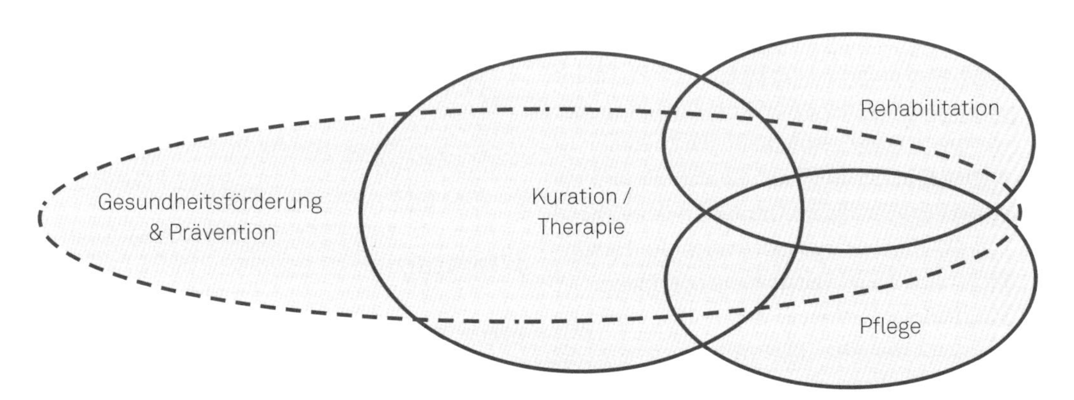

Abbildung 1-2: Idealtypische Darstellung des Sollzustands der einzelnen Versorgungssegmente des Gesundheitssystems.

allem von den Bevölkerungsgruppen genutzt werden, die sozial bessergestellt sind. Sie verfügen über einen höheren Bildungsgrad sowie häufig über eine höhere Gesundheitskompetenz. Gleichzeitig sind sie sensibel für Angebote, die sie leistungsfähiger und resilienter machen. Menschen in benachteiligter sozialer Lebenslage mit niedriger Gesundheitskompetenz werden demgegenüber durch Präventionsprogramme schlecht erreicht. Es kann von einem „Präventionsdilemma“ gesprochen werden, weil gerade diejenigen Gruppen, die von Vorbeugung besonders profitieren, am schwersten erreicht werden. Strategien mit einer **klaren Zielgruppenausrichtung** auf die Lebenslage und Herkunft der jeweiligen Bevölkerungsgruppe haben ambivalente Resultate gezeigt, weil es dadurch zu unbeabsichtigten Stigmatisierungen gekommen ist. Aussichtsreicher erscheinen Ansätze, die in der sozialräumlichen Lebenswelt der Bevölkerungsgruppen verankert sind und von diesen selbst mitgestaltet werden (Setting Approach) (Hurrelmann & Richter, 2013; S. 197).

- Hiermit hängt die **Eigenverantwortung** eines Menschen für die Aufrechterhaltung seiner Gesundheit und den Umgang mit seiner Krankheit zusammen. Die Kompetenz, auf eigene Initiative Informationen über Ursachen und Verläufe von Krankheiten und Anleitungen für den Umgang mit ihnen zu erschließen (Gesundheitskompetenz oder Health Literacy), wird aufgrund der steigenden Prävalenz chronisch-degenerativer Krankheiten immer wichtiger. Diese gesundheitliche Literalität ist ungleich in der Bevölkerung verteilt und bei sozial benachteiligten Gruppen unzureichend entwickelt. Deswegen stellt sich die Herausforderung, Ärzte, Therapeuten und andere Gesundheitsprofessionelle darin zu schulen, ihre Klienten auf die Eigenverantwortung als „mündiger Patient“ vorzubereiten und bei Bedarf unterstützende Leistungen anzubieten (Schaeffer & Pelikan, 2017).

Zusammenfassung

- Krankheitsprävention (oft verkürzt auch nur „Prävention“) bezeichnet alle Interventionen, die dem Vermeiden des Eintretens oder des Ausbreitens einer Krankheit dienen.
- Gesundheitsförderung bezeichnet alle Interventionen, die der Verbesserung der gesundheitsrelevanten Lebensbedingungen der Bevölkerung dienen.
- Krankheitsprävention und Gesundheitsförderung stehen in einem sich gegenseitig ergänzenden, komplementären Verhältnis zueinander und streben beide einen Gesundheitsgewinn an.
- Prävention und Gesundheitsförderung sind ein integraler Bestandteil eines modernen Gesundheits- und Versorgungssystems. Das Präventionsgesetz aus dem Jahr 2015 hat einen ersten Schritt in diese Richtung festgelegt.

Diskussionsanregung

- Wie unterscheiden sich die Wirkmechanismen von Krankheitsprävention und Gesundheitsförderung?
- Warum macht es Sinn, sich kritisch mit dem Verhältnis von Krankheitsprävention und Gesundheitsförderung auseinanderzusetzen?
- Worin unterscheiden sich trotz gleicher Zielsetzung die Formen und Prinzipien von Krankheitsprävention und Gesundheitsförderung?
- Warum sollten Krankheitsprävention und Gesundheitsförderung zu einem integralen Bestandteil der gesundheitlichen Versorgungsstruktur werden?

Literatur

Abholz, H.H. (2006). Prävention in der Medizin. *Prävention und Gesundheitsförderung 1*, 51–56.

Altgeld, T., Kickbusch, I. (2012). Gesundheitsförderung und Prävention. In F.W. Schwartz, U. Walter, J. Siegrist & P. Kolip (Hrsg.), *Public Health: Gesundheit und Gesundheitswesen* (S. 188–196). München: Urban & Fischer.

Antonovsky, A. (1987). *Unraveling the mystery of health.* San Francisco: Jossey Bass (deutsch: Zur Entmystifizierung der Gesundheit. Tübingen: dgvt).

Böhm K. (2017). Kommunale Gesundheitsförderung und Prävention. Elemente, Potentiale und Hemmnisse einer präventiven und gesundheitsförderlichen kommunalen Gesundheitspolitik. *Zeitschrift für Sozialreform, 63* (2), 275–299.

Bundeszentrale für gesundheitliche Aufklärung (BZgA). (2011). *Leitbegriffe der Gesundheitsförderung und Prävention* (2. Aufl.). Gamburg: Verlag für Gesundheitsförderung.

Dietscher, C. & Pelikan, J. (2016). Soziologie der Krankheitsprävention. In M. Richter & K. Hurrelmann (Hrsg.), *Soziologie von Gesundheit und Krankheit. Ein Lehrbuch* (S. 435–450). Wiesbaden: Springer VS.

Franke, A. (2012). *Modelle von Gesundheit und Krankheit.* Bern: Huber.

Froom, P. & Benbassat, J. (2000). Inconsistencies in the classification of preventive interventions. *Preventive Medicine, 31*, 153–158.

Haisch, J. (2009). Prävention. In J.M. Fegert, A. Streek-Fischer & H.J. Freyberger (Hrsg.), *Psychiatrie und Psychotherapie der Adoleszenz und des jungen Erwachsenenalters* (S. 574–589). Stuttgart: Schattauer.

Hurrelmann, K. & Richter, M. (2013). *Gesundheits- und Medizinsoziologie* (8. Aufl.). Weinheim: Beltz Juventa.

Hurrelmann, K., Laaser, U. & Richter, M. (2016). Gesundheitsförderung und Prävention. In K. Hurrelmann & O. Razum (Hrsg.), *Handbuch Gesundheitswissenschaften* (6. Aufl., S. 661–691). Weinheim: Beltz Juventa.

Kickbusch, I. & Altgeld, T. (2012). Gesundheitsförderung. In F.W. Schwartz (Hrsg.), *Public Health* (3. Aufl., S. 187–194). München: Elsevier, Urban & Fischer.

Loss, J., Warrelmann, B. & Lindacher, V. (2016). Gesundheitsförderung: Idee, Konzepte und Vorgehensweisen. In M. Richter & K. Hurrelmann (Hrsg.), *Soziologie von Gesundheit und Krankheit. Ein Lehrbuch* (S. 417–432). Wiesbaden: Springer VS.

Naidoo, J. & Wills, J. (2010). *Lehrbuch der Gesundheitsförderung* (erweiterte Neuaufl.). Bundeszentrale für gesundheitliche Aufklärung (BZgA), Köln (Hrsg.). Grafling: G. Conrad

Raczynski, J.M. & DiClemente, R.J. (Hrsg.). (1999). *Handbook of health promotion and disease prevention.* New York: Springer.

Richter, M. & Hurrelmann, K. (Hrsg.). (2009). *Gesundheitliche Ungleichheit. Grundlagen, Probleme, Perspektiven.* (2. Aufl.). Wiesbaden: Springer VS.

Robert Koch-Institut (RKI). (2012). *Gesundheitsberichterstattung des Bundes 2010–2012*. Berlin: RKI.

Rose, G. (1992). *The strategy of preventive medicine.* Oxford: Oxford University Press.

Rosenbrock, R. & Gerlinger, T. (Hrsg.). (2014). *Gesundheitspolitik* (3. Aufl.). Bern: Huber.

Schaeffer, D. & Pelikan, J. (Hrsg.). (2017). *Health Literacy. Forschungsstand und Perspektiven.* Bern: Hogrefe.

Schwartz, F.W. & Walter, U. (2003): Prävention. In F.W. Schwartz (Hrsg.), *Public Health* (S. 151–170). München: Urban & Fischer.

Stöckel, S. & Walter, U. (Hrsg.). (2002). *Prävention im 20. Jahrhundert.* Weinheim: Juventa.

Walter, U., Nöcker, G., Plaumann, M., Linden, S., Pott, E., Koch, U. et al. (2012). Memorandum zur Präventionsforschung. *Das Gesundheitswesen, 74*, 673–677.

World Health Organization (WHO). (1946). *Constitution.* Genf: WHO.

World Health Organization (WHO). (1986). *Ottawa Charta.* Genf: WHO.

Wulfhorst, B. & Hurrelmann, K. (Hrsg.). (2009). *Gesundheitserziehung.* Bern: Huber.

Lese- und Medienempfehlung zur Vertiefung

Bundeszentrale für gesundheitliche Aufklärung (BZgA) (Hrsg.). (2011). *Leitbegriffe der Gesundheitsförderung und Prävention* (2. Aufl.). Gamburg: Verlag für Gesundheitsförderung.

Hurrelmann, K. & Razum, O. (Hrsg.). (2016). *Handbuch Gesundheitswissenschaften* (6. Aufl.). Weinheim: Beltz Juventa.

Richter, M. & Hurrelmann, K. (Hrsg.). (2016). *Soziologie von Gesundheit und Krankheit. Ein Lehrbuch.* Wiesbaden: Springer VS.

2 Theorien der Krankheitsprävention und des Gesundheitsverhaltens

Ilse Kryspin-Exner und Nina Pintzinger

Überblick
- Krankheitsprävention – Gesundheitsverhalten: Welche unterschiedlichen Konzepte liegen diesen Begriffen zugrunde?
- In welchen Konzepten des Gesundheitsverhaltens wird Motivation als wichtiger Faktor hervorgehoben?
- Was versteht man unter Rückfallprophylaxe und welche Bedeutung hat sie im Bereich der Prävention?

Im Laufe der vergangenen Jahrzehnte wurde eine Vielzahl von Studien durchgeführt, die Risikopotenziale für somatische Erkrankungen und psychische Störungen untersuchten. Dieses Wissen wurde auf vielfältige Weise in der Bevölkerung verbreitet; heute gibt es kaum eine Zeitung oder Zeitschrift ohne Hinweise auf gesundheitliche Risikofaktoren, deren mögliche Bekämpfung und Maßnahmen der Vorbeugung. Das Internet trägt darüber hinaus als weiteres Informationsmedium dazu bei, die Fülle an diesbezüglichen Inhalten zu vermehren, hier häufig in nicht qualitätsgeprüfter Art und Weise, sodass auch fragliche Inhalte verbreitet und damit Bestandteil von Laienkonzepten sowie subjektiver Krankheits- und Gesundheitstheorien werden – dies sowohl in bestimmten Bevölkerungsgruppen als auch bei Einzelindividuen. **Gesundheitsbezogene Webseiten** gehören zu den meist genutzten Seiten im Internet und die Suche nach Gesundheitsinformationen ist einer der häufigsten Gründe zur Verwendung des WWW. Achtzig Prozent aller Internetnutzer suchen online nach Gesundheitsinformationen, in den USA sind das mehr als die Hälfte aller Erwachsenen (Fox, 2011), und es ist anzunehmen, dass dabei auch häufig Informationen zur Krankheitsprävention gesucht werden. Neuere Studien zeigen, dass Frauen häufiger als Männer online nach Gesundheitsinformationen für sich oder andere suchen, dabei im Besonderen die Gruppe mit höherem Bildungsstand und einem höheren Einkommen (Zschorlich et al., 2015). Das bedeutet, dass ein ungeheures einschlägiges Informationspotenzial zur Verfügung steht, dass aber aus diesem eher selten konkretes Verhalten resultiert (Fox & Raine, 2002). Die Tatsache zu wissen, was der eigenen Gesundheit zuträglich wäre, dieses Wissen aber nicht in Verhalten umzusetzen, ist den meisten Menschen aus dem alltäglichen Leben vertraut.

Nicht nur das Wissen hat sich vermehrt, sondern auch **Auffassungen hinsichtlich der Genese von Krankheiten und Störungen** sowie hinsichtlich daraus abgeleiteter Interventionsformen: Im 19. Jahrhundert lag dem Medizinsystem ein biomedizinisches Modell zugrunde, in welchem Krankheit und Gesundheit als ausschließlich naturwissenschaftlich erfassbare Zustände eines biologischen Organismus angesehen wurden. Im 20. Jahrhundert wurden zunehmend auch soziale und psychische Aspekte in Zusammenhang mit Gesundheit und Krankheit gebracht und das **biopsychosoziale Modell** etabliert. Im Rahmen dieser Änderung der Betrachtung der Ätiologie von Erkrankungen sowie in der Gesundheitsversorgung insgesamt gewann die Annahme, dass Menschen ihre Gesundheit aktiv erhalten, fördern und im Krankheitsfalle selbstständig Beiträge zu Genesung und Rehabilitation leisten können, immer mehr an Bedeutung. Der Fokus wurde von „kurativem" auf „präventives" Denken sowie von Krankheitsprävention in Richtung Beachtung von Schutzfaktoren, Ressourcen und Selbstmanagementstrategien gelenkt (siehe auch Kap. 1).

Wichtig für Gesundheitsförderung und Prävention

Aus dem vermehrten Wissen über Krankheitsursachen, aus dem biopsychosozialen Zugang und aufgrund der vielschichtigen Verbreitung dieser Informationen werden heute nicht ausschließlich oder vordergründig Verhaltensweisen und Umgebungsbedingungen als bedeutsam für die Prävention erachtet, sondern vor allem die zugrunde liegenden kognitiven und motivationalen Faktoren wie Einstellungen, Werthaltungen und Ursachenzuschreibung.

2.1 Klassifikation von Prävention

Eine gängige Definition beschreibt Prävention als „alle Interventionshandlungen, die sich auf Risikogruppen mit klar erwartbaren, erkennbaren oder bereits im Ansatz eingetretenen Anzeichen von Störungen und Krankheiten richten" (Laaser & Hurrelmann, 2000; S. 395). Präventive Maßnahmen sollen das Auftreten von physischen Erkrankungen und psychischen Störungen verhindern oder zumindest verzögern.

Im Laufe der Zeit haben sich verschiedene Klassifikationen von Prävention etabliert: Von der Commission on Chronic Illness (CCI) wurde 1957 eine zweistufige Einteilung in **Primär- und Sekundärprävention** vorgeschlagen. Unter Primärprävention fallen Maßnahmen, die bereits vor der Krankheitsmanifestation ergriffen werden; sekundärpräventive Maßnahmen treten nach einer Krankheitsmanifestation – im Sinne von „Behandlung und Rückfallprophylaxe" – in Kraft. Caplan unterschied Formen der Prävention anhand des Interventionszeitpunktes und nahm die heute bekannteste Einteilung in **Primär-, Sekundär- und Tertiärprävention** vor (Caplan, 1964). Im Rahmen der Primärprävention soll die Inzidenz einer Erkrankung gesenkt werden, die sekundäre Prävention zielt auf eine Senkung der Prävalenzrate ab; Maßnahmen, die der tertiären Prävention zugeordnet werden, sollen die Chronifizierung einer vorliegenden Erkrankung oder Störung verhindern.

In der praktischen Arbeit mit **Suchterkrankungen** hat sich folgende dreistufige Klassifikation durchgesetzt: Unter Primärprävention wird die „allgemeine Prophylaxe an unselektierten Personengruppen" verstanden, „Prophylaxe an Hochrisikogruppen vor der Krankheitsmanifestation" wird als Sekundärprävention bezeichnet und Maßnahmen nach der Krankheitsmanifestation gelten als Tertiärprävention (Uhl, 2005). Nach Strasser (1978) lässt sich die allgemeine Prophylaxe weiter aufgliedern in **Primordialprävention**, die auf Veränderungen von gesellschaftlichen Risikofaktoren abzielt, und **Primärprävention**, die direkt auf unselektierte Individuen ausgerichtet ist. Auch die **Tertiärprävention**, die alle Interventionsmaßnahmen nach Krankheitseintritt sowie die Prävention von Folgeschäden bei bestehenden Krankheiten beinhaltet, kann weiter untergliedert werden:

1. „Tertiärprävention Typ A" (Behandlungsmaßnahmen) und
2. „Tertiärprävention Typ B" (Rückfallprophylaxe).

Rückfallprophylaxe zählt gemeinsam mit Rehabilitation und Behandlungsmaßnahmen für einen progredienten, lebensverkürzenden Zustand (Palliativmedizin) zu den kompensatorischen Maßnahmen (Uhl, 1998).

Gordon (1938) unterscheidet zwischen:
1. universellen Präventionsprogrammen, die auf die allgemeine Prophylaxe der Gesamtbevölkerung abzielen,
2. selektiven Programmen, die an spezielle Gruppen gerichtet sind, und
3. indizierten Programmen, die ihren Fokus auf die Behandlung von Risikogruppen legen.

2.2 Präventives Verhalten – protektive Kognitionen

Wichtig für Gesundheitsförderung und Prävention

In gesundheitspsychologisch orientierten Präventionskonzepten wird der Frage nachgegangen, wie Kognition, Emotion, Motivation, Persönlichkeit und Verhalten die Gesundheit von Einzelpersonen oder bestimmten Gruppen beeinflussen. Daraus wird abgeleitet, welche protektiven Faktoren (Schutzfaktoren) gefördert bzw. aufgebaut werden sollten, um erfolgreich in der Vorbeugung von Krankheiten oder zum Schutz vor Rückfällen eingesetzt werden zu können.

Zählten am Beginn des 20. Jahrhunderts übertragbare Krankheiten und Infektionen, bedingt durch schlechte Lebensbedingungen und mangelnde Hygiene, zu den häufigsten Todesursachen, stehen heute Erkrankungen im Vordergrund, die auf risikoreiche Verhaltensweisen und Lebensstilfaktoren zurückzuführen sind (Maes & van Veldhoven, 1989). Beispiele dafür sind Herz-Kreislauf-Erkrankungen, Karzinome und Folgen schwerer Verletzungen etwa durch Autounfälle. Hinzu kommt die zwar erfreuliche Tatsache, dass die Menschen in unserer Zeit ein so hohes Lebensalter erreichen wie nie zuvor, diese Alterung jedoch mit einem Anstieg von Erkrankungen sowie häufiger **Multimorbidität** einhergeht. Entsprechend dieses „Panoramawandels" der Erkrankungen haben sich im Laufe der Zeit auch Ansätze der Prävention und deren Ziele geändert.

Wie bereits im einleitenden Kapitel dargestellt, sind Krankheitsprävention und Gesundheitsförderung zwei Themenbereiche, die zwar keinesfalls unabhängig voneinander gesehen werden können, aber hinsichtlich zugrunde liegender Modelle und Ziele in der Theorie einer getrennten Betrachtung unterzogen werden. Im Bereich der Gesundheitspsychologie hat sich für präventives Handeln der Begriff **„Gesundheitsverhalten"** etabliert. Nach Schwarzer (2004; S. 5) stellt Gesundheitsverhalten eine präventive Lebensweise dar, die Schäden fernhält, Fitness fördert und die Lebenserwartung verlängern kann. Als Beispiele können sportliche Aktivität, gesunde Ernährung, Sonnenschutzverhalten, Kondombenutzung, Zahnpflege und andere angeführt werden. Ziegelmann (2002; S. 152) definiert Gesundheitsverhalten als „Verhalten, ein Verhaltensmuster, eine Handlung oder eine Gewohnheit, die mit der Erhaltung, der Wiederherstellung oder mit der Verbesserung von Gesundheit im Zusammenhang stehen". Schwarzer (2004) spricht auch von Gesundheitsverhalten, wenn Risikoverhaltensweisen wie beispielsweise Rauchen vermieden werden. Im Rahmen der gesundheitspsychologischen Forschung werden jene psychologischen Prozesse untersucht, die sich in präventiven Maßnahmen positiv auf die Etablierung gesundheitsförderlicher Verhaltensweisen auswirken (Matterazzo, 1980).

Im Folgenden werden einige psychologische Modelle des Gesundheitsverhaltens exemplarisch dargestellt.

2.3 Modelle des Gesundheitsverhaltens

Gesundheitsverhaltensmodelle lassen sich grob in zwei Gruppen unterteilen: in die kontinuierlichen Prädiktionsmodelle und die dynamischen Stadienmodelle (Sniehotta & Schwarzer, 2003).

Die **kontinuierlichen Prädiktionsmodelle** gehen davon aus, dass bestimmte Variablen (z. B. Selbstwirksamkeitserwartung, Risiko- und Kontrollwahrnehmung, Einstellungen) auf ein bestimmtes Gesundheitsverhalten Einfluss nehmen. Es wird angenommen, dass sich jede Person, je nach Ausprägung auf den Variablen des Modells, auf einem bestimmten Punkt eines Kontinuums einer Verhaltenswahrscheinlichkeit befindet. Die Wahrscheinlichkeit, dass eine Person eine (gesundheitsförderliche) Handlung setzt, steigt, je günstiger die Ausprägung auf den kognitiven und affektiven Variablen des Modells ausfällt. Im Rahmen der kontinuierlichen Prädiktionsmodelle werden im Folgenden das Health-Belief-Modell (HBM, Becker, 1974; Rosenstock, 1966) und die „Protection Motivation Theory" (PMT, Rogers, 1983) erläutert.

Dynamische Stadienmodelle nehmen an, dass Personen während einer Verhaltensänderung qualitativ unterschiedliche Stadien durchlaufen. Dies bedeutet, dass in jedem dieser Stadien ein anderes Vorhersagemodell für die Verhaltensänderung vorhanden ist. Zu den dynamischen Stadienmodellen zählen das transtheoretische Modell der Verhaltensänderung (Prochaska & Di Clemente, 1983), das Prozessmodell präventiven Handelns (Precaution Adoption Process Model, Weinstein und Sandman, 1992) und das sozialkognitive Prozessmodell gesundheitlichen Handelns (Health Action Process Approach, HAPA, Schwarzer, 1992).

2.3.1 Kontinuierliche Prädiktionsmodelle

Das **Health-Belief-Modell** (Becker, 1974; Rosenstock, 1966) wurde bereits in den 1950er-Jahren entwickelt, um mögliche Zielvariablen in Präventionsprogrammen zu ermitteln. Dem Modell liegt die Annahme zugrunde, dass die Wahrscheinlichkeit einer Verhaltensänderung mit dem Ausmaß an wahrgenommener Bedrohung und dem Ausmaß der angenommenen Wirksamkeit einer Verhaltensänderung ansteigt (siehe Abbildung 2-1).

Die subjektive Gesundheitsbedrohung setzt sich aus der subjektiven Vulnerabilität und dem

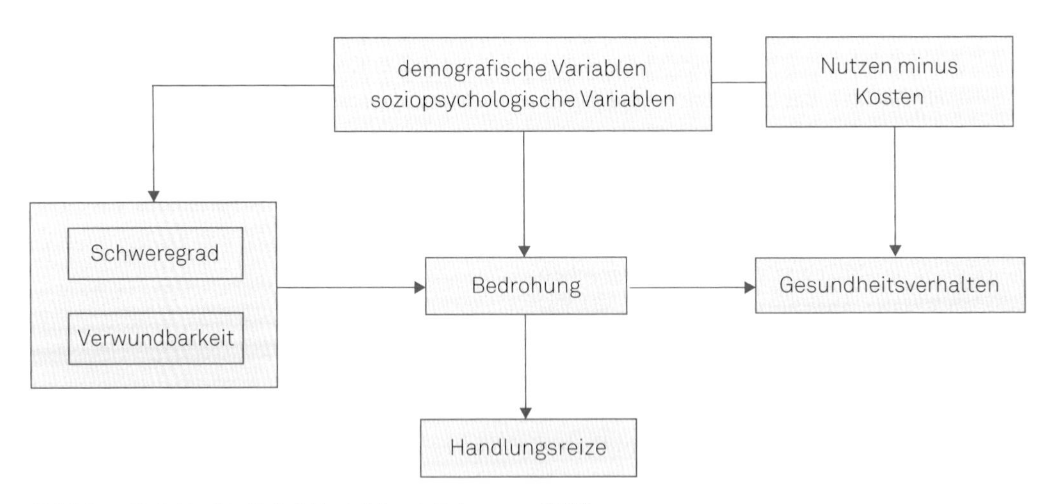

Abbildung 2-1: Health-Belief-Modell (nach Schwarzer, 2004).

Schweregrad einer Erkrankung zusammen. Die Vulnerabilität ergibt sich aus der Einschätzung der Wahrscheinlichkeit einer Erkrankung, der Schweregrad betrifft Annahmen über die Folgen einer Erkrankung. Wer sich für anfällig für eine bestimmte Erkrankung hält und diese als schwerwiegend ansieht, wird demnach eher präventive Maßnahmen ergreifen. Eine Einschätzung der Wirksamkeit einer präventiven Maßnahme wird nach Abwägung der Kosten und Nutzen dieser Maßnahme vorgenommen. Zusätzlich wird das Verhalten auch noch von externen und internen Handlungsreizen (z.B. Symptomwahrnehmung, Gesundheitskampagne in den Medien) gesteuert.

In einer Überarbeitung des Health-Belief-Modells (Becker & Rosenstock, 1987) wurde die Gesundheitsmotivation neben der subjektiven Vulnerabilität und dem Schweregrad der Erkrankung als dritter Faktor aufgenommen. Sie bezeichnet die Bereitschaft, gesundheitliche Belange als bedeutsam anzusehen.

Die **Theorie der Schutzmotivation** (Protection Motivation Theory, PMT; Rogers, 1983) findet im Bereich der Krankheitsprävention sehr häufig Anwendung. Sie wurde ursprünglich entwickelt, um die Wirkung von Furchtappellen auf nachfolgendes Verhalten zu untersuchen. In einer überarbeiteten Version (Maddux & Rogers, 1983; Rogers, 1983) wurden zusätzlich zu den Furchtappellen noch weitere umweltbezogene (z.B. Beobachtungslernen) und intrapersonale Prädiktoren (z.B. Persönlichkeitsmerkmale) miteinbezogen (siehe Abbildung 2-2).

Gesundheitsrelevante Informationen werden anhand zweier Bewertungsprozesse evaluiert, erstens anhand der Bedrohungseinschätzung und zweitens anhand der Einschätzung der Bewältigungsmöglichkeiten. Im Rahmen der Bedrohungseinschätzung wird eine Abwägung von Kosten und Nutzen einer bestimmten Verhaltensweise vorgenommen. Der wahrgenommene Schweregrad einer Gesundheitsbedrohung und die subjektive Vulnerabilität stellen die Kosten eines Verhaltens dar, der Nutzen eines Verhaltens ergibt sich aus den wahrgenommenen positiven Konsequenzen („Belohnungen"). Die Bewältigungseinschätzung setzt sich aus der Selbstwirksamkeitserwartung einer Person, aus der Handlungswirksamkeit und den Handlungskosten zusammen. Das Konzept der Selbstwirksamkeit beruht auf der sozialkognitiven Theorie von Bandura (1997), deren zentrale Annahme darin besteht, dass Erwartungen durch subjektive kognitive, emotionale, motivationale und aktionale

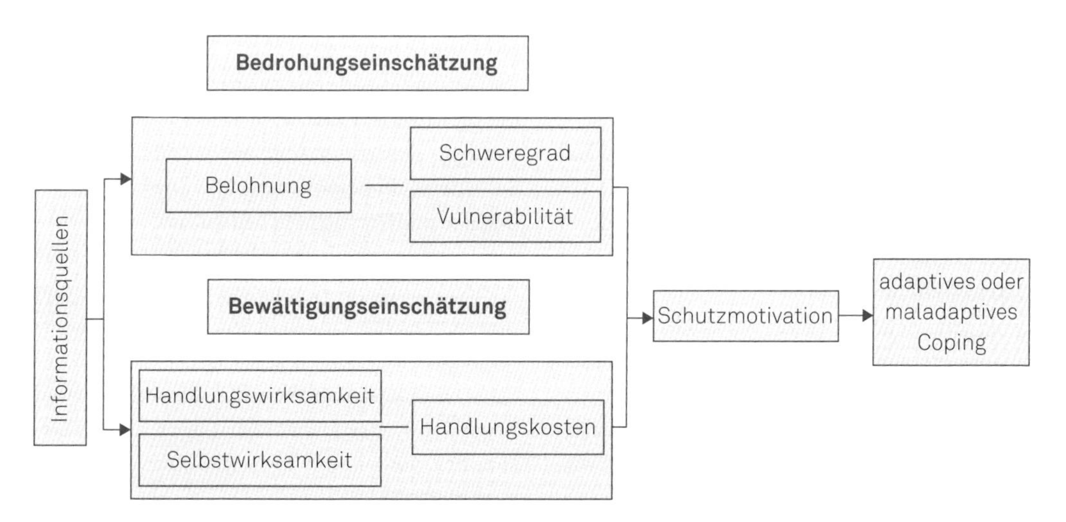

Abbildung 2-2: Theorie der Schutzmotivation (nach Rogers 1983).

Prozesse gesteuert werden, im Besonderen durch die Selbstwirksamkeitserwartung und die Konsequenzerwartung in Bezug auf eine Handlung.

Wichtig für Gesundheitsförderung und Prävention

Die Selbstwirksamkeitserwartung bezeichnet die Annahme, dass man neue oder schwierige Anforderungen aufgrund der eigenen Kompetenz bewältigen kann. Eine hohe Selbstwirksamkeitserwartung wirkt sich positiv auf die Krankheitsbewältigung aus; selbstwirksame Personen ertragen beispielsweise Schmerzen besser und erholen sich rascher nach Operationen. Studienergebnisse dazu finden sich in Schwarzer (2004).

Die Einschätzung von Bedrohung und Bewältigungsmöglichkeiten führt schließlich zur Bildung einer Schutzmotivation. Das Verhalten wird in der PMT als adaptive oder maladaptive Bewältigung (Coping) erfasst. Als adaptives Verhalten gilt die Aufnahme von präventiven Verhaltensweisen, aber auch die Aufgabe von Risikoverhaltensweisen. Aufgrund der Komplexität dieses Modells wurde in den meisten empirischen Studien lediglich eine Auswahl der darin enthaltenen Variablen untersucht.

2.3.2 Dynamische Stadienmodelle

Das **transtheoretische Modell der Verhaltensänderung** (Transtheoretical Model, TTM, Prochaska und DiClemente, 1983) wurde ursprünglich zur Beschreibung der Veränderungsbereitschaft im Rahmen der Raucherentwöhnung entwickelt. Später wurde es auch auf andere Problembereiche ausgeweitet und dient nun allgemein der Beschreibung der Änderungsbereitschaft eines konkret definierten Problemverhaltens. Auf einer zeitlichen Dimension sind verschiedene Veränderungsphasen zu beschreiben, die auf dem Weg zu einer dauerhaften Verhaltensänderung durchschritten werden. Nach der ersten Phase (Absichtslosigkeit; Precontemplation), in der ein entsprechendes Problembewusstsein noch fehlt, folgt die Phase der Absichtsbildung (Contemplation), die vor allem von Ambivalenz gegenüber dem Problemverhalten geprägt ist. Nach der Phase der Vorbereitung (Preparation), in der Personen hoch motiviert sind, unmittelbar mit der Veränderung des problematischen Verhaltens zu beginnen, treten Personen in die Handlungsphase (Action) über, welche die aktivste Phase des Stufenmodells ist. Wird die angestrebte Veränderung stabil seit mehr als sechs Monaten beibehalten, spricht man von der Phase der Aufrechterhaltung (Maintenance). Diese Stufen der Veränderung werden zwar in aufsteigender Reihenfolge sukzessiv durchschritten, in jeder Phase ist jedoch auch eine Regression in eine vorhergehende Phase möglich. Deshalb sieht das TTM einen spiralförmigen Veränderungsprozess vor, in dem häufig ein mehrmaliges Durchlaufen der Abschnitte nötig ist, bis ein Verhalten langfristig als stabil betrachtet werden kann. Erst dann hat eine Person das letzte Stadium der dauerhaften Aufrechterhaltung eines Gesundheitsverhaltens (Termination) erreicht (siehe Abbildung 2-3).

Der Wechsel von einer Stufe zur nächsten wird durch unterschiedliche kognitiv-affektive und verhaltensorientierte Prozesse beeinflusst, die in Schwarzer (2004; S. 88) näher dargestellt werden. Zusätzlich sind auch Konstrukte wie Selbstwirksamkeitserwartung, Entscheidungsbalance und Versuchung bedeutsam. Selbstwirksamkeitserwartung bezeichnet im TTM die wahrgenommene Kompetenz, mit Risikosituationen, die einen Rückfall auslösen könnten, erfolgreich umgehen zu können. Im Rahmen der Entscheidungsbalance werden die positiven und negativen Konsequenzerwartungen für das Gesundheitsverhalten reflektiert. Unter Versuchung wird die wahrgenommene Dringlichkeit verstanden, mit der eine Person in einer schwierigen Si-

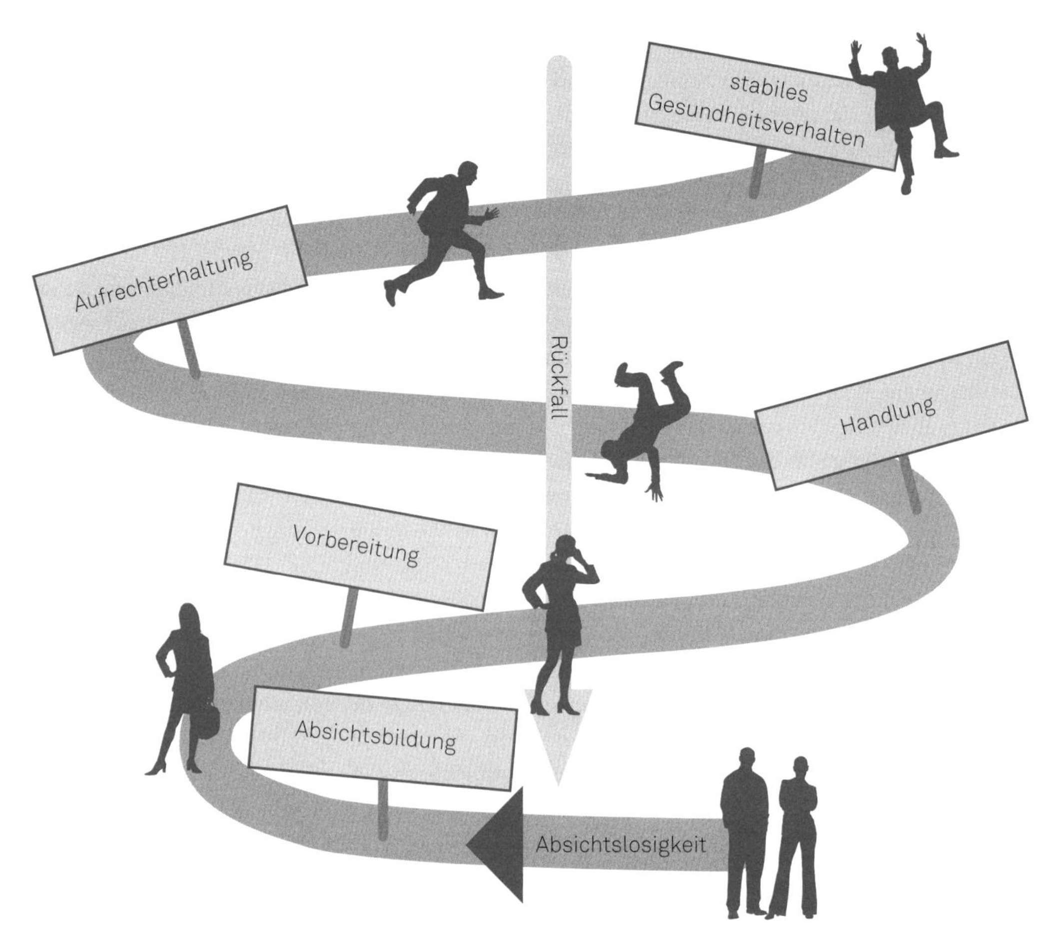

Abbildung 2-3: Transtheoretisches Modell der Verhaltensänderung (nach Prochaska & DiClemente, 1983; Prochaska, Johnson & Lee, 2009).

tuation einer früheren, ungesunden Verhaltensweise nachgeben möchte.

Das **Prozessmodell präventiven Handelns** (Precaution Adoption Process Model, Weinstein, 1988) soll die Bedeutung einer gesundheitlichen Gefahr für eine Verhaltensänderung aufzeigen. Auch in diesem Modell wird angenommen, dass eine Person während einer Verhaltensänderung verschiedene Stadien durchläuft, die anhand psychologischer Stufen definiert sind.

Auf der ersten Stufe, „Unkenntnis eines Gesundheitsverhaltens", sind Personen anzusiedeln, die noch nie von einer spezifischen Gesundheitsbedrohung und dem dazugehörigen Gesundheitsverhalten gehört haben. Auf der zweiten Stufe, „Kenntnis des Gesundheitsverhaltens", befinden sich all jene, denen ein spezifisches Gesundheitsverhalten bekannt ist, die aber keinen persönlichen Bezug dazu aufweisen. Auf der dritten Stufe, „Entscheidung", wägen Personen ab, ob sie handeln sollen oder nicht. Von dieser Stufe können zwei weitere erreicht werden: Stufe vier, „Entscheidung nicht zu handeln", oder Stufe fünf, „Entscheidung zu handeln". Entscheiden sich Personen dafür, keine Handlung zu setzen, ist die Handlungssequenz zu Ende. Treten Personen aber in die fünfte Stufe, „Entscheidung zu handeln", ein, muss ein

Verhalten eingeleitet werden. Dies ermöglicht dann den Eintritt in die sechste Stufe, die Handlung selbst. Die siebte Stufe berücksichtigt die Aufrechterhaltung eines Gesundheitsverhaltens. Eine erfolgreiche Verhaltensänderung findet statt, wenn die Stufen des Modells in folgender Reihenfolge durchlaufen werden: 1-2-3-5-6-7. Auch hier wird die Möglichkeit eines Rückfalls auf eine vorige Stufe berücksichtigt, allerdings ist ein Rückfall auf Stufe eins ausgeschlossen, da das erworbene Wissen um eine Gesundheitsbedrohung auch weiterhin vorhanden bleibt.

Das **sozialkognitive Prozessmodell gesundheitlichen Handelns** („Health Action Process Approach", HAPA, Schwarzer, 1992; Schwarzer, 2001) sieht eine Unterscheidung zwischen präintentionalen Motivationsprozessen und postintentionalen Volitionsprozessen vor. In der motivationalen Phase werden Menschen von Überzeugungen und Einstellungen geleitet. Ein Verhalten dauerhaft zu ändern, ist ein schwieriger Prozess, der die vorherige Bildung einer Intention zur Verhaltensänderung erfordert. Intentionen werden durch die Selbstwirksamkeitserwartung, die Handlungsergebniserwartung und die Risikowahrnehmung beeinflusst. Sobald eine Intention gebildet wurde, kann der Übertritt in die volitionale Phase erfolgen. Da die Stadien im HAPA als qualitativ unterschiedlich angesehen werden, wird die volitionale Phase erst erreicht, nachdem die motivationale abgeschlossen wurde. Die volitionale Phase lässt sich in eine präaktionale, eine aktionale und eine postaktionale Phase unterteilen; in der präaktionalen Phase erfolgt die Planung einer Handlung, die dann in der aktionalen Phase ausgeführt und trotz möglicher Hindernisse aufrechterhalten werden soll. In der postaktionalen Phase kommt es nach Rückfällen entweder zu einer Wiederherstellung des Verhaltens oder zu einer Zielentbindung (Disengagement). Beispielsweise werden viele Versuche der Raucherentwöhnung aufgegeben, weil es den Personen nicht gelingt, dauerhaft ein neues Verhalten zu etablieren. In der volitionalen Phase ist es wichtig, eine Handlung konstruktiv zu planen, sich erreichbare Ziele zu setzen, sich auch selbst zu belohnen und unterschiedliche Bewältigungsmöglichkeiten zur Verfügung zu haben (siehe Abbildung 2-4).

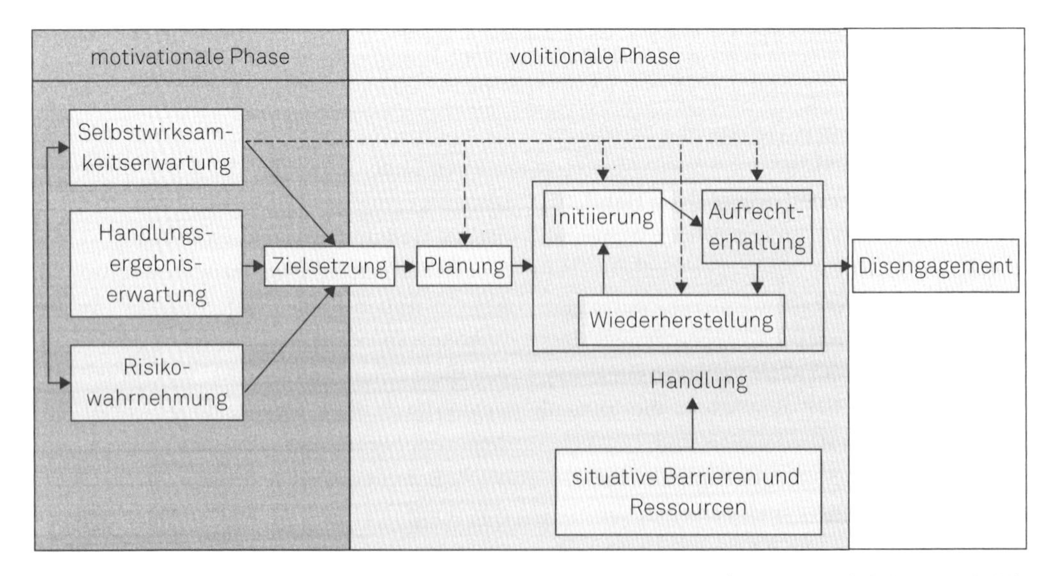

Abbildung 2-4: Sozialkognitives Prozessmodell gesundheitlichen Handelns (nach Reuter & Schwarzer, 2009).

Präventive Verhaltensweisen sollen möglichst lange aufrechterhalten und nach Rückschlägen wiederhergestellt werden. Dies wird im HAPA-Modell anhand weiterer volitionaler Variablen berücksichtigt: Im Zuge der Bewältigungsplanung (Sniehotta & Schwarzer, 2003) werden vorrausschauend Pläne für kritische Situationen gebildet, auch die Fähigkeit zur Handlungskontrolle (z.B. Selbstbeobachtung, bewusstes Wahrnehmen der eigenen Intentionen) ist nützlich für die Aufrechterhaltung eines Gesundheitsverhaltens. Nach Schwarzer und Renner ist die Selbstwirksamkeit sowohl in der motivationalen Phase als auch in der volitionalen Phase im Sinne einer Aufrechterhaltungs- und Wiederherstellungsselbstwirksamkeit bedeutsam (Schwarzer & Renner, 2000).

2.3.3 Rückfallprophylaxe

Bereits weiter oben wurden mehrfach Rückfälle in frühere Phasen des präventiven Prozesses erwähnt. In der Gesundheitsverhaltensforschung versteht man unter einem Rückfall die **Rückkehr zu ungesunden Risikoverhaltensweisen**: Ein neu erworbenes Gesundheitsverhalten, zum Beispiel eine Ernährungsumstellung, kann nicht dauerhaft aufrechterhalten werden (Keller, 2002). Diesbezügliche Kenntnisse stammen vorwiegend aus der Arbeit mit Suchterkrankungen; aber auch bei anderen psychischen Störungen (z.B. Depressionen, Psychosen) und chronischen Erkrankungen (z.B. Diabetes) hat Rückfallprophylaxe einen wichtigen Stellenwert, heute verbunden mit der Vorstellung, aus dem Rückfallgeschehen zu lernen. Bei der Therapie von Suchterkrankungen war das nicht immer so, denn in den 1960er- und 1970er-Jahren wurde ein Rückfall mit einem Ausschluss aus dem Therapiesetting geahndet. Dieser Sanktion lag ein moralisches Betrachtungsmodell des Rückfalls zugrunde, nämlich dass dieser durch Willens- oder Charakterschwäche ausgelöst würde.

Wichtig für Gesundheitsförderung und Prävention

Aus einer sozialkognitiven Perspektive betrachtet, können „Ausrutscher" (Lapses) auftreten, die auch als Lernprozess zur positiven Problembewältigung anzusehen sind. Ein Rückfall (Relapse) bedeutet demnach eine dauerhafte Rückkehr zu früheren Risikoverhaltensweisen. Ziele einer therapeutischen Intervention wären demnach das Erkennen von Risikosituationen und das Erlernen und Anwenden erfolgreicher Bewältigungsreaktionen.

Dies wird im **Relapse-Prevention-Modell** von Marlatt und Gordon (2005) aufgezeigt (siehe Abbildung 2-5).

Als Hochrisikosituationen werden all jene angesehen, die die Kontrolle einer Person über ihr Verhalten gefährden könnten. Dazu zählen negative emotionale Zustände (z.B. Angst, Aufregung, Ärger), positive emotionale Zustände (z.B. Feste, Jubiläen), negative soziale Situationen (z.B. Konflikte), sozialer Druck (z.B. wenn alle Freunde Alkohol trinken), Begegnung mit suchtmittelbezogenen Stimuli, Austesten der eigenen Willensstärke und unspezifisches Verlangen. In diesem Modell wird angenommen, dass Ausrutscher passieren können und nicht unbedingt zu einem kompletten Rückfall führen müssen. Abhängig von der Ursachenzuschreibung des Ausrutschers kann ein Abstinenz-Verletzungs-Effekt eintreten. Die Person fühlt sich schuldig und attribuiert die Gründe dafür im Sinne von „Ich bin zu schwach", „Ich schaffe das nie". Dieser wahrgenommene Kontrollverlust und die Möglichkeit, negative Gefühle durch erneuten Konsum abzuwenden, erhöhen die Wahrscheinlichkeit eines Rückfalls in früheres Suchtverhalten.

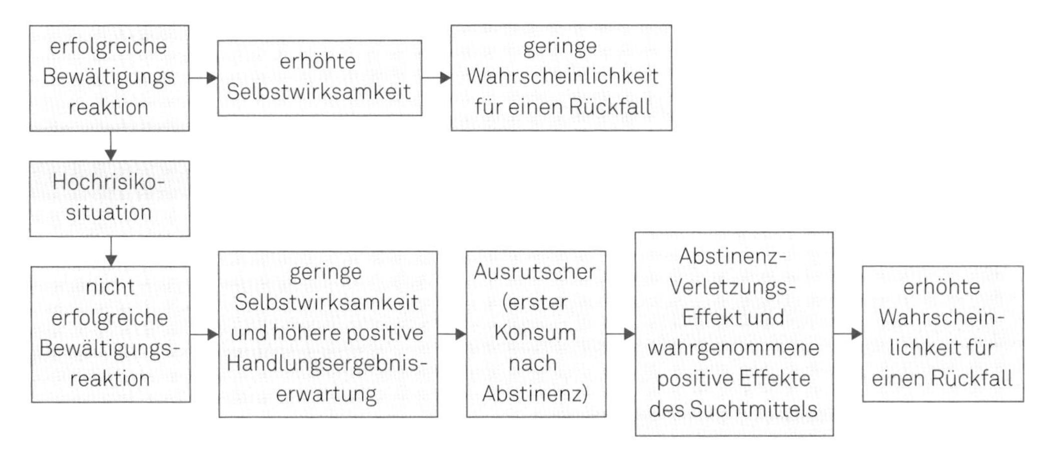

Abbildung 2-5: Modell des Rückfallprozesses (nach Marlatt, 1996).

2.4 Fazit und Ausblick

Präventionsmodelle aus dem Zeitverlauf betrachtet zeigen, dass es zu einer Verschiebung der Akzentsetzung gekommen ist: Anfänglich waren Ansatzpunkte der Prävention Verhaltensweisen und Änderung von Umgebungsbedingungen. Später haben gesundheitsrelevante Lebensweisen an Bedeutung gewonnen und heute finden neben den protektiven (Schutz-)Faktoren zunehmend auch wieder riskante und schädigende Einstellungsmuster in der Prävention Beachtung: Feindseligkeit, Aggressivität, übertriebener Ehrgeiz, leichtsinniges Verhalten, Passivität oder Resignation. Wenn auch in der einschlägigen Fachwelt das enge Ineinandergreifen von Kognitionen (Absichten, Intentionen, Vorsätze usw.) und Verhalten „state of the art" ist, findet sich in der Präventionsliteratur doch noch immer ein Auseinanderklaffen dieser beiden Zugänge. Vordergründig ist eine Information; diese kann fehlen, falsch sein oder in einer Informationsüberflutung bestehen: In der heutigen Zeit geht es vielfach darum, die Fülle an Informationen zu Krankheit und Gesundheit auch hinsichtlich Prävention zu selektieren beziehungsweise zu reduzieren (Beispiel Diätprogramme). Schließlich gilt es, in einer sehr biologistisch orientierten Ära gegen ein Vorurteil anzukämpfen, nämlich dass gegen „Anlagen" (genetische Prädisposition) ohnehin nichts zu machen wäre.

Zusammenfassung

Das Kapitel bietet einen Überblick über Klassifikationsformen von Prävention und gängige Präventionsmodelle, die in kontinuierliche Prädiktionsmodelle und dynamische Stadienmodelle unterteilt werden. Im Zusammenhang mit Rückfallprophylaxe werden Möglichkeiten für den Umgang mit einer Rückkehr zu früheren ungesunden Verhaltensweisen thematisiert.

Diskussionsanregung

- Was ist Primordialprävention? Nennen Sie ein Beispiel aus dem Suchtbereich.
- Was sind kontinuierliche Prädiktionsmodelle im Bereich des Gesundheitsverhaltens?
- Was wird unter Selbstwirksamkeitserwartung verstanden?
- Führen Sie schädigende Einstellungsmuster im Bereich der Prävention an.

Literatur

Bandura, A. (1997). Self-efficacy: The exercise of control. New York: Freeman.

Becker, M.H. (Hrsg.). (1974). The health belief model and personal health behavior. *Health Education Monographs, 2*, 324–508.

Becker, M.H. & Rosenstock, I.M. (1987). Comparing social learning theory and the health belief model. In W.B. Ward (ed.), *Advances in health education and promotion* (Vol. 2, pp. 245–249.). Greenwich CT: JAI Press.

Caplan, G. (1964). *Principles of preventive psychiatry.* New York: Basic Books.

Commission on Chronic Illness (1957). *Chronic illness in the United States: prevention of chronic illness.* Cambridge MA: Harvard University Press.

Fox, S. & Rainie, L. (2002). *Vital decisions: how Internet users decide what information to trust when they or their loved ones are sick.* Washington DC: Pew Internet & American Life Project. Verfügbar unter: http://www.pewinternet.org/2002/05/22/vital-decisions-a-pew-internet-health-report/. Zugriff am 06. Mai 2018.

Fox, S. (2011). *The social life of health information.* Retrieved January 15, 2018, from http://alexa.pewinternet.com/~/media/Files/Reports/2011/PIP_Social_Life_of_Health_Info.pdf

Gordon, R. (1983). An operational classification of disease prevention. *Public Health Report, 98* (2), 107–109.

Keller, S. (2002). Rückfall und Rückfallmanagement. In R. Schwarzer, M. Jerusalem & H. Weber (Hrsg.), *Gesundheitspsychologie von A bis Z* (S. 479–483). Göttingen: Hogrefe.

Kummervold, P.E., Chronaki, C.E., Lausen, B., Prokosch H.U., Rasmussen, J., Santana, S. et al. (2008). eHealth trends in Europe 2005–2007: a population-based survey. *Journal of Medical Internet Research, 10* (4), e42. Retrieved June 6, 2013, from http://www.jmir.org/2008/4/e42/

Laaser, U. & Hurrelmann, K. (2000). Gesundheitsförderung und Krankheitsprävention. In K. Hurrelmann & U. Laaser (Hrsg.), *Handbuch Gesundheitswissenschaften* (S. 395–434). Weinheim: Juventa.

Maddux, J.E. & Rogers, R.W. (1983). Protection motivation and self-efficacy: a revised theory of fear appeals and attitude change. *Journal of Experimental Social Psychology, 19*, 469–479.

Maes S. & van Veldhoven, M. (1989). Gesundheitspsychologie: Chancen und Kritik. In P. Jacobi (Hrsg.), *Jahrbuch der medizinischen Psychologie 2: Psychologie in der Neurologie* (S. 245–263). Berlin: Springer.

Marlatt, A.G. & Gordon, J.R. (1985). *Relapse Prevention.* New York: Guilford Press.

Marlatt, G.A. (1996). Taxonomy of high-risk situations for alcohol relapse: evolution and development of a cognitive-behavioral model. *Addiction, 91* (12, Suppl. 1), 37–50.

Matterazzo, J.D. (1980). Behavioral health and behavioral medicine: frontiers for a new health psychology. *American Psychologist, 35*, 807–817.

Prochaska, J.O. & Di Clemente, C.C. (1983). Stages and processes of self-change of smoking: toward an integrative model of change. *Journal of Consulting and Clinical Psychology, 51*, 390–395.

Prochaska, J.O., Johnson, S. & Lee, P. (2009). The transtheoretical model of behavior change. In S.A. Shumaker J.K. Ockene & K.A. Riekert (Eds.), *The handbook of health behavior change* (pp. 59–84). New York: Springer.

Reuter, T. & Schwarzer, R. (2009). Verhalten und Gesundheit. In J. Bengel & M. Jerusalem (Hrsg.), *Handbuch der Gesundheitspsychologie und Medizinischen Psychologie* (S. 34–45). Göttingen: Hogrefe.

Rogers, R.W. (1983). Cognitive and physiological processes in fear appeals and attitude change: a revised theory of protection motivation. In J.R. Cacioppo & R.E. Petty (eds.), *Social psychology: a sourcebook* (pp. 153–176). New York: Guilford Press.

Rosenstock, I.M. (1966). Why people use health services. *Milbank Memorial Fund Quarterly, 44*, 94.

Schwarzer, R. (1992). Self-efficacy in the adoption and maintenance of health behaviors: theoretical approaches and a new model. In R. Schwarzer (Ed.), *Thought control of action* (pp. 217–242). Washington DC: Hemisphere.

Schwarzer, R. & Renner, B. (2000). Social-cognitive predictors of health behavior: action self-efficacy and coping self-efficacy. *Health Psychology, 19* (5), 487–495.

Schwarzer, R. (2001). Social cognitive factors in changing health-related behaviors. *Current Directions in Psychological Science, 10*, 47–51.

Schwarzer, R. (2004). *Psychologie des Gesundheitsverhaltens. Einführung in die Gesundheitspsychologie.* Göttingen: Hogrefe.

Sniehotta, F.F. & Schwarzer, R. (2003). Modellierung der Gesundheitsverhaltensänderung. In M. Jerusalem & H. Weber (2003), *Psychologische Gesundheitsförderung* (S. 677–694). Göttingen: Hogrefe.

Strasser, T. (1978). Reflections on cardiovascular diseases. *Interdisciplinary Science Reviews, 3*, 225–230.

Uhl, A. (1998). Evaluation of primary prevention in the field of illicit drugs: definitions - concepts - problems. In A. Springer & A. Uhl (Eds.), *Evaluation research in regard to primary prevention of drug abuse.* Brussels: European Commission, Social Sciences, COST-A6 Publication.

Uhl, A. (2005). Präventionsansätze und -theorien. *Wiener Zeitschrift für Suchtforschung, 28*, 39–45. Verfügbar unter: https://www.researchgate.net/publication/228789292_Praventionsansatze_und-theorien. Zugriff am 15. Januar 2018.

Weinstein, N.D. & Sandman, P.M. (1992).A model of the precaution adoption process: evidence from home radon testing. *Health Psychology, 11*, 170–180.

Ziegelmann, J.P. (2002). Gesundheits- und Risikoverhalten. In R. Schwarzer, M. Jerusalem & H. Weber (Hrsg.), *Gesundheitspsychologie von A bis Z* (S. 152–155). Göttingen: Hogrefe.

Zschorlich, B., Gechter, D., Janßen, I.M., Swinehartm, T., Wiegard, B. & Koch, K. (2015). *Zeitschrift für Evidenz, Fortbildung und Qualität im Gesundheitswesen, 109* (2), 144–152.

Lese- und Medienempfehlungen zur Vertiefung

Bengel, J. & Jerusalem, M. (Hrsg.). (2009). *Handbuch der Gesundheitspsychologie und Medizinischen Psychologie.* Göttingen: Hogrefe.

Jerusalem, M. & Weber, H. (Hrsg.). (2003). *Psychologische Gesundheitsförderung.* Göttingen: Hogrefe.

Knoll, N., Scholz, U. & Rieckmann, N. (2017). *Einführung in die Gesundheitspsychologie* (4. Aufl.). München: UTB Ernst Reinhardt.

von Lengerke, T. (Hrsg.). (2007). *Public Health-Psychologie. Inividuum und Bevölkerung zwischen Verhältnissen und Verhalten.* Weinheim: Juventa.

Schwarzer, R. (2004). *Psychologie des Gesundheitsverhaltens. Einführung in die Gesundheitspsychologie.* Göttingen: Hogrefe.

3 Konzepte und Strategien der Prävention

Anja Leppin

Überblick
- Was ist Prävention?
- Primär-, Sekundär- und Tertiärprävention
- Verhaltens- und Verhältnisprävention
- Strategien der Prävention
- Methoden der Prävention

3.1 Was ist Prävention?

Präventionsmaßnahmen dienen dazu, vorhersagbare Probleme zu verhindern. Es geht darum, in der Gegenwart zu intervenieren, um unangenehme oder unerwünschte Zustände in der Zukunft zu vermeiden, oder zumindest darum, die Wahrscheinlichkeit des Auftretens solcher Zustände und/oder ihr Ausmaß zu reduzieren. Im Gesundheitsbereich bedeutet dies, Krankheiten mithilfe spezifischer Interventionen bei Individuen und auf Bevölkerungsebene vorzubeugen, indem ihre Entstehung verhindert oder ihre Progredienz eingedämmt wird (siehe auch Albee und Ryan, 1998; Bloom & Gullotta, 2014; Caplan, 1964; Hurrelmann, Laaser und Richter, 2016).

Gezielte präventive Interventionen verlangen ätiologisches Wissen über die Entstehung und Veränderung spezifischer Krankheiten (Becker, 1997). Vor allem chronischen Krankheiten liegt jedoch meist ein **komplexes Bedingungsgefüge multipler Faktoren** zugrunde, und oft sind weder alle möglichen Einflussfaktoren noch die Art ihres kausalen Zusammenwirkens bekannt. Insofern ist Prävention in vielen Fällen weniger auf spezifische kausale Eingriffe als auf die **Beeinflussung von Bedingungs- oder Risikofaktoren** für Krankheiten ausgerichtet. Da solche Risikofaktoren, wie z.B. Rauchen oder Umweltverschmutzung, ihrerseits multiple Wirkungen haben, das heißt in Hinblick auf ganz unterschiedliche Krankheiten pathogen wirken, zielt Prävention, anders als Therapie, nicht notwendigerweise auf spezifische Krankheiten, sondern oft auf ganze Krankheitsspektren. Und auch bezüglich der Zielgruppe unterscheidet sich Prävention von therapeutischer Behandlung, da sie oft weniger auf einzelne Individuen ausgerichtet ist, sondern auf **Breitenwirkung und Community-Orientierung** setzt und proaktiv an die Zielgruppen herangetragen wird.

Definition

Krankheitsprävention versucht, durch strategische Interventionsmaßnahmen das Auftreten und Fortschreiten spezifischer Krankheiten oder unerwünschter physischer oder psychischer Zustände bei Individuen oder in Populationen zu verhindern oder zu verzögern.

3.2 Primär-, Sekundär- und Tertiärprävention

Der „Prototyp“ von Prävention ist die Verhinderung des Neuauftretens einer Krankheit, bei dem das Einsetzen eines pathogenetischen Prozesses durch Ausschaltung bzw. Eindämmung von Krankheitsursachen (z.B. durch Verhinderung von Tabakkonsum) oder durch die Stärkung von Abwehrmechanismen (z.B. durch Impfungen) verhindert wird. Darüber hinaus findet sich der Begriff „Prävention“ aber auch dort, wo es um die Verhinderung fortgeschrittener pathogener Zustände bis hin zum Tod geht. Entlang dieser Progredienz- oder Zeitachse verläuft eine der gängigsten Differenzierungen von Präventionsmaßnahmen in **Primär-, Sekundär- und Tertiärprävention** (Tabelle 3-1) (Caplan, 1964; Leavell & Clark, 1953; Bloom & Gullotta, 2014).

3.2.1 Primärprävention

Primärprävention umfasst alle Maßnahmen, die **vor der ersten Manifestation** eines unerwünschten Zustands, wie einer Erkrankung, durchgeführt werden, um eben diesen Zustand zu verhindern. Hierzu gehören z.B. Impfungen (siehe Kap. 15) oder frühe schulische Programme zur Prävention von Tabak- und Alkoholkonsum (siehe Kap. 21). Adressaten primärpräventiver Maßnahmen sind also **Gesunde** oder zumindest Personen ohne manifeste Symptomatik, und das Ziel ist, die Inzidenz spezifischer Krankheiten zu senken. Teilweise wird hier noch die **primordiale Prävention** abgegrenzt, die zum Ziel hat, bereits das Auftreten sozialer, ökonomischer, umweltbezogener oder verhaltensbasierter Risikokonstellationen zu verhindern.

Der Begriff der Primärprävention (besonders im Sinne der primordialen Prävention) ist oft nur schwer von dem der Gesundheitsförderung abzugrenzen (siehe Kap. 4). Relativ einfach ist dies dort, wo es explizit um die Verhinderung spezifischer Krankheiten geht, wie im Fall von Impfungen. Bei vielen breit angelegten, unspezifischen Interventionen, z.B. im Bereich Ernährung oder physische Aktivität, ist die Grenze jedoch mehr oder weniger fließend.

3.2.2 Sekundärprävention

Sekundärprävention dient der **Krankheitsfrüherkennung und Krankheitseindämmung**. Oft ohne eine für die Betroffenen wahrnehmbare Krankheitssymptomatik hat der pathogenetische

Tabelle 3-1: Primär-, Sekundär- und Tertiärprävention.

	Primärprävention	Sekundärprävention	Tertiärprävention
Zeitpunkt der Intervention	vor Eintreten einer Krankheit	in Frühstadien einer Krankheit	nach Manifestation/Akutbehandlung einer Krankheit
Ziel der Intervention	Verringerung der Inzidenz von Krankheiten	Eindämmung der Progredienz oder Chronifizierung einer Krankheit	Verhinderung von Folgeschäden oder Rückfällen
Adressaten der Intervention	Gesunde bzw. Personen ohne Symptomatik	Akutpatienten/Klienten	Patienten mit chronischer Beeinträchtigung und Rehabilitanden

Prozess hier bereits seinen Anfang genommen. Mithilfe spezieller diagnostischer Maßnahmen und durch frühes therapeutisches Eingreifen kann ein Fortschreiten der Krankheit jedoch verhindert oder zumindest abgeschwächt werden. Ein klassisches Beispiel für sekundärpräventive Maßnahmen sind individuelle Krankheitsfrüherkennungsuntersuchungen und **Massenscreenings** (z.B. Mammografien). Ziel ist in diesem Fall die Reduktion der Prävalenz durch **Eindämmung der Progredienz oder Verkürzung der Dauer von Krankheiten**, wie z.B. bei der Früherkennung von Brust-oder Darmkrebs. Zur Sekundärprävention gehört aber auch die Verhinderung neuer Krankheitsfälle durch Programme zur Identifikation und zur Behandlung von Risikofaktoren, z.B. Frühinterventionen bei verhaltensauffälligen Kleinkindern, die späteren manifesten psychischen Störungen oder Problemverhalten vorbeugen sollen, Rauchentwöhnungsprogramme zur Reduktion des Risikos von Krebserkrankungen oder koronarer Herzkrankheit oder die medikamentöse Behandlung von Bluthochdruck. Zielgruppe sekundärpräventiver Maßnahmen sind meist Gesunde/Symptomlose, die aber im Fall einer positiven Diagnose zu Patienten werden, oder Personen, die Risikofaktoren bzw. erste Frühsymptome einer Erkrankung aufweisen.

3.2.3 Tertiärprävention

Tertiäre Prävention liegt dagegen immer dann vor, wenn eine **Krankheit oder ein unerwünschter Zustand bereits manifest** geworden ist. Adressaten solcher Maßnahmen sind dementsprechend Patienten und Patientinnen. Hier geht es darum, Konsequenzen einer Krankheit in ihrer Intensität zu mildern, Folgeschäden zu vermeiden oder Rückfällen bzw. weiteren Manifestationen vorzubeugen und hierdurch die Prävalenz einer Krankheit in der Bevölkerung zu senken. In diesen Bereich gehören beispielsweise rehabilitative Behandlungen nach der Akutbehandlung von Myokardinfarkt oder Krebserkrankungen. Problematisch ist hier natürlich die Begriffsüberschneidung mit der medizinisch-therapeutischen Behandlung sowie der Rehabilitation. Es ist also eine Frage der Perspektive bzw. der Zielrichtung der Maßnahme, ob eine bestimmte Intervention als kurativ-therapeutischer oder als präventiver Eingriff verstanden wird. Im Prinzip kann damit natürlich auch jede medizinische Akutbehandlung mit Blick auf das Ereignis „Tod“ als Präventionsmaßnahme bezeichnet werden. Ob die Verwendung eines so wenig trennscharfen Begriffs hilfreich ist, ist allerdings zweifelhaft.

Jenseits der Tertiärprävention ist inzwischen auch noch eine **„Quartärprävention“** vorgeschlagen worden, bei der es darum geht, eine Übermedikalisierung/Überbehandlung bei Patienten und daraus resultierende Folgeschäden zu verhindern (Jamoulle, 2015).

Wichtig zu wissen ist, dass die Zuordnung spezifischer Maßnahmen zu den einzelnen Präventionsphasen nicht einheitlich gehandhabt wird. Dies liegt einerseits daran, dass eine trennscharfe Abgrenzung nicht immer möglich ist (Froom & Benbassat, 2000), ist aber auch auf unterschiedliche Konventionen der Begriffsverwendung zurückzuführen. So wird z.B. die Risikofaktorenprävention bei Patienten mit koronarer Herzerkrankung in der Kardiologie – vor allem im angloamerikanischen Sprachraum – meist als Sekundärprävention bezeichnet, obwohl es sich um Gruppen mit manifester chronischer Erkrankung handelt.

3.3 Strategien der Prävention

3.3.1 Beseitigung von Krankheitsursachen versus Stärkung der Abwehr

Umgesetzt werden kann (Primär-)Prävention vorrangig auf zwei Wegen. Zum einen kann man versuchen, **Krankheitsursachen auszuschalten** bzw. eine **Exposition zu verhindern** oder zu vermindern. Beispiele hierfür sind die Ausrottung bestimmter Krankheitserreger wie des Pockenvirus, Versuche, gesundheitsschädigendes Verhalten (Rauchen, fett- und zuckerreiche Ernährung) zu verhindern bzw. zu minimieren, oder auch die Beseitigung pathogener Arbeitsplatzbedingungen. Zum anderen kann die **Abwehr der Zielorganismen** („host resistance") gestärkt werden, wie z. B. durch eine Grippeimpfung oder durch Verhaltenstraining zur Kompetenzförderung bei Kindern, wenn es um die Prävention von Drogenkonsum oder psychischen Erkrankungen geht.

3.3.2 Universelle versus zielgruppenspezifische Präventionsansätze

Präventionsstrategien unterscheiden sich wesentlich darin, bei wem sie intervenieren, das heißt ob sie bei der Gesamtbevölkerung ansetzen oder nach bestimmten Teil- oder Zielgruppen segmentieren (Gordon, 1983; Mrazek und Haggerty, 1994). **Universelle Strategien** verzichten auf eine kriteriumbasierte Auswahl ihrer Adressaten und versuchen flächendeckend oder bevölkerungsweit zu intervenieren. Dieser Ansatz ist vor allem für die Primärprävention charakteristisch. **Zielgruppenspezifische Ansätze** sprechen dagegen nur bestimmte Segmente der Bevölkerung an, wobei ein zentrales Differenzierungskriterium der Risikostatus in Hinblick auf spezifische Krankheiten ist (Gordon, 1983). Geht es um Personengruppen, die Risikofaktoren aufweisen, aber noch nicht erkrankt sind, spricht man von **selektiven Präventionsstrategien**. Präventive Intervention bei Personen, bei denen bereits (minimale) Vorstufen der Krankheit aufgetreten sind, gehört dagegen zu den **indizierten Präventionsstrategien**. Eine universelle Strategie zur Prävention von Darmkrebs versucht z. B. mithilfe einer Kampagne alle Bevölkerungsgruppen (oder zumindest alle jenseits einer bestimmten Altersgrenze) anzusprechen. Eine selektive Strategie könnte dagegen speziell auf Personen zielen, in deren Familie gehäuft Darmkrebs vorkommt, während eine indizierte Strategie sich auf Menschen konzentrieren könnte, bei denen bereits Darmpolypen, also eine Vorstufe des Darmkrebs, diagnostiziert wurden.

Hochrisikostrategien lassen sich oft relativ einfach zuschneiden und umsetzen, weil die Zielgruppen vergleichsweise homogen sind und die Maßnahmen in bestehende Strukturen des medizinischen Versorgungssystems integriert werden können. Auf der Negativseite sind dafür allerdings **Labelingeffekte (Stigmatisierung)** und eine Medikalisierung von Prävention in Kauf zu nehmen. Darüber hinaus sieht man sich bei der Entscheidung zwischen einer bevölkerungsorientierten und einer Hochrisikostrategie aber vor ein grundlegendes Dilemma gestellt, das als **Präventionsparadox** bezeichnet worden ist (siehe Rose, Khaw & Marmot, 2009).

Um die gesamtgesellschaftliche Krankheitslast („burden of disease") in relevantem Ausmaß zu verringern, muss eine sehr große Zahl von Personen eine Präventionsmaßnahme erfolgreich umsetzen. Die Gruppe derjenigen, die z. B. ein extrem hohes Risiko für eine koronare Herzkrankheit haben und von denen ein relativ hoher Prozentsatz später tatsächlich auch erkrankt, ist jedoch – in absoluten Fallzahlen gesehen – klein. Dagegen sind es vor allem die **Gruppen mit mittlerem Risiko**, die allein aufgrund ihrer zahlenmäßigen Stärke auch eine hohe Zahl an

„Krankheitsfällen" generieren. Daraus folgt, dass in vielen Fällen eine erfolgreiche bevölkerungsweite Intervention deutlich mehr Krankheitsereignisse oder Todesfälle verhindern und damit die gesamtgesellschaftliche Krankheitslast reduzieren kann als ein Hochrisikoansatz. Aus Public-Health-Perspektive ist eine bevölkerungsbezogene Strategie also eindeutig lohnender und kosteneffektiver (Rose et al., 2009).

Trotzdem ist es wichtig, sich vor Augen zu führen, dass die Situation sich vom Standpunkt des Individuums etwas anders darstellt. So müsste z. B. für den Erfolg einer bevölkerungsweiten Präventionsmaßnahme gegen Herzinfarkt eine große Zahl von Personen ihr Verhalten ändern, also z. B. mit dem Rauchen aufhören, sich gesund ernähren und Sport treiben, die auch ohne eine solche Verhaltensänderung niemals einen Infarkt erlitten hätten. Im Rahmen eines Hochrisikoansatzes müssen dagegen nur solche Personen zur Verhaltensänderung motiviert werden, die aufgrund ihres **hohen absoluten Risikos** auch eine relativ große Wahrscheinlichkeit haben, individuell von der Präventionsmaßnahme zu profitieren. Prävention kann somit zu Interessenkonflikten führen zwischen dem **kollektiven** Interesse an bevölkerungsweiten Veränderungen und den Entscheidungen **einzelner** Menschen, die sehr wohl zu dem Schluss kommen können, dass ihr persönlicher Vorteil durch präventives Verhalten vernachlässigenswert ist. Bekanntermaßen lassen sich Personen aber vor allem dann zu Verhaltensänderungen motivieren, wenn die Vorteile, die sie hierdurch erringen, wahrscheinlich und erheblich sind (Rose, Khaw & Marmot, 2008; DiClemente, Salazar und Crosby, 2013). Allerdings muss dabei auch berücksichtigt werden, dass gesundes Verhalten breite protektive Effekte hat, also in dem genannten Beispiel weit über die Prävention von Herzinfarkten oder koronarer Herzerkrankung hinausgeht. Individueller Profit ist somit also oft auch in anderen als den primär anvisierten Zielbereichen möglich.

Wichtig anzumerken ist, dass in Hinblick auf die Zielgruppenspezifität noch einmal zu unterscheiden ist, ob es tatsächlich um die **Auswahl der Zielgruppen** geht oder aber um die **Art der Ansprache**. Selbst wenn die Gesamtbevölkerung – oder doch große Teile hiervon – der Adressat einer Intervention ist, ist es in vielen Fällen sinnvoll, die Botschaften zielgruppenspezifisch unterschiedlich zu formulieren, d.h. **methodisch unterschiedlich umzusetzen** (z. B. Leppin, 2006; Bauer und Bittlingmeyer, 2016). Die Definition der Zielgruppen kann dabei anhand unterschiedlicher personaler Differenzierungskriterien wie Alter, Geschlecht, sozioökonomische Merkmale, aber auch anhand von sozialen Kontextmerkmalen (Ansprache von Individuen als Mitglieder eines sozialen Kontextes wie einer Schule, einer Gemeinde oder eines Betriebes) vorgenommen werden.

3.3.3 Verhaltens- versus Verhältnisprävention

Präventionsstrategien differieren auch bezüglich des strategischen Ansatzpunktes, den sie wählen, um Veränderungen zu erreichen. Letztlich ist das Ziel von Prävention zwar immer, gesundheitliche Veränderungen bei einzelnen Personen oder Bevölkerungsgruppen herbeizuführen, die entsprechenden Interventionen können jedoch direkt bei diesen Personen und ihrem Verhalten ansetzen, aber auch die Umwelt, in der diese Personen leben, zum Ausgangspunkt nehmen.

Verhaltensprävention versucht, individuelles (Risiko-)Verhalten wie Rauchen oder Bewegungsarmut zu beeinflussen oder Personen zu motivieren, medizinische Interventionen wie Impfungen oder Früherkennungsverfahren in Anspruch zu nehmen (Tabelle 3-2). **Verhältnispräventiven Maßnahmen** geht es dagegen darum, die ökologischen, sozialen, ökonomischen oder kulturellen Umweltbedingungen zu ändern, die zur Entstehung und Entwicklung von Krankheiten führen, diese ermöglichen oder begünstigen (Tabelle 3-2). Beispiele für **verhaltenspräventive Maßnahmen** sind Kampagnen zur Teilnahme an Masern- oder Grippeimpfungen, Informationsvorträge über gesunde Ernährung und physische Aktivität im Rahmen einer kardiologischen Rehabilitation, aber auch schulische Interventionsprogramme, die vor dem Einstieg in den Konsum von Tabak, Alkohol oder illegalen Drogen schützen sollen. In den Bereich der **Verhältnisprävention** fallen z. B. gesetzliche Verbote gesundheitsschädlicher Baustoffe wie Asbest, Abgasnormen für Fahrzeuge, eine flächendeckende Fluoridierung des Trinkwassers, ergonomische Gestaltung von Arbeitsplätzen, die Einführung einer Salatbar in der Cafeteria eines Betriebes, aber unter Umständen auch die Flexibilisierung von Arbeitszeiten oder die Einführung transparenter und partizipativer Entscheidungs- und Führungsstrukturen in Betrieben.

Nicht selten wird Prävention implizit mit Verhaltensprävention gleichgesetzt, während Gesundheitsförderung im Kontext des Settingansatzes eher als verhältnisorientiert gilt. Hier muss man jedoch immer wieder daran erinnern, dass die Prävention in Deutschland ihre Wurzeln und ihre **Tradition in den Sozial- und Hygienereformen** des 19. Jahrhunderts hat und insofern immer auch eine genuin verhältnisorientierte Disziplin gewesen ist. Allerdings ist die definitorische Spannbreite des Begriffs Verhältnisprävention – von sozialreformerischen Maßnahmen auf der Makroebene zu Mikrointerventionen wie ergonomischen Schreibtischstühlen am Arbeitsplatz – extrem weit, womit die Frage nach den Grenzen des Begriffs aufgeworfen wird. So kann man sicherlich argumentieren, dass Abgabensenkungen oder Transferleistungen für geringverdienende Alleinerziehende präventive Wirkungen bezüglich des Ernährungsverhaltens der Betroffenen und ihrer Kinder haben können. Ob eine solche Maßnahme deshalb per se als Krankheitsprävention klassifiziert werden kann oder soll, ist eine andere Frage. Grundsätzlich erscheint es sinnvoll, nur solche Maßnahmen einzubeziehen, die intentional oder strategisch (zumindest auch) auf eine Verhinderung gesundheitlicher Probleme gerichtet sind (Cowen, 1996).

3.4 Methoden der Prävention

So vielfältig die Konzepte und Strategien von Prävention sind, so groß ist auch die Palette der Methoden oder Mittel, die eingesetzt werden, um präventive Ziele praktisch umzusetzen. Zu nennen sind hier vor allem:

- individuell-edukative Ansätze
- politisch-strukturelle Ansätze
- normativ-regulatorische Ansätze
- ökonomische Anreiz-/Sanktionssysteme
- materiell-strukturelle Umweltveränderungen

Die in der Verhaltensprävention dominierenden **psychoedukativen Ansätze** („Gesundheitserziehung“) setzen auf die Einsicht und Veränderungsmotivation von Individuen und setzen dabei vor allem auf folgende Methoden:

- Information/Aufklärung (z. B. bevölkerungsweite Kampagnen über Gefahren der Bewegungsarmut, individuelle Arzt-Patient-Gesprä-

Tabelle 3-2: Verhaltens- und Verhältnisprävention.

Verhaltensprävention	Einflussnahme auf den individuellen Gesundheitszustand oder auf individuelles Gesundheitsverhalten
Verhältnisprävention	Einflussnahme auf Gesundheit/Krankheit durch Veränderung der Lebensbedingungen/Umwelt von Personen

che über Tabakkonsum, abschreckende Warnhinweise und -fotos auf Zigarettenpackungen)
- Beratung (z. B. Drogen-/Sucht-/Patientenberatung, Beratung von Personen in Krisensituationen)
- Verhaltens- und Selbstmanagementtraining (z. B. schulische Kompetenzförderungsprogramme, Stressbewältigungsprogramme, Patientenschulungen).

Alle diese Ansätze versuchen, bei ihren Adressaten die individuelle **Motivation und Kompetenz zu fördern**, gesundheitsschädliches Verhalten zu reduzieren und gesundheitsförderliches Verhalten aufzubauen.

Der zweite große Bereich neben den edukativen Methoden umfasst eine Reihe von Ansätzen, die alle in den Bereich **politisch-struktureller Interventionen** eingeordnet werden können und die in vielen Fällen bevölkerungsweit oder zumindest auf größere Gruppen und soziale Kontexte ausgerichtet sind.

Hierzu gehören zum einen **normativ-regulatorische Ansätze**, die versuchen, präventive Ziele über Gesetze, Vorschriften und Regeln durchzusetzen, und damit zum Teil individuelles Verhalten, in vielen Fällen aber auch Umweltbedingungen verändern wollen. Beispiele für solche Maßnahmen sind Rauchverbote in öffentlichen Umgebungen, das Verbot der Mobiltelefonnutzung ohne Freisprecheinrichtung für Autofahrer, Emissionsschutzgesetze, Lebensmittelüberwachungsvorschriften, Arbeitsschutzgesetze oder das Verbot, Alkohol an Jugendliche zu verkaufen.

Eine weitere Option sind **ökonomische Anreiz- oder Sanktionssysteme**. So ist z. B. eine Erhöhung der Tabaksteuer ein klassisches Beispiel für den Ansatz, durch Verteuerung gesundheitsschädlicher Produkte Nachfrage- und Konsumverhalten zu ändern. Dagegen sind eine Ermäßigung der Krankenkassengebühren bei Inanspruchnahme präventiver Gesundheitsdienstleistungen oder Beitragsnachlässe für Versicherte, die das Rauchen aufgeben, Beispiele für präventive Anreizsysteme.

Darüber hinaus sind auch **materiell-strukturelle Umweltveränderungen** und die Schaffung von Angebots- und Verfügbarkeitsstrukturen wichtig für Prävention. Häufig werden diese allerdings primär der Gesundheitsförderungzugeordnet. Ob man aber bestimmte Maßnahmen wie die Einführung gesunden Essens in einer Betriebscafeteria, das Angebot von Yogakursen in einer Gemeinde oder die Anlage von Joggingpfaden oder Fahrradwegen im Einzelfall als spezifisch präventive Intervention oder als allgemeines Gesundheitsförderungsangebot ansieht, mag vom Kontext und der jeweiligen Perspektive und Zielstellung abhängen.

3.5 Fazit und Ausblick

Die Palette möglicher präventiver Interventionen ist also groß. In der bisherigen Präventionsarbeit werden verschiedene Maßnahmen jedoch oft isoliert voneinander, in Einzelinitiativen ohne Abstimmung und Koordination durchgeführt, existieren sozusagen „nebeneinander" und „nacheinander". Vieles deutet jedoch darauf hin, dass Prävention vor allem dann erfolgreich ist, wenn Maßnahmen miteinander verknüpft sind, aufeinander aufbauen und in einem konsistenten Kontext stehen. Trotzdem gibt es inzwischen eine stetig wachsende Evidenz für die Wirksamkeit und Kosteneffektivität vieler präventiver Interventionen (z. B. Piepoli et al., 2016; Dietz, Douglas & Brownson, 2016; Masters et al., 2017). Dabei mehren sich besonders im Bereich der chronischen „Lifestyle-basierten" Krankheiten die Hinweise auf eine „Effektivitätshierarchie" präventiver Interventionen zugunsten universeller, bevölkerungsbezogener politisch-struktureller Maßnahmen. Vor allem in Hinblick auf Tabakkonsum, aber partiell auch im Ernährungsbereich, konnte z. B. gezeigt werden, dass regulatorisch-fiskalische Interventionen (Rauchverbote, Steuern) effektiver sind als rein auf individuelle Motivation abzielende edukative Ansätze (Capewell & Capewell, 2017; Masters et al., 2017; Frieden, 2010).

Trotzdem gibt es nicht nur in Hinblick auf die Evidenzbasierung immer noch großen Forschungsbedarf, sondern darüber hinaus eine ganze Reihe offener politischer und ethischer Grundsatzfragen bezüglich aktueller Entwicklungen in den präventiven Ansätzen und Verfahren (einige Beispiele sind unten genannt), die einer gesellschaftlichen Diskussion bedürfen.

Zusammenfassung

- Prävention kann hinsichtlich Zielstellung, Zielgruppe und primärer Strategie unterschieden werden, in:
  - Primär-, Sekundär-, und Tertiärprävention,
  - universelle, selektive und indizierte Prävention,
  - Verhaltens- und Verhältnisprävention.
- Die Palette der Präventionsmethoden reicht von individuell-edukativen Herangehensweisen (Gesundheitserziehung) bis zu politisch-strukturellen Ansätzen (normativ-regulatorische Interventionen, Schaffung von ökonomischen Anreiz- und Sanktionssystemen, materiell-strukturelle Umweltveränderungen).

Diskussionsanregung

- Sollten verhältnisorientierte Massnahmen gegenüber verhaltenspräventiven Interventionen priorisiert werden? In welchen Kontexten, unter welchen Bedingungen und in Bezug auf welche präventiven Ziele?
- Präventiver professioneller Paternalismus zur Förderung von Public Health (z. B. durch Zusatzsteuern auf ungesunde Nahrungsmittel oder durch „Nudging"-Interventionen) versus individuelle Freiheitsrechte: Gibt es ein „Recht auf gesundheitsgefährdendes Verhalten"?
- Welche Rolle können technologische Support-Systeme (z. B. „Wearables") in der präventiven Verhaltensänderung spielen? Welche Herausforderungen entstehen für Datensicherheit und individuelle Verfügungsrechte über eigene Gesundheitsdaten?
- Welche Möglichkeiten und Risiken liegen in einer zukünftigen „personalisierten Prävention" auf Basis von Genomanalysen?

Literatur

Albee, G. W. & Ryan, K. (1998). An overview of primary prevention. *Journal of Mental Health, 7*, 441–449.

Bauer, U. & Bittlingmayer, U. H. (2016). Zielgruppenspezifische Gesundheitsförderung. In K. Hurrelmann & O. Razum (Hrsg.), *Handbuch Gesundheitswissenschaften* (5. Aufl., S. 693–228). Weinheim: Beltz/Juventa.

Becker, P. (1997). Prävention und Gesundheitsförderung. In R. Schwarzer (Hrsg.), *Gesundheitspsychologie* (2. Aufl., S. 517–531). Göttingen: Hogrefe.

Bloom, M. & Gulotta, T. P. (2014). Definitions of primary prevention. In T. P. Gullotta & M. Bloom (Hrsg.), *Encyclopedia of primary prevention and health promotion* (pp. 3–12). New York: Springer.

Capewell, S. & Capewell, A. (2017). An effectiveness hierarchy of preventive interventions: neglected paradigm or self-evident truth? *Journal of Public Health*, 2017, May 19, 1–9 [Epub ahead of print]. http://doi.org/10.1093/pubmed/fdx055

Caplan, G. (1964). *Principles of preventive psychiatry.* New York: Basic Books.

Cowen, E. L. (1996). The ontogenesis of primary prevention: Lengthy strides and stubbed toes. *American Journal of Community Psychology, 24*, 235–249.

DiClemente, R. J., Salazar, L. F. & Crosby, R. A. (2013). *Health behavior theory for public health.* Burlington MA: Jones & Bartlett.

Dietz, W. H., Douglas, C. E. & Brownson, R. C. (2016). Chronic disease prevention. Tobacco avoidance, physical activity, and nutrition for a healthy start. *Journal of the American Medical Association, 316*, 1645–1646.

Frieden, T. R. (2010). A framework for public health action: the health impact pyramid. *American Journal of Public Health, 100*, 590–595.

Froom, P. & Benbassat, J. (2000). Inconsistencies in the classification of preventive interventions. *Preventive Medicine, 31*, 153–158.

Gordon, R.S. (1983). An operational classification of disease prevention. *Public Health Reports, 98*, 107–109.

Hurrelmann, K., Laaser, U. & Richter, M. (2016). Gesundheitsförderung und Krankheitsprävention. In K. Hurrelmann & O. Razum (Hrsg.), *Handbuch Gesundheitswissenschaften* (5. Aufl., S. 661–692). Weinheim: Beltz/Juventa.

Jamoulle, M. (2015). Quaternary prevention, an answer of family doctors to overmedicalization. *International Journal of Health Policy and Management, 4*, 1–4.

Leavell, H.R. & Clark, E.G. (1953). *Textbook of preventive medicine.* New York: McGraw Hill.

Leppin, A. (2006). Zielgruppenspezifische Prävention. In J. Haisch, K. Hurrelmann & T. Klotz (Hrsg.), *Medizinische Prävention und Gesundheitsförderung* (S. 17–24). Bern: Huber.

Masters, R., Anwar, E., Collins, B., Cookson, R. & Capewell, S. (2017). Return on investment of public health interventions: a systematic review. *Journal of Epidemiology and Community Health, 71*, 827–834.

Mrazek, P.J. & Haggerty, R.J. (1994). *Reducing risks for mental health disorders: frontiers for preventive intervention.* Washington DC: National Academy Press.

Piepoli, M.F., Hoes, A.W., Agewall, S., Albus, C., Brotons, C., Catapano, A.L. et al. (2016). 2016 European guidelines on cardiovascular disease prevention in clinical practice. *International Journal of Behavioral Medicine, 24*, 321–419.

Rose, G., Khaw, K.T. & Marmot, M. (2008). *Rose's strategy of preventive medicine.* Oxford: Oxford University Press.

Lese- und Medienempfehlung zur Vertiefung

Gullotta, T.P. & Bloom, M. (Eds.). (2014). *Encyclopedia of Primary Prevention and Health Promotion.* New York: Springer.

Hurrelmann, K., Laaser, U. & Richter, M. (2016). Gesundheitsförderung und Krankheitsprävention. In K. Hurrelmann & O. Razum (Hrsg.), *Handbuch Gesundheitswissenschaften* (5. Aufl.), (S. 661–692). Weinheim: Beltz/Juventa.

Rose, G., Khaw, K.T. & Marmot, M. (2008). *Rose's strategy of preventive medicine.* Oxford: Oxford University Press.

4 Konzepte und Strategien der Gesundheitsförderung

Thomas Altgeld und Petra Kolip

Überblick
- Was unterscheidet Gesundheitsförderung von Prävention?
- In welchen Bereichen liegen personale und soziale/gesellschaftliche Ansatzpunkte zur Förderung der Gesundheit?
- Welche Kernstrategien der Gesundheitsförderung verfolgt die Weltgesundheitsorganisation?
- Welche Impulse werden durch das Präventionsgesetz gesetzt?

4.1 Was ist Gesundheitsförderung?

Gesundheitsförderung und Prävention[1] verfolgen ähnliche Ziele: Beiden ist gemeinsam, dass sie die Gesundheit von Individuen und Bevölkerungsgruppen fördern wollen und – anders als Kuration, Rehabilitation und Pflege – nicht nur beim Auftreten von Krankheiten als Interventionen relevant werden. Aber während präventives Denken im Sinne einer Verhinderung von Krankheiten und Störungen seit Etablierung der Präventivmedizin gut in der Medizin verankert ist, ist die Perspektive der Gesundheitsförderung für die Medizin noch Neuland und ungewohnt, weil hier zahlreiche Akteure außerhalb der Medizin das Feld gestalten. Die Begriffe Gesundheitsförderung und Prävention werden häufig synonym benutzt, hinter ihnen stehen aber ganz unterschiedliche Konzepte und Strategien, weil auch die Hintergründe, Praxen und Denktraditionen unterschiedliche sind.

Während die Krankheitsprävention eng an Epidemiologie und Verhaltensmedizin gebunden ist und mit medizinischen Grundkonzepten Aktionsfelder auch im nicht medizinischen Bereich sucht (z. B. die Schule für die Suchtprävention oder Sexualaufklärung zur Vermeidung sexuell übertragbarer Erkrankungen), hat die Gesundheitsförderung eine Verbindung zu sozialen Bewegungen und ihren – sozialwissenschaftlich fundierten – Grundkonzepten der Partizipation und des Empowerments. Gesundheitsförderung bezieht sich auf die Gestaltung gesundheitsförderlicher Lebensverhältnisse und fokussiert auf Lebenswelten, also soziale Systeme, die von Menschen gestaltet werden. Die Medizin spielt aus diesem Grund hier eher eine Nebenrolle. Im Folgenden werden wir zunächst die unterschiedlichen Philosophien und Prinzipien unter Rückgriff auf das Salutogenesemodell von Antonovsky erläutern (Antonovsky, 1979; Antonovsky, 1987), ehe wir anschließend den historischen Kontext des Konzepts darstellen und die Kernstrategien der Gesundheitsförderung benennen.

---

1 Wenn im Folgenden von „Prävention“ die Rede ist, meint dies immer Primärprävention, also die Reduzierung von Risiken gefährdeter Gruppen (zur Unterscheidung von Primär-, Sekundär- und Tertiärprävention siehe auch Kap. 2).

Dem Settingansatz, also der Arbeit in und mit sozialen Kontexten, kommt besondere Bedeutung zu; deshalb widmen wir ihm den Schwerpunkt des Beitrags, indem wir an zwei Beispielen – Krankenhaus und Schule – verdeutlichen, wie Gesundheitsförderungskonzepte konkret umgesetzt werden. Ein Blick wird am Ende des Beitrags auf die politischen und rechtlichen Rahmenbedingungen geworfen.

4.1.1 Definitionen und Konzepte der Gesundheitsförderung und Prävention

Im Folgenden wird zur Verdeutlichung der Unterschiede ein Rahmenmodell von Gesundheit und Krankheit zugrunde gelegt, das vom Medizinsoziologen Aaron Antonovsky entwickelt wurde und unter der Bezeichnung **„Salutogenese“**[2] die Diskussion um die Verhinderung von Krankheit und die Förderung von Gesundheit und Wohlbefinden entscheidend geprägt hat (Antonovsky, 1979; Antonovsky, 1987). Antonovsky stellte die Krankheits- und Risikoorientierung der Medizin infrage, da Individuen ständig Risiken ausgesetzt sind, die die körperliche und psychische Gesundheit gefährden. Die relevante Frage ist nach Antonovsky nicht, was Menschen krank macht, sondern was sie **trotz Risiken und Belastungen gesund hält**. Im salutogenetischen Modell werden Gesundheit und Krankheit als die **zwei Pole eines Kontinuums** konzipiert, auf dem Menschen ständig die Position wechseln. Ob jemand stärker in Richtung des Gesundheitspols oder in Richtung des Krankheitspols geht, hängt einerseits von der Anzahl und Qualität der Risiken, andererseits von den personalen und sozialen **Schutzfaktoren** und Ressourcen ab (vgl. Kolip, 2003), über die ein Mensch verfügt und die in der Lage sind, die Wirkung von Risiken abzumildern. Unterschieden werden Schutzfaktoren und Ressourcen auf personaler Ebene, also z. B. Selbstwertgefühl, Selbstwirksamkeitserwartung, internale Kontrollüberzeugungen, aber auch ein stabiles Immunsystems, und auf sozialer Ebene, z. B. ein emotional tragendes soziales Netzwerk und soziale Unterstützung, aber auch ein stabiles Sozialsystem.

Kennzeichnend für die Gesundheitsförderung ist, dass sie die Determinanten der Gesundheit verändern will. Insbesondere den sozialen Determinanten wird, vor allem in der britischen Diskussion, verstärkt Aufmerksamkeit geschenkt. Hierzu zählen u. a. soziale Ungleichheit, Arbeitslosigkeit, soziales Kapital, frühkindliche Entwicklung und gesundheitsschädliche Arbeitsbedingungen (WHO, 2010; Marmott und Wilkinson, 2006).

Wichtig für Gesundheitsförderung und Prävention

Legt man dieses Rahmenmodell zugrunde, so lässt sich zur Unterscheidung von Gesundheitsförderung und Prävention Folgendes festhalten:
Prävention hat ihren Ausgangspunkt bei spezifizierten Krankheiten oder Störungen und hat das Ziel, diese Risiken zu minimieren oder gänzlich auszuschalten (Beispiele: Impfprogramme, Schutzkleidung am Arbeitsplatz, Safer Sex- oder Suchtpräventions-Kampagnen). Das zugrunde liegende Modell ist das **Risikofaktorenmodell**.
Gesundheitsförderung setzt an den Schutzfaktoren (auch: Ressourcen) an und will diese fördern (Beispiele: Lebenskompetenzprogramme, die das Selbstwertgefühl und die Problemlösekompetenzen von Kindern steigern sollen, oder gesundheitsförderliche Organisationsentwicklung im Betrieb). Sie hat das Ziel, die Gesundheit und das Wohlbefinden zu steigern. Das zugrunde liegende Modell ist das **Salutogenesemodell**.

---

2 Der Neologismus „Salutogenese“ wurde von Antonovsky als Gegenbegriff zur Pathogenese geprägt und meint die Entstehung und Aufrechterhaltung von Gesundheit.

Völlig trennscharf sind die Strategien in der Praxis nicht, wie sich am Beispiel der Suchtprävention zeigen lässt. Moderne Suchtpräventionsprogramme, z. B. schulische Interventionsmaßnahmen im Kindes- und frühen Jugendalter, beinhalten mittlerweile beides: Präventionselemente (z. B. Nein sagen bei unangenehmen Berührungen) und Gesundheitsförderung (Steigerung von Lebenskompetenzen; für ein Beispiel siehe Alfes et al., 2017). Prävention und Gesundheitsförderung lassen sich nicht gegeneinander ausspielen, sondern müssen sich ergänzen (vgl. Walter et al., 2012). Aber auch wenn in zahlreichen Maßnahmen beide Elemente vertreten sind, so ist die konzeptionelle Trennung von Gesundheitsförderung und Prävention bedeutsam, da sich die Blickrichtung und Strategien unterscheiden.

Gesundheitsförderung ist nicht eine andere Facette der Prävention oder gar mit ihr identisch, sondern impliziert einen radikalen **Perspektivenwechsel**, der nicht Krankheiten in den Blick nimmt, sondern die Determinanten für Gesundheit und Wohlbefinden. Kenneth R. Ginsburg bringt diesen Perspektivenwechsel am Beispiel der Zielrichtung gesundheitsbezogener Interventionen im Jugendalter auf den Punkt: „Is our ultimate goal really to prevent adolescents from behaving in antisocial or dangerous manners? Or is our vision to facilitate the development of individuals who are well prepared to be creative, responsible, and productive humans?" (Ginsburg, 2003, S. 167).

Quer zur Unterscheidung von Prävention und Gesundheitsförderung liegt eine weitere Differenzierung: Gesundheitsbezogene Interventionen können entweder am **Individuum** ansetzen, etwa über die Stärkung des Selbstwertgefühls (Gesundheitsförderung) oder über die Ermunterung zum Tragen eines Fahrradhelms (Prävention), sie können aber auch am **sozialen Umfeld** (z. B. Eltern oder Arbeitskolleginnen und -kollegen) oder an den **gesellschaftlichen oder rechtlichen Rahmenbedingungen** ansetzen, z. B. durch Schaffung anregender Lernumwelten in der Schule (Gesundheitsförderung) oder Rauchverbote in Gaststätten (Prävention). Für diese Unterscheidung hat sich das Begriffspaar **Verhaltens- versus Verhältnisprävention** etabliert. Diese Begriffe sind aber verwirrend, denn die Unterscheidung lässt sich nicht nur auf Präventionsmaßnahmen, sondern auch auf Gesundheitsförderung anwenden (Altgeld, 2012).

Wichtig für Gesundheitsförderung und Prävention

Gesundheitsförderung verfolgt somit das Ziel, über die **Stärkung von Ressourcen** die Gesundheit der Bevölkerung zu verbessern. Ansatzpunkte sind entweder **Individuen**, die befähigt werden sollen, durch selbstbestimmtes Handeln ihre Gesundheitschancen zu erhöhen, oder die sozialen, ökologischen und ökonomischen **Rahmenbedingungen**. Gesundheitsförderung ist dann besonders wirkungsvoll, wenn verhaltensbezogene und verhältnisbezogene Interventionsmaßnahmen miteinander kombiniert werden.

In die Planung von Gesundheitsförderungsprogrammen fließt eine Vielzahl von Erkenntnissen mit ein, die in verschiedenen **Human- und Sozialwissenschaften** gewonnen wurden, insbesondere Forschungsergebnisse und Modelle aus der Public-Health-Forschung, der Arbeitswissenschaft und der Organisationsentwicklung, aber auch der Gesundheitspsychologie (z. B. bei der Entwicklung von Maßnahmen zur Förderung sozialer Unterstützung und sozialer Netzwerke oder Theorien zur Verhaltensänderung) und der Architektur.

Verglichen mit Präventionsmaßnahmen, die sich auf spezifische Risiken richten, scheinen Gesundheitsförderungsansätze auf der theoretischen Ebene weniger konkret zu sein. Sie setzen an den **Ressourcen** wie persönlichen Kompetenzen oder sozialen Netzwerken an, wirken indirekt über die Modifikation von Gesundheitsdeterminanten, und den Interventionen liegt häufig ein komplexes Wirkungsgefüge zugrunde. Aber in der Umsetzung vor Ort werden diese Strategien sehr schnell konkret, weil sie der Vielfalt von Lebenslagen und Lebensumfeldern gerechter werden als Programme, die genau diese Rahmenbedingungen nicht aufgreifen und so sehr schnell quasi programmimmanent „schwer erreichbare Zielgruppen" produzieren (beispielsweise erreichen viele Adipositaspräventionsprogramme nur eher gesundheitsbewusste Frauen mit einem höheren Bildungsniveau) (Altgeld, 2007). Ungewohnt aus medizinischer Perspektive ist zudem, dass sich Gesundheitsförderungsmaßnahmen nicht auf den Gesundheitsbereich begrenzen lassen. Vielmehr sind hieran zahlreiche Akteure beteiligt, da **Gesundheitsförderung eine intersektorale Aufgabe** ist, die den Bildungsbereich, die Stadt- und Verkehrsplanung und die Jugendarbeit, um nur einige zu nennen, einschließt (Kolip, 2003). Dies macht Gesundheitsförderung zu einer komplexen Aufgabe. Der **Wirksamkeitsnachweis** ist deshalb eine methodische Herausforderung, für die aber mittlerweile auch Modelle und Instrumente entwickelt wurden, die der Komplexität und Dynamik von Gesundheitsförderung auch in der Methodik Rechnung tragen (Kolip & Müller, 2009; Kolip et al., 2012).

Eine stärkere partizipative Ausrichtung der Prävention sowie eine höhere Priorität der Kontextbeeinflussung würde verbunden mit einer ausreichenden Qualitätssicherung die bisherigen Präventionsaktivitäten vom Kopf quasi auf die Füße stellen und damit auch das vermutete gesundheitsökonomische Potenzial der Prävention endlich realisieren. Das entscheidende Kriterium für erfolgreiche Gesundheitsförderungs- und Präventionsansätze ist eine frühzeitige Beteiligung der anvisierten Zielgruppen (Wright, 2010). Gerade weil Gesundheit und Gesundheitsverhalten eine höchst individuelle Angelegenheit darstellen und subjektive Gesundheitsbegriffe bei jedem Einzelnen anders aussehen, kommt man mit wissensbasierten Präventionsansätzen, die Verhaltensänderungen in heterogenen Alltagssituationen ganz unterschiedlicher Individuen auslösen sollen, nicht weiter. Ein frühzeitiger Einbezug der Zielgruppen schon in die Problemdefinition muss der Goldstandard für Präventions- und Gesundheitsförderungsprogramme werden. Je frühzeitiger die Zielgruppen an der Programmgestaltung partizipieren, desto niedriger sind die Schwellen der Inanspruchnahme und Veränderung von gesundheitsbezogenen Verhaltensweisen. Systematische Programmplanung, die sich z. B. an Logic Models oder Intervention Mapping orientiert, definiert den Einbezug der Zielgruppe als Qualitätskriterium (siehe z. B. Bartholemew et al., 2011; Schlicht und Zinsmeister, 2015).

Bereits 1994 haben Kühn und Rosenbrock auf eine gewisse Selektion von Präventionsprogrammen hingewiesen: „Es lassen sich Regelmäßigkeiten einer ‚Zuchtwahl' von Präventionskonzepten erkennen. Die soziale Umwelt selektiert und mutiert präventive Ideen, Ansätze und Konzepte in einer Weise, in der die Angepasstesten überleben" (Kühn & Rosenbrock, 1994; S. 40). Diese „Zuchtwahl" angepasster, leicht realisierbarer Präventions- und Gesundheitsförderungsprogramme für bessergestellte Bevölkerungsgruppen zeigt, dass in der Gesundheitspolitik nach wie vor ein verkürztes, individualistisches Präventionsverständnis herrscht, das sich am Bildungsbürgertum orientiert, und kein partizipativer Gesundheitsförderungsbegriff, der sich am Alltag der adressierten Individuen ausrichtet und genau diese Gruppen schon in die Themenauswahl einbezieht. Das „Präventionsdilemma" (Bauer, 2005), das darauf aufmerksam macht, dass von Präventionsangeboten vor allem diejenigen profitieren, die sie am wenigsten nötig haben, hat hierin seine Ursache.

4.1.2 Geschichte der Gesundheitsförderung

Bei der Etablierung der Gesundheitsförderungsidee hat die **Weltgesundheitsorganisation** (WHO) eine Schlüsselrolle eingenommen. In den1980er-Jahren setzte die WHO neue Akzente in der eigenen Arbeit und fokussierte auf Gesundheitsförderung (Altgeld & Kickbusch, 2012). Die **Ottawa-Charta** zur Gesundheitsförderung, die vor mehr als 30 Jahren von der ersten internationalen Konferenz der Weltgesundheitsorganisation am 21. November1986 verabschiedet wurde (WHO, 1986), gilt als Kristallisationspunkt für ein neues Gesundheitsverständnis und als Startsignal für Gesundheitsförderungsstrategien auf internationaler und nationaler Ebene. Sie greift die Ideen unterschiedlicher sozialer Bewegungen (Umwelt-, Frauen- und Bürgerrechtsbewegung) und medizinkritische Diskussionen (z.B. McKeown, 1979; Illich, 1977) auf und bündelt sie in einem programmatischen Papier.

Die Weltgesundheitsorganisation selbst hatte zwar in ihrer Verfassung von 1946 bereits eine erweiterte Definition von Gesundheit formuliert, nämlich den „Zustand des vollständigen körperlichen, geistigen und sozialen Wohlbefindens und nicht des Freiseins von Krankheit und Gebrechen" (Franzkowiak & Sabo, 1993; S. 60). Aber dies hatte bis Ende der 1970er-Jahre kaum Einfluss auf die Ausgestaltung der Programme der Weltgesundheitsorganisation. Bis 1978 (Verabschiedung der Deklaration von Alma Ata zur Primären Gesundheitsversorgung) ließ sich innerhalb der Prävention und der klassischen Gesundheitserziehung, wie sie von der WHO sowie anderen internationalen und nationalen Organisationen gestaltet wurde, eine starke Krankheitsorientierung feststellen.

In der Gesundheitsförderungsprogrammatik spielen auch Fragen und Strategien zur Herstellung gesundheitlicher Chancengleichheit eine wichtige Rolle (Altgeld & Walter, 1997). Die WHO betont damit den politischen Impetus der Gesundheitsförderung, die einen Beitrag zum **Abbau gesundheitlicher Ungleichheit** leisten soll.

Für die Weiterentwicklung der Gesundheitsförderungsprogrammatik waren die Empfehlungen der nachfolgenden internationalen Konferenzen zur Gesundheitsförderung (Adelaide 1988, Sundsvall 1991, Jakarta 1997, Mexiko 2000, Bangkok 2005, Nairobi 2009, Helsinki 2013 und Shanghai 2016) wesentlich. Dabei werden die in der Ottawa-Charta benannten **Kernstrategien** weiter ausdifferenziert. In den Empfehlungen von Adelaide 1988 etwa wird hervorgehoben, dass für traditionelle Bevölkerungsgruppen, ethnische Minderheiten und Migrantinnen oder Migranten ein **gleichberechtigter Zugang zu Gesundheitsdiensten** zu sichern ist. Ebenso sollte die Eigenständigkeit ihrer jeweiligen (Gesundheits-)Kulturen berücksichtigt werden. In der Stellungnahme der 3. Internationalen Konferenz für gesundheitsförderliche Lebenswelten in Sundsvall (1991) wird eine **Verknüpfung zum Umweltbereich** hergestellt. Dabei wird der Zusammenhang zwischen einer sich verschlechternden Umweltsituation, zunehmender Armut bestimmter Bevölkerungsgruppen und den gesundheitlichen Folgen deutlich herausgestellt. Außerdem finden sich hier auch erstmals deutliche Aussagen zur **Chancenungleichheit zwischen den Geschlechtern** (Altgeld, 2016). Die Unterdrückung und sexuelle Ausbeutung von Frauen sowie deren Diskriminierung auf dem Arbeitsmarkt und in anderen gesellschaftlichen Gebieten wird in der Erklärung verurteilt, und Maßnahmen zu ihrer Vermeidung werden einge-

Wichtig für Gesundheitsförderung und Prävention

Erst mit der Ottawa-Charta, die 1986 auf der 1. Internationalen Gesundheitsförderungskonferenz verabschiedet wurde, wird die Krankheitsorientierung traditioneller Präventions- und Gesundheitserziehungsprogramme endgültig aufgegeben und ein Programm unter der Leitfrage „Wie lässt sich Gesundheit herstellen?" entwickelt. Gesundheit wird nicht länger als utopisches Ziel und als Aufgabe von Expertinnen und Experten definiert, sondern als Prozess, der in den konkreten Lebenszusammenhängen abläuft.

fordert (Franzkowiak & Sabo, 1993; S. 119). In der Erklärung der Gesundheitsminister von Mexiko 2000 wird die Ausarbeitung von **nationalen Aktionsplänen zur Gesundheitsförderung** gefordert und in Bangkok 2005 die globale Perspektive von Gesundheit hervorgehoben. In dem Abschlussdokument der Konferenz in Nairobi 2009 wird eine stärkere Implementierung von Gesundheitsförderungsansätzen insbesondere im Hinblick auf die sozialen Determinanten von Gesundheit nachdrücklich angemahnt und eine eher kritische Bilanz der bisherigen Aktivitäten auf diesem Feld durch Regierungen gezogen.

Schwerpunkt der 8. Globalen Gesundheitsförderungskonferenz in Helsinki 2013 war die Frage, wie Gesundheit und gesundheitliche Chancengerechtigkeit durch den **Health-in-All-Policies-Ansatz** (HiAP) gefördert werden können. Die Gesundheit ganzer Bevölkerungen wird durch gesamtgesellschaftliche Entwicklungen maßgeblich beeinflusst (z.B. Auswirkungen der Wirtschaftskrise in Griechenland, Irland, Russland) und kann durch deren gesamtpolitische Bewältigung (z.B. Finnland) positiv beeinflusst werden. Der Schaffung einer gesundheitsförderlichen Gesamtpolitik, die alle Politikfelder einbezieht, kommt deshalb eine zentrale Bedeutung zu. In Shanghai 2016 wurde diese Ausrichtung bekräftigt und eine enge Verknüpfung mit der Agenda 2030 für eine nachhaltige Entwicklung, den Social Development Goals (Martens & Obenland, 2016), hergestellt. „Bei der Gesundheitsförderung haben wir es heute mit einem neuen globalen Kontext zu tun. Die Gesundheit der Menschen kann nicht länger getrennt von der Gesundheit unseres Planeten betrachtet werden [...]. Die Bedrohungen für die Gesundheitssicherheit nehmen zu, und mächtige kommerzielle Interessen wirken sich ungünstig auf die Gesundheit aus“ (WHO, 2016; S. 1).

In Deutschland hat die Verabschiedung der Ottawa-Charta einen für ein gesundheitspolitisches Dokument ungewöhnlichen „enthusiastischen Aufbruch“ (Badura, 1997; S. 29) ausgelöst. Sie wurde als „Kern des **New Public Health** und als Markenzeichen innovativer Reformpolitik gefeiert“ (ebd.). Aber erst seit Ende der 1990er-Jahre wurden Anstrengungen unternommen, die Gesundheitsförderungsprogrammatik in die nationale Gesundheitspolitik zu implementieren.

4.1.3 Kernstrategien der Gesundheitsförderung

Der Ansatz der Ottawa-Charta versteht sich als emanzipatorisch – das Schlüsselwort lautete **„Empowerment“** – und politisch, denn das Ziel war und ist es, gesundheitsförderliche Rahmenbedingungen (Lebenswelten) zu schaffen, um mehr Chancengleichheit zu erlangen. Durch die Ottawa-Charta ziehen sich zwei Leitgedanken: **Gesundheitsförderung als Aufgabe aller Politikbereiche** (Intersektoralität: Gesundheitsförderung wird als Querschnittsaufgabe gefasst; siehe oben: Health in all Policies) sowie Stärkung der Kompetenzen, die es Individuen und Gruppen ermöglichen, ihre Bedürfnisse wahrzunehmen, die eigenen Stärken zu erkennen und Einfluss auf ihre Lebensumwelt auszuüben (Altgeld & Kickbusch, 2012).

Als Grundsatzdokument bleibt die Ottawa-Charta notwendigerweise in vielen Formulierungen abstrakt. Deshalb wurde flankierend dazu das **Konzept der gesundheitsfördernden Settings** durch die Weltgesundheitsorganisation erarbeitet. Bereits 1986 wurde das Gesunde-Städte-

Wichtig für Gesundheitsförderung und Prävention

In der Ottawa-Charta wird Gesundheitsförderung definiert als „Prozess, allen Menschen ein höheres Maß an Selbstbestimmung über ihre Gesundheit zu ermöglichen und sie damit zur Stärkung ihrer Gesundheit zu befähigen“ (WHO, 1986). Individuen und Gruppen sollen ihre Bedürfnisse wahrnehmen und ihre Lebensumstände verändern können.

Netzwerk gegründet, da der Kommune eine zentrale Rolle für die Gestaltung gesundheitsförderlicher Lebenswelten zugesprochen wurde. In den Prinzipien der „Gesunden Stadt“ wird der Settingansatz erstmals umgesetzt: „Ein Setting ist ein Sozialzusammenhang, der relativ dauerhaft und seinen Mitgliedern auch subjektiv bewusst ist. Dieser Zusammenhang drückt sich aus durch eine formale Organisation (z.B. Betrieb, Schule), regionale Situation (z.B. Kommune, Stadtteil, Quartier), gleiche Lebenslage (z.B. Rentner/Rentnerinnen), gemeinsame Werte und Präferenzen (z.B. Religion, sexuelle Orientierung) bzw. durch eine Kombination dieser Merkmale. [...] Der Settingansatz fokussiert die Lebenswelt der Menschen und damit die Rahmenbedingungen, unter denen Menschen leben, lernen, arbeiten und konsumieren“ (Rosenbrock & Hartung, 2011; S. 497).

Dieser Ansatz erlaubt es, kleinräumige Strategien passgenau für das jeweilige soziale System in seinem Sozialraum zu entwickeln, wobei die Grundannahmen, die Qualitätsmerkmale und Kernroutinen der gesundheitsfördernden Settingarbeit stets gleich bleiben, aber die Vorarbeiten, die Art und Anzahl der einzubeziehenden Personen variieren können. Der Begriff der „Lebenswelten“, der beispielsweise von der Gesundheitspolitik als vermeintlich leichter zu verstehender Fachbegriff in die deutsche Diskussion eingeführt wurde, gibt diese Aspekte des englischen Settingbegriffs zu wenig wieder, hat sich aber mittlerweile in der Arbeit der gesetzlichen Krankenversicherungen etabliert.

Im Unterschied zur traditionellen Gesundheitserziehung werden innerhalb des Settingansatzes nicht der einzelne Mensch und sein individuelles Verhalten in den Vordergrund der Interventionen und Maßnahmen gestellt, sondern das soziale System selbst. Dabei können dennoch einzelne Gesundheitsprobleme oder -risiken fokussiert werden, z.B. innerhalb von Gesunde-Stadt-Projekten die Verkehrssituation, oder der Impfstatus bestimmter Bevölkerungsgruppen. Der Settingansatz ermöglicht es zudem, verhaltens- und verhältnisbezogene Maßnahmen miteinander zu verbinden. Fast alle Settingansätze wurden unter Beteiligung der WHO konzeptionell vorbereitet und innerhalb von internationalen Gesundheitskonferenzen über modellhafte Netzwerke gestartet. Maßgeblich für diesen Start waren eine definierte Grundsatzprogrammatik und eine Selbstverpflichtung von Akteuren zur Erprobung des Ansatzes in ihrem jeweiligen Setting. Auf diese Weise wurden folgende Settings für die Gesundheitsförderung erschlossen:

- gesunde Städte,
- gesundheitsfördernde Schulen,
- gesundheitsfördernde Betriebe,
- gesundheitsfördernde Krankenhäuser,
- gesunde Regionen,
- gesundheitsfördernde Gefängnisse,
- gesundheitsfördernde Hochschulen.

Für die Settings Kindertageseinrichtungen und Quartiere haben sich auch ohne Starthilfe der WHO in Deutschland Programmatiken (z.B. Landesvereinigung für Gesundheit und Akademie für Sozialmedizin Niedersachsen, 2015) und bundeslandbezogene Netzwerke (z.B. in Sachsen und Brandenburg) etabliert. Neu sind

Wichtig für Gesundheitsförderung und Prävention

Der Settingansatz stellt die wichtigste Umsetzungsstrategie der Gesundheitsförderung dar. Ihm liegt die Idee zugrunde, dass Gesundheit kein abstraktes Ziel ist, sondern im Alltag hergestellt und aufrechterhalten wird. Gesundheitsförderung muss im Lebensalltag ansetzen. Die Fokussierung auf definierte Sozialräume, sei es das Quartier, der Betrieb, die Schule oder das Krankenhaus, ermöglicht es, die Zielgruppen und Akteure genauer zu bestimmen, adäquate Zugangswege zu definieren und die vorhandenen Ressourcen zu nutzen.

zurzeit Diskussionen, inwiefern digitale Welten oder die Konsumwelt selbst Settings oder Lebenswelten darstellen, für die gesundheitsfördernde Settingansätze entwickelt werden sollten (Kickbusch, 2016).

Die Reichweite der jeweiligen Settingansätze und die Transparenz darüber ist unterschiedlich groß. Vor allem innerhalb der Bereiche Schule und Betrieb sind vielfältige Aktivitäten zu verzeichnen, aber es existieren keine nationalen Koordinierungsstellen oder Netzwerke für diese Settings. Bundesweit reichen die Aktivitäten der Schulen von der klassischen Gesundheitserziehung, z.B. in Form von Unterrichtseinheiten, über themenspezifische Gesundheitsförderungsprojekte bis hin zu verhaltens- und verhältnisbezogenen Settingprojekten. Die bislang einzige nationale Bestandsaufnahme der Bundesanstalt für Arbeitsschutz und Arbeitsmedizin ermittelte 2008 bundesweit, dass bei rund 14 % aller Schulen ein Arbeiten nach dem Settingansatz erfolgt (Paulus & Witteriede, 2008). Dagegen sind innerhalb des deutschen Gesunde-Städte-Netzwerkes nur 80 Kommunen engagiert, allerdings fast alle deutschen Großstädte. Einige Settingansätze haben formalisierte Aufnahmekriterien, Netzwerkstrukturen und Geschäftsstellen aufgebaut (z.B. Gesundheitsfördernde Krankenhäuser), andere sind eher in weniger verbindlichen Strukturen miteinander vernetzt (z.B. Gesundheitsfördernde Betriebe und Gesundheitsfördernde Hochschulen).

Für fast alle Settingansätze wurden **Qualitätskriterien** definiert, die vor allem auf Struktur- und Prozessqualität setzen. Die **Ergebnisqualität** aller genannten Settingansätze ist bislang zu wenig erforscht worden. Erst in jüngster Zeit nimmt auch in Deutschland die Diskussion um die Effekte bevölkerungs- oder gemeindebezogener Interventionen an Fahrt auf (vgl. Tempel et al., 2013; Kolip et al., 2012). Die im folgenden Kapitel ausgewählten Beispiele sollen die Komplexität und die Zielsetzungen des Settingansatzes illustrieren.

4.2 Praxis der Gesundheitsförderung in ausgewählten Settings

4.2.1 Gesundheitsfördernde Krankenhäuser

Der Settingansatz des „Gesundheitsfördernden Krankenhauses" ist letztlich eine **Weiterentwicklung der betrieblichen Gesundheitsförderung**, die den besonderen Rahmenbedingungen in Krankenhäusern Rechnung trägt. Er eröffnet im gesamten Krankenhausbereich Möglichkeiten der Entwicklung gesundheitsorientierter Perspektiven, Ziele und Strukturen. Die Kernprinzipien der **Partizipation aller relevanten Gruppen** im Setting werden hier ebenfalls angewandt, d.h. die Beschäftigten (aller Professionen) werden genauso einbezogen wie Patienten und Patientinnen sowie deren Angehörige. Es geht um den Abbau von Gesundheitsrisiken und die Stärkung von Gesundheitspotenzialen für alle genannten Gruppen. Dies wird erreicht, indem Handlungsbedarfe gemeinsam ermittelt und Routinen verändert werden (vgl. Müller et al., 1997).

1997 wurden auf der „5. Internationalen Konferenz Gesundheitsfördernder Krankenhäuser" in Wien die Ergebnisse eines 1993 gestarteten Modellversuches der Weltgesundheitsorganisation in den **„Wiener Empfehlungen"** zusammengefasst. Diese stellen die Grundlagen und die Handlungsstrategien des gesundheitsfördernden Krankenhauses dar. Die Wiener Empfehlungen zu Gesundheitsfördernden Krankenhäusern (u.a. verfügbar unter: http://www.gesundheitsfoerdernde-hochschulen.de/Inhalte/B_Basiswissen_GF/B9_Materialien/B9_Dokumente/Dokumente_international/1997wiener_empf.pdf [Zugriff am 19. Januar 2018]) halten einführend die **Zielstellungen für ein gesundheitsförderndes Krankenhaus** fest. Ein gesundheitsförderndes Krankenhaus sollte demnach

1. Menschenwürde, Gleichheit, Solidarität und berufliche Ethik fördern, wobei es die unter-

schiedlichen Bedürfnisse, Werte und Kulturen der verschiedenen Bevölkerungsgruppen anerkennt und berücksichtigt,
2. orientiert sein an Qualitätsverbesserung, am Wohlbefinden der Patientinnen und Patienten, Angehörigen und Mitarbeiter/Mitarbeiterinnen sowie am Schutz der Umwelt und an der Entwicklung der Potenziale des Krankenhauses hin zu einer „lernenden Organisation“,
3. sich an einem holistischen Konzept von Gesundheit und Krankenversorgung orientieren und nicht nur kurative Dienstleistungen anbieten,
4. den einzelnen Menschen sowohl als Leistungserbringer wie auch als Patient/Patientin oder Angehörigen mehr in den Mittelpunkt stellen, Heilungsprozesse fördern und Patienten/Patientinnen dabei unterstützen, Verantwortung für ihren Gesundungsprozess bzw. für ihre Gesundheit mit zu übernehmen,
5. die effiziente bzw. kosteneffektive Nutzung von Ressourcen nach Maßgabe ihres Beitrages zur Verbesserung der Gesundheit gewährleisten,
6. sich soweit wie möglich mit anderen Ebenen des gesundheitlichen Versorgungssystems vernetzen und aktiv mit anderen Einrichtungen und Institutionen in der lokalen Umgebung kooperieren.

Diese eher weit gefassten Zielstellungen legen in der konkreten Umsetzung dann häufig einen Schwerpunkt auf die **Verbesserung der Kommunikation, Information und Ausbildung** im jeweiligen Krankenhaus beispielsweise durch (vgl. ebd.)

- Verbesserung der Kommunikation und Krankenhauskultur zur Förderung der Lebensqualität der Beschäftigten im Krankenhaus, um den Erfordernissen einer berufsgruppenübergreifenden Kooperation gerecht zu werden,
- Verbesserung der Kommunikation zwischen den Beschäftigen des Krankenhauses und den Patientinnen und Patienten,
- Verstärkung der Angebote und Qualität der Information, Kommunikation, Ausbildungs- und Trainingsprogramme für Patientinnen und Patienten sowie deren Angehörige im Umgang mit Gesundheit und Krankheit,
- Entwicklung einer „Corporate Identity“ im Krankenhaus,
- Verbesserung der Kommunikation und Zusammenarbeit mit bestehenden Gesundheits- und Sozialdiensten im kommunalen Umfeld, mit lokalen Initiativen der Gesundheitsförderung, Selbsthilfeeinrichtungen und anderen Organisationen mit dem Ziel der Optimierung der Schnitt- bzw. Nahtstellen zwischen verschiedenen Diensten und Akteuren des Gesundheitssektors,
- Entwicklung von Informationssystemen, die nicht nur administrativen Zwecken dienen, sondern auch die gesundheitlichen Ergebnisse messen und darstellen.

Ein weiteres Handlungsfeld besteht in der gesundheitsförderlichen Organisationsentwicklung und im Projektmanagement, um bestehende Routinen und die Beteiligung aller davon Betroffenen zu verändern. Zudem wird die Ausbildung des Krankenhauspersonals in den für die Gesundheitsförderung relevanten Bereichen wie Aufklärung, Kommunikation, psychosoziale Fähigkeiten und Fertigkeiten sowie Management verstärkt vorangetrieben.

Heute gibt es über 800 Krankenhäuser, die auf dieser Basis in 20 nationalen und zehn regionalen Netzen in 23 europäischen Ländern organisiert sind. Das **Deutsche Netzwerk Gesundheitsfördernder Krankenhäuser** (DNGfK) wurde 1996 in Prien am Chiemsee gegründet, hat 2016 aber seine Arbeit weitgehend eingestellt. Deshalb finden Aktivitäten in diesem Feld vor allem auf Trägerebene und lokal in Krankenhäusern, Rehabilitations- und Pflegeeinrichtungen statt.

Wichtig für Gesundheitsförderung und Prävention

Krankenhäuser sind ein relevantes Setting zur Umsetzung einer ressourcenorientierten Gesundheitsförderung unter ganzheitlichen Gesichtspunkten. Es geht um eine gesundheitsförderliche Weiterentwicklung der Organisation Krankenhaus und die Veränderung von Kernroutinen. Einbezogen werden in die Umsetzung die Beschäftigten genauso wie Patientinnen und Patienten sowie deren Angehörige. Wesentliche Elemente sind die Verbesserung von Kommunikationsroutinen nach innen und außen, Qualifizierung des Personals insbesondere auch in „soft skills" sowie Veränderung von Routinen und Angeboten (z.B. die Krankenhausverpflegung oder die Dienstplanorganisation). Inhaltliche Anknüpfungspunkte und vergleichbare Ansätze lassen sich auch in Qualitätssicherungsansätzen im Krankenhausbereich finden.

4.2.2 Gesundheitsfördernde Schulen

Gesundheitsbezogene Maßnahmen finden – z.B. in Form von **Gesundheitserziehung** – bereits seit Jahrzehnten im schulischen Kontext[3] statt. Diese Maßnahmen orientierten sich überwiegend am **Präventionsparadigma** und nutzen die Schule als Bildungseinrichtung, in der eine gesamte Bevölkerungsgruppe leicht zu erreichen ist. Gesundheitsförderung im oben definierten Sinne hingegen findet zunehmend Eingang in das Setting Schule, obwohl die Schnittstellen zwischen Bildungssektor und Gesundheitssektor bis zu Beginn des Jahrtausends eher marginal waren. Gesetzlich geregelt sind nur die Gruppenprophylaxe zur Prävention von Zahnerkrankungen sowie die Schuleingangsuntersuchungen. Gesundheitsförderung spielt in den jeweiligen Schulgesetzen der Länder nur eine nachrangige Rolle. 2012 wurde jedoch durch die Kultusministerkonferenz der Länder eine Empfehlung zur Gesundheitsförderung und Prävention in der Schule erarbeitet, die Gesundheitsförderung und Prävention als integrale Bestandteile von Schulentwicklung definiert. „Sie stellen keine Zusatzaufgaben der Schulen dar, sondern gehören zum Kern eines jeden Schulentwicklungsprozesses" (Sekretariat der ständigen Konferenz der Kultusminister der Länder in der Bundesrepublik Deutschland, 2012; S. 3).

Schule als soziales System mit seinen positiven wie negativen Auswirkungen auf die Gesundheit der dort lernenden und arbeitenden Menschen ist erst im Rahmen der Implementation des Settingansatzes stärker ins Blickfeld geraten. Die Weltgesundheitsorganisation hat bereits 1991 auf der Grundlage der Europarat-Empfehlung von 1988 mit dem Aufbau eines **europaweiten Netzwerkes gesundheitsfördernder Schulen** begonnen. In Deutschland kann mittlerweile auf eine mehr als 20-jährige Erfahrung mit Modellen zur gesundheitsfördernden/gesunden Schule zurückgeblickt werden. Eine große Herausforderung bleibt in dem Ziel bestehen, die Qualität der schulischen Leistungen von der sozialen Herkunft zu entkoppeln.

Im Rahmen des Modellversuchs **„Gesund leben lernen"** sind in Niedersachsen Instrumente entwickelt worden, die diesen Herausforderungen gerecht werden. Ziele innovativer schulischer Gesundheitsförderung sind immer eng mit der Weiterentwicklung der Schule und der **Verbesserung ihrer Bildungsqualität** verbunden. Neben der klaren Orientierung an den Dimensionen der Schulentwicklung ist die Verminderung sozial bedingter Ungleichheit von Gesundheitschancen und -risiken ein wesentliches Ziel von „Gesund leben lernen" in Niedersachsen (vgl. Landesvereinigung für Gesundheit und Akademie für Sozialmedizin Niedersachsen e.V., 2008). Deshalb

3 Eine Besonderheit des deutschen Bildungssystems ist die im Grundgesetz der Bundesrepublik Deutschland festgelegte Länderzuständigkeit für das Bildungswesen: die sogenannte „Kulturhoheit der Bundesländer". Deshalb sind die meisten Maßnahmen eher bundeslandspezifisch und kaum bundeslandübergreifend angelegt.

sind im ersten Schritt nur Grund-, Haupt- und Förderschulen aus Stadtteilen und Regionen mit erhöhtem Entwicklungsbedarf aufgenommen worden. Ein besonderes Gewicht wird auf die Verbesserung der **Gesundheit von Lehrkräften** gelegt, weil das Konzept davon ausgeht, dass zuerst deren Ressourcen gestärkt und Über- bzw. Fehlbelastungen abgebaut werden müssen, damit neue Kräfte zur Durchführung von Maßnahmen zur Gesundheitsförderung für und mit Schülerinnen und Schülern frei werden.

Das Projekt folgt dem Settingansatz und den Prinzipien des betrieblichen Gesundheitsmanagements: Ganzheitlichkeit, Partizipation, Integration und Projektmanagement. Gesundheitsfördernde Schulentwicklung wird als Lernprozess aufgefasst, der strukturiert durchgeführt werden muss. Für das Management des Prozesses werden Steuerungsgruppen eingerichtet. Bis 2017 wurden in Niedersachsen mehr als 260 Schulen aller Schulformen in diesem Projekt erreicht und auf dem Weg der gesundheitsfördernden Weiterentwicklung begleitet. **Steuerungsgruppen Gesundheit**, Gesundheitszirkel und schulinterne Befragungen von Lehrkräften sowie von Schülerinnen und Schülern sind Instrumente, die von den Modellschulen gut angenommen werden und weitreichende Veränderungen von Organisationsroutinen ermöglichen.

In welchen Feldern können Veränderungen im Sinne einer gesundheitsfördernden Organisationsentwicklung in Schulen ansetzen? Dies beginnt bei einer anderen Gestaltung des Unterrichts, z.B. der Erprobung **neuer Unterrichtsformen** oder der Aufnahme gesundheitsbezogener Elemente (Bewegungspausen oder Klassenfrühstück) in den Unterricht selbst, und endet bei der Entwicklung eines Schulprogramms, in dem Gesundheitsförderung einen wichtigen Baustein darstellt. Außerdem spielt die Schulhof-, Klassenraum- und Gebäudegestaltung eine wesentliche Rolle bei der Veränderung von Schulleben. Dazu gehören Schulhöfe, die Bedürfnisse nach Bewegung und Kommunikation genauso befriedigen wie die nach Ruhe und Entspannung. Auch dem Stress- und Aggressionsabbau (z.B. über die Vermittlung einer gewaltfreien Streitkultur, Peermediationsansätze) sowie der Stärkung psychosozialer Kompetenzen kommt eine besondere Rolle zu. Die gesundheitsfördernde Schule ist aber nicht auf die Schulzeit und den geografischen Raum Schule begrenzt, sondern enthält ebenso eine Öffnung in das kommunale Umfeld und leistet Beiträge zu einer sinnvollen **Freizeitgestaltung**. Die Öffnung in das kommunale Umfeld wird als wechselseitiger Prozess organisiert, d.h. die Schule mobilisiert zusätzliche Ressourcen (z.B. von Firmen) und stellt gleichzeitig ihre Ressourcen (insbesondere Räume, vor allem Turnhallen) dem Stadtteil zur Verfügung.

Wichtig für Gesundheitsförderung und Prävention

Mit dem Settingansatz soll es Schulen ermöglicht werden, Schulentwicklungsprozesse voranzutreiben, die den Lern- und Arbeitsplatz Schule gesundheitsfördernd gestalten. Einbezogen werden dabei sowohl die Schülerinnen und Schüler, die Lehrkräfte, die Väter und Mütter, das nicht unterrichtende Personal sowie das kommunale Umfeld der Schulen. Gesundheitsförderung kann bei der Gestaltung von Schulgebäuden beginnen und hört bei veränderten Interaktionsstrukturen zwischen Eltern, Schülerinnen und Schülern sowie Lehrkräften auf. Gerade die neueren Modellversuche im schulischen Sektor verknüpfen diese Aktivitäten mit dem übergeordneten Ziel, die Bildungsqualität der Schule zu steigern.

4.3 Politische und rechtliche Rahmenbedingungen der Gesundheitsförderung in Deutschland

Investitionen in Gesundheit und in Gesundheitsförderung finden in allen **gesellschaftlichen Subsystemen** statt. Wenn jedes Politikfeld irgendwie auch gesundheitsfördernd sein kann, diffundiert die Verantwortung für Gesundheit leicht, zumal Gesundheit als Entscheidungskriterium in anderen Politikfeldern (z. B. Wirtschafts-, Bildungs-, Städtebau- oder Familienpolitik) nicht explizit verankert ist. Die sogenannte „Gesundheitspolitik" selbst organisiert in den meisten westlichen Gesellschaften eher die Rahmenbedingungen der Krankenversorgung und einige eng daran gekoppelte Präventionsprogramme. Finanzierungswege und -quellen der Gesundheitsförderung sind deshalb nur schwer zu gewichten und umfassend zu beschreiben. Volkswirtschaftlich betrachtet haben Ausgaben für Gesundheitsförderung und Prävention im Gegensatz zu Gesundheitsausgaben einen nur geringen Stellenwert.

Der angelsächsische Begriff **„investment for health"** hat sich im deutschen Sprachraum nicht durchgesetzt. Hier wird in der Regel über die stetig wachsenden Kosten der Gesundheitsversorgung diskutiert, nicht aber über Investitionen in Gesundheit. Dies macht auch die nachrangige Stellung der Prävention und Gesundheitsförderung gegenüber der Kuration und Rehabilitation schon begrifflich deutlich. In Deutschland erhielten 1988 die gesetzlichen Krankenversicherungen (GKV) als erster Sozialversicherungszweig mit dem **§ 20 des SGB V** eine gesetzliche Grundlage zur Finanzierung von Gesundheitsförderung. Dieser Finanzierungsweg wurde 1996 wieder abgeschafft und erst im Jahr 2000 in veränderter Form erneut eingeführt, begrenzt durch Richtwerte und die Koppelung der Umsetzung an die „Verminderung sozial bedingter Ungleichheit von Gesundheitschancen".

2015 wurde vom Deutschen Bundestag nach drei erfolglosen Anläufen in den vorherigen Legislaturperioden ein Präventionsgesetz verabschiedet und wird seitdem mit Hochdruck umgesetzt. In der Begründung für die Verabschiedung wurden die Ziele des Gesetzes folgendermaßen definiert: „Mit dem Gesetz werden die strukturellen Voraussetzungen dafür geschaffen, dass Gesundheitsförderung und Prävention in jedem Lebensalter und in allen Lebensbereichen als gemeinsame Aufgabe auch der Sozialversicherungsträger unter Beteiligung auch der Unternehmen der privaten Krankenversicherung und der privaten Pflege-Pflichtversicherung unterstützt werden. Zudem wird ein Rahmen für die Verbesserung der Zusammenarbeit der Akteure auf Bundes-, Landes- und kommunaler Ebene gesetzt" (Deutscher Bundestag, 2015; S. 1). Noch im Jahr 2015 fand die erste Sitzung der **„Nationalen Präventionskonferenz"** statt, in der nur die Kranken-, Renten-, Pflege- und Unfallversicherungen stimmberechtigt sind. Alle anderen gesetzten Mitglieder (u. a. Bund, Länder, Arbeitgeber- und Arbeitnehmerorganisationen) haben nur Beratungsrechte. Die sogenannten **Bundesrahmenempfehlungen** wurden bereits Anfang 2016 in der zweiten Sitzung der Nationalen Präventionskonferenz beschlossen. Orientiert an den Lebensphasen wurden drei gemeinsame Oberziele definiert:

- gesund aufwachsen,
- gesund leben und arbeiten,
- gesund im Alter.

Auf Ebene der Bundesländer sollten auf Grundlage dieser Bundesrahmenempfehlungen **Landesrahmenvereinbarungen** zwischen den Bundesländern, den gesetzlichen Kranken- und Pflege- sowie den Unfall- und Rentenversicherungen und den Vertretern der Bundesagentur für Arbeit geschlossen werden. 2017 existierten in 15 von 16 Bundesländern solche Landesrahmenvereinbarungen, die die Leistungsausgaben der Krankenkassen und die Kooperation unterschiedlicher Akteure regeln, lediglich in Berlin wurde noch keine abgeschlossen. In den meisten Bundesländern sind darüber hinaus, wie gesetzlich vorgesehen, die Kommunalen Spitzenverbände den Vereinbarungen beigetreten. Erklärtes Ziel der Vereinbarungen ist es, existierende Gesundheitsaktivitäten im Land zu bündeln und die Gesundheitsförderung in allen Lebenswelten weiterzuentwickeln. Bereits im ersten Jahr der finanziellen Wirksamkeit (2016) stiegen die Ausgaben der Krankenversicherer im Bereich der **Präventionsleistungen** gegenüber dem Vorjahreszeitraum um rund 172 Millionen auf rund 485 Millionen Euro. Die vorgesehenen Richtwerte von 7 Euro je Versicherte für die gesamten Präventionsleistungen, darunter jeweils 2 Euro für Präventionsmaßnahmen in betrieblichen und nicht betrieblichen Lebenswelten, wurden damit bereits weitestgehend erreicht (Bundesministerium für Gesundheit, 2017).

Allerdings wird die Effektivität der Umsetzung sowie der gesundheitsökonomische Nutzen der Präventionsleistungen bislang kaum evaluiert, nur die Kriterien der Struktur- und Prozessqualität sind in einem Handlungsleitfaden des Spitzenverbandes Bund der Krankenkassen festgelegt. Die verhaltenspräventiven Kursangebote, in die 3 Euro pro Versicherten investiert wurden, erreichen bislang vor allem gut gebildete, weibliche Versicherte mit höherem Einkommen am effektivsten (Medizinischer Dienst des Spitzenverbandes Bund der Krankenkassen e. V. & GKV-Spitzenverband, 2016).

Die Ausgaben in **anderen Sozialversicherungszweigen** liegen weit unter denen der GKV. Die gesetzliche Unfallversicherung erhielt 1996 den gesetzlichen **Auftrag zur Prävention arbeitsbedingter Gesundheitsgefahren** (SGB VII, § 14). In den Sozialgesetzbüchern Band VI (§ 31), IX (§ 3, § 26, § 44) und XI (§ 7) sind Finanzierungsmöglichkeiten für Primär-, Sekundär- und Tertiärprävention enthalten. Die **Pflegeversicherungen** wurden mit dem Präventionsgesetz verpflichtet, 0,30 Euro für Gesundheitsförderung und Prävention in stationären Pflegeeinrichtungen auszugeben. Hier sind 2017 die ersten Modellversuche angelaufen und Leitfäden für die Umsetzung wurden entwickelt (GKV-Spitzenverband, 2016).

Zunehmend wichtiger wird das Engagement nicht öffentlicher, gemeinnütziger Träger, insbesondere das von Stiftungen und Einrichtungen des privaten Sektors. Nicht staatliche Einrichtungen erhalten zum Teil Fördergelder aus anderen Sektoren, sie akquirieren und setzen darüber hinaus Eigenmittel, Spenden und Mitgliedsbeiträge in erheblichem Umfang ein. Der Anteil **privater Investitionen in Gesundheitsförderung** wächst angesichts der prekären öffentlichen Haushaltslage. Zunehmende Bedeutung, insbesondere für nicht staatliche Einrichtungen, hat seit Anfang der 1990er-Jahre das professionelle Fundraising. Der größte Finanzierungsanteil der gesundheitsfördernden Maßnahmen und Präventionsprogramme wird trotzdem noch aus öffentlichen Mitteln bestritten, auch wenn genaue Übersichten, die alle staatlichen Ebenen und verschiedene Felder der Primärprävention berücksichtigen, fehlen. Der Bereich organisiert sich quasi urwüchsig als „gesamtgesellschaftliche Aufgabe". **Mischfinanzierungen** zwischen öffentlichen Geldern, Mitteln der Sozialversicherungsträger und privaten Trägern nehmen dennoch zu, was beispielsweise beim Aufbau von **Präventionsketten** in Kommunen oder der Veranstaltung des Kindersicherheitstages deutlich wird. Die Heterogenität der Finanzierungsträger hat die Diskussion um gesetzlich verankerte **gemeinschaftliche Finanzierungsmodelle** in den letzten Jahren intensiver werden lassen. Schon in der Jakarta-Erklärung der WHO (1997) wird der Stellenwert neuer, **sektor- und trägerübergreifender Finanzierungswege** der Gesundheitsförderung auf lokaler, nationaler und weltweiter Ebene besonders herausgestellt. Nur über neue Ansätze zur Bündelung der Aktivitäten von Regierungen, nicht staatlichen Organisationen, Bildungseinrichtungen und des privaten Sektors kann eine breitere Basis für die Finanzierung der Gesundheitsförderung sichergestellt werden. In anderen deutschsprachigen europäischen Ländern existieren zum Teil langjährige Vorbilder für eine Gemeinschaftsfinanzierung bzw. eine nationale Stiftung Prävention. Ähnlich verlässliche Gemeinschaftsfinanzierungsstrategien haben sich in Deutschland bisher leider nicht etablieren lassen. Hier wird nach wie vor auf allen Ebenen in träger- statt zielgruppenorientierte Programme mit mehr oder weniger großen Reichweiten investiert, diese Entwicklungen wurden durch die Mehrausgaben der Krankenversicherungen im Rahmen des Präventionsgesetzes sogar noch angeheizt. Auch mögliche **Synergieeffekte unterschiedlicher Präventionsansätze** (z. B. Sucht-, Kriminal-, Gewalt- und Unfallprävention) werden nicht genutzt, weil die Finanzierungswege unterschiedlichen Sektoren zugeordnet sind. Mehr Investitionen in integrierte Präventionsansätze und in beteiligungsorientierte, gesundheitsfördernde Settingarbeit würde Kosten sparen und vor allem die Anfälligkeiten für jedwede neue Präventionsmode drastisch senken. Das Konzept der Präventionsketten, das in Nordrhein-Westfalen und Niedersachsen auf Landesebene in die kommunale Umsetzung gebracht wurde, stellt ein solches integriertes Handlungskonzept dar. Ziel ist es, vor Ort bereits vorhandene Ressourcen und Programme zu optimieren und besser miteinander zu vernetzen. So sollen die Chancengerechtigkeit hergestellt und Entwicklungsmöglichkeiten jedes einzelnen Kindes verbessert werden (BZgA, 2013).

Zusammenfassung

Gesundheitsförderung orientiert sich an den personalen und sozialen Ressourcen der Gesunderhaltung. Die Weltgesundheitsorganisation spricht dabei den Settings einen zentralen Stellenwert zu, denn mit der Gestaltung von Lebenswelten werden individuenbezogene Ansätze durch einen Blick auf die sozialen und gesellschaftlichen Verhältnisse ergänzt. Mit dem Präventionsgesetz, das 2016 in Kraft trat, sollen die Gesundheitsförderungsaktivitäten auf Landesebene weiterentwickelt und gebündelt werden.

Diskussionsanregung

- Was ist der Hauptunterschied zwischen Prävention und Gesundheitsförderung?
- Was unterscheidet verhaltens- von verhältnisorientierten Ansätzen? Nennen Sie jeweils Beispiele für Prävention und Gesundheitsförderung bei Interventionen im Kindes- und Jugendalter.
- Welche Beiträge liefert die Gesundheitsförderung zur Herstellung gesundheitlicher Chancengleichheit?
- Welche Sozialversicherungszweige haben einen gesetzlich verankerten Präventionsauftrag?
- Wann wurde in Deutschland ein Präventionsgesetz verabschiedet und was sind seine zentralen Regelungsbestandteile?

Literatur

Alfes, J., Finne, E., Czerwinski, F. & Kolip, P. (2017). Prävention sexualisierter Gewalt. Zur Implementierung des IGEL-Programms in Grundschulen. *Prävention und Gesundheitsförderung, 12* (2), 112–117. http://doi.org/10.1007/s11553-016-0577-7

Altgeld, T. & Walter, U. (1997). Don't hesitate, innovate. Gesundheitsförderung zwischen Utopie und Realität. In T. Altgeld, I. Laser & U. Walter (Hrsg.), *Wie kann Gesundheit verwirklicht werden?* Weinheim: Juventa, 13–22.

Altgeld, T., Bächlein, B. & Deneke, C. (Hrsg.). (2006). *Diversity Management in der Gesundheitsförderung.* Frankfurt: Mabuse.

Altgeld, T. (2007). Warum weder Hänschen noch Hans viel über Gesundheit lernen – Geschlechtsspezifische Barrieren der Gesundheitsförderung und Prävention. *Prävention und Gesundheitsförderung, 2* (2), 90–97.

Altgeld, T. (2012). Prävention – Eine Spielwiese für Einzelaktivitäten heterogener Akteure? *GGW, 12* (2), 7–15.

Altgeld, T. & Kickbusch, I. (2012). Gesundheitsförderung. In F.W. Schwartz, U. Walter, J. Siegrist & P. Kolip (Hrsg.), *Das Public Health Buch. Gesundheit und Gesundheitswesen* (S. 187–195). München: Urban & Fischer.

Altgeld, T. (2016). Geschlechteraspekte der Prävention und Gesundheitsförderung. In P. Kolip & K. Hurrelmann (Hrsg.), *Handbuch Geschlecht und Gesundheit* (2. Aufl., S. 300–311). Bern: Hogrefe.

Antonovsky, A. (1979). *Health, stress, and coping.* San Francisco: Jossey Bass.

Antonovsky, A. (1987). *Unraveling the mystery of health. How people manage stress and stay well.* San Francisco: Jossey Bass.

Badura, B. (1997). Zehn Jahre Ottawa-Charta: Was bleibt vom enthusiastischen Aufbruch? In T. Altgeld, I. Laser & U. Walter (Hrsg.), *Wie kann Gesundheit verwirklicht werden?* (S. 29–35). Weinheim: Juventa.

Bartholemew, L.K., Parcel, G.S., Kok, G., Gottlieb, N.H. & Fernandez, M.E. (2011). *Planning health promotion programs* (3rd ed.). San Francisco CA: Jossey Bass.

Bauer, U. (2005). *Das Präventionsdilemma. Potenziale schulischer Kompetenzförderung im Spiegel sozialer Polarisierung.* Wiesbaden: VS

Bundesministerium für Gesundheit (BMG). (2017). *Finanzergebnisse der GKV 2016: Gesamt-Reserve der gesetzlichen Krankenversicherung steigt auf 25 Milliarden Euro* (Pressemitteilung, Berlin, 6. März 2017). Verfügbar unter: https://www.bundesgesundheitsministerium.de/presse/pressemitteilungen/2017/1-quartal/finanzergebnisse-gkv.html. Zugriff am 19. Januar 2018.

Bundeszentrale für gesundheitliche Aufklärung (BZgA). (2013). *Werkbuch Präventionskette* (Aktuelle Meldung, 12.11.2013). Verfügbar unter: https://www.bzga.de/?uid=e280ca57781785cbcf0e79025caa9695&id=-start&sid=1144. Zugriff am 19. Januar 2018.

Deutscher Bundestag (18. Wahlperiode). (2015). *Gesetzesentwurf der Bundesregierung. Entwurf eines Gesetzes zur Stärkung der Gesundheitsförderung und der Prävention (Präventionsgesetz – PrävG)* (Bundestag-Drucksache 18/4282 vom 11.03.2015). Verfügbar unter: https://dip21.bundestag.de/dip21/btd/18/042/1804282.pdf. Zugriff am 19. Januar 2018.

Franzkowiak, P. & Sabo, P. (Hrsg.). (1993). *Dokumente der Gesundheitsförderung.* Mainz: Peter Sabo

Ginsburg, K.R. (2003). Developing our future: Seeing and expecting the best in youth. *Journal of Midwifery und Women's Health, 48*, 167–169.

GKV-Spitzenverband (Hrsg.). (2016). *Leitfaden Prävention in stationären Pflegeeinrichtungen nach § 5 SGB XI.* Verfügbar unter: https://www.gkv-spitzenverband.de/media/dokumente/presse/publikationen/P160153_Praeventionsleitfaden_stationaer_barrierefrei_II.pdf. Zugriff am 19. Januar 2018.

Illich, I. (1977). *Die Nemesis der Medizin.* Reinbek: Rowohlt.

Jerusalem, M. & Weber, H. (Hrsg.). (2003). *Psychologische Gesundheitsförderung.* Göttingen: Hogrefe.

Kickbusch, I. (2016). *Die Verantwortung von Unternehmen in der Gesundheitsgesellschaft.* Verfügbar unter: https://www.bag.admin.ch/dam/bag/fr/dokumente/npp/ernaehrung-bewegung/actionsante/referate-jahreskonferenz-actionsante-2016/referat-kickbusch-2016.pdf.download.pdf/07-0945_Kickbusch_161129.pdf. Zugriff am 18. Januar 2018.

Kolip, P. (2003). Ressourcen für Gesundheit. Potenziale und ihre Ausschöpfung. *Das Gesundheitswesen, 65*, 155–162.

Kolip, P. (2006). Evaluation, Evidenzbasierung und Qualitätsentwicklung. Zentrale Herausforderung für Prävention und Gesundheitsförderung. *Prävention und Gesundheitsförderung, 4*, 234–239.

Kolip, P. & Müller, V. (2009). *Qualität von Gesundheitsförderung und Prävention.* Bern: Huber.

Kolip, P. et al. (2012). *Gesundheitsförderung mit System. quint-essenz – Qualitätsentwicklung in Projekten der Gesundheitsförderung und Prävention.* Bern: Hans Huber.

Kühn, H. & Rosenbrock, R. (1994). Präventionspolitik und Gesundheitswissenschaften. Eine Problemskizze. In R. Rosenbrock, H. Kühn & M. Köhler (Hrsg.). *Präventionspolitik* (S. 29–54). Berlin: Edition Sigma.

Landesvereinigung für Gesundheit und Akademie für Sozialmedizin Niedersachsen e.V. (2008). *Gesundheitsmanagement in Schulen – Ein Leitfaden.* Hannover: Eigenverlag.

Marmott, M. & Wilkinson, R. (2006). *Social determinants of health* (2nd ed.) Oxford: Oxford University Press.

Martens, J. & Obenland, W. (2016). *Die 2030-Agenda – Globale Zukunftsziele für nachhaltige Entwicklung.* Bonn und Osnabrück: Global Policy Forum (GPF) und terre des hommes. Verfügbar unter: https://www.globalpolicy.org/images/pdfs/GPFEurope/Agenda_2030_online.pdf. Zugriff am 18. Januar 2018.

McKeown, T. (1979). *The role of medicine.* Oxford: Blackwell.

Medizinischer Dienst des Spitzenverbandes Bund der Krankenkassen e.V. und GKV-Spitzenverband (Hrsg.). (2016). *Präventionsbericht 2016 – Leistungen der gesetzlichen Krankenversicherung: Primärpräven-*

tion und betriebliche Gesundheitsförderung. Berichtsjahr 2015. Essen und Berlin: Eigenverlag.

Müller, B., Münch, H. & Badura, B. (1997). *Gesundheitsförderliche Organisationsgestaltung im Krankenhaus*. Weinheim: Juventa.

Landesvereinigung für Gesundheit und Akademie für Sozialmedizin Niedersachsen e.V. (2015). *Gesunde Kita für alle! Leitfaden zur Gesundheitsförderung im Setting Kindertagesstätte*. Hannover. Eigenverlag.

Paulus, P. & Witteriede, H. (2008). *Schule – Gesundheit – Bildung: Bilanz und Perspektiven*. Dortmund/Berlin/Dresden: Bundesanstalt für Arbeitsschutz und Arbeitsmedizin.

Rosenbrock, R. & Hartung, S. (2011). Settingansatz/Lebensweltansatz. In Bundeszentrale für gesundheitliche Aufklärung (Hrsg.), *Leitbegriffe der Gesundheitsförderung und Prävention* (S. 497–500). Gamburg: Verlag für Gesundheitsförderung.

Schlicht, W. & Zinsmeister, M. (2015). *Gesundheitsförderung systematisch planen und effektiv intervenieren*. Berlin: Springer.

Sekretariat der ständigen Konferenz der Kultusminister der Länder in der Bundesrepublik Deutschland. (2012). *Empfehlung zur Gesundheitsförderung und Prävention in der Schule. Beschluss der Kultusministerkonferenz vom 15.11.2012*. Verfügbar unter: https://www.kmk.org/fileadmin/Dateien/veroeffentlichungen_beschluesse/2012/2012_11_15-Gesundheitsempfehlung.pdf. Zugriff am 19. Januar 2018.

Tempel, N., Bödeker, M., Reker, N., Schaefer, I., Klärs, G. & Kolip, P. (2013). *Qualitätssicherung von Projekten zur Gesundheitsförderung in Settings* (Forschung und Praxis der Besundheitsförderung, Bd. 42). Köln: Bundeszentrale für gesundheitliche Aufklärung.

Walter, U., Robra, B.P. & Schwartz, F.W. (2012). Prävention. In F.W. Schwartz, U. Walter, J. Siegrist & P. Kolip (Hrsg.), *Das Public Health Buch. Gesundheit und Gesundheitswesen* (S. 196–222). München: Urban & Fischer.

World Health Organization (WHO). (1986). Ottawa Charta for Health Promotion. Deutsche Übersetzung in P. Franzkowiak & P. Sabo (Hrsg.), *Dokumente der Gesundheitsförderung*. Mainz: Peter Sabo.

World Health Organization (WHO). (1997). *Die Jakarta Erklärung zur Gesundheitsförderung für das 21. Jahrhundert*. Verabschiedet auf der 4. Internationalen Konferenz zur Gesundheitsförderung vom 21.–25. Juli 1997 in Jakarta, Indonesien. Verfügbar unter: http://www.who.int/healthpromotion/conferences/previous/jakarta/en/hpr_jakarta_declaration_german.pdf

World Health Organization (WHO). (2010). *Social determinants of health*. Verfügbar unter: http://www.who.int/social_determinants/en/. Zugriff am 18. Januar 2018.

Wright, M. (Hrsg.). (2010). *Partizipative Qualitätsentwicklung in der Gesundheitsförderung und Prävention*. Bern: Huber.

World Health Organization (WHO). (2016). *Erklärung von Shanghai über Gesundheitsförderung im Rahmen der Agenda 2030 für nachhaltige Entwicklung*. https://www.google.de/url?sa=t&rct=j&q=&esrc=s&source=web&cd=2&ved=0ahUKEwjVvs7r9bzbAhWMVRQKHaPsAO4QFggvMAE&url=http%3A%2F%2Fwww.gesundes-oberoesterreich.at%2FMediendateien%2FShanghai_Erklaerung.pdf&usg=AOvVaw121nBZPPSVQ91y3DU6FLAn Zugriff am 18. Januar 2018.

Lese- und Medienempfehlung zur Vertiefung

Antonovsky, A. (1987). *Unraveling the mystery of health. How people manage stress and stay well*. San Francisco: Jossey Bass. (Deutsch von Alexa Franke: Salutogenese. Die Entmystifizierung der Gesundheit. Tübingen: DGVT, 1997).

Bundeszentrale für gesundheitliche Aufklärung (BZgA) (Hrsg.). (2011). *Leitbegriffe der Gesundheitsförderung und Prävention*. Gamburg: Verlag für Gesundheitsförderung. Verfügbar unter: http://www.bzga.de/leitbegriffe. Zugriff am 18. Januar 2018.

Bundeszentrale für gesundheitliche Aufklärung (BZgA) (Hrsg.). (2016). *Leitbegriffe der Gesundheitsförderung und Prävention* (Ergänzungsband 2016). Gamburg: Verlag für Gesundheitsförderung. Verfügbar unter: http://www.bzga.de/leitbegriffe. Zugriff am 18. Januar 2018.

Kolip, P., Ackermann, G., Ruckstuhl, B. & Studer. H. (2012). *Gesundheitsförderung mit System. quint-essenz – Qualitätsentwicklung in Projekten der Gesundheitsförderung und Prävention*. Bern: Huber.

Prävention und Gesundheitsförderung im Lebenslauf

5 Prävention und Gesundheitsförderung im Kindheitsalter

Ulrike Ravens-Sieberer, Michael Erhart und Veronika Ottová-Jordan

Überblick
- Was kennzeichnet die Lebensphase „Kindheit" und welche Bedeutung hat sie für die weitere gesundheitliche Entwicklung?
- Was sind Risiko- und Schutzfaktoren im Kindesalter und welche Ansatzpunkte für die Prävention ermöglichen sie?
- Wie werden Präventionsmaßnahmen bewertet und welche Rolle spielt das Qualitätsmanagement?

Das Kindesalter ist die Lebensphase, in der ein Mensch die gravierendsten anatomischen, physiologischen und Verhaltensentwicklungen durchmacht. Innerhalb kurzer Zeit entwickeln sich körperliche Strukturen und Funktionen, motorische, sensorische, kommunikative und kognitive Funktionen und Fähigkeiten, emotionale Regulationen sowie vielfältige soziale Verhaltensweisen und Kompetenzen (Oerter & Montada, 2008). Diese Entwicklungen werden bedingt durch das Zusammenspiel von biologischen Anlagen und mannigfaltigen Umwelteinflüssen. Zu Letzteren werden auch die Erziehungseinflüsse durch Eltern und formale Institutionen wie Kindergarten und Schule gezählt. Mit dem Begriff **Sozialisation** wird der Prozess bezeichnet, in dessen Verlauf sich der „mit einer biologischen Ausstattung versehene menschliche Organismus zu einer sozial handlungsfähigen Persönlichkeit bildet, die sich über den Lebenslauf hinweg in Auseinandersetzung mit den Lebensbedingungen weiterentwickelt" (Hurrelmann & Bauer, 2015; S. 15).

Das Kindesalter wird vielfach als eine Lebensphase mit relativ geringerer Belastung durch Krankheiten und Behinderungen angesehen. Dennoch hat die Lebensphase der Kindheit eine große Bedeutung für die **Gesundheitsdynamik** im weiteren Lebensverlauf.

Wichtig für Gesundheitsförderung und Prävention

Belastungen, die in der Kindheit und Jugend auftreten, können sich auch noch Jahrzehnte später in manifesten Erkrankungen niederschlagen (Dragano & Siegrist, 2006). Der Stoffwechsel, die funktionale Kapazität verschiedener physiologischer Systeme und die Immunologie werden in der frühen Kindheit nachhaltig geprägt (Bergmann & Bergmann, 2007).

Unter Umständen beeinflussen bereits im Kindes- oder Jugendalter einsetzende **chronische Erkrankungen** die gesundheitliche Situation der Betroffenen lebenslang. Ben-Shlomo und Kuh unterscheiden daher verschiedene Modelle der Wirkung gesundheitsrelevanter Einflussfaktoren auf den Lebenslauf (Ben-Shlomo & Kuh, 2002):
- Nach dem Modell der **Akkumulation von Risiken** addieren sich die schädlichen Einflüsse aus der frühen Lebensphase mit schäd-

lichen Einflüssen aus der späteren Phase zu einem erhöhten Krankheitsrisiko auf. Die schädigenden Einflüsse können dabei entweder unkorreliert (z. B. Alkoholkonsum und Infektionserkrankungen in der Kindheit) oder korreliert sein (z. B. Tabakkonsum und soziale Klassenzugehörigkeit in der Kindheit).

- Das Modell der **kritischen Perioden** postuliert bestimmte Zeitfenster bzw. Entwicklungsphasen, in denen eine besondere Vulnerabilität für schädigende Einflussfaktoren vorliegt. Beispielsweise wirkt Substanzmissbrauch umso schädlicher, je jünger die betreffende Person ist.

Wichtig für Gesundheitsförderung und Prävention

Im Kindesalter bilden sich bereits viele gesundheitsrelevante Einflussfaktoren mit einer im Lebenslauf relativ hohen Stabilität aus: Im Rahmen der Sozialisation werden von den Eltern bzw. anderen Bezugspersonen grundlegende Verhaltensmuster angeeignet, z. B. bezüglich der Hygiene, der Ernährung, physischer Aktivität und Muster im Umgang mit dem eigenen Körper und der eigenen Gesundheit. Diese in der Kindheit erworbenen Muster wirken sich unter Umständen noch Jahrzehnte später auf die Gesundheit der Betroffenen aus.

5.1 Risiko- und Schutzfaktoren

Für die Prävention und Gesundheitsförderung im Kindesalter bedeutsam ist das Konzept der **Risikofaktoren.** Unter einem Risikofaktor wird ein Charakteristikum einer Person verstanden (z. B. erhöhter Blutdruck), bei dessen Vorliegen die Wahrscheinlichkeit erhöht ist, von einer bestimmten Erkrankung (z. B. Herzinfarkt) befallen zu werden. Das Risikofaktorenkonzept berücksichtigt, dass in der Regel nicht ein einzelner, genau zu bezeichnender Faktor als eindeutige Erklärung für das Zustandekommen eines Gesundheitsproblems identifiziert werden kann. Risikofaktoren ermöglichen es, einen bestimmten Krankheitszustand auf einen oder mehrere Ausgangsfaktoren zu beziehen und somit auch die Bedeutung einer kumulativen bzw. spezifischen Kombination zu erkennen. Die genaue Wirkrichtung ist damit allerdings noch nicht bekannt.

Wichtig für Gesundheitsförderung und Prävention

Körperliche, psychische und soziale Risikofaktoren und Risikokonstellationen im Lebenslauf erhöhen die Auftretenswahrscheinlichkeit von Symptomen der Gesundheitsbeeinträchtigung. Ob es zu einer Gesundheitsbeeinträchtigung kommt, hängt jedoch auch von den einer Person zur Verfügung stehenden Ressourcen ab.

Den Risikofaktoren stehen jedoch auch sogenannte **Schutzfaktoren** oder **Ressourcen** gegenüber, die protektiv gegen die Entwicklung von Erkrankungen wirken und die negativen Auswirkungen von Risikofaktoren abmildern, kompensieren oder davor abschirmen können.

Nachfolgend sind beispielhaft die Schutzfaktoren und Ressourcen genannt, die protektiv gegen die Entwicklung von emotionalen und Verhaltensproblemen wirken. Analog lassen sich aber auch für somatische Erkrankungen Schutzfaktoren und Ressourcen benennen. Grob lassen sich diese Ressourcen in personale, soziale und familiäre Ressourcen unterteilen:

- Zu den **personalen Ressourcen** zählen gesundheitlich förderliche Persönlichkeitsmerkmale wie z. B. eine hohe Selbstwirksamkeitserwartung, also die Überzeugung, Herausforderungen bewältigen zu können bzw. über die zur Bewältigung notwendigen Mittel zu verfügen. Die Arten und Weisen, wie eine Person belastende Lebenssituationen und Anforderungen bewältigt, stellen ebenfalls personale Ressourcen dar (**Muster und Stile der Bewältigung**).

- Zu den **sozialen Ressourcen** werden die mobilisierbaren sozialen Beziehungen zu Freunden und dem sozialen Umfeld gezählt. Eine gute Integration in soziale Beziehungen geht mit einer hohen sozialen Kompetenz und einer Kompetenz zur vorbeugenden Bewältigung gesundheitlicher Krisensituationen einher und kann die Auftretenswahrscheinlichkeit belastender Situationen senken **(Abschirmwirkung)**. In Krisen- und Belastungssituationen kann psychische und praktische Hilfe durch soziale Unterstützung zu einer produktiven Verarbeitung der Anforderungen führen und kann dabei helfen, negative Auswirkungen zu reduzieren **(Pufferwirkung)**. Die Fähigkeit, mit bereits eingetretenen schweren Gesundheitsstörungen und Krankheiten umzugehen, kann durch soziale Ressourcen gestärkt werden **(Toleranzwirkung)** (Berkmann, 1995; Kolip & Lademann, 2016).
- Im Kindesalter sind die **familiären Ressourcen** von besonders großer Bedeutung. Hierzu werden die soziale Unterstützung und der Rückhalt durch die Eltern gezählt sowie ein gut ausgeprägter familiärer Zusammenhalt und ein positives Familienklima (Ravens-Sieberer & Wille, 2008).

Wichtig für Gesundheitsförderung und Prävention

Grundlegende Ansatzpunkte für die Prävention im Kindesalter sind die Vermeidung, Entschärfung oder Kontrolle von Risikofaktoren sowie die Stärkung von Ressourcen und-Schutzfaktoren.

Konkret geht es im Rahmen der Prävention und Gesundheitsförderung bei Kindern darum, Gesundheitsrisiken und Probleme frühzeitig zu erkennen, z.B. durch Screening. Noch vor dem Auftreten erster Krankheitszeichen **(primäre Prävention)** – beziehungsweise nach dem Auftreten von Krankheitssymptomen **(sekundäre Prävention)** – besteht die Aufgabe darin, diese zu beeinflussen und – sofern nicht heilbar – in ihrem Verlauf aufzuhalten und zu kompensieren **(tertiäre Prävention)** (Hurrelmann, 2010). Nachfolgend werden beispielhaft Präventionsansätze im Kindesalter vorgestellt.

5.2 Primäre Prävention im Kindesalter

Die nachfolgenden Beispiele beziehen sich vor allem auf somatische Gesundheitsprobleme. Von großer Relevanz ist aber natürlich auch die primäre Prävention von emotionalen und Verhaltensproblemen. Hier ist insbesondere die frühzeitige Identifikation von Risikokonstellationen bedeutsam. Sofern erkannte Risikofaktoren nicht vermieden werden können, ist insbesondere die Stärkung von nur schwach ausgebildeten Schutzfaktoren notwendig.

Wichtig für Gesundheitsförderung und Prävention

Die primäre Prävention im Kindesalter lässt sich grob zwei verschiedenen Krankheitskategorien zuordnen:

- Einerseits soll jenen Gesundheitsproblemen, die früh im Kindesalter auftreten können, begegnet werden, noch bevor die ersten bzw. geringsten Krankheitssymptome auftreten,
- andererseits soll der Entstehung von Krankheiten, die sich erst später entwickeln, frühzeitig vorgebeugt werden.

5.2.1 Gesundheitsprobleme, die früh im Kindesalter auftreten können

- Verschiedene **Infektionserkrankungen** wie z.B. Diphtherie, Polio (Kinderlähmung), Masern und weitere können durch entsprechende Impfungen vermieden werden. Zur Orientierung stehen die Empfehlungen der ständigen

Impfkommission des Robert Koch-Instituts in Berlin (https://www.rki.de) zur Verfügung. Beratungen zu Impffragen können z. B. über die Haus-/Kinderarztpraxen sowie die Beratungsangebote der Krankenkassen bezogen werden.

- **Verletzungen und Sterblichkeit durch Unfälle, Vergiftungen und Einatmen** lassen sich vermeiden durch passive Schutzmaßnahmen wie z. B. Rückhalte- und Sitzsysteme im Auto, geprüfte Kinderwagen, Kindersitze und-möbel sowie altersgerechte, geprüfte Spielzeuge. Die sichere Verwahrung von ätzenden oder giftigen Substanzen, Medikamenten, Zigaretten und Alkoholika zählt ebenfalls zu den passiven Maßnahmen der primären Prävention. Zu den aktiven Maßnahmen zählt die Förderung der motorischen Kompetenz inklusive Gleichgewicht und Körperbeherrschung. Das In-Bewegung-Sein fördert auch die Aufnahmebereitschaft der Sinnesorgane. Informationen sind z. B. bei der Bundeszentrale für gesundheitliche Aufklärung (http://www.bzga.de/kindersicherheit) oder der Bundesarbeitsgemeinschaft „Mehr Sicherheit für Kinder e. V." (http://www.kindersicherheit.de) erhältlich.
- Das Risiko des **Plötzlichen Säuglingstods** kann verringert werden durch Schlafrückenlage des Säuglings, Nichtrauchen und Stillen.
- Das Risiko von **Kuhmilchallergien und atopischen Ekzemen** kann durch Stillen oder die Ernährung mit Milchprodukten, die von bestimmten natürlichen, aber als allergieerzeugend geltenden Inhaltsstoffen durch Hydrolyse befreit wurden, verringert werden. Für hilfreich wird auch eine möglichst von allergiefördernden Stoffen freie Ernährung der schwangeren und stillenden Frau gehalten (Høst et al., 2008).
- **Krankheiten durch Nährstoffmangel** wie Rachitis, Blutarmut, Minderwuchs, Karies und andere durch Mangel an Vitaminen, Eisen, Zink, Jod, Fluorid bedingte Krankheiten können durch gute Ernährung der werdenden und stillenden Mutter(und später des Kindes) vermieden werden. Bei Flaschenernährung ist auf kommerzielle, geprüfte und altersangepasste Flaschennahrungsprodukte zu achten. Ergänzungen betreffen insbesondere Vitamin D, Fluorid und evtl. Jod und Eisen. Empfehlungen können in Kinderarztpraxen und bei telefonischen Beratungsservicen der Krankenkassen erhalten werden.
- **Milchzahnkaries** kann durch regelmäßige Zahnpflege und das Weglassen von Nuckelflaschen zur Beruhigung vermieden werden. Ebenfalls zu vermeiden sind Essen und Trinken über eine längere Dauer (sogenanntes Daueressen). Die Gabe von Fluoridsupplementen bis zum Alter von drei Jahren (und danach) wirkt ebenfalls protektiv. Sobald die Kinder Zahnpasta ausspucken können, kann Zahnpasta mit Fluorid verwendet werden. Speisesalz mit Fluor, Jod und Folsäure wirkt ebenfalls risikoreduzierend.
- **Kognitive Entwicklungsdefizite infolge von Sinnesfunktionsstörungen** wie Schwerhörigkeit und Sehstörungen lassen sich durch frühzeitige Behandlung der entsprechenden Beeinträchtigung vermeiden (beispielsweise durch die Anpassung entsprechender Hörgeräte und Sehhilfen).
- **Infektionen durch mangelnde Hygiene** wie z. B. entsprechende Durchfallerkrankungen oder Hautinfektionen können durch Schulungen von Eltern, Versorgenden und Pflegepersonen in allgemeiner und spezieller Nahrungs- und Körperhygiene vermieden werden.
- **Atemwegserkrankungen durch Passivrauchen** können durch Verzicht auf das Rauchen in der Wohnung und in der Nähe des Kindes vermieden werden (vgl. Bergmann und Bergmann, 2007).

5.2.2 Gesundheitsprobleme, die sich später entwickeln, denen aber teilweise früh vorgebeugt werden kann

- Der Entwicklung von Übergewicht und Adipositas kann frühzeitig präventiv begegnet werden durch die Reduzierung des Übergewichts der Mutter vor der Schwangerschaft, die Begrenzung der Gewichtszunahme in der Schwangerschaft sowie durch Erkennung und die Behandlung von Schwangerschaftsdiabetes. Ausreichende körperliche Aktivität während der Schwangerschaft, Stillen über einen Zeitraum von mindestens sechs Monaten und Einführung von Beikost frühestens im 5. Monat verringert das Risiko einer Übergewichtsentwicklung ebenfalls. Auch die Vermeidung hoher Proteinzufuhr zählt zu den Maßnahmen, mittels derer eine ungünstige und langfristig wirksame epigenetische Prägung des kindlichen Stoffwechsels vermieden werden kann.
- Das Risiko von **Karies der bleibenden Zähne und Zahnverlust** kann durch die Prävention der Milchzahnkaries (siehe oben), Versiegelung der Zahnfissuren, Fluoridprophylaxe mit fluoridangereichertem Speisesalz, Fluorzahnpasta und Fluoranwendungen verringert werden. Eine wirksame Zahnpflege und regelmäßige zahnärztliche Kontrollen tragen ebenfalls zur Risikoverringerung bei, ebenso wie die Vermeidung von Daueressen und Dauertrinken von zucker- und säurehaltigenGetränken.
- **Verletzungen und Sterblichkeit durch Unfälle** lassen sich durch die Vermittlung von risikovorbeugenden Verhaltensweisen wie z. B. das Tragen von Helmen (und Gelenkschutz) beim Fahrradfahren (und Inlineskate oder Skateboard) vermeiden. Die Vermittlung umsichtigen Verhaltens im Straßenverkehr, bei Freizeitaktivitäten und -sportarten sowie im Haushalt trägt ebenso wie der Aufbau motorischer Kompetenz zur Prävention bei. Informationen sind bei der Bundeszentrale für gesundheitliche Aufklärung (http://www.bzga.de/kindersicherheit) oder der Bundesarbeitsgemeinschaft „Mehr Sicherheit für Kinder e. V." (http://www.kindersicherheit.de) erhältlich.
- Die Auftretenswahrscheinlichkeit von **Diabetes mellitus Typ II** kann durch Maßnahmen der Primärprävention von Übergewicht (siehe oben) und der Vermeidung von Übergewicht verringert werden. Die Entwicklung guter Essgewohnheiten (regelmäßige vitamin- und nährstoffreiche Kost, Begrenzung des Verzehrs von fett- und zuckerhaltigen Nahrungsmitteln) und die Ausbildung guter Bewegungsgewohnheiten (regelmäßige körperliche Aktivität) tragen ebenfalls zur Vermeidung bei.
- **Vorzeitige Herz-Kreislauf-Erkrankungen** können durch Vermeidung von Übergewicht und die Entwicklung guter Essgewohnheiten (regelmäßige vitamin- und nährstoffreiche Kost, Begrenzung des Verzehrs fett- und zuckerhaltiger Nahrungsmittel) und guter Bewegungsgewohnheiten (regelmäßige körperliche Aktivität, Begrenzung passiver Freizeitaktivitäten wie Fernsehen, Video, Internet und Computerspiele) vermieden werden.
- Das Risiko eines **Aufmerksamkeitsdefizit-/Hyperaktivitätssyndroms** kann durch den Verzicht auf Rauchen in der Schwangerschaft und gute Beschäftigung mit dem Kind verringert werden. Gute Strukturierung, klare Regelungen und ungeteilte Aufmerksamkeit für das Kind wirken ebenfalls risikoreduzierend.
- **Entwicklungs- und Lernprobleme, Verhaltensprobleme und emotionale Probleme** wie z. B. Ängste, Depressionen, und Selbstwertprobleme können durch einen guten familiären Zusammenhalt, ein Familienklima, das durch Wertschätzung, Akzeptanz und klare Regeln geprägt ist, und ungeteilte Aufmerksamkeitszuteilung in ihrer Auftretenswahrscheinlichkeit vermindert werden. Bedeutsam ist dabei weniger die absolute Zeit an Aufmerksamkeitszuteilung, sondern dass in einer

verlässlichen Weise das Kind mit der ihm zugeteilten Aufmerksamkeit rechnen kann. Auch bei der Unterstützung aus der Familie ist es wichtig, dass hier eine Zuverlässigkeit geboten wird (Ravens-Sieberer & Wille, 2008).

- **Muskuloskelettale Erkrankungen** können durch Vermeidung von Übergewicht und die Entwicklung guter Bewegungsgewohnheiten (regelmäßige körperliche Aktivität, Begrenzung passiver Freizeitaktivitäten wie Fernsehen, Video, Internet und Computerspiele) vermieden werden (vgl. Bergmann und Bergmann, 2007).

5.3 Sekundäre Prävention im Kindesalter

Das frühzeitige Erkennen von Gesundheitsproblemen stellt für die sekundäre Prävention eine zentrale Bedeutung dar.

Beispielhaft kann hier das **Stoffwechselscreening** genannt werden, bei dem allen neugeborenen Kindern zwischen dem 3. und 10. Lebenstag einige Tropfen Blut entnommen werden. Dieses Blut wird dann in besonders dafür ausgewiesenen Labors untersucht. Zu den Krankheiten, die so rechtzeitig erkannt werden können, gehören beispielsweise **Schilddrüsenunterfunktionen, Phenylketonurie, Galaktosämie, Adrenogenitales Syndrom, Zystinurie, Biotinidasemangel** und weitere. Die so erkannten Stoffwechselerkrankungen können dann

Wichtig für Gesundheitsförderung und Prävention

Die sekundäre Prävention im Kindes- und Jugendalter betrifft die frühzeitige **Diagnose** von **somatischen** und **psychischen Gesundheitsproblemen**, die Feststellung von entsprechenden Behandlungsbedarfen und die Planung, Durchführung, Steuerung und Bewertung entsprechender therapeutischer Maßnahmen.

frühzeitig behandelt werden. Schilddrüsenunterfunktionen etwa werden durch Gaben von Schildrüsenhormonen behandelt. Andere Stoffwechselerkrankungen, wie z.B. die Phenylketonurie, werden durch spezielle Diäten behandelt. Durch die so gewährleistete frühzeitige Behandlung können die ansonsten mit diesen Erkrankungen verbundenen, schwersten gesundheitlichen Beeinträchtigungen vermieden werden (Bergmann & Bergmann, 2007).

Auch das sogenannte **Kinder-Vorsorgeprogramm** stellt ein Krankheitsfrüherkennungsprogramm dar, das auf die Erkennung erster Anhaltspunkte für körperliche und insbesondere neurologische Störungen und Fehlentwicklungen zielt. Hierdurch soll die rechtzeitige, bedarfsgerechte Behandlung gesichert werden. Seit Längerem ist geplant, dieses Programm an aktuelle Verschiebungen im Gesundheits- und Krankheitsprofil des Kindesalters anzupassen (siehe unten).

Des Weiteren sollen Eltern zusätzliche gesundheitsfördernde Informationen erhalten. Die Kinder werden dafür zu festgelegten Terminen ihrem Kinder- oder Hausarzt vorgestellt. Insgesamt sind neun **Vorsorgetermine** vorgesehen (Abbildung 5-1), zu denen sich der untersuchende Arzt auch sonst ein Bild von der Gesundheit der Kinder machen kann. Die Vorsorgetermine finden unmittelbar nach der Geburt **(U1)**, am 3.–10. Lebenstag **(U2)**, in der 4.–6. Woche **(U3)**, im 3.–4. Monat **(U4)**, im 6.–7. Monat **(U5)**, im 10.–12. Monat **(U6)**, im 21.–24. Monat **(U7)**, im 43.–48. Monat **(U8)** und im 60.–64. Monat **(U9)** statt (Bergmann & Bergmann, 2007).

Besondere Bedeutung haben die frühzeitige **Erkennung und Behandlung emotionaler und Verhaltensprobleme** sowie vielfältiger **Entwicklungs und Lernstörungen**. Diese psychischen Störungen und Probleme können bereits im Kindesalter auftreten. Die Abschätzung der entsprechenden Prävalenzen ist mit diversen methodischen Schwierigkeiten verbunden, entsprechend unterschiedlich fallen die geschätzten

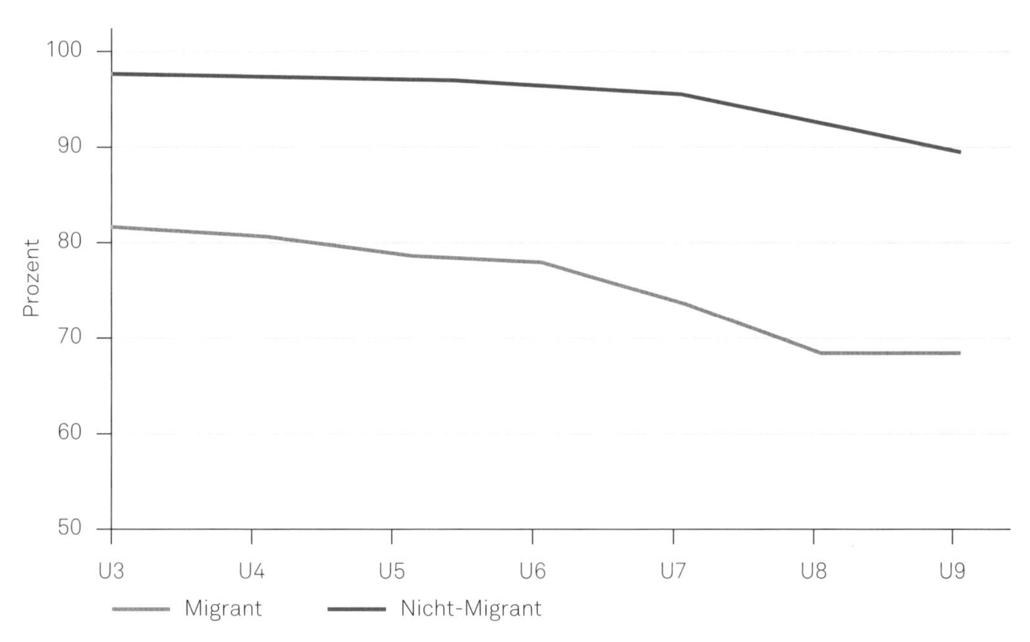

Abbildung 5-1: Inanspruchnahme der Früherkennungsuntersuchungen U3 bis U9. Die Teilnahme differiert nach dem Migrationshintergrund (aus: RKI & BZgA, 2008; S. 129).

Raten aus. Nach einer Überblicksarbeit von Barkmann und Schulte-Markwort (Barkmann & Schulte-Markwort, 2004) liegt der Prozentsatz der als psychisch auffällig klassifizierten Kinder und Jugendlichen bei etwa 17%. Aber auch unterhalb einer störungsbildrelevanten Klassifikation können psychische und Verhaltensprobleme die Betroffenen beeinträchtigen. Nach vorläufigen Schätzungen aus dem „Kinder- und Jugendgesundheitssurvey“ (KiGGS) des Robert Koch-Instituts bzw. der Studie „Befragung zum seelischen Wohlbefinden und Verhalten“ (BELLA) fanden sich beispielsweise unter den 7- bis 10-jährigen Kindern in Deutschland immerhin bei 5,6% deutliche Hinweise auf **Depressionen**, bei 6,3% Anzeichen von **Angststörungen**, bei 3,9–6,4% Zeichen einer **Aufmerksamkeitsdefizit- und Hyperaktivitätsstörung** und bei 8,7% fanden sich Symptome von **Störungen des Sozialverhaltens.** Zum Teil traten auch mehrere Probleme gleichzeitig auf. Die genannten Prozentzahlen können daher nicht zu einem Gesamtprozentsatz aufsummiert werden (Ravens-Sieberer et al., 2008).

Eine frühzeitige diagnostische Feststellung und eine bedarfsgerechte psychologische, psychotherapeutische oder psychiatrische Behandlung sind bei entsprechenden Schweregraden notwendig. Derzeit ist allerdings im Bereich der emotionalen und Verhaltensprobleme eine deutliche Unterversorgung festzustellen. Aus den Ergebnissen der BELLA-Studie geht hervor, dass bei weniger als der Hälfte der Kinder mit deutlichen emotionalen und Verhaltensproblemen ein entsprechender Behandlungsbedarf erkannt wird (Ravens-Sieberer et al., 2008), was zur Folge hat, dass diese Störungen und Probleme auch häufig nicht adäquat behandelt werden.

5.4 Tertiäre Prävention im Kindesalter

In den letzten Jahrzehnten haben sich Veränderungen im Gesundheits- und Krankheitsprofil der Kinder vollzogen, die für die primäre, sekundäre und insbesondere auch tertiäre Prävention bedeutsam sind.

Die Mehrheit der Bevölkerung in den hoch entwickelten westlichen Gesellschaften lebt heutzutage – aufgrund der Bekämpfung des **materiellen Elends**, verbesserten **hygienischen Bedingungen** und **weitreichenden Krankenversicherungs und Versorgungsstrukturen** – unter verhältnismäßig günstigen Lebensbedingungen. Gleichzeitig hat der **medizinische Fortschritt** zu einer erfolgreichen Bekämpfung der sogenannten **akuten Erkrankungen** beigetragen, die durch mikrobiologische Krankheitserreger wie Viren oder Bakterien ausgelöst werden und zu verschiedenen Arten von Infektionen führen (Palfrey et al., 2005). Infolge der verbesserten medizinischen Versorgung führen heutzutage viele **chronisch degenerativen Erkrankungen** nicht mehr notwendigerweise zu einer Verkürzung der Lebenszeit. Bei anderen chronischen Erkrankungen konnte zumindest die durchschnittliche Lebenserwartung deutlich verlängert werden, im Falle der Zystischen Fibrose etwa von ca. 18 Jahren auf geschätzte über 40 Jahre bei den in den 1990er-Jahren geborenen Patienten. Damit einhergehend ist die Verbreitung der akuten Erkrankungen deutlich zurückgegangen, wohingegen die lebenslang anhaltenden gesundheitlichen Beeinträchtigungen zugenommen haben (Ravens-Sieberer & Wille, 2008).

Auch im Kindes- und Jugendalter herrschen heute **chronische Krankheiten** vor. Hierunter werden Krankheiten verstanden, die wenigstens ein Jahr lang anhalten und mindestens einmal im Quartal ärztlich behandelt werden müssen. Weiter sind es auch Krankheiten, die entweder Resultat eines länger andauernden Prozesses degenerativer Veränderung sind oder dauernde somatische bzw. psychische Schäden oder Behinderungen zur Folge haben. Chronische Erkrankungen und Verletzungen – wie z. B. **angeborene Fehlbildungen, Schäden des zentralen Nervensystems, Taubheit** oder **Blindheit** – können in der Regel nicht (vollständig) geheilt, sondern nur in der Ausprägung ihrer Symptomatik eingedämmt und somit in ihren Folgen erträglicher gemacht werden. Dennoch kann die **körperliche** als auch **psychische** und **soziale Funktionsfähigkeit** auf Dauer beeinträchtigt und das alltägliche Leben nachhaltig erschwert sein (Warschburger, 2000).

Die chronischen Krankheiten im Kindesalter haben die noch in den 1950er-Jahren vorherrschenden **„Kinderkrankheiten"** wie **Keuchhusten, Windpocken, Scharlach, Masern, Röteln** und **Mumps**, aber auch die Tuberkulose als Herausforderungen an das Gesundheitssystem „abgelöst". Durch hochwirksame Medikamente, weitverbreitete Schutzimpfungen und eine effiziente Umwelthygiene spielen Letztere gegenwärtig eine untergeordnete Rolle. Demgegenüber leiden heute in Deutschland etwa 1,5 Millionen Kinder und Jugendliche unter einer oder mehreren chronischen Erkrankungen (Hoepner-Stamos, 1999; Petermann, 2013; Warschburger, 2000). Zu den verbreiteten chronischen Krankheiten des Kindesalters gehören **Erkrankungen aus dem dem atopischen Formenkreis** wie z. B. **Asthma** und **Neurodermitis**, **Stoffwechselerkrankungen** wie etwa **Diabetes**, verschiedene **neuronale Erkrankungen** wie z. B. **Epilepsien** oder **Zerebralparesen**, Erkrankungen des Be-

Wichtig für Gesundheitsförderung und Prävention

Die tertiäre Prävention im Kindesalter umfasst die vielfältigen **rehabilitativen und kompensatorischen Maßnahmen**, die z. B. von sozialpädiatrischen Zentren, Spezialkliniken oder Ambulanzen (Rehabilitationseinrichtungen) angeboten werden.

wegungsapparats, aber auch Herz- und Kreislauf-Erkrankungen (Kamtsiuris et al., 2007). Etwa 8,7 % der 3- bis 17-Jährigen sind von Übergewicht betroffen, bei zusätzlichen 6,3 % kommt es zu krankhaften Formen, der sogenannten Adipositas (Kurth & Schaffrath Rosario, 2007).

Schwerwiegende Erkrankungen treten zwar seltener auf, sind zum Teil jedoch mit besonders massiven Folgen für die Gesundheitsdynamik im gesamten Lebensverlauf verbunden, wie z. B. die **Zystische Fibrose, Krebserkrankungen** oder die **juvenile rheumatoide Arthritis**. Auch die im vorigen Abschnitt erwähnten emotionalen und Verhaltensprobleme, Entwicklungs- und Lernstörungen können chronifizieren und werden dann zu den chronischen Erkrankungen gezählt.

5.5 Präventionsressourcen

Grundsätzlich verfügen **Familien** über ein erhebliches **Präventionspotenzial**, gleichzeitig kann der familiäre Kontext jedoch auch bedeutsame **Risiken** für die gesundheitliche Verfassung und Entwicklung von Kindern erzeugen. Die Möglichkeiten der externen Beeinflussung von Familien sind jedoch begrenzt: Familiäre Alltagsprozesse lassen sich kaum von außen steuern. Familien tendieren außerdem dazu, sich bis zu einem bestimmten Grad gegenüber ihrer Umwelt abzuschotten und die Betreuung und Versorgung von Kindern unabhängig durchzuführen. Externe Bedingungen können damit zwar auf die eigendynamischen Prozesse von Familien einwirken, aber kaum gezielt Einfluss nehmen (Herth, 2008).

Einen Ansatzpunkt für die Prävention und Gesundheitsförderung stellt die **Förderung der Elternkompetenz** dar: Im Rahmen von Elterntrainings soll das grundsätzliche Erziehungsverhalten der Eltern verbessert werden – im Sinne einer primären Prävention am besten bevor es zu Auffälligkeiten gekommen ist.

Andere Angebote können auch über Kinderarztpraxen angeboten werden. Spezielle Schulungsprogramme für Eltern neurodermitiskranker Kinder (Staab et al., 2006) oder Asthmaschulungen für Eltern asthmakranker Kinder – oder die Kinder selbst (Lob-Corzilius & Petermann, 1997) – werden beispielsweise durch speziell ausgebildete Trainer über Pädiater oder Hausarztpraxen angeboten. Informationen über entsprechende Maßnahmen können bei der Bundeszentrale für gesundheitliche Aufklärung (http://www.bzga.de) oder in den Leitlinien der Arbeitsgemeinschaft der Wissenschaftlichen Medizinischen Fachgesellschaften (AWMF) (http://awmf.org) bezogen werden. Insbesondere für die Eltern bieten sich aber auch die Beratungsdienste der Krankenkassen an.

Viele Präventionsaspekte bedürften einer entsprechenden Ausbildung der Eltern, vielfach besteht auch eine entsprechende Nachfrage. Dennoch stehen hierfür derzeit keine flächendeckenden Programme zur Verfügung. Einschlägige Informationen sind über die Beratungs- und Informationsdienste der Krankenkassen verfügbar, auch die Bundeszentrale für gesundheitlicheAufklärung stellt Informationen zur Verfügung. Für Stillberatungen stehen freie Stillgruppen (https://www.afs-stillen.de) oder die „La Leche Liga" zur Verfügung (http://www.lalecheliga.de).

Die **Stärkung familialer Stressbewältigungskompetenzen** stellt einen weiteren Ansatzpunkt dar: Dies dient der Vermeidung von familiären Überlastungen und daraus resultierenden Beziehungsstörungen und Krisen sowie Beeinträchtigungen der psychosozialen Versorgung der Kinder. Einerseits sollten Familien im Krisenfall einen guten Zugang zu **Beratungs- und Hilfesystemen** in ihrem unmittelbaren Lebensfeld haben, andererseits könnte das Auftreten solcher Krisen durch systematische Entlastungen vom alltäglichen Erziehungs- und Haushaltsaufwand bereits im Vorfeld vermieden werden. Hierzu zählen Ganztagsbetreuungen von Kindern in Tageseinrichtungen und Schulen. Eine pädagogisch anspruchsvolle Tages- oder Hortbetreuung könnte dabei auch Defizite im Erziehungs- und Versorgungsverhalten der Eltern kompensieren (Herth, 2008).

Die häufigsten Ansprechpartner für Eltern stellen wohl nach wie vor die **Kinder- und Hausarztpraxen** dar. Verschiedene Schulungsangebote (z. B. Asthmaschulungen) werden daher auch über Kinder- und Hausarztpraxen angeboten. Junge Eltern kontaktieren darüber hinaus auch gerne Hebammen, zu denen sie während der Schwangerschaft und Geburtsvorbereitung ein Vertrauensverhältnis aufgebaut haben (Bergmann & Bergmann, 2007).

Kindertagesstätten und Kindergärten werden zunehmend zu Handlungsfeldern der Gesundheitsförderung und Prävention. In diesem Zusammenhang zu nennen sind z. B. Forschungsprojekte, die auf eine **Kompetenzförderung von Kindern und deren Eltern und der Erzieherinnen und Erzieher** zielen. Dies kann auf drei Ebenen erfolgen:

- Konzipierung und Durchführung von Fortbildungsmaßnahmen für Erzieher und Erzieherinnen, die dann multiplikatorisch diese Kompetenzen bzw. Informationen weitervermitteln,
- fachliche Unterstützungsangebote für die Begleitung entsprechender Projekte,
- Erarbeitung von Medienmaterialen zum Thema Kompetenzentwicklung für Kindertagesstätten.

Andere Projekte zielen auf die Elternbildung in Kooperation mit Kindertageseinrichtungen (Wustmann, 2008).

Kooperationspartner auf dem Gebiet der Sekundär- und Tertiärprävention sind in Deutschland vor allem die **Kinder- und Hausarztpraxen.** Diese kooperieren mit anderen Spezialisten, wie z. B. **Hals-Nasen-Ohren-Arzt, Augenarzt, Orthopäde, Chirurg** und insbesondere auch **Psychologe, Psychotherapeut, Psychiater,** Ökotrophologe, Sprach-, Ergo- **und Physiotherapeut.** Für die tertiäre Prävention spielen insbesondere die sozialpädiatrischen Zentren sowie ambulante und stationäre **Rehabilitationseinrichtungen** eine Rolle.

5.6 Qualitätsmanagement und Bewertung von Präventionsmaßnahmen

Ein Beispiel hierfür stellt die Überprüfung der Wirksamkeit **ambulanter Neurodermatitisschulung** in einer kontrollierten deutschen Multicenterstudie dar (Staab et al., 2006). Die Schulung wurde bei etwa 1000 Patienten bzw. deren Eltern nach einem Jahr Wartezeit durchgeführt. Die Evaluation der Wirksamkeit erfolgte separat für

1. Eltern mit neurodermatitiskranken Kindern im Alter von 0 bis 7 Jahren,
2. Eltern mit neurodermatitiskranken Kindern im Alter von 8 bis 12 Jahren sowie
3. Jugendliche im Alter von 13 bis 18 Jahren.

Nacheiner interdisziplinär mit einem Arzt, einem Psychologen und einer Diätassistentin über eine Dauer von 6-mal 2 Stunden durchgeführten ambulanten Neurodermatitisschulung konnte in allen Altersgruppen eine signifikante Verbesserung des Hautzustandes festgestellt werden. Im Vergleich zu den wartenden Gruppen verbesserte sich der **Hautscore** signifikant deutlicher in den

Wichtig für Gesundheitsförderung und Prävention

Die Wirksamkeit von Präventionsmaßnahmen sollte grundsätzlich wissenschaftlich abgesichert werden. Während in der kurativen Medizin **systematische Studien** unterschiedlicher Typen zum Nachweis von **Wirksamkeit, Angemessenheit, Verträglichkeit, Akzeptanz** und zum **Kosten-Nutzen-Verhältnis** etabliert sind, wurden entsprechende Studien im Bereich der Prävention bisher seltener durchgeführt.

geschulten Gruppen. Deutliche Verbesserungen ergaben sich auch in der **gesundheitsbezogenen Lebensqualität** der Betroffenen.

Ein wichtiges Ergebnis war, dass die Schulungsteilnehmer nach einem halben Jahr sowohl in ihrer Wahrnehmung bezüglich der Krankheit als auch in ihrem Verhalten beim Umgang mit Neurodermatitis deutlich verbesserte Fähigkeiten zeigten. Auch ein Jahr nach dem Training besaßen die meisten der positiven Schulungsergebnisse noch Gültigkeit. Die Angst ist ein Jahr später deutlich reduziert, Krankenhausaufenthalte und Schulfehltage hatten signifikant abgenommen (Staab et al., 2006).

Für einige Aspekte der Prävention im Kindesalter gibt es eine Art Surveillance. Die **Ständige Impfkommission am Robert Koch-Institut** in Berlin etwa erfasst das Vorkommen und die Verbreitung von Erkrankungen, denen durch Impfungen vorgebeugt werden kann. Darüber hinaus werden der Impfstatus in der Bevölkerung und das Auftreten unerwünschter Nebenwirkungen erfasst. Die Informationen werden z. B. über Meldungen von Sentinel-Praxen und Gesundheitsämtern erlangt. Weiterhin werden serologische Messungen zur Frage der Immunität vorgenommen. Auf ähnliche Art und Weise werden in regelmäßigen Abständen Informationen zur Zahngesundheit von Kindern und Jugendlichen durch die Deutsche Arbeitsgemeinschaft für Jugendzahnpflege (http://www.daj.de) gesammelt.

Zur Sicherstellung einer wirksamen Prävention bedarf es einer **externen Qualitätssicherung** sowie eines **internen Qualitätsmanagements** der Präventionsanbietenden und -durchführenden. Dazu zählt beispielsweise der Vergleich zwischen mehreren Asthmatrainern hinsichtlich der Zufriedenheit der Kursteilnehmer und Teilnehmerinnen.

5.7 Fazit und Ausblick

Das Setting der werdenden oder jungen Familie stellt ein erhebliches Potenzial für die frühe Prävention dar. Dennoch wird dieser Ansatzpunkt in Deutschland derzeit kaum ausgeschöpft.

Diese Vernachlässigung ignoriert die erhebliche Nachfrage, die es dafür gibt, und berücksichtigt auch nicht, dass junge Eltern die vermittelten Kenntnisse und Fähigkeiten gut in eigenes Verhalten umsetzen (Bergmann & Bergmann, 2003). Außerdem werden der Lebensstil, das Gesundheitsverhalten, der Stoffwechsel und Allergien schon früh geprägt (Bergmann & Bergmann, 2007).

Manche der in diesem Kapitel genannten Aspekte der Prävention erscheinen trivial. Dennoch muss das gesicherte Wissen wirklich gekannt und die Fähigkeit zur Vermittlung dieses Wissens und der entsprechenden praktischen Umsetzung gelernt sein. Somit besteht ein Bedarf an ausgebildeten Personen, die Prävention und Gesundheitsförderung im Kindesalter vermitteln. Die von den Eltern am besten akzeptierten Berater sind **Kinderärzte, Kinderkrankenschwestern und Pfleger, Hebammen** und während der Schwangerschaft auch **Frauenärzte**. Mit einbezogen werden sollten auch **Erzieher, Betreuer**, sonstige **Pädagogen, Psychologen** und **Sozialarbeiter**. Hierfür sollten entsprechende Bildungsangebote bereitgestellt werden, die das Thema Prävention am besten bereits mit in die Ausbildung integrieren. Dies ist beispielsweise in der neuen Ausbildungsordnung für Ärzte/Ärztinnen explizit verankert.

Wichtig für Gesundheitsförderung und Prävention

Das Setting der werdenden oder jungen **Familie** stellt ein erhebliches Potenzial für die frühe Prävention dar. Dennoch wird dieser Ansatzpunkt in Deutschland derzeit kaum ausgeschöpft.

Erfreulicherweise haben die vielfältigen **Akteure im Public-Health-Bereich** die Bedeutung der Prävention allgemein erkannt. So steht die Gesundheitspolitik zunehmend hinter der Prävention, die Krankenkassen vermitteln, unterstützen und finanzieren entsprechende Angebote. Wünschenswert wäre dennoch die stärkere explizite Berücksichtigung der Prävention im Kindesalter. Als wünschenswert wurde auch erachtet, dass die **Kranken- und Rentenversicherungsträger** ein Dach für die Aus- und Weiterbildung auf dem Gebiet der Prävention und Gesundheitsförderung mit einem starken Schwerpunkt auf der Prävention bei Kindern etablieren. Damit könnte auch die Verantwortung für das Qualitätsmanagement und die Qualitätskontrolle übernommen werden.

Deutlich wird, dass es einen Bedarf an **wissenschaftlich gesicherten Erkenntnissen** über die Wirksamkeit der Maßnahmen gibt sowie über die Bedingungen, die mit dem Erfolg und Misserfolg entsprechender Maßnahmen in Beziehung stehen. Hierfür sind wissenschaftliche Anwendungsstudien (z.B. randomisierte Interventionsstudien) gefordert. Außerdem ist ein wissenschaftlich fundiertes, sowohl internes als auch externes Qualitätsmanagement entsprechender Einrichtungen und Anbieter erforderlich. Gegenwärtig bereits existierende Präventionskonzepte müssen weiter- und neu entwickelt werden. Diese Entwicklungen sollten insbesondere aktuelle Veränderungen in den Bedingungen, die zum Erfolg oder Misserfolg von Präventionsmaßnahmen beitragen, berücksichtigen.

Insbesondere die Identifikation von Präventionsbedarfen und die Zuführung zu bedarfsgerechter Prävention gerade bei schwer erreichbaren Personengruppen stellt eine Herausforderung dar.

Zusammenfassung

- Die primäre Prävention im Kindesalter lässt sich grob zwei Kategorien zuordnen: Einerseits soll jenen Gesundheitsproblemen, die früh im Kindesalter auftreten können, begegnet werden, noch bevor die ersten bzw. geringsten Krankheitssymptome auftreten, andererseits soll der Entstehung von Krankheiten, die sich erst später entwickeln, frühzeitig vorgebeugt werden.
- Die sekundäre Prävention im Kindes- und Jugendalter betrifft die frühzeitige Diagnose von somatischen und psychischen Gesundheitsproblemen, die Feststellung von entsprechenden Behandlungsbedarfen und die Planung und Durchführung entsprechender Maßnahmen.
- Die tertiäre Prävention im Kindesalter umfasst die vielfältigen rehabilitativen und kompensatorischen Maßnahmen, die z.B. von sozialpädiatrischen Zentren, Spezialkliniken oder Ambulanzen (Rehabilitationseinrichtungen) angeboten werden.
- Es besteht ein Bedarf an wissenschaftlich gesicherten Erkenntnissen über die Wirksamkeit der Maßnahmen sowie über die Bedingungen, die mit dem Erfolg und Misserfolg entsprechender Maßnahmen in Beziehung stehen.

Diskussionsanregung

- Welche Bedeutung hat das Kindesalter für die Gesundheitsdynamik im weiteren Lebensverlauf?
- Skizzieren Sie die wichtigsten Veränderungen im Gesundheits- und Krankheitsprofil der Kinderbevölkerung.
- Wie unterscheiden sich primäre, sekundäre und tertiäre Prävention im Kindesalter und welche Rolle spielt die Familie in diesem Kontext?
- Mithilfe welcher Maßnahmen lassen sich Angebote der Prävention und Gesundheitsförderung wissenschaftlich evaluieren und warum ist dies wichtig?

Literatur

Barkmann, C. & Schulte-Markwort, M. (2004). Prävalenz psychischer Auffälligkeiten bei Kindern und Jugendlichen in Deutschland – ein systematischer Literaturüberblick. *Psychiatrische Praxis, 31*, 1–10.

Ben-Shlomo, Y. & Kuh, D. (2002). A life course approach to chronic disease epidemiology: conceptual models, empirical challenges and interdisciplinary perspectives. *International Journal of Epidemiology, 31*, 285–293.

Bergmann, K.E. & Bergmann, R.L. (2003): *Health promotion and disease prevention in the family. Communicating knowledge, competence, and health behaviour.* Berlin, New York: De Gruyter.

Bergmann, K.E. & Bergmann, R.L. (2007) Prävention und Gesundheitsförderung im Kindesalter. In K. Hurrelmann, T. Klotz & J. Haisch (Hrsg.), *Lehrbuch Prävention und Gesundheitsförderung* (S. 55–62). Bern: Huber.

Berkmann, L.F. (1995). The role of social relations in health promotion. *Psychosomatic Medicine, 57*, 245–254.

Dragano, N. & Siegrist, J. (2006). Die Lebenslaufperspektive sozialer Ungleichheit: Konzepte und Forschungsergebnisse. In M. Richter & K. Hurrelmann (Hrsg.), *Gesundheitliche Ungleichheit: Grundlagen, Probleme, Perspektiven* (S. 199–220). Wiesbaden: VS Verlag für Sozialwissenschaften.

Hoepner-Stamos, F. (1999). *Chronische Erkrankungen im Jugendalter. Psychosoziale Folgen schwerer und leichter Beeinträchtigungen.* Weinheim: Juventa.

Herth, A. (2008). Familiale Einflussfaktoren auf die Kinder- und Jugendgesundheit und Konsequenzen für die Praxis. In T. Bals, A. Hanses & W. Melzer (Hrsg.), *Gesundheitsförderung in pädagogischen Settings. Ein Überblick über Präventionsansätze in zielgruppenorientierten Lebenswelten* (S. 29–50). Weinheim: Juventa.

Høst, A., Halken, S., Muraro, A., Dreborg, S., Niggemann, B., Aalberse, R. et al. (2008). Dietary prevention of allergic diseases in infants & small children. *Pediatric Allergy & Immunology, 19*, 1–4.

Hurrelmann, K. & Bauer, U. (2015). *Einführung in die Sozialisationstheorie* (11. Aufl.). Weinheim: Beltz.

Hurrelmann, K. (2010). *Gesundheitssoziologie* (7. Aufl.). Weinheim: Juventa.

Kamtsiuris, P., Atzpodien, K., Ellert, U., Schlack, R. & Schlaud, M. (2007). Prävalenz von somatischen Erkrankungen bei Kindern und Jugendlichen in Deutschland. *Bundesgesundheitsblatt Gesundheitsforschung Gesundheitsschutz, 50*, 686–700.

Kolip, P. & Lademann, J. (2016). Familie und Gesundheit. In K. Hurrelmann, U. Laaser & O. Razum (Hrsg.), *Handbuch Gesundheitswissenschaften* (6. Aufl., S. 517–540). Weinheim: Beltz Juventa.

Kurth, B.M. & Schaffrath Rosario, A. (2007). The prevalence of overweight and obese children and adolescents living in Germany. Results from the German Health Interview and Examination Survey for Children and Adolescents (KiGGS). *Bundesgesundheitsblatt Gesundheitsforschung Gesundheitsschutz, 50*, 736–743.

Lob-Corzlius, T. & Petermann, F. (1997). *Asthmaschulungen – Wirksamkeit bei Kindern und Jugendlichen.* Weinheim: Beltz, Psychologie Verlags Union.

Oerter, R. & Montada, L. (Hrsg.). (2008). *Entwicklungspsychologie* (6. Aufl.) Weinheim: Beltz Psychologie Verlags Union.

Palfrey, J.S., Tonniges, T.F., Green, M. & Richmond, J. (2005). Introduction: Adressing the millenial morbidity – the context of community pediatrics. *Pedatrics, 115*, 1121–1123.

Petermann, F. (Hrsg.). (2013). *Lehrbuch der klinischen Kinderpsychologie* (7. Aufl.). Göttingen: Hogrefe.

Ravens-Sieberer, U. & Wille, N. (2008). Die Bedeutung familiärer, sozialer und personaler Schutzfaktoren für das Wohlbefinden von Kindern und Jugendlichen. In T. Bals, A. Hanses & W. Melzer (Hrsg.), *Gesundheitsförderung in pädagogischen Settings. Ein Überblick über Präventionsansätze in zielgruppenorientierten Lebenswelten* (S. 51–63). Weinheim: Juventa.

Ravens-Sieberer U., Wille N., Erhart M., Bettge S., Wittchen H.U., Rothenberger A. et al. (2008). Prevalence of mental health problems among children and adolescents in Germany: results of the BELLA study within the National Health Interview and Examination Survey. *European Child und Adolescent Psychiatry, 17*, 22–33.

Robert Koch-Institut (RKI) & Bundeszentrale für gesundheitliche Aufklärung (BZgA) (Hrsg.). (2008). Gesundheit und Inanspruchnahme des Gesundheitssystems. In RKI & BZgA (Hrsg.), *Erkennen – Bewerten – Handeln: Zur Gesundheit von Kindern und Jugendlichen in Deutschland* (S. 127–133). Berlin: RKI. Verfügbar unter: https://www.rki.de/DE/Con

tent/Gesundheitsmonitoring/Studien/Kiggs/Basis erhebung/GPA_Daten/Frueherkennung.pdf?__blob =publicationFile. Zugriff am 20. Januar 2018.

Schnell, G. (2001). Kostenanalyse. In K.W. Lauterbach & M. Schrappe (Hrsg.), *Gesundheitsökonomie, Qualitätsmanagement und Evidence-based Medicine*. Stuttgart: Schattauer.

Schöffski, O. & von der Schulenburg, J.M. (2012). *Gesundheitsökonomische Evaluationen* (4. Aufl.). Berlin, Heidelberg, New York: Springer.

Staab, D., Diepgen, T.L., Fartasch, M., Kupfer, J., Lob-Corzilius, T., Ring, J. et al. (2006). Age related, structured educational programmes for the management of atopic dermatitis in children and adolescents: multicentre, randomised controlled trial. *BMJ, 332*, 933–938.

Warschburger, P. (2000). *Chronisch kranke Kinder und Jugendliche*. Stuttgart: Kohlhammer.

Wustmann, C. (2008). Gesundheitsförderung im Setting Kindertageseinrichtungen. In T. Bals, A. Hanses & W. Melzer (Hrsg.), *Gesundheitsförderung in pädagogischen Settings. Ein Überblick über Präventionsansätze in zielgruppenorientierten Lebenswelten* (S. 183–193). Weinheim: Juventa.

6 Prävention und Gesundheitsförderung im Jugendalter

Martin Pinquart und Rainer K. Silbereisen

Überblick

- Veränderungen des Gesundheitsverhaltens im Jugendalter und zugrunde liegende Faktoren
- personenbezogene und kontextbezogene Einflüsse auf das Gesundheitsverhalten Jugendlicher
- Prävention und Gesundheitsförderung im Jugendalter

Gesundheitsverhalten umfasst sowohl **gesundheitsförderliche Verhaltensweisen** wie ausreichende Bewegung, gesunde Ernährung, Zahnhygiene, Verhütungsmittelgebrauch, Tragen eines Sturzhelms beim Fahrradfahren als auch gesundheitsgefährdende Verhaltensweisen wie Alkohol- und Nikotinkonsum. Viele **gesundheitsgefährdende Verhaltensweisen** sind miteinander korreliert, das heißt, wer raucht, konsumiert z. B. auch mit größerer Wahrscheinlichkeit Alkohol und zeigt eher Verhaltensweisen, die andere Menschen oder sich selbst schädigen können, wie z. B. riskantes sexuelles Verhalten (Hale u. Viner, 2016).

Wichtig für Gesundheitsförderung und Prävention

Im **Jugendalter** entstehen einige gesundheitsgefährdende Verhaltensweisen (z. B. Alkoholkonsum, Rauchen, Drogenkonsum), und Verhaltensweisen der Jugendlichen sind die wichtigsten Ursachen für Todesfälle in diesem Altersabschnitt (z. B. Unfälle, Suizid). Damit ist das Jugendalter ein wichtiges Zeitfenster für Präventionsmaßnahmen.

Die Gestaltung solcher Maßnahmen erfordert, die Entstehungsbedingungen und Verläufe gesundheitlicher Verhaltensweisen zu verstehen. Am Anfang unseres Beitrags stehen Verläufe gesundheitsbezogener Verhaltensweisen, gefolgt von dabei wirkenden Risiko- und Schutzfaktoren sowie einer Übersicht zur Wirksamkeit von Prävention und Gesundheitsförderung.

6.1 Verlaufsformen des Gesundheitsverhaltens im Jugendalter

Die meisten gesundheitsbezogenen Verhaltensweisen zeigen **systematische Veränderungen im Kindes- und Jugendalter**. Auswertungen des deutschen Kinder- und Jugendgesundheitssurveys belegen, dass viele gesundheitsförderliche Verhaltensweisen im Jugendalter seltener als in der mittleren Kindheit auftreten, wie das Tragen eines Helms beim Fahrradfahren, ausreichende körperliche Bewegung, gesunde Ernährung und mindestens zweimal täglich die Zähne zu putzen. Einige gesundheitsgefährdende Verhaltensweisen treten zumeist erstmals im Jugendalter auf, wie Alkohol- und Nikotinkonsum sowie der Konsum illegaler Drogen (Abbildung 6-1).

Neben bereichsspezifischen **mittleren Verlaufsformen** gibt es bedeutsame interindividuelle Unterschiede: Studien zum antisozialen Verhalten (Odgers et al., 2008) und Rauschtrinken (Tucker et al., 2003) identifizierten **verschiedene Entwicklungspfade**: Neben Personen, die eine Zunahme riskanten Gesundheitsverhaltens über das Jugendalter hinweg zeigten (z. T. gefolgt von einer Abnahme im jungen Erwachsenenalter), gab es eine Gruppe, die schon in der Kindheit viel antisoziales Verhalten bzw. im frühen Jugendalter bereits häufiges Rauschtrinken zeigte und ein relativ hohes Niveau bis in das frühe Erwachsenenalter beibehielt. Zudem wies auch eine Teilgruppe persistent niedrige Ausprägungen dieser Verhaltensweisen auf. Schließlich gab es zudem noch Jugendliche, bei denen antisoziales Verhalten in der mittleren Kindheit hoch ausgeprägt war, danach jedoch bis zum späten Jugendalter abnahm. Unterschiedliche Entwicklungspfade positiven Gesundheitsverhaltens im Jugendalter wurden noch nicht systematisch untersucht.

6.1.1 Gründe für Veränderungen des Gesundheitsverhaltens im Jugendalter

Da sich im Jugendalter fast alle gesundheitsbezogenen Verhaltensweisen deutlich verändern, liegt es nahe, nach entwicklungsbezogenen Einflüssen auf das Verhalten zu suchen. Hierbei gibt es drei Erklärungsansätze.

Erstens wird ein Anstieg von gesundheitlich riskanten Verhaltensweisen im Jugendalter damit erklärt, dass durch **neurobiologische Veränderungen im Gehirn** die Erregungssuche zum Beginn der Pubertät deutlich ansteigt. Jugendliche

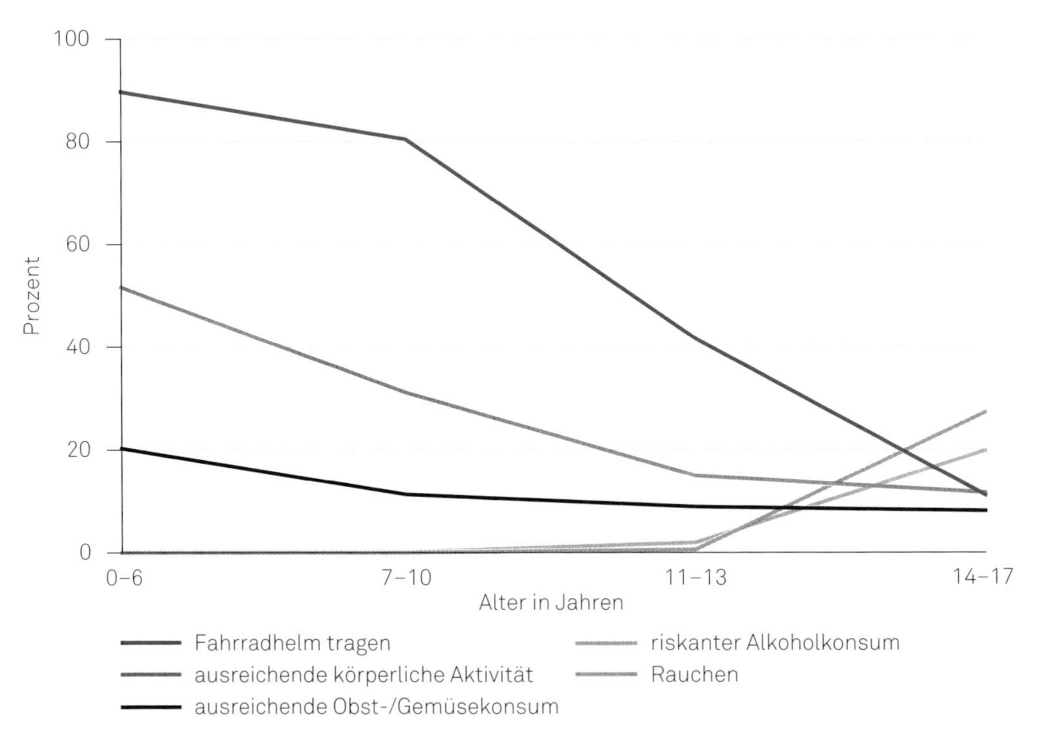

Abbildung 6-1: Altersunterschiede in gesundheitsbezogenen Verhaltensweisen (Kinder- und Jugendgesundheitssurvey; nach Borrmann & Mensink, 2015; Gutsche et al., 2010; Lampert & Kuntz, 2014; Manz et al., 2014). Das Tragen eines Fahrradhelms wurde erst ab dem vollendeten 3. Lebensjahr erfasst.

reagieren dadurch stärker als Kinder auf erregende Stimuli, wie zum Beispiel auf Gelegenheiten für riskantes Verhalten. Die selbstregulatorischen Kompetenzen, die riskantes Verhalten begrenzen, nehmen dagegen erst allmählich im Jugendalter zu. Folglich können Jugendliche anfangs noch schlecht Gruppendruck widerstehen, vor allem dann, wenn das Zusammensein mit Gleichaltrigen starke positive Emotionen auslöst und sie mit sozialen Modellen für riskantes Verhalten (der Peers oder in den Medien) konfrontiert werden. Zudem gibt es im Jugendalter mehr Gelegenheiten für riskantes Verhalten, wie etwa mit Gleichaltrigen verbrachte Zeit, die nicht von Erwachsenen supervidiert wird. Gründe für riskantes Verhalten Jugendlicher liegen also nicht darin, dass diese mögliche Risiken von Verhaltensweisen besonders schlecht abschätzen können (im Sinne kognitiver Defizite), sondern im **Einfluss emotionaler und sozialer Faktoren** auf die Entscheidung (Shulman et al., 2016).

Ein zweiter Erklärungsversuch betont Altersunterschiede in der **Repräsentation riskanter Situationen**. Im Jugendalter entsteht ein abwägender, „hyperrationaler" Entscheidungsstil, mit dem man jene Alternative wählt, bei der das Produkt aus Nutzen und Eintrittswahrscheinlichkeit am höchsten ist. Sehr seltene negative Konsequenzen riskanten Verhaltens (etwa aufgrund eines einmaligen ungeschützten Geschlechtsverkehrs an AIDS zu versterben) haben wenig Einfluss auf die Entscheidung, wenn diesen hochwahrscheinliche positive Konsequenzen gegenüber stehen. Im Erwachsenenalter werde dagegen eher kategorial (im Sinne von: Gibt es ein mögliches Risiko?) und risikovermeidend entschieden, auch wenn gravierende negative Konsequenzen wenig wahrscheinlich sind (Reyna et al., 2015).

Drittens werden von Jugendlichen einige riskante gesundheitsbezogene Verhaltensweisen genutzt, um die Lösung von **Entwicklungsaufgaben** voranzutreiben. Der Begriff „Entwicklungsaufgaben" beschreibt hierbei Schritte auf dem Weg zum Erwachsenwerden, wie das Erreichen zunehmender **Unabhängigkeit** von den Eltern, der Aufbau von **Peer- und Partnerschaftsbeziehungen** und die **Identitätsentwicklung** (Hurrelmann & Quenzel, 2012).

Wichtig für Gesundheitsförderung und Prävention

Gesundheitsbezogene Verhaltensweisen werden von Jugendlichen häufig als Mittel zur Bewältigung ihrer Entwicklungsaufgaben genutzt (zur Übersicht: Pinquart & Silbereisen, 2002).

So vergrößern z. B. Jugendliche mit einem höheren **legalen Substanzkonsum** ihren Freundeskreis stärker als andere Gleichaltrige, sie gewinnen stärker an **Ansehen bei den Peers**, verstärken ihr **Zugehörigkeitsgefühl** zur Gruppe der Gleichaltrigen und haben mit größerer Wahrscheinlichkeit im Folgejahr eine Partnerschaft aufgebaut. Auch andere gesundheitsbezogene Verhaltensweisen – wie Sport zu treiben, Diät zu halten (vor allem von weiblichen Jugendlichen) oder riskantes Verhalten im Straßenverkehr (bei männlichen Jugendlichen) – dienen als Mittel, um Anerkennung bei Gleichaltrigen zu finden. Jugendliche nutzen zudem gesundheitsbezogene Verhaltensweisen, die durch die Eltern missbilligt werden oder verboten sind, als Mittel, um sich von den Eltern zu distanzieren und Autonomie zu gewinnen. Zum Jugendalter als Zeit des **Sich-Ausprobierens** gehört das Experimentieren mit legalen und illegalen Substanzen: Viele Jugendliche nennen z. B. als Konsummotiv, etwas Neues zu erleben und Selbsterfahrung zu machen. Riskantes Gesundheitsverhalten – wie riskantes Fahrverhalten oder das Ausüben von Extremsportarten – kann dazu beitragen, Grenzen auszutesten, Selbstbestätigung zu erhalten oder Einzigartigkeit zu demonstrieren. Riskantes gesundheitsbezogenes Verhalten wird ebenso zur Auseinandersetzung mit der **männlichen und weiblichen Geschlechtsrolle** genutzt (etwa von männlichen Jugendlichen, um Mut und Stärke zu demonstrieren). Gesundheitliche Folgen (wie Unwohlsein, Kopfschmerz nach übermäßigem Alkoholkonsum) sind hier meist vorübergehender Natur. Allerdings tragen einige riskante gesundheitsbezogene Verhaltensweisen im Jugendalter auch zu gesundheitlichen Problemen im Erwachsenenalter bei; man denke etwa an Folgen von sexuell übertragbaren Erkrankungen wie der HIV-Infektion.

Einige risikobehaftete gesundheitsbezogene Verhaltensweisen – wie der Konsum von Alkohol und Nikotin und die frühe Aufnahme sexueller Aktivitäten – können als Versuch verstanden werden, die Privilegien des Erwachsenenalters einzufordern, die den Jugendlichen von der Gesellschaft aufgrund ihres Alters noch nicht gewährt werden oder die aufgrund mangelnder Kompetenzen nicht auf weniger riskanten Wegen erreicht werden können. Hier nimmt das riskante Verhalten im jungen Erwachsenenalter wieder ab, wenn die Entwicklungsaufgaben der Jugend bewältigt wurden und wenn die Anforderungen des Erwachsenenalters nur noch schlecht mit dem bisherigen Verhalten vereinbar sind (etwa Einschränkung des Alkoholkonsums im Zusammenhang mit der Elternschaft und Berufstätigkeit).

Kompetenzdefizite – wie etwa Probleme bei der Impulskontrolle und eine hohe Bereitschaft zu aggressivem Verhalten – reichen bei manchen Jugendlichen schon bis in die frühe Kindheit zurück (Caspi, 2000). Mit den steigenden Entwicklungsanforderungen im Jugendalter führen die Kompetenzdefizite zu zunehmenden Misserfolgserlebnissen.

Wichtig für Gesundheitsförderung und Prävention

Riskantere gesundheitsbezogene Verhaltensweisen – wie der Konsum harter Drogen, körperliche Gewalt gegen andere Menschen oder S-Bahn-Surfen – werden dagegen nur von wenigen Jugendlichen gezeigt, denen vermutlich die Ressourcen zu einer altersnormativen Bewältigung ihrer Entwicklungsaufgaben fehlen und die somit Misserfolge bei der Bewältigung dieser Aufgaben haben (vgl. die Problemverhaltenstheorie; Jessor, Turbin & Costa, 1998).

6.2 Einflussfaktoren auf interindividuelle Unterschiede im Gesundheitsverhalten

Wie schon in Bezug auf unterschiedliche Entwicklungsverläufe angedeutet, gibt es ein beträchtliches Ausmaß interindividueller Unterschiede im Gesundheitsverhalten. Obwohl z. B. fast alle Jugendlichen erste Erfahrungen mit Alkohol machen, kommt es nur bei einem Teil zum Missbrauch. Diese Unterschiede werden über Risiko- und Schutzfaktoren erklärt (Jessor et al., 1998). Da gesundheitsgefährdende Verhaltensweisen oftmals gemeinsam auftreten, liegt es auf der Hand, dass viele Einflussfaktoren ebenso bereichsübergreifend wirken. Allerdings nimmt im Verlaufe des Jugendalters die Höhe des Zusammenhangs gesundheitsbezogener Verhaltensweisen ab (z. B. Hale u. Viner, 2016). Dies spricht dafür, dass zunehmend für eine Verhaltensweise spezifische Risiko- und Schutzfaktoren zur Wirkung kommen (wie etwa, ob der romantische Partner ein bestimmtes gesundheitsbezogenes Verhalten zeigt).

6.2.1 Personale Bedingungen

Erstens spielen **soziodemografische Merkmale** eine Rolle (vgl. Hale & Viner, 2016; Kunz & Lampert, 2013). Weibliche Jugendliche zeigen im Mittel günstigeres Gesundheitsverhalten als männliche Gleichaltrige, etwa bei gesunder Ernährung und Verzicht auf regelmäßigen Alkoholkonsum. Ein höherer Sozialstatus und ein Besuch der gymnasialen Oberstufe gehen ebenso mit besserem Gesundheitsverhalten einher. Jugendliche mit Migrationshintergrund zeigen zum Teil mehr gesundheitsförderliches Verhalten als ihre Peers. Dies gilt aber nicht für antisoziales Verhalten, das bei männlichen Jugendlichen mit Migrationshintergrund gehäuft auftritt.

Zweitens sind **Einstellungen zu gesundheitsbezogenen Verhaltensweisen** (Erwartungen über damit verbundene Konsequenzen), die Meinung, dass diese Verhaltensweisen weit verbreitet (normativ) sind, und das Vertrauen in die eigenen entsprechenden Fähigkeiten wichtige Prädiktoren des Verhaltens, da sie nahe am Verhalten ansetzen. So erklären diese soziokognitiven Faktoren ein Drittel der Varianz der körperlichen Aktivität Jugendlicher auf (Plotnikoff et al., 2013). Hierbei sind für die Jugendlichen die unmittelbaren Konsequenzen meist wichtiger als die längerfristigen Gesundheitsfolgen.

Drittens spielen **allgemeine Persönlichkeitsfaktoren** eine Rolle. Probleme der Selbststeuerung während der Kindheit (Aufmerksamkeitsstörungen, mangelnde Impulskontrolle, eine Neigung zu aggressivem Verhalten) begünstigen riskantes Gesundheitsverhalten im Jugendalter (Caspi, 2000). Wer bereits in der Kindheit Probleme mit der **Selbstkontrolle** hatte, wird sich z. B. schwer tun, einen verantwortungsvollen Umgang mit Alkohol zu lernen und Gefahrensituationen aus dem Weg zu gehen. Zudem fehlen diesen Jugendlichen oft auch weitere **Ressourcen für die Bewältigung ihrer täglichen Aufgaben** (wie etwa soziale Kompetenz und Problemlösefähigkeiten). Allerdings ist auch ein zu hohes Maß von Selbstkontrolle nicht immer günstig für die Entwicklung. Zwar vermeiden stark gehemmte und ängstliche Kinder im Jugendalter riskante Verhaltensweisen, sie haben jedoch erhöhte Probleme beim Aufbau sozialer Kontakte (Caspi, 2000). Ein hoher **Selbstwert** und hohe **Selbstwirksamkeitserwartungen** gehen dagegen mit positivem Gesundheitsverhalten einher (Craggs et al., 2011).

Viertens variiert das Ausmaß des Problemverhaltens in Abhängigkeit vom **Zeitpunkt der Pubertät**. Jugendliche, die früh in die Pubertät kommen, machen früher und auch vorübergehend mehr Erfahrungen mit Alkohol und Drogen; sie werden früher sexuell aktiv und haben ein erhöhtes Risiko, schon im Jugendalter Eltern zu werden. Dies wird unter anderem damit erklärt, dass sie durch ihr reifer wirkendes Aussehen eher Umgang mit älteren Jugendlichen haben und deren Verhaltensweisen übernehmen, etwa um eigene Irritationen wegen der körperlichen Entwicklung zu überwinden (Weichold & Silbereisen, 2008).

Wichtig für Gesundheitsförderung und Prävention

Die meisten Unterschiede zwischen früh Pubertierenden und anderen Jugendlichen verschwinden später wieder, wenn die anderen Jugendlichen aufholen, wobei allerdings Spätfolgen im Erwachsenenalter bekannt sind, etwa im Zusammenhang mit früher Elternschaft (Weichold & Silbereisen, 2008). Selbstkontrollprobleme in Kindheit und Jugend beeinflussen dagegen mit großer Wahrscheinlichkeit auch das Gesundheitsverhalten im Erwachsenenalter (Caspi, 2000).

6.2.2 Kontextfaktoren

Bedingungen der Familie, Schule, Peergruppe, Nachbarschaft und Gesellschaft beeinflussen ebenso das Gesundheitsverhalten Jugendlicher.

Das Modell des **elterlichen Verhaltens**, elterliche Vorgaben und Kontrolle sowie das allgemeine familiäre Klima haben Einfluss auf das Gesundheitsverhalten der Jugendlichen. So sagt positives Gesundheitsverhalten der Eltern gleichgerichtetes Verhalten der Jugendlichen vorher (Jessor et al., 1998). Wenn die Kommunikation zwischen Eltern und ihren Kindern schlecht ist und wenn Eltern kaum über das Verhalten ihrer Kinder informiert sind, zeigen Jugendliche besonders viel riskantes Gesundheitsverhalten (z. B. Hale u. Viner, 2016).

Das Gesundheitsverhalten und diesbezügliche Normen der **Freunde oder Peergruppe** sind ebenfalls eng mit dem Gesundheitsverhalten der Jugendlichen verbunden, wie etwa dem Substanzkonsum, Ernährungsgewohnheiten, Sporttreiben und Verhütungsmittelgebrauch (Jessor et al., 1998; Plotnikoff et al., 2013). Hinter diesem Zusammenhang verbirgt sich aber teilweise ein Selektionseffekt, da Jugendliche gezielt solche Peers suchen, die ihre schon etablierten Gewohnheiten teilen.

Durch die Lehrer **Unterstützung** zu erfahren, die Teilnahme an **organisierten schulischen Freizeitaktivitäten** und eine **hohe Verbundenheit mit der Schule** gehen mit positiverem Gesundheitsverhalten einher (Jessor et al., 1998).

Bedingungen im breiteren sozialen Umfeld, wie der **Nachbarschaft**, sollen hier nur kurz erwähnt werden, etwa die **Zugänglichkeit** von Substanzen, gesunden/ungesunden Nahrungsmitteln und Verhütungsmitteln, die öffentliche Sensibilisierung für Folgen von Risikoverhalten und das Ausmaß **sozialer Kontrolle** in der Nachbarschaft, das riskantem gesundheitsbezogenem Verhalten entgegenwirkt.

Internationale Vergleichsstudien zeigen zudem, dass in Staaten mit geringerem **gesellschaftlichem Wohlstand** mehr riskante gesundheitsbezogene Verhaltensweisen auftreten – wie Nikotinkonsum und riskantes Sexualverhalten – und die Mortalität Jugendlicher erhöht ist. Ähnliche Befunde gibt es in Bezug auf Einkommensungleichheit (Viner et al., 2012).

Für einige der genannten Faktoren ist bekannt, dass sich ihr Einfluss im Laufe des Jugendalters verändert. Die Metaanalyse von Allen und Kollegen (Allen et al., 2003) zeigte in diesem Altersbereich eine Zunahme des **Einflusses der Gleichaltrigen** auf den Substanzkonsum. Im Laufe des Jugendalters stieg ebenso der elterliche Einfluss auf den Konsum der meisten Substanzen leicht an, abgesehen von harten Drogen. Im Erwachsenenalter, wenn weniger Zeit mit Eltern und Peers verbracht wird, sinken diese Einflüsse allerdings wahrscheinlich wieder ab.

6.3 Ansätze zur Prävention und Gesundheitsförderung

Die meisten der bisher vorliegenden gesundheitsbezogenen Präventionsprogramme für Jugendliche sind auf eine Form von **Risikoverhalten** ausgerichtet wie etwa auf Substanzkonsum, riskantes Sexualverhalten oder die Prävention von Gewalt oder depressiven Symptomen. Tabelle 6-1 fasst die Ergebnisse von Metaanalysen zu Präventionseffekten im Jugendalter zusammen. Universelle Präventionsprogramme haben im Mittel nur sehr kleine Effekte, bei selektiven und indizierten Programmen werden meist **kleine Effektstärken** gefunden. Lediglich bei schulbasierten Programmen zur Prävention von Adipositas gab es im Mittel keinen statistisch signifikanten Effekt auf das Körpergewicht der teilnehmenden Jugendlichen, während sich bei Kindern ein solcher Effekt nachweisen ließ (Sobol-Goldberg et al., 2013).

Universelle Präventionsprogramme sind im Mittel weniger erfolgreich als selektive oder indizierte Präventionsmaßnahmen. Ursachen dafür liegen unter anderem in der oft einseitigen Ausrichtung universeller Programme auf die wenig effektive Wissensvermittlung, im verengten Fokus auf einen einzelnen Risiko- oder Schutzfaktor, dem Ansetzen an verhaltensfernen distalen Bedingungen statt an den näher mit dem Verhalten verbundenen Kompetenzen und Einstellungen sowie in der Tatsache, dass Primärprävention bei jenen Teilnehmern keine Veränderung bewirken kann, die sowieso nicht das problematische Verhalten gezeigt hätten.

Welche Präventionsmaßnahmen erfolgreich sind, variiert zum Teil mit dem Lebensalter und altersspezifischen Risiko- und Schutzfaktoren.

Tabelle 6-1: Ergebnisse von Metaanalysen zu Präventionseffekten auf Jugendliche.

Autoren	Art der Prävention	Zielvariable	Alter/Klasse	Effektstärke
Ahlen et al., 2015	universell	Angstsymptome	M = 12,77 Jahre	d = –.11
Beelmann & Lösel, 2006	universell, selektiv, indiziert; Kompetenztraining	antisoziales Verhalten	12+ Jahre	d = –.61 (Posttest) d = –.78 (Follow-up)
Beelman et al., 2014	universell, selektiv, indiziert, Gesundheitsförderung, deutschsprachiger Raum	Verhaltensprobleme u. a.	13–18 Jahre	d = –.22
Bühler, 2016	universell, Lebenskompetenztrainings, deutschsprachiger Raum	Alkoholkonsum	Sekundarstufe	RR = .44
		Nikotinkonsum		RR = .78
Johnson et al., 2011	universell, selektiv	Kondomgebrauch	11+ Jahre	d = .14
		sexuell übertragbare Erkrankungen		d = –.33
Onrust et al., 2016	universell, schulbasiert	Nikotinkonsum	6.–12. Klasse	d = –.09 bis –.15
		Alkoholkonsum		d = .01 (n.s.) bis –.22
		Drogenkonsum		d = –.06 (n.s.) bis –.14
	selektiv, schulbasiert	Nikotinkonsum		d = –.12 bis –.35
		Alkoholkonsum		d = –.10 bis –.32
		Drogenkonsum		d = –.08 bis –.21
Sobol-Goldberg et al., 2013	universell, schulbasiert	BMI (Adipositasprävention)	Teenager	d = –.04 (n.s.)
Stice et al., 2009	universell, selektiv	Depression	13,5+ Jahre	d = –.23

Negative d-Werte zeigen eine stärkere Abnahme der Symptome bzw. Verhaltensweisen bei Programmteilnehmern im Vergleich zur Kontrollgruppe, die nicht teilnahm (gemessen in Standardabweichungseinheiten). Ein Risk Ratio (RR) < 1 bedeutet ein reduziertes Risiko für Substanzkonsum bei Programmteilnehmern im Vergleich zur Kontrollgruppe. BMI = Body-Mass-Index; M = Mittelwert; n.s. = nicht significant

So zeigt die Metaanalyse zur Prävention von Substanzkonsum von Onrust und Kollegen (Onrust et al., 2016), dass Interventionen zur Förderung von **Selbstkontrollfähigkeiten** und **Problemlösefähigkeiten** (zwei sogenannte Lebenskompetenzen) vor allem in der späten Kindheit und im frühen Jugendalter überdurchschnittliche Effekte erzielten, wenn diese Fähigkeiten noch wenig entwickelt sind. Das Training der Fähigkeit, Gruppendruck zu widerstehen, ging im frühen Jugendalter z. T. sogar mit reduzierten Programmeffekten einher, im späten Jugendalter jedoch mit erhöhten Effekten. **Standfestigkeitstrainings** widersprechen im frühen Jugendalter dem hohen Bedürfnis nach Anerkennung durch Gleichaltrige und wirken deshalb noch nicht. Maßnahmen, die überhöhte Erwartungen über die Verbreitung des Rauchens unter Gleichaltrigen korrigieren und die gesündere Alternativen zum Substanzkonsum thematisieren, funktionierten dagegen im frühen Jugendalter. Nur im späten Jugendalter hatten jene Programme überdurchschnittliche Effekte, die ungünstige **Auswirkungen** des Substanzkonsums **auf persönliche Ziele** thematisierten, vermutlich weil in diesem Alter längerfristige Ziele etwa in Bezug auf Studium und Beruf wichtiger werden.

Häufig wird betont, dass Maßnahmen **möglichst früh einsetzen** sollen, bevor sich z. B. gesundheitsriskante Verhaltensweisen herausgebildet und verfestigt haben. So fand eine Metaanalyse von Beelmann und Kollegen (Beelmann et al., 2014) zur Prävention und Gesundheitsförderung im deutschsprachigen Raum etwas größere Effekte im Altersbereich von 0 bis 6 Jahren ($d = .33$) als bei 13- bis 18-Jährigen ($d = .22$). Wenn problematische Verhaltensweisen allerdings erst massiv im Jugendalter auftreten, dann liegt ein günstiger Zeitpunkt der Präventionsmaßnahmen beim Übergang zum Jugendalter und in der (frühen) Jugend. So wurden z. B. höhere Effekte der Prävention von Depression bei Jugendlichen als bei Kindern gefunden (Stice et al., 2009). Ebenso sind stärker kognitiv ausgerichtete Interventionen bei Jugendlichen erfolgreicher als bei Kindern, weil Letzteren noch die notwendigen Fähigkeiten zum abstrakten Denken fehlen (McCart et al., 2006). Dagegen sind Elterntrainings im Mittel effektiver zur Veränderung des Verhaltens von Kindern als von Jugendlichen, unter anderem weil die mit den Eltern verbrachte Zeit im Jugendalter abnimmt und der Einfluss Gleichaltriger an Bedeutung gewinnt (McCart et al., 2006).

Angesichts der Tatsache, dass inzwischen mehr als 90 % der deutschen Jugendlichen über Smartphones mit Internetzugang verfügen, gewinnt diese Technologie in der Prävention und Gesundheitsförderung an Bedeutung. Solche Maßnahmen sind niedrigschwellig, da sie völlig anonym durchgeführt werden und jeden erreichen können, der über ein Smartphone verfügt. Eine Metaanalyse von Mason und Kollegen (Mason et al., 2015) zu Effekten von **per SMS versendeten Textnachrichten** auf den Substanzkonsum von Jugendlichen und jungen Erwachsenen fand im Mittel kleine positive Effekte auf den Konsum ($d = .25$), wobei eine deutliche Dosis-Wirkungs-Beziehung zwischen der Zahl der Texte und der Verhaltensänderung bestand ($r = .63$).

Aus den Bedingungen und Entwicklungspfaden von gesundheitlichen Verhaltensweisen

Wichtig für Gesundheitsförderung und Prävention

Überdurchschnittlich effektive Interventionen richteten sich an Jugendliche mit Risikofaktoren oder bereits vorhandenen Symptomen (selektive und indizierte Prävention); sie sind theoretisch gut begründet, erfordern eine aktive Mitwirkung der Teilnehmer, ermöglichen somit ein interaktives Lernen (etwa über Rollenspiele und Kleingruppenarbeit) und kombinieren verschiedene Interventionsstrategien. Zudem sind länger dauernde Programme im Mittel etwas wirksamer als kurze Interventionen (z. B. Beelmann u. Lösel, 2006).

im Jugendalter und aus der Forschung zur Wirksamkeit von Präventionsmaßnahmen im Jugendalter lassen sich fünf **Schlussfolgerungen** für die Gesundheitsförderung ableiten:

1. Aufgrund der unterschiedlichen Entwicklungspfade sind **differenzielle Maßnahmen zur Gesundheitsförderung** notwendig: Universelle Prävention mit dem Ziel des Hinauszögerns altersunangemessener gesundheitsbezogener Verhaltensweisen und der Verhinderung riskanter Verhaltensweisen (wie Fahren bei Trunkenheit) sind für jene Jugendlichen sinnvoll, die vergleichsweise wenig Risikofaktoren aufweisen. Für Jugendliche, die bereits in der Kindheit auffällig wurden und die deutliche Defizite in der Verhaltensregulation zeigen, sind universelle Präventionsmaßnahmen zu wenig. Hier sind therapeutische Maßnahmen notwendig, die möglichst schon im Vorschul- oder Grundschulalter einsetzen sollten und im Jugendalter mit selektivpräventiven Maßnahmen für auffällige Jugendliche zu koppeln sind.
2. Da verschiedene Problemverhaltensweisen häufig gemeinsam auftreten und es **geteilte Risiko- und Schutzfaktoren** gibt, sind besonders solche Maßnahmen nützlich, die zugleich die Veränderung verschiedenartiger gesundheitsbezogener Verhaltensweisen anstreben.
3. Weil aus Sicht der Jugendlichen die längerfristigen gesundheitlichen Konsequenzen ihres Verhaltens sekundär gegenüber den unmittelbaren Konsequenzen für die Bewältigung ihrer Entwicklungsaufgaben sind, hat eine **ausschließliche Wissensvermittlung** über gesundheitliche (Spät-)Folgen des Risikoverhaltens wenig Aussicht auf Erfolg (Onrust et al., 2016).
4. Da gesundheitsbezogenes Verhalten eng mit der Bewältigung der Entwicklungsaufgaben der Jugendlichen verbunden ist und ein diesbezügliches Kompetenzdefizit riskantes Verhalten fördert, sind ressourcenerhöhende Maßnahmen zu empfehlen, welche die **Fähigkeit zur Bewältigung von Entwicklungsaufgaben fördern** bzw. allgemein günstige Bedingungen für die Förderung der Entwicklung Jugendlicher liefern. Hierbei sollten gezielt Selbstregulationsfähigkeiten gefördert werden, die bei riskanten Verhaltensweisen Jugendlicher eine große Rolle spielen (Onrust et al., 2016; Shulman et al., 2016).
5. Wegen der Vielzahl der Einflussfaktoren auf das Gesundheitsverhalten sind **multimodale Interventionen** sinnvoll, die verschiedene Einflussfaktoren und Kontexte (etwa Familie, Schule, Kommune) einbeziehen und interdisziplinär vorgehen (z. B. Mitwirkung von Lehrern, Sozialarbeitern, Ärzten, Psychologen, Kommunalpolitikern). So lässt sich z. B. die Förderung allgemeiner Lebenskompetenzen mit der Förderung von Widerstandsfähigkeiten gegen das Angebot von Alkohol oder illegalen Drogen durch Peers, der Vermittlung von Wissen über die tatsächliche Verbreitung des Substanzkonsums unter Gleichaltrigen und der Bereitstellung von konstruktiven Möglichkeiten zur Freizeitgestaltung verbinden (Weichold u. Silbereisen, 2014). Die Auswahl von Strategien muss hierbei aber an das Alter der Teilnehmer angepasst werden.

6.4 Fazit und Ausblick

Angesichts der bei einzelnen riskanten Verhaltensweisen – wie Rauschtrinken – identifizierten unterschiedlichen Verlaufsmuster sollte die künftige Forschung auch für andere gesundheitsbezogene Verhaltensweisen differenzielle Verlaufsmustern und Einflussfaktoren auf diese Verläufe identifizieren. Nachdem für Präventionsmaßnahmen gegen riskanten Substanzkonsum eine differenzielle Wirksamkeit verschiedener Strategien in Abhängigkeit vom Alter der Teilnehmer gezeigt wurde, sollte auch in anderen Bereichen der Prävention und Gesundheitsförderung danach gesucht werden. Zu diesen Themen gewonnenes Wissen ist wichtig, um zielgruppenspezifische Präventions- und Interventionsmaßnahmen anzubieten und die Effekte dieser Maßnahmen zu erhöhen.

Zusammenfassung

Im Jugendalter entstehen einige gesundheitsgefährdende Verhaltensweisen, wie Alkohol-, Nikotin- und Drogenkonsum, weil soziale Gelegenheiten für riskantes Verhalten zunehmen, einige riskante Verhaltensweisen den Aufbau von Peerbeziehungen und die Lösung anderer Entwicklungsaufgaben fördern und weil vor allem jüngere Jugendliche noch nicht gut Einflüssen Gleichaltriger widerstehen können. Allerdings gibt es bedeutsame interindividuelle Unterschiede im Ausmaß gesundheitsbezogener Verhaltensweisen in Abhängigkeit von bestehenden Risiko- und Schutzfaktoren. Präventionsmaßnahmen müssen an das Alter der Jugendlichen angepasst werden, etwa indem allgemeine Selbstkontroll- und Problemlösefähigkeiten schon in der frühen Jugend gefördert werden, während die Förderung der Standfestigkeit gegen Gruppendruck erst im mittleren und späten Jugenalter erfolgsversprechend ist. Digitale Medien bieten ein Medium für niedrigschwellige Präventionsmaßnahmen.

Diskussionsanregung

- Wie kann man die Zunahme vieler riskanter Verhaltensweisen im Jugendalter erklären?
- Wie verändert sich der Zusammenhang zwischen verschiedenen riskanten gesundheitsbezogener Verhaltensweisen im Verlauf des Jugendalters?
- Warum ist ein früher Beginn der Pubertät Risikofaktor für einige gesundheitsgefährdende Verhaltensweisen?
- Wie würden Sie – auf Basis der vorliegenden Befunde – ein wirksames Programm zur Prävention von Alkohol- und Tabakkonsum im frühen Jugendalter gestalten?

Literatur

Ahlen, J., Lenhard, F. & Ghaderi, A. (2015). Universal prevention for anxiety and depressive symptoms in children: a meta-analysis of randomized and cluster-randomized trials. *Journal of Primary Prevention, 36*, 387–403.

Allen, M., Donohue, W.A., Griffin, A., Ryan, D. & Turner, M.M. (2003). Comparing the influence of parents and peers on the choice to use drugs. *Criminal Justice and Behavior, 30*, 163–186.

Beelmann, A. & Lösel, F. (2006). Child social skills training in developmental crime prevention: Effects on antisocial behaviour and social competence. *Psicothema, 18*, 603–610.

Beelmann A., Pfost, M. & Schmitt, C. (2014). Prävention und Gesundheitsförderung bei Kindern und Jugendlichen. Eine Meta-Analyse der deutschsprachigen Wirksamkeitsforschung. *Zeitschrift für Gesundheitspsychologie 22*, 1–14.

Borrmann, A., Mensink, G.B.M. & KiGGS Study Group. (2015). Obst- und Gemüsekonsum von Kindern und Jugendlichen in Deutschland. Ergebnisse der KiGGS-Welle 1. *Bundesgesundheitsblatt, 58*, 1005–1014.

Bühler, A. (2016). Meta-Analyse zur Wirksamkeit deutscher suchtpräventiver Lebenskompetenzprogramme. *Kindheit und Entwicklung, 25*, 175–188.

Caspi, A. (2000). The child is the father of the man: personality continuities from childhood to adulthood. *Journal of Personality and Social Psychology, 78*, 158–172.

Catalano, R.F., Fagan, A.A., Gavin, L.E., Greenberg, M.T., Irwin, C.E., Ross, D.A. et al. (2012). Worldwide application of prevention science in adolescent health. *Lancet, 379*, 1653–1664.

Craggs, C., Corder, K., van Sluijs, E.M.F. & Griffin, S.J. (2011). Determinants of change in physical activity in children and adolescents. *American Journal of Preventive Medicine, 40*, 645–658.

Gutsche, J., Hintzpeter, B., Neuhauser, H. & Schland, M. (2010). Helmtragequote bei Kindern und Jugendlichen in Deutschland und vermeidbare Kopfverletzungen bei Fahrradunfällen. *Gesundheitswesen, 73*, 491–498.

Hale, D.R. & Viner, R.M. (2016). The correlates and course of multiple health risk behavior in adolescence. *BMC Public Health, 16*, 458.

Hurrelmann, K. & Quenzel, G. (2012). *Lebensphase Jugend* (11. Aufl.). Weinheim: Juventa.

Jessor, R., Turbin, M.S. & Costa, F.M. (1998). Protective factors in adolescent health behavior. *Journal of Personality and Social Psychology, 75*, 788–800.

Johnson, B.T., Scott-Sheldon, L.A., Huedo-Medina, T.B. & Carey, M.P. (2011). Interventions to reduce sexual risk for human immunodeficiency virus in adolescents. *Archives of Pediatrics and Adolescent Medicine, 165*, 77–84.

Kunz, B. & Lampert, T. (2013). Wie gesund leben Jugendliche in Deutschland? Ergebnisse des Kinder- und Jugendgesundheitssurveys (KiGGS). *Gesundheitswesen, 75*, 67–76.

Lampert, T., Kuntz, B. (2014). Tabak- und Alkoholkonsum bei 11- bis 17-jährigen Jugendlichen. Ergebnisse der KiGGS-Studie – Erste Folgebefragung (KiGGS Welle 1) *Bundesgesundheitsblatt Gesundheitsforschung Gesundheitsschutz, 57* (7).

Manz, K., Schlack, R., Poethko-Müller, C., Mensink, G., Finger, J., Lampert, T. &, KiGGS Study Group. (2014). Körperlich-sportliche Aktivität und Nutzung elektronischer Medien im Kindes- und Jugendalter. Ergebnisse der KiGGS-Studie – Erste Folgebefragung (KiGGS Welle 1). *Bundesgesundheitsblatt Gesundheitsforschung Gesundheitsschutz, 57* (7).

Mason, M., Ola, B., Zaharakis, N. & Zhang, J. (2015). Text messaging interventions for adolescent and young adult substance use: a meta-analysis. *Prevention Science, 16*, 181–188.

McCart, M.R., Priester, P.E., Davies, W.H. & Azen, R. (2006). Differential effectiveness of behavioral parent-training and cognitive-behavioral therapy for antisocial youth: a meta-analysis. *Journal of Abnormal Child Psychology, 34*, 527–543.

Odgers, C.L., Moffitt, T.E., Broadbent, J.M., Dickson, N., Hancox, R.J., Harrington, H. et al. (2008). Female and male antisocial trajectories: from childhood origins to adult outcomes. *Development and Psychopathology, 20*, 673–716.

Onrust, S.A., Otten, R., Lammers, J. & Smit, F. (2016). School-based programmes to reduce and prevent substance use in different age groups: what works for whom? Systematic review and meta-regression analysis. *Clinical Psychology Review, 44*, 45–59.

Pinquart, M. & Silbereisen, R.K. (2002). Gesundheitsverhalten im Kindes- und Jugendalter: Entwicklungspsychologische Erklärungsansätze. *Bundesgesundheitsblatt, 45*, 873–878.

Plotnikoff, R.C., Costigan, S.A., Karunamuni, N. & Lubans, D.R. (2013). Social cognitive theories used to explain physical activity behavior in adolescents: a systematic review and meta-analysis. *Preventive Medicine, 56*, 245–253.

Reyna, V., Wilhelms, E.A., McCormick, M.J. & Weldo, R.B. (2015). Development of risky decision making: fuzzy-trace theory and neurobiological perspectives. *Child Developmental Perspectives, 9*, 32–37.

Shulman, E.P., Smith, A.R., Silva, K., Icenogle, G., Duell, N., Chein, J. et al. (2016). The dual systems model: review, reappraisal, and reaffirmation. *Developmental Cognitive Neuroscience, 17*, 103–117.

Sobol-Goldberg, S., Rabinowitz, J. & Gross, R. (2013). School-based obesity prevention programs: a meta-analysis of randomized controlled trials. *Obesity, 12*, 2422–2428.

Stice E., Shaw, H., Bohon, C., Marti, C.N., Rohde, P. (2009). A meta-analytic review of depression prevention programs for children and adolescents: factors that predict magnitude of intervention effects. *Journal of Consulting and Clinical Psychology, 77*, 486–503.

Tucker, J.S., Orlando, M. & Ellickson, P.L. (2003). Patterns and correlates of binge drinking trajectories from early adolescence to young adulthood. *Health Psychology, 22*, 79–87.

Viner, R.M., Ozer. E.M., Denny, S., Marmot, M., Resnick, M., Fatusi, A. et al. (2012). Adolescence and the social determinants of health. *Lancet, 379* (9826), 1641–1652.

Weichold, K. & Silbereisen, R.K. (2008). Pubertät und psychosoziale Anpassung. In M. Hasselhorn & R.K. Silbereisen (Hrsg.), *Entwicklungspsychologie des Jugendalters* (S. 3–53). Göttingen: Hogrefe.

Weichold, K. & Silbereisen, R.K. (2014). *Suchtprävention in der Schule. IPSY – ein Lebenskompetenzprogramm fuer die Klassenstufen 5–7*. Göttingen: Hogrefe.

Lese- und Medienempfehlung zur Vertiefung

Donohue, W.T., Benuto, L.T. & Tolle, L.W. (Eds.). (2013). *Handbook of adolescent health psychology*. New York: Springer.

Lohaus, A., Jerusalem, M. & Klein-Hessling, J. (2006). *Gesundheitsförderung im Kindes- und Jugendalter*. Göttingen: Hogrefe.

Röhrle, B. (Hrsg.). (2007). *Prävention und Gesundheitsförderung (Bd. 3). Kinder und Jugendliche*. Tübingen: DGVT.

7 Prävention und Gesundheitsförderung im Erwachsenenalter

Toni Faltermaier

Überblick

- Wie lässt sich die lange Phase des Erwachsenenalters charakterisieren und welche Bezüge bestehen zu gesundheitlichen Fragen und zur Prävention/Gesundheitsförderung?
- Welche gesundheitlichen Risiken ergeben sich aus der Perspektive der Krankheitsätiologie für die Prävention im Erwachsenenalter?
- Welche gesundheitlichen Ressourcen ergeben sich aus der Perspektive der Salutogenese für die Gesundheitsförderung im Erwachsenenalter?
- Ansätze und Strategien der Prävention und Gesundheitsförderung im Erwachsenenalter lassen sich bestimmen nach verschiedenen Settings, nach Zielgruppen, nach Phasen im Lebenslauf und nach personalen und strukturellen Gegebenheiten.

Oft wird mit der Prävention die Überzeugung verbunden, je früher sie einsetze, umso besser sei sie. Daraus wird dann die besondere Bedeutung von präventiven Maßnahmen in Kindheit und Jugend abgeleitet. Grundsätzlich ist diese Argumentation nicht falsch, dennoch wäre es ein großer Fehler, die verschiedenen Lebensphasen gegeneinander auszuspielen und etwa die Phase des Erwachsenenalters als weniger wichtig für die Prävention zu bewerten.

Erstens stellt das **Erwachsenenleben die längste Lebensphase** dar und erreicht durch die steigende Lebenserwartung heute eine mittlere Altersspanne von ca. 60 Jahren. Zweitens werden gerade in dieser Altersphase sehr viele und ganz **entscheidende gesundheitliche Einflüsse** wirksam; deshalb ergeben sich viele sinnvolle Ansatzpunkte für präventive Maßnahmen, zumal in mindestens der Hälfte dieser Zeit der durchschnittliche Erwachsene davon ausgehen kann, noch überwiegend gesund zu sein. Und drittens sind manche präventive Interventionen nur bei Erwachsenen möglich oder erfordern für sie einen besonderen Zugang. Erwachsene haben eine **Schlüsselrolle** für die Gesundheit von Kindern und Jugendlichen: Sie sind für sie in gesundheitlicher Hinsicht entscheidende Vorbilder und Gestalter. Insofern stehen die verschiedenen Lebensphasen in Bezug auf Gesundheit in einem **Wechselverhältnis**. Dies und die Tatsache, dass gesundheitliche Prozesse meist wesentlich **langfristig** wirksam sind, macht es notwendig, sie möglichst in allen Altersphasen und im Laufe des Lebens immer wieder zum Thema zu machen.

Jeder Praxisansatz bedarf zum einen der wissenschaftlichen Fundierung durch empirisch möglichst gut belegte Theorien, und er sollte zum anderen empirisch in seiner Wirkung evaluiert werden (vgl. Faltermaier, 2017). Für eine angemessene Prävention von verschiedenen Krankheiten benötigen wir ätiologische Theorien, die ihre Ursachen als empirisch belegte Risikofaktoren formulieren. Eine Praxis der Gesundheitsförderung sollte sich zudem an **salutogenetischen Theorien** orientieren, die Bedingungen von Gesundheit benennen. Im Folgenden werden daher zunächst einige konzeptionelle Grundlagen für die Prävention und Gesundheitsförderung im Erwachsenenalter gelegt, dann werden verschiedene Ansätze und Strategien für ihre praktische Umsetzung beschrieben und diskutiert.

7.1 Konzeptionelle Grundlagen von Prävention und Gesundheitsförderung

7.1.1 Gesundheit im Erwachsenenalter

Wie kann man das Erwachsenenalter theoretisch angemessen fassen und welche Rolle spielt die Gesundheit im Leben von Erwachsenen?

> **Wichtig für Gesundheitsförderung und Prävention**
>
> Die Formulierung einer universellen Struktur des Erwachsenenlebens etwa in Form einer Phasen- oder Stufentheorie erweist sich angesichts von gesellschaftlichen Entwicklungen, die zunehmend eine Individualisierung und Pluralisierung von Lebensläufen mit sich bringen, immer mehr als illusorisch, oft sogar als ideologisch.

Dennoch benötigen wir für wissenschaftliche Analysen immer Ordnungskriterien, zumal für eine so große Lebensphase wie das Erwachsenenalter. In jenen wissenschaftlichen Disziplinen, die sich mit dem Erwachsenenalter aus unterschiedlichen Perspektiven befassen, z. B. der Entwicklungspsychologie des Erwachsenenalters, Lebenslaufsoziologie, Erwachsenenpädagogik, Gerontologie, haben sich **pragmatische Einteilungen** ergeben, in denen jedoch die Altersgrenzen immer als variable Festlegungen gedacht sind.

So wird häufig ein **frühes** (ca. 20–40 Jahre), **mittleres** (ca. 40–60 Jahre) und **spätes Erwachsenenalter** (ca. 60–80 Jahre) unterschieden (Faltermaier et al., 2014). Eine andere grobe Strukturierung ergibt sich, wenn spezifische Einschnitte im Lebenslauf, nämlich Übergänge zwischen sozialen Rollen oder markante Lebensereignisse herangezogen werden (ebd.). Daraus resultieren z. B. Lebensphasen, die eng mit Veränderungen der beruflichen Rolle verknüpft sind: Der Beginn und Abschluss einer beruflichen Ausbildung und der Eintritt in die Arbeitswelt markieren eine erste Phase, dann werden in der beruflichen Laufbahn in der Regel verschiedene erwünschte oder unerwünschte Veränderungen (z. B. Arbeitsplatzwechsel, beruflicher Aufstieg oder Abstieg, Arbeitslosigkeit) durchlaufen; schließlich endet diese soziale Rolle mit dem Eintritt in den beruflichen Ruhestand. Eine korrespondierende, durch die familiäre Rolle bedingte Lebensstruktur beginnt mit der Gründung einer Familie (erste Elternschaft), durchläuft Änderungen, die mit dem Heranwachsen der Kinder verbunden sind, und endet zumindest äußerlich, wenn das letzte Kind das Elternhaus verlassen hat („empty nest"). **Normalbiografien** dieser Art werden zwar heute angesichts geringerer normativer Vorgaben seltener, sind aber nach wie vor wirksam.

Je nach theoretischer Perspektive werden unterschiedliche Prozesse im Lebenslauf Erwachsener hervorgehoben. Eine Reihe von **Konzepten** ermöglicht uns eine theoretische und empirische Erfassung von Entwicklungsprozessen im Erwachsenenalters (vgl. Faltermaier et al., 2014; Hurrelmann et al., 2008):

- **Entwicklungsaufgaben:** Dieses Konzept formuliert für jeden Entwicklungsabschnitt spezifische Aufgaben, die Menschen in dieser Phase zu bewältigen haben und die mitbestimmen, ob sie sich positiv weiterentwickeln oder stagnieren. Für das frühe Erwachsenenalter werden beispielsweise die Partnerwahl, die Familiengründung (erstes Kind) und der Beginn einer beruflichen Karriere als zentrale Entwicklungsaufgaben gesehen.

- **Belastung und Bewältigung:** Diese populären Konzepte thematisieren psychisch belastende Momente im Lebenslauf Erwachsener (z.B. berufliche Belastungen, soziale Belastungen mit engen Bezugspersonen) und postulieren, dass eine erfolgreiche Bewältigung dieser Belastungen eine Chance für die Weiterentwicklung darstellt, eine nicht gelingende Bewältigung dagegen psychische Krisen oder gesundheitliche Probleme mit sich bringen kann.
- **Übergänge und Lebensereignisse:** Diese Konzepte konzentrieren sich auf mehr oder weniger abrupte, einschneidende und emotional bedeutsame Veränderungen im Lebensmuster oder im Passungsgefüge zwischen Person und Umwelt, die wegen der damit verbundenen Labilisierung der Lebenssituation zur persönlichen Veränderung beitragen können. Man unterscheidet **normative** Lebensereignisse, die durch soziale Normen geregelt sind (z.B. Heirat, Geburt des ersten Kindes, Ruhestand), sie werden vom überwiegenden Teil der Bevölkerung erlebt und sind erwartbar oder sogar planbar, und **non-normative** Ereignisse, dies sind eher individuell bedeutsame Lebensveränderungen (z.B. eine Krankheit, der Verlust des Arbeitsplatzes, die Trennung vom Lebenspartner), die oft unerwartet eintreten, unerwünscht sind und eher eine Minderheit von Menschen betreffen. Derartige Ereignisse bringen für das Individuum einen deutlichen Anpassungsdruck und Handlungszwänge mit sich. Die Art des Umgangs mit diesen Lebensveränderungen, d.h. das **Bewältigungshandeln** der Betroffenen, entscheidet mit darüber, ob sich positive Folgen für die persönliche Weiterentwicklung ergeben oder ob sich negative krisenhafte Verläufe ergeben.
- **Sozialisation:** Auch dieses Konzept betont die Veränderung der Lebenssituation, allerdings werden hier die kontinuierlichen Anforderungen und ihre Lerneffekte thematisiert, die etwa mit dem Eintritt in eine neue soziale Rolle verbunden sind. Die lange Sozialisation in die Berufswelt, den Erwerb von Wissen und Kompetenzen in der Ausbildung, die Auseinandersetzung mit Anforderungen einer ersten/neuen Stelle oder einer verantwortlichen Position in einem Unternehmen, das Hineinwachsen in die Elternrolle und ihren (mit dem Alter der Kinder) wandelnden Anforderungen, die intensiven Erfahrungen und Herausforderungen eines Lebens in einer intimen Lebensgemeinschaft – sie sind Beispiele dafür, dass im Erwachsenenleben mit dem Einnehmen sozialer Rollen nahezu unmerklich auch persönliche Veränderungsprozesse erfolgen, die mit den neuen Anforderungen einer sozialen Rolle und mit vielen individuellen Lernprozessen verbunden sind.
- **subjektive Ziele:** Dieses Konzept betont den aktiven Beitrag des Individuums als Subjekt zu seiner eigenen Entwicklung. Menschen sind in der Lage, sich reflexiv zu sich selbst zu verhalten und die eigene Entwicklung bewusst mitzusteuern. Sie können sich in ihrem Leben kurz- oder langfristige Ziele setzen und diese aktiv verfolgen. Dazu gehört etwa die Entwicklung beruflicher Ziele und ihre Verfolgung in der beruflichen Karriere, die Planung der familiären Entwicklung (Zahl und Zeitpunkt von Kindern sowie Förderung ihrer Fähigkeiten, des familiären Wohnumfeldes) oder die Entwicklung spezieller Interessen (z.B. das Erlernen einer Sportart, einer Sprache, das Kennenlernen anderer Kulturen).

Diese fünf theoretischen Konzepte zeigen jeweils unterschiedliche Perspektiven auf das Erwachsenenalter.

Auch die **Gesundheit** ist natürlich ein zentrales Thema des Erwachsenenalters (Faltermaier et al., 2014). Vordergründig erscheint es weniger in frühen als vielmehr in späteren Altersphasen von Bedeutung zu sein, da die Prävalenz ernster Krankheiten erst nach dem 50. Lebens-

Wichtig für Gesundheitsförderung und Prävention

Jeder Ansatz hat seine Berechtigung, aber auch seine Grenzen. Es ist daher in der Regel sinnvoll, mehrere dieser Konzepte heranzuziehen, um Entwicklungsprozesse Erwachsener zu beschreiben und zu erklären. Viele Konzepte lassen sich im übergeordneten Konstrukt der Identität integrieren. Identität ist die Antwort auf die Frage „Wer bin ich?" und lässt sich in kognitive (Selbstkonzept), emotionale (Selbstwertgefühl), motivationale (Kontrollüberzeugung), körperliche (Körperkonzept) und soziale Aspekte differenzieren (vgl. Faltermaier et al., 2014). Die Entwicklung der Identität wird heute so verstanden, dass sich nach einer oft krisenhaften Findung der Identität in der Adoleszenz die **Identität** eines Menschen sich auch im Laufe des Erwachsenenalters mit den jeweiligen Veränderungen immer weiterentwickeln kann (Faltermaier et al., 2014; Keupp et al., 1999).

jahr deutlich ansteigt. Die Wahrscheinlichkeit von schweren Krankheiten wie Herz-Kreislauf-Erkrankungen oder Krebserkrankungen steigt in der Tat mit dem Alter deutlich an, entsprechend erhöhen sich auch die Mortalitätsraten und die **Prävalenzraten von chronischen Erkrankungen**. Das höhere Alter ist zudem von einer zunehmenden **Multimorbidität** gekennzeichnet, dem gleichzeitigen Auftreten mehrerer Krankheiten bei einer Person.

Gleichfalls lässt sich beobachten, dass auch die Häufigkeit von leichteren gesundheitlichen Einschränkungen und Alltagserkrankungen im mittleren bis ins spätere Erwachsenenalter zunimmt. Gesundheit wird somit – wenn man die auftretenden Krankheiten und Beschwerden betrachtet – spätestens im mittleren Erwachsenenalter für immer mehr Menschen zu einer objektiven Tatsache; eigene Krankheiten oder Krankheiten von Bezugspersonen werden zunehmend zu bedeutsamen Themen und Lebensereignissen. Das verändert auch die **subjektive Sicht auf die eigene Gesundheit**. Die im mittleren und späten Erwachsenenalter nicht mehr selbstverständliche Verfügbarkeit von Gesundheit macht sie zunehmend zum Thema und lässt Fragen entstehen, wie sie möglichst lange zu erhalten ist. Persönliche **Reflexionsprozesse** und öffentliche **Gesundheitsdiskurse** haben aber heute die Gesundheit für viele Menschen zu einem wichtigen Lebensthema gemacht, was in allen Phasen des Erwachsenenlebens zu einer veränderten Gewichtung in Lebenszielen und -prioritäten führen kann, z. B. kann mit der Familiengründung auch die Gesundheit zu einem wichtigen Thema der Eltern werden.

Wenn nun auf dem Hintergrund dieser Skizze des Erwachsenenalters die Frage gestellt wird, welche Ansatzpunkte für Prävention und Gesundheitsförderung möglich sind, dann müssen wir uns zunächst mit gesundheitswissenschaftlichen Theorien und empirischen Erkenntnissen auseinandersetzen, die Grundlagen für ein präventives bzw. gesundheitsförderndes Handeln abgeben können: Damit sind wissenschaftliche Erkenntnisse erstens über die Ätiologie von Krankheiten und zweitens über die Genese von Gesundheit (Salutogenese) angesprochen. Wir werden uns zunächst mit den erworbenen, damit potenziell veränderbaren gesundheitlichen Risiken und anschließend mit den gesundheitlichen Ressourcen beschäftigen.

7.1.2 Gesundheitliche Risiken in der Lebenssituation und Lebensweise

Wir verfügen heute nach mehr als fünf Jahrzehnten gesundheitswissenschaftlicher Forschung über substanzielle empirische Erkenntnisse über die Ätiologie von Krankheiten, insbesondere über die psychosozialen Bedingungen der vielfach untersuchten und verbreiteten Herz-Kreislauf-Erkrankungen, psychische Erkrankungen, Krebserkrankungen oder Infektionskrankheiten.

Wichtig für Gesundheitsförderung und Prävention

Bedingungen, die empirisch nachweisbar die Wahrscheinlichkeit einer Bevölkerungsgruppe erhöhen, eine dieser Krankheiten zu erleiden, werden als **Risikofaktoren** bezeichnet; in der Regel trägt erst das langfristige Zusammenwirken mehrerer dieser Faktoren zu einer bedeutsamen Gefährdung von Menschen bei (vgl. Faltermaier, 2017).

Empirisch lassen sich zunehmend generelle Risikofaktoren nachweisen, die das Risiko nicht nur für eine, sondern für mehrere Erkrankungen erhöhen. Als gut belegte **psychosoziale Risikobedingungen** gelten heute vor allem Stressoren, Risikoverhaltensweisen, spezifische Persönlichkeitsmerkmale, soziostrukturelle und soziale Bedingungen; durch nachweisbare Interaktionen zwischen diesen Faktoren und über physiologische Wirkungsmechanismen (im kardiovaskulären, endokrinologischen und immunologischen System) lassen sich einige Pfade belegen, die zu körperlichen Krankheiten führen können. In dieser Weise stellen sie insgesamt ein empirisch gut belegtes Modell der psychosozialen Krankheitsätiologie dar (Adler & Matthews, 1994; Faltermaier, 2017).

- **Stressoren oder psychische Belastungen** können als die am längsten und besten untersuchten psychosozialen Risiken gelten. Die bekannte psychologische Stresskonzeption von Lazarus sieht Stress als eine **Wechselwirkung (Transaktion) zwischen Umwelt und Person**, bei der externe oder interne Anforderungen die **Anpassungskapazitäten** der Person beanspruchen oder übersteigen. Nicht die situativen Stressoren allein, sondern der Prozess ihrer kognitiven Einschätzung zusammen mit den Versuchen ihrer Bewältigung durch die betroffene Person entscheiden über die somatischen Auswirkungen. Drei Arten von Stressoren werden unterschieden und in verschiedenen Forschungsrichtungen in ihren ätiologischen Beiträgen zur Genese von Krankheiten untersucht: belastende Lebensereignisse (vor allem als Verlustereignisse), Dauerbelastungen (vor allem am Arbeitsplatz) und Alltagsärgernisse („daily hassles") (Faltermaier, 2017; Geyer, 1999; Siegrist, 2005; Dragano, 2016). Für die erwachsene Bevölkerung in Deutschland hat insbesondere die Studie des Robert Koch-Instituts zur Gesundheit Erwachsener (DEGS1) gezeigt, dass chronischer Stress mit psychischer und psychosomatischer Symptomatik (Depressionen, Burnout und Schlafstörungen) verbunden ist (Hapke et al., 2013) und dass vor allem Frauen, Menschen mit geringem sozialem Status und mit geringer sozialer Unterstützung unter Stress leiden.
- **riskante Lebensweisen:** Als verhaltensbedingte Risikofaktoren verschiedener Erkrankungen sind insbesondere Rauchen, übermäßiger Alkoholkonsum, sexuelles Risikoverhalten, riskante Ernährungsgewohnheiten und Bewegungsmangel gut belegt. Gesundheitspsychologische Forschungen untersuchen jeweils die Determinanten eines Risikoverhaltens und ihrer Veränderung (Schwarzer, 2004). Die weitergehende Frage, wie sich riskante Verhaltensweisen kombinieren und zu riskanten Lebensstilen werden, ist bisher noch wenig untersucht. Forschungsergebnisse zeigen jedoch, dass die Bedingungen riskanter Lebensweisen nicht nur in individuellen Überzeugungen liegen, sondern sich auch durch **soziokulturelle Verhältnisse** (Geschlecht, soziale Schicht, Alter) und durch **soziale Netzwerke** erklären lassen. Männer, sozial Benachteiligte, jüngere Erwachsene und sozial weniger integrierte Menschen leben gesundheitlich riskanter als ihre jeweiligen Gegenpole (Faltermaier, 2017).
- **riskante Persönlichkeitsmerkmale:** Ein weiterer wichtiger Einfluss auf die Genese von Krankheiten zeigt sich in bestimmten personalen Dispositionen: Lange Zeit galt das „Typ-A-Verhaltensmuster" als gut nach gewiesener

Risikofaktor für koronare Herzerkrankungen: Es enthält ein Bündel von Merkmalen wie Ungeduld und Hektik, Aggressivität, ehrgeiziges und konkurrentes Leistungsstreben sowie Ärger und Feindseligkeit. Die neuere Forschung hat jedoch einige widersprüchliche Ergebnisse erbracht und konzeptionelle Probleme und methodische Schwächen mit dem Typ-A-Konstrukt konstatiert. Daher hat man sich stärker auf spezifische Merkmale konzentriert und fand dabei vor allem Ärger, Feindseligkeit und Aggression als wirksame Komponenten des Typ-A-Musters (Kupfer, 1993). Allgemein scheint eine persönliche Disposition zu negativen Gefühlen wie Ängstlichkeit, Depressivität, emotionale Labilität und geringes Selbstwertgefühl („Neurotizismus") mit einer höheren Gefährdung für Krankheiten verbunden zu sein (Adler & Matthews, 1994).

- **riskante Lebensbedingungen:** Gesundheitliche Risiken in den sozialen Verhältnissen werden vor allem durch sozialepidemiologische Studien nahegelegt, die immer wieder deutliche Unterschiede zwischen Bevölkerungsgruppen in der Mortalität und Morbidität erbracht haben (Lampert, 2016). Insbesondere bestehen deutliche gesundheitliche Differenzen zwischen den sozialen Schichten (nach Einkommen, Bildungsstand oder beruflichem Status), zwischen den Geschlechtern, zwischen Kulturen und nach dem Grad der sozialen Integration (ebd.; Faltermaier & Hübner, 2016). Die Ergebnisse der Forschung deuten darauf hin, dass gesundheitliche Risiken vor allem in der Lebenssituation von materiell ärmeren, sozial benachteiligten oder gering gebildeten Menschen liegen, dass Menschen gefährdeter sind, wenn sie allein leben oder sozial isoliert sind, dass Männer für viele schwere Krankheiten ein höheres Risiko haben als Frauen (bei einigen aber auch umgekehrt), dass Migranten ein generell größeres Gefährdungspotenzial aufweisen und dass schließlich Menschen spezifischen Risiken ausgesetzt sind, wenn sie mit Umweltnoxen konfrontiert sind, in schlechten Wohnverhältnissen leben sowie dauerhaft in Berufen mit massiven Risiken oder Belastungen (Lärm, Schadstoffe, einseitige Beanspruchungen etc.) arbeiten (ebd.).

7.1.3 Gesundheitliche Ressourcen in der Lebenssituation und Lebensweise

Eine alternative theoretische Perspektive bietet die **Salutogenese**: Sie stellt die Frage, wie und unter welchen Bedingungen die Gesundheit erhalten bleibt bzw. sogar gefördert werden kann. Die Salutogenese hat eine kürzere Geschichte und kann daher noch nicht auf jenen Umfang an empirischer Forschung verweisen wie die krankheitsorientierte Forschung, sie hat aber in jüngerer Zeit deutliche Fortschritte gemacht (Faltermaier, 2017).

Wichtig für Gesundheitsförderung und Prävention

Das von Antonovsky (1987) entwickelte theoretische Modell der Salutogenese formuliert als Zielvariable Gesundheit, die als Kontinuum konzipiert ist (nicht als Dichotomie von Gesundheit und Krankheit), und als Erklärungskonzepte die (erfolgreiche) Bewältigung von Stressoren, allgemeine Widerstandsressourcen und das Kohärenzgefühl („sense of coherence") (Antonovsky, 1987). Zudem können als gesunderhaltende Kräfte auch die gesundheitlichen Handlungskompetenzen von Menschen und ihre subjektiven Gesundheitsvorstellungen (Faltermaier, 2016) herangezogen werden.

Im Folgenden soll auf einige dieser gesundheitlichen Ressourcen näher eingegangen werden (vgl. Antonowsky, 1987; Faltermaier, 2017):

- **Personal-psychische Ressourcen** umfassen psychische Merkmale und Kompetenzen der Person, die wesentliche Grundlagen für die erfolgreiche Bewältigung von Stressoren darstellen. Dabei sind erstens spezifische **kognitive** Merkmale wie Kontrollüberzeugungen oder Selbstwirksamkeitsüberzeugungen von Bedeutung, zweitens stellen komplexe **Persönlichkeitsmerkmale** wie ein hohes Selbstwertgefühl, Intelligenz, eine stabile Identität oder psychische Widerstandsfähigkeit allgemein gute Grundlagen für die Bewältigung von Belastungen dar. Drittens sind schließlich **Handlungskompetenzen** (z. B. soziale Kompetenzen sowie rationale und flexible Copingstile) erforderlich, um die Bewältigungshandlungen auch effektiv umzusetzen.

- **Sozial-interpersonale Ressourcen** sind gesundheitliche Ressourcen in der sozialen Umwelt. Hier ist insbesondere das soziale Netzwerk einer Person zu nennen, das möglichst stabile und vielfältige Beziehungen enthalten sollte, um in Belastungssituationen auch flexible und wirksame **soziale Unterstützung** erhalten zu können. Dabei spielt vor allem die emotionale Unterstützung durch enge und vertraute Personen eine wichtige Rolle; aber auch „schwache" Bindungen können für instrumentelle Hilfen sehr bedeutungsvoll sein.
- **Materielle und kulturelle Ressourcen** werden oft übersehen, doch die Verfügbarkeit über finanzielle Mittel, Güter und Dienstleistungen stellt eine wesentliche Grundlage für die Bewältigung vieler alltäglicher Belastungen (z. B. Erwerbslosigkeit, Wohnungsprobleme) dar. Gleichfalls können kulturelle Ressourcen wie die Einbindung in stabile Lebenswelten und in kulturelle Überzeugungs- und Unterstützungssysteme (z. B. religiösweltanschauliche Überzeugungen) bei Bedarf nicht nur konkrete Hilfen leisten, sondern auch Erklärungen und Sinn für die eigene Lebenswelt geben, damit auch das Kohärenzgefühl als salutogene Kraft fördern.
- Das von Antonovsky als zentrale Kraft der Salutogenese formulierte Konstrukt des **Kohärenzgefühls** lässt sich als basale Lebensorientierung eines Menschen verstehen, als eine tiefe Überzeugung, dass das eigene Leben im Prinzip verstehbar, bewältigbar und sinnhaft ist (Antonovsky, 1987). Auf dieser Grundlage sind Menschen besser in der Lage, die im Leben unweigerlich auf sie zukommenden Stressoren und Risiken zu bewältigen, wie empirische Studien zeigen. Menschen mit einem hohen Kohärenzgefühl seien besser in der Lage, die verfügbaren Ressourcen auch zu mobilisieren; das wiederum hält sie gesund (vgl. Faltermaier, 2017; Wydler et al., 2010). In der Tat zeigen neuere Längsschnittstudien in verschiedenen (auch repräsentativen) Stichproben der Bevölkerung, dass ein hohes Kohärenzgefühl langfristig die Gesundheit positiv beeinflussen kann (ebd.).
- **Gesundheitskompetenzen:** Menschen sind heute zunehmend für ihre Gesundheit motiviert und verfügen teilweise auch über das Wissen und die Kompetenzen, um sich ihre Gesundheit in Rahmen ihres Alltagslebens selbst erhalten zu können. Die Gesundheitsforschung hat sich inzwischen mit den Gesundheitsvorstellungen von medizinischen Laien, ihren Handlungskompetenzen und den Leistungen des „Laiengesundheitssystems" intensiver auseinandergesetzt (Faltermaier, 2016). Es zeigt sich, dass erwachsene Menschen aller sozialen Schichten durchaus recht differenzierte Vorstellungen von Gesundheit entwickeln können. Dabei fällt auf, dass in der Bevölkerung häufig ein positiver Gesundheitsbegriff vertreten wird und dass viele Menschen komplexe „subjektive Theorien" darüber formulieren, was ihre Gesundheit gefährden und was sie erhalten kann (Faltermaier, 2016; Faltermaier, 2017). Dementsprechend zeigen heute immer mehr Menschen Aktivitäten in ihrem Alltag zur Erhaltung der Gesundheit, auch wenn sie in der Umsetzung oft hinter dem zurückbleiben, was sie selbst für wünschenswert halten. Die Gesundheitsselbsthilfe im Alltag ist umfangreich und vielfältig; und

sie stellt ein reiches Muster von Anknüpfungspunkten für professionelle Projekte der Gesundheitsförderung dar.

7.2 Ansätze und Strategien der Prävention und Gesundheitsförderung bei Erwachsenen

Primäre Prävention zielt darauf, die Entstehung von Krankheiten zu verhindern, indem an ihren potenziellen Ursachen, den Krankheitsrisiken angesetzt wird. Dabei wird unterschieden zwischen einer **Verhaltensprävention**, die durch eine Veränderung konkreten Risikoverhaltens ihre Ziele erreichen möchte, und einer **Verhältnisprävention**, die an strukturellen Risikobedingungen, an riskanten Lebensverhältnissen ansetzt. Die Gesundheitsförderung hat dagegen das Ziel, Gesundheit auch positiv zu fördern, indem sie salutogene Kräfte stärkt und gesundheitliche Ressourcen fördert. Sie steht in der Tradition der Ottawa-Charta zur Gesundheitsförderung, die von der WHO 1986 verabschiedet wurde und eine breite internationale Bewegung ausgelöst hat (Blättner & Waller, 2011; Faltermaier & Wihofszky, 2011).

Prävention und Gesundheitsförderung schließen sich aber keineswegs aus, sie können sich vielmehr sinnvoll ergänzen. In diesem Sinne wird ein **integrativer Ansatz** vertreten, der einen gleichzeitigen Abbau von gesundheitlichen Risiken und eine Förderung von gesundheitlichen Ressourcen als optimale Strategie sieht. Zudem wird davon ausgegangen, dass verhaltens- und verhältnisbezogene Strategien keine wirklichen Alternativen darstellen, sondern möglichst miteinander zu verbinden sind. Gesundheitsförderung als professionelle Praxis muss ihre Zielgruppen an der Veränderung beteiligen, da es um deren Lebensalltag und Lebensweisen geht, da deren Kompetenzen gebraucht werden und nur dadurch langfristige Wirkungen zu erzielen sind. **Partizipation** ist daher ein notwendiges Grundprinzip und **„Empowerment“**, d.h. die Befähigung der Menschen, ihre gesundheitlichen Belange selbst in die Hand zu nehmen, eine sinnvolle Strategie der Gesundheitsförderung (Faltermaier & Wihofszky, 2012).

Für die Prävention und Gesundheitsförderung im Erwachsenenalter kommen die im Folgenden dargelegten Ansätze in Betracht, die in diesem Rahmen aber nur ansatzweise ausgeführt werden können.

7.2.1 Settingbezogene Ansätze

Prävention und Gesundheitsförderung haben sich häufig auf überschaubare Bereiche oder Institutionen konzentriert, für Erwachsene sind insbesondere die Settings von Betrieb, Familie und Kommune von Bedeutung (Faltermaier, 2017). Insbesondere die **Gesundheitsförderung im Betrieb** (Ducki, 2003; Bamberg et al., 2011) hat den großen Vorteil, dass sich am Arbeitsplatz zentrale und langfristige Einflüsse auf die Gesundheit Erwachsener konzentrieren und zwar sowohl gesundheitliche Risiken als auch Ressourcen. Viele Menschen sind erwerbstätig und daher im betrieblichen Setting erreichbar. Daher wären von erfolgreichen und nachhaltigen betrieblichen Strategien der Veränderung große gesundheitliche Effekte zu erwarten. Angesichts des demografischen Wandels, der Kosten von krankheitsbedingten Fehlzeiten und des erkennbaren Fachkräftemangels sind Betriebe zunehmend interessiert, in die Gesundheit ihrer Mitarbeiter zu investieren.

Andererseits sind betriebliche Strukturen oft besonders resistent gegen Veränderungen und die Unternehmensziele werden oft in (falscher) Diskrepanz zu den Zielen einer Gesundheitsförderung gesehen. Aus diesen Gründen dominieren im Betrieb immer noch Ansätze der Aufklärung oder der Verhaltensänderung, die aber selten langfristige Wirkungen zeigen; strukturelle Ansätze der Gesundheitsförderung sind aufwendiger und werden entsprechend seltener realisiert; aber auch hier zeigt sich allmählich ein Umdenken.

Ein Ansatz der **Gesundheitsförderung in der Familie** könnte eine ähnlich große Bedeutung haben, weil sich dort sowohl gesundheitliche Risiken als auch Ressourcen zeigen, weil dort Menschen aus verschiedenen Generationen versammelt sind und weil Eltern als Multiplikatoren in gesundheitlichen Fragen eine zentrale Rolle einnehmen (Schnabel, 2001). Die Familie spielt aber bis heute (im Gegensatz zur Schule) in der Praxis kaum eine Rolle, vermutlich weil ein professioneller Zugang zur privaten Sphäre nur für wenige Familien akzeptabel ist.

Eine größere Tradition hat die Gesundheitsförderung im Setting der **Stadt oder der Gemeinde** (vgl. Kap. 28); sie scheint heute angesichts großer kultureller und sozialer Diversität eine zunehmende Bedeutung zu gewinnen, hat aber im Rahmen des Öffentlichen Gesundheitsdienstes traditionell wenig Mittel zur Verfügung.

7.2.2 Zielgruppenbezogene Ansätze

Professionelle Angebote der Gesundheitsförderung sollten spezifisch auf Zielgruppen mit hohem Bedarf zugeschnitten werden. Dabei erhebt sich die Frage, welche Gruppen besonders von der Gesundheitsförderung profitieren würden. Die Gesundheitsberichterstattung des Bundes (z. B. des RKI) oder der Krankenkassen bieten umfangreiche und aktuelle Gesundheitsdaten zur Orientierung und Bestimmung von Zielgruppen.

Traditionell werden Menschen, die einem besonderen Risiko unterliegen, als besonders geeignet für Präventionsprogramme gesehen. Das kann ein spezifischer Risikofaktor (z. B. Übergewicht) oder ein spezielles Risikoverhalten (z. B. Rauchen) sein, die Intervention wird dann entsprechend für die Risikogruppe entworfen. Diese Strategie hat allerdings auch deutliche Nachteile, weil Menschen damit leicht auf ihr Risikomerkmal reduziert werden; sie sind oft schwer zu erreichen, weil mit der Bestimmung als Risikogruppe **stigmatisierende Prozesse** verbunden sein können und weil Interventionen oft sehr vereinfachend auf eine Beseitigung eines Risikomerkmals konzentriert werden.

Eine komplexere Strategie würde eine Konstellation von mehreren Risiken heranziehen, die sich aus der Lebenssituation ergeben, und daraus Zielgruppen bestimmen: Die **Konzentration auf sozial benachteiligte Gruppen**, die in materieller oder sozialer Deprivation leben und die eine höhere gesundheitliche Gefährdung aufweisen, wäre ein prominentes Beispiel für eine gesundheitlich multiple Risikogruppe.

Eine andere **Definition von Zielgruppen** ergibt sich daraus, dass soziale Gruppen sich in ihrer Lebenssituation und Lebensweise unterscheiden und daher nicht nur unterschiedliche Risiken und Ressourcen aufweisen, sondern auch besondere professionelle Zugänge notwendig werden: Aus den gesundheitlichen Unterschieden zwischen den Geschlechtern (Faltermaier & Hübner, 2016) lassen sich geschlechtersensible Ansätze der Gesundheitsförderung bei Frauen und bei Männern (Altgeld, 2016) ableiten; aus den unterschiedlichen gesundheitlichen Belastungen in verschiedenen Kulturen würden sich kultursensible Ansätze der Gesundheitsförderung ergeben, wie z. B. bei Menschen mit Migrationshintergrund (vgl. Kap. 30). Auch der Ansatz an spezifischen Berufsgruppen in ihren jeweiligen Settings (z. B. Lehrende, Pflegepersonal) oder an zentralen beruflichen Positionen (z. B. Führungskräfte) lassen sich aufgrund ihrer spezifischen psychosozialen Belastungen als sinnvolle Beispiele für diese Strategie anführen. Neben der Analyse des Bedarfs sollte jedoch immer auch eine Analyse der Bedürfnisse der Zielgruppe erfolgen, die auf die subjektive Ausgangslage der

Personen, ihren gesundheitlichen Kompetenzen und ihren lebensweltlichen Bedingungen aufbauen kann.

7.2.3 Ansatzpunkte im Lebenslauf Erwachsener

Weitergehende Überlegungen zu den Zielgruppen und Ansätzen einer Gesundheitsförderung sollen nun auf spezifische Phasen und Themen des Erwachsenenalters bezogen werden.

Es gibt erstens Übergangsphasen im ganzen Lebenslauf, in denen Erwachsene ein hohes Maß an gesundheitlichen Belastungen haben und ihre Gefährdung entsprechend hoch ist: Der **Berufseinstieg** und die **Familiengründung** im frühen Erwachsenenalter, die Phasen großer beruflicher Karriereschritte und die sich **ablösenden Kinder** im mittleren Alter sowie der Übergang in den **beruflichen Ruhestand** im späten Erwachsenenleben (vgl. Faltermaier et al., 2014) können als Beispiele dienen. In diesen Phasen können gleichzeitig aber auch Sensibilisierungen für gesundheitliche Fragen erfolgen (ebd.), weil sich entweder durch eine Überforderung oft auch gesundheitliche Grenzen bemerkbar machen oder weil sich neue Aspekte im Leben eröffnen (das Kleinkind als Gegenentwurf zur durchrationalisierten Arbeitswelt). Die Verunsicherungen der eigenen Identität in diesen Phasen machen Menschen manchmal offener für Veränderungen und sind damit interessant für Ansatzpunkte der Gesundheitsförderung, die ja immer mit der **Motivierung** von Menschen zu tun haben.

Noch stärker belastend und verunsichernd sind zweitens **Verlustereignisse** und Krisen im Lebenslauf (vgl. Filipp & Aymann, 2010): Das Erleben von Arbeitslosigkeit, eines beruflichen Abstiegs (oder ausbleibenden Aufstiegs), einer Partnertrennung oder einer eigenen Krankheit oder eines Todesfalls bei nahestehenden Personen sind häufige Beispiele dafür. Die Bewältigung dieser Ereignisse ist schwierig, bedeutet Trauerarbeit und stellt Sinnfragen. Gesundheit wird als Wert oft dann höher gewichtet wenn sich andere Ziele relativiert haben.

Einen noch direkteren Bezug zu Gesundheit haben drittens **Körperereignisse**, also Lebensereignisse, die deutliche körperliche Veränderungen mit sich bringen: **Schwangerschaft** und Geburt, das **Klimakterium** oder eine **ernste Krankheit** sind Erfahrungen, die Aufmerksamkeit auf den eigenen Körper lenken und damit für gesundheitliche Prozesse sensibilisieren, die beim „Schweigen der Organe“ gar nicht wahrgenommen werden und damit Motivation für Veränderungen mit sich bringen können.

In einer kontinuierlicheren Form finden solche körperlichen Prozesse beim Erleben des **Alterns** statt, d.h. wenn etwa in der Lebensmitte erste Alterszeichen (graue Haare, Falten) wahrgenommen werden, kleinere Leistungseinbußen verspürt werden oder sich Beschwerden und alltägliche Krankheiten häufen. Auch diese Erfahrungen machen eigene Grenzen und die Endlichkeit sichtbar, sie sensibilisieren damit auch für gesundheitliche Fragen (Faltermaier et al., 2014).

7.2.4 Personale und strukturelle Ansätze

Prävention und Gesundheitsförderung haben konzeptionell und methodisch je nach Zielsetzung einen weiten Bereich von Möglichkeiten. Es dominieren heute jedoch Ansätze der Verhaltensänderung, die sich in nahezu stereotyper Weise auf die Veränderung des Ernährungs-, Bewegungs- und Rauchverhaltens beschränken und Entspannungsverfahren als Universalmittel gegen Stress einsetzen.

Typisch ist dabei meist die Setzung des Änderungsziels durch Professionelle und die Intervention durch Trainingsverfahren in Gruppen. Dennoch gibt es einige konzeptionell anspruchsvolle und empirisch evaluierte Programme der Gesundheitsförderung für Erwachsene (vgl. Kaluza, 2004). In der Regel werden dabei jedoch weder eine umfassende Analyse der individuellen Risiken und Ressourcen vorgenommen noch die gesundheitlichen Kompetenzen einer Person oder Gruppe systematisch einbezogen. Ansätze einer **subjekt- und kompetenzorientierten Gesundheitsberatung** bei Erwachsenen könnten diese Analyse personaler und sozialer Risiken und Ressourcen von Personen sowie ihrer lebensweltlich-biografischen Voraussetzungen sinnvoll mit motivierender Arbeit mit den Überzeugungen, Kompetenzen und Lebensperspektiven verbinden (Faltermaier, 2004). Idealerweise sollten aber möglichst personale und strukturelle Ansätze der Gesundheitsförderung verbunden werden (Faltermaier, 2017), wenn etwa in betrieblichen Settings sowohl Arbeitsbedingungen als auch personale Motive, Ressourcen und Kompetenzen einbezogen werden (vgl. Bamberg et al., 2011).

Zusammenfassung

Für eine wirksame Prävention und Gesundheitsförderung bei Erwachsenen ist es notwendig, die jeweilige Lebensphase und ihre Anforderungen zu berücksichtigen. In diesem Beitrag wurden dazu verschiedene theoretische Konzepte über Entwicklungsprozesse von Erwachsenen beschrieben und die damit nach dem Stand der Forschung verbundenen gesundheitlichen Risiken und Ressourcen skizziert. Aus diesem Rahmen lassen sich Ansätze für die Praxis der Prävention und Gesundheitsförderung entwickeln, die spezifische Zielgruppen in ihren jeweiligen Settings und in Übergängen im Lebenslauf mit passgenauen Strategien erreichen.

Diskussionsanregung

- Mit welchen theoretischen Konzepten lassen sich Entwicklungsprozesse im Erwachsenenalter beschreiben und wie hängen sie mit der Gesundheit im Lebenslauf von Erwachsenen zusammen?
- Welche gesundheitlichen Risiken und Ressourcen lassen sich im Erwachsenenalter beschreiben und wie sind sie zu begründen?
- Welche Zielgruppen von Erwachsenen haben besonderen Bedarf für Maßnahmen der Prävention und Gesundheitsförderung und welche Ansätze wären besonders geeignet, um sie zu erreichen und nachhaltig wirksam zu werden?

Literatur

Adler, N. & Matthews, K. (1994). Health psychology: Why do some people get sick and some stay well? *Annual Review of Psychology, 45*, 229–259.

Altgeld, T. (2016). Geschlechteraspekte in der Prävention und Gesundheitsförderung. In P. Kolip & K. Hurrelmann (Hrsg.), *Handbuch Geschlecht und Gesundheit* (S. 300–311). Bern: Hogrefe.

Antonovsky, A. (1987). *Unraveling the mystery of health.* London: Jossey-Bass.

Bamberg, E., Ducki, A. & Metz, A. (Hrsg.). (2011). *Gesundheitsförderung & Gesundheitsmanagement in der Arbeitswelt: ein Handbuch.* Göttingen: Hogrefe.

Blättner, B. & Waller, H. (2011). *Gesundheitswissenschaft. Eine Einführung in Grundlagen, Theorie und Anwendung* (5. Aufl.). Stuttgart: Kohlhammer.

Dragano, N. (2016). Arbeit und Gesundheit. In M. Richter & K. Hurrelmann (Hrsg.), *Soziologie von Gesundheit und Krankheit* (S. 167–182). Wiesbaden: Springer VS.

Ducki, A. (2003). Prävention in Betrieben. In M. Jerusalem & H. Weber (Hrsg.), *Psychologische Gesundheitsförderung. Diagnostik und Prävention* (S. 499–514). Göttingen: Hogrefe.

Faltermaier, T. (2004). Gesundheitsberatung. In F. Nestmann, F. Engel & U. Sickendiek (Hrsg.), *Handbuch der Beratung (Bd. 2). Ansätze, Methoden und Felder* (S. 1063–1081). Tübingen: DGVT.

Faltermaier, T. & Wihofszky, P. (2011). Gesundheitsförderung und Prävention im Kontext von Public Health. In T. Schott & C. Hornberg (Hrsg.), *Die Gesellschaft und ihre Gesundheit. 20 Jahre Public Health in Deutschland: Bilanz und Ausblick einer Wissenschaft* (S. 257–274). Wiesbaden: VS Verlag für Sozialwissenschaften.

Faltermaier, T. & Wihofszky, P. (2012). Partizipation in der Gesundheitsförderung: Salutogenese – Subjekt –

Lebenswelt. In R. Rosenbrock & S. Hartung (Hrsg.), *Handbuch Partizipation und Gesundheit* (S. 102–113). Bern: Huber.

Faltermaier, T., Mayring, P., Saup, W. & Strehmel, P. (2014). *Entwicklungspsychologie des Erwachsenenalters* (3. Aufl.). Stuttgart: Kohlhammer.

Faltermaier, T. (2016). Laienperspektiven auf Gesundheit und Krankheit. In M. Richter & K. Hurrelmann (Hrsg.), *Soziologie von Gesundheit und Krankheit* (S. 229–241). Wiesbaden: Springer VS.

Faltermaier, T. & Hübner, I. (2016). Psychosoziale Gesundheitstheorien aus Geschlechterperspektive. In P. Kolip & K. Hurrelmann (Hrsg.), *Handbuch Geschlecht und Gesundheit* (S. 45–57). Bern: Hogrefe.

Faltermaier, T. (2017). *Gesundheitspsychologie* (2. Aufl.). Stuttgart: Kohlhammer.

Filipp, S. H. & Aymanns, P. (2010). *Kritische Lebensereignisse und Lebenskrisen. Vom Umgang mit den Schattenseiten des Lebens.* Stuttgart: Kohlhammer.

Geyer, S. (1999). *Macht Unglück krank? Lebenskrisen und die Entwicklung von Krankheiten.* Weinheim, München: Juventa.

Hapke, U., Maske, U. E., Scheidt-Nave, C., Bode, L., Schlack, R. & Busch, M. A. (2013). Chronischer Stress bei Erwachsenen in Deutschland. Ergebnisse der Studie zur Gesundheit Erwachsener in Deutschland (DEGS1). *Bundesgesundheitsblatt, 65* (5/6), 749–754.

Hurrelmann, K., Walper, S. & Grundmann, M. (Hrsg.). (2008). *Handbuch der Sozialisationsforschung* (7. Aufl.). Weinheim: Juventa.

Kaluza, G. (2004). Psychologische Gesundheitsförderung und Prävention im Erwachsenenalter. Eine Sammlung empirisch evaluierter Interventionsprogramme. *Zeitschrift für Gesundheitspsychologie, 14* (4), 171–196.

Keupp, H., Ahbe, T., Gmür, W., Höfer, R., Mitzscherlich, B., Kraus, W. et al. (1999). *Identitätstransformationen. Das Patchwork der Identitäten in der Spätmoderne.* Reinbek: Rowohlt.

Kupfer, P. (1993). Das Typ-A-Verhalten nach der Demontage – was bleibt? Bestandsaufnahme und aktueller Forschungstrend. *Zeitschrift für Klinische Psychologie, 22* (1), 22–38.

Lampert, T. (2016). Soziale Ungleichheit und Gesundheit. In M. Richter & K. Hurrelmann (Hrsg.), *Soziologie von Gesundheit und Krankheit* (S. 121–137). Wiesbaden: Springer VS.

Schnabel, P. E. (2001). *Familie und Gesundheit. Bedingungen, Möglichkeiten und Konzepte der Gesundheitsförderung.* Weinheim: Juventa.

Schwarzer, R. (2004). *Psychologie des Gesundheitsverhaltens* (3. Aufl.). Göttingen: Hogrefe.

Siegrist, J. (2005). Stress am Arbeitsplatz. In R. Schwarzer (Hrsg.), *Gesundheitspsychologie* (Enzyklopädie der Psychologie C/X/1, S. 304–319). Göttingen: Hogrefe.

Wydler, H., Kolip, P. & Abel, T. (Hrsg.). (2010). *Salutogenese und Kohärenzgefühl. Grundlagen, Empirie und Praxis eines gesundheitswissenschaftlichen Konzepts* (4. Aufl.). Weinheim: Juventa.

Lese- und Medienempfehlung zur Vertiefung

Blättner, B. & Waller, H. (2011). *Gesundheitswissenschaft. Eine Einführung in Grundlagen, Theorie und Anwendung* (5. Aufl.). Stuttgart: Kohlhammer.

Faltermaier, T. (2017). *Gesundheitspsychologie* (2. Aufl.). Stuttgart: Kohlhammer.

Kohlmann, C. W., Salewski, C. & Wirtz, M. (Hrsg.). (2018). *Psychologie in der Gesundheitsförderung.* Bern: Hogrefe.

8 Prävention und Gesundheitsförderung im hohen Alter

Andreas Kruse

Überblick
- Welche zentralen Präventionsziele ergeben sich aus einem multidimensionalen Verständnis von Gesundheit?
- Welche Präventionsmaßnahmen für Gesundheit im Alter haben sich empirisch bewährt?
- Welche Bedeutung hat der sozioökonomische Status für Gesundheit und gesundheitliche Versorgung im Alter?
- Was versteht man unter dem präventiven Hausbesuch und welche Bedeutung hat dieser für Prävention und Gesundheitsförderung im Alter?

Die Entwicklung des Individuums ist über die gesamte Lebensspanne als ein **gradueller Veränderungsprozess** zu verstehen. In der römisch-lateinischen Philosophie wurde diese Erkenntnis wie folgt umschrieben: Natura non facit saltum; dies heißt: Die Natur macht keine Sprünge. Das in dieser Aussage angedeutete Bild der „Stufenleiter der Natur" (scala naturae) drückt aus, dass die natürlichen biologischen und psychologischen Prozesse über den gesamten Lebenslauf als **kontinuierliche Veränderungsreihe** zu verstehen sind.

Hieraus lassen sich drei Folgerungen ziehen. Erstens: Die körperliche Leistungsfähigkeit und Anpassungsfähigkeit nimmt nicht ab einem bestimmten Lebensalter plötzlich ab, sondern sie geht allmählich zurück. Zweitens: Bei gesunder Lebensführung und ausreichender körperlicher Aktivität in früheren Lebensjahren bleiben körperliche Leistungsfähigkeit und Anpassungsfähigkeit im hohen Alter länger erhalten. Drittens: Im seelisch-geistigen Bereich kann das höhere Lebensalter sogar mit einem Zuwachs an Wissen, Erfahrungen und Handlungskompetenz einhergehen – unter der Voraussetzung, dass Menschen in früheren Lebensjahren **Wissenssysteme und effektive Handlungsstrategien** entwickelt haben (Kruse, 2017). Es ist also durchaus möglich, dass alte Menschen über **„bereichsspezifische Expertise"** verfügen, zum Beispiel im beruflichen Bereich. Diese Aussage gilt nicht nur für die höheren Berufsgruppen, sondern für alle Berufsgruppen (Foster & Walker, 2014; Kooij, 2015; Staudinger & Heidemeier, 2009).

8.1 Gesundheitsbegriff und Präventionsziele im Alter

Gesundheit im Alter wird in Arbeiten zur Präventionsforschung als ein **mehrdimensionales Konstrukt** verstanden, das sich aus fünf Dimensionen zusammensetzt:

1. Fehlen von Krankheiten und Krankheitssymptomen
2. optimaler funktionaler Status
3. aktive, selbstverantwortliche, persönlich zufriedenstellende Lebensgestaltung

4. gelingende Bewältigung von Belastungen und Krisen
5. individuell angemessenes System medizinisch-pflegerischer und sozialer Unterstützung.

Wichtig für Gesundheitsförderung und Prävention

Aus dieser Definition von Gesundheit lassen sich folgende Präventionsziele für das hohe Alter ableiten: Vermeidung von Erkrankungen und Funktionseinbußen, Erhaltung der funktionalen Unabhängigkeit, Erhaltung der aktiven Lebensgestaltung, Vermeidung von psychischen Erkrankungen aufgrund von Überforderung, Aufrechterhaltung eines angemessenen Systems der Unterstützung (Kruse, 2002; BMFSFJ, 2016; Kümpers und Rosenbrock, 2010).

Der Sachverständigenrat für die Konzertierte Aktion im Gesundheitswesen legte eine Definition von Gesundheit im Alter vor, die sich an den verschiedenen **Dimensionen des Alterns** (der physischen, der psychischen, der sozialen Dimension) orientiert und somit vermeidet, das Altern ausschließlich als einen körperlich determinierten Prozess zu verstehen (Sachverständigenrat für die Konzertierte Aktion im Gesundheitswesen, 2002). In dem Bericht des Sachverständigenrates heißt es: „Die hohen präventiven Potenziale bei älteren Menschen werden unterschätzt. Um diese Potenziale zu realisieren, sollten sich die Maßnahmen und Strategien nicht allein auf die Verhütung von Krankheiten beziehen, sondern vielmehr den gesamten Alternsprozess mit seinen funktionellen Einschränkungen und dem drohenden oder tatsächlichen Verlust an körperlicher und mentaler Fitness sowie den daraus resultierenden Problemen der sozialen Integration berücksichtigen“.

In Bezug auf den optimalen funktionalen Status als Merkmal von Gesundheit gewinnt das **Konzept der aktiven Lebenserwartung** große Bedeutung. Diesem Konzept liegt die Annahme zugrunde, dass Erkrankungen nicht notwendigerweise zu Behinderungen führen. Des Weiteren wird angenommen, dass sich Erfolge der Prävention, Therapie und Pflege nicht allein in dem Hinausschieben von Erkrankungen (**„Kompression der Morbidität“**) (Fries, Green & Levine, 1989; Fries, 2012), sondern auch im späteren Auftreten von Behinderungen widerspiegeln (Han et al., 2013; Manton, Stallard & Corder, 1997).

In mehreren Untersuchungen konnte gezeigt werden, dass die steigende Lebenserwartung vor allem mit einem **Gewinn an aktiven Jahren** einhergeht (Caprara et al., 2013; Chatterji et al., 2015; Rechel et al., 2013). Mit dem Begriff „aktive Jahre“ wird dabei die aktive, selbstverantwortliche Lebensführung beschrieben, wie sich diese in der selbstständigen Ausführung der Aktivitäten des täglichen Lebens widerspiegelt. Die 1917 geborenen Männer hatten im Alter von 67 bis 70 Jahren im Durchschnitt 73 % ihrer Lebensjahre in Aktivität verbracht, die 1917 geborenen Frauen 72,5 %. Für die 1927 geborenen Männer lag der Anteil der aktiven Jahre mit 81,5 % deutlich höher. Gleiches gilt für die 1927 geborenen Frauen, die im Alter von 67 bis 70 Jahren 77 % ihrer Lebensjahre in Aktivität verbracht hatten (Unger, 2002).

Vor dem Hintergrund dieser Ergebnisse lässt sich die **Vermeidung von Behinderungen** als ein bedeutsames Ziel der Prävention werten. In diesem Kontext kommt dem **„präventiven Hausbesuch“**, der auf die Früherkennung von Risikofaktoren für Erkrankungen und für Funktionseinbußen zielt, große Bedeutung zu (Kruse, 2002; von Renteln-Kruse et al., 2003; Schulc et al., 2016; Stuck, 2001).

8.2 Veränderungen von Lebens- und Umweltbedingungen als Präventionsziele

Jette (Jette, 2001) sieht eine zentrale Aufgabe der Prävention darin, Strategien zu entwickeln, mit deren Hilfe den Behinderungen als Hauptfolgen von chronischen Erkrankungen im Alter vorgebeugt werden soll. Er zeigt auf, dass der Übergang von chronischen Erkrankungen zu Funktionseinschränkungen wie auch von Funktionseinschränkungen zur Behinderung durch außerhalb der Person liegende („**extraindividuelle**") und durch in der Person liegende („**intraindividuelle**") Faktoren beeinflusst ist. Erstere umfassen Merkmale der räumlichen, der sozialen und der infrastrukturellen Umwelt, Letztere Lebensstil, subjektive Deutung und Bewältigung der chronischen Erkrankung, Anpassung von Aktivitäten an die Erkrankung sowie die Fähigkeit zur Kompensation eingetretener Einschränkungen.

Den Ansatzpunkt der Prävention bildet somit nicht allein das Individuum. Vielmehr sind individuelle Bemühungen um Aufrechterhaltung oder Wiedergewinnung von **Mobilität und Selbstständigkeit** vor dem Hintergrund der räumlichen, der sozialen, der institutionellen und der rechtlichen Umwelt zu betrachten. Bei der Entwicklung von Präventionskonzepten sind demnach auch Möglichkeiten sozialer **Partizipation** sowie die **Zugänglichkeit** sozialer, kultureller und medizinisch-pflegerischer Angebote für alle Menschen zu berücksichtigen (BMFSFJ, 2016; Kruse, 2002). Dieser Gedanke hat auch Eingang in das vom Deutschen Bundestag am 18.06.2015 verabschiedete **Gesetz zur Stärkung der Gesundheitsförderung und der Prävention** (Präventionsgesetz) gefunden, das unter der Zielsetzung steht, Gesundheit direkt im Lebensumfeld – sei es in der Kita, der Schule, am Arbeitsplatz oder im Pflegeheim – zu stärken; dies nicht zuletzt durch die Schaffung von Grundlagen für eine stärkere Zusammenarbeit der Sozialversicherungsträger, Länder und Kommunen.

Indem angenommen wird, dass das jeweilige Ausmaß an individueller Gesundheit sowohl von Merkmalen der Person als auch von Merkmalen ihrer räumlichen, sozialen, infrastrukturellen und rechtlichen Umwelt beeinflusst ist, verweist der Bereich der Prävention und Gesundheitsförderung nicht nur (und nicht notwendigerweise primär) auf die Verantwortung des Individuums, sondern berührt auch die Frage nach der Verwirklichung von Chancengleichheit, gruppenspezifischen Zugangsbarrieren und gesellschaftlicher Verantwortung (Kruse & Schmitt, 2016; BMFSFJ, 2016; Kuhlmey & Schaeffer, 2008; Naegele, 2010).

Auch wenn im Bereich der Prävention und Gesundheitsförderung Interventionsmaßnahmen nach wie vor deutlich häufiger am Individuum als an dessen Entwicklungskontext ansetzen, sind das Auftreten und der Verlauf **chronischer Erkrankungen** sowohl vom persönlichen Verhalten als auch von Fehlanreizen und gesundheitlichen **Belastungen aus der räumlichen, sozialen, institutionellen und rechtlichen Umwelt** beeinflusst. Damit ist eine grundlegende Prämisse der Entwicklung von Strategien benannt, durch deren Implementierung das Auftreten von Gesundheitsbelastungen reduziert und gesundheitsdienliche Ressourcen vermehrt werden sollen.

Wichtig für Gesundheitsförderung und Prävention

Ansatzpunkte der Gesundheitsförderung und Prävention bilden zum einen **persönliche Faktoren** wie Lebensstil, Alltagsgestaltung, Gesundheitsverhalten, subjektive Deutung und Bewältigung von Belastungen, Fähigkeit zur Kompensation von Einschränkungen, zum anderen sind **Umweltfaktoren** von Bedeutung, wie zum Beispiel die Gestaltung der Wohnung (Barrierefreiheit, Ausstattung mit Hilfsmitteln) sowie die Ausstattung des Wohnumfeldes mit Dienstleistungen (Infrastruktur).

8.3 Verknüpfung von Prävention und Gesundheitsförderung

Auch wenn sich Prävention und Gesundheitsförderung begrifflich eindeutig voneinander abgrenzen lassen – Prävention bezieht sich auf die Vermeidung von gesundheitlichen Komplikationen, Gesundheitsförderung auf die Steigerung von gesundheitlichen Ressourcen –, sind beide doch eng **miteinander verknüpft**. So verweist die Tatsache, dass spezifische Krankheiten in ihrem Auftreten und in ihrem Verlauf durch nachgewiesenermaßen wirksame, risikoarme und kostengünstige Maßnahmen beeinflusst werden können, auf vorhandene Präventionspotenziale (Böhm et al., 2009; Kruse et al., 2002).

Dies lässt sich am Beispiel der Hypertonie veranschaulichen. Aus den Erhebungen des Robert Koch-Instituts ergibt sich für die 60- bis 69-jährigen Frauen in Deutschland eine Prävalenz der Hypertonie (systolischer Blutdruck ≥ 140 mmHg und/oder diastolischer Blutdruck ≥ 90 mmHg und/oder Einnahme hypertensiver Medikamente) von 81 %, für die 70- bis 79-jährigen Frauen von 85,7 %, für die 60- bis 69-jährigen Männer von 78,9 % und für die 70- bis 79-jährigen Männer von 88,5 % (Jansen, Strube & Starker, 2008). Durch **verhaltensmedizinische Maßnahmen** kann ein mäßig erhöhter Blutdruck auch ohne medikamentöse Behandlung effektiv gesenkt werden.

In Tabelle 8-1 sind die Risikofaktoren für ischämische Herzkrankheiten angeführt. Weiterhin ist aufgeführt, wie hoch das Einsparpotenzial allein in Bezug auf diese Krankheiten wäre, wenn die entsprechenden Risikofaktoren vollständig kontrolliert würden. Bei den Angaben zum Einsparpotenzial wird zwischen **Behandlungsausgaben** und **Krankheitsfolgeausgaben** differenziert. Wie diese Tabelle deutlich macht, sind die Einsparpotenziale in Bezug auf die Risikofaktoren sehr hoch. Die Umsetzung von Präventionspotenzialen ist demnach nicht nur mit einer Steigerung der Lebensqualität, sondern auch mit einer deutlichen Einsparung von Kosten verbunden. Die Nutzung der Präventionspotenziale hängt mit dem **Gesundheitsbewusstsein der jeweiligen Zielgruppe** sowie mit deren gesundheitsbezogenen Wissensbeständen und Kompetenzen zusammen, also mit zielgruppenspezifischen Merkmalen, die sich

Tabelle 8-1: Reduktion der jährlichen Gesundheitsausgaben für Behandlung und Krankheitsfolgeleistungen bei ischämischen Herzkrankheiten und Herzinfarkt bei realistisch erreichbarer Elimination der jeweiligen Risikofaktoren (in Millionen Euro).

Risikofaktor	Reduktion der Behandlungsausgaben	Reduktion der Krankheitsfolgeausgaben	Reduktion der Gesamtausgaben
ischämische Herzkrankheiten			
erhöhte Cholesterinwerte	2083	819	2902
erhöhter Blutdruck	822	323	1145
Herzinfarkt			
erhöhte Cholesterinwerte	372–419	142–160	514–579
Stressmanagement	342	130	472
Rauchen + Übergewicht + fehlende Bewegung + erhöhter Blutdruck	386	148	534

durch Maßnahmen der Gesundheitsförderung positiv beeinflussen lassen. Besondere Aufmerksamkeit ist dabei hoch belasteten Bevölkerungsgruppen sowie sozial benachteiligten Menschen entgegenzubringen.

8.4 Zur Bedeutung spezifischer Präventionsmaßnahmen für Gesundheit im Alter

8.4.1 Körperliche Aktivität

Körperliche Aktivität hat einen positiven Einfluss auf die **funktionale Gesundheit**, das heißt auf die Fähigkeit, Aktivitäten des täglichen Lebens kompetent auszuführen. In einer Längsschnittstudie von Atchley und Scala wurde nachgewiesen, dass physische Aktivität bei Nachfolgeuntersuchungen mit einem höheren Maß an funktionaler Kapazität einhergeht (Atchley & Scala, 1998). Körperliche Aktivität bestimmt somit die Funktionsfähigkeit im täglichen Leben mit. Durch eine Stärkung der Muskulatur und Förderung des Gleichgewichtssinns wird zu einer **Prävention von Stürzen** beigetragen.

Mit körperlicher Aktivität und Sport sollte so früh wie möglich begonnen werden. Ältere Menschen sollten allerdings nur dann intensiv trainieren, wenn eine eingehende ärztliche Untersuchung keine Erkrankung festgestellt hat, bei der eine sportliche Betätigung negative Folgen haben könnte, wie beispielsweise eine fortgeschrittene Erkrankung der Arterien.

Wichtig für Gesundheitsförderung und Prävention

Der Förderung körperlicher Aktivität kommt im Rahmen von Maßnahmen der Prävention und Gesundheitsförderung besondere Bedeutung zu, da von ihr selbst gesundheitlich stark beeinträchtigte ältere Menschen profitieren.

Körperliche Aktivität ist der wichtigste Faktor, der vor Stürzen schützt (Skelton, 2001) und die Leistungsfähigkeit des Bewegungsapparates und des Herz-Kreislauf-Systems erhält.

Ungeübte Anfänger sollten sich bei Aufnahme eines **Ausdauertrainings** zunächst nur mit etwa 50 % der maximalen Leistungsfähigkeit belasten, bei täglichem Training kann die Belastung allmählich auf 60–70 % gesteigert werden. Dies bedeutet eine empfohlene Steigerung der Pulsfrequenz beim 66- bis 70-Jährigen von 99 auf 135 Pulsschläge/Minute (als Faustregel gilt für Untrainierte die Baum'sche Formel: 180 minus Lebensalter pro Minute).

Die **optimale Belastung** wird beim präventiv wirksamen Sport bei 70 % der maximalen Belastbarkeit des älteren Menschen erreicht, durch Training wird die Leistungsfähigkeit erhöht, und das Leistungsniveau kann durch weitere Steigerung des Belastungspulses erweitert werden. Die Gesamt-Trainingsbelastung für Ältere sollte **langfristig** aufgebaut und nur langsam gesteigert werden. Auf Häufigkeit und Umfang sollte mehr Gewicht gelegt werden als auf Intensität. Jede Trainingseinheit sollte mindestens ein ausreichendes Aufwärmen und Abwärmen, Dehnen und Kräftigen der Muskulatur sowie Ausdauerbelastung enthalten. Nach jeder Trainingseinheit sollte vollständige Erholung gewährleistet sein (Meusel, 1999; Meusel, 2004).

Colcombe und Kramer konnten in einer Metaanalyse von 18 zwischen 1996 und 2001 publizierten Interventionsstudien (Colcombe & Kramer, 2003) zeigen, dass sich ein aerobes Fitnesstraining positiv auf die Lösung von Aufgaben auswirkt, bei denen eine Kontrolle, Bewertung und flexible Steuerung kognitiver Prozesse (exekutive Funktionen) notwendig ist. Aber auch bei Aufgaben zum räumlichen Vorstellungsvermögen sowie bei einfachen Geschwindigkeitsaufgaben lassen sich positive Auswirkungen eines solchen Fitnesstrainings beobachten. Die Untersuchungen sprechen dafür, dass aerobe Fitness **positive Effekte auf die Dichte des**

Hirngewebes im frontalen, parietalen und temporalen Kortex hat. Auch nach Kontrolle des Bildungsstandes der Untersuchungsteilnehmer zeigte sich bei Personen, die regelmäßig körperlich aktiv waren, ein deutlich geringerer Rückgang mit zunehmendem Alter. Dieser Effekt erwies sich für jene Hirnregionen als am stärksten ausgeprägt, die sich im normalen Alternsprozess am stärksten verändern.

8.4.2 Angemessenes Ernährungsverhalten

Eine weitere wesentliche Zielsetzung von Maßnahmen der Prävention und Gesundheitsförderung stellt die Förderung eines **angemessenen Ernährungsverhaltens** im Alter dar. Bedeutsame Kriterien angemessenen Ernährungsverhaltens bilden dabei die **Anpassung der Energiezufuhr an den veränderten Bedarf**, eine eiweiß-, vitamin- und ballaststoffreiche Nahrungszusammensetzung mit viel Obst und wenig Milchfett bei zugleich vielseitiger Lebensmittelauswahl, die Verteilung der Nahrungsaufnahme auf mehrere kleine Mahlzeiten sowie eine ausreichende Flüssigkeitszufuhr (Schroll et al., 1996).

Durch ein angemessenes Ernährungsverhalten können Mangelzustände vermieden und körpereigene Ressourcen bewahrt werden. So kann der körpereigene Schutz vor biochemischen Fehlreaktionen durch eine ausreichende Zufuhr der Vitamine A, C und E, von Retinoiden sowie von Koenzymen, die nachgewiesenermaßen Schädigungen durch freie Radikale reduzieren, verstärkt werden. Die notwendigen Vitamine können bei Störungen der Resorption durch entsprechende Präparate zugeführt werden, sie sind aber auch ausreichend in der Nahrung zu finden.

Die Bedeutung der Ernährung als Ansatzpunkt von Maßnahmen der Prävention und Gesundheitsförderung wird insbesondere auch vor dem Hintergrund der Gefahr einer mit dem Alter rückläufigen Nahrungsmittelaufnahme deutlich. Ältere Menschen trinken nicht nur häufig zu wenig, sondern die Nahrungsmittelaufnahme ist oft so gering, dass die notwendige Zufuhr an Vitaminen nicht mehr gewährleistet ist (Moreiras et al., 1996). Aus den genannten Gründen sind neben der Vermittlung von Kenntnissen über gesunde Ernährung zu fordern:

- eine **Einbeziehung des Ernährungsverhaltens** in das geriatrische Assessment,
- eine **Senkung von Kosten** für gesunde Nahrungsmittel bzw. eine gezielte Unterstützung von Menschen, die aufgrund ihrer finanziellen Situation nicht in der Lage sind, sich gesund zu ernähren,
- **gesetzliche Regelungen** zur Etikettierung von Nahrungsmitteln, die dem Verbraucher eine Identifikation von (potenziellen) Schadstoffen und eine Beurteilung der Qualität des jeweiligen Produktes erlaubt.

Mit zunehmendem Alter findet sich eine **Abnahme von Grundumsatz**, von Energiezufuhr und Energieverbrauch für körperliche Aktivität. Es besteht ein enger Zusammenhang mit der altersbegleitenden Abnahme der fettfreien Körpermasse. Die empfohlene Energiezufuhrbeträgt mit 19 bis 24 Jahren bei Männern durchschnittlich 2600 kcal, bei Frauen 2200 kcal, bei über 65-jährigen Männern 1900 kcal, bei über 65-jährigen Frauen 1700 kcal. Diese Abnahme des Energiebedarfs ist zu zwei Dritteln auf die abnehmende körperliche Aktivität zurückzuführen. Die empfohlene tägliche Proteinmenge erfährt im Vergleich zu jüngeren Erwachsenen bei älteren Menschen eine Erhöhung von 0,8 auf 1–1,25 g/kg Körpergewicht. Aufgrund des **niedrigen Energiebedarfs** im Alter ist bei leicht erhöhtem Proteinbedarf eine höhere Nährstoffdichte erforderlich. Generell wird empfohlen, dass beim Gesunden die Fettzufuhr 25–30 % der Gesamtenergiemenge nicht überschreitet. Der Kohlenhydratanteil soll nicht unter 50 % liegen.

Im Alter sollte darauf geachtet werden, dass der Anteil komplexer Kohlenhydrate – Getreide, Kartoffeln, stärkehaltige Lebensmittel – erhöht wird. Die Nahrungsaufnahme in Form von Zucker sollte 10 % nicht überschreiten. Bei einem geringeren Energiebedarf im Alter bei gleichzeitig unverändertem bzw. erhöhtem Bedarf an Nährstoffen kann die Nährstoffversorgung nur durch Steigerung der Nährstoffdichte gewährleistet werden. Durch **bewusste Wahl nährstoffreicher Lebensmittel** kann die Gefahr einer nicht ausreichenden Nährstoffaufnahme vermieden werden (Volkert, 1997; Volkert, 2011).

8.4.3 Unfallschutz

Der Unfallschutz wird übereinstimmend als eine Aufgabe angesehen, der unter volkswirtschaftlichen Kosten-Nutzen-Erwägungen besondere Aufmerksamkeit zu schenken ist (Eurolink Age, 1999): Ein Drittel der über 65-Jährigen stürzt mindestens einmal im Jahr. Die meisten Unfälle ereignen sich im Haushalt. Danach folgen Unfälle im Straßenverkehr, Verbrennungen und Verbrühungen. Im Zusammenhang mit dem Unfallschutz im Alter sind insbesondere folgende Maßnahmen zu fordern:

- Interventionen zur Erhöhung der körperlichen Aktivität, auch zur positiven Beeinflussung des Gleichgewichtssinns,
- Kampagnen zur Sicherheit im Alter,
- die Integration von Hausbegehungen und Wohnungsberatung in die geriatrische Beurteilung („Assessment"),
- die Beratung älterer Menschen bei der Nutzung von Technik,
- die verbesserte Schaltung von Ampelphasen,
- Programme zur Sicherheit im Straßenverkehr,
- die Gabe von Vitamin D und ernährungsergänzenden Kalziumpräparaten mit dem Ziel, einer Osteoporose entgegenzuwirken.

8.4.4 Kognitive Aktivität

Kognitives Training hat bei kognitiv gesunden alten Menschen positive Auswirkungen auf die kognitive Leistungsfähigkeit. Kognitive und neuronale Plastizität führen auch im hohen Alter unter Trainingsbedingungen zu **Leistungssteigerungen** in verschiedenen kognitiven Leistungsbereichen, so auch bei Aufgaben, die besondere Anforderungen an das Arbeitsgedächtnis und an Exekutivfunktionen (Kontrolle, Bewertung und flexible Steuerung kognitiver Prozesse) stellen (Lindenberger, 2014; Rahe et al., 2015).

Im Falle bestehender pathologischer kognitiver Einbußen aufgrund von Erkrankungen des Gehirns ist schon der **möglichst lange Erhalt kognitiver Ressourcen** als Erfolg anzusehen. Durch kognitive Interventionen kann bei leichten kognitiven Einbußen (MCI) sowie bei leichten bis moderaten Demenzen eine Stabilisierung oder eine verlangsamte Verschlechterung der kognitiven Leistungsfähigkeit im Vergleich zu einer Kontrollgruppe erreicht werden (Olchik et al., 2013; Schecker et al., 2013).

Aus den Ergebnissen einer Studie von Wilson und Kollegen (Wilson et al., 1999) lässt sich folgern, dass das allgemeine **Ausmaß an kognitiver Aktivität** für die kognitive Leistungsfähigkeit im Alter von ähnlicher Bedeutung ist wie die **Teilnahme an kognitiven Trainings**. In dieser Untersuchung wurden 6162 Personen im Alter von 65 Jahren und mehr darüber befragt, inwieweit sie kognitiven Aktivitäten wie z. B. Zeitung lesen regelmäßig nachgehen, und hinsichtlich ihrer kognitiven Leistungsfähigkeit getestet. Zwischen dem Ausmaß an kognitiver Aktivität und dem Lebensalter bestand nur ein schwacher Zusammenhang; stärkere Zusammenhänge bestanden dagegen mit dem **Bildungsstand und dem Einkommen**. Nach Kontrolle des Einflusses soziodemografischer Variablen zeigte sich eine statistisch bedeutsame **Beziehung zwischen dem Ausmaß an**

kognitiver Aktivität und der kognitiven Leistungsfähigkeit.

Dieses Ergebnis wird durch weitere Untersuchungen gestützt. Befunde der MacArthur-Studie lassen die Folgerung zu, dass die Dominanz monotoner Tätigkeiten im Berufsleben dazu beitragen kann, dass die geistige Flexibilität zurückgeht, während **Problemlösefähigkeiten** von Menschen, die sich im Beruf immer wieder mit neuen Aufgaben und Herausforderungen auseinandersetzen mussten und die auch nach Austritt aus dem Beruf neue Aufgaben und Herausforderungen gesucht haben, im Alter keine wesentliche Veränderung zeigen (Rowe & Kahn, 1998). Rowe und Kahn fassen die Ergebnisse wie folgt zusammen (Rowe & Kahn, 1998; S. 63): „Just as we must keep our physical selves active, so we must keep our minds busy in our later years if we want it to continue to function well. Use it or lose it is a mental, not just a physical phenomenon".

8.4.5
Abbau sozialer Ungleichheit

Auch der Abbau sozialer Ungleichheit im Bereich der Gesundheit ist als eine vordringliche Aufgabe von Prävention und Gesundheitsförderung anzusehen (BMFSFJ, 2016). Personen mit einem niedrigeren sozioökonomischen Status haben nachgewiesenermaßen ein signifikant erhöhtes Krankheitsrisiko: im Hinblick auf kardio- und zerebrovaskuläre Erkrankungen, neurodegenerative Erkrankungen, Stoffwechsel- und Tumorerkrankungen sowie entzündliche Erkrankungen der Gelenke wurde ein direkter Zusammenhang zwischen sozialem Status und Krankheitsrisiko festgestellt und eine Erhöhung um das Zwei- bis Dreifache beobachtet (Ulusoy & Gräßel, 2010).

Für diese Beziehung verantwortlich sind zum einen **schichtspezifische Unterschiede** in den Rauchmustern, in den Ernährungsmustern sowie in den Mustern körperlicher Aktivität. Zum anderen finden sich in unteren sozialen Schichten häufiger berufliche Tätigkeiten, die auf Dauer mit gesundheitlichen Beeinträchtigungen verbunden sind, sowie allgemein der individuellen Gesundheit abträgliche physikalische und soziale Umweltbedingungen.

Die Daten des Survey of Health, Ageing and Retirement in Europe (SHARE) bestätigen darüber hinaus europaweit einen **sozial ungleichen Zugang zu fachärztlicher Versorgung**, wobei dieser umso deutlicher ausfällt, je weniger reguliert der Zugang zu fachärztlicher Versorgung (im Sinne einer Gate-keeping-Funktion von Hausärzten) durch das jeweilige Gesundheitssystem ist. Für Deutschland zeigte sich hier entsprechend eine vergleichsweise stark ausgeprägte Ungleichheit, so war die Wahrscheinlichkeit eines Facharztbesuchs für Menschen mit geringerer Bildung (differenziert auf einer 3-stufigen Skala) nur halb so hoch wie für Menschen mit mittlerer und höherer Bildung (Reibling & Wendt, 2010).

Hinsichtlich **stationärer Versorgung** finden sich für Deutschland kaum Hinweise auf einen sozial ungleichen Zugang. Nach Kiesel und Gruber (Kiesel & Gruber, 2012) werden privat versicherte Patienten bei gleichem Versorgungsbedarf mit höherer Wahrscheinlichkeit stationär aufgenommen. Die Ergebnisse von Dreißig (Dreißig, 2008) sprechen dafür, dass hinsichtlich der Sorgfalt des Umgangs des ärztlichen und pflegerischen Personals mit Patienten sehr wohl soziale Ungleichheiten bestehen, und zwar zuungunsten jener, die sich nicht gut verständlich machen können, nicht zuletzt auch Menschen mit Migrationshintergrund.

Die ausgeprägten Unterschiede zwischen den verschiedenen Schichten, aber auch zwischen Menschen mit und ohne Migrationshintergrund, in gesundheitlichen Risiken und Problemlagen wie auch im Zugang und den realisierten Nutzungen medizinischer und pflegerischer Versorgung sprechen für die Notwendigkeit einer **gezielten Beratung und Begleitung** dieser Personengruppen im Hinblick auf Patientenrechte und mögliche Effekte einer gesundheitsbezogenen Intervention. Infrage kommen hier zum Beispiel Sozialarbeiter und Pflegefachpersonen, die über ausreichende Expertise im Hinblick auf schicht- und kulturspezifische Verständnisformen von Altern, Gesundheit und Krankheit wie auch im Hinblick auf schicht- und kulturspezifische Krankheitsrisiken, Symptompräsentationen, alters- und gesundheitsbezogene Kontrollüberzeugungen verfügen (BMFSFJ, 2016; Kruse und Schmitt, 2016).

8.5 Eine spezifische Präventionsstrategie: der präventive Hausbesuch

Der präventive Hausbesuch bildet eine Möglichkeit zur **Kooperation zwischen Pflege und Medizin** sowie zur Nutzung der Potenziale einer **präventiven Pflege** (von Renteln-Kruse et al., 2003). Anfang der 1960er-Jahre konnte in Großbritannien der Nachweis erbracht werden, dass im Privathaushalt lebende ältere Menschen in vielen Fällen unentdeckte körperliche, psychische und soziale Probleme haben, deren Lösung durch rechtzeitig erfolgte individuelle Beratung möglich wäre (Williamson et al., 1964).

Präventive Hausbesuche erfolgen selbstverständlich nur unter der Bedingung, dass jene älteren Menschen, denen das Angebot eines solchen Hausbesuchs unterbreitet wurde, ihre **Zustimmung** zu diesem gegeben haben. Ihnen ist auch **keine Kontrollfunktion** zuzuordnen. Sie sind vielmehr als ein Angebot an ältere Menschen zu verstehen, Fragen der eigenen Gesundheit und Selbstständigkeit zu thematisieren (Patzelt et al., 2012).

Wichtig für Gesundheitsförderung und Prävention

Mit dem Begriff des **präventiven Hausbesuchs** soll zum Ausdruck gebracht werden, dass diese Besuche als Methode zur Früherkennung von Risikofaktoren und Erkrankungen, zur frühzeitigen Intervention bei bestehenden Risikofaktoren und Erkrankungen sowie zur gezielten Beeinflussung von Merkmalen des Lebensstils, der Lebenslage und der Umwelt mit dem Ziel der Vermeidung von Risikofaktoren und Erkrankungen zu verstehen sind.

Die Effekte des präventiven Hausbesuchs wurden in der Santa-Monica-Studie überprüft (Stuck et al., 1993). Die Hausbesuche wurden von Gesundheitsschwestern ausgeführt, die über eine einjährige Erfahrung in der Gemeindepflege verfügten. Darüber hinaus hatten sie an einem siebenmonatigen Kurs teilgenommen, der Konzepte der Gesundheitsberatung und des Managements gesundheitlicher Probleme sowie spezielle Themenbereiche der Gerontologie und der Geriatrie umfasste. Die Gesundheitsschwestern suchten in einem Zeitraum von drei Jahren in dreimonatigen Abständen die Wohnungen von 215 über 75-jährigen Personen auf und erfassten mit strukturierten Assessmentinstrumenten die körperliche, psychische und soziale Situation sowie die Bedingungen der Wohnung und des Wohnumfeldes.

Die Ergebnisse des Assessments wurden in einem Team mit Geriatern besprochen; im Laufe dieser Gespräche wurden individuelle Empfehlungen erarbeitet, die von den Schwestern an die Teilnehmer weitergegeben wurden. Darüber hinaus wurden eine allgemeine Gesundheitsberatung angeboten und, sofern notwendig, spezifische Dienstleistungen vermittelt oder Hausärzte kontaktiert.

Zwei Ergebnisse der Studie seien hier genannt:

1. Nach drei Jahren zeigte die Interventionsgruppe im Durchschnitt einen statistisch signifikant **besseren funktionalen Status** als die Kontrollgruppe.
2. Nach drei Jahren war die **Abhängigkeit** der Interventionsgruppe im Durchschnitt statistisch **signifikant geringer** als die Abhängigkeit der Kontrollgruppe.

Dem Konzept des präventiven Hausbesuchs liegt ein umfassendes Verständnis von **Gesundheitsberatung** zugrunde. Gesundheitsberatung umfasst zum einen die Beratung mit Blick auf **individuelle Risikofaktoren** und Risikosituationen. Zu nennen ist zum Beispiel das Beratungsgespräch über mögliche Sturzrisiken in der Wohnung und die Notwendigkeit, blutdrucksenkende Medikamente regelmäßig einzunehmen. Gesundheitsberatung umfasst zum anderen die Beratung im Hinblick auf **allgemeine Themenbereiche**. Zu nennen sind zum Beispiel Fragen der Ernährung sowie der körperlichen, geistigen und sozialen Aktivität im Alter.

Zusammenfassung

Ausgehend von einem multidimensionalen Verständnis erläutert das Kapitel die zentralen Zielsetzungen von Prävention und Gesundheitsförderung. Anhand spezifischer Maßnahmen wird aufgezeigt, dass Prävention und Gesundheitsförderung auch im Alter sowohl bei Gesunden wie auch bei Menschen, die von körperlichen oder kognitiven Einschränkungen betroffen sind, die weitere Entwicklung günstig beeinflussen. Dabei wird deutlich, was ältere Menschen selbst für ihre gesundheitliche Entwicklung tun können und wo gesellschaftliche Rahmenbedingungen zu Unterschieden in der gesundheitlichen Entwicklung und der gesundheitlichen Versorgung im Alter beitragen.

Diskussionsanregung

- Wie können ältere Menschen ihre weitere gesundheitliche Entwicklung positiv beeinflussen?
- Welche Maßnahmen der Prävention und Gesundheitsförderung sind bei Menschen mit kognitiven Einschränkungen sinnvoll?
- Was kann man tun, um soziale Ungleichheiten im Gesundheitssystem abzubauen?

Literatur

Atchley, R.C. & Scala, M.A. (1998). Long-range antecedents of functional capability in later life. *Journal of Aging and Health, 10*, 3–19.

Böhm, K., Tesch-Römer, C. & Ziese, T. (Hrsg.). (2009). *Gesundheit und Krankheit im Alter.* Berlin: Robert Koch-Institut.

Bundesministerium für Familie, Senioren, Frauen und Jugend (BMFSFJ). (2016). *Siebter Altenbericht. Sorge und Mitverantwortung in der Kommune – Aufbau und Sicherung zukunftsfähiger Gemeinschaften* (Bundestagsdrucksache 18/10210 vom 02.11.2016). Berlin: Deutscher Bundestag.

Caprara, M., Molina, M.A., Schettini, R., Santacreu, M., Orosa, T., Mendoza-Bunez, M. et al. (2013). Active aging promotion: results from the Vital Aging Program. *Current Gerontology and Geriatrics Research, 2013*, Article ID 817813, 14 Pages. http://doi.org/10.1155/2013/817813

Chatterji, S., Byles, J., Cutler, D., Seeman, T. & Verdes, E. (2015). Health, functioning, and disability in older adults – present status and future implications. *Lancet, 385* (9967), 563–575.

Colcombe, S., Kramer, A.F. (2003). Fitness effects on the cognitive function of older adults: a meta-analytic study. *Psychological Science, 14* (2), 125–130. https://doi.org/10.1111/1467-9280.t01-1-01430

Dreißig, V. (2008). Zur Rolle von Ungleichheits- und Machtverhältnissen in der Interaktion zwischen Pflegenden/Ärzten und verschiedenen Patientengruppen im Krankenhaus. In U. Bauer & A. Büscher (Hrsg), *Soziale Ungleichheit und Pflege* (S. 363–374). Wiesbaden: VS Verlag für Sozialwissenschaften.

Eurolink Age. (1999). *Wissenschaftlich fundierte Strategien zur Förderung der Gesundheit älterer Menschen. Ein Bericht von Eurolink Age für die Europäische Kommission.* London: Eurolink Age.

Foster, L. & Walker, A. (2014). Active and successful aging: a European policy perspective. *The Gerontologist, 55* (1), 83–90.

Fries, J.F., Green, L.W. & Levine, S. (1989). Health promotion and the compression of morbidity. *Lancet, 1*, 481–483.

Fries, J.F. (2012). The theory and practice of active aging. *Current Gerontology and Geriatrics Research, 2012*, Article ID 420637, 7 pages. http://doi.org/10.1155/2012/420637

Han, L., Allore, H., Murphy, T., Gill, T., Peduzzi, P. & Lin, H. (2013). Dynamics of functional aging based on latent-class trajectories of activities of daily living. *Annals of Epidemiology, 23*, 87–92.

Jansen, K., Strube, H. & Starker, A. (2008). *Hypertonie* (Gesundheitsberichterstattung des Bundes, 43). Berlin: Robert Koch-Institut.

Jette, A.M. (2001). Korrelierende Faktoren der Behinderung bei älteren Menschen. Grundlagen der Prävention von Behinderung. In E. Steinhagen-Thiessen E (Hrsg.), *Das geriatrische Assessment* (S. 49–82). Stuttgart: Schattauer.

Kiesel, M. & Gruber, S. (2012). Sozioökonomische Determinanten der stationären Versorgung in Deutschland. In W. Kirch, T. Hoffmann & H. Pfaff (Hrsg.), *Prävention und Versorgung* (S. 696–711). Stuttgart: Thieme.

Kooij, D.T. (2015). Successful aging at work: the active role of employees. *Work, Aging and Retirement, 1* (4), 309–319.

Kruse, A. (2002). *Gesund altern. Stand der Prävention und Entwicklung ergänzender Präventionsstrategien.* Baden-Baden: Nomos.

Kruse, A., Gaber, E., Heuft, G., Oster, P., Re, S. & Schulz-Nieswandt, F. (2002). *Gesundheit im Alter. Gesundheitsbericht für die Bundesrepublik Deutschland.* Berlin: Robert Koch-Institut.

Kruse, A., Knappe, E., Schulz-Nieswandt, F., Schwartz, F.W. & Wilbers, J. (2003). *Kostenentwicklung im Gesundheitswesen: Verursachen ältere Menschen höhere Gesundheitskosten?* Stuttgart: AOK Baden-Württemberg.

Kruse, A. & Schmitt, E. (2016). Soziale Ungleichheit, Gesundheit und Pflege im höheren Lebensalter. *Bundesgesundheitsblatt, 59* (2), 252–258.

Kruse, A. (2017). *Lebensphase hohes Alter. Verletzlichkeit und Reife.* Berlin: Springer.

Kümpers, S. & Rosenbrock, R. (2010). Gesundheitspolitik für ältere und alte Menschen. In G. Naegele (Hrsg.), *Soziale Lebenslaufpolitik* (S. 281–308). Wiesbaden: Verlag für Sozialwissenschaften.

Kuhlmey, A. & Schaeffer, D. (Hrsg.). (2008). *Alter, Gesundheit und Krankheit.* Bern: Huber.

Lindenberger, U. (2014). Human cognitive aging: Corriger la fortune? *Science, 346*, 572–578.

Manton, K.G., Stallard, E. & Corder, L.S. (1997). Changes in the age dependence of mortality and disability: cohort and other determinants. *Demography, 34*, 135–157.

Meusel, H. (1999). *Sport für Ältere. Bewegung – Sportarten – Training.* Stuttgart: Schattauer.

Meusel, H. (2004). Bewegung und Sport. In A. Kruse (Hrsg.), *Enzyklopädie der Gerontologie* (S. 255–272). Bern: Huber.

Moreiras, O., van Staveren, W.A., Amorim Cruz, A., de Henauw, S. & Grunenberger, F. (1996). Longitudinal changes in the intake of energy and macronutrients of elderly Europeans. *European Journal of Clinical Nutrition, 50* (Suppl. 2), 77–85.

Naegele, G. (Hrsg.). (2010). *Soziale Lebenslaufpolitik.* Wiesbaden: Verlag für Sozialwissenschaften.

Olchik, M.R., Farina, J., Steibel, N., Teixeira, A.R., Yassuda, M.S. (2013). Memory training (MT) in mild cognitive impairment (MCI) generates change in cognitive performance. *Archives of Gerontology and Geriatrics, 56*, 442–447.

Patzelt, C., Deitermann, B., Heim, S., Krauth, C., Theile, G., Hummers-Pradier, E. et al. (2012). Wie können ältere Menschen für die Inanspruchnahme des präventiven Hausbesuches motiviert werden? *Public Health Forum, 20*, 14e1–14e3.

Rahe, J., Petrelli, A., Kaesberg, S., Fink, G.R., Kessler, J. & Kalbe, E. (2015). Effects of cognitive training with additional physical activity compared to pure cognitive training in healthy older adults. *Clinical Interventions in Aging, 10*, 297–310.

Rechel, B., Grundy, E., Robine, J.M., Cylus, J., Mackenbach, P., Knai, C. et al. (2013). Ageing in the European Union. *Lancet, 381*, 1312–1322.

Reibling, N. & Wendt, C. (2010). Bildungsniveau und Zugang zu Gesundheitsleistungen. Eine vergleichende Analyse von Zugangsregulierung und Inanspruchnahme fachärztlicher Leistungen in Europa. *Gesundheitswesen 72*, 447–454.

von Renteln-Kruse, W., Anders, J., Dapp, U. & Meier-Baumgartner, H.P. (2003). Präventive Hausbesuche durch eine speziell fortgebildete Pflegefachkraft bei 60-jährigen und älteren Personen in Hamburg. *Zeitschrift für Gerontologie und Geriatrie, 36*, 378–391.

Rowe, J.W. & Kahn, R.L. (1998). *Successful aging.* New York: Pantheon Books.

Sachverständigenrat für die Konzertierte Aktion im Gesundheitswesen. (2001). *Gutachten 2000/2001 – Bedarfsgerechtigkeit und Wirtschaftlichkeit. Band I: Zielbildung, Prävention, Nutzenorientierung und Partizipation.* Baden-Baden: Nomos.

Schecker, M., Pirnay-Dummer, P., Schmidtke, K., Hentrich-Hesse, T. & Borchardt, D. (2013). Cognitive in-

terventions in mild Alzheimer's disease: a therapy-evaluation study on the interaction of medication and cognitive treatment. *Dement Geriatr Cogn Dis Extra, 3* (1), 301–311. http://doi.org/10.1159/000354190
Schroll, K., Carbajal, A., Decarli, B., Martins, I., Grunenberger, F. & Blauw, Y.H. (1996). Food patterns of elderly Europeans. *European Journal of Clinical Nutrition, 50* (Suppl. 2), 86–100.
Schulc, E., Pallauf, M., Them, C. & Wildbahner, T. (2016). Präventive Hausbesuche. *Zeitschrift für Gerontologie und Geriatrie, 49* (6), 526–534.
Skelton, D.A. (2001). Effects of physical activity on postural stability. *Age and Ageing, 30*, 33–39.
Staudinger, U.M. & Heidemeier, H. (Hrsg.). (2009). *Altern, Bildung und lebenslanges Lernen* (Altern in Deutschland, Bd. 2, Vol. 100). Stuttgart: Wissenschaftliche Verlagsgesellschaft.
Stuck, A.E., Rubenstein, L.Z. & Steiner, A.E. (1993). Inhome preventive health care for older persons: results of a 3-year-randomized controlled study. *Gerontologist, 33*, 309–310.
Stuck, A. (2001). Präventive Hausbesuche mit geriatrischem Assessment. In E. Steinhagen-Thiessen (Hrsg.), *Das geriatrische Assessment* (S. 155–167). Stuttgart: Schattauer.
Ulusoy, N. & Gräßel, E. (2010). Türkische Migranten in Deutschland. Wissens- und Versorgungsdefizite im Bereich häuslicher Pflege – ein Überblick. *Zeitschrift für Gerontologie und Geriatrie, 43*, 330–338.
Unger, R. (2002). *Soziale Differenzierung der aktiven Lebenserwartung im internationalen Vergleich* (Phil. Dissertation). Heidelberg: Ruprecht-Karls-Universität.
Volkert, D. (1997). *Ernährung im Alter.* Wiesbaden: Quelle und Meyer.
Volkert, D. (2011). Leitlinien und Standards zur Ernährung in der Geriatrie. *Zeitschrift für Gerontologie und Geriatrie, 44*, 91–99.
Williamson, J., Stokoe, I.H. & Gray, S. (1964). Old people at home: their unreported needs. *Lancet, 1*, 1117–1120.
Wilson, R.S., Bennett, D.A., Beckett, L.A., Morris, M.C., Gilley, D.W., Bienais, J.L. et al. (1999). Cognitive activity in older persons from a geographically defined population. *Journal of Gerontology, 54*, 155–160.

Lese- und Medienempfehlung zur Vertiefung

- Bundeszentrale für gesundheitliche Aufklärung: http://www.bzga.de
- Gesetz zur Stärkung der Gesundheitsförderung und der Prävention (Präventionsgesetz). Verfügbar unter: http://www.bmg.bund.de/themen/praevention/praeventionsgesetz.html, Zugriff am 22. Januar 2018.

Prävention somatischer Störungen und Krankheiten

9 Prävention von Herz-Kreislauf-Krankheiten

Nikos Werner

Überblick
- Welche Pathophysiologie liegt kardiovaskulären Erkrankungen zugrunde?
- Wie bestimmt sich das globale Risiko eines Patienten?
- Wie sehen moderne Strategien der Primär- und Sekundärprävention aus?

9.1 Epidemiologie kardiovaskulärer Erkrankungen

Kardiovaskuläre Erkrankungen sind die häufigsten Erkrankungs- und Todesursachen in den westlichen Industrienationen. Die **chronische ischämische Herzkrankheit**, der **akute Myokardinfarkt** und die **Herzinsuffizienz** stellen nach wie vor in Deutschland nach Angaben des Statistischen Bundesamtes die häufigsten Todesursachen bei Männern und auch bei Frauen dar (Anteil der Gestorbenen jeweils: 8,2 %, 5,3 %, 5,1 %; laut Statistisches Bundesamt, 2015). Die den kardiovaskulären Erkrankungen zugrunde liegende Ursache sind meist Veränderungen der Gefäßwand (Ablagerung von Fetten, vermehrtes Zellwachstum mit Bindegewebe und Kalkbildung), die unter dem Begriff Arteriosklerose subsummiert werden. Trotz wesentlicher Fortschritte auf dem Gebiet der Diagnostik und Therapie verstirbt weiterhin ein Großteil der Patienten vorzeitig an kardiovaskulären Erkrankungen. Die mit einer verbesserten Therapie einhergehende hohe Morbidität führt zu einer erheblichen sozioökonomischen Belastung.

Wichtig für Gesundheitsförderung und Prävention

Die hohe Inzidenz und Prävalenz kardiovaskulärer Erkrankungen in den Industrienationen korrelieren eng mit den Lebensverhältnissen und sozialen und ökonomischen Bedingungen. Die positive Beeinflussung von kardiovaskulären Risikofaktoren führt zu einer signifikant verminderten Morbidität und Mortalität insbesondere bei Patienten mit bekannter oder noch unentdeckter koronarer Herzerkrankung.

9.2 Das kardiovaskuläre Kontinuum

Die Atherosklerose ist eine progressiv-fortschreitende, multifaktorielle, chronisch-entzündliche Erkrankung, der in der Regel eine Schädigung der das Gefäß auskleidenden Zellschicht (Endothel genannt) zugrunde liegt. **Kardiovaskuläre Risikofaktoren** wie arterielle Hypertonie (Bluthochdruck), Diabetes mellitus (Zuckerkrankheit), Hyperlipidämie (Fettstoffwechselstörung), Nikotin aber auch Lebensalter und männliches Geschlecht führen durch eine mechanische und/

oder chemische **Schädigung der Endothelzellschicht** zu einem vermehrten Einwandern von Entzündungszellen, Makrophagen und zu einer Ansammlung von Lipiden in der Gefäßwand. Das nachfolgende Wachstum von glatten Gefäßmuskelzellen führt schließlich zur Entstehung einer atherosklerotischen Plaque. Bereits im frühen Kindesalter lassen sich bei entsprechendem Risikoprofil bereits sogenannte „fatty streaks" nachweisen, aus denen im Laufe der Jahrzehnte eine stenosierende Lumeneinengung der Gefäße resultieren kann. Die klinischen Manifestationsformen der Atherosklerose sind am Herzen die **koronare Herzkrankheit (KHK)**, die zu Angina pectoris, Herzinfarkt und Herzinsuffizienz führt (Abbildung 9-1). Weitere Organmanifestationen sind der **ischämische Schlaganfall (Apoplex)**, die **periphere arterielle Verschlusskrankheit (pAVK)**, das **Aortenaneurysma** (Aufweitung der Hauptschlagader) und die **Nierenarterienverengung** (Stenose). Die Ätiologie des Myokardinfarkts, des ischämischen Schlaganfalls und der pAVK sind ähnlich. Zahlreiche Interventionsstudien haben gezeigt, dass die verschiedenen Therapieformen der beschriebenen Erkrankungen nicht nur kardiale Ereignisse, sondern auch nicht kardiale Ereignisse wie Schlaganfall und pAVK positiv beeinflussen. Hieraus ergab sich in den letzten Jahren ein Paradigmenwechsel in der präventiven Medizin.

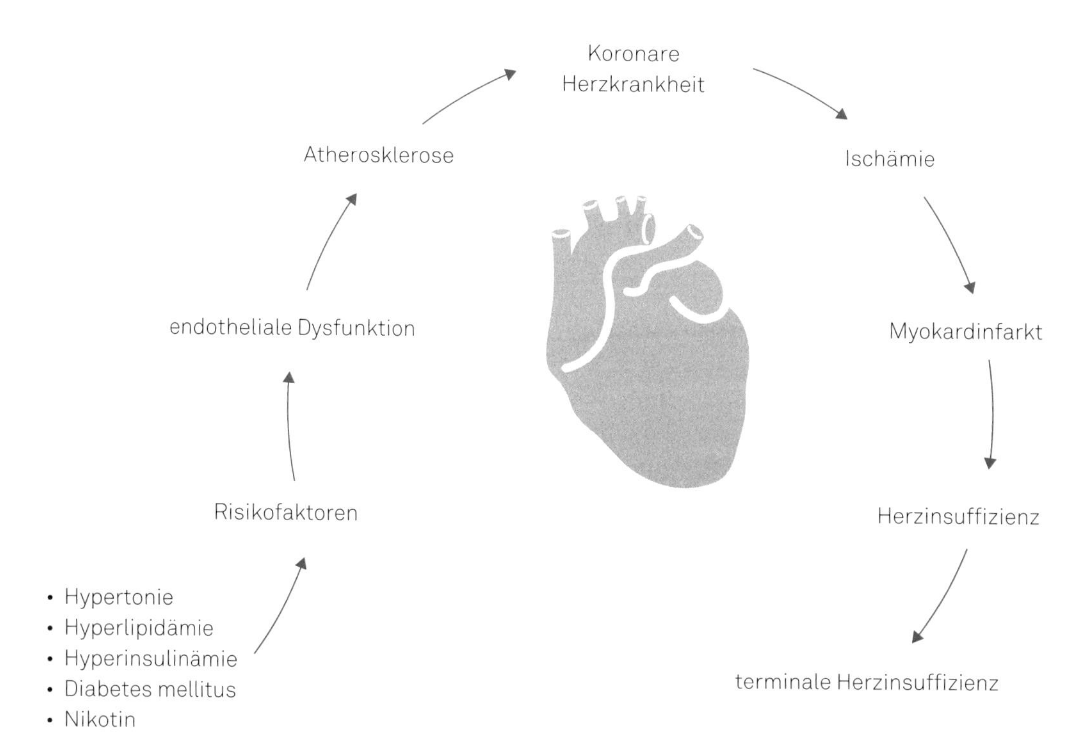

Abbildung 9-1: Kardiovaskuläres Kontinuum. Kardiale Risikofaktoren führen durch mechanische und chemische Alteration der gefäßauskleidenden Endothelzellschicht zur endothelialen Dysfunktion, dem frühesten pathomorphologischen Korrelat der Atherosklerose. Im weiteren Verlauf kommt es zu einer Manifestation einer (stenosierenden) koronaren Herzerkrankung mit Durchblutungsstörungen (Ischämie) und häufig Herzinfarkt. Die Entwicklung einer ischämischen Herzschwäche (Herzinsuffizienz) mit dem Endstadium, der terminalen Herzinsuffizienz, stellt den Endpunkt des Kontinuums dar.

Wichtig für Gesundheitsförderung und Prävention

Die Initiierung präventiver Maßnahmen ergibt sich nicht mehr allein aus dem Risiko für ein kardiales Ereignis, sondern berücksichtigt insgesamt ein erhöhtes Risiko für ein vaskuläres Geschehen. Präventive Maßnahmen führen demnach nicht nur zu einer Reduktion der koronaren Herzkrankheit, sondern in ähnlichem Ausmaße auch zu einer Reduktion von Apoplex und pAVK.

Ursache aller vaskulären Erkrankungen ist also die Atherosklerose, ein Ungleichgewicht zwischen schädigenden Noxen und regenerativem Potenzial des Organismus. Als wesentliche, **unabhängige Risikofaktoren** gelten die arterielle Hypertonie, Diabetes mellitus, Nikotinabusus und Lipidstoffwechselstörungen (erhöhtes Gesamt- und LDL-Cholesterin, erniedrigtes HDL-Cholesterin). Neben diesen beeinflussbaren, klassischen Risikofaktoren existieren weitere, **nicht beeinflussbare Risikofaktoren** wie Lebensalter, männliches Geschlecht und genetische Disposition, die einen erheblichen Einfluss auf das Entstehen einer Atherosklerose haben. Darüber hinaus existiert eine weitere Zahl von **prädisponierenden Risikofaktoren.** Hierzu zählen Adipositas, mangelnde körperliche Aktivität, psychosoziale Faktoren und ethnische Charakteristika.

Eine effektive präventive Therapiestrategie muss zunächst sowohl die **Patienten identifizieren,** die ein hohes Risiko für das Entstehen einer Atherosklerose haben, als auch die Patienten, die bereits eine manifeste Atherosklerose haben, ohne hiervon zu wissen. Diese Patienten müssen über ihr Risiko informiert und aufgeklärt werden, um eine Sensibilisierung für die Erkrankung zu erreichen. Der weitere Schwerpunkt einer präventiven Therapie muss auf der **Einstellung der beeinflussbaren Risikofaktoren** liegen.

9.3 Risikostratifizierung

Die Komplexität atherogener Risikofaktoren macht eine effektive Primär- und Sekundärprävention der koronaren Herzkrankheit schwierig. In den letzten Jahren wurden basierend auf großen epidemiologischen Studien **(Framingham-Studie, Procam-Studie)** Risikobewertungsstrategien entwickelt, die für jeden individuellen Patienten aufgrund der Gesamtheit der vorliegenden Risikofaktoren ein prädiktives **Risikoprofil** erstellen.

Wichtig für Gesundheitsförderung und Prävention

Die Erfassung des **individuellen Risikoprofils** eines jeden Patienten ist demnach der wichtigste und erste Schritt in der Primärprävention und leitet die nachfolgende Therapiestrategie, da basierend auf dem individuellen Risikoprofil eine mehr oder weniger intensivierte Prävention erfolgen muss.

Nach den Daten der MRFIT-Studie (Multiple Risk Factor Intervention Trial) und der Nurses Health Study (Stamler et al., 1986; Stampfer et al., 2000) machen die Hauptrisikofaktoren über 80 % des Risikos für eine vorzeitige Manifestation einer KHK aus. Die „Interheart"-Studie belegt, dass darüber hinaus die genannten Risikofaktoren zu 90 % für den akuten Herzinfarkt verantwortlich sind (Yusuf et al., 2004).

Die derzeitigen **Leitlinien** zur Prävention bei kardiovaskulären Erkrankungen basieren auf der Bestimmung des absoluten Risikos, in den nächsten zehn Jahren einen kardialen Endpunkt wie Myokardinfarkt oder kardialen Tod zu erreichen (siehe auch http://www.escardio.org).

Gegenwärtig existieren **vier Risikokategorien:**

1. **sehr hohes Risiko:** Patienten mit diagnostizierter KHK oder kardiovaskulären Erkrankungen im Bereich des Gehirns (Schlaganfall

und transitorische ischämische Attacke [TIA]) und der übrigen Gefäße (Plaques der Arteria carotis, Aortenaneurysma, periphere arterielle Verschlusskrankheit). Hierzu gehören aber auch Patienten mit schwerer chronischer Niereninsuffizienz (glomeruläre Filtrationsrate [GFR] < 30 ml/min/1,73 m^2), Diabetes mellitus mit Organschaden wie Proteinurie oder zusätzlich einem bedeutenden Risikofaktor wie Rauchen oder deutlicher Hypercholesteriämie oder deutlicher Hypertonie sowie Patienten mit einem SCORE ≥ 10 %.

2. **hohes Risiko:** Patienten mit deutlich erhöhten einzelnen Risikofaktoren, die meisten anderen Patienten mit Diabetes mellitus ohne Organschaden oder bedeutende zusätzliche Risikofaktoren, mittelschwere chronische Niereninsuffizienz (GFR 30–59 ml/min/1,73 m^2) oder einem absoluten Risiko von ≥ 5 % bis < 10 % nach SCORE, innerhalb der nächsten zehn Jahre ein tödliches kardiovaskuläres Ereignis zu erleiden.
3. **mittleres Risiko:** Patienten mit einem SCORE-Risiko von ≥ 1 % bis < 5 % für ein tödliches kardiovaskuläres Ereignis in den nächsten zehn Jahren.
4. **niedriges Risiko:** SCORE < 1 %.

Das globale Risiko eines Patienten lässt sich mit verschiedenen Risk-Scores errechnen (z. B. dem **Framingham Risk Score** oder dem **Procam Score**) (Assmann et al., 2002; D'Agostino et al., 2001). Problematisch sind diese **Score-Systeme** in dem Sinne, dass sie prinzipiell nur bei der Bevölkerungsgruppe angewendet werden dürfen, die in der zugrunde liegenden Studie untersucht wurde. So hat sich gezeigt, dass der Framingham Risk Score das kardiovaskuläre Risiko bei Patienten in Europa überschätzt (Hense et al., 2003). In Europa hat sich deshalb der **SCORE** durchgesetzt (http://www.escardio.org), der auf den Ergebnissen zahlreicher, prospektiver europäischer Studien basiert. In das SCORE-System gehen die folgenden Risikofaktoren ein: Alter, Geschlecht, Nikotinabusus, systolischer Blutdruck und Gesamtcholesterin. Die einzelnen Risikofaktoren werden basierend auf den epidemiologischen Daten unterschiedlich und anhand von Länderlisten gewichtet und anhand der Gesamtsumme einer Risikogruppe zugeordnet (Abbildung 9-2) (De Backer et al., 2003). Vorteile dieses Modells sind vor allem die länderspezifische Übertragbarkeit und die Berücksichtigung der heterogenen kardiovaskulären Mortalität innerhalb der europäischen Bevölkerung (niedriges Risiko in Deutschland, Belgien, Frankreich, Griechenland, Italien, Luxemburg, Spanien, Schweiz, Portugal, hohes Risiko u. a. in Osteuropa). Ein zentrales Element dieses Systems ist die Angabe einer **absoluten 10-Jahres-Wahrscheinlichkeit** für ein tödliches kardiovaskuläres Ereignis. Durch die Verwendung des Endpunkts „tödliches Ereignis" liegt die Schwelle für ein hohes Risiko bei ≥ 5 % (Abbildung 9-2).

9.4 Primär- und Sekundärprävention kardiovaskulärer Erkrankungen

Eine präventive Strategie ist dann am effektivsten, wenn sie vor allem den Patienten zugutekommt, die das höchste Risiko für eine kardiovaskuläre Erkrankung haben. Nach den europäischen Leitlinien sollte die Priorität für strenge Präventionsstrategien vor allem bei den folgenden Patientengruppen liegen:

- Patienten mit KHK, pAVK und zerebrovaskulären atherosklerotischen Erkrankungen,
- asymptomatische Patienten mit einem hohen/sehr hohen Risiko für atherosklerotische kardiovaskuläre Erkrankungen. Dies umfasst im einzelnen Patienten mit multiplen Risikofaktoren und einem 10-Jahres-Risiko für ein tödliches kardiovaskuläres Ereignis von ≥ 5 %, Patienten mit einzelnen, isoliert ausgeprägten Risikofaktoren (Gesamtcholesterin > 320 mg/dl, LDL-Cholesterin > 240 mg/dl, arterielle

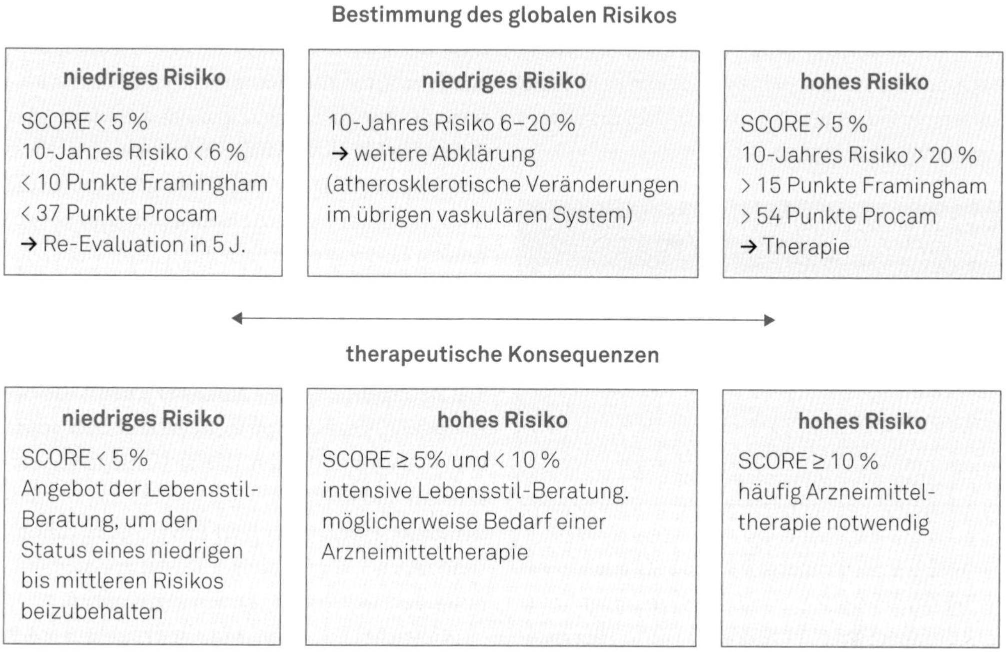

Bestimmung des globalen Risikos

niedriges Risiko	niedriges Risiko	hohes Risiko
SCORE < 5 % 10-Jahres Risiko < 6 % < 10 Punkte Framingham < 37 Punkte Procam → Re-Evaluation in 5 J.	10-Jahres Risiko 6–20 % → weitere Abklärung (atherosklerotische Veränderungen im übrigen vaskulären System)	SCORE > 5 % 10-Jahres Risiko > 20 % > 15 Punkte Framingham > 54 Punkte Procam → Therapie

←→

therapeutische Konsequenzen

niedriges Risiko	hohes Risiko	hohes Risiko
SCORE < 5 % Angebot der Lebensstil-Beratung, um den Status eines niedrigen bis mittleren Risikos beizubehalten	SCORE ≥ 5% und < 10 % intensive Lebensstil-Beratung, möglicherweise Bedarf einer Arzneimitteltherapie	SCORE ≥ 10 % häufig Arzneimittel-therapie notwendig

Abbildung 9-2: Risikostratifizierung und therapeutische Konsequenzen. Aufgrund des multifaktoriellen Charakters der Atherosklerose sollte bei allen nicht symptomatischen Patienten ohne Hinweis auf eine kardiovaskuläre Erkrankung das globale Risiko mittels Risiko-Scores erhoben werden. Für die Risikobewertung empfohlen wird SCORE, eine Abschätzung des 10-Jahres-Risikos für eine tödliche kardiovaskuläre Erkrankung (Systemic Coronary Risk Estimation; http://www.escardio.org). Die präventive Therapie sollte sich an der Risikobewertung orientieren.

Hypertonie ≥ 180/110 mmHg) sowie Typ-II-Diabetiker und

- Verwandte von Patienten mit frühzeitiger kardiovaskulärer Erkrankung.

In der klinischen Praxis gestaltet sich die Umsetzung von Leitlinien zur kardiovaskulären Prävention schwierig. Im Vordergrund steht die Änderung von ungesunden Lebensgewohnheiten, die dem Patienten aufgezeigt und vermittelt werden müssen. Dabei besteht eine große Kluft zwischen theoretisch implementierten Leitlinien und der Vermittlung der Inhalte durch den Arzt. Zwingende Voraussetzung zur Steigerung der Effektivität und praktischen Umsetzung der ärztlichen Ratschläge ist eine **gefestigte Beziehung zwischen Arzt und Patient**. Dabei nimmt die Vermittlung des Zusammenhangs von eigenen Verhaltensweisen, Gesundheit und Krankheit einen wichtigen Stellenwert ein. Der Patient sollte dabei **Risikofaktoren bei sich selbst erkennen** können und gemeinsam mit dem Arzt Strategien entwickeln, diese zu verändern. Durch konsequentes Monitoring und ärztliche Unterstützung und Bestätigung lässt sich so eine maximale Wirkung erreichen.

9.4.1 Nikotinkarenz

Der **atherogene Effekt** von Nikotin wird vor allem durch eine Hyperfibrinogenämie und eine vermehrte Thrombozytenaktivierung mit erheblicher Steigerung der Thrombogenität vermittelt. Darüber hinaus kommt es durch Nikotin zu einer

Sympathikusaktivierung und einer Senkung des HDL-Cholesterins. Eine Nikotinkarenz führt nach ca. fünf bis zehn Jahren zu einem kardiovaskulären Risiko, das mit dem eines Nichtrauchers vergleichbar ist.

Wichtig für Gesundheitsförderung und Prävention

Die tägliche Menge an Zigaretten und die Anzahl der Jahre korrelieren eng mit dem Risiko für eine Atherosklerose. Kommt es zu einem akuten Myokardinfarkt, ist die Mortalität bei Rauchern etwa doppelt so hoch. Die kardiale Gesamtmortalität liegt bei Rauchern ca. 60–70 % über der von Nichtrauchern.

Sowohl bei der Primärprävention als auch in der Sekundärprävention muss das therapeutische Ziel die **absolute Nikotinkarenz** sein. Therapeutisch stehen hierfür eine Reihe validierter Raucherentwöhnungsprogramme zur Verfügung, die zu Beginn der Therapie durch eine Nikotinersatztherapie in Form von Nikotinpflastern oder eine medikamentöse Therapie (z. B. Bupropion, Vareniclin) unterstützt werden können. Elektronische Zigaretten könnten das Nichtrauchen unterstützen, es steht allerdings zu befürchten, dass durch die Akzeptanz von E-Zigaretten das konventionelle Rauchen wieder stärker toleriert und der Einstieg insbesondere von Jugendlichen gebahnt werden könnte.

9.4.2 Gesundheitsbewusste Ernährung und Gewichtsreduktion

Ein gesundes Gewicht entspricht einem Body-Mass-Index (BMI). von > 20,0 und < 25,0 kg/m². Länderspezifische Unterschiede in der Ernährungsweise erklären einen Teil der regionenspezifischen Prävalenz und Inzidenz kardiovaskulärer Erkrankungen. Die **mediterrane Diät** ist dabei offensichtlich deutlich weniger atherogen als andere Ernährungsformen. Eine **gesunde Diät** vermindert durch Gewichtsreduktion, Senkung des arteriellen Blutdrucks und eine verbesserte Stoffwechsellage (Lipide und Glukose) das Risiko für kardiovaskuläre Erkrankungen. Nach den gegenwärtigen Empfehlungen sollte die Energieaufnahme durch Nahrungsmittel am gesunden Körpergewicht orientiert sein, wobei der Anteil an gesättigten Fettsäuren maximal 10 % der Gesamtenergieaufnahme betragen sollte. Die maximale Salzaufnahme sollte weniger als 5 g/Tag betragen. Darüber hinaus erscheint die bevorzugte Aufnahme von Gemüse und Obst sowie von Vollkornprodukten, Fisch **(Omega-3-Fettsäuren)** und magerem Fleisch nicht nur zu einer Reduktion kardiovaskulärer Ereignisse zu führen, sondern auch die Inzidenz von Malignomen (insbesondere des Kolonkarzinoms) zu senken.

Gewichtsreduktion muss angestrebt werden bei Patienten mit einem BMI von über 25 kg/m². Darüber hinaus ist ein vermehrter **abdominaler Fettanteil** mit einem erhöhten Atheroskleroserisiko verbunden. Eine).Gewichtsreduktion sollte langsam und konstant erfolgen, um sogenannte Jo-Jo-Effekte zu vermeiden. Eine medikamentöse Gewichtsreduktion bleibt weiterhin umstritten, chirurgische Maßnahmen sind nur bei Adipositas per magna mit begleitender engmaschiger psychosozialer Betreuung indiziert (vergleiche auch Kap. 13).

9.4.3 Moderater Alkoholkonsum

Beobachtungsstudien zeigen, dass moderater Alkoholgenuss mit einem geringeren kardiovaskulären Risiko assoziiert ist. Gegenwärtig geht man davon aus, dass antioxidative Effekte, die Erhöhung des HDL-Cholesterins sowie antithrombotische und vasodilatierende Effekte hierfür verantwortlich sind. Insbesondere die Inhaltsstoffe des Rotweins vermitteln offensichtlich eine protektive Wirkung an der Gefäßwand. Das sogenannte „french paradox" beschreibt die Beobachtung, dass trotz annährend gleichverteiltem Fettanteil in der Ernährung, Franzosen eine ca. auf die Hälfte reduzierte Sterblichkeit haben im Vergleich zu Amerikanern. Offensichtlich spielt dabei der Rotweinkonsum eine entscheidende Rolle (Criqui & Ringel, 1994). Ob und inwieweit einzelne Inhaltsstoffe des Rotweins hier eine Rolle spielen (Rosenkranz et al., 2002), müssen weitere Untersuchungen zeigen. Mit steigendem Alkoholkonsum (> 30 g/Tag) nimmt jedoch das Risiko für Hypertonie, Herzinsuffizienz, Schlaganfall und plötzlichem Herztod zu. Nach den aktuellen Leitlinien sollte der Alkoholkonsum bei Männern 20 g/Tag, und bei Frauen 10 g/Tag nicht überschreiten.

9.4.4 Vermeidung der arteriellen Hypertonie

Die akute oder chronische Erhöhung des Blutdrucks führt zu **Endorganschäden an Nieren, Herz, Gehirn** sowie an den großen und kleinen Gefäßen. Bereits bei Vorliegen einer milden arteriellen Hypertonie besteht ein um ein Vielfaches erhöhtes Risiko für eine KHK und ein bis zu 4-fach erhöhtes Risiko für einen Myokardinfarkt. Aus der Framingham-Studie ist eine fast lineare Beziehung zwischen Blutdruck und kardiovaskulär bedingter Mortalität bekannt (Stokes et al., 1989). Die **hypertensive Herzerkrankung** als kardiale Folge der chronischen Hypertonie umschreibt die Summe und Interaktionen kardialer Organmanifestationen. Hierzu zählen vor allem die Zunahme der Herzmuskeldicke **(Myokardhypertrophie)** und die Veränderungen der kleinen Gefäße am Herzen **(koronare Mikroangiopathie)**. Im Gegensatz zur koronaren Makroangiopathie (Veränderung der großen Gefäße) wird die Mikroangiopathie im koronaren und peripheren Gefäßsystem als eine hypertoniespezifische Folge angesehen.

Eine arterielle Hypertonie liegt vor, wenn die Blutdruckwerte regelmäßig unter Alltagsbedingungen > 140/90 mmHg betragen. Nach den aktuellen Leitlinien der Fachgesellschaften sollte der **Zielblutdruck** in der Primärprävention bei < 140/90 mmHg liegen. Ein eindeutiger Nutzen einer Blutdruckreduktion auf < 130–120/80 mmHg, wie in der Vergangenheit für Hochrisikogruppen postuliert, ist nicht gesichert. Bei älteren Patienten unter 80 Jahren kann unter Umständen ein etwas höherer Blutdruckgrenzwert toleriert werden (140–150 mmHg), wenn der Blutdruckausgangswert > 160 mmHg liegt.

Wichtig für Gesundheitsförderung und Prävention

Im Vordergrund der Therapie der arteriellen Hypertonie steht die Primärprävention. Die **nicht medikamentöse Basisbehandlung** der arteriellen Hypertonie in Form einer kochsalzreduzierten, kalorien- und fettreduzierten Diät sowie einer täglichen Ausdauerbelastung und einer begleitenden Reduktion assoziierter Risikofaktoren (Nikotinabusus, Hypercholesterinämie, Adipositas) ist eine notwendige Maßnahme, die einer pharmakologischen Therapie vorausgehen bzw. sie begleiten sollte.

Die Entscheidung, ob und wann eine pharmakologische Intervention begonnen werden sollte, hängt neben den Blutdruckwerten maßgeblich auch von den begleitenden Risikofaktoren ab. **Score-Systeme** zur Stratifizierung des Risikos einer kardiovaskulären Erkrankung sollten bei der Frage nach einer pharmakologischen Intervention bei Patienten mit Blutdruckwerten unter 160/100 mmHg und 0–2 begleitenden Risikofaktoren zurate gezogen werden (D'Agostino et al., 2001). Bei Patienten mit Blutdruckwerten > 160/100 mmHg oder bei Vorliegen von Endorganschäden, Diabetes mellitus oder weiteren begleitenden Risikofaktoren besteht auch bei nur hochnormalen Blutdruckwerten in der Regel bereits die Indikation für eine **pharmakologische Therapie.** Für die Pharmakotherapie der arteriellen Hypertonie steht eine Reihe von Substanzklassen zur Verfügung, die eine effektive Blutdrucksenkung bewirken. **Diuretika, Betablocker, ACE-Hemmer und Kalziumantagonisten** gelten, wie auch die Gruppe der **AT_1-Antagonisten**, bei der leichten bis mittelschweren Hypertonie als Mittel der ersten Wahl.

In der Regel sollte mit einer **Monotherapie** begonnen werden, die bei ungenügendem Effekt (Blutdruck weiter > 140/90 mmHg) durch weitere Wirkstoffgruppen ergänzt werden sollte (Kombinationstherapie) (Zidek et al., 2003). Dabei ist die Kombinationstherapie häufig einer maximierten Monotherapie überlegen, da zum einen durch verschiedene Angriffspunkte der Antihypertensiva eine effektivere Blutdrucksenkung zu erreichen ist, zum anderen die Nebenwirkungen bei Dosissteigerungen einer Monotherapie deutlich vermehrt sind. Die Leitlinien der deutschen und internationalen Fachgesellschaften lassen mit wenigen Ausnahmen die Kombination aller zur Monotherapie geeigneten Substanzen zu.

9.4.5 Körperliche Aktivität

Angesichts zunehmend sitzender Tätigkeiten und weniger körperlicher Aktivität schon im Kindesalter sollte in allen Altersgruppen auf eine **ausreichende körperliche Betätigung** geachtet werden. Nach den gegenwärtigen Leitlinien sollte fünf Mal pro Woche für 30 Minuten gemäßigtes oder 15 Minuten intensives aerobes Fitnesstraining erfolgen. Eine Steigerung auf 300 bzw. 150 Minuten pro Woche wird empfohlen. Bei Patienten mit bevorzugt sitzender Lebensweise und Risikofaktoren oder bestehender koronarer Herzkrankheit sollte vor Initiierung einer entsprechenden körperlichen Aktivität eine sorgfältige klinische Untersuchung, inklusive Belastungs-EKG erfolgen (Pearson et al., 2002). Häufig sind diese Patienten aufgrund ihrer Erkrankungen und wiederholten Angina-pectoris-Beschwerden verunsichert und schränken ihre Bewegung noch weiter ein. Hier empfiehlt sich der Anschluss an **Koronarsportgruppen** mit fachkundiger Anleitung und Aufsicht durch einen Arzt.

9.4.6 Reduktion der Lipide

Zahlreiche große, randomisierte, prospektive Studien zur Primär- und Sekundärprävention haben gezeigt, dass eine Reduktion der Blutfette (Lipide) eng korreliert mit einer **verminderten Mortalität** (LIPID Study Group, 1998; Packard, 1998; Pekkanen et al., 1990; Sacks et al., 1996; Sacks et al., 2000; Scandinavian Simvastatin Study Group, 1994; Shepherd et al., 1995). Dies ließ sich unabhängig von Geschlecht, Alter, Begleiterkrankungen und unabhängig von den Cholesterin-Ausgangswerten nachweisen. Interessanterweise profitierten Patienten mit als normal erachteten Cholesterin-Plasmakonzentrationen ebenso wie Patienten mit deutlich erhöhten Werten. Die **Hypercholesterinämie** setzt ebenso wie die arterielle Hypertonie ein differenziertes Vorgehen, basierend auf einer Risikostratifizierung, voraus. Dabei gelten unterschiedliche Leitlinien für Patienten mit bekannter KHK oder hohem Risiko und für Patienten in Niedrigrisikogruppen. Patienten mit familiär vererbter Hypercholesterinämie stellen eine weitere Gruppe dar, der besonderes Augenmerk geschenkt werden muss.

Die **Empfehlungen zu Grenzwerten bei Gesamt und LDL-Cholesterin sind** nach wie vor Gegenstand von Diskussionen. Nach den aktuellen europäischen Empfehlungen sollte der LDL-Cholesterin-Schwellenwert für eine medikamentöse Therapie bei einem kardiovaskulären Risiko von ≥ 1 % bis < 5 % bei 100 mg/dl bis < 155 mg/dl (2,6 bis < 4,0 mmol/l) liegen, wenn Lebensstiländerungen keine Lipidkontrolle erbringen. Bei hohem Risiko (> 5 % bis < 10 %) wird empfohlen, bei 100 mg/dl bis < 155 mg/dl direkt eine medikamentöse Therapie einzuleiten. Bei manifester KHK oder KHK-Äquivalent erfolgt die medikamentöse Therapie mit Statinen bereits bei 70 mg/dl bis < 100 mg/dl (1,8 bis < 2,6 mmol/l). Bislang existieren **keine speziellen Leitlinien für HDL-Cholesterin**, obwohl bei Männern ein HDL < 1 mmol/l (40 mg/dl) und bei Frauen < 1,2 mmol/l (46 mg/dl) mit einem erhöhten Risiko assoziiert sind. Gleiches gilt für **Triglyzeride** > 1,7 mmol/l (150 mg/dl).

9.4.7 Diabetes mellitus

Siehe hierzu Kap. 14.

9.4.8 Prophylaktische medikamentöse Therapien

In der Primär- und Sekundärprävention existieren einige wenige Medikamentengruppen, die in großen prospektiven, randomisierten und placebokontrollierten Studien einen wesentlichen Effekt auf Morbidität und Mortalität gezeigt haben.

In der **Sekundärprävention** zählt bei Vorliegen einer manifesten Atherosklerose **Azetylsalizylsäure** zur obligaten Standardmedikation (Gaspoz et al., 2002). Randomisierte Studien zur **Primärprävention** durch Aspirin zeigten eine Reduktion der Letalität überwiegend durch Reduktion der Myokardinfarktrate (Hansson et al., 1998; Medical Research Council's General Practice Research Framework, 1998). Allerdings zeigt eine 2009 publizierte Metaanalyse, dass die Aspirintherapie in der Primärprophylaxe aufgrund eines höheren Blutungsrisikos möglicherweise nicht sinnvoll ist (Antithrombotic Trialists' Collaboration, 2009). Gegenwärtig empfehlen die aktuellen Leitlinien keine Aspirintherapie bei Patienten ohne kardiovaskuläre Erkrankung.

Eine **Betablockertherapie** nach Myokardinfarkt führt zu einer signifikanten Reduktion der Sterblichkeit, kardialem Tod, plötzlichem Herzstillstand und Tod durch Arrhythmien (Gottlieb et al., 1998; Yusuf et al., 1993). Während der ersten Stunden nach einem **akuten Myokardinfarkt** führen Betablocker zu einer Reduktion des myokardialen Sauerstoffbedarfs durch Reduktion der Herzfrequenz, des systemischen Blutdrucks und der myokardialen Kontraktilität. Durch eine verlängerte Diastole kommt es zu einer **Verbesserung der myokardialen Perfusion**, insbesondere in den subendokardialen Anteilen. Betablocker reduzieren die Infarktgröße, die mit einem Infarkt assoziierten Komplikationen und die Reinfarktrate.

Zahlreiche große, randomisierte Studien haben die Rolle von ACE-Hemmern nach Myokardinfarkt und bei der Herzinsuffizienz untersucht (CONSENSUS Trial Study Group, 1987; Dickstein & Kjekshus, 2002; Garg & Yusuf, 1995; Werner, N., Nickenig, G. & Laufs, U., 2002; The SOLVD Investigators, 1991). Bei Patienten nach Myokardinfarkt **reduzieren ACE-Hemmer signifikant die Mortalität**. Patienten mit eingeschränkter linksventrikulärer Funktion oder klinisch manifester Herzinsuffizienz zeigen eine signifikante Verbesserung der LV-Funktion, eine verminderte Mortalität und eine Reduktion des Risikos für die Entwicklung einer Herzinsuffizienz. In der **Heart Outcomes Prevention Evaluation Study (HOPE)** (Yusuf et al., 2000) zeigte sich, dass der ACE-Hemmer Ramipril auch die Letalität und Morbidität bei Hochrisikopatienten (manifeste koronare Herzkrankheit oder Diabetes mellitus mit einem weiteren Risikofaktor) ohne begleitende Herzinsuffizienz signifikant vermindern kann. Die **AT_1-Rezeptor-Antagonisten** vermitteln eine Hemmung des Renin-Angiotensin-Systems durch direkte Blockierung des Angiotensin II am Rezeptor. Patienten mit arterieller Hypertonie und gesicherter linksventrikulärer Hypertrophie zeigen unter AT_1-Rezeptorblockade im Vergleich zu Betablockern eine signifikante Reduktion der kardiovaskulären Mortalität, von Schlaganfall und Myokardinfarkt (Dahlof et al., 2002). Darüber hinaus führt die AT_1-Rezeptorblockade zu einer ausgeprägten Rückbildung der linksventrikulären Hypertrophie.

Die ONTARGET-Studie zeigt, dass der AT_1-Rezeptor-Antagonist Telmisartan bei Patienten mit hohem kardiovaskulärem Risiko genauso effektiv Herzinfarkte, Schlaganfälle, Herzinsuffizienz und Todesfälle verhindern kann wie Ramipril (The ONTARGET Investigators, 2008). Eine Kombinationstherapie von ACE-Hemmer und AT_1-Rezeptor-Antagonisten erhöht die Nebenwirkungsrate und sollte nicht in der Standardtherapie eingesetzt werden.

Die günstige prognostische Wirkung der Cholesterinsenkung durch Statine bei Patienten mit Atherosklerose ist klar belegt. Der Effekt ist ganz überwiegend Folge der LDL-Cholesterin-Senkung. Daneben bestehen pleiotrope vaskuloprotektive Effekte.

Zusammenfassung

Ziele der kardiovaskulären **Primärprävention** bei Patienten mit hohem Risiko für eine kardiovaskuläre Erkrankung sind:

- Erfassung des globalen Risikos durch Risikostratifizierung (in Europa SCORE)
- gesundheitsbewusste Lebensgewohnheiten implementieren (Nikotinkarenz, gesunde ausgewogene Ernährung, ausreichende körperliche Bewegung)
- Einstellung einer arteriellen Hypertonie und Hyperlipidämie entsprechend den Leitlinien der nationalen und internationalen Fachgesellschaften mittels nicht medikamentöser und medikamentöser Maßnahmen (Antihypertensiva und Statine)

Ziele der kardiovaskulären **Sekundärprävention** bei Patienten mit manifester kardiovaskulärer Erkrankung sind

- gesundheitsbewusste Lebensgewohnheiten implementieren (Nikotinkarenz, gesunde ausgewogene Ernährung, ausreichende körperliche Bewegung)
- Thrombozytenaggregationshemmung mit Aspirin
- Einstellung einer arteriellen Hypertonie und Hyperlipidämie entsprechend den Leitlinien der nationalen und internationalen Fachgesellschaften mittels nicht medikamentöser und medikamentöser Maßnahmen (Antihypertensiva und Statine)
- ACE-Hemmer und Betablocker entsprechend den zugrunde liegenden Begleiterkrankungen (kardiovaskuläres Kontinuum)

Diskussionsanregung

- Nennen Sie die häufigsten Erkrankungs- und Todesursachen in den westlichen Industrienationen.
- Welche Effekte hat der Nikotinkonsum für das kardiovaskuläre Risiko?
- Welches sind die Organmanifestationen der Atherosklerose?
- Wie ist nach den derzeitigen Richtlinien ein Hochrisikopatient definiert?
- Was ist die Funktion von Score-Systemen zur Abschätzung des kardiovaskulären Risikos?
- Was besagt das sogenannte „French Paradox"?
- Wie sollte der Zielblutdruck bei Diabetikern sein?
- Welche ist die beste Vorgehensweise bei der Einstellung der arteriellen Hypertonie?
- Nennen Sie präventive Vorgehensweisen bei der Hyperlipidämie.
- In welchen Fällen sind Mono- oder Kombinationstherapien bei arterieller Hypertonie angezeigt?

Literatur

Antithrombotic Trialists' (ATT) Collaboration, Baigent, C., Blackwell, L., Collins, R., Emberson, J., Godwin, J., Peto, R. et al. (2009). Aspirin in the primary and secondary prevention of vascular disease: collaborative meta-analysis of individual participant data from randomised trials. *Lancet, 373* (9678), 1849–1860.

Assmann, G., Cullen, P. & Schulte, H. (2002). Simple scoring scheme for calculating the risk of acute coronary events based on the 10-year follow-up of the prospective cardiovascular Munster (PROCAM) study. *Circulation, 105*, 310–315.

CONSENSUS Trial Study Group. (1987). Effects of enalapril on mortality in severe congestive heart failure. Results of the Cooperative North Scandinavian Enalapril Survival Study (CONSENSUS). *New England Medical Journal, 316* (23), 1429–1435.

Criqui, M.H. & Ringel, B.L. (1994). Does diet or alcohol explain the French paradox? *Lancet, 344*, 1719-1723.

D'Agostino, R.B. sen., Grundy, S., Sullivan, L.M. & Wilson, P. (2001). Validation of the Framingham coronary heart disease prediction scores: results of a multiple ethnic groups investigation. *Journal of the American Medical Association, 286* (2), 180-187.

Dahlof, B., Devereux, R.B., Kjeldsen, S.E., Julius, S., Beevers, G, Faire, U. et al. (2002). Cardiovascular morbidity and mortality in the Losartan Intervention For Endpoint reduction in hypertension study (LIFE): a randomised trial against atenolol. *Lancet, 359*, 995-1003.

De Backer, G., Ambrosioni, E., Borch-Johnsen, K., Brotons, C., Cifkova, R., Dallongeville, J. et al. (2003). European guidelines on cardiovascular disease prevention in clinical practice. Third Joint Task Force of European and Other Societies on Cardiovascular Disease Prevention in Clinical Practice. *European Heart Journal, 24*, 1601-1610.

Dickstein, K. & Kjekshus, J. (2002). Effects of losartan and captopril on mortality and morbidity in highrisk patients after acute myocardial infarction: the OPTIMAAL randomised trial. Optimal Trial in Myocardial Infarction with Angiotensin II Antagonist Losartan. *Lancet, 360*, 752-760.

Garg, R. & Yusuf, S. (1995). Overview of randomized trials of angiotensin-converting enzyme inhibitors on mortality and morbidity in patients with heart failure. Collaborative Group on ACE Inhibitor Trials. *Journal of the American Medical Association, 273*, 1450-1456.

Gaspoz, J.M., Coxson, P.G., Goldman, P.A., Williams, L.W., Kuntz, K.M., Hunink, M.G. et al. (2002). Cost effectiveness of aspirin, clopidogrel, or both for secondary prevention of coronary heart disease. *New England Journal of Medicine, 346*, 1800-1806.

Gottlieb, S.S., McCarter, R.J. & Vogel, R.A. (1998). Effect of beta-blockade on mortality among high-risk and low-risk patients after myocardial infarction. *New England Journal of Medicine, 339*, 489-497.

Hansson, L., Zanchetti, A., Carruthers, S.G., Dahlof, B., Elmfeldt, D., Julius, S. et al. (1998). Effects of intensive blood-pressure lowering and low-dose aspirin in patients with hypertension: principal results of the Hypertension Optimal Treatment (HOT) randomised trial. HOT Study Group. *Lancet, 351*, 1755-1762.

Hense, H.W., Schulte, H., Lowel, H., Assmann, G. & Keil, U. (2003). Framingham risk function overestimates risk of coronary heart disease in men and women from Germany - results from the MONICA Augsburg and the PROCAM cohorts. *European Heart Journal, 24*, 937-945.

Lauer, M.S. (2002). Clinical practice. Aspirin for primary prevention of coronary events. *New England Medical Journal, 346*, 1468-1474.

Laufs, U. & Böhm, M. (2000). The cardiovascular risk factor obesity. *Deutsche Medizinische Wochenschrift 125*, 262-268.

LIPID Study Group (The Long-Term Intervention with Pravastatin in Ischaemic Disease Study Group). (1998). Prevention of cardiovascular events and death with pravastatin in patients with coronary heart disease and a broad range of initial cholesterol levels. *New England Journal of Medicine, 339*, 1349-1357.

Medical Research Council's General Practice Research Framework. (1998). Thrombosis prevention trial: randomised trial of low-intensity oral anticoagulation with warfarin and low-dose aspirin in the primary prevention of ischaemic heart disease in men at increased risk. *Lancet, 351* (9098), 233-241.

Packard, C.J. (1998). Influence of pravastatin and plasma lipids on clinical events in the West of Scotland Coronary Prevention Study (WOSCOPS). *Circulation, 97*, 1440-1445.

Pearson, T.A., Blair, S.N., Daniels, S.R., Eckel R.H., Fair, J.M., Fortmann, S.P. et al. (2002). AHA Guidelines for Primary Prevention of Cardiovascular Disease and Stroke: 2002 Update. Consensus Panel Guide to Comprehensive Risk Reduction for Adult Patients Without Coronary or Other Atherosclerotic Vascular Diseases. American Heart Association Science Advisory and Coordinating Committee. *Circulation, 106* (3), 388-391.

Pekkanen, J., Linn, S., Heiss, G., Suchindran, C.M., Leon, A., Rifkind, B.M. et al. (1990). Ten-year mortality from cardiovascular disease in relation to cholesterol level among men with and without preexisting cardiovascular disease. *New England Medical Journal, 322*, 1700-1707.

Rosenkranz, S., Knirel, D., Dietrich, H., Flesch, M., Erdmann, E., Böhm, M. (2002). Inhibition of the PDGF receptor by red wine flavonoids provides a molecular explanation for the „French paradox". *FASEB Journal, 16*, 1958-1960.

Sacks, F.M., Pfeffer, M.A., Moye, L.A., Rouleau, J.L., Rutherford, J.D., Cole, T.G. et al. for the Cholesterol and Recurrent Events Trial Investigators. (1996). The effect of pravastatin on coronary events after myocardial infarction in patients with average cholesterol levels. *New England Medical Journal, 335* (14), 1001–1009.

Sacks, F.M., Tonkin, A.M., Shepherd, J., Braunwald, E., Cobbe, S., Hawkins, C.M. et al. (2000). Effect of pravastatin on coronary disease events in subgroups defined by coronary risk factors: the Prospective Pravastatin Pooling Project. *Circulation, 102*, 1893–1900.

Scandinavian Simvastatin Study Group. (1994). Randomised trial of cholesterol lowering in 4444 patients with coronary heart disease: the Scandinavian Simvastatin Survival Study (4S). *Lancet, 344*, 1383–1389.

Shepherd, J., Cobbe, S.M., Ford, I., Isles, C.G., Lorimer, A.R., MacFarlane, P.W. et al. (1995). Prevention of coronary heart disease with pravastatin in men with hypercholesterolemia. West of Scotland Coronary Prevention Study Group. *New England Journal of Medicine, 333*, 1301–1307.

Stamler, J., Wentworth, D. & Neaton, J.D. (1986). Is relationship between serum cholesterol and risk of premature death from coronary heart disease continuous and graded? Findings in 356,222 primary screenees of the Multiple Risk Factor Intervention-Trial (MRFIT). *Journal of the American Medical Association, 256*, 2823–2828.

Stampfer, M.J., Hu, F.B., Manson, J.E., Rimm, E.B. & Willett, W.C. (2000). Primary prevention of coronary heart disease in women through diet and lifestyle. *New England Journal of Medicine, 343*, 16–22.

Statistisches Bundesamt. (2015). *Todesursachen.* Verfügbar unter: https://www.destatis.de/DE/ZahlenFakten/GesellschaftStaat/Gesundheit/Todesursachen/Todesursachen.html. Zugriff am 22. Januar 2018.

Stokes, J. III, Kannel, W.B., Wolf, P.A., D'Agostino, R.B. & Cupples, L.A. (1989). Blood pressure as a risk factor for cardiovascular disease. The Framingham Study – 30 years of follow-up. *Hypertension, 13* (5, Suppl.) I13–I18.

The ONTARGET Investigators. (2008). Telmisartan, Ramipril, or both in patients at high risk for vascular events. *New England Journal of Medicine, 358*, 1547–1559.

The SOLVD Investigators. (1991). Effect of enalapril on survival in patients with reduced left ventricular ejection fractions and congestive heart failure. *New England Medical Journal, 325*, 293–302.

Werner, N., Nickenig, G. & Laufs, U. (2002). Pleiotropic effects of HMG-CoA reductase inhibitors. *Basic Research in Cardiology, 97* (2), 105–16.

Yusuf, S., Lessem, J., Jha, P. & Lonn, E. (1993). Primary and secondary prevention of myocardial infarction and strokes: an update of randomly allocated, controlled trials. *Journal of Hypertension, 11* (Suppl.), S61–S73.

Yusuf, S., Sleight, P., Pogue, J., Bosch, J., Davies, R. & Dagenais, G. (2000). Effects of an angiotensin-converting-enzyme inhibitor, ramipril, on cardiovascular events in high-risk patients. The Heart Outcomes Prevention Evaluation Study Investigators. *New England Medical Journal, 342*, 145–153.

Yusuf, S., Hawken, S., Ounpuu, S., Dans, T., Avezum, A., Lanas, F. et al., INTERHEART Study Investigators. (2004). Effect of potentially modifiable risk factors associated with myocardial infarction in 52 countries (The Interheart-Study): case control study. *Lancet, 364*, 937–952.

Zidek, W., Dusing, R., Haller, H., Middeke, M., Paul, M., Schmieder, R. et al. (2003). New recommendations of the German Society of Hypertension for the drug treatment of hypertension. *Deutsche Medizinische Wochenschrift, 128*, 2468–2469.

Lese- und Medienempfehlung zur Vertiefung

- Deutsche Gesellschaft für Kardiologie: http://www.dgk.org
- European Society of Cardiology: https://www.escardio.org
- American Heart Association: http://www.americanheart.org bzw. https://www.heart.org
- Risikoberechnung nach dem EURO-Score für Deutschland: http://www.scores.bnk.de/esc.html

10 Prävention von Krebserkrankungen

Theodor Klotz

Überblick
- Was ist der Unterschied zwischen onkologischer Inzidenz, Prävalenz und Mortalität?
- Was heißt Primär- und Sekundärprävention bezüglich onkologischer Erkrankungen?
- Welche prinzipiellen Unterschiede existieren bei den epidemiologisch häufigen Tumoren im Bereich der Primärprävention und Sekundärprävention?
- Was könnte personalifizierte Medizin in Zukunft in Bezug auf Präventionsfragestellungen bedeuten?

10.1 Epidemiologische Grundlagen

Bösartige Tumorerkrankungen stehen in den westlichen Industrienationen an zweiter Stelle der **Todesursachenstatistik**. Die Todesursache „Krebs" wird dabei im höheren Alter relativ häufiger, was auf die demografische Entwicklung in den Industrienationen zurückzuführen ist. Entscheidende Begriffe sind hier die **Inzidenz** (rohe Inzidenz – d.h. Neuerkrankungen pro 10000 Einwohner pro Jahr) sowie die **Prävalenz** (Zahl der erkrankten lebenden Menschen in einer Bevölkerung zu einem bestimmten Zeitraum). In den letzten 40 Jahren hat sich die Zahl der Neuerkrankungen (Inzidenz) an Krebs in Deutschland verdoppelt, eine Hauptursache ist hier die demografische Alterung der Bevölkerung (RKI, 2016).

Für die Erhebung der Datenbasis ist seit dem Jahr 2010 in Deutschland das Zentrum für Krebsregisterdaten (FfKD) im Robert Koch-Institut (RKI) verantwortlich. Das Zentrum für Krebsregisterdaten berichtet detailliert im 2-Jahres-Rhythmus, wobei eine Online-Datenbankabfrage (http://www.krebsdaten.de) ebenfalls möglich ist.

Aktuell leben in Deutschland ca. 4 Millionen Menschen, die in ihrem Leben an Krebs erkrankt sind. Im Jahr 2013 sind ca. 230000 Frauen und 250000 Männer an Krebs erkrankt. Das mittlere Erkrankungsalter betrug bei Frauen ca. 67,2 Jahre, bei Männern ca. 68,3 Jahre (ZfKD im RKI, 2016). Die Reihenfolge der häufigsten Krebsarten bleibt seit Jahren im Wesentlichen konstant. Beim Mann führt das Prostatakarzinom vor dem Darm- und Lungenkarzinom die häufigsten Tumoren an. Beim weiblichen Geschlecht führt in der Inzidenz der Brustkrebs, gefolgt von Darm- und Lungenkrebs. Die Inzidenz stimmt beim männlichen Geschlecht nicht mit der Rangfolge der Häufigkeit der Krebstodesfälle überein. Hier ist beim Mann der Lungenkrebs, gefolgt von Darm- und Prostatakrebs, führend. Diese Diskrepanz hat beim männlichen Geschlecht deutlichen Einfluss auf die Sekundärprävention.

Unter epidemiologischen und gesundheitswissenschaftlichen Gesichtspunkten müssen Krebserkrankungen, von einigen Ausnahmen abgesehen, als **altersassoziierte Erkrankungen** betrachtet werden. Das Risiko, an epithelialen Tumoren, d.h. an Karzinomen, zu erkranken und zu sterben, steigt mit zunehmender Alterslast logarithmisch an. Als häufigste Tumoren lassen sich eindeutig die sogenannten epithelialen Malignome (z.B. Mammakarzinom, Dickdarmkarzinom, Prostatakarzinom etc.) identifizieren. Inzidenz und **Mortalität** (Sterberate) zeigen für die einzelnen Krebserkrankungen ein sehr differenziertes Bild: So spielen z.B. Weichteiltumoren (Sarkome) oder Hodentumoren keine epidemiologisch relevante Rolle. In den letzten Jahren haben sich folgende Veränderungen der Inzidenz und Mortalität gezeigt, die vor allem für die unterschiedlichen präventiven Ansätze von Bedeutung sind. Diese Veränderungen sollen für die häufigen Krebsarten bezüglich der Inzidenz und des relativen 5-Jahres-Überlebens dargestellt werden:

- **Brustkrebs:** Die Brustkrebsinzidenz als geschlechtsspezifischer Tumor von Frauen ist bis etwa im Jahr 2002 angestiegen. Seitdem besteht ein im Wesentlichen stabiler Zustand. Es deutet sich an, dass fortgeschrittene Tumoren seltener diagnostiziert werden, möglicherweise wurde dies durch das im Jahre 2005 eingeführte Mammografie-Screeningprogramm (= Sekundärprävention) beeinflusst. Die Sterblichkeit an Brustkrebs ist seit Jahren deutlich rückläufig. Im Jahre 2013 erkrankten ca. 71000 Frauen an Brustkrebs. Die relative 5-Jahres-Überlebensrate beträgt hier ca. 88 %.
- **Prostatakrebs:** Die Inzidenz stieg bis zum Jahr 2003 kontinuierlich an. Seitdem ist eine Stabilisierung und in den letzten Jahren ein Rückgang zu beobachten. Die Mortalität des Prostatakarzinoms sank bis vor einigen Jahren deutlich, seit ca. 10 Jahren ist sie weitgehend stabil. Im Jahre 2013 sind ca. 60000 Männer am Prostatakarzinom erkrankt, die relative 5-Jahres-Überlebensrate beträgt 93 %.
- **Darmkrebs:** Seit ca. 10 Jahren sinken in Deutschland bei beiden Geschlechtern die Inzidenzraten für Darmtumoren. Möglicherweise besteht hier ein Zusammenhang zu der in Deutschland im Jahre 2002 eingeführten Früherkennung (Koloskopiescreening). Eine Besonderheit dieses Untersuchungsverfahrens stellt neben der Diagnostik die Möglichkeit der Entfernung von Darmpolypen bzw. Vorstufen von Darmkrebs in der gleichen Prozedur (Koloskopie) dar. Im Jahr 2013 erkrankten ca. 62000 Menschen an Darmkrebs. Die relativen 5-Jahres-Überlebensraten liegen bei ca. 60 %.
- **Lungenkrebs:** Die Erkrankungs- und Sterberaten an Lungenkrebs weisen bei Frauen eine steigende Tendenz auf, während sie bei Männern zurückgehen. Relativ eindeutig kann dies auf die geschlechtsspezifischen Unterschiede beim Rauchverhalten zurückgeführt werden. Im Jahr 2013 sind ca. 18800 Frauen und ca. 34600 Männer an Lungenkrebs erkrankt. Die relativen 5-Jahres-Überlebensraten liegen bei ca. 20 %.
- **Harnblasenkrebs:** Die Inzidenzen des Harnblasenkarzinoms sind in den letzten Jahrzehnten angestiegen und stabilisieren sich zunehmend. Die Mortalität ist seit 20 Jahren rückläufig. Umwelteinflüsse, Nikotinabusus und kanzerogene Berufsstoffe beeinflussen die Inzidenz für Harnblasentumore. Hier zeigt sich ein sehr effektives Primärpräventionsfeld. Im Jahre 2013 sind ca. 7200 Frauen und ca. 22300 Männer an Harnblasenkarzinom erkrankt. Die relative 5-Jahres-Überlebensrate beträgt ca. 75 %.
- **malignes Melanom:** Die Inzidenz beim malignen Melanom hat sich vervielfacht. Die Sterblichkeit ist allerdings nur geringgradig angestiegen. Seit Einführung des Hautkrebsscreenings im Jahr 2008 ist die Erkrankungsrate angestiegen, was vor allem für die frühen Erkrankungsstadien gilt und als Screeningeffekt im Rahmen der Sekundärprävention bezeichnet werden kann. Im Jahr 2013 sind ca. 10400 Frauen und ca. 10900 Männer erkrankt. Das relative 5-Jahres-Überleben beträgt ca. 90 %.

10.1.1 Differenzierung der Inzidenz versus Mortalität versus Lebenserwartung

Unter dem Gesichtspunkt Prävention und Gesundheitsförderung ist wesentlich, dass die Zunahme der Tumorinzidenzen bei den meisten Tumoren nicht mit einer Zunahme der tumorbedingten Mortalität einhergeht. Dies bedeutet, dass durch die modernen diagnostischen Verfahren (Screening = Sekundärprävention) sehr viele Tumoren früh diagnostiziert werden können. Weiterhin können diese Tumoren durch differenzierte Therapieverfahren geheilt bzw. eine Progression der Tumorerkrankung verhindert werden. Auf der anderen Seite steigt dadurch die Prävalenz von Tumoren deutlich, aufgrund der verbesserten Überlebensraten. Man spricht hier von „Chronifizierung" der Tumorerkrankungen. Dies hat für die Tertiärprävention hohe Bedeutung.

Für die Analyse kommt erschwerend hinzu, dass nicht jede diagnostizierte Krebserkrankung Einfluss auf die Lebenserwartung hat. Eine Reihe von sogenannten „Alterskrebsen" (z. B. bestimmte Hautkrebsarten, Prostatakrebs, Alterslymphome) werden für das einzelne Individuum bezüglich der Lebenserwartung nicht mehr relevant, da die Lebenserwartung durch Komorbiditäten (z. B. Diabetes, Herz-Kreislauf-Erkrankungen, Demenzerkrankungen) stärker beeinflusst wird. Dies steht im Widerspruch zur oft geäußerten subjektiven Wahrnehmung, die neben der Zunahme der Neuerkrankungen auch eine „gefühlte" erhöhte krebsspezifische Mortalität vermittelt. Ob und inwieweit ein Individuum durch eine diagnostizierte Krebserkrankung bezüglich Lebensqualität und Lebenserwartung beeinträchtigt wird, ist seit vielen Jahren Gegenstand sehr kontrovers geführter Diskussionen. Dabei ist klar, dass z. B. ein Prostatakarzinom eines 80-Jährigen anders zu bewerten ist als das eines 60-jährigen Patienten. Aller Regelungsversuche und Leitlinien zum Trotz kann die Entscheidung der klinischen Relevanz einer Tumorerkrankung mit nachfolgender Therapiekonsequenz nur in der individuellen Arzt-Patienten-Beziehung, unter Einbeziehung des sozialen Umfelds, getroffen werden, wobei medizinische Komorbiditäten, Alter und Umweltfaktoren zu berücksichtigen sind (RKI, 2010, S3-Leitlinien Onkologie, Stand 2015–2016).

10.2 Genetische Basis von Tumorerkrankungen

Die genetische Basis für Tumorerkrankungen ist unstrittig und muss für alle präventiven Ansätze berücksichtigt werden. Dabei gelten folgende **Kernaussagen**:

- Je älter ein Mensch ist, desto häufiger kommt es zu genetischen Defekten mit dem Risiko einer Krebsentstehung (z. B. p53-Tumorsuppressorgen-Defekte).
- Eine Vielzahl von Kanzerogenen und Umwelteinflüssen können genetischen Defekte auslösen (z. B. Teerstoffe, Rauchen, Phenole).
- Bei langer Lebensdauer nimmt daher die Penetranz von Kanzerogenen zu, eine Tumorerkrankung auszulösen (z. B. Harnblasenkarzinom).
- Manche genetischen Störungen sind pathognomonisch für bestimmte Krebserkrankungen.
- Die Entwicklung von der einzelnen Tumorzelle über die Progression bis zum klinisch manifesten Tumor ist für viele Krebsentitäten mittels der Gentheorie zumindest teilweise beschreibbar.
- Genetische Tiermodelle (sogenannte transgene Tiere) sind etablierte Beweise für die genetische Basis von Tumorerkrankungen.
- Seit Langem sind sogenannte „Krebsfamilien" bekannt, die eine fast 100-prozentige Penetranz für bestimmte Tumorerkrankungen aufweisen (z. B. Brustkrebs, BRCA2-Gen).

In den letzten Jahren konnte durch molekulargenetische Untersuchungen belegt werden, dass sich Tumoren im Laufe ihrer Metastasierung bzw. Progression in ihren sogenannten Treibermutationen kontinuierlich verändern können.

10.2.1 Bedeutung der Genetik für die Prävention – Risikofaktorenmodell

Eine grundlegende Ursache für den altersassoziierten Inzidenzanstieg von Tumorerkrankungen liegt in der Akkumulation von umwelt- und verhaltensbezogenen **Risikofaktoren**. Diese werden, je nach Disposition, vom alternden Immunsystem des Organismus nicht mehr kompensiert und führen schließlich, durch sogenannte Treibermutationen und andere Mechanismen, zu einer manifesten Krebserkrankung. Je nach Art des Risikofaktors und der Zeitdauer der Einwirkung besteht eine mehr oder weniger hohe Wahrscheinlichkeit, einen Tumor zu entwickeln (z. B. Sonnenbrandhäufigkeit im Kindesalter, Dauer der Nitritbelastung in der Nahrung, Zeitdauer eines Nikotinabusus). Wichtig unter Präventions- und Gesundheitsförderungsaspekten ist, dass durch körpereigene **Regulations- und Schutzmechanismen** maligne Zellklone und sogar manifeste Tumoren unter bestimmten Umständen wieder eliminiert werden können. Im Rahmen dieses Modells lässt sich erklären, warum aufgrund der Zunahme der Lebenserwartung onkologische Erkrankungen zu einem der beherrschenden Probleme der Gesundheitsversorgung geworden sind. Hier lassen sich konzeptionell auch Tumoren eingliedern, deren Entstehung eindeutig mit einer viralen Ätiologie (z. B. primäres Leberzellkarzinom bei Hepatitis B, Zervixkarzinom bei HPV-Infektion) oder radiogenen Belastung assoziiert sind. Die „umweltbezogenen" Risikofaktoren sind dann z. B. ein infektiöses Agens (Hepatitis-B-Virus, HPV-Virus) oder radioaktive Strahlung (Schilddrüsenkarzinome nach Tschernobyl-Atomunfall) oder chronische Entzündungsvorgänge (Anstieg Ösophaguskarzinome bzw. Kehlkopfkarzinome bei chronischem Alkohol- und Nikotinabusus). Umwelt- und verhaltensbezogene Risikofaktoren kumulieren somit im Laufe eines Lebens und beeinflussen in Abhängigkeit von der individuellen genetischen Disposition die Wahrscheinlichkeit für eine Krebsentstehung. Dies erklärt in weiten Bereichen die altersassoziierte Zunahme von Tumorerkrankungen.

10.2.2 Molekulargenetisches Mehrschrittmodell der Krebsentstehung

Jeder bösartige Tumor steht am Ende einer **Kette von genetischen Ereignissen**. Eine einzelne Veränderung (Mutation) im Bereich der Erbsubstanz ist in der Regel nicht ausreichend, um zu einer manifesten Krebserkrankung zu führen. Es gibt hier eine Reihe von körpereigenen Regelungsmechanismen, die veränderte Zellen in den Zelltod (Apoptose) führen. Mehrere Kontrollpunkte in der Zellteilung (z. B. Tumorsuppressorgen p53) müssen umgangen werden, damit sich ein maligner Zellklon differenzieren kann, dem Immunsystem entkommt und schließlich durch ungeregelte Proliferation zum manifesten klinischen Krebs führt. Am Beispiel des Kolonkarzinoms als einer der häufigsten epithelialen Tumoren werden mithilfe dieses **Mehrschrittmodells der Kanzerogenese** die grundlegenden Prinzipien der Tumorentstehung deutlich (Abbildung 10-1). Erst das Zusammenspiel einer Reihe von Ereignissen führt zum manifesten Darmkrebs (Fearon, 1997). Mittlerweile darf dieses Modell in einigen Bereichen als überholt angesehen werden. Allerdings ist es für die Veranschaulichung von Primär- und Sekundärprävention weiterhin an dieser Stelle sinnvoll.

Entscheidend ist, dass nach gegenwärtigem Kenntnisstand die Zahl der sogenannten **„Tu-**

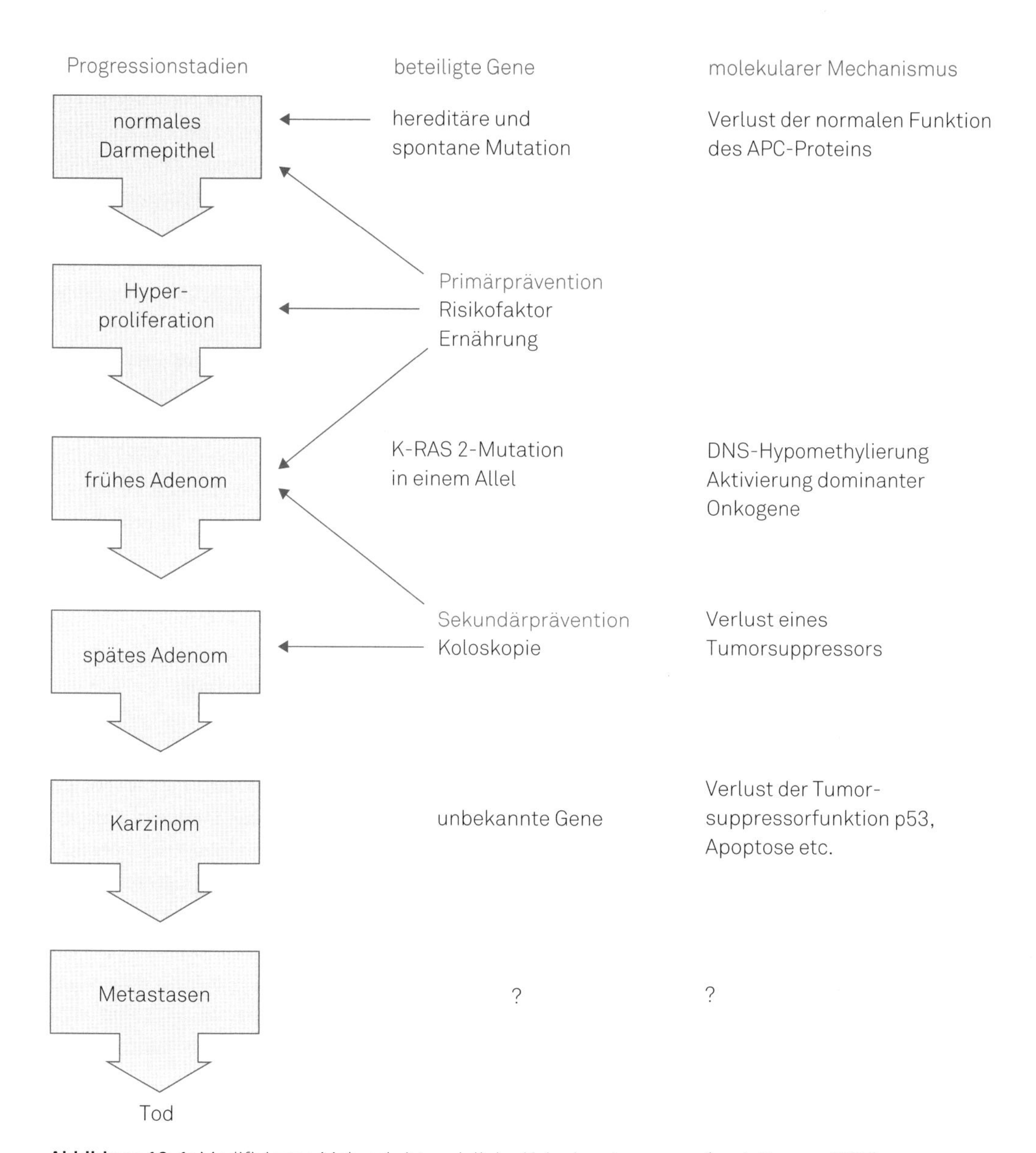

Abbildung 10-1: Modifiziertes Mehrschrittmodell der Kolonkarzinogenese (nach Fearon, 1997).

morinitiierungen" sehr hoch ist. Dies bedeutet, täglich „entarten" in jedem Menschen Tausende von Körperzellen. Dabei wird deutlich, dass die kanzerogene Kaskade, die dann zu manifestem Tumor, Metastasierung und schließlich zum Tod führt, keineswegs schicksalsmäßig abläuft, sondern durch **umweltbezogene Faktoren** (z.B. Ernährung, körperliche Aktivität) beeinflusst werden kann (Biesalski, 1997; Swart & Ihle, 2005; Sotos-Prieto et al., 2017). Hieraus folgt, dass sich durch präventive und gesundheitsfördernde Maßnahmen eine Reduktion des Erkrankungs- und Progressionsrisikos für Tumorerkrankungen erreichen lässt. Dass Prävention und Gesundheitsförderung sehr wirksam die onkologische Last einer Bevölkerung bzw. die

Progression einer Tumorerkrankung wiederum beeinflussen können, ist mittlerweile unstrittig. Allerdings ist unser Wissen bezüglich des Zusammenspiels von präventiven und gesundheitsfördernden Maßnahmen und molekulargenetischen Ereignissen dürftig.

10.3 Unspezifische Krebsprävention und Gesundheitsförderung

Prävention bei onkologischen Erkrankungen wird in Primär-, Sekundär- und Tertiärprävention unterteilt. Gesundheitswissenschaftlich ist die Primärprävention und Gesundheitsförderung, d.h. die prinzipielle Verhinderung einer Tumorerkrankung von besonderem Interesse, da sie auch Maßnahmen außerhalb der klassischen klinischen Medizin beinhaltet. Hilfreich auch für onkologische Betrachtungen ist das lange etablierte **biopsychosoziale Krankheitsmodell** (Abbildung 10-2).

Die zugrunde liegende These lautet: „Eine **effektive Primärprävention und Gesundheitsförderung reduziert die Kosten** der klinisch-kurativen Medizin und **verbessert die Lebensqualität und Lebenserwartung** von Patienten". Dies gilt nicht nur für onkologische Erkrankungen, sondern zum Beispiel auch für Herz-Kreislauf-Erkrankungen und Diabetes mellitus. 70 % aller Tumorerkrankungen werden ursächlich auf sogenannte **Lifestyle-Faktoren** zurückgeführt – d.h. diese Tumoren wären prinzipiell vermeidbar (Osborne, 2001; Kiecolt-Glaser et al., 2003; Leyk, 2009). Unter Berücksichtigung des oben angeführten Modells der Kanzerogenese lässt sich dies leicht begründen, da umwelt- und verhaltensassoziierte Faktoren in jedem Lebensalter mit molekulargenetischen Ereignissen interagieren. Allerdings wird auch klar, dass mit zunehmender Lebenserwartung die Verhinderung von genetischen Alterationen, die zu einer Krebserkrankung führen, immer schwieriger wird und es damit zwangsläufig schließlich doch zu einem erhöhten Risiko von manifesten Tumorerkrankungen kommen muss.

10.3.1 Onkologische Primärprävention und Sekundärprävention

Sekundärprävention im Sinne einer **Vorsorge oder Früherkennung** einer malignen Erkrankung muss von der onkologischen Primärprävention bzw. Gesundheitsförderung unterschieden werden. Weiterhin hängen Sinn und Art der Sekundärprävention sehr spezifisch von der einzelnen Tumorart ab (z.B. PSA-Screening beim Prostatakarzinom, Mammografiescreening beim Brustkrebs, Koloskopiescreening beim Darm-

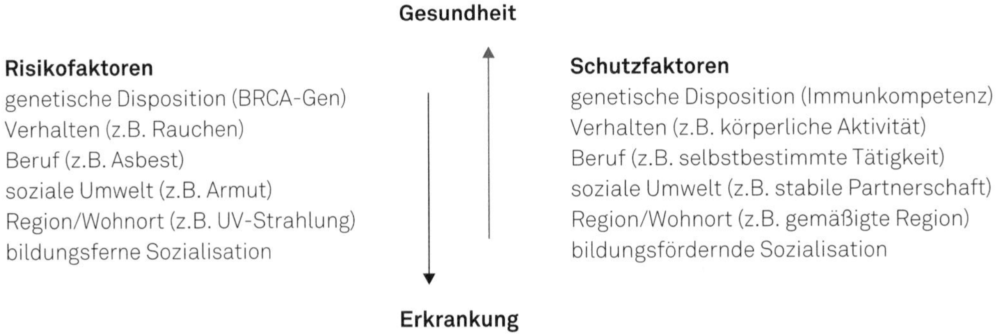

Gesundheit

Risikofaktoren		Schutzfaktoren
genetische Disposition (BRCA-Gen)		genetische Disposition (Immunkompetenz)
Verhalten (z.B. Rauchen)	↓ ↑	Verhalten (z.B. körperliche Aktivität)
Beruf (z.B. Asbest)		Beruf (z.B. selbstbestimmte Tätigkeit)
soziale Umwelt (z.B. Armut)		soziale Umwelt (z.B. stabile Partnerschaft)
Region/Wohnort (z.B. UV-Strahlung)		Region/Wohnort (z.B. gemäßigte Region)
bildungsferne Sozialisation		bildungsfördernde Sozialisation

Erkrankung

Abbildung 10-2: Modifiziertes biopsychosoziales Krankheitsmodell.

krebs, Hautscreening beim Hautkrebs). Diese gilt in noch größerem Ausmaß für die Tertiärprävention, d.h. Nachsorge nach überstandener Tumorerkrankung.

Wichtig für Gesundheitsförderung und Prävention

Onkologische Primärprävention und Gesundheitsförderung können tumorspezifisch sein, sind es jedoch in der Regel nicht, Sekundärprävention ist fast immer tumorspezifisch.

Es besteht mittlerweile Konsens, dass Gesundheitsförderung besonders effektiv ist, wenn sie im frühen Lebensalter beginnt. In der Kindheit werden Lebensgewohnheiten wie Ess-, Trink-, Konsum-, Arbeits- und Freizeitverhalten geprägt, die sich gravierend für den Rest des Lebens auswirken. Beispiele sind Nikotinabusus und Suchtverhalten. So haben in den Hauptschulen bereits ca. 20 % der Jungen, in den Realschulen ca. 14 % und in den Gymnasien ca. 13 % der Jugendlichen Raucherfahrung. Die Rate der tabakassoziierten onkologischen Erkrankungen (Lungenkrebs, Harnblasenkrebs) bei chronischem Nikotinabusus reagiert mit einer Latenz von mehr als 20 Jahren, wobei deutliche **geschlechtsspezifische Unterschiede** bestehen.

Der Risikofaktor „Nikotinabusus“ hat für das weibliche Geschlecht eine höhere Bedeutung, da eine höhere Vulnerabilität des weiblichen Bronchialsystems zu bestehen scheint. Dies erklärt die steigende Bronchialkarzinominzidenz bei Frauen. Ähnliches gilt für das Epithel des Harntrakts. An diesen Beispielen wird deutlich, wie vielschichtig das **Zusammenspiel von Risikofaktoren** (Nikotinabusus), sozialen Faktoren (Schultyp, Erziehung, Bildung) und geschlechtsspezifischen Faktoren (Epithelvulnerabilität, Genetik) für primärpräventive Fragestellungen ist.

Wichtig für Gesundheitsförderung und Prävention

Primärprävention für onkologische Erkrankungen muss Lebensgewohnheiten, soziale Faktoren, Risikofaktoren und gesellschaftliche Wandlungsprozesse berücksichtigen. Die langfristige Effektivität von Primärprävention und Gesundheitsförderung hängt gerade für onkologische Erkrankungen vom Lebensalter bei Intervention ab. Die Evaluation von Primärprävention und Gesundheitsförderung ist sehr schwierig.

Unspezifische Primärprävention für onkologische Erkrankungen unterteilt sich nach dem gegenwärtigen Kenntnisstand hauptsächlich in folgende Bereiche:

- Vermeidung von Noxen bzw. Infektionen (Nikotinabusus – Bronchialkarzinom, Ösophaguskarzinom; HPV – Gebärmutterkarzinom)
- adäquate Ernährung und Vermeidung von Übergewicht (Darmtumoren, Pankreaskarzinom, Nierenzellkarzinom, Prostatakarzinom)
- Vermeidung bekannter berufsbezogener Kanzerogene (Blasenkarzinom, Lymphome, Nierenzellkarzinom)
- UV-Exposition (Hautkrebs)
- körperliche Aktivität/Sport (Darmkrebs, Prostatakarzinom, Nierenzellkarzinom, Mammakarzinom)
- hygienische Maßnahmen, Suchtverhalten (Leberzellkarzinom, Zervixkarzinom, Peniskarzinom).

Gesichert ist, dass obige Faktoren die Inzidenz von Tumoren beeinflussen können. Dabei besteht weder ein kausaler noch ein linearer Zusammenhang (Bidoli et al., 2003; Galloway & Joki, 2000; Friedenreich, 2001). Nur selten ist die kanzerogene Potenz eindeutig (Dioxin, aromatische Amine). Die quantitativen Risikoerhöhungen (Odds Ratios) sind je nach Publikation und Studie sehr unterschiedlich angegeben. Am Beispiel körperliche Aktivität/Sport sollen die komplexen Lifestyle-Immunsystem-Interaktionen veranschaulicht werden (Friedenreich, 2001; Leyk, 2009; Sotos-Prieto et al., 2017).

10.3.2 Gesundheitspolitische Aspekte bezüglich Primärprävention am Beispiel von körperlicher Aktivität und Stressreduktion

Seit Jahren steht das Thema körperliche Aktivität bzw. Sport als Mittel zur Prävention und Therapieunterstützung im Fokus des öffentlichen Interesses bzw. der Primärprävention im Bereich Onkologie. Dieses Interesse ist u.a. von politischen Entscheidungsträgern durch die Vorstellung geprägt, durch verschiedene Maßnahmen der Primärprävention eine Kostenreduktion im Gesundheitswesen zu erreichen. Das Stichwort lautet **„Morbiditätskompression“**; d.h. die Zeitdauer vom Erkrankungseintritt bis zum Tod soll durch gesundheitsfördernde bzw. primärpräventive Maßnahmen verkürzt werden. Dieser Ansatz mag im Individualfall schlüssig sein, epidemiologische Studien legen jedoch nahe, dass sich durch eine Primärprävention mittels körperlicher Aktivität und Lifestyle-Änderung die gesundheitsbezogenen Gesamtkosten in einer überalternden Gesellschaft nur fraglich senken lassen, sondern dass vor allem die Lebensqualität älterer Bevölkerungsgruppen positiv beeinflusst wird. Dies bedeutet, dass Primärprävention durch Lifestyle-Änderung zwar unbedingt sinnvoll ist, allerdings nicht unter der Erwartung einer Kostenreduktion. Hier darf darauf verwiesen werden, dass seit 1990 ein Lebenserwartungsgewinn von ca. 3,5 Jahren (!) für beide Geschlechter eingetreten ist.

Der günstige Einfluss einer sportlichen Aktivität auf das Körpergewicht ist eindeutig und braucht hier nicht näher erläutert zu werden. Ebenso ist die Relevanz des Risikofaktors „Adipositas“ für Herz-Kreislauf-Erkrankungen, Diabetes mellitus und Gelenkerkrankungen unstrittig. Sport gilt als präventive Maßnahme für Krebserkrankungen und vor allem als Katalysator für eine Änderung der Lebensführung zur Verringerung verhaltensbezogener Tumorrisiken (Galloway & Joki, 2000; Willer, 2003; Leyk, 2009). Allerdings gilt auch hier der Grundsatz der „goldenen Mitte“. Die Reduktion des Erkrankungsrisikos verläuft u-förmig (Adams et al., 2007). Das heißt, übertriebene Aktivität bzw. sehr niedrige BMI (Body Mass Index) und sehr hohe BMI erhöhen das Mortalitätsrisiko (Abbildung 10-3).

Die Aktivierung des **körpereigenen Immunsystems** stellt für die Hypothese des Einflusses von Sport auf das Tumorrisiko den entscheidenden Faktor dar. Bei ca. 350 Milliarden Zellteilungen täglich bei einem Erwachsenen ist die Entstehung von bösartigen Mutationen (siehe oben, Kap. 10.2) sehr wahrscheinlich. Im Normalfall führt eine intakte Immunabwehr zu einem Abtöten der Tumorzellen unter eine kritische Anzahl, sodass eine Kolonisierung und weitere Prolifera-

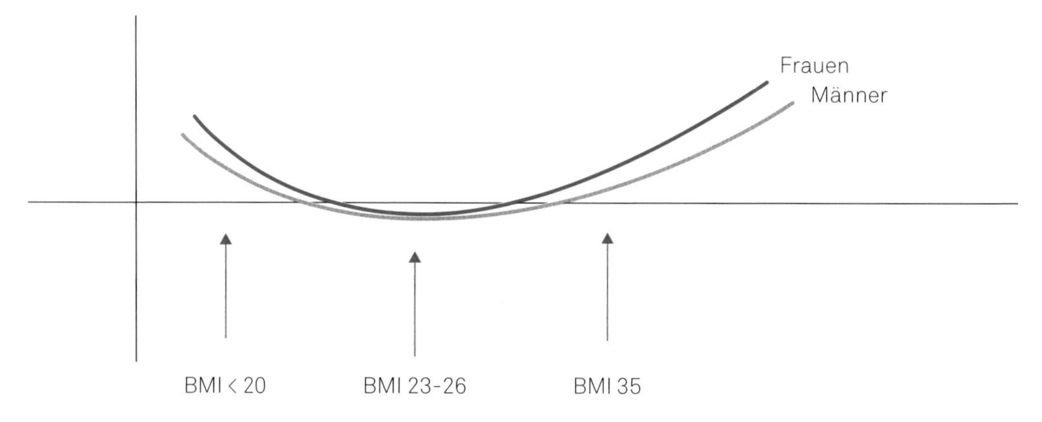

Abbildung 10-3: Mortalitätsrisiko in Abhängigkeit vom Body-Mass-Index (BMI).

tion nicht möglich ist. Das Immunsystem reagiert nach einer sportlichen Betätigung mit einer gut belegten, seit Längerem bekannten, gesteigerten Aktivität von Makrophagen, Killerzellen, B-Lymphozyten etc. Vergleichbar ist diese Stimulation des Immunsystems vonseiten der messbaren immunologischen Parameter mit einer Infektion durch gering virulente Erreger.

Einen weiteren entscheidenden Faktor zur Aktivierung des körpereigenen Immunsystems stellt die **Reduktion von Stress** dar. Hierbei ist auch der günstige Einfluss von stressreduzierenden Entspannungsverfahren, beispielsweise mittels „Mindfulness-based cognitive Therapy" (MBCT) bei Brustkrebs im Frühstadium, zu erwähnen (McGregor et al., 2004). Unabhängig von der positiven immunstimulativen Wirkung bewirken körperliche Aktivität und Stressreduktion (beispielsweise durch Entspannungsverfahren) in der Regel eine **Reduktion von Risikoverhalten** und Erhöhung von Wohlbefinden quasi „beiläufig". Hier sind Reduktion des Nikotinabusus, Reduktion des Übergewichts sowie eine Verbesserung der Ernährung anzuführen.

Wichtig für Gesundheitsförderung und Prävention

Die Auswirkungen einer unspezifischen onkologischen Prävention sind multifaktoriell und wirken in der Regel synergistisch. So verändert eine erhöhte körperliche Aktivität (Katalysatoreffekt) auch das Ernährungsverhalten und reduziert im besten Fall den Nikotinabusus.

10.4 Prävention epidemiologisch relevanter Tumoren

Eine erschöpfende Darstellung der Empfehlungen für präventive Maßnahmen für einzelne Tumoren würde den Rahmen dieses Beitrags sprengen. Diesbezüglich sei auf die einzelnen Fachbereiche oder **S3-Leitlinien** der medizinischen Gesellschaften verwiesen. Die S3-Leitlinien, die regelmäßig (in der Regel im 2-Jahres-Rhythmus) aktualisiert werden, geben hier zu jeder Tumorart im Bereich der Primär- und Sekundärprävention detaillierte Informationen und sind frei im Internet abzurufen. S3-Leitlinien bieten die aktuell höchste wissenschaftliche Evidenz im Rahmen der Prävention, Diagnostik und Therapie für die einzelnen Tumorerkrankungen (sogenannte Level-I-Evidenz).

So spielen bei fast allen Tumoren **Ernährung**, Vermeidung von **infektiösen oder kanzerogenen Risikofaktoren** und **körperliche Aktivität**, in Abhängigkeit von der **genetischen Disposition**, eine wesentliche Rolle. Die Datenlage gilt in vielen Bereichen als eindeutig, auch wenn in der Regel nur allgemeine Empfehlungen gegeben werden können. Hygienische Empfehlungen zur Prävention bestimmter Tumoren (z. B. Zervixkarzinom, Peniskarzinom) haben seit mehr als 15 Jahren einen Stellenwert (Klug & Blettner, 2003). In der täglichen Praxis gehen Empfehlungen zur Primärprävention mit einer spezifischen Sekundärprävention (Vorsorge) Hand in Hand. Hier sind als **klassische Sekundärprävention und Vorsorge** im klassischen Sinne das Mammografiescreening für das Mammakarzinom, die Koloskopie für das Dickdarmkarzinom, oder der PSA-Bluttest (PSA: prostataspezifisches Antigen) für das Prostatakarzinom anzuführen (Schleider et al., 2002; Hölzel, 2003; Leitlinienprogramm Onkologie, 2016).

Die Komplexität primärpräventiver Maßnahmen reicht von der anerkannten Asbestentsorgung im Bereich der Arbeitsmedizin bzw. Umweltmedizin zur Primärprävention vom Lungenkarzinom bis hin zu hygienischen Maßnahmen zur Vermeidung von kanzerogenen Infektionen (HPV). Dabei muss betont werden, dass sich die wissenschaftliche Datenlage zwar verbessert hat, insgesamt jedoch immer noch als nicht befriedigend zu bezeichnen ist. In diesem Kontext sind ebenfalls die widersprüchlichen

Angaben zur **medikamentösen Primärprävention** von Tumoren zu sehen (zusätzliche Vitamingabe, Lipidsenker, Prostaglandinsynthesehemmer etc.). In einigen Studien (z. B. Select-Studie) mit hohem Evidenzgrad (Level Ib) haben sich eine Reihe von Vitaminen und Spurenelementen allerdings als präventiv nicht wirksam für eine Tumorrisikoreduktion erwiesen (Selen, Vitamin E, Vitamin C). Im Folgenden soll auf Besonderheiten einiger häufiger onkologischer Entitäten eingegangen werden.

10.4.1 Brustkrebs

Es existieren keine eindeutigen Studien, die einen Zusammenhang zwischen der Aufnahme von Mikronährstoffen und der Entwicklung eines Mammakarzinoms belegen. Andererseits findet sich eine Reihe von Hinweisen auf **ernährungsbedingte Zusammenhänge**. Aus tierexperimentellen Studien lässt sich ableiten, dass eine Erhöhung der Zufuhr gesättigter tierischer Fette mit einer erhöhten Inzidenz von Tumoren einhergeht. Für den Menschen scheint insbesondere der Gesamtenergiegehalt der Nahrung einen Risikofaktor darzustellen. Dies erklärt auch, dass Übergewicht das Brustkrebsrisiko erhöht und die Prognose bei postmenopausalen Patientinnen verschlechtert. Die Interaktion mit körperlicher Aktivität konnte ebenfalls nachgewiesen werden. Regelmäßige körperliche Aktivität verringert das Brustkrebsrisiko. Mittlerweile liegt gerade für den Brustkrebs eine nicht überschaubare Fülle von Daten bezüglich protektiver oder risikosteigernder Faktoren vor, die Einfluss auf die Tumorinzidenz und Progression nehmen (z. B. Kinderlosigkeit, Stillstatus, berufliche Tätigkeit, Hormonsubstitution etc.).

Die **genetischen Aspekte** zeigen auch beim Brustkrebs eine hohe Dominanz (u. a. BRCA 1/2).So weist die Altersgruppe der 45- bis 65-jährigen Frauen ein stark erhöhtes Risiko auf, wenn Verwandte ersten Grades an einem Brustkrebs erkrankt sind. Eine genetische Beratung von sogenannten Risikofamilien, um Genträger zu identifizieren (z. B. BRCA 1/2-Trägerinnen) (siehe Kap. 18), ist möglich. Die präventiven Maßnahmen reichen von einem intensivierten Screening bis hin zur prophylaktischen Brustdrüsenentfernung.

In diesem Zusammenhang ist belegt, wie effektiv Screeninguntersuchungen im Rahmen der Sekundärprävention oder Vorsorge sein können. Es besteht im Intervall zwischen 2 mm und 50 mm Tumordurchmesser ein nahezu linearer Zusammenhang zur Sterblichkeit (Hölzel, 2003). Das 15-Jahres-Überleben steigt mit jedem um einen Millimeter kleineren Tumor, der erkannt wird, um etwa 1,3 %. Die Effektivität des Mammografiescreenings wird durch die Erfahrungen in England, Holland und USA bestätigt, da dort ein Rückgang der Brustkrebsmortalität durch Screeningprogramme belegt werden konnte. Prinzipiell gilt jedoch auch für den Brustkrebs der Frau, dass für ein Leben, das durch das Mammografiescreening gerettet wird, eine hohe Anzahl von „unnötigen“ Mehrbehandlungen in Kauf genommen werden muss (Dubben, 2009; Raffle & Gray, 2009; Leitlinienprogramm Onkologie, 2017). Am Beispiel Brustkrebs wird deutlich, dass weder Primär- noch Sekundärprävention isoliert betrachtet werden können.

10.4.2 Prostatakarzinom

Das Prostatakarzinom ist für die Problematik einer Inzidenzsteigerung durch Ernährungsfaktoren und Screeninguntersuchungen beispielhaft. So werden immer mehr klinisch inapparente Tumoren durch die **PSA-Serodiagnostik** (PSA: prostataspezifisches Antigen) im Rahmen der Sekundärprävention früh erfasst, was zu einem „unechten“ Inzidenzanstieg geführt hat. Wesentlich dabei ist, dass sich aggressive Tumoren nur ungenau von „harmlosen" Tumoren unterscheiden lassen und daher der positive Effekt dieser Früherkennung in Hinblick auf den Endpunkt Mortalitätsreduktion bisher erst ansatzweise nachgewiesen werden konnte. Dies gilt vor allem für hochbetagte Männer (> 75. Lebensjahr). Aus diesem Grund konnte sich ein PSA-Screening bei den gesundheitspolitischen Entscheidungsträgern in der BRD nicht durchsetzen. Der aktuelle Stand der sehr kontroversen Diskussion um den **Nutzen von Screeninguntersuchungen** stellt die Situation verschärft dar. So müssen ca. 1000 Männer sich einem PSA-gestützten Screening unterziehen und 11 Jahre (!) nachbeobachtet werden, um ein Männerleben zu retten, allerdings mit dem Preis von mehr als 37 „unnötigen" Mehrbehandlungen (Schröder et al., 2012; Dubben, 2009). Je länger die Nachbeobachtungszeit angesetzt wird, desto eher profitieren Patienten von einem PSA-Screening.

Epidemiologische Studien und Migrationsuntersuchungen haben gezeigt, dass **Zusammenhänge zwischen Prostatakarzinom und Ernährungsfaktoren** bestehen. Anders ist die geringe Inzidenz von klinisch relevanten Tumoren, z.B. Prostatakrebs, im asiatischen Raum nicht zu erklären. So kommt es nach Imigration, z.B. von Japan in die USA, in den entsprechenden Bevölkerungsgruppen in den nächsten Generationen zu einem Inzidenzanstieg von manifesten Prostatakarzinomen. Im Detail zeigten sich in Kohortenstudien Zusammenhänge zwischen der Einnahme von sogenannten Phytoöstrogenen oder speziellen pflanzlichen Produkten (z.B. Soja, Tomaten) und der Tumorinzidenz.

Interessant ist, dass auch bei japanischen Männern die sogenannten zellulären Vorstufen von Tumoren fast ebenso häufig sind wie z.B. bei Europäern; diese Vorstufen entwickeln sich jedoch nicht zu klinischen Tumoren weiter. Dies bedeutet, dass ausgehend von obigem molekulargenetischem Modell präventive Faktoren regional unterschiedlich Einfluss auf eine Tumorprogression nehmen.

10.4.3 Kolonkarzinom (Darmkrebs)

Die lange Entwicklungszeit von Darmtumoren macht es schwierig, zwischen genetischen und Umweltfaktoren zu unterscheiden. Einigkeit besteht, dass die Berücksichtigung der allgemeinen **Ernährungsempfehlungen** verbunden mit körperlicher Aktivität das Risiko eines Darmtumors senkt. Epidemiologische Studien zeigen einen inversen Zusammenhang zwischen Gemüsezufuhr und kolorektalem Krebsrisiko. Die Zufuhr von raffinierten Zerealien (z.B. Cornflakes) und Zucker scheint mit einem erhöhten Risiko verbunden zu sein. Die Datenlage ist jedoch in vielen Bereichen widersprüchlich, was zum Beispiel den Verzehr von Eiweiß und tierischen Fetten (Omega-3-Fettsäuren vs. Omega-6-Fettsäuren) angeht. Selbst bei optimierter Ernährung besteht in den westlichen Industrienationen ein erhöhtes Darmkrebsrisiko. Daher hat sich als Sekundärprävention seit dem Jahr 2003 eine ab dem 55. Lebensjahr durchgeführte Darmspiegelung als Vorsorgeleistung der gesetzlichen Kostenträger etabliert. Interessant ist, dass die relativ invasive Vorsorgeleistung „Darmspiegelung zur Verhütung von Darmkrebs" auch in den Medien ein starkes Echo fand. Eine Senkung der Mortalität an Darmkrebs darf durch diese Vorsorgeleistung als wahrscheinlich betrachtet werden.

10.4.4 Bronchialkarzinom (Lungenkrebs)

In ca. 90 % der Fälle von Bronchialkarzinomen stellt Nikotinabusus den entscheidenden Risikofaktor dar. Es findet sich jedoch eine Vielzahl von Hinweisen, dass eine hohe Zufuhr von Gemüse und Früchten mit einem niedrigeren Risiko assoziiert ist. Bisher bestehen aufgrund der **Dominanz des Risikofaktors „Rauchen"** jedoch keine eindeutigen Belege dafür, dass isolierte Nahrungskomponenten wesentlich für die Prävention und Therapie sind. Epidemiologisch relevant ist die Tatsache, dass das weibliche Bronchialepithel für eine Reihe von tabakassoziierten Noxen im Vergleich besonders vulnerabel ist. Dies bedeutet, dass in den nächsten Jahren durch die veränderten Rauchgewohnheiten junger Mädchen mit einem deutlichen Anstieg der weiblichen Bronchialkarzinominzidenz zu rechnen ist. Einige Schätzungen behaupten, dass das Bronchialkarzinom beim weiblichen Geschlecht das Mammakarzinom in der Inzidenz in ca. 20 Jahren einholen wird.

Chronische **Asbestexposition** ist ein anerkannter Risikofaktor für Bronchialkarzinome und Pleuramesotheliome. Primärprävention beinhaltet hier die Entsorgung von Altlasten und die Verwendung von unproblematischen Bau- und Dämmstoffen. Die Notwendigkeit dieser präventiven Maßnahmen ist mittlerweile unstrittig, sodass in den nächsten Jahren mit einem weiteren Rückgang von asbestbedingten Lungentumoren zu rechnen ist.

10.4.5 Magenkarzinom

Das Bakterium **Helicobacter pylori** scheint nicht nur als Risikofaktor für peptische Ulzera, sondern auch für die Frühstadien eines Magenkarzinoms eine Rolle zu spielen. Insofern werden primärpräventive Maßnahmen noch komplexer, da sie ein quasi ubiquitäres infektiöses Agens berücksichtigen müssen. Die Infektion muss zudem keineswegs immer symptomatisch verlaufen. Bei Patienten mit Helicobacter-pylori-Infektion ist die **Eradikation** mittels einer speziellen antibiotischen Therapie auch als präventiv wirksam für das Magenkarzinom anzusehen (DGVS, 2016).

Gesichert ist ein Einfluss der **Ernährung** auf die Inzidenz von Magenkarzinomen. Die Abnahme des Verzehrs von geräucherten und gepökelten Lebensmitteln scheint in den Industrienationen für den Rückgang der Inzidenz mitverantwortlich zu sein. Es gelten die allgemeinen präventiven unspezifischen Empfehlungen, die im Kindesalter begonnen werden sollen.

10.4.6 Zervixkarzinom (Gebärmutterhalskrebs) und Peniskarzinom

Ein Großteil der Zervixkarzinome ist durch Papillomviren bedingt. Tatsächlich finden sich in 90 % aller Zervixkarzinome Hinweise für eine **HPV-Infektion**. Ähnliches gilt für das Peniskarzinom. In Bezug auf die tumoreigene Virulenz wird zwischen Hochrisikotypen (HPV-Typ 16 und 18) und Niedrigrisikotypen (HPV Typ 6 und 11) unterschieden. Damit können diese Erkrankungen als bedingt sexuell übertragbare Erkrankung gewertet werden. Unter primärpräventiven Aspekten spielt die Sexualhygiene (Kondom) bei unbekannten Partnern, ähnlich wie bei der HIV-Infektion, eine entscheidende Rolle. Für Männer weist die Beschneidung bei Vorhandensein einer Phimose (Vorhautverengung) einen präventiven Aspekt sowohl für das Zervix- als auch für das Peniskarzinom auf. Verständlich wird dies unter der Berücksichtigung der erleichterten Infektion von Schleimhäuten mit Papillomviren im retinierten Vorhautsekret (Smegma) bei Phimose. Die Wertigkeit einer Beschneidung lässt sich jedoch nur belegen, wenn die Akzeptanz einer **regelmäßigen Genitalhygiene** nicht vorhanden ist. Für Frauen vor dem ersten Geschlechtsverkehr ist seit ca. fünf Jahren die **HPV-Impfung** als Präventionsmaßnahme möglich und wird von einigen Fachgesellschaften empfohlen. Die ständige Impfkommission konnte sich bisher nicht durchringen, diese Empfehlung auch für Jungen im Rahmen der sogenannten „Herdenimmunität" zu empfehlen, obwohl die betroffenen Fachgesellschaften eindeutig eine HPV-Impfung auch bei Jungen als primärpräventive Maßnahme empfehlen (z. B. http://www.stiftung-maennergesundheit.de). Die Evaluation der Wirksamkeit der

HPV-Impfung in Hinblick auf die Reduktion der Inzidenz des Gebärmutterhalskrebses ist nicht abgeschlossen. Jedoch darf die primärpräventive Wirksamkeit der HPV-Impfung als sehr wahrscheinlich angesehen werden.

10.4.7 Hodenkarzinom

Es existieren keine schlüssigen Daten, ob primärpräventive Maßnahmen für das Hodenkarzinom eine Rolle spielen. Gesichert ist ein Inzidenzanstieg in den letzten Jahrzehnten. Entwicklungsbedingte Anomalien wie der Hodenhochstand haben einen belegten hohen Einfluss auf das Hodentumorrisiko. So weist ein Patient mit Hodenhochstand selbst nach Korrekturoperation ein bis zu 30-fach (!) erhöhtes Risiko auf. Sekundärprävention im Sinne einer regelmäßigen monatlichen Selbstuntersuchung hat einen hohen Stellenwert.

10.4.8 Harnblasenkarzinom

Das Harnblasenkarzinom gilt als typischer **Umweltkrebs** und **Alterskrebs**. Die Inzidenz ist steigend. Prävention von Blasenkrebs hat einen besonderen Stellenwert unter dem Blickwinkel der **Expositionsprophylaxe**. Seit der Beobachtung einer Häufung dieses Tumors bei Beschäftigten in der industriellen Anilinherstellung vor über hundert Jahren wurde eine große Zahl chemischer Verbindungen identifiziert, die das Übergangsepithel des Harntrakts schädigen können. Im Vordergrund stehen hierbei Vertreter der aromatischen Amine. Der berufliche Kontakt mit diesen Karzinogenen und Ko-Karzinogenen erhöht das Risiko, an Harnblasenkrebs zu erkranken. Für eine Reihe vornehmlich industriell verwendeter chemischer Stoffe ist der Nachweis der Kanzerogenität gesichert. Sie gehören zum größten Teil zur Gruppe der aromatischen Amine; hinzu kommen Aminoverbindungen des Benzols und andere Stoffe. Die Erkrankung wird daher gegebenenfalls als Berufserkrankung anerkannt. Inzwischen konnte ein erhöhtes Risiko auch bei Zigarettenrauchern belegt werden, wenn auch in einem geringeren Ausmaß als beim Lungenkrebs. Die Daten zeigen ebenfalls eine **höhere Vulnerabilität** der Harnblasenschleimhaut durch kanzerogene Stoffe des Tabakkonsum beim weiblichen Geschlecht, was sich in einem höheren Malignitätsgrad von Transsitionalzellkarzinomen bei Frauen manifestiert.

Ein wichtiger toxikologischer und genetischer Aspekt der Krebsentstehung kann am Beispiel des Blasenkarzinoms exemplarisch und „par excellence“ dargestellt werden: Die Aktivität von Enzymen, die eine chemische Verbindung entweder zum Karzinogen aktivieren oder aber „entgiften“, ist von Mensch zu Mensch verschieden und genetisch programmiert. Verschiedene Formen ein und desselben Gens, sogenannte **Polymorphismen**, bringen unterschiedlich effektive und unterschiedlich schnelle Enzyme („Isoformen“) für den Stoffwechsel einer chemischen Noxe hervor, was zu interindividuellen Unterschieden im Krebsrisiko innerhalb der

Wichtig für Gesundheitsförderung und Prävention

Spezifische onkologische Gesundheitsförderung und Primärprävention hängt streng von der einzelnen Tumorentität ab. Die Erfordernisse reichen von einer Infektionsprophylaxe, über Ernährungsempfehlungen bis zur medikamentösen Primärprävention und weiter bis zur Berücksichtigung der Berufsexposition. Präventive Maßnahmen vor dem Hintergrund von genetischen Dispositionen (z.B. Brustkrebs, Harnblasenkrebs) gewinnen an Stellenwert. Aus diesem Grund werden zukünftig Programme für eine individualisierte Primär- und Sekundärprävention entwickelt, die genetische Dispositionen und Umweltfaktoren berücksichtigen.

menschlichen Population führt. So konnte nachgewiesen werden, dass die Aktivität des Enzyms Azetyltransferase, das eine wichtige Rolle im Metabolismus aromatischer Amine spielt, mit dem Risiko für Blasenkarzinome verbunden ist: Genetisch und somit enzymatisch als „langsame Azetylierer" ausgestattete Personen weisen ein erhöhtes Blasenkrebsrisiko bei **gleicher Exposition** auf. Auch an diesem Beispiel wird deutlich, dass nur die gemeinsame Betrachtung von genetischen und umweltassoziierten Faktoren für die onkologische Prävention Sinn macht.

10.5 Aktuelle Entwicklungen zur Inzidenz der wichtigsten epidemiologisch relevanten Tumoren (Darmkrebs, Brustkrebs, Prostatakrebs)

Prinzipiell weisen die meisten epithelialen Tumoren, wie bereits vorbeschrieben, eine Altersabhängigkeit bezüglich der Inzidenz auf. So zeigte sich, dass die Zahl der Neuerkrankungen auch in Deutschland über lange Zeit gestiegen ist, jedoch ist dieser Trend bei den häufigsten Tumoren (Darmkrebs, Brustkrebs, Prostatakrebs) in den letzten Jahren nicht mehr zu beobachten (Abbildung 10-4, Abbildung 10-5, Abbildung 10-6).

In den einzelnen Fachgesellschaften wird dieser auffällige Effekt sehr unterschiedlich diskutiert. Insbesondere ist die Bedeutung des **Screenings** (Sekundärprävention) für die einzelnen Tumoren und deren leichte Inzidenzabnahme unklar. Während für das Prostatakarzinom die zunehmend kritische Einstellung zum PSA-Screening als ursächlich für die abnehmende Neuerkrankungsrate diskutiert wird, muss man dies für das Mammakarzinom und das Kolonkarzinom differenziert betrachten (Klotz, 2016). Möglicherweise nimmt bei den häufigen epidemiologisch relevanten Tumoren die altersassoziierte Tumorinzidenz aufgrund einer Verbesserung der Umweltbedingungen (erfolgreiche Primärprävention) ab, was die Bedeutung von präventiven Maßnahmen hypothetisch belegen würde. Die Datenlage ist jedoch keineswegs geklärt. Auf der anderen Seite bedeutet dies, dass auch aufgrund der verbesserten Therapiemöglichkeiten bei Tumorerkrankungen degenerative Altersprozesse für die Lebensqualität und Mortalität maßgebender werden (z.B. Demenz, Herz-Kreislauf-Erkrankungen etc.).

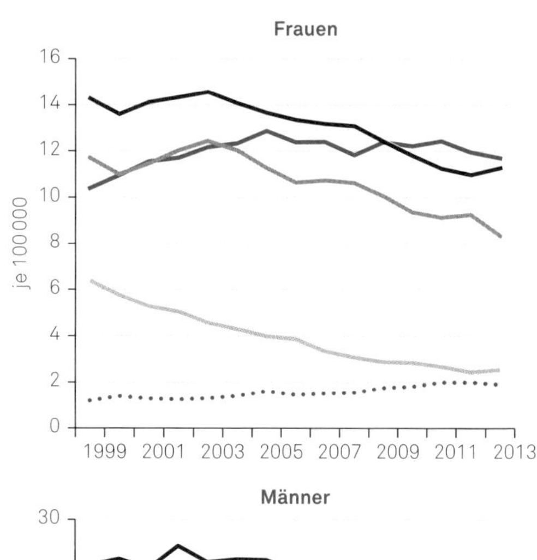

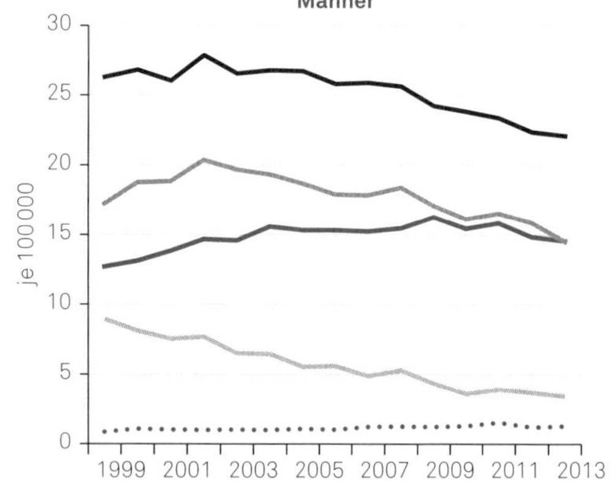

Abbildung 10-4: Darmkrebs: altersstandardisierte Neuerkrankungsrate nach Lokalisation und Geschlecht, Deutschland, 1999–2013 (aus: Zentrum für Krebsregisterdaten im RKI, 2016; S. 29).

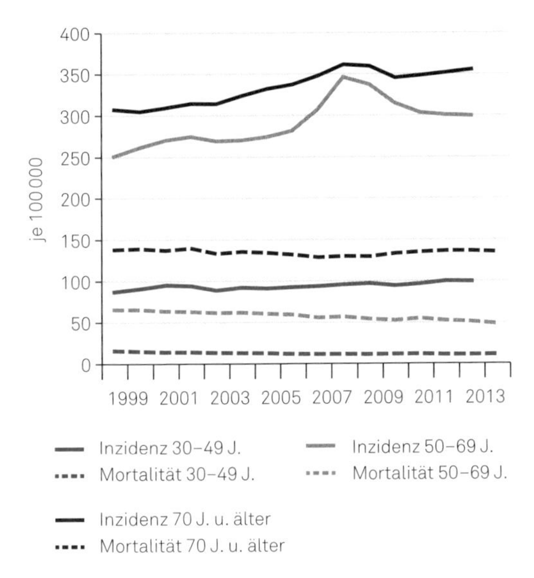

Abbildung 10-5: Brustkrebs: Neuerkrankungsrate und Sterberaten für Frauen nach Altersgruppe, Deutschland, 1999–2013/2104 (aus: Zentrum für Krebsregisterdaten im RKI, 2016; S. 38).

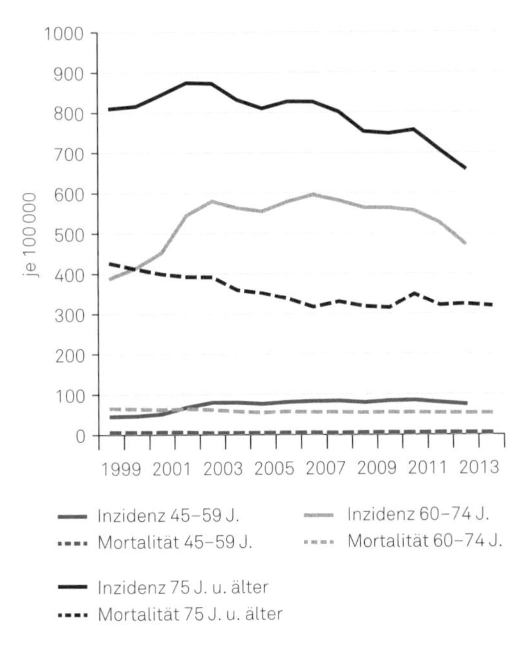

Abbildung 10-6: Prostatakrebs: altersstandardisierte Neuerkrankungs- und Sterberaten nach Altersgruppen, Deutschland, 1999-2013/2014. (Quelle: Zentrum für Krebsregisterdaten, Statistisches Bundesamt), Bericht zum Krebsgeschehen in Deutschland 2016, Kapitel 2, Epidemiologie von Krebserkrankungen.

Zusammenfassung

Gesundheitsförderung und Prävention sind im Hinblick auf onkologische Erkrankungen von hoher Bedeutung, wobei die Zusammenhänge nur im Ansatz geklärt sind. Aus diesem Grund überwiegen noch die unspezifischen allgemeinen Empfehlungen, die zwar wichtig, aber für das einzelne Individuum zu wenig spezifisch sind, was zu Akzeptanzproblemen führt. Eindeutig ist, dass Gesundheitsförderung und Prävention auch von onkologischen Erkrankungen bei Kindern und Jugendlichen ansetzen müssen. Eckpunkte stellen dabei Ernährung, körperliche Aktivität und Expositionsprophylaxe dar. Die spezifische individualisierte medikamentöse Primärprävention wird in der Zukunft eine höhere Bedeutung erlangen. Eine Reihe von Studien kann eine Risikoreduktion bei Tumorerkrankungen belegen. Primärprävention durch Impfungen gegen Tumoren, die durch ein infektiöses Agens mitverursacht sind, ist sinnvoll und wird an Stellenwert gewinnen.

Die Diskussion um die Effizienz von Programmen im Bereich der Sekundärprävention bzw. Screenings ist im vollen Gange. Die Problematik der Überbehandlung bei häufigen, aber selten zum Tode führenden Tumoren macht eine spezifische risikostratifizierte Sekundärprävention notwendig.

Aufgrund der Fortschritte in der prädiktiven Diagnostik wird sich in Zukunft für jedes Individuum ein Risikoprofil für onkologische Erkrankungen erstellen lassen, das die individuellen genetischen und umweltbezogenen Dispositionen berücksichtigt. Beispiele sind das Mammakarzinom, der Darmkrebs und das Harnblasenkarzinom. Auf der Basis dieses Risikoprofils kann dann eine individualisierte Primär- und Sekundärprävention aufbauen, die naturgemäß eine höhere Akzeptanz aufweist.

- Gesundheitsförderung und Prävention sind für onkologische Erkrankungen von hoher Bedeutung.
- Gesundheitsförderung und Prävention sollten möglichst früh bei Kindern und Jugendlichen ansetzen.
- Eckpunkte der unspezifischen Gesundheitsförderung und Prävention stellen Er-

nährung, körperliche Aktivität und Expositionsprophylaxe dar.
- Spezifische Primärprävention wird stark von der Tumorentität beeinflusst.
- Die Effizienz von Programmen zur Sekundärprävention (Vorsorge) ist noch nicht abschließend geklärt, insbesondere besteht die Problematik der Überbehandlung.

Zukünftig werden im Rahmen der individualisierten Prävention Risikoprofile erstellt, welche die individuellen genetischen und umweltbezogenen Dispositionen berücksichtigen.

Diskussionsanregung

- Warum können auch durch eine hypothetisch „perfekte" Prävention und Gesundheitsförderung Tumorerkrankungen nicht verhindert werden?
- Was könnte Prävention und Gesundheitsförderung für die Krebsmortalität im positiven und im negativen Sinne bedeuten?
- Wie könnte sich der Zusammenhang von Prävention und Gesundheitsförderung bezüglich der Lebensqualität bei Tumorpatienten darstellen?

Literatur

Adams, T.D., Gress, R.E., Smith, S.C., Halverson, R.C., Simper, S.C., Rosamond, W.D. et al. (2007). Long-term mortality after gastric bypss surgery. *New England Jounal of Medicine, 357*, 753–761.

Arbeitsgemeinschaft Gynäkologische Onkologie e.V. (AGO). (2017). *Empfehlungen gynäkologische Onkologie Kommission Mamma.* Verfügbar unter: http://www.ago-online.de/de/infothek-fuer-aerzte/leitlinienempfehlungen/mamma/. Zugriff am 24. Januar 2018.

Baillie, L., Bassett-Smith, J. & Broughton, S. (2000). Using communicative action in the primary prevention of cancer. *Health Education & Behavior, 27* (4), 442–453.

Bidoli, E., Bosetti, C., La Vecchia, C., Levi, F., Parpinel, M., Talamini, R. et al. (2003). Mirconutrients and laryngeal cancer risk in Italy and Switzerland: a case-control study. *Cancer Causes, 14* (5), 477–484.

Biesalski, H.K. (1997). Die Bedeutung der Ernährung in der Prävention und Therapie von Krebs. *Deutsches Ärzteblatt, 94* (51–52), A-3477-2480

Buset, M. (2003). Primary prevention of colorectal cancer. *Acta Gastroenterol Belgica, 66* (1), 20–27.

Deutsche Gesellschaft für Gastroenterologie, Verdauungs- und Stoffwechselkrankheiten (DGVS) (Hrsg.). (2016). *S2k-Leitlinie Helicobacter pylori und gastroduodenale Ulkuskrankheit.* AWMF Register-Nr. 021/001. Verfügbar unter: http://www.awmf.org/uploads/tx_szleitlinien/021-001l_S2k_Helicobacter-pylori-gastroduodenale_Ulkuskrankheit_2016-04_01.pdf. Zugriff am 24. Januar 2018.

Deutsche Krebsgesellschaft (DKG). (2017). Verfügbar unter: http://www.krebsgesellschaft.de. Zugriff am 24. Januar 2018.

Dimeo, F., Rumberger, B.G. & Keul, J. (1998). Aerobic exercise as therapy for cancer fatigue. *Medicine & Science in Sport & Exercise, 30*, 475–578.

Dubben, H.H. (2009). Trials of prostate-cancer screening are not worthwhile. *Lancet Oncology, 10*, 294–298.

Fearon, E.R. (1997). Human cancer syndromes: clues to the origin and nature of cancer. Review: Tumorgenetics. *Science, 278*, 1043–1050.

Friedenreich, C.M. (2001). Physical activity and cancer prevention: from observational to intervention research. *Cancer Epidemiology, Biomarkers & Prevention, 10* (4), 287–301.

Galloway, M.T. & Jokl, P. (2000). Aging sucessfully: the importance of physical activity in maintaining health and function. *Journal of the American Academy of Orthopaedic Surgeons, 8*, 37–44.

Hölzel, D. (2003). Evaluation des Bayerischen Mammographie-Screenings. *Bayerisches Ärzteblatt, 8-9*, 416–418.

Hossfeld, D.K. & Hegewisch-Becker, S. (2000). Klinische Aspekte der internistischen Onkologie. In W. Gerok, C. Huber, T. Meinertz & H. Zeidler (Hrsg.), *Die Innere Medizin.* Stuttgart: Schattauer.

Kiecolt-Glaser, J.K., Robles, T.F., Heffner, K.L., Loving, T.J. & Glaser, R. (2003). Psychooncology and cancer: psychoneuroimmunology and cancer. *Annals of Oncology, 13* (Suppl. 4), 166–169.

Klotz, T. (2016). Abnahme der Inzidenz des Prostatakarzinoms – Hypothesen. *Urologe, 55*, 1053–1055.

Klug, S.J. & Blettner, M. (2003). HPV-Infektion und Screening. *Deutsches Ärzteblatt, 100*, A132–136.

Leitlinienprogramm Onkologie (Deutsche Krebsgesellschaft, Deutsche Krebshilfe, AWMF) (Hrsg.). (2016). *Interdisziplinäre Leitlinie der Qualität S3 zur Früherkennung, Diagnose und Therapie der verschiedenen Stadien des Prostatakarzinoms.* AWMF Registernummer: 043/022OL. Verfügbar unter: http://leitlinienprogramm-onkologie.de/Prostatakarzinom/. Zugriff am 24. Januar 2018.

Leitlinienprogramm Onkologie (Deutsche Krebsgesellschaft, Deutsche Krebshilfe, AWMF) (Hrsg.). (2017). *S3-Leitlinie Früherkennung, Diagnose, Therapie und Nachsorge des Mammakarzinoms.* AWMF Registernummer: 032-045OL. Verfügbar unter: http://www.leitlinienprogramm-onkologie.de/leitlinien/mammakarzinom/. Zugriff am 24. Januar 2018.

Leyk, D. (2009). Bedeutung regelmäßiger körperlicher Aktivität in Prävention und Therapie. *Deutsches Ärzteblatt International, 106* (44), 713–714.

McGregor, B., Antoni, M.H., Boyers, A., Alferi, S.M., Blomberg, B.B. & Carver, C.S. (2004). Cognitive-behavioral stress management increases benefit finding and immune function among women with early-stage breast cancer. *Journal of Psychosomatic Research, 56*, 1–8.

Osborne, M.P. (2001). Cancer Prevention 2000: molecular mechanisms to clinical applications. Preface. *Annals of the New York Academy of Sciences, 952*, ix.

Raffle, A. & Gray, J.A.M. (2009). *Screening.* Bern: Huber.

Robert Koch-Institut (RKI) (2010). *S3-Leitlinien Onkologie.* Verfügbar unter https://www.leitlinienprogramm-onkologie.de

Schleider, S.A., Schwarz-Boeger, U., Joant, W. & Kiechle, M. (2002). Primary and secondary breast cancer prevention. Knowledge, assessment and participation among the female population of Schleswig-Holstein. *Zentralblatt Gynäkologie, 124* (4), 207–212.

Schröder, F.H., Hugosson, J., Roobol, M.J. et al., ERSPC Investigators (2012). Prostate-cancer mortality at 11 years of follow-up. *New England Journal of Medicine, 366*, (11), 981–990. Verfügbar unter: http://doi.org/10.1056/NEJMoa1113135..

Sotos-Prieto, M., Bhupathiraju, S.N., Mattei, J., Fung, T.T., Li, Y., Pan, A. et al. (2017). Association of changes in diet quality with total and cause specific mortality. *New England Journal of Medicine, 377* (2), 143–153.

Stiftung Männergesundheit. (2017). Verfügbar unter: http://www.stiftung-maennergesundheit.de. Zugriff am 24. Januar 2017.

Swart, E. & Ihle, P. (2005). *Routinedaten im Gesundheitswesen.* Bern: Huber.

Willer, A. (2003). Reduction oft he individual cancer risk by physical exercise. *Onkologie, 26*, 283–289.

Zentrum für Krebsregisterdaten (ZfKD) im Robert Koch-Institut (Hrsg.). (2016). *Bericht zum Krebsgeschehen in Deutschland 2016.* Berlin: RKI. Verfügbar unter: http://www.krebsdaten.de/Krebs/DE/Content/Publikationen/Krebsgeschehen/Krebsgeschehen_node.html. Zugriff am 24. Januar 2018.

Lese- und Medienempfehlungen zur Vertiefung

Für weitere Informationen zur Prävention siehe S3-Leitlinien der häufigsten onkologischen Erkrankungen – Abschnitte Prävention

11 Prävention von Atemwegserkrankungen

Franz Petermann und Ulrike de Vries

Überblick
- Beschreibung des Stellenwerts primär-, sekundär- und tertiärpräventiver Maßnahmen bei Atemwegserkrankungen wie Asthma bronchiale und COPD.
- Hierzu Betrachtung der Bereiche Ernährung, Nikotinkonsum, Tierhaltung, Körpergewicht, Allergene, Impfungen und berufliche Exposition.

11.1 Hintergrund

Unter der Rubrik „Atemwegserkrankungen" kommt unter gesundheitswissenschaftlicher Perspektive vor allem dem Asthma bronchiale und der chronisch obstruktiven Lungenerkrankung (COPD) eine zentrale Bedeutung zu. Das Asthma bronchiale und die COPD werden unter dem Begriff **„chronisch obstruktive Atemwegserkrankungen"** subsumiert. Beide Krankheitsbilder treten häufig auf (im Falle der COPD zunehmend) und spielen in unserem Gesundheitswesen eine große Rolle (de Vries & Petermann, 2015). Maßnahmen zur Prävention sind daher höchst relevant, da sie dazu beitragen können, die Krankheitslast für den Betroffenen und für die Gesellschaft zu reduzieren.

11.2 Asthma: Krankheitsbild und Epidemiologie

Asthma bronchiale stellt eine episodisch auftretende und chronisch-rezidivierende Erkrankung der Atemwege dar. Es liegt eine Bronchokonstriktion mit meist nachweisbarer bronchialer Hyperreagibilität sowie eine Atemwegsentzündung mit charakteristischen Befunden vor, wie etwa Epitheldefekt, Hypertrophie der glatten Muskelzellen sowie mögliche vernarbende Reparaturprozesse mit irreversiblen Gewebeschäden (Kroegel, 2002). Die Symptome treten häufig spontan auf und sind unter Therapie oft reversibel, zeigen jedoch große intra- und interindividuelle Schwankungen in ihrem Auftreten. Die Betroffenen leiden unter Episoden von Atembeschwerden und Luftnot (Atemgeräusche, Kurzatmigkeit, Husten, Brustenge), vorwiegend nachts und am frühen Morgen und/oder bei Auslöserkontakt (NVL 2009, aktualisiert 2013: BÄK, KBV & AWMF, 2013). Trotz unterschiedlicher Operationalisierung der Erkrankung aufgrund verschiedener Diagnosekriterien kann davon ausgegangen werden, dass ein ärztlich diagnostiziertes Asthma bronchiale bei etwa 10 % der Kinder (ISAAC Steering Commitee, 1998) und 5 % der erwachsenen Bevölkerung vorliegt (Janson et al., 1997). Epidemiologische Studien aus Deutschland geben Prävalenzen in

Höhe von 9–14 % für Kinder und 4–5 % für Erwachsene an (Heinrich et al., 2002).

Für die Entwicklung des Asthmas im Kindes- und Jugendalter bilden Allergien den wichtigsten prädisponierenden Faktor; bei Erwachsenen liegt ein sogenanntes **allergisches (extrinsisches) Asthma** bei ca. 80 % der Betroffenen vor (ENFUMOSA, 2003; Kroegel, 2002; BÄK, KBV & AWMF, 2013). Häufig zeigt sich hierbei eine genetisch bedingte Bereitschaft zur IgE-Antikörperproduktion gegen Allergene (Atopie) wie Pollen, Hausstaubmilben oder Tierproteine. Seltener sind Allergene wie Schimmelpilze oder bestimmte Nahrungsmittel wie Hühnereiweiß, Milcheiweiß sowie Soja und Weizen verantwortlich. Ein **nicht allergisches (intrinsisches) Asthma** wird dagegen durch Atemwegsinfektionen und nicht allergische Auslöser wie etwa Kaltluft, verschiedene Arzneimittel oder körperliche Bewegung getriggert. **Mischformen** können vorkommen; insbesondere können bei einem zunächst vorliegenden extrinsischen Asthma im Krankheitsverlauf zunehmend nicht allergische Auslöser relevant werden.

Bei einem nicht unerheblichen Teil der Betroffenen (ca. 9–15 %) können berufsbedingte Noxen bzw. Arbeitsstoffe, etwa Stäube oder Dämpfe, zumindest zum Teil, als ursächlich für die Erkrankung angenommen werden oder ein bestehendes Asthma verschlimmern (Übersicht bei Mapp et al., 2005). Bei bestehender Erkrankung haben psychosoziale Faktoren aufgrund der krankheitsbedingten privaten und beruflichen Einschränkungen der Betroffenen einen großen Einfluss auf die Entwicklung und den Verlauf des Asthmas sowie auf die Lebensqualität und Compliance. Ebenso können häufig vorliegende psychische Komorbiditäten, etwa Angst und Depression, die Erkrankung selbst, das Selbstmanagement der Patienten und letztlich den Therapieerfolg negativ beeinflussen (Petermann & de Vries, 2007; Schneider et al., 2008).

11.3 COPD: Krankheitsbild und Epidemiologie

Der Begriff „COPD" (chronic obstructive pulmonary disease) bezieht sich auf die chronisch obstruktive Bronchitis, das Lungenemphysem und eine Kombination dieser Erkrankungen. Bei der COPD ist die Lungentätigkeit funktionell dauerhaft eingeschränkt, was sich bei den Betroffenen durch chronischen Husten, vermehrte Sputumbildung, Atemnot, insbesondere bei Belastung, und dadurch eingeschränkter physischer Belastbarkeit zeigt. Physiologisch besteht eine progrediente verlaufende **Atemwegsobstruktion** mit eingeschränktem Gasaustausch. Eine COPD wird diagnostiziert, wenn Husten und Auswurf über einen Zeitraum von mindestens drei Monaten in zwei aufeinanderfolgenden Jahren bestehen. Bei einem **Lungenemphysem** liegt eine irreversible Erweiterung und Zerstörung der Bronchiolen vor. Darüber hinaus ist die COPD, nicht zuletzt aufgrund der vermehrten Atemarbeit, mit weiteren Einschränkungen verbunden, etwa kardiologischen Erkrankungen, Gewichtsverlust, Muskelschwäche und endokrinologischen Störungen, sodass sie zunehmend als Systemerkrankung verstanden wird (Vogelmeier et al., 2007).

Die Entwicklung einer COPD wird durch eine Reihe von **Risikofaktoren** verursacht; hierzu zählen eine genetische Prädisposition (z. B. der rezessiv vererbte Alpha-1-Protease-Inhibitor-Mangel), niedriges Geburtsgewicht bzw. vermindertes Lungenwachstum, bronchiale Hyperreaktivität, häufige Atemwegsinfektionen in der Kindheit sowie die Exposition mit berufsbedingten und Umweltschadstoffen. Unzweifelhaft ist jedoch, dass Tabakrauch mit direkter Dosis-Wirkungs-Beziehung den wichtigsten Risikofaktor darstellt (Vogelmeier et al., 2007).

Zuverlässige Angaben zur Prävalenz der klinisch relevanten COPD in Deutschland liegen nicht vor, dennoch geht man von einer Größenordnung von 4–6 % bei Erwachsenen aus, verbunden mit der Unterstellung einer erheblichen Dunkelziffer (The Aspect Consortium, 2004). Weltweit erfährt die Inzidenz, Mortalität und Morbidität der COPD einen aufsteigenden Trend: Es wird erwartet, dass sie in der Rangfolge der häufigsten Todesursachen 2020 bereits den dritten Platz einnehmen wird (vgl. Murray & Lopez, 1997).

11.4 Primärprävention bei Atemwegserkrankungen

Maßnahmen zur primären Prävention bei Asthma bronchiale und COPD richten sich vorwiegend an gesunde Personen ohne erkennbares Risiko für die Entwicklung einer allergischen Erkrankung (Vorliegen einer genetischen Disposition für Atopien oder den oben genannten Risikofaktoren für COPD) und umfassen somit spezifische **Maßnahmen zur Gesundheitsförderung der Allgemeinbevölkerung**. Primärpräventive Maßnahmen sollen einerseits krankheitsverursachende oder -belastende Faktoren im Lebensumfeld und im Berufsalltag der Betroffenen abbauen, andererseits die Toleranz der Betroffenen gegenüber diesen Faktoren erhöhen (BÄK, KBV & AWMF, 2013). Da jedoch die genauen Ursachen zumindest für die Entstehung von Asthma bronchiale bislang nicht hinreichend geklärt sind, vielmehr wird ein **multifaktorielles Ursachengefüge** angenommen (Kroegel, 2002), lassen sich hier nur bedingt Aussagen zu wirksamen primärpräventiven Maßnahmen ableiten, die zwar meist auf den Ergebnissen umfangreicher Studien beruhen, dennoch als vorläufig zu bewerten sind. Zudem ist die Beurteilung der Ergebnisse zu verschiedenen Interventionsstudien dadurch erschwert, dass nur bedingt qualitativ hochwertige (im Sinne einer Evidenzbeurteilung) Studiendesigns durchgeführt werden können; beispielsweise lassen sich Einflüsse wie „Stillen" oder „Haustierhaltung" nicht ohne Weiteres in einem randomisierten Design prüfen. Zur Beurteilung sollte zudem kritisch die praktische Relevanz und Durchführbarkeit der Maßnahmen beachtet werden. Hervorzuheben ist, dass präventive Interventionen für Asthma weitaus vielfältiger ausfallen, da hier das Spektrum Atopie bzw. Allergenkarenz im Gegensatz zur COPD relevant ist (vgl. Tabelle 11-1).

Tabelle 11-1: Bisher untersuchte Faktoren zur Prävention bei Asthma und COPD.

Asthma
• prä- und postnatale Ernährung • Tierhaltung • Körpergewicht • Hausstaubmilben • Allergenkarenz
Asthma/COPD
• Vermeidung von Tabakrauch • Schutzimpfungen • Immuntherapie • berufliche Exposition mit Schadstoffen • Pharmakotherapie • Physiotherapie • Patientenschulung

11.4.1 Ernährungsbedingte Faktoren

Die Vermeidung potenziell atopisch wirksamer Lebensmittel, etwa Kuhmilch, Eier oder Nüsse, wie auch beispielsweise das ausschließliche Stillen des Kindes (mit oder ohne gleichzeitige hypoallergene Ernährung der Mutter), sind als potenziell präventive Maßnahmen gegen Asthma in vielen Studien mit unterschiedlichen Ergebnissen geprüft worden. Der inzwischen aktualisierten S3-Leitlinie der Deutschen Gesellschaft für Allergologie und Klinische Immunologie (DGAKI) zufolge (Schäfer et al., 2014) kann jedoch aufgrund der teilweise heterogenen bis widersprüchlichen Studienergebnisse keine eindeutige Befürwortung oder Ablehnung bestimmter Lebensmittel gemacht werden (vgl. auch Abrahamsson et al., 2007).

- **Stillen:** Die präventive Wirkung eines mehrmonatigen Stillens auf die Entstehung eines Asthmas beim Kind wird kontrovers diskutiert. Einige Studien weisen auf einen protektiven Einfluss hinsichtlich einiger auf Asthma hinweisender Symptome („wheezing“) und der atopischen Dermatitis in der frühen Kindheit hin (Kull et al., 2004; Schoetzau et al., 2002). Gdalevich et al. kommen in ihrem systematischen Review (Gdalevich et al., 2001) anhand von zwölf Studien insgesamt zu einem Odds Ratio (OR) von 0,70 für den Schutz vor atopischen Erkrankungen wie Asthma durch Stillen. Die Effekte waren für Kinder aus Familien mit vorliegender atopischer Disposition deutlicher als jene aus Studien mit gemischter Population (OR = 0,52 gegenüber OR = 0,73). Jedoch zeigen insbesondere Langzeitstudien, dass das Stillen die Entstehung von Asthma und Allergien nicht mit Sicherheit verhindert (Matheson et al., 2007). Trotz unklarer Datenlage wird das Stillen dennoch aufgrund wesentlicher Vorteile für das Kind empfohlen (Friedman & Zeiger, 2005; Gahagan, 2007; BÄK, KBV & AWMF, 2013).
- **Gabe von Muttermilchersatz bzw. hydrolysierter Säuglingsnahrung:** Durch ausschließliche Gabe von partiell oder extensiv hydrolysierter Säuglingsnahrung anstelle von Muttermilch konnte die Inzidenz anderer atopischer Erkrankungen wie die atopische Dermatitis gesenkt werden. Die Asthmaprävalenz wird durch das Füttern von Kuhmilchprodukten jedoch offenbar nicht beeinflusst (von Berg et al., 2008). Einer Säuglingsnahrung auf Sojabasis oder unter Verwendung von anderen Milchsorten kann derzeit kein protektiver Einfluss auf die Entwicklung einer Asthmaerkrankung zugesprochen werden (Schäfer et al., 2014). Zusätzlich liegen gesundheitliche Bedenken bei der Gabe von Produkten auf Sojabasis bei Säuglingen vor (Ernährungskommission der Deutschen Gesellschaft für Kinder- & Jugendmedizin und Ernährungskommission der Schweizerischen Gesellschaft für Pädiatrie, 2006).
- **hypoallergene Diät der Mutter während der Schwangerschaft und Stillphase:** Ein protektiver Einfluss einer allergenarmen Ernährung der Mutter während der Schwangerschaft und Stillphase, etwa Meidung von Kuhmilch, Eiern oder Nüssen, konnte bislang nicht nachgewiesen werden (Kramer & Kakuma, 2006). Dies gilt auch für Mütter mit erhöhtem Atopierisiko. Zusätzlich muss auf die Gefahr der Mangelernährung hingewiesen werden.
- **späte Einführung von Beikost:** Die Studienergebnisse zum Zusammenhang zwischen der verzögerten (nach dem 4. Lebensmonat) Gabe von Beikost und der Entstehung von Allergien beim Kind sind widersprüchlich bzw. es liegen kaum Ergebnisse spezifisch für Asthma vor (Tricon et al., 2006). Eine endgültige Empfehlung für diese Maßnahme kann somit nicht gegeben werden (BÄK, KBV & AWMF, 2013).

11.4.2 Vermeidung von Tabakrauch

Rauchen und Passivrauchen kommt im Rahmen der Prävention von Asthma und COPD eine große Bedeutung zu. Die aktive und passive Exposition gegenüber Tabakrauch erhöht insbesondere das **Asthmarisiko** des Kindes. Dies gilt besonders während der Schwangerschaft (BÄK, KBV & AWMF, 2013). Das Passivrauchen in der Schwangerschaft und postnatal ist mit dem Risiko einer verschlechterten Lungenfunktion des Kindes assoziiert (Moshammer et al., 2006). Eine Metaanalyse zur Exposition gegenüber Tabakrauch zeigt eine 30-prozentige Risikoerhöhung für die Entwicklung von Asthma bei Kindern (Vork et al., 2007). Aufgrund dessen sollte regelmäßig der Rauchstatus bzw. die Passivrauchexposition der Familie thematisiert, ärztlicherseits dokumentiert und entsprechende Hilfen (ärztliche Begleitung, Teilnahme am Nichtrauchertraining) angeboten werden.

Für die Entwicklung einer **COPD** ist das Tabakrauchen ebenfalls ein entscheidender Risikofaktor (Andreas, 2007), wobei das Risiko mit dem Ausmaß der Tabakrauchexposition steigt. Präventive Maßnahmen, wie die Gesundheitserziehung und Aufklärung in den Medien und in Schulen sowie die Einhaltung gesetzlicher Regelungen zur rauchfreien Umwelt, haben sich hierbei als erfolgreich erwiesen (Fichtenberg & Glantz, 2002).

11.4.3 Tierhaltung

Liegt kein erhöhtes Allergierisiko bzw. keine familiäre Disposition für die Entwicklung atopischer Erkrankungen vor, ist die Vermeidung von Tierkontakten (Hund, Katze) nicht nötig (Apelberg et al., 2001; Muche-Borowski et al., 2009). In einer Studie von Apelberg und Kollegen ergab sich, dass eine Haustierhaltung für die Entwicklung von Asthma bronchiale keine große Bedeutung besitzt (Apelberg et al., 2001). Je nach Alter schwanken die Odds Ratios bezüglich der Entwicklung von Asthma zwischen 0,8 und 1,2.

11.4.4 Erhöhter Body-Mass-Index

Es bestehen Hinweise darauf, dass Übergewicht bzw. ein über der Norm liegender Body-Mass-Index (BMI) mit einem erhöhten Risiko zur Neuentwicklung von ärztlich diagnostiziertem Asthma bronchiale einhergeht, das unabhängig von allergologischen Faktoren zu sein scheint (Gilliland et al., 2003). Nicht geklärt, aber vorstellbar wäre, dass bei Vorliegen asthmatypischer Beschwerden auch oder ausschließlich mechanische Atemwegsbehinderungen eine Rolle spielen.

11.4.5 Hausstaubmilben

In Anbetracht des hohen Allergenpotenzials von Hausstaubmilbenkot wurde mehrfach untersucht, ob eine geringere häusliche Milbenbelastung, etwa durch Einhüllen der Matratze und Bettwäsche (Encasings), das Asthmarisiko senken kann. Derzeit kann kein eindeutiger primärpräventiver Effekt dieser Maßnahme auf die Entstehung einer Milbenallergie bzw. Asthmaabgeleitet werden (Marks et al., 2006).

11.4.6 Impfungen

Es liegen bisher keine überzeugenden Belege dafür vor, dass Routineimpfungen in der Kindheit das Allergierisiko erhöhen, jedoch Hinweise darauf, dass diese Maßnahmen das Asthmarisiko senken können (Martignon et al., 2005).

11.4.7 Unspezifische Stimulation des Immunsystems

Einer Stimulation des Immunsystems in der frühen Kindheit, etwa durch vermehrten Kontakt mit Allergenen (z. B. durch Leben auf Bauernhof, Besuch Kindergarten, Geschwisterkinder), kann ein schützender Einfluss auf das Asthmarisiko zugesprochen werden (Ege et al., 2006). Allerdings lässt sich eine hieraus abgeleitete Empfehlung für die Allgemeinbevölkerung nicht umsetzen.

11.4.8 Berufliche Exposition

Zur Prävention eines berufsbedingten Asthmas ist die Meidung bzw. Verringerung des Kontaktes mit potenziell asthmaauslösenden Stoffen unabdingbar (Nicholson et al., 2005). Für einige Arbeitsumgebungen konnte die Wirksamkeit dieser Maßnahmen belegt werden, etwa bei Exposition mit Säureanhydriden oder Latex in Gesundheitsberufen (Übersicht bei Nicholson et al., 2005).

11.5 Sekundärprävention bei Atemwegserkrankungen

Sekundärpräventive Interventionen umfassen die Vermeidung bzw. Eindämmung von relevanten Allergenen und Substanzen, Aufklärung und Beratung der Patienten hinsichtlich notwendiger Lebensstil- und Verhaltensänderungen (z. B. bei Nikotinabusus oder bei der Berufswahl) sowie pharmakologische Prophylaxe und Hyposensibilisierung (Buhl et al., 2006; de Vries & Petermann, 2015).

Die sekundäre Prävention bei Atemwegserkrankungen richtet sich an Personen mit **ersten Krankheitszeichen** wie etwa eine nachweisbare bronchiale Hyperreagibilität oder ein **subklinisches Krankheitsstadium** (z. B. eine chronische Bronchitis). Für Asthma liegt dieses Risiko vor bei Kindern oder Nachkommen aus Familien mit mindestens einem Elternteil/Geschwister mit allergischer Sensibilisierung oder manifester Erkrankung aus dem atopischen Formenkreis sowie bei Personen, die irgendwann im Leben unter einer allergischen Erkrankung litten. Entsprechende Maßnahmen haben das Ziel, die Manifestierung der Erkrankung, Symptomwechsel oder neue Symptome zu verhindern (BÄK, KBV & AWMF, 2013).

11.5.1 Vermeidung von Tabakrauch

Aktives Tabakrauchen führt zu einer Reihe von negativen gesundheitlichen Folgen bei Asthmatikern (Übersicht bei Vork et al., 2007). Neben der ohnehin schon empfindlichen Atemwegssituation kommen bei rauchenden Asthmatikern zusätzliche Gewebsschädigungen hinzu, die die Verschlechterung der Lungenkapazität beschleunigen und damit die Krankheitsprognose verschlechtern (Thomson et al., 2004). Hinzu kommt, dass die Wirkung asthmaspezifischer Medikamente (Kortikoide) sowohl als Inhalat als auch in der systemischen Anwendung durch die Rauchexposition herabgesetzt und damit der Therapieerfolg gefährdet ist (Chauduri et al., 2003). Im Vergleich zu nicht rauchenden Asthmatikern zeigten sich bei den Rauchern **erhöhte Morbiditätsraten**, etwa eine schlechtere Asthmakontrolle, häufigere Exazerbationen und dadurch häufigere Krankenhausaufenthalte (Chaudhuri et al., 2008; Gallefoss & Bakke, 2003; Thomson et al., 2004).

Mittlerweile konnte belegt werden, dass sich auch **Passivrauchen** bei Asthmatikern negativ auf den Asthmaschweregrad und die Lungenfunktion auswirkt (Eisner, 2005; Mannino et al., 2002). Besonders betroffen sind Kinder, die Tabakrauch ausgesetzt sind. Bei ihnen verschlechtert sich die Lungenfunktion bzw. zeigt sich ein ungünstiger Krankheitsverlauf mit häufigeren Exazerbationen (Noonan & Ward, 2007). Nahmen die rauchenden Eltern an einer Maßnahme zur Tabakentwöhnung teil und fiel die Rauchexposition dann weg oder reduzierte sich, verbesserte sich das Asthma der Kinder erheblich (Wilson et al., 2001).

Jaakkola und Jaakkola geben in ihrer Metaanalyse (Jaakkola & Jaakkola, 2006) ein relatives Risiko vom 1,4 an, mit dem sich eine durch Passivrauchen verursachte COPD entwickeln kann. Der Tabakrauch beeinflusst dabei erheblich verschiedene Lungenfunktionsparameter und verschlechtert die Lungenkapazität mit zunehmender Dauer der Exposition.

Wichtig für Gesundheitsförderung und Prävention

Die Vermeidung des Tabakrauchens ist damit eine der effektivsten Maßnahmen, um das COPD-Risiko zu verringern.

Maßnahmen zur **Raucherentwöhnung** sind daher als Prävention generell anzuraten (BÄK, KBV & AWMF, 2013). Hierzu stehen Maßnahmen im Kurssystem, etwa von den Krankenkassen angeboten, oder ärztlich begleitete Kurse in den Praxen zur Verfügung. Hinzu kommen Abstinenzversuche in Eigenregie der Betroffenen. Entsprechende Kurse enthalten meist verhaltenstherapeutische Bausteine, etwa Reizkontrolle, Aufbau von Alternativverhalten (zum Rauchen), und nutzen mehr oder weniger Nikotinersatzprodukte (etwa Nikotinpflaster). Aussagen für Asthmakranke über die Wirksamkeit dieser Maßnahmen, das heißt Abstinenzraten, sind begrenzt, da kaum Studien vorliegen, in denen ausschließlich die Gruppe der Asthmatiker untersucht wurde. Einzelne Ergebnisse weisen jedoch darauf hin, dass sich die Qualität der Asthmakontrolle, Lungenfunktion und die Symptomatik besserten, sofern die Patienten eine Abstinenz erreicht hatten (Chaudhuri et al., 2006).

Studien zur Effektivität von Nichtraucherprogrammen liegen für den Bereich COPD häufiger vor, nicht zuletzt auch aufgrund des hohen Risikopotenzials des Rauchens hinsichtlich der Entstehung einer COPD. Nichtraucherprogramme, insbesondere wenn sie verschiedene Komponenten wie ärztliche Beratung, verhaltenstherapeutische Gruppentherapie und Nikotinersatzprodukte enthielten, konnten die Morbidität deutlich senken (Wagena et al., 2004). Nach derzeitigen Empfehlungen umfasst eine erfolgversprechende Raucherentwöhnung u. a. die systematische Analyse der Rauchgewohnheiten bei jedem Patienten mit Verdacht auf COPD, verbunden mit einer stetigen Empfehlung zum Rauchverzicht und dessen Dokumentation bei jedem Arztbesuch (s. Arzneimittelkommission der Deutschen Ärzteschaft, 2001).

11.5.2 Tierhaltung

Da nicht sicher ausgeschlossen werden kann, dass bei sensibilisierten Personen die Haltung von felltragenden Haustieren einen Risikofaktor für die Asthmaentstehung darstellt oder ob etwa die Katzenhaltung eine Toleranzentwicklung fördert, sollte die Anschaffung der Tiere in Atopikerfamilien vermieden werden (Anyo et al., 2002; BÄK, KBV & AWMF, 2013). Dies gilt gleichermaßen für die Haltung von Katzen, Hunden, felltragenden Nagetieren und Federtieren.

11.5.3 Hausstaubmilbenexposition

Maßnahmen zur Verringerung der Hausstaubmilbenexposition umfassen etwa das Einhüllen der Matratze, Decken und Kissen mit milbendichten Bezügen bzw. häufiges heißes Waschen der Bettwäsche (und Kuscheltiere) und die Vermeidung von Wohnmaterialien, in denen sich

Staub festsetzen kann (Teppiche, Vorhänge etc.), insbesondere im Schlafbereich. Die Konzentration der Hausstaubmilbenbelastung im Bett hängt auch vom Innenraumklima ab (Feuchtigkeit). Eine Verringerung der Innenraumfeuchtigkeit ist daher eine weitere Möglichkeit, auf die Milbenbelastung Einfluss zu nehmen. In einer Reihe von Studien scheinen derartige Maßnahmen eine Krankheitsverbesserung bzw. eine Verringerung des durchschnittlichen Medikamentenverbrauchs zu zeigen. Dennoch lassen diese Daten keinen Rückschluss darauf zu, dass generell entsprechende Karenzmaßnahmen in Risikofamilien zur Sekundärprävention zu empfehlen sind (BÄK, KBV & AWMF, 2013).

11.5.4 Vermeidung weiterer Allergene

Die Vermeidung anderer allergisch wirksamer Substanzen und Umgebungen wie etwa die Eindämmung von Schimmelpilzsporen durch ein nicht zu feuchtes Innenraumklima ist bei sensibilisierten asymptomatischen Personen sicherlich sinnvoll. Jedoch liegen derzeit keine aussagekräftigen Belege für die Effektivität dieser sekundären Präventionsmaßnahmen vor (BÄK, KBV & AWMF, 2013). Eine Ausnahme bilden Risikoberufe.

11.5.5 Berufliche Exposition

Da die Atopie einen Risikofaktor für die Entwicklung eines berufsbedingten Asthmas darstellt (Nicholson et al., 2005), ist eine entsprechende **Berufs- und ärztliche Beratung** vor Aufnahme einer Tätigkeit wünschenswert (Nolting et al., 2007), in der Praxis jedoch kaum durchführbar, da der prädiktive Wert einer allergischen Sensibilisierung offenbar zu gering ist, um davon weitreichende Berufsentscheidungen abhängig machen zu können (Nicholson et al., 2005). In der SOLAR-Studie (Radon et al., 2006) konnte gezeigt werden, dass asthmakranke Jugendliche dieselben risikobehafteten Berufe anstreben wie gesunde Jugendliche. Aus der Fortführung der SOLAR-Studie sind in Zukunft evidenzbasierte Empfehlungen zur Berufswahl zu erwarten.

Der pathogene Einfluss berufsbedingter Noxen, etwa von Chemikalien, Gasen und organischen Stäuben, auf das COPD-Risiko wird häufig unterschätzt. Nach Hnizdo und Kollegen (Hnizdo et al., 2002) sowie auch nach Schätzung der American Thoracic Society (Balmes et al., 2003) beträgt der Anteil arbeitsplatzbedingter Schadstoffeinwirkung auf das COPD-Risiko 10–20 %.

Bei Personen, die bereits im Berufsleben stehen, umfassen sekundärpräventive Maßnahmen zunächst die **Verringerung der Schadstoffexposition** sowie Beratung und Schulung zum **Arbeitsschutz** (Schmid et al., 2009).

Weiterhin fällt in diesen Bereich die Früherkennung von arbeitsplatzbezogenen Symptomen, etwa durch serielle Untersuchungen (Fragebögen/Lungenfunktionsdiagnostik/Prick-Testungen, spezifische IgE-Bestimmungen; Nicholson et al., 2005) und ggf. Umgestaltung des Arbeitsplatzes. Beispielsweise konnte gezeigt werden, dass sich bei auf Platinsalze sensibilisierten Arbeitern (positiver Pricktest) ein Wechsel des Arbeitsumfeldes günstig auf die Asthmaanfallrate auswirkt (Merget et al., 2001).

11.5.6 Immuntherapie

Im Sinne einer Sekundärprävention ist eine mehrjährige, sogenannte subkutane allergenspezifische Immuntherapie (SCIT), etwa durch Baum- oder Gräserpollenallergene, eine vielversprechende Maßnahme, die den Allergenstatus des Betroffenen günstig beeinflussen kann. Möller und Kollegen konnten hierzu in einer kontrollierten Studie zeigen (Möller et al., 2002) zeigen, dass Kinder, die bereits erste Asthmasymptome aufwiesen, nach dreijähriger SCIT signifikant weniger Asthmasymptome zeigten als die unbehandelten Kinder. Zu ähnlichen, auch langfristigen Effekten kommen Niggemann und Kollegen (Niggemann et al., 2006) sowie Jacobson und Kollegen (Jacobson et al., 2007).

11.6 Tertiärprävention bei Atemwegserkrankungen

Bei manifester Atemwegserkrankung zielt die Tertiärprävention darauf ab, die **Beschwerden zu lindern, die Erkrankung zu kontrollieren und einer Verschlechterung entgegenzuwirken.** Letzteres umfasst die Verhütung von Langzeitschäden (stetiger Verlust der Lungenkapazität) und Komplikationen (Exazerbationen, Asthmaanfälle, Mortalität). Die Tertiärprävention enthält eine Reihe von Maßnahmen, einschließlich Allergenkarenz, Pharmakotherapie, Immuntherapie, Physio- und ggf. Psychotherapie sowie Patientenschulung und Trainings zur Verhaltensänderung. Die medizinische Rehabilitation, in der diese Maßnahmen gebündelt werden, wird oftmals mit der tertiären Prävention gleichgesetzt (BÄK, KBV & AWMF, 2013).

11.6.1 Tabakrauch

Bei manifestierter COPD sind multimodale Raucherentwöhnungsprogramme in der Lage, den Verlauf der Erkrankung (Anzahl der Exazerbationen und Mortalität) positiv zu beeinflussen (Anthonisen et al., 2005; Donaldson et al., 2002; van der Meer et al., 2003). Eine erfolgreiche Entwöhnung gelingt umso besser, je mehr die subjektiven respiratorischen Beschwerden des Patienten mitberücksichtigt werden: Symptomatische Raucher zeigen eine höhere Bereitschaft, mit dem Rauchen aufzuhören, als asymptomatische, so sie ihre Beschwerden auf ihr Rauchen zurückführen (Bednarek et al., 2006).

11.6.2 Allergenkarenzmaßnahmen

Bei bestehendem allergisch bedingten Asthma kann der Kontakt mit dem Allergen eine Verschlechterung der Erkrankung und bedrohliche Exazerbationen hervorrufen, wobei dieses Risiko insbesondere bei hohen Pollen- und Schimmelpilzkonzentrationen besteht (Héguy et al., 2008). Daher ist die Vermeidung des Allergens wichtige Grundlage der Asthmatherapie (BÄK, KBV & AWMF, 2013). Da meist mehrere Allergene betroffen sind, sollten die eingeleiteten Maßnahmen alle Allergene einbeziehen. Beispielsweise sollte bei einer Allergie gegen Pollen in der entsprechenden Pollensaison der Aufenthalt auf Wiesen und im Wald vermieden und die Fenster geschlossen gehalten werden.

Neben der spezifischen Allergenkarenz sollten auch unspezifische Atemwegsirritanzien, etwa Rauch, Staub, bestimmte Gerüche, Kaltluft, gemieden werden, da auch sie zu Asthmaanfällen führen können (Kroegel, 2002).

11.6.3 Reduktion von Hausstaubmilben

Über die Wirksamkeit der bereits erwähnten Maßnahmen zur Vermeidung von Hausstaubmilbenkontakt (z.B. Encasing) liegen für sensibilisierte erwachsene Patienten mit manifestem Asthma uneinheitliche Aussagen und Empfehlungen vor. Gotzsche und Johansen (Gotzsche & Johansen, 2008) sowie Woodcock und Kollegen (Woodcock et al., 2003; nur Wirkung von Encasing), Letztere nach placebokontrollierter Studie, bewerten physikalische und chemische (Aufbringung von Antimilbensprays) Methoden als klinisch nicht wirksam zur Symptomreduktion. Schoenecker und Kollegen (Schoenecker et al., 2001) konnten hingegen einen günstigen Einfluss des Encasings auf Symptome und den Medikamentenverbrauch nachweisen.

Die Aussagen zur Milbenprävention bei sensibilisierten Kindern sind eindeutiger. Hier konnte durch mechanische, chemische und hygienische Maßnahmen (wöchentliches heißes Waschen von Bettzeug) teilweise eine erhebliche Besserung der bronchialen Hyperreagibilität sowie der Symptomatik erzielt werden (Morgan et al., 2004).

11.6.4 Tierkontakt

Bei sensibilisierten Personen mit Tierhaarallergie und manifestem Asthma weist der Kontakt insbesondere mit Katzen- und Hundeallergenen teilweise bedrohliche Folgen für den Krankheitsverlauf auf. Eine Vermeidung von Tierkontakten ist daher dringend anzuraten (BÄK, KBV & AWMF, 2013). Diese Forderung ist für viele Betroffene schwer umzusetzen, da einerseits die Trennung von dem Haustier mit emotionalen Problemen verbunden ist, andererseits sind die Betroffenen auch außerhalb ihres Wohnumfeldes mit Tierallergenen konfrontiert, beispielsweise bei Katzenhaaren auf der Kleidung anderer Personen. Zusätzlich verbleiben Tierallergene noch lange Zeit in der Wohnung, sodass eine Besserung der Symptomatik erst verzögert eintritt und viele Menschen an der Sinnhaftigkeit der Maßnahme zweifeln lässt.

11.6.5 Berufliche Exposition

Allergene im beruflichen Umfeld lassen sich durch geeignete Maßnahmen meist gut vermeiden (s.o.) (Vandenplas et al., 2002), wobei ein Zusammenhang zwischen Expositionsdauer und Prognose besteht: Je früher Karenzmaßnahmen durchgeführt werden, desto günstiger wirkt sich dies auf die Prognose und letztlich auf das Risiko eines Berufsasthmas aus (Rachiotis et al., 2007).

Liegt bei atemwegskranken Arbeitnehmern nachweislich eine Verschlechterung der Erkrankung durch die Arbeitsbedingungen vor, muss neben der Verringerung der Exposition (ggf. Arbeitsplatzwechsel) das Therapiekonzept des Patienten angepasst werden (Tarlo et al., 2008). Liegt bereits ein Berufsasthma vor, ist dessen Prognose als eher ungünstig zu bezeichnen; das heißt, bei ca. 70 % der Betroffenen greifen Maßnahmen wie Expositionskarenz nicht mehr (Rachiotis et al., 2007). Die Prognose des Berufsasthmas ist umso besser, je weniger Zeit zwischen ersten Symptomen und Diagnosestellung lag und umso besser die Lungenfunktion des Betroffenen vor Ausbruch der Erkrankung war (Nicholson et al., 2005).

11.6.6 Pharmakotherapie

Neben der kausalen Therapie ist die medikamentöse Behandlung elementarer Bestandteil der tertiären Prävention bei Asthma und COPD. Sie hat das Ziel, die Erkrankung zu kontrollieren und insbesondere Langzeitfolgen, wie etwa pathologische Veränderungen der Atemwege (Remodelling), die durch die persistierende Atemwegsentzündung zu befürchten sind, zu verhindern (O'Byrne et al., 2006). Die entsprechenden Medikamente werden eingeteilt in **Bedarfstherapeutika** mit schneller antiobstruktiver symptomatischer Wirkung und **Langzeittherapeutika** (BÄK, KBV & AWMF, 2013). Die Zusammenstellung und Dosierung der Medikamente richtet sich nach dem Grad der Asthmakontrolle, im Falle der COPD anhand der Symptomatik, und kann im Krankheitsverlauf variieren.

11.6.7 Schutzimpfungen

Um Patienten mit COPD vor Atemwegsinfektionen zu schützen, die ihrerseits zu erheblicher Verschlechterung der Erkrankung führen können, sollten Influenza- bzw. Pneumokokkenschutzimpfungen regelhaft durchgeführt werden (Vogelmeier et al., 2007).

11.6.8 Physiotherapie

Als nicht medikamentöses Therapieelement können physiotherapeutische Maßnahmen für Atemwegskranke hilfreich sein zur Verbesserung der Atemtechnik, Verringerung von Atemnot und Hustenreiz und Stärkung der Atemhilfsmuskulatur (Kroegel, 2002). Besonders wichtig sind Techniken zur Selbsthilfe bei Atemnot, etwa dosiertes Ausatmen (Lippenbremse), Erlernen von Körperhaltungen, die die Atmung erleichtern (z. B. Kutschersitz), und die Sensibilisierung zur Wahrnehmung von Frühsymptomen einer Atemwegsverschlechterung (Interozeption; Weise et al., 2008). Die Effektivität physiotherapeutischer Maßnahmen wurde inzwischen belegt. So konnte durch die korrekte Durchführung eine Verbesserung der Asthmakontrolle bzw. eine Verringerung des Medikamentenbedarfs erzielt werden (Cowie et al., 2008).

11.6.9 Patientenschulung

Als Patientenschulungen werden mehrteilige interaktive Gruppenprogramme für Menschen mit überwiegend chronischen Erkrankungen verstanden. Dieses spezielle Versorgungsangebot wird heute als essenzieller Bestandteil der pneumologischen Therapie gesehen (BÄK, KBV & AWMF, 2013; Vogelmeier et al., 2007). Patientenschulungen finden in unterschiedlichen Settings, Rahmenbedingungen und unter verschiedenen Durchführungsbedingungen statt. Im stationären oder ambulanten Setting werden evaluierte, nicht evaluierte oder selbst entwickelte Programme oder Teile dieser eingesetzt. Geschult werden Erwachsene, Kinder oder Eltern in unterschiedlichen Gruppengrößen und -zusammensetzungen. Häufig werden Patientenschulungsprogramme durch weitere Maßnahmen wie Verhaltensübungen, Entspannungstrainings und Sporttherapie ergänzt (Petermann, 1997).

Schulungen für Patienten mit Asthma und COPD enthalten meist folgende **Komponenten** (vgl. zusammenfassend Petermann, 1997):

- Informationen über Krankheit und Behandlung
- Training von Fertigkeiten zur Selbstdiagnostik und -behandlung (z. B. Prüfung der Lungenfunktion mit dem Peak-Flow)
- Motivierung zum Abbau von Risikoverhalten (z. B. Rauchen, Übergewicht, Bewegungsmangel) und Aufbau eines gesundheitsförderlichen Lebensstil (z. B. gesunde Ernährung, körperliche Aktivität)
- Verbesserung der Stressbewältigung (z. B. Entspannungsverfahren)
- Training sozialer Kompetenzen (z. B. zur Inanspruchnahme sozialer Unterstützung und Arzt-Patient-Kommunikation)
- psychosoziale Unterstützung, um krankheits- und behandlungsbedingte Ängste und depressives Verhalten zu vermindern

Bei schwer kranken COPD-Patienten mit deutlicher Einschränkung der Lungenfunktion oder Patienten mit Lungenemphysem müssen Schulungsmaßnahmen um Information über apparative Therapieformen bzw. intermittierende Selbstbeatmung erweitert werden.

Es hat sich gezeigt, dass strukturierte Schulungen für Patienten mit Asthma und COPD effektiv und effizient (kostensparend) sind (Übersicht bei Devine, 1996). So verbessern sie die

Selbstmanagementfähigkeiten der Patienten mit optimaler Symptomkontrolle, verringern die Zahl der Asthmaanfälle und Notfallsituationen und verbessern die Lebensqualität. Nicht zuletzt wirken sie sich günstig auf gesundheitsökonomische Parameter wie Krankenhaus-, Arbeitsunfähigkeits- bzw. Schulfehltage aus (Couturaud et al., 2002; Guevara et al., 2003; Perneger et al., 2002).

Zusammenfassung

Chronische Atemwegserkrankungen wie die chronisch obstruktive Bronchitis (COPD) oder das Asthma bronchiale treten in der Bevölkerung sowohl bei Kindern und Jugendlichen als auch bei Erwachsenen häufig auf. Die Krankheitslast und der Beschwerdedruck der Betroffenen sind vielfach hoch, ebenso die direkten und indirekten medizinischen und ökonomischen Folgekosten. Beide Krankheitsbilder bieten jedoch vielfältige Ansatzpunkte für präventive Strategien, um diese Belastungen einzudämmen oder zu vermeiden. Hierzu setzen primär-, sekundär- und tertiärpräventive Maßnahmen mit jeweils unterschiedlichem Potenzial in den Bereichen Ernährung, Nikotinkonsum, Tierhaltung, Körpergewicht, Allergene, Impfungen und berufliche Exposition an, bei Kindern und Jugendlichen gleichermaßen wie bei Erwachsenen.

Diskussionsanregung

- Unterscheiden sich Asthma und COPD hinsichtlich der Reversibilität der Symptomatik?
- Kann COPD auch als Systemerkrankung verstanden werden?
- Welcher ist der wichtigste prädisponierende Faktor bei der Entwicklung eines Asthmas im Kindesalter?
- Wie beeinflussen berufsbedingte Noxen ein bestehendes Asthma und wie wirken diese sich auf eine COPD-Erkrankung aus?
- Welches präventive Potenzial besitzt mehrmonatiges Stillen in Bezug auf das Asthma?
- Welche Maßnahmen existieren, um die berufliche Exposition mit Schadstoffen im Beruf zu verringern?
- Welche allgemeinen Komponenten sind in Schulungsprogrammen für Atemwegspatienten enthalten?
- Welche gesundheitsökonomischen Parameter können durch die Teilnahme an einer Patientenschulung beeinflusst werden?

Literatur

Abrahamsson, T.R., Jakobsson, T., Bottcher, M.F. et al. (2007). Probiotics in prevention of IgE associated eczema: a double-blind, randomized, placebocontrolled trial. *Journal of Allergy and Clinical Immunology, 119*, 1174–1180.

Andreas, S. (2007). COPD: Ursachen – Zusammenhänge – Prävention. In H. Lingner, K. Schultz, F.W. Schwartz (Hrsg.), *Volkskrankheit Asthma/COPD* (S. 91–99). Heidelberg, Berlin: Springer.

Anthonisen, N.R., Skeans, M.A., Wise, R.A. et al. (2005). The effects of a smoking cessation intervention on 14.5-year mortality: a randomized clinical trial. *Annals of Internal Medicine, 142*, 233–239.

Anyo, G., Brunekreef, B., de Meer, G. et al. (2002). Early, current and past pet ownership: associations with sensitization, bronchial responsiveness and allergic symptoms in school children. *Clinical and Experimental Allergy, 32*, 361–366.

Apelberg, B.J., Aoki, Y. & Jaakkola, J.J. (2001). Systematic review: exposure to pets and risk of asthma and asthma-like symptoms. *Journal of Allergy and Clinical Immunology, 107*, 455–460.

Arzneimittelkommission der Deutschen Ärzteschaft. (2001). *Empfehlungen zur Therapie der Tabakabhängigkeit*. Köln: AVP-Reihe.

Balmes, J., Becklake, M., Blanc, P. et al. (2003). American Thoracic Society Statement Occupational contribution to the burden of airway disease. *American Journal of Respiratory and Critical Care Medicine, 167*, 787–797.

Bednarek, M., Gorecka, D., Wielgomas, J. et al. (2006). Smokers with airway obstruction are more likely to quit smoking. *Thorax, 61*, 869–873.

von Berg, A., Filipiak-Pittroff, B., Kramer, U. et al. (2008). Preventive effect of hydrolyzed infant formulas persists until age 6 years: long-term results from the German Infant Nutritional Intervention Study (GINI). *Journal of Allergy and Clinical Immunology, 121,* 1442–1447.

Buhl, R., Berdel, D., Crié, C. P. et al. (2006). Leitlinie zur Diagnostik und Therapie von Patienten mit Asthma bronchiale. *Pneumologie, 60,* 139–183.

Bundesärztekammer (BÄK), Kassenärztliche Bundesvereinigung (KBV), Arbeitsgemeinschaft der Wissenschaftlichen Medizinischen Fachgesellschaften (AWMF). (2013). Nationale VersorgungsLeitlinie Asthma – Langfassung, 2. Auflage. Version 5. 2009, zuletzt geändert: August 2013. DOI: 10.6101/AZQ/000163. Verfügbar unter: http://www.leitlinien.de/mdb/downloads/nvl/asthma/asthma-2aufl-vers5-lang.pdf. Zugriff am 24. Januar 2018.

Chaudhuri, R., Livingston, E., McMahon, A.D. et al. (2003). Cigarette smoking impairs the therapeutic response to oral corticosteroids in chronic asthma. *American Journal of Respiratory and Critical Care Medicine, 168,* 1308–1311.

Chaudhuri, R., Livingston, E., McMahon, A.D. et al. (2006). Effects of smoking cessation on lung function and airway inflammation in smokers with asthma. *American Journal of Respiratory and Critical Care Medicine, 174,* 127–133.

Chaudhuri, R., McSharry, C., McCoard, A. et al. (2008). Role of symptoms and lung function indetermining asthma control in smokers with asthma. *Allergy, 63,* 132–135.

Couturaud, F., Proust, A., Frachon, I. et al. (2002). Education and selfmanagement: a one-year randomized trial in stable adult asthmatic patients. *Journal of Asthma, 39,* 493–500.

Cowie, R.L., Conley, D.P., Underwood, M.F. et al. (2008). A randomised controlled trial of the Buteyko technique as an adjunct to conventional management of asthma. *Respiratory Medicine, 102,* 726–732.

Devine, E.C. (1996). Meta-analysis of the effects of psychoeducational care in adults with asthma. *Research in Nursing and Health, 19,* 367–376.

de Vries, U. & Petermann, F. (2015). Patientenschulung in der medizinischen Rehabilitation. *Physikalische Medizin, Rehabilitationsmedizin, Kurortmedizin, 25,* 293–301.

Donaldson, G.C.; Seemungal, T.A. R., Bhowmik, A. et al. (2002). Relationship between exacerbation frequency and lung function decline in chronic obstructive pulmonary disease. *Thorax, 57,* 847–852.

Ege, M.J., Bieli, C., Frei, R. et al. (2006). Prenatal farm exposure is related to the expression of receptors of the innate immunity and to atopic sensitization in school-age children. *Journal of Allergy and Clinical Immunology, 117,* 817–823.

Eisner, M.D., Klein, J., Hammond, S.K. et al. (2005). Directly measured second hand smoke exposure and asthma health outcomes. *Thorax, 60,* 814–821.

ENFUMOSA European Network for Understanding Mechanisms of Severe Asthma (2003). The ENFUMOSA cross-sectional European multicentre study of the clinical phenotype of chronic severe asthma. *European Respiratory Journal, 22,* 470–477.

Ernährungskommission der Deutschen Gesellschaft für Kinder- und Jugendmedizin und Ernährungskommission der Schweizerischen Gesellschaft für Pädiatrie. (2006). Stellungnahme zur Verwendung von Säuglingsnahrungen auf Sojaeiweißbasis. *Monatsschrift Kinderheilkunde, 154,* 913–916.

Fichtenberg, C.M. & Glantz, S.A. (2002). Effect of smoke-free workplaces on smoking behaviour: systematic review. *BMJ, 325,* 188.

Friedman, N.J. & Zeiger, R.S. (2005). The role of breast-feeding in the development of allergies and asthma. *Journal of Allergy and Clinical Immunology, 115,* 1238–1248.

Gahagan, S. (2007). Breast feeding and the risk of allergy and asthma. *BMJ, 335,* 782–783.

Gallefoss, F. & Bakke, P.S. (2003). Does smoking affect the outcome of patient education and selfmanagement in asthmatics? *Patient Education and Counseling, 49,* 91–97.

Gdalevich, M., Mimouni, D. & Mimouni, M. (2001). Breast-feeding and the risk of bronchial asthma in childhood: a systematic review with meta-analysis of prospective studies. *Journal of Pediatrics, 139,* 261–266.

Gilliland, F.D., Berhane, K., Islam, T. et.al. (2003). Obesity and the risk of newly diagnosed asthma in school-age children. *American Journal of Epidemiology, 158,* 406–415.

Gotzsche, P.C. & Johansen, H.K. (2008). House dustmite control measures for asthma. *Cochrane Database of Systematic Reviews, Issue, 2,* CD001187.

Guevara, J.P., Wolf, F.M., Grum, C.M. et al. (2003). Effects of educational interventions for selfmanagement of asthma in children and adolescents: systematic review and meta-analysis. *BMJ, 326*, 1308–1309.

Héguy, L., Garneau, M., Goldberg, M.S. (2008). Associations between grass and weed pollen and emergency department visits for asthma among children in Montreal. *Environmental Research, 106*, 203–211.

Heinrich, J., Richter, K., Frye, C. et al. (2002). Die Europäische Studie zu Atemwegserkrankungen bei Erwachsenen (ECRHS). Bisherige Ergebnisse und der Beitrag der beiden Studienzentren. *Pneumologie, 56*, 297–303.

Hnizdo, E., Sullivan, P.A., Bang, K.M. & Wagner, G. (2002). Association between chronic obstructive pulmonary disease and employment by industry and occupation in the US population: a study of data from the Third National Health and Nutrition Examination Survey. *American Journal of Epidemology, 156*, 738–746.

ISAAC Steering Committee. (1998). Worldwide variations in the prevalence of asthma symptoms: the International Study of Asthma and Allergies in Childhood (ISAAC). *European Respiratory Journal, 12*, 315–335.

Jaakkola, M.S. & Jaakkola, J.J. (2006). Impact of smoke-free workplace legislation on exposure and health: possibilities for prevention. *European Respiratory Journal, 28*, 397–408.

Jacobsen, L., Niggemann, B., Dreborg, S. et al. (2007). Specific immunotherapy has long-term preventive effect of seasonal and perennial asthma: 10-year follow-up on the PAT study. *Allergy, 62*, 943–948.

Janson, C., Chinn, S., Jarvis, D. et al. (1997). Physician-diagnosed asthma and drug utilization in the European Community Respiratory Health Survey. *European Respiratory Journal, 10*, 1796–1802.

Kramer, M.S., Chalmers, B., Hodnett E.D. et al. (2001). Promotion of Breastfeeding Intervention Trial (PROBIT). A randomized trial in the Republic of Belarus. *JAMA, 285*, 413–420.

Kramer, M.S. & Kakuma, R. (2006). Maternal dietary antigen avoidance during pregnancy or lactation, or both, for preventing or treating atopic disease in the child. *Cochrane Database Systematic Reviews, Issue 3*, CD000133.

Kroegel, C. (2002). *Asthma bronchiale. Pathogenetische Grundlagen, Diagnostik und Therapie.* Stuttgart: Thieme.

Kull, I., Almqvist, C., Lilja, G. et al. (2004). Breastfeeding reduces the risk of asthma during the first 4 years of life. *Journal of Allergy and Clinical Immunology, 114*, 755–760.

Mannino, D.M., Homa, D.M. & Redd, S.C. (2002). Involuntary smoking and asthma severity in children: data from the Third National Health and Nutrition Examination Survey. *Chest, 122*, 409–415.

Mapp, C.E., Boschetto, P., Maestrelli, P. et al. (2005). Occupational asthma. *American Journal of Respiratory and Critical Care Medicine, 172*, 280–305.

Marks, G.B., Mihrshahi, S., Kemp, A.S. et al. (2006). Prevention of asthma during the first 5 years oflife: a randomized controlled trial. *Journal of Allergy and Clinical Immunology, 118*, 53–61.

Martignon, G., Oryszczyn, M.P. & Annesi-Maesano, I. (2005). Does childhood immunization against infectious diseases protect from the development of atopic disease? *Pediatric Allergy and Immunology, 16*, 193–200.

Matheson, M.C., Erbas, B., Balasuriya, A. et al. (2007). Breast-feeding and atopic disease: a cohort study from childhood to middle age. *Journal of Allergy and Clinical Immunology, 120*, 1051–1057.

Merget, R., Caspari, C., Dierkes-Globisch, A. et al. (2001). Effectiveness of a medical surveillance program for the prevention of occupational asthma caused by platinum salts: a nested case control study. *Journal of Allergy and Clinical Immunology, 107*, 707–712.

Möller, C., Dreborg, S., Ferdousi, H.A. et al. (2002). Pollen immunotherapy reduces the development of asthma in children with seasonal rhinoconjunctivitis (the PAT-study). *Journal of Allergy and Clinical Immunology, 109*, 251–225.

Morgan, W.J., Crain, E.F., Gruchalla, R.S. et al. (2004). Results of a home-based environmental intervention among urban children with asthma. *New England Journal of Medicine, 351*, 1068–1080.

Moshammer, H., Hoek, G., Luttmann-Gibson, H. et al. (2006). Parental smoking and lung function in children: an international study. *American Journal of Respiratory and Critical Care Medicine, 173*, 1255–1263.

Muche-Borowski, C, Kopp, M., Reese, I. et al. (2009). Klinische Leitlinie: Allergieprävention. *Deutsches Ärzteblatt International, 106*, 625–631.

Murray, C.J. & Lopez, A.D. (1997). Mortality by cause for eight regions of the world: Global Burden of Disease Study. *Lancet, 349*, 1269–1276.

Nicholson, P.J., Cullinan, P., Taylor, A.J. et al. (2005). Evidence based guidelines for the prevention, identification, and management of occupational asthma. *Occupational and Environmental Medicine, 62*, 290–299.

Niggemann, B., Jacobsen, L., Dreborg, S. et al. (2006). Five-year follow-up on the PAT study: specific immunotherapy and long-term prevention of asthma in children. *Allergy, 61*, 855–859.

Nolting, H. D., Loos, S. & Niemann, D. (2007). *Allergie und Berufswahl. Struktur- und Prozessevaluation eines regionalen Modellvorhabens verbesserter Berufsberatung zur Vermeidung bzw. Verminderung berufsbedingter allergischer Erkrankungen.* Bremerhaven: Wirtschaftsverlag NW.

Noonan, C. W. & Ward, T. J. (2007). Environmental tobacco smoke, woodstove heating and risk of asthma symptoms. *Journal of Asthma, 44*, 735–738.

O'Byrne, P. M., Pedersen, S., Busse, W. W. et al. (2006). Effects of early intervention with inhaled budenoside on lung function in newly diagnosed asthma. *Chest, 129*, 1478–1485.

Perneger, T. V., Sudre, P., Muntner, P. et al. (2002). Effect of patient education on self-management skills and health status in patients with asthma: a randomized trial. *American Journal of Medicine, 113*, 7–14.

Petermann, F. (Hrsg.). (1997). *Patientenschulung und Patientenberatung* (2. Aufl.). Göttingen: Hogrefe.

Petermann, F. & de Vries, U. (2007). Asthma und Psyche. In H. Lingner, K. Schultz & F. W. Schwartz (Hrsg.), *Volkskrankheit Asthma/COPD* (S. 149–153). Heidelberg, Berlin: Springer.

Rachiotis, G., Savani, R., Brant, A. et al. (2007). Outcome of occupational asthma after cessation of exposure: a systematic review. *Thorax, 62*, 147–152.

Radon, K., Huemmer, S., Dressel, H., Windstetter, D., Weinmayr, G., Weiland, S. et al. (2006). Do respiratory symptoms predict job choices in teenagers? *European Respiratory Journal, 27*, 774–778.

Schäfer, T., Bauer, C. P., Beyer, K., Bufe, A., Friedrichs, F., Gieler, U. et al. (2014). S3-Leitlinie Allergieprävention – Update 2014. *Allergo Journal International, 23*, 186–199.

Schmid, K., Jungert, B., Hager, M. et al. (2009). Is there a need for special preventive medical checkups in employees exposed to experimental animal dust? *International Archives of Occupational and Environmental Health, 82*, 319–327.

Schneider, A., Lowe, B., Meyer, F. J. et al. (2008). Depression and panic disorder as predictors of health outcomes for patients with asthma in primary care. *Respiratory Medicine, 102*, 359–366.

Schoenecker, I., Grübl, A., Bartels, P. et al. (2001). Klinische Effekte der Allergenreduktion durch Encasing – eine Metaanalyse. *Allergo Journal, 10*, 95–99.

Schoetzau, A., Filipiak-Pittroff, B., Franke, K. et al. (2002). Effect of exclusive breast-feeding and early solid food avoidance on the incidence of atopic dermatitis in high-risk infants at 1 year of age. *Pediatric Allergy and Immunology, 13*, 234–242.

Sly, P. D. & Holt, P. G. (2002). Breast is best for preventing asthma and allergies – or is it? *Lancet, 360*, 887–888.

Tarlo, S. M., Balmes, J., Balkissoon R. et al. (2008). Diagnosis and management of work-related asthma: American College of Chest Physicians Consensus Statement. *Chest, 134*, 1–41.

The Aspect Consortium. (2004). *Tobacco or health in the European Union.* Luxemburg: Office for Official Publications of the European Communities.

Thomson, N. C., Chaudhuri, R. & Livingston E. (2004). Asthma and cigarette smoking. *European Respiratory Journal, 24*, 822–833.

Tricon, S., Willers, S., Smit, H. A. et al. (2006). Nutrition and allergic disease. *Clinical and Experimental Allergy Reviews, 6*, 117–188.

van der Meer, R. M., Wagena, E. J., Ostelo, R. W., Jacobs, J. E. & van Schayck, C. P. (2003). Smoking cessation for chronic obstructive pulmonary disease. *Cochrane Database of Systematic Reviews, 2.* http://doi.org/10.1002/14651858.CD002999

Vandenplas, O., Jamart, J., Delwiche, J. P. et al. (2002). Occupational asthma caused by natural rubber latex: outcome according to cessation or reduction of exposure. *Journal of Allergy and Clinical Immunology, 109*, 125–130.

Vogelmeier, C., Buhl, R., Criée, C. P. et al. (2007). Leitlinie der Deutschen Atemwegsliga und der Deutschen Gesellschaft für Pneumologie und Beatmungsmedizin zur Diagnostik und Therapie von Patienten mit chronisch obstruktiver Bronchitis und Lungenemphysem (COPD). *Pneumologie, 61*, e1–e40.

Vork, K. L., Broadwin, R. L. & Blaisdell, R. J. (2007). Developing asthma in childhood from exposure to second hand tobacco smoke: insights from a meta-regression. *Environmental Health Perspectives, 115*, 1394–1400.

Wagena, E. J., van der Meer, R. M., Ostelo, R. J. et al. (2004). The efficacy of smoking cessation strategies in people with chronic obstructive pulmonary disease: results from a systematic review. *Respiratory Medicine, 98*, 805–815.

Weise, S., Kardos, P., Pfeiffer-Kascha, D. et al. (2008). *Deutsche Atemwegsliga. Empfehlungen zur physiotherapeutischen Atemtherapie.* München: Dustri.

Wilson, S.R., Yamada, E.G., Sudhakar, R. et al. (2001). A controlled trial of an environmental tobacco smoke reduction intervention in low-income children with asthma. *Chest, 120*, 1709, 1722.

Woodcock, A., Forster, L., Matthews, E. et al. (2003). Control of exposure to mite allergen and allergen impermeable bed covers for adults with asthma. *New England Journal of Medicine, 349*, 225–236.

Lese- und Medienempfehlung zur Vertiefung

Busse, W.W. & Lemanske, R.F. (2005). *Asthma prevention.* London: Informa Healthcare.

Lingner, H., Schultz, K., Schwartz, F.W. (Hrsg.). (2007). *Volkskrankheit Asthma/COPD.* Heidelberg, Berlin: Springer.

Petermann, F. (Hrsg.). (1997). *Patientenschulung undPatientenberatung* (2. Aufl.). Göttingen: Hogrefe.

12 Prävention muskuloskeletaler Erkrankungen

Karsten Dreinhöfer, Peter Koppe, Michael Schäfer und Ralf Decking

Überblick
- Warum haben muskuloskelettale Erkrankungen eine so große Bedeutung für funktionelle Einschränkungen, Schmerzen und Behinderung?
- Welche Bedeutung haben Bewegung und Ernährung für die muskuloskelettale Gesundheit?
- Warum haben päventive Ansätze in Kindheit und Jugend eine große Bedeutung im Alter?
- Was sind präventivmedizinische Ansätze der Orthopädie im Lebenszyklus?

12.1 Stellenwert der präventiven Orthopädie

12.1.1 Definition der Orthopädie und Charakterisierung der wichtigsten Arbeitsschwerpunkte

Die Stütz- und Bewegungsorgane stellen das größte Organsystem des menschlichen Körpers dar, sodass Veränderungen, Funktionsstörungen oder Verletzungen der einzelnen Strukturen in hoher Anzahl auftreten können. Diese form- oder schmerzbedingten Funktionseinschränkungen führen zu Einschränkungen in der Lebensführung und zur Verminderung der Lebensqualität. Darüber hinaus bedingt eine Chronifizierung der Erkrankung hohe Kosten durch Invalidisierung und Berentung.

Definition

Die Orthopädie umfasst die Erkennung, Prävention, Behandlung und Rehabilitation von angeborenen und erworbenen Formveränderungen, Funktionsstörungen, Erkrankungen und Verletzungen der Stütz- und Bewegungsorgane.

Wichtig für Gesundheitsförderung und Prävention

Ziel der Orthopädie ist ein bestmöglicher Erhalt bzw. die Wiederherstellung von Form und Funktion der Bewegungsorgane. So sind es die wesentlichen Aufgaben der Orthopädie, beim Kind und Jugendlichen die Erlangung der möglichen Mobilität zu unterstützen, im weiteren Leben zu erhalten und im Alter gegebenenfalls wieder zu erlangen.

Der Begriff **Orthopädie** setzt sich aus den Begriffen „orthos“ (= gerade) und „paidon“ (= das Kind) zusammen und stammt aus dem späten 17. Jahrhundert. In dem Begriff spiegelt sich das damalig ausgeprägte Phänomen massiv „verbogener“ Extremitätenknochen bei Kindern durch das Krankheitsbild der Rachitis wider. Vor allem Mangelernährung, aber auch Abschirmung der Sonnenstrahlung aufgrund von Smog waren erste Konsequenzen von Ernährungsumstellungen und ausgeprägter Umweltverschmutzung im

Zuge der Industrialisierung. Nachdem dieses Krankheitsbild so häufig war, dass es den Namen für die neue Fachdisziplin Orthopädie gab, sind heutzutage die „gebogenen Kinderknochen" zumindest in der westlichen Welt weitestgehend verschwunden. Nach der Entdeckung der Bedeutung des Vitamin D im Jahr 1922 konnte die Mangelrachitis durch präventive (nutritive) Maßnahmen, z.B. Lebertran, fast vollständig ausgemerzt werden.

Die Orthopädie entstand als ein Fachgebiet, weil es Hoffnung auf Heilung der früher verbreiteten Krankheiten und Probleme wie Knochentuberkulose, chronische Knocheneiterung, Poliomyelits (Kinderlähmung), fehlverheilte Knochenbrüche, Skoliosen und Klumpfüße gab. Viele dieser Erkrankungen konnten durch präventive, oft noch nicht einmal unmittelbar orthopädische Maßnahmen, systematisch reduziert werden. Heutzutage gehören in den Industrieländern vor allem noch die Skoliose, die Hüftgelenksdysplasie und der Klumpfuß zu den häufig diagnostizierten orthopädischen Krankheitsbildern des Kindes- und Jugendalters (Niethart, 2009). Aufgrund der längeren Lebenserwartung und Überalterung der Bevölkerung nehmen aber nun vor allem die degenerativen Erkrankungen der Älteren und Hochbetagten zu. Für diese Erkrankungen sind neue und andere präventive Strategien vonnöten.

Erkrankungen der Haltungs- und Bewegungsorgane sind sehr häufig und ihre Bedeutung für den Einzelnen und die Gesellschaft groß: Die aktuelle Global-Burden-of-Disease-Studie hat gezeigt, dass sie der häufigste Grund für lang anhaltende schwere Schmerzen und körperliche Beeinträchtigungen in der Welt sind (GBD Collaborators, 2017; Plass et al., 2014). Diese Erkrankungen beeinflussen zudem wesentlich die psychosoziale Situation der Betroffenen, aber auch ihrer Familie und Umgebung. In Europa leiden 20–30 % der Erwachsenen zu jeder Zeit unter Schmerzen der Haltungs- und Bewegungsorgane. 75 % der Deutschen hatten in den letzten 12 Monaten Schmerzen der Haltungs- und Bewegungsorgane. Allein die Erkrankungen der Haltungs- und Bewegungsorgane, ohne Berücksichtigung der sehr umfangreichen Verletzungsfolgen, sind bereits verantwortlich für 25 % der gesamten Krankheitskosten in der EU. In Deutschland sind diese Erkrankungen die zweithäufigste Ursache für einen Arztbesuch; jeder dritte Patient in einer Allgemeinmedizinerpraxis hat muskuloskeletale Beschwerden. Die Erkrankungen und Verletzungen der Haltungs- und Bewegungsorgane sind verantwortlich für 40 % der Arbeitsunfähigkeitszeiten und der frühzeitigen Berentungen (Dreinhöfer, 2017).

In ganz Europa wird die Belastung durch muskuloskeletale Erkrankungen in den nächsten Jahren dramatisch ansteigen. Die Prävalenz der meisten dieser Erkrankungen nimmt mit dem Alter deutlich zu und ist wesentlich durch den individuellen Lebensstil wie z.B. Übergewicht, Rauchen und Bewegungsmangel beeinflusst. Mit der zunehmenden Anzahl älterer Menschen und der veränderten Lebensführung wird diese Belastung in den nächsten Jahrzehnten enorm zunehmen. Dieses wurde bereits zu Beginn dieses Jahrtausends von den Vereinten Nationen (UN) und der Weltgesundheitsorganisation (WHO) erkannt und hat zur Proklamation des Jahrzehnts der Knochen- und Gelenkerkrankungen (Bone and Joint Decade 2000–2010) geführt (Dreinhöfer, 2000; Lidgren, 2012).

Wichtig für Gesundheitsförderung und Prävention

Die Behandlung degenerativer, entzündlicher und posttraumatischer Veränderungen stellt eine Hauptaufgabe der Orthopädie dar. Die Prävention dieser Erkrankungen bewirkt nicht nur eine Minderung oder Vermeidung von Leid bei den betroffenen Menschen. Sie hat eine große sozioökonomische Bedeutung, da kostenintensive Therapien und ggf. Berentung oder gar Pflegebedürftigkeit hohe direkte und indirekte Kosten verursachen.

12.1.2 Logik eines vorbeugenden Arbeitens in der Orthopädie

Die Prävention spielt in der gesamten Orthopädie eine große Rolle: Die Gesundheitsförderung und **primäre Prävention** ermöglichen es, das Auftreten einer Erkrankung zu verhindern, die **sekundäre Prävention** verhindert die volle Ausprägung und die **tertiäre Prävention** mildert die körperlichen und sozialen Konsequenzen eines Krankheitsbildes.

- **Primärprävention:** Seit der Einführung der Vorsorgeuntersuchungen im Kindesalter in der Bundesrepublik Deutschland werden vor allem Hüftgelenkanomalien und andere angeborene Fehlbildungen oder Erkrankungen des Skelettsystems erfasst. Bei Vorhandensein von Risikofaktoren wie Hypermobilität, Gelenkfehlstellung, Stoffwechselstörung können wiederholte Über- und Fehlbelastungen zu einem frühzeitigen Auftreten von degenerativen Gelenkerkrankungen beim Erwachsenen führen. Ziel der Primärprävention ist es, durch Lebensstiländerungen oder Anpassung der oft einseitigen beruflichen Anforderungen die Belastung der Haltungs- und Bewegungsorgane zu verringern und somit die Erkrankungsinzidenz zu reduzieren.
- **Sekundärprävention:** Bereits im Kindesalter und Jugendalter werden auch die Prinzipien der sekundärpräventiven Maßnahmen angewandt, in dem beispielsweise Säuglinge mit sonografisch diagnostizierten, sogenannten Hüftreifungsstörungen frühzeitig einer Behandlung zugeführt werden. Durch eine entsprechend frühzeitig begonnene Therapie lässt sich in den meisten Fällen eine normale Hüftgelenkentwicklung im Verlauf des weiteren Wachstums erreichen.
- **Tertiärprävention:** Maßnahmen der Tertiärprävention sollen die Ausprägung der Konsequenzen bei Patienten mit der Erkrankung reduzieren. Hierzu zählen zum Beispiel operative Eingriffe bei ausgeprägten Hüftdysplasien (Umstellungsosteotomie), um einen frühzeitigen Gelenkverschleiß zu vermeiden. Auch bei chronischen Gelenkerkrankungen und Wirbelsäulenerkrankungen kann durch adäquate Aufklärung und Schulung der Patienten die Ausprägung von Krankheitssymptomen reduziert werden. Patienten mit ausgeprägten Gelenkarthrosen haben häufig starke Schmerzen und werden dadurch in ihrer Mobilität zunehmend eingeschränkt. Die Implantation von Hüft- und Kniegelenksendoprothesen ermöglicht es als tertiärer Präventionsansatz, eine weitere Immobilität zu verhindern, und erlaubt nach erfolgreicher Operation eine schmerzfreie Mobilisation und Bewältigung der täglichen Aktivitäten.

12.2 Bisherige Umsetzung präventiver Ansätze

Es steht eine Vielzahl von Präventivmaßnahmen zur Früherkennung von Erkrankungen und Erkrankungsrisiken im muskuloskelettalen Bereich zur Verfügung. Im Rahmen der standardisierten Untersuchungsreihe (U1–U10) von Säuglingen und Kindern können viele anlagebedingte Veränderungen, Risikofaktoren und Erkrankungen mit hoher Sensitivität erkannt werden. Derzeit werden nur noch wenige Screeningverfahren nach Erreichen des Jugendalters angewendet. Die U9-Untersuchung im Schuleintrittsalter und die U10-Untersuchung in der Pubertät sind die letzten Routine-Screeningverfahren in dieser Entwicklungsphase. Von besonderer Bedeutung sind, neben Entwicklungsstörungen und psychologischen Auffälligkeiten, Haltungsfehler sowie erhebliche Haltungsschwächen. Ein besonderer Vorteil von Screeningmaßnahmen und präventiven Ansätze in dieser Altersgruppe besteht darin, dass man das natürliche Wachstum nutzen und ein „gelenktes

Auswachsen" der Deformitäten im weiteren Wachstum fördern kann.

12.2.1 Hüftgelenksanomalien

Der wohl bedeutendste sekundärpräventive Ansatz in der Bundesrepublik Deutschland wurde durch den flächendeckenden Einsatz der Hüftgelenksonografie von Säuglingen ermöglicht. Die derzeitige Screeningrate der Neugeborenen in der ersten Lebenswoche liegt bei 26–44 %; innerhalb der ersten drei Lebensmonate konnte eine Rate von 92 % erreicht werden (Ihme et al., 2008).

In der frühen Entwicklung von Neugeborenen und Kleinkindern führen **Dysplasien** (Verknöcherungsstörung des Pfannenerkers) und/oder **Luxationen** des Hüftgelenks (Dezentrierung) ohne Behandlung zu einer ausgeprägten Gelenkfehlform und im Endstadium zu einem schweren Gelenkschaden (sekundäre Arthrose). Schon im Kindes- und frühen Erwachsenenalter werden operative Therapiemaßnahmen bis hin zum endoprothetischen Gelenkersatz notwendig. Die Inzidenz dieser Erkrankungen wird in Deutschland mit 2–5 % angenommen, wobei Mädchen eine wesentlich höhere Erkrankungsrate als Jungen haben (Multerer & Döderlein, 2014).

Obligatorisch bei Neugeborenen ist eine klinische **Stabilitätsprüfung** beider Hüftgelenke. Als Standardmethode der bildgebenden Diagnostik in den ersten Lebenstagen und -wochen hat sich die Ultraschalluntersuchung etabliert. Die radiologische Diagnostik ist erst bei fortgeschrittener Ossifikation des Gelenkes einsetzbar (ca. 3. Lebensmonat) und ist aufgrund der Strahlenbelastung als Screeningmethode nicht anwendbar.

Die konservative Behandlung der **Hüftreifungsstörung** ist aufgrund des schnellen Knochenwachstums in den ersten Lebensmonaten umso aussichtsreicher und kürzer, je früher mit der Therapie begonnen wird. In den meisten Fällen kann eine rein konservative Therapie mit Reposition und unterschiedlichen Retentionsverfahren (Spreizhose, Pavlik-Bandage, Becken-Bein-Gips) erfolgreich durchgeführt werden (Ihme et al., 2008; Multerer & Döderlein, 2014).

Bei zeitgerechter Screeninguntersuchung wurden operative Therapiemaßnahmen nur noch bei 0,26 pro 1000 Neugeborene notwendig; zuvor lag die Rate bei 1 von 1000 Neugeborenen (von Kries et al., 2012).

12.2.2 Angeborener Klumpfuß

Neben den Hüftgelenkanomalien können im Rahmen der Säuglingsvorsorgeuntersuchungen weitere kongenitale Fehlbildungen erkannt und frühzeitig einer Therapie zugeführt werden. Der angeborene Klumpfuß stellt die zweithäufigste Skelettfehlform dar (1 pro 1000 Neugeborene) und ist unbehandelt limitierend für Beruf, Sport und alltägliche Belastungen. Fehlstellungen der Gelenke und Fehlformen der Fußknochen können schon in der zweiten Lebensdekade über eine pathologische Belastung zu Arthrosen des unteren und oberen Sprunggelenks und zu Druckgeschwüren der überbelasteten Haut führen. Eine frühzeitige konservative Therapie, gegebenenfalls auch eine frühe operative Korrektur, kann den Verlauf entscheidend begünstigen (Sanzarello et al., 2017; Döderlein & Multerer, 2012).

Unterschiedliche ätiologische Faktoren, wie genetische und embryonale Defekte, mechanische Störungen der Fußentwicklung und Muskelanomalien, werden diskutiert. Die Diagnose wird nach dem klinischen Bild gestellt; Röntgenaufnahmen sind erst bei fortgeschrittener Verknöcherung der Fußwurzelknochen (ab 3. Lebensmonat) relevant. Eine Initialbehandlung durch manuelle Redression und anschließender Fixierung durch unterschiedliche Verband- und Gipstechniken ist eine wichtige Voraussetzung zur gewünschten Wachstumslenkung und Schaffung eines frei beweglichen Fußes mit normaler Stellung und Belastbarkeit vor dem Laufbeginn. Abhängig vom Erfolg dieser Behandlung, der verbliebenen Fehlstellung und vom Schweregrad des Klumpfußes muss die Notwendigkeit zur operativen Therapie nur bei einigen wenigen Patienten überprüft werden. Im Allgemeinen ist jedoch bei unmittelbar nach der Geburt einsetzender konservativer Therapie und gegebenenfalls zweizeitiger operativer Korrektur ein gutes bzw. befriedigendes Ergebnis zu erzielen (Dobbs & Gurnett, 2017; Delbrück et al., 2013).

12.2.3 Haltungsfehler und Haltungsschwächen

Die Form und Haltung der Wirbelsäule wird – abgesehen von anatomischen Begrenzungen durch Knochenbau, Bandapparat, Gelenkform und Körpergröße – durch die Muskulatur und ihre Leistungsfähigkeit bestimmt. Grundsätzlich ist der Mensch bemüht, eine möglichst ergonomische Körperhaltung auszubilden. In der Frontalebene lässt sich der achsgerechte Aufbau der Wirbelsäule mit dem Lot vom Dornfortsatz des Vertebra prominens augenscheinlich überprüfen. In der Sagittalebene bilden sich nicht eindeutig definierbare Krümmungen aus, wobei auch hier das Lot vom inneren Gehörgang auf das Promontorium fallen sollte.

Die sagittale **Wirbelsäulenkrümmung** wird gerade im Kindes- und Jugendalter durch funktionelle Belastungen geformt, soweit anlagebedingte und nicht angeborene, das Wachstum beeinflussende Faktoren ausgeschlossen sind. Einseitige Wirbelsäulenbelastungen und Zwangshaltungen können bei Schulkindern mit einer schwach ausgeprägten Rückenmuskulatur zum Haltungsfehler und schließlich zum Haltungsschaden führen. Nur durch entsprechendes **Training der Rückenmuskulatur**, zusätzlichen Sportunterricht, insbesondere aber **Sonderturnen** und **Krankengymnastik**, und **Optimierung der Sitzmöbel** lässt sich eine Schädigung bei diesen Kindern vermeiden (Stücker, 2003).

> **Wichtig für Gesundheitsförderung und Prävention**
>
> Muskulär bedingte Veränderungen der sagittalen Wirbelsäulenkrümmung sind im Kindes- und Jugendalter oftmals symptomarm. Ihre Folgen machen sich aber meist im späteren Berufsleben bemerkbar, wenn sich durch die Monotonie der beruflichen Tätigkeiten Kreuz-, Rücken- und Nackenschmerzen einstellen.

Haltungsinsuffizienzen gelten ebenfalls als Risikofaktor für Rückenschmerzen. Bei der Untersuchung von Schulkindern zeigten sich bei 8- bis 9-Jährigen Haltungsinsuffizienzen bei 34–50 %, bei den 12- bis 15-Jährigen bei 19–40 % (Mahlknecht, 2007). In einer Metaanalyse zur Prävalenz von Rückenschmerzen gaben fast 40 % der befragten Kinder und Jugendlichen an, schon einmal Rückenschmerzen gehabt zu haben, 12 % hatten Rückenschmerzen zum Zeitpunkt der Untersuchung (Calvo-Munoz et al., 2013). Isolierte Haltungsschwächen gehen häufig mit Muskelverkürzungen einher und können normalerweise gut durch körperliche Aktivität und Muskelaufbau angegangen werden und entsprechend Rückenprobleme vermeiden helfen (Ludwig et al., 2017).

Daneben können aber auch **strukturelle Probleme** existieren, wie z. B. die **Kyphose** infolge der Scheuermannschen Krankheit, deren Inzidenz mit 2–8 % angegeben wird. Bei den meisten dieser Jugendlichen kommt es während der Pubertät bei vermehrter Biegebelastung und schwacher Rückenmuskulatur zu Schäden an den Knochen-Knorpel-Übergängen der Deck- und Bodenplatten der Wirbelkörper und zu keilförmigen Verformungen der Wirbelkörper. Durch eine adäquate Behandlung kann zumeist eine weitere Verkrümmung vermieden werden. Hierzu sind krankengymnastische und zum Teil auch orthetische Maßnahmen (Korsett) notwendig, die es dann der wachsenden Wirbelsäule erlauben, sich wieder einzurichten und gerade aufzubauen (Akbar & Wiedenhöfer, 2011).

12.2.4 Skoliose

Grundsätzlich von den Haltungsveränderungen zu unterscheiden ist die **Skoliose**, eine strukturelle und nicht vollständig korrigierbare Seitverbiegung der Wirbelsäule mit Rotationskomponente (Moe et al., 1978). Bei 85 % aller Skoliosen lässt sich keine ätiologische Ursache verifizieren. Sie werden als idiopathisch bezeichnet, wenngleich auch hier der Einfluss einer verändert wirkenden Rückenmuskulatur auf das Wirbelsäulenwachstum angenommen wird. Der übrige Anteil der Skoliosen ist auf nachweisbare Ursachen zurückzuführen, wie neurologische Grunderkrankungen, Muskel- und Systemerkrankungen sowie kongenitale Fehlbildungen.

Je nach Erkrankungsbeginn werden die idiopathischen Formen in **infantile Skoliosen** (bis 4 Jahre), **juvenile Skoliosen** (bis 10 Jahre) und **adoleszente Skoliosen** eingeteilt (Moe et al., 1978). Die Inzidenz der Skoliose wird in der Weltliteratur zwischen 1 % und 13 % angegeben, wobei die große Streuung dieser Angaben auf Definitionsunterschiede zurückzuführen ist.

Oftmals werden geringe Skoliosen aufgrund des initialen klinischen Befundes zufällig festgestellt. Mittelgradige Deformitäten werden zunächst als kosmetisch störend empfunden und führen zu weiteren diagnostischen Maßnahmen. Obligatorisch ist die klinische Untersuchung am entkleideten Patienten. Beim **Vorneigetest** werden bereits kleinste Niveauunterschiede im Bereich des Rückens deutlich, sodass dieser Test als Screeningmethode angewendet werden kann. Form und Ausmaß der Skoliosen lassen sich hiernach durch großformatige Röntgenaufnahmen der gesamten Wirbelsäule bestimmen.

Eine **Therapienotwendigkeit** wird durch die Ätiologie, das Ausmaß bzw. ein kurzfristiges Fortschreiten der Deformität sowie durch das Alter des Patienten bestimmt. Während des verstärkten Körperlängenwachstums (Pubertät) besteht die stärkste Progression. Unbehandelt können bei hochgradigen Skoliosen frühzeitige Degenerationen der betroffenen Segmente bis hin zu neurologischen Defiziten durch eine Myelonkompression resultieren. Durch die Rumpfdeformierung können sich zusätzlich kardiopulmonale Einschränkungen einstellen.

Bei einer geringen Skoliose (bis 30 Grad nach Cobb) wird eine korrigierende physiotherapeutische Übungstherapie zur Kräftigung der Rückenmuskulatur und Wirbelsäulenaufrichtung durchgeführt. Fehlstellungen zwischen 30 und 50 Grad bedürfen einer zusätzlichen korrigierenden Retention durch ein Korsett. Bei hochgradigen Deformitäten (> 50 Grad) ist in der Regel die operative Therapie angezeigt. Dieser Stufenplan demonstriert die Notwendigkeit des frühzeitigen Erkrankungsnachweises, da zu Beginn Physiotherapie mit ggf. Korsettretention gute Therapiechancen hat. Ziel der physiotherapeutischen Intervention ist, die Progression der Skoliose aufzuhalten und bei ausgeprägteren Befunden die Vitalkapazität der Lunge zu verbessern – präventive Maßnahmen, um Mobilität und Belastbarkeit zu erhalten und zu verbessern (Steffan, 2015; Monticone et al., 2014).

12.2.5 Osteoporose

Die Osteoporose ist eine Erkrankung, die durch eine **Abnahme der Knochendichte** aufgrund des übermäßig raschen **Abbaus der Knochensubstanz und -struktur** gekennzeichnet ist. Die Erkrankung ist in Deutschland, in den meisten Teilen Europas und weltweit immer noch eine unterdiagnostizierte und untertherapierte Krankheit. Klinisch fallen erst die **osteoporose-**

bedingten Knochenbrüche auf. Hieraus resultieren häufig Schmerzen, der Verlust der Mobilität, die Unfähigkeit, sich selbst zu versorgen, und in vielen Fällen der Tod der Betroffen. Das Lebenszeitrisiko einer Frau über 50 Jahre für eine osteoporosebedingte Fraktur beträgt 40 %. In der Europäischen Union tritt alle 30 Sekunden eine osteoporotisch bedingte Fraktur auf. Am häufigsten kommt es zu Brüchen der Handgelenks, der Wirbelkörper und des Schenkelhalses. Gegenwärtig sind rund 6,3 Millionen der über 50 Jahre alten Bundesbürger von Osteoporose betroffen, d.h. rund jeder Fünfte dieser Altersgruppe. Mit dem Alter nimmt die Häufigkeit erheblich zu: Bei den über 74-Jährigen ist es bereits mehr als jeder Dritte, der betroffen ist. Die Anzahl der Neuerkrankungen pro Jahr beträgt in Deutschland in der Altersgruppe der über 50-Jährigen rund 885000 Menschen, also etwa 2 % dieser Altersgruppe. Elf von 100 Osteoporosepatienten erleiden innerhalb eines Jahres mindestens einen Knochenbruch (Hadji et al., 2013).

Insbesondere die Anzahl der hüftgelenksnahen Frakturen, von denen die meisten osteoporosebedingt sind, wird sich aufgrund der demografischen Veränderung in den kommenden 50 Jahren in Europa von etwa 500000 auf nahezu eine Million verdoppeln. Innerhalb des ersten Jahres nach einer Schenkelhalsfraktur sterben etwa 20 % der Patienten, weitere 30 % werden pflegebedürftig, die wenigsten erreichen wieder ihre funktionelle Unabhängigkeit.

Präventiv beeinflussbare Risiken sind chronischer Bewegungsmangel, Körpergewicht, Zigarettenrauchen, Alkoholkonsum, Hormonstatus (frühe Menopause, Hypogonadismus), Fehlernährung, und Medikamente (Glukokortikoide). Durch gezielte Risikominderung, inklusive adäquater Ernährung (ausreichende Kalzium- und Vitamin-D-Aufnahme), kann das Auftreten einer Osteoporose deutlich reduziert werden. Bei vorliegenden Risikofaktoren könnte durch eine frühzeitige Diagnosestellung (Knochendichtemessung) und eine konsequente medikamentöse Therapieeinleitung ein Großteil der osteoporosebedingten Frakturen vermieden werden (Lems et al., 2017). Es gibt Schätzungen, dass bereits durch eine forcierte Identifikation und ein besseres Management der Betroffenen die jährliche Rate an immobilisierenden Frakturen um 25 % gesenkt werden könnte (Dachverband Osteologie, 2014).

Trotz dieses Wissens um die Wichtigkeit und Effizienz dieser Maßnahmen erhalten nur ca. 30 % der Betroffenen die richtigen und ausreichenden Medikamente. Aber auch bei diesen ist die Therapietreue gering: Nach 12 Monaten nehmen weniger als 25 % der Betroffenen die verordneten Medikamente noch ein (Hadji et al., 2013).

Nach dem ersten Frakturereignis ist das Risiko für weitere Brüche um etwa 4- bis 5-mal erhöht, sodass spätestens zu diesem Zeitpunkt eine therapeutische Intervention im Sinne einer Tertiärprävention erfolgen sollte. Hierzu zählen die medikamentöse Behandlung der Osteoporose, die Sturzvermeidung und die lokalen Schutzmaßnahmen wie z.B. die Verwendung von Hüftprotektoren bei hospitalisierten Patienten (Lems et al., 2017). Von diesen Hochrisikopatienten erhielten nur 50 % eine spezifische Osteoporosetherapie und sind dadurch hochgradig gefährdet, weitere Knochenbrüche zu erleiden (Dreinhöfer et al., 2004; Hadji et al., 2013).

Eine effektive Prävention vor dem ersten Auftreten eines Knochenbruchs – und spätestens nach dem ersten Frakturereignis – kann viel persönliches Leid vermeiden und hohe Kosten für die Fraktur- und Folgebehandlungen ersparen.

12.3 Perspektiven präventivmedizinischer Ansätze in der Orthopädie

12.3.1 Mobilität entwickeln – Bewegungserziehung und Sport im Kindes- und Jugendalter

Gerade in unserer Zeit, die geprägt ist durch Bewegungsmangel, Überernährung, Genussmittelmissbrauch und steigende Reizüberflutung, sollte dem Sport im Kindes- und Jugendalter besondere Aufmerksamkeit gewidmet werden.

Übergewicht und Adipositas bei Kindern und Jugendlichen haben in Deutschland ein erschreckendes Ausmaß angenommen. Aktuelle Untersuchungen der KIGGS-Studie zeigen, dass 15 % der Kinder und Jugendlichen Übergewicht haben, bei 6 % der 3- bis 17-Jährigen ist es so ausgeprägt, dass man von manifester Adipositas spricht. Durch das hohe Gewicht kommt es unter anderem zu einer vermehrten Belastung des Achsenskeletts mit einer gesteigerten Prävalenz der Epiphyseolysis capitis femoris, der Achsfehlstellung der Beine (Genu varum et valgum), von Frakturen und zudem zu Gangstörungen (Schönau, 2013).

Bewegungstraining stellt die Grundlage für die Körperhaltung, die Bewegungsleistung und die allgemeine Leistungsfähigkeit dar. Insbesondere durch den bekannten Zusammenhang zwischen motorischer und geistiger Entwicklung beeinflussen Spiel und Sport im Kindesalter die maximalen körperlichen und geistigen Möglichkeiten für das weitere Leben (Fonseca del Pozo et al., 2017). Es ist zweckmäßig, das Bewegungstraining eng an die körperlichen und psychischen Entwicklungsphasen von Kindern und Jugendlichen anzupassen. Dieser präventivmedizinische Ansatz dient nicht nur der Vermeidung von Erkrankungen auf orthopädischem Fachgebiet, sondern trägt durch Training der Herz-Kreislauf-Funktion zur Vermeidung von kardiopulmonalen Krankheitsbildern und metabolischen Erkrankungen bei.

Gerade der **Schulung von Bewegungskoordination, Flexibilität und Gelenkbeweglichkeit** kommt eine besondere Bedeutung im Kindesalter (6. bis 10. Lebensjahr) zu (Drenowatz et al., 2013). Es gilt, die Grundbewegungsformen zu entwickeln und koordiniert zu verbinden. Mit Erreichen der Pubertät ist die Entwicklung von Schnelligkeit, Ausdauer und Kraft mit in die Bewegungsschulung einzubeziehen. Mit Abschluss der Pubertät ist die Ausformung der Muskulatur mit voller Belastbarkeit, bei noch nicht vollständiger Skelettentwicklung, abgeschlossen. Ein Auftrainieren der Rumpf- und Rückenmuskulatur ist in dieser Altersphase wünschenswert zur Haltungskontrolle oder -korrektur; ein übermäßiges Trainieren muss bei weiter bestehendem Missverhältnis zwischen Muskelkraft und Skelettbelastbarkeit vermieden werden. Im Rahmen der KIGGS-Untersuchung fanden sich 25 % der 3- bis 10-Jährigen sportlich inaktiv. Dies entspricht 1,5 Millionen Kindern. Im Alter von 11–17 Jahren sind 10 % der Jungen und 20 % der Mädchen sportlich nicht aktiv. Das entspricht ca. 300 000 Jungen und 600 000 Mädchen (RKI, 2008). 30 % der Kinder und Jugendlichen nehmen weniger als einmal wöchentlich an organisiertem Sport teil, 60 % ein- oder zweimal (Drenowatz et al., 2013).

Eine Sonderstellung nehmen Kinder mit einem **Hypermobilitätssyndrom** ein. Sie können anhand der deutlich vermehrten Überstreckbarkeit der Gelenke identifiziert werden (Seidel, 2013). Präventiv stehen bei nachgewiesener generalisierter Hypermobilität der Gelenkschutz vor Überlastung und fortwährender Überdehnung und eine Stabilisierung der Muskulatur im Vordergrund. Durch gezielte sportliche Aktivitäten und Schulung der motorischen Fähigkeiten von Kindern und Jugendlichen kann die Entwicklung ihrer Stütz- und Bewegungsorgane kontrolliert und optimiert werden, verbesserte Voraussetzungen für ihr weiteres Leben geschaffen werden und frühzeitige Gelenkschäden durch Überbelastungen vermieden werden.

12.3.2 Mobilität sinnvoll nutzen – Sport und Belastung im Erwachsenenalter

Die Frage der Bedeutung von körperlicher Aktivität in der Prävention und auch die Frage zur Bedeutung von Sport in der Ätiologie der **Arthrose** können aufgrund fehlender kontrollierter Studien nicht sicher beantwortet werden. Empirische Beobachtungen sprechen dafür, dass eine moderate und regelmäßige körperliche Aktivität das Arthroserisiko eher verringert. Die steigende Lebenserwartung bei gleichzeitigem Bewegungsmangel in den westeuropäischen Industrienationen führt zu einem vermehrten Auftreten von Arthrosen der lasttragenden Gelenke. Um möglichst sinnvoll mit dem eigenen Bewegungsapparat und den Gelenken umzugehen, sind Empfehlungen für die richtige Sportart und die richtige Belastungsintensität für die Patienten mit Risikofaktoren für eine Arthroseentwicklung wichtig (Schäfer & Dreinhöfer, 2009).

Wichtig für Gesundheitsförderung und Prävention

Es gilt als gesichert, dass neben natürlichen Alterungsprozessen des Gelenkknorpels weitere Faktoren Einfluss auf den Arthroseprozess haben. Nicht beeinflussbare Faktoren stellen dabei Geschlecht und genetische Prädisposition dar. Als beeinflussbare Risikofaktoren gelten Übergewicht, hormonelle Einflüsse, Gelenkdeformitäten, -traumata und -überbelastungen. Extreme Beanspruchungen der Kniegelenke, wie das häufige Beugen unter großer Last, sind berufliche Faktoren, die nachweislich eine Gonarthrose fördern können (Rabenberg, 2013).

Unter einem gesunden Lebensstil verstehen wir heute vor allem eine ausgewogene Ernährung und regelmäßige körperliche Bewegung. Beides trägt zur Erhaltung der Funktionsfähigkeit der Stütz- und Bewegungsorgane bei. Wechselseitige Druck- und Scherbelastungen innerhalb bestimmter Belastungsgrenzen unterstützen den Nährstofftransport (Diffusion) in das Knorpelgewebe. Körperliche Belastungen wie Schwimmen, Radfahren, Skilanglauf, Eislaufen, Wandern und Fitnesstraining führen zu dynamischen Beanspruchungen der Gelenke, die als günstig für den Knorpelstoffwechsel angesehen werden (Schäfer & Dreinhöfer, 2009).

Die Entstehung von Übergewicht führt dagegen zu einem Circulus vitiosus, da einerseits das erhöhte Körpergewicht die mechanische Belastung auf den Knorpel erhöht und andererseits im Zuge der Gewichtszunahme regelhaft eine Abnahme der körperlichen Aktivität beobachtet wird. Bei manifester Adipositas konnte eine signifikante relative Risikoreduktion für das Auftreten einer Kniegelenksarthrose durch eine Gewichtsreduktion ermittelt werden (Felson et al., 1992). Zusätzlich wird durch Kontrolle des Körpergewichts eine wesentliche Risikoreduktion für das Auftreten kardiovaskulärer Erkrankungen erreicht.

12.3.3 Mobilität erhalten oder wiedererlangen – Sport im Alter und gezielte medizinische Interventionen

Eine regelmäßige und maßvolle körperliche Belastung wird auch im höheren Lebensalter und bei Arthrosepatienten als sinnvoll angesehen (Jones et al., 2014). Die wichtigsten Ziele des Sports sind dabei neben Funktionserhaltung bzw. Funktionsverbesserung auch positive psychologische Effekte wie Ablenkung von der Schmerzwahrnehmung, Stimmungsaufhellung und das Erleben von körperlicher Leistungsfähigkeit.

Um diese Ziele zu erreichen, sind zum Teil gezielte medizinische Intervention notwendig: Bei degenerativen Veränderungen der Wirbelsäule wie zum Beispiel der Spinalkanalstenose kann zuerst durch konservative Therapiemaßnahmen versucht werden, die Mobilität zu si-

Wichtig für Gesundheitsförderung und Prävention

Unter Berücksichtigung der Veränderungen von Gelenkstrukturen mit zunehmendem Alter bestehen generelle Richtlinien für sportliche Betätigungen bei Arthrose, die jeweils individueller Abwandlung bedürfen. Es sollten Sportarten ohne große Impulsbelastung, ohne Extrembewegungen der Gelenke, insbesondere intensive Rotationen, und mit gleichmäßig rhythmischen Bewegungen und geringen Bewegungsenergien ausgewählt werden. Unter Berücksichtigung des Hauptzieles „Mobilitätsverbesserung" eignen sich zunächst eher die klassischen Ausdauersportarten wie Schwimmen, Radfahren (ggf. Ergometer), Dauerlauf und Skilanglauf sowie neue, gelenkschonende Aktivitäten wie Aquajogging und Nordic Walking. Sport sollte als „Sonderform der aktiven physiotherapeutischen Therapie" verstanden werden (Schäfer & Dreinhöfer, 2009).

chern. Im fortgeschrittenen Stadium kann versucht werden, durch eine operative Therapie wie z.B. die operative Erweiterung des Spinalkanals den Bewegungsumfang zu verbessern.

Wichtig für Gesundheitsförderung und Prävention

Auch bei der Arthrose der großen Gelenke können zuerst die konservative Therapie, später operative gelenkerhaltende- oder gelenkersetzende Therapiemaßnahmen (Umstellungsosteotomien/Endoprothesen) die Mobilität sichern und wieder herstellen. Diese können dann wieder präventiv gegen die Folgen der Immobilisierung, wie Stoffwechselveränderungen (z.B. Diabetes mellitus), gastrointestinale Funktionsstörungen, Herz-Kreislauf-Störungen/Bluthochdruck mit dem Risiko von Herzinfarkt und Schlaganfällen mit fatalen Folgen, wirksam sein.

Die „Gesamtgesundheit des Menschen", die das Funktionieren aller inneren Organe und des zentralen und peripheren Nervensystems ebenso wie das Funktionieren der Haltungs- und Bewegungsorgane einschließt, ist ohne Mobilität des Menschen nicht denkbar. In diesem Sinne ist die **Mobilität des Menschen unverzichtbare Grundvoraussetzung** für seine Gesamtgesundheit.

Jede Maßnahme, die die Mobilität des Menschen sichert, erhält oder zurückgewinnt, muss zugleich als präventive Maßnahme für die Gesamtgesundheit des Individuums gesehen werden. Dieser Gedanke gilt in gleicher Weise mit inzwischen sehr hoher Bedeutung im Alter, wenn eine drohende Immobilität durch schmerzhafte, zerstörende Gelenkerkrankungen durch die Implantation einer Endoprothese abgewendet werden kann.

Zusammenfassung

Das Ziel der Orthopädie ist ein bestmöglicher Erhalt bzw. die Wiederherstellung von Form und Funktion der Bewegungsorgane. Die wesentlichen Aufgaben der Orthopädie bestehen darin, beim Kind und Jugendlichen die Erlangung der möglichen Mobilität zu unterstützen, im weiteren Leben zu erhalten und im Alter gegebenenfalls wiederzuerlangen.
Für die Gesamtpopulation gilt, dass natürlich alle Interventionen der modernen Medizin zum Scheitern verurteilt sind, solange nicht die entscheidenden Risikofaktoren wie z.B. chronischer Bewegungsmangel, Fehlernährung, hohes Körpergewicht, Zigarettenrauchen und Alkoholkonsum systematisch reduziert werden. Hier erscheint insbesondere in den Sozialstaaten, in denen bisher nur die Folgen falschen Verhaltens therapiert werden, ohne das Begünstigen von Risikofaktoren in irgendeiner Form zu sanktionieren, eine wirklich durchgreifende Prävention in der muskuloskeletalen Medizin nur schwer realisierbar.

Diskussionsanregung

- Welche Risikofaktoren beeinflussen die Entstehung einer Hüft- oder Kniegelenksarthrose?
- Nennen Sie Präventivmaßnahmen zur Vermeidung degenerativer Gelenkerkrankungen.

- Welche Risikofaktoren beeinflussen die Entstehung einer Osteoporose?
- Nennen Sie mögliche Ursachen einer Wirbelsäulendeformität.
- Warum ist die Pubertät sowohl eine vulnerable als auch günstige Phase bei der Skoliose?
- Wann sind Therapiemaßnahmen bei einer Skoliose notwendig?
- Beschreiben Sie die Therapieprinzipien der Hüftgelenksdysplasie.
- Welche präventiven Ansätze sollen durch Bewegungstraining im Kindesalter erreicht werden?

Literatur

Akbar, M. & Wiedenhöfer, B. (2011). Korrektur der Adoleszentenkyphose. *Der Orthopäde 40*, 682–689.

Calvo-Muñoz, I., Gómez-Conesa, A. & Sánchez-Meca, J. (2013). Prevalence of low back pain in children and adolescents: a meta-analysis. *BMC Pediatrics, 26*, 14.

Dachverband Osteologie (DVO). (2014). *Prophylaxe, Diagnostik und Therapie der Osteoporose bei Männern ab dem 60. Lebensjahr und bei postmenopausalen Frauen. Leitlinie des Dachverbands der Deutschsprachigen Wissenschaftlichen Osteologischen Gesellschaften e.V. 2014*. Verfügbar unter: http://www.dv-osteologie.org/dvo_leitlinien/osteoporose-leitlinie-2014. Zugriff am 26. Januar 2018.

Delbrück, H., Schaltenbrand, M., Schröder, S., Rauschmann, M. & Schwenninger, C. (2013). Klumpfußbehandlung im Wandel der Zeit. *Der Orthopäde, 42*, 427–433.

Dobbs, M.B., Gurnett, C.A. (2017). Advancing personalized medicine for clubfoot through translational research. *Clinical Orthopaedics and Related Research, 475* (6), 1716–1725.

Döderlein, L. & Multerer. C. (2012). Fußdeformitäten im Kindesalter – Wann behandeln? Wie behandeln? *Orthopädie und Unfallchirurgie up2date, 7*, 47–61.

Dreinhöfer, K.E. (2000). Bone and Joint Decade, 2000–2010: Prävention und Management effizienter gestalten. *Deutsches Ärzteblatt, 97*, A-3478.

Dreinhoefer, K.E., Féron, J.M., Hube, R., Johnell, O., Lidgren, L., Miles, K. et al. (2004). Orthopaedic surgeons are missing the fracture opportunity – We must change this! *Journal of Bone and Joint Surgery*.

Dreinhöfer, K.E. (2017). Krankheitslast muskuloskeletaler Erkrankungen und Verletzungen. In M. Psczolla, B. Kladny, J. Flechtenmacher, R. Hoffmann & K.E. Dreinhöfer (Hrsg.), *Weißbuch Konservative Orthopädie und Unfallchirurgie* (S. 107–124). Berlin: DeGruyter.

Drenowatz, C., Steiner, R.P., Brandstetter, S., Klenk, J., Wabitsch, M. & Steinacker, J.M. (2013). Organized sports, overweight, and physical fitness in primary school children in Germany. *Journal of Obesity, 2013*, Article ID 935245. http://dx.doi.org/10.1155/2013/935245

Felson, D.T., Zhang, Y., Anthony, J.M., Naimark, A. & Anderson, J.J. (1992). Weight loss reduces the risk for symptomatic knee osteoarthritis in women. The Framingham Study. *Annals of Internal Medicine, 116* (7), 535–539.

Fonseca Del Pozo, F.J., Alonso, J.V., Álvarez, M.V., Orr, S., Cantarero, F.J.L. (2017). Physical fitness as an indicator of health status and its relationship to academic performance during the prepubertal period. *Health Promotion Perspectives, 7* (4), 197–204.

GBD 2016 Disease and Injury Incidence and Prevalence Collaborators. (2017). Global, regional, and national incidence, prevalence, and years lived with disability for 328 diseases and injuries for 195 countries, 1990–2016: a systematic analysis for the Global Burden of Disease Study 2016. *Lancet, 390* (10100), 1211–1259.

Ihme, N., Altenhofen, L., von Kries, R. & Niethard, F.U. (2008). Sonographisches Hüftscreening in Deutschland. *Der Orthopäde, 37*, 541–546.

Hadji, P., Klein, S., Gothe, H., Häussler, B., Kless, T., Schmidt, T. et al. (2013). The epidemiology of osteoporosis – Bone Evaluation Study (BEST): an analysis of routine health insurance data. *Deutsches Ärzteblatt International, 110* (4), 52–57.

Jones, G., Winzenberg, T. M, Callisaya. M.L. & Laslett, L.L. (2014). Lifestyle modifications to improve musculoskeletal and bone health and reduce disability – a life-course approach. *Best Practice & Research Clinical Rheumatology, 28* (3), 461–478.

von Kries, R., Ihme, N., Altenhofen, L., Niethard, F.U., Krauspe, R. & Rückinger, S. (2012). General ultrasound screening reduces the rate of first operative procedures for developmental dysplasia of the hip: a case-control study. *Journal of Pediatrics, 160*, 271–275.

Lems, W.F., Dreinhöfer, K.E., Bischoff-Ferrari, H., Blauth, M., Czerwinski, E., da Silva, J. et al. (2017). EULAR/EFORT recommendations for management of patients older than 50 years with a fragility fracture and prevention of subsequent fractures. *Annals of the Rheumatic Diseases, 76* (5), 802–810.

Lidgren, L. (2012). Looking back at the start of the Bone and Joint Decade – What have we learnt? *Best Practice & Research Clinical Rheumatology, 26*, 169–171.

Ludwig, O., Kelm, J. & Fröhlich, M. (2017). Effekte einer sportlichen Intervention auf die Haltungsentwicklung vom Jugend- zum Erwachsenenalter. *Sports Orthopaedics and Traumatology, 33* (1), 65–72.

Moe, J. H., Winter, B. R., Bradford, D. S. & Lonstein, J. E. (1978). *Scoliosis and other spinal deformities.* Philadelphia, London, Toronto: W. B. Sanders.

Mahlknecht, J. F. (2007). Die Prävalenz von Haltungsstörungen bei Kindern & Jugendlichen: eine Querschnittsanalyse. *Zeitschrift für Orthopädie und Unfallchirurgie, 145*, 338–342.

Monticone, M., Ambrosini, E., Cazzaniga, D., Rocca, B. & Ferrante, S. (2014). Active self-correction and task-oriented exercises reduce spinal deformity and improve quality of life in subjects with mild adolescent idiopathic scoliosis. Results of a randomised controlled trial. *European Spine Journal, 23* (6), 1204–1214.

Multerer, C. & Döderlein, L. (2014). Angeborene Hüftdysplasie und -luxation. *Orthopäde, 43* (8), 733–741.

Niethard, F. U. (2009). *Kinderorthopädie.* Stuttgart: Thieme.

Plass, D., Vos, T., Hornberg, C., Scheidt-Nave, C., Zeeb, H. & Krämer, A. (2014). Entwicklung der Krankheitslast in Deutschland. *Deutsches Ärzteblatt International, 111* (38), 629–638.

Rabenberg, M. (2013). *Arthrose* (Gesundheitsberichterstattung des Bundes, Heft 54). Berlin: Robert Koch-Institut.

Robert Koch-Institut (RKI). (2008). *Erkennen – Bewerten – Handeln: Zur Gesundheit von Kindern und Jugendlichen in Deutschland.* Berlin: RKI

Sanzarello, I., Nanni, M. & Faldini, C. (2017). The clubfoot over the centuries. *Journal of Pediatric Orthopaedics B, 26* (2), 143–151.

Schäfer, M. & Dreinhöfer, K. (2009). Sport und Arthrose. *Zeitschrift für Rheumatologie, 68* (10), 804–810.

Schönau, E. (2013). Kindliche Adipositas – Folgen für den Bewegungsapparat und Therapieansätze. *Bundesgesundheitsblatt Gesundheitsforschung Gesundheitsschutz, 56* (4), 528–531.

Seidel, M. (2013). Konstitutionelle Hypermobilität. *Orthopädie und Unfallchirurgie up2date, 8* (3), 251–264.

Steffan, K. (2015). Physiotherapie in der idiopathischen Skoliosebehandlung. *Orthopäde, 44* (11), 852–858.

Stücker, R. (2003). Haltungsschäden bei Kindern und Jugendlichen – Untersuchung und Beratung. *Kinder- und Jugendarzt, 34*, 936–938.

Lese- und Medienempfehlung zur Vertiefung

Jones, G., Winzenberg, T. M., Callisaya, M. L. & Laslett, L. L. (2014). Lifestyle modifications to improve musculoskeletal and bone health and reduce disability – a life-course approach. *Best Practice & Research Clinical Rheumatology, 28* (3), 461–478.

Niethard, F. U. (2009). *Kinderorthopädie.* Stuttgart: Thieme

Psczolla, M., Kladny, B., Flechtenmacher, J., Hoffmann, R. & Dreinhöfer, K. E. (Hrsg.). (2017). *Weißbuch Konservative Orthopädie und Unfallchirurgie.* Berlin: De-Gruyter.

13 Prävention von Adipositas

Klara Brixius

Überblick
- Was ist Übergewicht und Adipositas?
- Ist Adipositas doch genetisch bedingt?
- Reguliert das Fettgewebe Energieaufnahme und -verbrauch?
- Was bedeutet das für die Prävention?

13.1 Definition von Übergewicht und Adipositas beim Erwachsenen

Die zunehmende Digitalisierung und Technisierung des 21. Jahrhunderts geht bei den meisten Personen mit einer zunehmenden Verminderung der täglichen körperlichen Aktivität/Bewegung einher. Dies kann den Vorteil haben, dass der körperliche Verschleiß im Altersgang verzögert wird. In Kombination mit einem Überangebot an hoch fetthaltigen und energieverdichteten Nahrungsmitteln, wie dies für die Industrienationen und die Schwellenländer charakteristisch ist, sowie einem veränderten gesellschaftlichen Essverhalten führt dieses Missverhältnis von Energiezufuhr und Energieverbrauch. zu einer Zunahme an Menschen, bei denen der Gesamtkörperfettgehalt in Relation zum Körpergewicht zu hoch ist.

Definition

In der S3-Leitlinie zur Prävention und Therapie der Adipositas (Deutsche Adipositasgesellschaft, 2014) wird Adipositas definiert als **„eine über das Normalmaß hinausgehende Vermehrung des Körperfetts“**. Quantifiziert wird dies in Anlehnung an den Vorschlag der Weltgesundheitsorganisation (WHO, 2000) über den Body-Mass-Index (BMI). Dies ist der Quotient aus dem Köpergewicht dividiert durch die Körpergröße zum Quadrat (vgl. Tabelle 13-1). Übergewicht ist definiert als BMI 25,0–29,9 und bedeutet, dass der Körperfettgehalt zwar gegenüber dem Normalgewicht erhöht ist, aber diese Veränderung (noch) nicht krankhaft ist. Mit dem Begriff „Adipositas“ wird das **krankhafte Übergewicht** mit einem **BMI > 30 kg/m²** bezeichnet (Tabelle 13-1).

Adipositas wird im deutschen Gesundheitssystem nicht als Krankheit anerkannt, wird jedoch von verschiedenen Institutionen als Krankheit eingestuft (WHO, 2000; Deutsche Adipositasgesellschaft, 2014), weil die pathophysiologischen Mechanismen der Adipositas andere Organe negativ beeinflussen und psychosoziale Beeinträchtigungen bewirken (s.u.). Der Schweregrad der Adipositas ist davon abhängig, wie stark mit zunehmendem BMI das Risiko für Folgeerkrankungen ansteigt.

Die Daten der Studie „Gesundheit in Deutschland aktuell“ (GEDA-Studie) des Robert Koch-Instituts (RKI, 2014) zeigen, dass

Tabelle 13-1: Klassifikation der Adipositas bei Erwachsenen gemäß dem Body-Mass-Index (Deutsche Adipositasgesellschaft, 2014)

Kategorie	BMI (kg/m2)	Risiko für Folgerkrankungen
Untergewicht	< 18,5	niedrig
Normalgewicht	18–24,9	durchschnittlich
Übergewicht	25–29,9	gering erhöht
Adipositas Grad I	30–34,9	erhöht
Adipositas Grad II	35–39,9	hoch
Adipositas Grad III	> 40	sehr hoch

- rund 46 % der Frauen und 60 % der Männer übergewichtig oder adipös sind,
- Übergewicht bei Männern häufiger auftritt (43 %) als bei Frauen (30 %),
- bei der Adipositas kein Unterschied zwischen Männern und Frauen besteht.

Insbesondere bei Frauen hat die Herkunft aus einer unteren sozialen Schicht sowie die regionale Herkunft (Region Ost [Süd] höher, Baden-Würtemberg niedriger als der Bundesdurchschnitt) großen Einfluss auf das Entwickeln einer Adipositas (vgl. Abbildung 13-1). Diese Unterschiede sind bei den Männern im Ansatz vorhanden, aber nicht so stark ausgeprägt. Mit zunehmendem Alter steigt der Anteil der adipösen Männer und Frauen deutlich an. **Je niedriger der soziale Status, desto höher ist die Wahrscheinlichkeit für das gemeinsame Vorkommen von Rauchen, sportlicher Inaktivität und Adipositas** (Lampert, 2010; vgl. Abbildung 13-1). All diese Unterschiede müssen bei

Wichtig für Gesundheitsförderung und Prävention

Bedeutung der Verteilung der Körperfettmasse

Für das Krankheitsrisiko, insbesondere bei kardiovaskulären und metabolischen Erkrankungen ist weniger der Absolutwert des BMI als vielmehr die Körperfettverteilung entscheidend, hier insbesondere das viszerale (oder abdominale) Fett. Das viszerale Fett greift auch im gesunden, nicht adipösen Zustand über die Freisetzung von sogenannten Adipocytokinen (s. u.) in die kardiovaskuläre und metabolische Regulation ein. Bei Zunahme des viszeralen Fettgewebes wird diese Regulation verändert, wodurch sich u. a. Bluthochdruck und Diabetes mellitus Typ 2 entwickeln können. Um das viszerale Fettdepot zu beurteilen, wird eine Messung des Taillenumfangs empfohlen (Lean et al., 1995). Beträgt der Taillenumfang mehr als 88 cm bei Frauen bzw. mehr als 102 cm bei Männern, liegt eine abdominale Adipositas vor (WHO, 2000; Yumuk et al., 2015).

Es gibt bisher keine eindeutige Studienlage dazu, dass körperliche Aktivität kurzfristig (bis zu vier Monate) dazu beiträgt, die viszerale Fettmasse zu senken (Ross & Janssen, 2001). Häufig ist keine Gewichtsveränderung, sondern eine Gewichtsstabilisierung zu beobachten, da die Personen Muskelmasse auf- und Fettmasse abbauen. Es ist wichtig, dies den Patienten und Patientinnen im Vorfeld zu kommunizieren, da die Enttäuschung über den ausbleibenden Gewichtsverlust sich negativ auf die weitere Motivation zur Aufrechterhaltung einer gesundheitsförderlichen Lebensstiländerung auswirken kann.

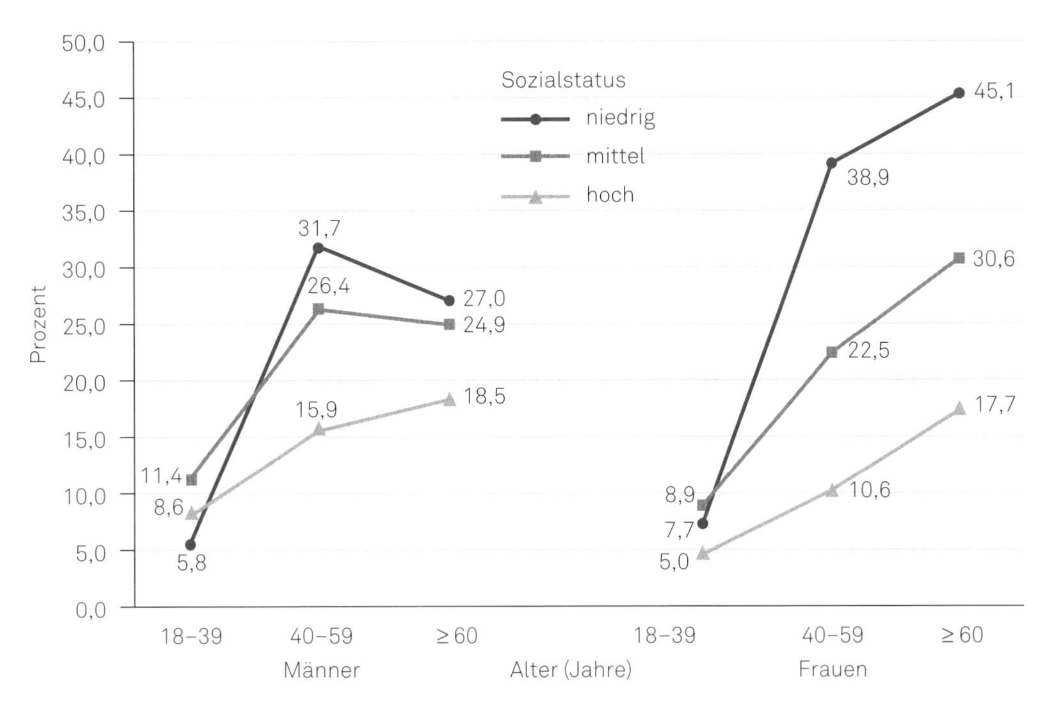

Abbildung 13-1: Anteil adipöser Männer und Frauen nach Sozialstatus und Altersgruppe (nach Lampert, 2010).

der Entwicklung und nachhaltigen Implementierung von Gesundheitsprogrammen berücksichtigt werden (s. u.).

13.2 Pathogenese der Adipositas und adipositasassoziierte Folgeerkrankungen

Generell gilt, dass Adipositas auf einer überhöhten Energiezufuhr im Vergleich zum Energieverbrauch einer Person beruht. Die Ursachen, die zu diesem Zustand führen können, sind multifaktoriell und können biologische, psychosoziale oder umweltbedingte Ursachen haben. Faktoren, die zumindest teilweise als ursächlich in der Entwicklung der Adipositas angesehen werden und im Zusammenhang mit Präventionsmaßnahmen Berücksichtigung finden sollten, sind in Tabelle 13-2 zusammengefasst.

Während einige der in Tabelle 13-2 aufgeführten Punkte schon besprochen wurden bzw. im untenstehenden Text noch näher erläutert werden, soll hier auf einige weitere Ursachen der Adipositas kurz eingegangen werden.

13.2.1 Familiäre Disposition

Ein hoher Körperfettanteil kann bei der Frau Störungen des Östrogenstoffwechsels und damit die Ausbildung von polizystischen Eierstöcken (sogenanntes **Polizystisches Ovarialsyndrom**) bewirken, wodurch auch **Infertilität** (Unfruchtbarkeit) entstehen kann. Das Polizystische Ovarialsyndrom ist gekennzeichnet durch eine verlängerte Dauer des weiblichen Zyklus (Oligomenorrhö) bzw. Ausbleiben der Regelblutung (Amenorrhö), Adipositas und Hyperandrogenismus (Überproduktion von männlichen Hormonen

Tabelle 13-2: Ursachen der Adipositas (nach Deutsche Adipositasgesellschaft, 2014).

familiäre Disposition, genetische Ursachen	
Lebensstil	z. B. Bewegungsmangel, Fehlernährung
ständige Verfügbarkeit von Nahrung	
Schlafmangel	
Stress	
depressive Erkrankungen	
niedriger Sozialstatus	
Essstörungen	z. B. Binge Eating Disorder, Night Eating Disorder
endokrine Erkrankungen	z. B. Hypothyreose, Cushing-Syndrom
Medikamente	z. B. Antidepressiva, Neuroleptika, Phasenprophylaktika, Antiepileptika, Antidiabetika, Glukokortikoide, einige Kontrazeptiva, Betablocker
andere Ursachen	z. B. Immobilisierung, Schwangerschaft, Nikotinverzicht

aus den Eierstöcken). Durch eine Gewichtsreduktion werden diese Veränderungen rückläufig.

Das Körpergewicht, das eine Frau mit Beginn der Schwangerschaft hat, beeinflusst die Gesundheit der werdenden Mutter und des noch ungeborenen Kindes stärker als die Gewichtszunahme während der Schwangerschaft. Übergewichtige und adipöse Frauen haben in der Schwangerschaft ein höheres Risiko als normalgewichtige Frauen für die Entwicklung eines Schwangerschaftsdiabetes **(Gestationsdiabetes)**, eines Bluthochdrucks, einer Frühgeburt und sonstigen Geburtskomplikationen. Weiterhin haben Kinder von während der Geburt übergewichtigen Müttern ein erhöhtes Risiko selbst übergewichtig zu werden, mit den damit verbundenen Folgeerkrankungen wie z. B. Spina bifida (Fehlbildung des Neuralrohrs in der frühen Embryonalentwicklung, bei der ein Dornfortsatz der Wirbelköper gespalten ist und das Rückenmark aus der Wirbelsäule hervortritt) oder Herzfehlern. Daher sollte vor einer Schwangerschaft (auch bei Untergewicht) immer das Normalgewicht angestrebt werden.

Das Bundesministerium für Ernährung und Landwirtschaft (BMEL, 2017) empfiehlt in seinen momentanen Richtlinien, dass eine „normale" Gewichtszunahme in der Schwangerschaft für normalgewichtige Frauen zwischen 10 kg und 16 kg liegen sollte. Daten der bundesweiten KiGGS-Studie belegen, dass das Risiko für späteres kindliches Übergewicht erhöht ist, wenn normalgewichtige Frauen in der Schwangerschaft viel zunehmen. Allerdings ist die Effektgröße begrenzt: Mit einem Kilogramm zusätzlicher Gewichtszunahme steigt das spätere kindliche Übergewichtsrisiko um nur 1 % (von Kries et al., 2011). Unter präventiven Gesichtspunkten sollten übergewichtige und adipöse Schwangere auf eine ausgewogene Ernährung und regelmäßige Bewegung auch in der ärztlichen Beratung hingewiesen und ggf. begleitet werden.

Nicht nur das Körpergewicht der Mutter, sondern auch das Körpergewicht des Vaters scheint nachhaltig auf die Kinder Einfluss zu haben. Es gibt Hinweise, dass väterliches oder/ und mütterliches Übergewicht zu **epigenetischen Modifikationen** führt (z. B. Methylierungen in verschiedenen DNA-Abschnitten), die den Leptinstoffwechsel betreffen (vgl. hierzu Adipocytokine und ihre Wirkmechanismen, s. u.), und dass diese Modifikationen über mehrere Generationen erhalten bleiben. Daher sollten auch übergewichtige Väter in der Phase der Kinderplanung auf dieses Problem aufmerksam gemacht werden. Eine Reduktion des BMI kann die DNA-Methylierungen rückgängig machen (Craig et al., 2017). Epigenetische Studien, d. h. Studien, die genetische Veränderungen untersuchen, die nicht auf Mutationen sondern biochemischen Veränderungen an der DNA beruhen und trotzdem weitervererbt werden, weisen immer deutlicher darauf hin, dass es wichtig ist, übergewichtige und adipöse Eltern schon vor der Schwangerschaft zu einer Gewichtsreduktion zu motivieren.

13.2.2 Schlafmangel

Die Lebensgewohnheiten der Industrienationen sind durch eine zunehmende Abnahme der Schlafdauer gekennzeichnet (Cappuccio et al., 2008). Innerhalb der letzten zehn Jahre hat die Schlafdauer an Arbeitstagen um ungefähr 37 Minuten abgenommen (Roenneberg et al., 2012). Es gibt klare Hinweise darauf, dass Schlafentzug mit der Entwicklung von Adipositas einhergehen kann. Schlafentzug bewirkt eine Dysregulation der Gehirnzellen, die die Nahrungsaufnahme regulieren, was in einem verstärkten Wunsch/ Trieb resultiert, kalorienhaltige Nahrungsmittel zu sich zu nehmen (Übersicht bei Greer et al., 2013).

Bei der im Zusammenhang mit Übergewicht/ Adipositas häufig auftretenden **chronischen Schlafapnoe** (krankhaftes Aussetzen der Atmung während des Schlafes mit einhergehender Sauerstoffminderversorgung) scheint es einen bidirektionalen Zusammenhang zu geben: Auf der einen Seite kann durch die Gewichtszunahme die chronische Schlafapnoe verursacht werden, was durch die Gewichtszunahme im thorakoabdominalen Bereich begründet wird, auf der anderen Seite kann das Schlafapnoesyndrom durch Schlafentzug das Essverhalten beeinflussen (Übersicht bei Hamilton und Joosten, 2017).

Es kann also festgehalten werden, dass auch das Schlafverhalten im Rahmen von Präventionsaspekten berücksichtigt werden sollte. Körperliche Aktivität kann nicht nur zur Gewichtsstabilisation beitragen, sondern sich auch, durch eine veränderte Transmitterfreisetzung im Gehirn, positiv auf das Schlafverhalten auswirken.

13.2.3 Stress und Depression

(Dys-)Stress geht häufig mit Zeit- und Bewegungsmangel einher, wodurch Adipositas über das dadurch induzierte Ungleichgewicht von Energieaufnahme und Energieverbrauch entstehen kann. Hinzu kommt, dass (Dys-)Stress Schlafmangel nach sich ziehen kann, der über die bereits oben beschriebenen Faktoren die Adipositasentwicklung verstärkt. Ob Stress über die chronische erhöhte Freisetzung des Stresshormons **Kortisol** zur Ausbildung der viszeralen Adipositas („Bauchfettadipositas“, auch sogenannter „Bierbauch“) beitragen kann und welcher Zusammenhang hier besteht, ist unklar. Es gibt Hinweise, dass bei adipösen Personen die Plasmakortisolspiegel erhöht sind (Jackson et al., 2017). Medikamentös eingenommenes hochkonzentriertes Kortisol (z. B. zum Herabsetzen eines inflammatorischen Prozesses) kann eine viszerale Adipositas hervorrufen (Stimson et al., 2017), sodass die Vermutung naheliegt, dass die erhöhten Kortisolwerte bei adipösen Personen zur Ausbildung der viszeralen Adipositas beitragen.

Neben Stress scheinen auch depressive Stimmungsschwankungen ein hohes Risiko für die Entwicklung von Adipositas darzustellen bzw. auch umgekehrt: Übergewichtige Personen haben ein 55 % höheres Risiko dafür, eine **Depression** zu bekommen, als normalgewichtige Menschen (Luppino et al., 2010). Der Zusammenhang zwischen Depression und Adipositas tritt vor allem dann auf, wenn die Adipositas an das metabolische Syndrom gekoppelt ist, d.h. dem gleichzeitigen Auftreten von abdominaler Adipositas, Bluthochdruck, Diabetes, Fettstoffwechselstörungen (Hypertriglyzeridämie und erniedrigtes HDL). Die Depression stellt im Zusammenhang mit Adipositas einen entscheidenden Faktor dar, der es den erkrankten Personen erschwert, Gewicht zu verlieren und Therapie-, aber auch Präventionsmaßnahmen erfolgreich zu bewältigen. Es sind vor allem die abdominale Adipositas und die **niedrige Qualität der Lebensmittel**, die für die Entwicklung einer Depression bei Adipositas verantwortlich gemacht werden (Roberts et al., 2003; Dong et al., 2004; Hamer et al., 2012). Aber auch umgekehrt führt eine Depression dazu, dass Personen an Gewicht zunehmen, weil sie sich aufgrund der Depression zunehmend weniger bewegen und ungesunde, kalorienreiche Lebensmittel zu sich nehmen (Luppino et al., 2010; Pan et al., 2012).

Externaler **psychischer Stress** kann auf Menschen unterschiedliche Wirkung haben, die einen essen mehr, die anderen weniger (Dallman, 2010), die einen verlieren an Appetit und damit auch Gewicht, die anderen suchen sich gerade in solchen Situationen wohlschmeckende, belohnende, kalorienreiche Nahrung aus, um sich zu beruhigen (Adam & Epel, 2007). Unabhängig davon, ob im Rahmen einer Stresssituation mehr oder weniger gegessen wird, gilt, dass die Einnahme von hoch fetthaltigen und hoch zuckerhaltigen Nahrungsmitteln als wohltuend erlebt wird (Dallman, 2010), wodurch die Diäten im Rahmen der Adipositaspräventionsprogramme infolge des Fett- und Zuckerentzugs als unangenehm wahrgenommen werden.

Es ist gerade der hohe Anteil an gesättigten Fettsäuren, der in der als „westlich" charakterisierten Nahrung dazu führt, dass sich vor allem die viszerale Adipositas, gefolgt von einer Depression, entwickelt. Die sogenannte mediterane Kost hat durch den hohen Gehalt an ungesättigten Fettsäuren kaum einen Einfluss auf die abdominale Fettentwicklung und Stimmungsschwankungen (Hryhorczuk et al., 2013). Durch die Einnahme von hohen Konzentrationen gesättigter Fettsäuren steigt im Blut die Konzentration an **Palmitat** an, dass die Bluthirnschranke durchdringen kann und im Gehirn die Sensitivität der Leptin- und Insulinrezeptoren senkt. Es ist denkbar, dass diese Reaktion die Depression auslösen kann (Übersicht bei Hryhorczuk et al., 2013). Neben einer verminderten Sensibilisierung der Leptin- und Insulinrezeptoren im Gehirn scheinen auch entzündungsvermittelnde Zytokine (inflammatorische Marker), die aus dem abdominalen Fettgewebe freigesetzt werden, eine Rolle bei der Entwicklung einer Depression zu spielen (Übersicht bei Hryhorczuk et al., 2013).

Die Einnahme von **hoch zuckerhaltiger Nahrung** ist mit dem Auftreten einer Depression assoziiert (El-Ansari et al., 2014). Andere Studien konnten tatsächlich die zuckerhaltige Nahrungsaufnahme in den direkten Zusammenhang mit der Ausbildung einer Depression setzen (Gangwisch et al., 2015; Guo et al., 2014). Möglicherweise hängt dies damit zusammen, dass zuckerhaltige Ernährung die Freisetzung des „brain-derived neurotrophic factor" (BDNF) senkt (Molteni et al., 2002).

Die hier dargestellten Befunde zeigen, dass eine gesunde Ernährung nicht nur entscheidend dafür ist, keine Adipositas zu entwickeln bzw. der Adipositas entgegenzuwirken, sondern, dass eine gesunde Ernährung auch Einfluss auf zentralnervöse Prozesse nimmt, die das Essverhalten und die psychische Stimmung beeinflussen und dementsprechend die Prävention nachhaltig unterstützen können. Auch körperliche Aktivität kann

Wichtig für Gesundheitsförderung und Prävention

Adipocytokine und ihre Wirkmechanismen
Die Adipositas zieht sogenannte **adipositasassoziierte Folgeerkrankungen** nach sich. So steigt bei vorliegender Adipositas das Risiko für Herz-Kreislauf-Erkrankungen, wie Bluthochdruck oder Myokardinfarkt, um das zwei- bis dreifache. Hierbei spielt eine endokrine Fehlregulation des Fettgewebes eine Rolle. Normalerweise reguliert das viszerale Fettgewebe eine dem Energiebedarf des Körpers angemessene Nahrungsaufnahme durch die Freisetzung von Adipocytokinen. Diese sind – ähnlich wie inflammatorisch freigesetzte Zytokine oder endokrin freigesetzte Hormone – Botenstoffe, die regulierend in viele Funktionen des Körpers eingreifen. Die bekanntesten Adipozytokine sind in diesem Zusammenhang Leptin, Adiponektin und Resistin. Was die Regulation der Energiezufuhr und damit die Nahrungsaufnahme betrifft, ist **Leptin** von entscheidender Bedeutung. Nehmen die viszeralen Fettzellen über das Blut verstärkt Glukose und Fettsäuren auf, so wird Leptin verstärkt vom viszeralen Fettgewebe ins Blut freigesetzt und löst durch Bindung an Leptinrezeptoren im Hypothalamus ein Sättigungsgefühl aus. Adipositas geht mit einer chronischen Erhöhung der Leptinkonzentration einher, die zu einer Desensibilisierung der Rezeptoren im Hypothalamus führt und dadurch ein Sättigungsgefühl verhindert. Aufgrund dieser fehlenden endogenen Regulation kann eine Gewichtsreduktion langfristig u. a. nur über gezielte (Ernährungs-)Programme erreicht werden, bei denen eine Wahrnehmung des Sättigungsgefühls über andere Mechanismen (z. B. visuell/intellektuell) als die Leptin-Hypothalamus-Achse mitberücksichtigt wird.

hier durch den erhöhten Energieverbrauch und eine Einflussnahme auf den Glukosestoffwechsel sinnvoll sein.

13.3 Evidenzbasierte Präventionsansätze der Adipositas im Erwachsenenalter

Die Notwendigkeit für Präventionsmaßnahmen ergibt sich aus dem erhöhten Risiko der adipositasassoziierten Morbidität, einer verminderten Lebensqualität, psychosozialen Beeinträchtigungen sowie einer erhöhten Mortalität. Außerdem sind einige der adipositasinduzierten Dysregulationen (z. B. Diabetes mellitus Typ 2) nicht mehr reversibel.

13.3.1 Primärprävention

Entsprechend der S3-Leitlinien-Vorgaben, die unter der Federführung der Deutschen Gesellschaft für Adipositas erarbeitet wurden, soll in der Bevölkerung eine Gewichtsstabilisierung erreicht werden. Dies bedeutet: kein Überschreiten des BMI von 25 kg/m^2 bzw. eines Taillenumfangs von 80 cm bei Frauen und 94 cm bei Männern. Eine allgemeine Gewichtsstabilisation und -kontrolle soll vor allem durch eine bedarfsgerechte Ernährung, regelmäßige körperliche Aktivität (vor allem Ausdaueraktivität), eine Reduktion von sitzenden Tätigkeiten und eine regelmäßige Gewichtskontrolle erreicht werden. Gerade im Hinblick auf die Entwicklung von Adipositas sollte der Verzehr von Fast Food und der Verzehr von zuckerhaltigen Getränken reduziert werden. Insbesondere der Austausch von energiereichen Nahrungsmitteln durch fettarme, faserreiche (ballaststoffreiche) Kost (Obst, Vollkorn, Gemüse, Salat) ist hier günstig. Einen guten Ansatz hierzu können Maßnahmen im betrieblichen Setting **(betriebliche Gesundheitsförderung)** darstellen. Hierbei sollten neben Ernährungsinterventionen auch Bewegungsprogramme eingeschlossen werden. Insbesondere durch die Einführung des „neuen“ Präventionsparagrafen wurden hier gesetzliche Grundlagen geschaffen, die die Finanzierung und Umsetzung solcher

Wichtig für Gesundheitsförderung und Prävention

Rauchen und Adipositas
Es wurde bereits erwähnt, dass der Anteil an Rauchern und Raucherinnen bei adipösen Personen höher liegt als bei nicht adipösen Personen (s.o.). Allerdings ist aber auch das Beenden des regelmäßigen Rauchens mit einer Gewichtszunahme assoziiert, was insbesondere für Frauen häufig ein Problem darstellt (Pommerleau et al., 2001). Es gibt verschiedene Mechanismen, die für die Gewichtszunahme bei Nikotinentzug verantwortlich sind. Nikotin dämpft den Appetit, sodass nach Tabakentwöhnung der Appetit durch die verstärkte Freisetzung des orexigenischen Hormons **Ghrelin** aus der Magenschleimhaut und der Bauchspeicheldrüse erhöht sein kann (Koopmann et al., 2015). Daher besteht die Gefahr, dass Personen, die mit einen Suchtverhalten (dem Rauchen) aufhören, dieses durch ein anderes abweichendes (Sucht-)Verhalten zu ersetzen, z.B. dem übermäßigen Essen (White & Grilo, 2007) bei gleichzeitig herabgesetztem körperlichem Energieverbrauch. Es gibt Hinweise, dass zwischen der Anzahl der gerauchten Zigaretten und der Höhe der Gewichtszunahme nach Rauchstopp ein Zusammenhang besteht, d.h. Personen, die starke Raucher waren, nehmen mehr an Gewicht zu als Personen, die schwache Raucher waren. Die von Nikotin ausgehende Erhöhung des Grundumsatzes ist eine Wirkung, die innerhalb von 24 Stunden abklingt, weshalb sich ein Rauchstopp u.U. relativ schnell auf das Körpergewicht auswirken kann. Übertragen auf die Prävention bedeutet das, dass ein starker Raucher, der – bei unveränderter Nahrungsaufnahme – aufhört zu rauchen, langfristig eine Gewichtssteigerung erfahren wird. Das Ausbleiben einer merklichen Gewichtszunahme kann demnach zu einer erfolgreichen Rauchabstinenz beitragen und die Rückfallquote senken. **Körperliche Aktivität** könnte neben einer Verhaltenstherapie und einer Ernährungsintervention helfen, einen Gewichtsanstieg zu vermeiden und Exrauchern das Abstinentbleiben erleichtern. Hierzu fehlen allerdings noch evidenzbasierte Längsschnittstudien.

Maßnahmen, z.B. auch in Kooperation mit den betreffenden Krankenkassen, unterstützen und insbesondere im Hinblick auf die Primärprävention von Adipositas in Zukunft nachhaltige Erfolge erzielen könnten.

13.3.2 Sekundärprävention

Die Grenzen der Sekundärprävention der Adipositas zur Primärprävention als auch zur Tertiärprävention sind fließend. Daher gelten die unter diesen Kapiteln aufgeführten Maßnahmen prinzipiell auch für die Sekundärprävention. Ziel der Sekundärprävention ist es, die Anzahl der adipösen Personen mittels Frühtherapie und Frühdiagnostik auch im Hinblick auf die adipositasassoziierten Erkrankungen zu senken, d.h. das Gewicht im Normal- bis Übergewichtsbereich zu halten.

Liegt bei übergewichtigen Personen eine „androide Fettverteilung“ (viszerale Fettverteilung) vor (sogenannter Bierbauch), sollte aufgrund der Dysregulation der Adipocytokine (s.o.) eine Gewichtsnormalisierung sowie eine Normalisierung der meist gleichzeitig vorliegenden Fettstoffwechselstörung angestrebt werden.

13.3.3 Tertiärprävention

Aus tertiärpräventiven Gründen ist eine Gewichtsreduzierung bei Adipositas unumgänglich, damit keine Folgeerkrankungen entstehen. Hierzu gehört es auch, im Anschluss an erfolgte und erfolgreiche Therapie dauerhafte Unterstützung zu bieten, z.B. durch die Teilnahme an Selbsthilfegruppen, um die nicht seltenen Rückfälle zu verhindern bzw. zu begrenzen.

13.4 Übergewicht und Adipositas im Kindes- und Jugendalter

Auch im Kinder- und Jugendbereich wird die Adipositas über den BMI klassifiziert, obwohl es hier noch keine klare Evidenz dafür gibt, ab wann eine Zunahme der Körperfettmasse krankhaft ist. Für Deutschland werden als Referenz die von der Arbeitsgemeinschaft Adipositas im Kindes- und Jugendalter (AGA) der Deutschen Adipositas-Gesellschaft veröffentlichten alters- und geschlechtsspezifisch aufgearbeiteten Perzentilenkurven für den BMI zugrunde gelegt (Kromeyer-Hauschild et al., 2001; AGA, 2009). In Übereinstimmung mit der European Childhood Obesity Group definiert die AGA bei Kindern und Jugendlichen

- Übergewicht bei BMI-Werten, die über der 90. Perzentile liegen,
- Adipositas bei Überschreiten der 97. Perzentile und
- eine extreme Adipositas bei BMI-Werten über der 99,5 Perzentile dieser Referenzdaten (AGA, 2009; Poskitt, 1995; vgl. auch Abbildung 13-2).

Die Adipositas im Kindes- und Jugendalter hat insbesondere durch das im Vergleich zu Normalgewichtigen erhöhte Auftreten von weiteren zusätzlichen Krankheitsbildern oder Syndromen zunehmend Bedeutung bekommen und wird als eigenes Krankheitsbild **„morbide Adipositas im Kindes- und Jugendalter“** bezeichnet (AGA, 2009). Dies unterstreicht die Bedeutung von Präventivmaßnahmen in diesem Bereich.

Im Kinder- und Jugendbereich gibt es bisher zu wenige Studien, die untereinander vergleichbar wären, sodass eine evidenzbasierte Aussage nicht möglich ist. Der sozioökonomische Status des Elternhauses stellt einen entscheidenden Risikofaktor für das Zusammentreffen von Fehlernährung, Bewegungsmangel und Adipositas dar. Das frühzeitige Erkennen übergewichtiger/

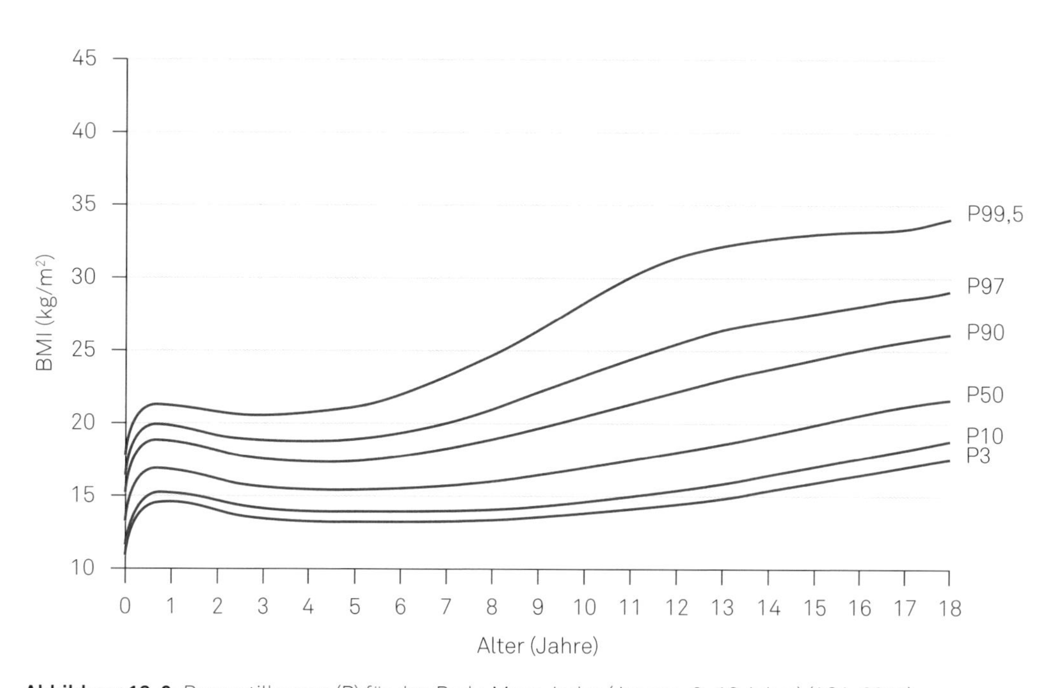

Abbildung 13-2: Perzentilkurven (P) für den Body-Mass-Index (Jungen, 0–18 Jahre) (AGA, 2017).

adipöser Kinder und deren gezielte Beratung und Unterstützung bei der Verhaltensänderung (auch der entsprechenden Familie) haben entscheidende Bedeutung. Dies könnte z.B. durch gezielte Sensibilisierung und Schulung des Personals in Kindergärten, Schulen und anderen Sozialisationseinrichtungen erreicht werden, indem z.B. das Thema Ernährung altersgerecht behandelt wird oder/und gemeinsame Mahlzeiten eingenommen werden. Gleichzeitig muss eine Anleitung zu gesundem Ernährungs- und Bewegungsverhalten im Alltag und in allen Sozialisationsfeldern (insbesondere in Kindergarten und Schule) erfolgen. Von Bedeutung ist auch das Vermitteln angemessener Fähigkeiten zum Umgang mit Frustrationen, Ärger und sozialen Belastungen sowie auch angemessenen Freizeitverhaltens (Stärkung der Resilienzfaktoren), damit Kinder und Jugendliche nicht zu Frust-, Stress- oder Langeweile-Essern werden und sich durch sozialen Druck im Zusammenhang mit Essen und Trinken nicht beeinflussen lassen. Dies bedeutet, dass insbesondere im Kinder- und Jugendbereich die Prävention von Übergewicht und Adipositas eine Aufgabe der gesamtgesellschaftlichen Gesundheitsförderung ist und eine konzertierte Aktion aller Beteiligten auf allen Einflussebenen des sogenannten **„Netzwerks kausaler Faktoren der Adipositas“** notwendig ist (vgl. Abbildung 13-3).

Zusammenfassung

Die Entwicklung von Übergewicht und Adipositas ist ein multifaktorieller und vielschichtiger Prozess. Dies muss bei der Entwicklung und Verordnung von Präventionsmaßnahmen beachtet werden. Diese Vielschichtigkeit der Erkrankung und der möglichen Präventionsansätze machen es für eine nachhaltige Wirksamkeit nötig, zu Beginn eine differenzierte Diagnostik der Ursachen, die zur Entwicklung der Adipositas geführt haben, sowie der Mechanismen durchzuführen, die dafür verantwortlich sind, dass das Körpergewicht weiter ansteigt. Nur so kann gezielt auf das Verhalten der betroffenen Personen frühzeitig und nachhaltig eingewirkt werden. Beachtet werden muss auch, dass Menschen in bestimmten krank machenden gesellschaftlichen Settings/Lebenswelten leben, sodass ein rein verhaltenstherapeutischer Ansatz nicht weit genug und nachhaltig eingreift. Dies bedeutet, dass eine zunehmende Sensibilisierung für das Thema Adipositas auch in den Settings erfolgen muss, in denen sich die Menschen befinden (z.B. Kindergarten, Schule, Arbeitsplatz, Familie). Neben der Energiebilanz sollte auch beachtet werden, ob nicht weitere Faktoren, wie z.B. Schlafmangel oder die Nahrungszusammensetzung, das Appetitverhalten ungünstig beeinflussen. Im Hinblick auf den immer deutlicher werdenden transgenerationalen Aspekt der Adipositas, sollte eine Aufklärung der angehenden Eltern über das Risiko einer Adipositas für das ungeborene Kind bereits vor der Schwangerschaft erfolgen.

Diskussionsanregung

- Wie werden Übergewicht und Adipositas definiert?
- Welcher Zusammenhang besteht zwischen Adipositasprävalenz und Sozialstatus?
- Erläutern Sie das biopsychosoziale Krankheitsmodell der Adipositas.
- Nennen Sie Beispiele für Maßnahmen zur Primärprävention von Adipositas.
- Welche evidenzbasierten Grundlagen der Prävention und Behandlung von Adipositas gibt es?
- In welchen Lebenswelten („Settings“) und bei welchen Zielgruppen gibt es Ansätze für eine erfolgreiche Adipositasprävention?
- Nennen Sie Beispiele für Sekundär- und Tertiärprävention von Adipositas.
- Welche Maßnahme zur Reduktion des Gesundheitsrisikos durch Übergewicht und Adipositas ist zielführender: Verhaltens- oder Verhältnisprävention?

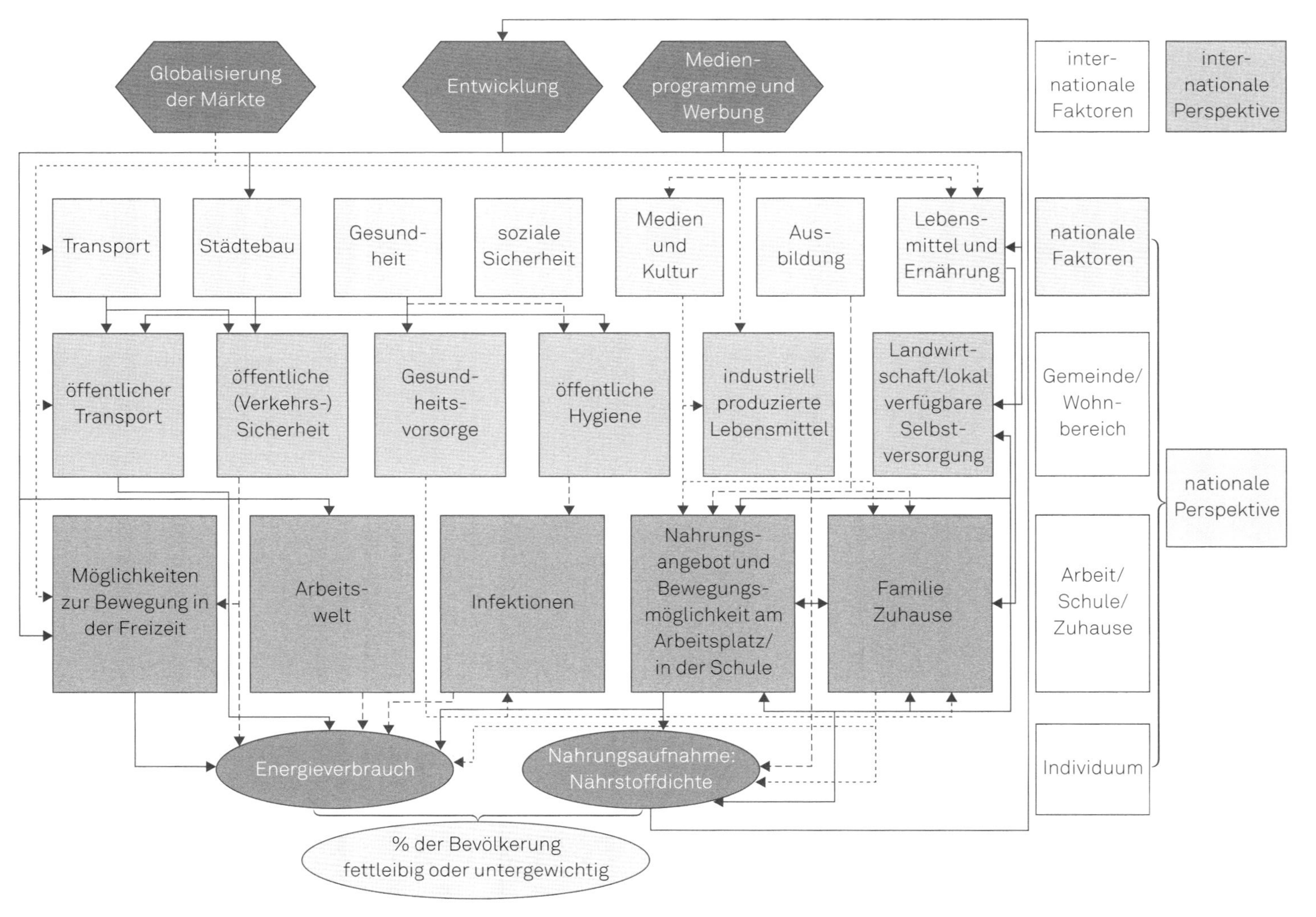

Abbildung 13-3: Netzwerk kausaler Faktoren der Adipositas (nach AGA, 2011; Wabitsch, 2004).

Literatur

Adam, T.C. & Epel, E.S. (2007). Stress, eating and the reward system. *Physiology and Behavior, 91*, 449–458. http://doi.org/10.1016/j.physbeh.2007.04.011

Arbeitsgemeinschaft Adipositas im Kindes- und Jugendalter (AGA). (2009). *Therapie der Adipositas im Kindes- und Jugendalter.* Evidenzbasierte Leitlinie zur Therapie der Adipositas im Kindes- und Jugendalter. S3 Leitlinie – Version 2009. Verfügbar unter: http://www.aga.adipositas-gesellschaft.de/index.php?id=9. Zugriff am 26.01.2018.

Arbeitsgemeinschaft Adipositas im Kindes- und Jugendalter (AGA). (2011). *Ursachen. Netzwerk kausaler Faktoren der Adipositas.* Verfügbar unter: http://www.aga.adipositas-gesellschaft.de/index.php?id=320. Zugriff am 27. Januar 2018.

Arbeitsgemeinschaft Adipositas im Kindes- und Jugendalter (AGA). (2017). *Definition der Adipositas.* Verfügbar unter: http://www.aga.adipositas-gesellschaft.de/index.php?id=8. Zugriff am 26.01.2018.

Bundesministerium für Ernährung und Landwirtschaft (BMEL). (2017). *Gewichtsentwicklung in der Schwangerschaft. Ernährung in der Schwangerschaft – Handlungsempfehlungen.* Verfügbar unter: https://www.gesund-ins-leben.de/inhalt/gewichtsentwicklung-in-der-schwangerschaft-29544.html. Zugriff am 9, August 2017.

Cappuccio, F.P., Taggart, F.M., Kandala, N.B., Cune, A., Peile, E., Stranges et al. (2008). Meta-analysis of short sleep duration and obesity in children and adults. *Sleep, 31*, 219–226.

Craig, J.R., Jenkins, T.G., Carrell, D.T. & Hotaling, J.M. (2017). Obesity, male infertility, and the sperm epigenome. *Fertility and Sterility, 107*, 848–859. http://doi.org/10.1016/j.fertnstert.2017.02.115

Dallman, M.F. (2010). Stress-induced obesity and the emotional nervous system. *Trends in Endocrinology and Metabolism, 21*, 159–165. http://doi.org/10.1016/j.tem.2009.10.004

Deutsche Adipositas-Gesellschaft (DAG). (2014). *Interdisziplinäre Leitlinie der Qualität S3 zur Prävention und Therapie der Adipositas.* Version 2.0 (April 2014). AWMF-Register Nr. 050/001. Verfügbar unter: http://www.adipositas-gesellschaft.de/fileadmin/PDF/Leitlinien/050-001l_S3_Adipositas_Praevention_Therapie_2014-11.pdf. Zugriff am 26. Januar 2018.

Dong, C., Sanchez, L.E. & Price, R.A. (2004). Relationship of obesity to depression: a family-based study. *International Journal of Obesity Related Metabolic Disorders, 28*, 790–795. http://doi.org/10.1038/sj.ijo.0802626

El Ansari, W., Adetunji, H. & Oskrochi, R. (2014). Food and mental health: relationship between food and perceived stress and depressive symptoms among university students in the United Kingdom. *Central European Journal of Public Health, 22*, 90–97.

Gangwisch, J. E, Hale, L., Garcia, L., Malaspina, D., Opler, M.G., Payne, M.E. et al. (2015). High glycemic index diet as a risk factor for depression: analyses from the Women's Health Initiative. *American Journal of Clinical Nutrition, 102*, 454–463.

Greer, S.M., Goldstein, A.N. & Walker, M. (2013). The impact of sleep deprivation on food desire in the human brain. *Nature Communications, 4*, 2259. http://doi.org/10.1038/ncomms3259

Guo, X., Park, Y., Freedman, N.D., Sinha, R., Hollenbeck, A.R., Blair, A et al. (2014). Sweetened beverages, coffee, and tea and depression risk among older US adults. *PLoS ONE, 9*, e94715. http://doi.org/10.1371/journal.pone.0094715

Hamer, M., Batty, G.D. & Kivimaki, M. (2012). Risk of future depression in people who are obese but metabolically healthy: the English longitudinal study of ageing. *Molecular Psychiatry, 17*, 940–945. http://doi.org/10.1038/mp. 2012.30

Hamilton, G.S. & Joosten, S.A. (2017). Obstructive sleep apnoea and obesity. *American Family Physician, 46*, 460–463.

Hryhorczuk, C., Sharma, S. & Fulton, S.E. (2013). Metabolic disturbances connecting obesity and depression. *Frontiers in Neuroscience, 7*, 177. http://doi.org/10.3389/fnins.2013.00177

Jackson, S.E., Kirschbaum, C. & Steptoe, A. (2017). Hair cortisol and adiposity in a population-based sample of 2,527 men and women aged 54 to 87 years. *Obesity, 25*, 539–544. http://doi.org/10.1002/oby.21733

Koopmann, A., Bez, J., Lemenager, T., Hermann, D., Dinter, C., Reinhard, I. et al. (2015). Effects of cigarette smoking on plasma concentration of the appetite-regulating peptide Ghrelin. *Annals of Nutrition and Metabolism, 66*, 155–161. http://doi.org/10.1159/000381834

von Kries, R., Ensenauer, R., Beyerlein, A., Amann-Gassner, U., Hauner. H. & Rosario, A.S. (2011). Gestational weight gain and overweight in children: results from the cross-sectional German KiGGS study. *International Journal of Pediatric Obesity, 6*, 45–52. http://doi.org/10.3109/17477161003792564

Kromeyer-Hauschild, K., Wabitsch, M., Geller, F., Ziegler, A., Geiß, H.C., Hesse, V. et al. (2001). Perzentile für den Body Mass Index für das Kindes- und Jugendalter unter Heranziehung verschiedener deutscher Stichproben. *Monatsschrift Kinderheilkunde, 149*, 807–818.

Lampert, T. (2010). Tabakkonsum, sportliche Inaktivität und Adipositas. *Deutsches Ärzteblatt International, 107*, 1–7. http://doi.org/10.3238/arztebl.2010.0001

Lean, M.E., Han, T.S. & Morrison, C.E. (1995). Waist circumference as a measure for indicating need for weight management. *BMJ, 311*, 158–161.

Luppino, F.S., de Wit, L.M., Bouvy, P.F., Stijnen, T., Cuijpers, P., Penninx, B.W. et al. (2010). Overweight, obesity, and depression: a systematic review and meta-analysis of longitudinal studies. *Archives of General Psychiatry, 67*, 220–229. http://doi.orgh/10.1001/arch-genpsychiatry.2010.2

Molteni, R., Barnard, R.J., Ying, Z., Roberts, C.K. & Gomez-Pinilla, F. (2002). A high-fat, refined sugar diet reduces hippocampal brain-derived neurotrophic factor, neuronal plasticity, and learning. *Neuroscience, 112*, 803–814. http://doi.org/10.1016/S0306-4522(02)00123-9

Pan, A., Sun, Q., Czernichow, S., Kivimaki, M., Okereke, O.I., Lucas, M. et al. (2012). Bidirectional association between depression and obesity in middle-aged and older women. *International Journal of Obesity, 36*, 595–602. http://doi.org/10.1038/ijo.2011.111

Pomerleau, C.S., Zucker, A.N. & Stewart, A.J. (2001). Characterizing concerns about post-cessation weight gain: results from a national survey of women smokers. *Nicotine and Tobacco Research, 3*, 51–60.

Poskitt, E. (1995). Defining childhood obesity: the relative body mass index (BMI). *Acta Pediatrica, 84*, 961–963.

Robert Koch-Institut (RKI) (Hrsg). (2014). Übergewicht und Adipositas. *Faktenblatt zu GEDA 2012: Ergebnisse der Studie „Gesundheit in Deutschland aktuell 2012"*. Berlin: RKI. Verfügbar unter: http://www.rki.de/geda. Zugriff am 8. August 2017.

Roberts, R.E., Deleger, S., Strawbridge, W.J. & Kaplan, G.A. (2003). Prospective association between obesity and depression: evidence from the Alameda County Study. *International Journal of Obesity and Related Metbolic Disorders, 27*, 514–521. http://doi.org/10.1038/sj.ijo.0802204

Roenneberg, T., Allebrandt, K.V., Merrow, M. & Vetter, C. (2012). Social jetlag and obesity. *Current Biology, 22*, 939–943. http://doi.org/10.1016/j.cub.2012.03.038

Ross, R. & Janssen, J. (2001). Physical activity, total and regional obesity: dose-response considerations. *Medicine and Science in Sports and Exercise, 33* (Suppl.), S521–S527.

Stimson, R.H., Anderson, A.J., Ramage, L.E., Macfarlane, D.P., de Beaux, A.C., Mole, D.J. et al. (2017). Acute physiological effects of glucocorticoids on fuel metabolism in humans are permissive but not direct. *Diabetes, Obesity and Metabolism, 19*, 883–891. http://doi.org/10.1111/dom.12899

Wabitsch, M. (2004). Kinder und Jugendliche mit Adipositas in Deutschland. *Bundesgesundheitsblatt Gesundheitsforschung Gesundheitsschutz, 47*, 251–255. http://doi.org/10.1007/s00103-003-0795-y

White, M.A. & Grilo, C.M. (2007). Symptom severity in obese women with binge eating disorder as a function of smoking history. *International Journal of Eating Disorders, 40*, 77–81.

World Health Organization (WHO). (2000). Obesity: preventing and managing the global epidemic. Report of a WHO consultation. *WHO Technical Report Series, 894*, i-xii, 1–253. Verfügbar unter: http://www.ncbi.nlm.nih.gov/pubmed/11234459. Zugriff am 26. Januar 2018.

Yumuk, V., Tsigos, C., Fried, M., Schindler, K., Busetto, L., Micic, D. et al. for the Obesity Management Task Force of the European Association for the Study of Obesity. (2015). European guidelines for obesity management in adults. *Obesity Facts, 8*, 402–424.

14 Prävention von Diabetes

Andrea Icks und Wolfgang Rathmann

Überblick
- Wo liegt die gesellschaftliche und individuelle Bedeutung des Diabetes mellitus?
- Welche Präventionsmaßnahmen lassen sich aus den Entstehungsbedingungen der Erkrankung ableiten und wie wirksam sind sie?
- Wie lassen sich Präventionsmaßnahmen in der Regelversorgung umsetzen?

Der **Typ-2-Diabetes** ist in seinen Entstehungsbedingungen nicht endgültig geklärt. Es gilt jedoch als gesichert, dass lebensweisenbezogene Faktoren eine erhebliche Rolle spielen und dass die Prävention der Erkrankung prinzipiell möglich und aufgrund der großen Public-Health-Relevanz von erheblicher Bedeutung ist. Es werden verschiedene Diabetesformen unterschieden. In diesem Beitrag geht es um den Typ-2-Diabetes. Er ist mit etwa 95 % die häufigste Form des Diabetes mellitus. Typ-2-Diabetes mellitus ist eine **Erkrankung des Glukosestoffwechsels** (Glukose = Zucker) (siehe Kap. 14.1).

Der folgende Beitrag behandelt die **Primär- und Sekundärprävention** des **Typ-2-Diabetes im Erwachsenenalter**. Auf tertiärpräventive Maßnahmen wie die Vermeidung von Folgeschäden und die Rehabilitation betroffener Personen wird hier nicht eingegangen. Kinder und Jugendliche werden ebenfalls nicht thematisiert. Zwar wurde in den letzten Jahren überwiegend in bestimmten Bevölkerungsgruppen, insbesondere bei Angehörigen ethnischer Minderheiten in den USA, ein Anstieg der Prävalenz des Typ-2-Diabetes bei Jugendlichen beobachtet – seit einiger Zeit wird eine solche Zunahme der Krankheitshäufigkeit auch in Deutschland diskutiert, insbesondere vor dem Hintergrund des steigenden Anteils Jugendlicher mit Adipositas (Awa et al., 2013) –, andererseits konnten entsprechende Beobachtungen bei Jugendlichen in den USA außerhalb der ethnischen Minderheitengruppen wie auch in europäischen Ländern nicht bestätigt werden. Auch auf Basis der Daten eines populationsbasierten Inzidenzregisters in Deutschland (Nordrhein-Westfalen) ist nicht davon auszugehen, dass derzeit der Typ-2-Diabetes bei Jugendlichen häufig ist. Selbst wenn eine höhere Dunkelziffer für den Typ-2-Diabetes angenommen wird, sind derzeit bundesweit nur schätzungsweise etwa 850 Kinder und Jugendliche zwischen 11 und 19 Jahren erkrankt (Rosenbauer et al., 2017). Eine gestörte Blutzuckerregulation, ein Bereich zwischen normalen Blutzuckerwerten und manifestem Diabetes (oft „Prädiabetes" genannt), dürfte jedoch bereits im Jugendalter häufiger auftreten. Sie fand sich in einer Studie an 15-jährigen Schulabgängern in Düsseldorf bei etwa 2,5 % dieser Jugendlichen (Herder et al., 2007).

Der Beitrag gliedert sich in folgende Abschnitte:
- Definition und Beschreibung des Krankheitsbildes,

- Public-Health-Relevanz,
- Entstehungsbedingungen und Einflussfaktoren sowie daraus ableitbare Präventionsansätze,
- Präventionsmaßnahmen und Ergebnisse ihrer Evaluation,
- Umsetzung in die Regelversorgung,
- Fazit und Ausblick.

14.1 Definition und Beschreibung des Krankheitsbildes

Definition

Es werden verschiedene Diabetesformen unterschieden. In diesem Beitrag geht es um den Typ-2-Diabetes. Er ist mit etwa 95% die häufigste Form des Diabetes mellitus. Typ-2-Diabetes mellitus ist eine **chronisch progrediente Erkrankung**, die durch **Insulinresistenz** und **Insulinsekretionsstörung** charakterisiert ist, die erworben oder vererbt sein können. Obwohl der Typ-2-Diabetes eine bedeutende erbliche Komponente aufweist, konnten erst genomweite Assoziationsstudien in den letzten Jahren zahlreiche Risikogenvarianten identifizieren (Rathmann et al., 2013).

Die Erkrankung beginnt oft schleichend und wird daher nicht selten als Zufallsbefund entdeckt. Betroffen sind vorwiegend Personen jenseits des 40. Lebensjahres, wobei die Häufigkeit mit steigendem Alter zunimmt. Personen mit Typ-2-Diabetes haben neben der **Störung des Glukosestoffwechsels** häufig eine Adipositas, hohen Blutdruck und eine Fettstoffwechselstörung.

Der Bereich der „gestörten Glukoseregulation" beinhaltet die gestörte **Glukosetoleranz** (impaired glucose tolerance, IGT), d.h. eine grenzwertig erhöhte **Blutglukose** im oralen Glukosebelastungstest, und die abnorme **Nüchternglukose** (impaired fasting glucose, IFG). Menschen mit IFG oder IGT haben ein erhöhtes Risiko, an einem manifesten Diabetes zu erkranken (Morris et al., 2013). Sie sind eine wichtige Zielgruppe für sekundärpräventive Maßnahmen (s.u.).

Klassische **Symptome** eines erhöhten Blutzuckerspiegels sind Durst und vermehrtes Wasserlassen, Müdigkeit, Abgeschlagenheit und gehäufte Infekte. **Akutkomplikationen** durch schwere Stoffwechselentgleisungen sind bei den heutigen modernen Behandlungsmöglichkeiten seltener geworden und in der Regel gut beherrschbar. Die größten individuellen Einschränkungen der Lebensqualität und Lebenserwartung und die größten sozialen Belastungen bei Diabetes mellitus sind heute durch diabetesbezogene **Begleit- und Folgeerkrankungen** bedingt, die aus Schädigung der kleinen und großen Gefäße resultieren. Sie betreffen vor allem die Augen (Retinopathie bis hin zur Erblindung), die Nieren (Nephropathie mit Gefahr des Nierenversagens) und die Nerven (Neuropathie, vor allem mit diabetischem Fußsyndrom, das im Extremfall zur Amputation führen kann). Die bei Personen mit Diabetes gehäuften Herz-Kreislauf-Erkrankungen sind die Hauptursache für die erhöhte Sterblichkeit. Gefäßkrankheiten (Arteriosklerose) treten im Vergleich zu Personen ohne Diabetes früher auf, schreiten rascher voran und führen häufiger zu schweren Komplikationen wie Herzinfarkt und Schlaganfall (Icks et al., 2009a; Icks et al., 2011a).

14.2 Public-Health-Relevanz

Die gesundheitswissenschaftliche und politische Relevanz ergibt sich vor allem aus der mit verändertem Lebensstil und Alterung der Bevölkerung einhergehenden weltweit ansteigenden Häufigkeit des Typ-2-Diabetes und aus den individuellen wie gesellschaftlichen Belastungen, die mit der Erkrankung und insbesondere den oben geschilderten Begleit- und Folgeerkrankungen einhergehen. Zudem gibt es internationale Deklarationen zur Verbesserung der Situation von Menschen mit Diabetes. Die europäische **Deklaration von St. Vincent** im Jahr 1989 wurde auch von Deutschland unterzeichnet (WHO, 1989).

14.2.1 Epidemiologie

Bevölkerungsbezogene Studien, die eine regionale bzw. die nationale Bevölkerung repräsentieren, bieten eine verlässliche Grundlage für die Häufigkeit einer Erkrankung (Prävalenz) und das Neuerkrankungsrisiko (Inzidenz). In der Studie zur Gesundheit Erwachsener in Deutschland (DEGS1) des Robert Koch-Instituts lag bei 7,2 % (Männer 7,0 %, Frauen 7,4 %) der Personen im Alter von 18–79 Jahren beziehungsweise 4,6 Millionen Personen ein bekannter ärztlich diagnostizierter Diabetes vor (Heidemann et al., 2013). Die Diabetesprävalenz nahm mit dem Alter deutlich zu, von 2–3 % bei den unter 50-Jährigen bis 22 % bei den 70- bis 79-Jährigen. Im Vergleich zum letzten bundesweiten Untersuchungssurvey (1998) zeigte sich eine relative Zunahme der **Diabetesprävalenz** von 38 %. Bei Männern (49 %) fand sich ein stärkerer Anstieg als bei Frauen (30 %). Ein Teil des zeitlichen Anstiegs lässt sich über die veränderte Altersstruktur der Bevölkerung erklären. Stark zugenommen hat die Prävalenz des bekannten Diabetes insbesondere in der Altersgruppe von 70–79 Jahren und bei Personen mit Adipositas. Ein Teil des Anstiegs ist möglichweise auf eine höhere Detektion des Diabetes zurückzuführen. Dafür spricht, dass die Prävalenz des unbekannten Diabetes im Untersuchungssurvey abgenommen hat (Heidemann et al., 2016).

Ergebnisse aus dem DIAB-CORE-Verbund (5 bevölkerungsbezogene regionale Surveys und der Bundesgesundheitssurvey) zeigen deutliche **regionale Unterschiede** in der Prävalenz des Typ-2-Diabetes in Deutschland (Nordost-Süd-Gefälle) (Schipf et al., 2012). In der Altersgruppe zwischen 45 und 74 Jahren ist der Anteil der betroffenen Bevölkerung mit 12 % in Halle doppelt so hoch wie in der Region Augsburg mit 5,8 % (Abbildung 14-1). Als mögliche Ursachen für regionale Unterschiede der Diabeteshäufigkeit kommen zahlreiche Faktoren infrage. Neben Unterschieden in Freizeit- und Sportmöglichkeiten und der Gesundheitsversorgung zählen unterschiedlich verteilte individuelle Risikofaktoren wie Rauchen, Alkoholkonsum und körperliche Inaktivität dazu. Für zentrale Risikofaktoren des Typ-2-Diabetes wie Übergewicht, Bewegungsmangel und Rauchen wurde ein **sozialer Gradient** gefunden. Auffällig ist auch eine Übereinstimmung der Diabetesprävalenz mit sozioökonomischen Faktoren auf **Regionalebene** (z.B. Arbeitslosenquote, finanzielle Situation der Gemeinden). Die Diabetesprävalenz ist in wirtschaftlich schwachen Regionen höher (Maier et al., 2013). Sozioökonomische Faktoren wie das Haushaltseinkommen bestimmen darüber, welche Wohnqualität bezahlbar ist. In vielen Städten liegen günstige Wohnungen an verkehrsreichen Straßen. Auf Basis des Bundesgesundheitssurveys wurde der Einfluss der Verkehrsintensität in der Wohngegend auf das Typ-2-Diabetes-Risiko untersucht. Bereits in mäßig befahrenen Straßen war das Chancenverhältnis

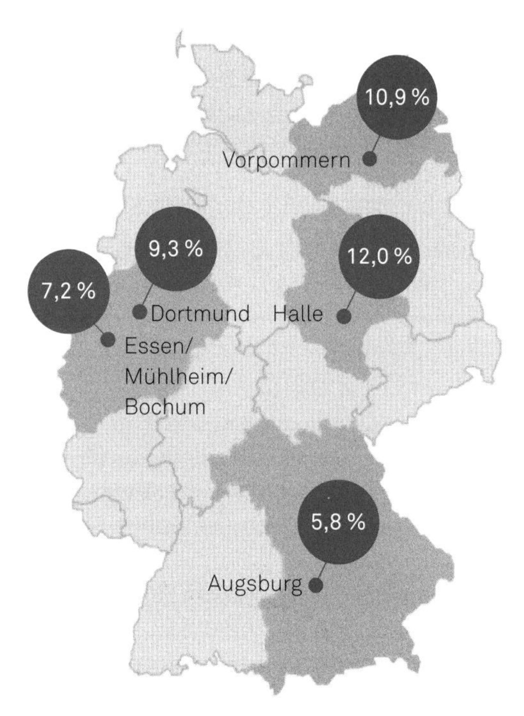

Abbildung 14-1: Regionale Unterschiede in der Diabetesprävalenz.

für einen Typ-2-Diabetes um 15 % höher als in verkehrsberuhigten Wohngegenden. Für Menschen, die an extrem befahrenen Straßen lebten, war das Chancenverhältnis doppelt so hoch (Heidemann et al., 2014). **Stress, Lärm oder Umweltfaktoren** wie Luftschadstoffe (Feinstaubbelastung) werden als mögliche Ursachen diskutiert (Krämer et al., 2010). Weitere Risikofaktoren sind städtebauliche Lebensbedingungen, wie etwa die vorhandenen Grünflächen in unmittelbarer Nachbarschaft, sowie die Möglichkeit, Dinge des Alltags zu Fuß erledigen zu können („walkability“) (Paquet et al., 2014).

Für eine Abschätzung der **Dunkelziffer** des Typ-2-Diabetes werden Messwerte wie Nüchternglukose, HbA1c oder der orale Glukosetoleranztest (OGTT) benötigt. In der KORA-Studie in der Region Augsburg wurde auf der Basis eines OGTT in der Altersgruppe zwischen 55 und 74 Jahren eine Prävalenz des unbekannten Diabetes von 8,2 % ermittelt, in einer vergleichbaren Größenordnung wie der bekannte Diabetes (Rathmann et al., 2003). Auch in der Altersgruppe zwischen 35 und 59 Jahren war die Prävalenz des unbekannten Diabetes mit rund 2 % so hoch wie die des bekannten Diabetes (Meisinger et al., 2010). In der SHIP-Studie in Mecklenburg-Vorpommern war die Prävalenz des unbekannten Diabetes rund 30–40 % niedriger. Auch im Bundesgesundheitssurvey war sie deutlich niedriger (bei etwa 25 % des bekannten Diabetes), wurde hier allerdings mittels HbA1c-Messung ermittelt (Heidemann et al., 2016).

Aus der KORA-Studie liegen weiterhin populationsbasierte **Inzidenzschätzungen** für den Typ-2-Diabetes für die ältere Bevölkerung vor. Mit 15 Neuerkrankungen pro 1000 Personenjahre (Altersgruppe 55–74 Jahre) zählt die Inzidenzrate zu einer der höchsten in Europa berichteten (Rathmann et al., 2009). Neue Daten auf Basis von 65 Millionen Krankenversicherten zeigen, dass die Inzidenz des Typ-2-Diabetes mit 29 pro 1000 Personenjahren (PJ) bei Männern und 24 pro 1000 PJ bei Frauen zwischen dem 80. und 85. Lebensjahr am höchsten ist (Tamayo et al., 2016). Auf Basis der Versichertendaten werden über alle Altersgruppen hinweg jedes Jahr annähernd 600 000 Personen neu mit Diabetes diagnostiziert.

14.2.2 Individuelle und gesellschaftliche Belastungen

Moderne Therapie- und Behandlungsformen ermöglichen den Betroffenen heute ein weitestgehend normales Leben mit dem Diabetes. Die Belastungen der Erkrankung und die Anforderungen, die ein eigenverantwortlicher Umgang mit dem Diabetes an die Betroffenen und auch ihre Angehörigen stellt, sollten jedoch nicht bagatellisiert werden. Diese sind je nach Diabetestyp, Therapieform und Schwere der Erkrankung sehr unterschiedlich und hängen natürlich von den persönlichen Ressourcen und dem Umfeld der betroffenen Personen ab. Insgesamt ist die **Lebensqualität** bei Diabeteskranken niedriger als in der deutschen Allgemeinbevölkerung (Schunk et al., 2012).

Wie beschrieben, sind die **Begleit- und Folgeerkrankungen** eine große Herausforderung des Diabetes. Diabeteserkrankte haben ein etwa zweifach erhöhtes Risiko zu erblinden, ein fünffach erhöhtes Risiko, eine Nierenersatztherapie zu erhalten, ein zweifach bzw. vier- bis sechsfach erhöhtes Risiko, einen Schlaganfall oder Herzinfarkt zu erleiden, und ein rund achtfach erhöhtes Risiko für eine Amputation der unteren Extremität (Genz et al., 2010; Icks et al., 2009a; Icks et al., 2009b; Icks et al., 2011a; Icks et al., 2011b). Allerdings scheinen sich die Risiken für Erblindungen, Amputationen, Herzinfarkte und Schlaganfälle in den letzten Jahren reduziert zu haben.

Ein wichtiger Indikator für die Relevanz einer Erkrankung ist zudem die **Sterblichkeit**. Auf Basis einer repräsentativen Stichprobe (4,3 Millionen) aller in Deutschland gesetzlich krankenversicherten Personen war es erstmals möglich, die absolute Anzahl der Exzessmortalität und den Anteil der diabetesbedingten Todesfälle bezogen auf alle Verstorbenen in Deutschland zu bestimmen. Die Auswertungen ergaben, dass im Jahr 2010 insgesamt 137 950 Todesfälle zusätzlich dem Typ-2-Diabetes zugeschrieben werden können (Jacobs, 2017b). Die offizielle Todesursachenstatistik für Deutschland gibt für das gleiche Jahr nur eine diabetesbedingte Mortalität von 23 131 Verstorbenen an, unterschätzt also die Sterblichkeit.

Im Hinblick auf die gesellschaftliche „Bürden" des Diabetes werden zudem **Kosten** betrachtet. Sowohl valide nicht vergleichende Untersuchungen (Krankheitskostenstudien) als auch vergleichende gesundheitsökonomische Evaluationen (Kosten-Nutzen-, Kosten-Effektivitäts-, Kosten-Nutzwert-Analysen) zum Diabetes sind in Deutschland wie international rar und die Ergebnisse divergieren stark. Es ist davon auszugehen, dass stationäre Behandlungen einen Großteil der Kosten verursachen und dass Patienten mit Spätschäden hohe Kosten bedingen. Die oben beschriebene GKV-Stichprobe ergab mittlere jährliche Pro-Kopf-Kosten eines Menschen mit Typ-2-Diabetes von 5146 Euro in 2010 (Jacobs et al., 2017a). Die Gesamtkosten für die Behandlung eines Versicherten mit Typ-2-Diabetes waren damit alters- und geschlechtsstandardisiert um das 1,7-fache gegenüber den Kosten eines Versicherten ohne Diabetes erhöht. Insgesamt entfielen zehn Prozent der Gesamtausgaben der gesetzlichen Krankenversicherung auf die Versorgung von Menschen mit Typ-2-Diabetes. Das Ergebnis entspricht einer Auswertung von AOK-Daten des Jahres 2009 (Köster et al., 2012).

14.3 Entstehungsbedingungen und Einflussfaktoren sowie daraus ableitbare Präventionsansätze

Die Entstehungsmechanismen des Typs-2-Diabetes sind nicht endgültig geklärt. Es handelt sich um ein **multifaktorielles Geschehen**, bei dem sowohl **genetische Faktoren** wie auch **exogene Einflüsse** eine Rolle spielen. Genomweite Assoziationsstudien konnten in den letzten Jahren zeigen, dass viele Gene mit eher schwachen Effekten zum Risiko für den Typ-2-Diabetes beitragen (Rathmann et al., 2013). Mit den derzeit bekannten 100 Risikogenvarianten können aber nur etwa 20 % der erblichen Komponente des Typ-2-Diabetes erklärt werden (Franks & McCarthy, 2016). Daher ist die Bestimmung genetischer Varianten derzeit nicht sinnvoll, um das individuelle Typ-2-Diabetes-Risiko im Sinne einer „personalisierten Prävention" vorherzusagen.

14.4 Präventionsmaßnahmen und Ergebnisse ihrer Evaluation

Nach dem Stand des heutigen Wissens sind für eine Prävention des Typ-2-Diabetes vor allem lebensweisenbezogene Faktoren von Bedeutung. Neben der Vermeidung von Übergewichtigkeit scheint vor allem der Bewegung eine große Bedeutung zuzukommen.

Sinnvoll ist es, zunächst die **Zielgruppe** präventiver Maßnahmen zu definieren. Zum einen zielt Prävention im Sinne der **Primärprävention** auf die Allgemeinbevölkerung ab, vor allem auf Personen, die kein bereits bestehendes erhöhtes Risiko für das Auftreten eines Typ-2-Diabetes tragen. Hier werden die gleichen Ziele verfolgt wie für die Prävention der Adipositas.

Zum anderen richtet sich Prävention an Personen, bei denen bereits ein erhöhtes Risiko für das Auftreten eines Diabetes vorliegt (**Sekundär-**

prävention, obwohl in Studien meist von Primärprävention des Diabetes gesprochen wird). Diese Personen mit einem erhöhten Diabetesrisiko sind insbesondere solche mit einem grenzwertig gestörten Glukosestoffwechsel (IFG bzw. IGT), wie oben beschrieben. Bei Personen mit diesen bereits bestehenden Krankheitszeichen besteht möglicherweise eine erhöhte Motivation zu Veränderungen. Eine Reihe von Untersuchungen, darunter kontrollierte Interventionsstudien aus Finnland und den USA, konnten zeigen, dass durch **Lebensstilinterventionen** die Diagnose eines Typ-2-Diabetes bei Personen mit Übergewicht und einer prädiabetischen Stoffwechsellage (IGT, IFG) in einem Zeitraum von rund drei Jahren um mehr als die Hälfte gesenkt werden konnte (Tuomilehto et al., 2001; DPPR Group, 2002) (Abbildung 14-2).

Die Interventionen wurden auch als **kosteneffektiv** bewertet (Eddy et al., 2005; Herman et al., 2005; Li et al., 2010). Die Studienprobanden waren gehalten, durch Umstellung ihrer Ernährung und gegebenenfalls diätetische Maßnahmen ihr Gewicht zu reduzieren sowie regelmäßig Ausdauersport wie Jogging und Walking zu betreiben. Zu diesem Zweck wurden sie in einem sehr aufwendigen Setting individuell von einem Case-Manager intensiv betreut.

Weiterhin scheinen **Medikamente**, die auch zur Behandlung des Diabetes eingesetzt werden, bei Personen mit Prädiabetes positive Effekte zu zeigen (DPPR Group, 2002). Im Rahmen des amerikanischen „Diabetes Prevention Programs“ lag die relative Risikoreduktion unter Metformin, einem Medikament, das u.a. die Glukoseproduktion in der Leber hemmt und die Insulinresistenz senkt, bei etwa 30 %. Sie war somit geringer als durch eine intensive Lebensstilintervention (rund 50 %).

Wichtige Fragen sind, ob die Diabetesreduktion ein **dauerhafter Effekt** ist und ob sich über längere Zeiträume auch positive Effekte der Präventionsmaßnahmen auf Herz-Kreislauf-Erkrankungen und die Sterblichkeit ergeben. Mittlerweile wurden aus einer früheren chinesischen Präventionsstudie und den beiden finnischen und amerikanischen Präventionsstudien 10- bis 20-Jahres-Nachbeobachtungen publiziert (Li et al., 2008; DPPR Group, 2009; Uusitupa et al., 2009). In allen Studien blieb die Inzidenz des

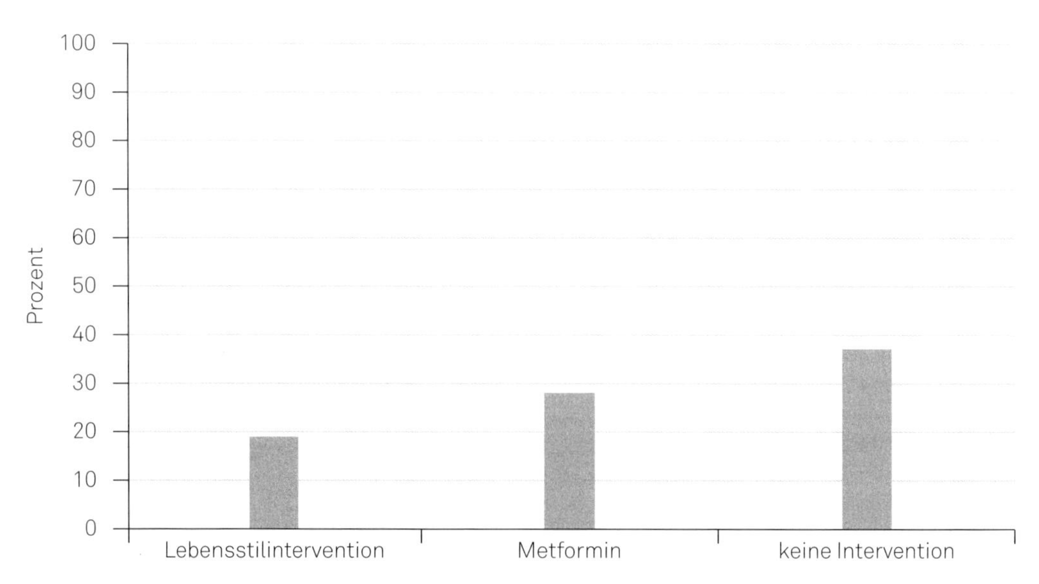

Abbildung 14-2: Anteil neu an Diabetes erkrankter Personen im Diabetes Prevention Program (nach 4 Jahren) (DPPR Group, 2002).

Typ-2-Diabetes reduziert. Allerdings konnten trotz der niedrigeren Diabetesneuerkrankungsrate für Herz-Kreislauf-Ereignisse wie Herzinfarkte und auch Todesfälle keine signifikanten Unterschiede zwischen Interventions- und Kontrollgruppe aufgedeckt werden, vermutlich wegen zu geringer Fallzahlen in den Studien. Auch reagierten Teilnehmer der Studien sehr unterschiedlich auf Interventionen (Responder und Nonresponder), was bei der Planung von Präventionsprogrammen berücksichtig werden sollte. Hier ist weitere Forschung erforderlich.

14.5 Umsetzung in die Regelversorgung

Im Hinblick auf die Prävention des Diabetes bei Personen mit einem erhöhten Diabetesrisiko ist, basierend auf oben beschriebenen Präventionsstudien, vor allem die **Lebensstilveränderung** in der Diskussion. Untersuchungen zur Umsetzung der Interventionen in die Regelversorgung liegen nicht vor. Eine ähnlich intensive Betreuung wie im Rahmen der Studie wäre in der flächendeckenden Umsetzung wohl nicht möglich. Ein weniger aufwendiges Kurzzeitprogramm („PREDIAS") wurde in Bad Mergentheim in einer randomisiert-kontrollierten Studie überprüft und ergab nach zwölf Monaten eine signifikante Verbesserung in der Interventionsgruppe im Hinblick auf Gewicht, metabolische Parameter und Ess- und Bewegungsverhalten. Längerfristige Effekte sind abzuwarten (Kulzer et al., 2009).

Erforderlich ist zunächst die Identifizierung von Personen, die **Risikofaktoren** tragen, denen dann eine Beratung angeboten würde. Entsprechende Möglichkeiten sind im Rahmen bestehender Angebote gegeben. Bereits heute besteht flächendeckend die Möglichkeit, ab dem 35. Lebensjahr alle zwei Jahre die Stoffwechsel- und Herz-Kreislauf-Situation überprüfen zu lassen (Check-Up 35, § 25). Auch bieten viele Einrichtungen wie Gesundheitsämter, Krankenkassen, Apotheken etc. die Überprüfung von Gewicht und Blutdruck an. Vielfache Angebote bestehen im Bereich Ernährung, Gewichtsreduktion und Sport. Allerdings ist die Inanspruchnahme dieser Angebote gering. Die Teilnahme am Check-up 35 beträgt beispielsweise nur rund 25 %.

Viele Personen, die bereits erhöhte Blutglukosewerte oder schon einen noch nicht diagnostizierten Diabetes haben, unterschätzen die Wahrscheinlichkeit, die Krankheit zu bekommen oder schon erkrankt zu sein (Kowall et al., 2017). Im Rahmen der KORA-Studie (Kooperative Gesundheitsforschung in der Region Augsburg) wurden rund 2000 Personen untersucht, die von ihrem Arzt noch keine Diabetesdiagnose erhalten hatten. Zunächst schätzten sie ein, für wie wahrscheinlich sie es hielten, bereits an Diabetes erkrankt zu sein. 74 Prozent der Teilnehmer mit neu entdecktem Diabetes stuften die Wahrscheinlichkeit, schon an Diabetes erkrankt zu sein, als gering oder sehr gering ein. 72 Prozent der Teilnehmer, die einen Prädiabetes aufwiesen, gaben an, dass bei ihnen kein Risiko für einen späteren Diabetes vorliegt.

Es besteht daher dringender Klärungsbedarf, wie Menschen im Sinne der informierten Entscheidungsfindung dazu motiviert und befähigt werden können, sich auf Basis „guter Informiertheit" bewusst mit gesundheitsbezogenen Belangen auseinanderzusetzen.

14.6 Fazit und Ausblick

Der Typ-2-Diabetes ist eine häufige Erkrankung, die mit erheblichen individuellen wie gesellschaftlichen Belastungen einhergeht. Die Erkrankung ist in ihren Entstehungsbedingungen nicht endgültig geklärt. Es gilt jedoch derzeit als gesichert, dass lebensweisenbezogene Faktoren, insbesondere Bewegung und Nahrungsaufnahme, eine erhebliche Rolle spielen. Die Prävention der Erkrankung sollte prinzipiell möglich sein und ist aufgrund der großen Public-Health-Relevanz von erheblicher Bedeutung. Prinzipiell stehen Möglichkeiten für eine flächendeckende Umsetzung der Anleitung zu einem angemessenen Bewegungs- und Ernährungsverhalten zur Verfügung. Bisher konnten jedoch keine Wege gefunden werden, eine solche Anleitung mit zufriedenstellendem Erfolg durchzuführen. Lediglich aufwendige Interventionen bei Hochrisiko-Personen im Sinne einer Sekundärprävention zeigten primär positive Effekte im Sinne einer Reduktion des Auftretens eines manifesten Diabetes. Allerdings sind Studien im Hinblick auf die Auswirkungen auf Herz-Kreislauf-Komplikationen und Sterblichkeit erforderlich.

Zusammenfassung

- Diabetes mellitus hat aufgrund seiner Häufigkeit und seinen hohen gesellschaftlichen und individuellen Belastungen eine hohe Public-Health-Relevanz.
- Ansätze zur Prävention des Diabetes werden vor allem im Bereich der Lebensweisen (Bewegung, Gewichtsreduktion) gesucht. Allerdings besteht weiterer Forschungsbedarf.
- Prinzipiell stehen Möglichkeiten für eine flächendeckende Umsetzung der Anleitung zu einem angemessenen Bewegungs- und Ernährungsverhalten zur Verfügung. Bisher konnten jedoch keine Wege gefunden werden, eine solche Anleitung mit zufriedenstellendem Erfolg durchzuführen.

Diskussionsanregung

- Welche Entstehungsbedingungen sind für den Typ-2-Diabetes mellitus relevant?
- Welchen Stellenwert haben sozioökonomische und psychosoziale Aspekte bei Diabetes, z.B. bei der Erkrankungshäufigkeit?
- Wie erfolgreich sind Präventionsmaßnahmen zur Vermeidung von Typ-2-Diabetes?
- Welche Grundlagen bestehen für die Umsetzung präventiver Maßnahmen in die Regelversorgung?

Literatur

Awa, W.L., Boehm, B.O., Rosinger, S., Achenbach, P., Ziegler, A.G., Krause, S. et al. on behalf of the DPV Initiative and the German BMBF Competence Networks Diabetes Mellitus and Obesity. (2013). HLA-typing, clinical, and immunological characterization of youth with type 2 diabetes mellitus phenotype from the German/Austrian DPV database. *Pediatric Diabetes, 14* (8): 562–574.

Diabetes Prevention Program Research Group (DPPR). (2002). Reduction in the incidence of type 2 diabetes with lifestyle intervention or metformin. *New England Journal of Medicine, 346*, 393–403.

Diabetes Prevention Program Research Group, Knowler, W C., Fowler, S.E., Hamman, R.F., Christophi, C.A., Hoffman, H.J., Brenneman, A.T. et al. (2009). 10-year follow-up of diabetes incidence and weight loss in the Diabetes Prevention Program Outcomes Study. *Lancet, 374*, 1677–1686.

Eddy, D.M., Schlessinger, L. & Kahn R. (2005). Clinical outcomes and cost-effectiveness of strategies for managing people at high risk for diabetes. *Annals of Internal Medicine, 143*, 251–264.

Franks, P.W. & McCarthy, M.I. (2016). Exposing the exposures responsible for type 2 diabetes and obesity. *Science, 354* (6308), 69–73.

Genz, J., Scheer, M., Trautner, C., Zöllner, I., Giani, G. & Icks, A. (2010). Reduced incidence of blindness in relation to diabetes mellitus in southern Germany. *Diabetic Medicine, 27*, 1138–1143.

Heidemann, C., Du, Y., Schubert, I., Rathmann, W. & Scheidt-Nave, C. (2013). Prevalence and temporal trend of known diabetes mellitus: results of the German Health Interview and Examination Survey for Adults (DEGS1). *Bundesgesundheitsblatt Gesundheitsforschung Gesundheitsschutz, 56*, 668–677.

Heidemann, C., Niemann, H., Paprott, R., Du, Y., Rathmann, W. & Scheidt-Nave, C. (2014). Residential traffic and incidence of Type 2 diabetes: the German Health Interview and Examination Surveys. *Diabetic Medicine, 31* (10), 1269–1276.

Heidemann, C., Du, Y., Paprott, R., Haftenberger, M., Rathmann, W. & Scheidt-Nave, C. (2016). Temporal changes in the prevalence of diagnosed diabetes, undiagnosed diabetes and prediabetes: findings from the German Health Interview and Examination Surveys in 1997–1999 and 2008–2011. *Diabetic Medicine, 33* (10), 1406–1414.

Herder, C., Schmitz-Beuting, C., Rathmann, W., Haastert, B., Schmitz-Beuting, J., Schäfer, M. et al. (2007). Prevalence of impaired glucose regulation in German school-leaving students. *International Journal of Obesity, 31*, 1086–1088.

Herman, W.H., Hoerger, T.J., Brandle, M., Hicks, K., Sorensen, S., Zhang, P. et al. Diabetes Prevention Program Research Group (DPPR). (2005). The cost-effectiveness of lifestyle modification or Metformin in preventing type 2 diabetes in adults with impaired glucose tolerance. *Annals of Internal Medicine, 142* (5), 323–332.

Icks, A., Dickhaus, T., Hörmann, A., Heier, M., Giani, G., Kuch, B. et al. (2009a). Lower incidence of myocardial infarction in non-diabetic subjects and in diabetic women, but not in diabetic men, in the population aged 25 to 74 years. Findings from the MONICA/KORA myocardial infarction registry in Southern Germany, 1985–2006. *Diabetologia, 52*, 1836–1841.

Icks, A., Haastert, B., Trautner, C., Giani, G., Glaeske, G. & Hoffmann, F. (2009b). Incidence of lower limb amputations in the diabetic compared to the non-diabetic population. Findings from nationwide insurance data, Germany, 2005, 2007. *Experimental and Clinical Endocrinology & Diabetes, 117*, 500–504.

Icks, A., Scheer, M., Genz, J., Giani, G., Glaeske, G. & Hoffmann, F. (2011a). Stroke in the diabetic and non-diabetic population in Germany. Relative and attributable risks, 2005–2007. *Journal of Diabetes and its Complications, 25*, 90–96.

Icks, A., Haastert, B., Genz, J., Giani, G., Hoffmann, F., Trapp, R. et al. (2011b). Incidence of renal replacement therapy (RRT) in the diabetic compared to the non-diabetic population in a German region, 2002–2008. *Nephrol Dial Transplant, 26*, 264–269.

Jacobs, E, Hoyer, A, Brinks, R, Icks, A, Kuß, O & Rathmann, W. (2017a). Healthcare costs of Type 2 diabetes in Germany. *Diabetic Medicine, 34* (6), 855–861.

Jacobs, E, Hoyer, A, Brinks, R, Icks, A, Kuß, O & Rathmann, W. (2017b). Burden of mortality, attributable to diagnosed diabetes: A nationwide analysis based on claims data from 65 million people in Germany. *Diabetes Care, 40* (12), 1703–1709.

Köster, I., Schubert, I. & Huppertz, E. (2012). Fortschreibung der KoDiM-Studie: Kosten des Diabetes mellitus 2000–2009. *Deutsche Medizinische Wochenschrift, 137*, 1013–1016.

Kowall, B., Rathmann, W., Stang, A., Bongaerts, B., Kuss, O., Herder, C. et al. (2017). Perceived risk of diabetes seriously underestimates actual diabetes risk: the KORA FF4 study. *PLoS ONE, 12* (1), e017 1152.

Krämer, U., Herder, C., Sugiri, D., Strassburger, K., Schikowski, T., Ranft, U. et al. (2010). Traffic-related air pollution and incident type 2 diabetes: results from the SALIA cohort study. *Environmental Health Perspectives, 118* (9), 1273–1279.

Kulzer, B., Hermanns, N., Gorges, D., Schwarz, P. & Haak, T. (2009). Prevention of diabetes selfmanagement program (PREDIAS): effects on weight, metabolic risk factors, and behavioral outcomes. *Diabetes Care, 32*, 1143–1146.

Li, G., Zhang, P., Wang, J., Gregg, E.W., Yang, W., Gong, Q. et al. (2008). The long-term effect of lifestyle interventions to prevent diabetes in the China Da Qing Diabetes Prevention Study: a 20-year follow-up study. *Lancet, 371* (9626), 1783–1789.

Li, R., Zhang, P., Barker L.E., Chowdhury, F.M. & Zhang X. (2010). Cost-effectiveness of interventions to prevent and control diabetes mellitus: a systematic review. *Diabetes Care, 33* (8), 1872–1894.

Maier, W., Holle, R., Hunger, M., Peters, A., Meisinger C., Greiser, K.H. et al., DIABCORE Consortium (2013). The impact of regional deprivation and individual socio-economic status on the prevalence of Type 2 diabetes in Germany. A pooled analysis of five population-based studies. *Diabetic Medicine, 30*, e78–e86.

Meisinger, C., Strassburger, K., Heier, M., Thorand, B., Baumeister, S.E., Giani, G. et al. (2010). Prevalence of undiagnosed diabetes and impaired glucose regulation in 35–59-year-old individuals in Southern Germany: the KORA F4 Study. *Diabetic Medicine, 27*, 360–362.

Morris, D.H., Khunti, K., Achana, F., Srinivasan, B., Gray, L.J., Davies, M.J. et al. (2013). Progression rates from HbA1c 6.0–6.4 % and other prediabetes definitions to type 2 diabetes: a metaanalysis. *Diabetologia, 56*, 1489–1493.

Paquet, C., Coffee, N.T., Haren, M.T., Howard, N.J., Adams, R.J., Taylor, A.W. et al. (2014). Food environment, walkability, and public open spaces are associated with incident development of cardio-metabolic risk factors in a biomedical cohort. *Health & Place, 28*, 173–176.

Rathmann, W., Haastert, B., Icks, A., Löwel, H., Meisinger, C., Holle, R. et al. (2003). High prevalence of undiagnosed diabetes mellitus in southern Germany: target population for effective screening. *Diabetologia, 46*, 182–189.

Rathmann, W., Strassburger, K., Heier, M., Holle, R., Thorand, B., Giani, G. et al. (2009). Incidence of type 2 diabetes in the elderly German population and the effect of clinical and lifestyle risk factors: KORA S4/F4 cohort study. *Diabetic Medicine, 26*, 1212–1219.

Rathmann, W., Scheidt-Nave, C., Roden, M. & Herder, C. (2013). Type 2 diabetes: prevalence and relevance of genetic and acquired factors for its prediction. *Deutsches Ärzteblatt International, 110*, 331–337.

Rosenbauer, J., Neu, A., Rothe, U. & Holl R. (2017). Typ-2-Diabetes bei Jugendlichen (Alter 11–18 Jahre). Poster. Verfügbar unter: http://www.rki.de/DE/Content/Gesundheitsmonitoring/Studien/Diabetes_Surveillance/Kooperationsprojekte/Diabetes_Poster_Typ-1-diabetes.pdf?__blob=publicationFile. Zugriff am 29. Januar 2018.

Schipf, S., Werner, A., Tamayo, T., Holle, R., Schunk, M., Maier, W. et al. (2012). Regional differences in the prevalence of known Type 2 diabetes mellitus in 45–74 years old individuals: results from six population-based studies in Germany (DIAB-CORE Consortium). *Diabetic Medicine, 29*, e88–95.

Schunk, M., Reitmeir, P., Schipf, S., Völzke, H., Meisinger, C., Thorand, B. et al. (2012). Health-related quality of life in subjects with and without Type 2 diabetes: pooled analysis of five population-based surveys in Germany. *Diabetic Medicine, 29*, 646–653.

Tamayo, T., Brinks, R., Hoyer, A., Kuß, O.S. & Rathmann, W. (2016). The prevalence and incidence of diabetes in Germany. *Deutsches Ärzteblatt International, 113* (11), 177–182.

Tuomilehto, J., Lindstrom, J., Eriksson, J.G. et al. (2001). Prevention of type 2 diabetes mellitus by changes in lifestyle among subjects with impaired glucose tolerance. *New England Journal of Medicine, 344*, 1343–1350.

Uusitupa, M., Peltonen, M., Lindstrom, J., Aunola, S., Ilanne-Parikka, P., Keinänen-Kiukaanniemi, S. et al. for the Finnish Diabetes Prevention Study Group. (2009). Ten-year mortality and cardiovascular morbidity in the Finnish Diabetes Prevention Study – secondary analysis of the randomized trial. *PLoS ONE, 4*, e5656.

World Health Organization (WHO). (1989). *Diabetes care research in Europe: The Saint Vincent Declaration* (ICP/CLR 034). Copenhagen: WHO.

Lese- und Medienempfehlung zur Vertiefung

- Deutsche Diabetes Stiftung (Hrsg). Diabetes in Deutschland. Fakten – Zahlen – Prävention. ISBN 978-387490-813-9; 352 Seiten; 25 EUR (davon 5 Euro als Spende für Präventions-Projekte der DDS). Zu beziehen über Buchhandel, Verlag oder direkt unter info@diabetesstiftung.de.

15 Prävention von Infektionskrankheiten

Hedwig Roggendorf, Ursula Schlipköter und Rolf Weitkunat

Überblick

- Welche Rolle spielen Erreger, Umwelt und Verhalten bei der Ausbreitung von Infektionskrankheiten?
- Welchen Stellenwert haben Impfungen, Expositions- und Chemoprophylaxe?
- Was ist die Bedeutung von Meldepflicht, Surveillance und Wirksamkeitsforschung?
- Wie ergänzen sich Bevölkerungsprävention und Maßnahmen zur Veränderung des individuellen Verhaltens?

Die Mortalitätsstatistiken der Weltgesundheitsorganisation zeigen, dass Infektionskrankheiten für ein Fünftel aller Todesfälle verantwortlich sind (WHO, 2015). Insgesamt sind sie damit die weltweit häufigste Todesursache. Der vielfach verkündete Sieg über die Infektionskrankheiten muss daher aus heutiger Sicht zumindest relativiert werden. Vieles deutet darauf hin, dass eine komplette Elimination von Infektionskrankheiten nicht erreichbar sein wird, vor allem weil neue Infektionserreger auftauchen.

Mit dem Begriff **„emerging infections“** weist die **WHO** auf die Bedeutung von neuen Infektionen hin, wie z.B das Severe Acute Respiratory Syndrome (SARS), das West Nile Virus, das H1N1 (Schweinegrippevirus) oder Middle East Respiratory Syndrome (MERS).

Als **„re-emerging infections“** werden Krankheiten bezeichnet, deren Inzidenz lange Zeit rückläufig war, die aber inzwischen wieder häufiger auftreten (Desselberger, 2000). So erlebt die Tuberkulose in den Ländern der russischen Föderation, aber auch durch Migrationsbewegungen eine dramatische Renaissance und zählt damit zu den zehn häufigsten Todesursachen weltweit. Neben akuten Atemwegserkrankungen und Diarrhö, die in den meisten Fällen ebenfalls infektiöse Ursachen haben, gehören auch Malaria und Masern, vor allem bei Kindern, zu den führenden Ursachen in der weltweiten Morbiditäts- und Mortalitätsstatistik.

Aufgrund günstigerer **Lebensbedingungen** und leistungsfähigerer **Gesundheitssysteme** sind Infektionskrankheiten in westlichen Ländern insgesamt nicht so bedrohlich wie in weniger entwickelten Regionen. Ohne Prophylaxe angetretene Fernreisen – bei denen Erreger importiert werden –, die mangelnde Akzeptanz von Impfempfehlungen oder ungeschützter Geschlechtsverkehr mit unbekannten Partnern sind Beispiele dafür, dass gegen Krankheitserreger gerichtete Präventionsmaßnahmen durch das **Verhalten der Wirte** Grenzen gesetzt werden. Neben individuellen **Lebensstilen** weisen auch die Einflüsse **kollektiver Lebensweisen** auf die Mehrdimensionalität des Infektionsgeschehens hin. Beispiele sind der Konsum von Nahrungsmitteln aus Massentierhaltung, veränderter oder reduzierter Einsatz von Konservierungsmitteln und Pestiziden (etwa im Zuge eines Trends zu ökologischen Nahrungsmitteln) oder die verbreitete Anwendung von Antibiotika mit der Folge **antimikrobieller Resistenzentwicklungen** (Bell et.al., 2014).

Neben Bemühungen zur Therapie von Infektionskrankheiten wurde angesichts ihrer weiten Verbreitung früh damit begonnen, die Ausbreitung einzudämmen oder sie ganz zu verhindern. Tatsächlich sind die größten **Erfolge der Medizin** auf dem Gebiet der Infektionskrankheiten erzielt worden. Nachdem die Menschheit mehr als 3000 Jahre von den durch das Variolavirus hervorgerufenen Pockenepidemien heimgesucht worden war und außer Quarantänemaßnahmen kein wirksamer Schutz vor Ansteckung existierte, wurde von Edward Jenner 1796 erstmals die „Vakzination" zum Schutz vor Pocken erprobt. Die Weiterentwicklung des Impfstoffes führte schließlich zur weltweiten Verbreitung der **Immunprophylaxe** als **wichtigem Prinzip der Prävention**.

Im Idealfall, also bei vollständigem Infektionsschutz, führen **Impfungen** zur Entkoppelung von Erkrankungsrisiken und Lebensstilen/Lebensweisen oder sogar zur Ausrottung des Erregers. 1967 startete die WHO ein weltweites Pockenausrottungsprogramm. Der letzte deutsche Pockenfall wurde 1972 aus Hannover gemeldet und im Jahr 1980 erklärte die WHO die Welt schließlich für pockenfrei. Derzeit gibt es **29 impfpräventable Erkrankungen**, die im Folgenden (alphabetisch) kurz beschrieben werden:

- **Anthrax (Milzbrand)**, eine weltweit verbreitete Zoonose, ist in den meisten Industrienationen sehr selten. Eine direkte Übertragung von Mensch zu Mensch findet in der Regel nicht statt. Schwere Allgemeinsymptomatik mit hohem Fieber, Benommenheit und Herz-Kreislauf-Problemen. Die Milzbrand-Meningitis ist eine gefährliche Komplikation. Unbehandelt ist Hautmilzbrand in 10–40 % der Fälle tödlich. Eine Antibiotikagabe ist effektiv.
- **Cholera** wird durch das Bakterium Vibrio cholerae als Schmierinfektion sowie über verunreinigtes Trinkwasser oder Nahrungsmittel in „Middle and Low Income Countries" verursacht. Erkrankung mit breiigen, später starken, reiswasserartigen Durchfällen sowie Erbrechen. Herz-Kreislauf- oder Nierenversagen. Sterblichkeit bis 70 %, sofern nicht rechtzeitig eine Behandlung einsetzt.
- **Diphtherie** ist eine weltweit verbreitete, schwere bakterielle Infektionskrankheit, mit starken Halsschmerzen und Erstickungsanfällen. Es drohen akute Lebensgefahr und bleibende Schäden. Als Therapie ist eine rasche Antitoxin- und Antibiotikagabe möglich.
- **FSME** (Frühsommer-Meningoenzephalitis) ist eine in Risikogebieten durch Zeckenstich auf den Menschen übertragene Viruskrankheit, die mit einer fieberhaften Erkrankung unter Beteiligung der Hirnhäute (Hirnhautentzündung, Meningitis) einhergehen kann. Nur etwa 10 % der Infizierten erkranken auch an FSME. Bei etwa 10–30 % dieser Erkrankten bleiben Dauerschäden am Zentralnervensystem (wie Lähmungen) zurück; etwa 1 % der Erkrankten stirbt an den Folgen der Komplikationen.
- **Gelbfieber** ist eine Viruserkrankung, die durch tag- und nachtaktive Stechmücken übertragen wird. Symptome sind hohes Fieber, starke Gliederschmerzen, Bindehautentzündung der Augen sowie Übelkeit und Erbrechen. Es kann zu schwersten Leber-/Nierenschädigungen und Blutungen mit Todesfolge kommen.
- **Haemophilus influenzae Typ b**: Dieses Bakterium kann bei Kindern zu einer lebensbedrohlichen Entzündung des Kehldeckels bis hin zu einer besonders schweren Hirnhautentzündung führen. Es kann u. a. zur Lungenentzündung, Blutvergiftung, Herzmuskelentzündung kommen.
- **Hepatitis A** ist eine durch das Hepatitis-A-Virus (über verunreinigtes Trinkwasser oder Lebensmittel) verursachte Infektion der Leber.
- **Hepatitis B** ist eine durch das Hepatitis-B-Virus hervorgerufene ansteckende, oft schwer verlaufende Lebererkrankung, begünstigt die Entstehung von Leberkrebs und kann langfristig zum Tode führen. Das Virus ist weltweit

verbreitet und extrem ansteckungsfähig. Es befindet sich im Blut, aber auch im Speichel, Sperma und anderen Körpersekreten.

- **Hepatitis E** ist eine akute Entzündung der Leber, hervorgerufen durch das Hepatitis-E-Virus. Wird vor allem über kontaminiertes Trinkwasser übertragen. Die Symptome sind unspezifisch und selbstlimitierend. Selten gibt es schwere Verläufe mit der Gefahr eines akuten und tödlichen Leberversagens bei Schwangeren. Je nach Genotyp kann das Virus Haus- und Wildschweine infizieren. Infektion durch Verzehr von Innereien, Schweineleber, nicht ausreichend gegartem Fleisch. Ein Impfstoff gegen die Hepatitis E ist in China zugelassen und verfügbar, steht in Europa aber nicht zur Verfügung.
- **Humane Papilloma-Viren** (HPV), sind die am häufigsten sexuell übertragenen Viren der Welt. Mehr als 120 Virustypen sind bekannt, von denen etwa 40 die Geschlechtsorgane befallen. Einige dieser Viren sind für die Bildung von gutartigen Feigwarzen an den Genitalien verantwortlich, andere Typen sind maßgeblich an der Entstehung von Gebärmutterhalskrebs beteiligt. Vermutlich ist auch ein erheblicher Anteil der Scheiden-, Penis- und Analkarzinome Folge einer solchen HPV-Infektion. An der Entstehung von Basalzellenkrebs („weißer Hautkrebs“) scheint eine HPV-Infektion begünstigend beteiligt zu sein. HPV kann durch Oralverkehr auf die Mundschleimhaut übertragen werden und Mundtumoren auslösen.
- **Influenza** („echte Virusgrippe“) ist eine plötzlich einsetzende akute virale Erkrankung: 8–10 Tage hohes Fieber, Kopfschmerzen, Kältegefühl, Glieder- und Muskelschmerzen, Myokarditis, hoch fieberhafte Bronchitis. Komplikationen: Otitis media, Meningitis, Guillian-Barré-Syndrom sowie bakterielle Superinfektion: Bronchopneumonie (Todesursache vor allem bei älteren Menschen). Eine Virusgrippe sollte nicht mit einem grippalen Infekt verwechselt werden.
- **Japanische Enzephalitis:** Schwere Gehirn- und Hirnhautentzündung, die durch die Übertragung von Viren durch nachtaktive Stechmücken verursacht wird.
- **Kinderlähmung:** Das **Poliovirus** kann schwere bleibende Lähmungen auslösen, bis hin zur tödlichen Atemlähmung.
- **Keuchhusten** (Pertussis) ist eine bakterielle Infektion, die bei Erwachsenen über Wochen schwerste Hustenanfälle verursacht. Bei Säuglingen kann sie tödlich sein. Bei 25 % aller Hustenfälle, die länger als 2 Wochen dauern, wird das Bakterium nachgewiesen.
- **Masern** ist eine Virusinfektion, die lebensbedrohende Komplikationen und bleibende Schäden hervorrufen kann. Dies sind insbesondere Gehirnentzündung, Lungenentzündung, Mittelohrentzündung, Taubheit, lang andauernde Immunsuppression.
- **Meningokokken A, C, W_{135}, Y** und **Meningokokken B** verursachen durch Tröpfcheninfektion Meningitiden; sie treten schlagartig auf, sind extrem gefährlich und häufig tödlich.
- **Mumpsviren** verursachen eine Entzündung der Ohrspeicheldrüse. Es drohen Eierstockentzündung bei Mädchen, Zeugungsunfähigkeit bei Jungen infolge Hodenentzündung und Zuckerkrankheit durch Schädigung der Bauchspeicheldrüse.
- **Pneumokokken** sind Bakterien, die besonders für Frühgeborene, Säuglinge und Kleinkinder, aber auch für ältere Menschen eine Gefahr sind und zur Lungenentzündung und Hirnhautentzündung führen können.
- **Röteln** sind im Allgemeinen eine harmlose Erkrankung. Diese Viren können aber bei Übertragung auf schwangere Frauen zu schwersten Schäden des ungeborenen Kindes führen. Die Impfung soll Übertragungen auf Schwangere vermeiden.
- **Rotaviren** sind die häufigste Ursache viraler Darminfektionen bei Kindern. In den westlichen Industrieländern erkranken am häufigsten Säuglinge und Kinder im Alter von 6 Mo-

naten bis zu 2 Jahren. Dies basiert auf einer besonders hohen Empfänglichkeit aufgrund noch fehlender Immunität. Rotaviren werden fäkal-oral besonders durch Schmierinfektion, aber auch durch kontaminiertes Wasser und Lebensmittel übertragen. Das Virus ist sehr leicht übertragbar; bereits 10 Viruspartikel reichen aus, um ein Kind zu infizieren.

- **Tollwutviren** werden durch Biss infizierter Tiere auf den Menschen übertragen. Es kommt zu Krämpfen, Atemnot und Erregungszuständen. Die Erkrankung führt innerhalb von 2 Wochen zum Tod. Die prophylaktische Impfung (3-mal) ist eindeutig der postexpositionellen Immunglobulingabe und Impfung (7-mal) vorzuziehen.
- **Tuberkulose** ist eine weltweit verbreitete, bakterielle Infektionskrankheit, die durch verschiedene Arten von Mykobakterien verursacht wird und beim Menschen am häufigsten die Lungen befällt. Die Entwicklung von Multiresistenzen erschwert eine effektive Therapie.
- **Typhus** ist eine bakterielle Infektion, verursacht durch verunreinigte Lebensmittel oder kontaminiertes Trinkwasser in tropischen Regionen. Krankheitssymptome sind hohes Fieber, Kopfschmerzen sowie schwerer Durchfall und Darmblutungen.
- **Windpocken** (Varizellen) sind die Folge einer Infektion mit dem Varicella-Zoster-Virus. Die Krankheit ist hochansteckend und kann schwerwiegende Komplikationen wie z. B. Lungenentzündung oder Gehirnhautentzündung nach sich ziehen.
- **Wundstarrkrampf (Tetanus):** Die Tetanus-Erreger leben in Erde und Straßenstaub. Sie können durch kleine Schürf- oder Schnittwunden in den menschlichen Körper eindringen und lebensbedrohend sein. Therapeutisch sind eine schnellstmögliche Wundversorgung sowie die Verabreichung von Tetanus-Immunglobulin und eine antibiotische Behandlung angezeigt, die nicht immer zum Erfolg führt.
- **Zoster (Herpes zoster, „Gürtelrose"):** Der äußerst schmerzhafte und in der Regel regional begrenzte Hautausschlag wird durch das Varicella-Zoster-Virus (VZV) verursacht. Gefahr der Chronifizierung der Schmerzen (postherpetische Neuralgie); weitere Komplikationen: Zoster im Gesicht, am Auge oder Ohr; bakterielle Superinfektionen; Beteiligung des Zentralnervensystems.

Wichtig für Gesundheitsförderung und Prävention

- regelmäßige, zeitgerechte Auffrischimpfungen bei Standardimpfungen
- Reise-Impfberatung vor Reiseantritt
- Hepatitis B- und HPV-Impfung als Krebsvorsorge

Impfungen sind die am häufigsten durchgeführten medizinischen Maßnahmen zur Prävention von Krankheiten und sind die am wirksamsten, wichtigsten und kostengünstigsten Maßnahmen auf dem Gebiet der Medizin. Moderne Impfstoffe sind gut verträglich und verursachen sehr selten gravierende Nebenwirkungen oder gar Langzeitschäden.

Impfungen gehören zum Gesundheitsschutz wie die Anschnallpflicht oder Haftpflichtversicherung zum Autofahren, d. h. ein adäquater Impfschutz sollte eine Selbstverständlichkeit sein. Der individuelle Schutz des Geimpften vor einer Krankheit aber auch eine sogenannte Herdenimmunität sind die Ziele einer Impfung. Und – last, but not least – fordert die **Charta der Vereinten Nationen**: Jedes Kind hat ein Recht auf Impfungen gegen vermeidbare (impfpräventable) Erkrankungen.

Ein besonderer Erfolg der Impfstoffentwicklung sind die Impfungen gegen Krebs, wie die Impfung gegen das Hepatitis-B-Virus (Leberkrebs), und gegen humane Papilloma-Viren (Gebärmutterhalskrebs), die schon seit einiger Zeit verfügbar sind. Die Wirksamkeit der derzeit verwendeten Impfstoffe sind eingehend untersucht und deren Sicherheit genau dokumentiert.

Da Infektionskrankheiten und deren Komplikationen (z.B. Poliomyelitis) durch Impfmaßnahmen abgenommen haben, sind sie häufig auch aus dem Bewusstsein der Bevölkerung verschwunden. So steht nicht mehr die Schutzwirkung der Impfung, sondern mögliche und vermutete Impfkomplikationen im Fokus, d.h. die **Prävention durch Impfung ist das Opfer ihres eigenen Erfolges**. Dies zeigt sich in den letzten Jahren durch wieder vermehrt auftretende Masernerkrankungen (801 Meldungen bis Juli 2017, RKI, Epi Bull, 30, 2017) in Deutschland.

Seit 1988 hatte sich die WHO die **Eradikation der Kinderlähmung**, einer durch das Poliovirus hervorgerufenen Infektion, die in einem von 200 Fällen zu irreversiblen Lähmungen führt, bis zum Jahr 2000 auf die Fahne geschrieben. Durch zahlreiche Impfprogramme, Aufklärungskampagnen und speziell etablierte globale Überwachungsmaßnahmen gelang es, die Polioinzidenz um 99% zu reduzieren und die Zahl der Länder mit endemischer Polio von 125 auf drei (Nigeria, Afghanistan, Pakistan) zu verringern. Mehr als 10 Millionen Menschen, die durch Polio gelähmt worden wären, können heute laufen! Der **„Polio Eradication and Endgame Strategic Plan 2013–2018"** wurde von der WHO entwickelt, um Polio jetzt endgültig auszurotten.

Auch die Masern und Röteln könnten mit konsequent durchgeführten Impfprogrammen eliminiert werden, da seit 40 Jahren ein gut wirksamer Impfstoff existiert. Die WHO hatte daher einen **globalen Masernstrategieplan** für die Jahre 2001–2015 entworfen, der die Elimination der Masern in der westlichen Hemisphäre sowie die weltweite Reduktion der Masernsterblichkeit um 50% zum Ziel hatte. Bis 2010 verringerte sich die geschätzte globale Masernmortalität um 74% (535300 Todesfälle im Jahr 2000 auf 139300 im Jahr 2010). Ähnliches gilt für die **Reduktion der Röteln**: 2008 wurden noch 110000 Kinder mit kongenitalem Rötelnsyndrom geboren. Als neuer Termin für die Masern- und Rötelnelimination wurde inzwischen das Jahr 2020 festgelegt. Ob es diesmal gelingt, ist fraglich, da schon bis April 2017 europaweit 4650 Masernerkrankungen mit vier Todesfällen registriert wurden. Vergleichbare Strategien für andere Infektionskrankheiten mit ausschließlich menschlichem Erregerreservoir hängen primär von der Verfügbarkeit eines wirksamen Impfstoffes ab.

Bevölkerungsbezogene Aspekte sind bei der effektiven Verhinderung von Infektionskrankheiten von besonderer Bedeutung. Der Grund ist, dass Erreger sich auch dann verbreiten können, wenn einzelne Individuen zwar gegen einen bestimmten Erreger immunisiert wurden, der Populationsanteil von Geimpften aber zu gering ist, um eine Ausbreitung zu verhindern. So kann die Ausbreitung von Masern nur verhindert werden, wenn mindestens 95% aller Individuen zweimal gegen Masern immunisiert sind, bzw. eine Wildvirusinfektion durchgemacht haben. Erst dann sind Nichtgeimpfte durch die Immunität der „Herde" geschützt.

Ein besonderer Aspekt der Populationsebene ist die **präskriptiv-administrative Infektionsprophylaxe**. Deren Effektivität wird in den USA durch die „No Vaccination – No School"-Regelung belegt, die zumindest alle potenziell Impfwilligen erreicht. Dies hat dort weitgehend zum Verschwinden von Masern in der Bevölkerung geführt. In Deutschland dagegen gibt das Gesundheitsministerium über die Ständige Impfkommission (STIKO) generelle Impfempfehlungen heraus (Tabelle 15-1), die z.B. eine erstmalige Immunisierung gegen Masern im Alter von zwölf Monaten vorsehen und eine zweite frühestens vier Wochen später. Diese Empfehlungen haben nur zu einer Durchimpfung zwischen 75% und 95% geführt, die in der Folge verschiedene Masernausbrüche (z.B. im Jahr 2015 mit 2500 erkrankten Personen) nicht verhindern konnten. Nur schnell durchgeführte

Tabelle 15-1: Impfkalender (Standardimpfungen) für Kinder, Jugendliche und Erwachsene nach STIKO, Stand August 2017.

Impfung	Alter in Wochen	Alter in Monaten					Alter in Jahren					
	6	2	3	4	11–14	15–23	2–4	5–6	9–14	15–17	ab 18	ab 60
Tetanus		G1	G2	G3	G4	N	N	A1	A2			A (ggf. N)[e]
Diphtherie		G1	G2	G3	G4	N	N	A1	A2			A (ggf. N)[e]
Pertussis		G1	G2	G3	G4	N	N	A1	A2			A (ggf. N)[e]
Hib *H. influenzae Typ b*		G1	G2[c]	G3	G4	N	N					
Poliomyelitis		G1	G2[c]	G3	G4	N		N	A1			ggf. N
Hepatitis B		G1	G2[c]	G3	G4	N			N			
Pneumokokken*		G1		G2	G3	N						S[g]
Rotaviren	G1[b]	G2		(G3)								
Meningokokken C					G1 (ab 12 Monaten)				N			
Masern					G1	G2			N		S[f]	
Mumps, Röteln					G1	G2			N			
Varizellen					G1	G2			N			
Influenza												S (jährlich)
HPV Humane Papillomviren									G1[d] G2[d]	N[d]		

Erläuterungen
G Grundimmunisierung (in bis zu 4 Teilimpfungen G1–G4)
A Auffrischung
S Standardimpfung
N Nachholimpfung (Grund- bzw. Erstimmunisierung aller noch nicht Geimpften bzw. Komplettierung einer unvollständigen Impfserie
a Frühgeborene erhalten eine zusätzliche Impfstoffdosis im Alter von 3 Monaten, d. h. insgesamt 4 Dosen.
b Die 1. Impfung sollte bereits ab dem Alter von 6 Wochen erfolgen, je nach verwendetem Impfstoff sind 2 bzw. 3 Dosen im Abstand von mindestens 4 Wochen erforderlich.
c Bei Anwendung eines monovalenten Impfstoffes kann diese Dosis entfallen.
d Standardimpfung für Mädchen im Alter von 9–14 Jahren mit 2 Dosen im Abstand von 5 Monaten, bei Nachholimpfung beginnend im Alter >14 Jahren oder bei einem Impfabstand von <5 Monaten zwischen 1. und 2. Dosis ist eine 3. Dosis erforderlich (Fachinformation beachten).
e Td-Auffrischimpfung aller 10 Jahre. Die nächste fällige Td-Impfung einmalig als Tdap- bzw. bei entsprechender Indikation als Tdap-IPV-Kombinationsimpfung.
f Einmalige Impfung mit einem MMR-Impfstoff für alle nach 1970 geborenen Personen ≥18 Jahre mit unklarem Impfstatus, ohne Impfung oder mit nur einer Impfung in der Kindheit.
g Impfung mit dem 23-valenten Polysaccharid-Impfstoff.

Riegelungsimpfungen haben vermutlich eine größere Epidemie verhindert.

Für viele Infektionskrankheiten stehen bedauerlicherweise gegenwärtig noch keine Impfstoffe zur Verfügung, z.B. für Malaria, Dengue und das Human Immunodeficiency Virus (HIV). Ende 2014 lebten weltweit schätzungsweise 36,9 Millionen Menschen mit **HIV** oder dem Acquired Immune Deficiency Syndrome (AIDS), davon etwa 17,1 Millionen ohne von ihrer Infektion zu wissen. Mit HIV infiziert haben sich 2014 rund 2 Millionen Menschen, 35 Prozent weniger als im Jahr 2000. Bei Kindern sank die Zahl der Neuinfektionen sogar um 58 Prozent: von etwa 520000 im Jahr 2000 auf rund 220000 im letzten Jahr. An den Folgen von AIDS starben 2014 etwa 1,2 Millionen HIV-Infizierte – das sind 42 Prozent weniger als der 2004 erreichte Höchstwert (UNAIDS, 2016) – vorwiegend, aber nicht nur, in **sozioökonomisch unterentwickelten Regionen**. Jährlich sterben 10% der Erkrankten und AIDS nimmt inzwischen den sechsten Platz bei den weltweit häufigsten Todesursachen ein. Seit Beginn der Epidemie in den 1980er-Jahren haben sich fast 60 Millionen Menschen mit HIV infiziert und 25 Millionen Menschen sind in der Folge daran gestorben. In **Deutschland** lebten Ende 2015 rund 84700 Menschen mit HIV. Etwa 3200 Menschen haben sich neu mit HIV-infiziert, die Zahl ist gegenüber den Vorjahren unverändert. Die am stärksten von HIV betroffene Gruppe sind weiterhin Männer, die Sex mit Männern haben (MSM). Von den 3200 Neuinfektionen im Jahr 2015 erfolgten 2200 bei MSM, wobei diese Zahl seit einigen Jahren leicht sinkt, 750 wurden auf heterosexuellem Wege übertragen, 250 bei intravenösem Drogenkonsum. Im Jahr 2015 gab es geschätzte 460 Todesfälle bei HIV-Infizierten (Robert Koch-Institut, 2016). Nach vielen Rückschlägen bei der Entwicklung eines AIDS-Impfstoffs gibt es inzwischen auch hier gute Ansätze (Rerk-Ngarm et al., 2009). Zurzeit wird weltweit an ca. 30 HIV-Impfstoffen geforscht.

Trotzdem basiert beispielsweise die Prävention von AIDS bis heute im Wesentlichen auf dem **Prinzip der Expositionsprophylaxe**. Dazu gehört die Vermeidung von „needle sharing" bei Drogenabhängigen, die Verwendung von Mückennetzen als Schutz vor Malaria oder die Förderung der Kondombenutzung zur Vermeidung sexuell übertragbarer Erkrankungen. Expositionsprophylaxe in Form der Isolierung von Infizierten (etwa von „Aussätzigen" in der Antike oder die Quarantäne von Pestkranken im Mittelalter), d.h. dem Ausschalten von Infektionsquellen, wird seit dem Verständnis der Übertragbarkeit von Infektionskrankheiten bis heute als die wichtigste Form der Primärprävention praktiziert. Dies wird am Beispiel der ersten globalen Seuche des 21. Jahrhunderts, dem Severe Acute Respiratory Syndrome (SARS), deutlich, die mit weitreichenden Quarantänemaßnahmen von Erkrankten verbunden war. Ähnliche Maßnahmen wurden auch zu Beginn der H1N1-Pandemie im Jahr 2009 praktiziert. Zur Expositionsprophylaxe zählen auch hygienische Maßnahmen, wie Trinkwasseraufbereitung, Lebensmittelüberwachung oder Hygienestandards in Krankenhäusern, für die in Deutschland der öffentliche Gesundheitsdienst zuständig ist.

Wichtig für Gesundheitsförderung und Prävention

Die Anhebung der **sozioökonomischen Lebensbedingungen** benachteiligter Bevölkerungsgruppen oder Regionen kann einen wesentlichen Beitrag zur Infektionsprävention leisten, wie das Beispiel der Tuberkulose (TB) zeigt (Kant et al., 2015).

Im Gegensatz zu AIDS ist **Tuberkulose** (TB) gut therapierbar; die Weltbank spricht von der „most cost-effective of all health interventions". Dennoch bleibt nach einer fast fünftausendjährigen Geschichte die Tuberkulose bis heute eine globale Bedrohung, von der bereits ein Drittel der Weltbevölkerung betroffen ist – insbesondere in weniger gut entwickelten Regionen. Im Jahr 2015 gab es 8,6 Millionen Neuinfektionen. 1,3 Millionen starben an TB. Mehr als zwei Milliarden Menschen (ein Drittel der Weltbevölkerung) sind mit TB-Bakterien infiziert. Abgesehen von sozioökonomischen und lokalspezifischen Faktoren (z. B. unbehandelte Fälle in überfüllten Gefängnissen) sind Koinfektionen mit dem HI-Virus und Resistenzentwicklungen („multi-drug resistance"), aber auch (auf individueller Ebene) mangelhafte Therapiecompliance Gründe hierfür. Dies zeigt, dass die Ursachen von Infektionen eben nicht in isolierten Faktoren (z. B. der Infektiosität des Erregers) zu suchen sind, sondern auf ganz unterschiedlichen Ebenen wirken.

Neben der Expositionsprophylaxe und der Impfung ist die **Chemoprophylaxe eine dritte Säule der Prävention von Infektionen**. Hierzu zählen der Einsatz von Chinin, Mefloquin, Atovaquon/Paludrine und Artesunate in Malaria-Endemiegebieten, Antibiotikagaben bei Meningokokkenexposition oder die Einnahme von Neuraminidasehemmern bei Influenzakontakt. Im Falle der Malaria, an der jährlich etwa eine Million Menschen neu erkranken und die bei annähernd 500 Millionen therapiert wird, hat die Chemoprophylaxe allerdings inzwischen zu resistenten Plasmodienstämmen vor allem gegen Chininpräparate geführt. In Versuchen, einen wirksamen Impfstoff herzustellen, werden intakte, aber abgeschwächte Sporozoiten zur Injektion genutzt oder aber sogenannte „Sub-Unit"-Impfstoffe, die aus immunogenen Strukturen der Sporozoiten bestehen (Holder, 2009; Vanderberg, 2009; Mordmüller et al., 2017). Daneben gibt es intensive Bemühungen, bekannte protektive Genstrukturen für die Entwicklung neuerer Medikamente zu nutzen. Hierbei wird nach konstanten Genloci in den evolutionären Entwicklungsmustern (Evolutionary Patterning) gesucht, die das Auftreten von Resistenzen minimieren (Durand et al., 2008; Ntoumi et al., 2007).

Die Prävention von Infektionskrankheiten wird in Deutschland im Wesentlichen durch das 2001 in Kraft getretene **Infektionsschutzgesetz (IfSG)** geregelt. Neben den STIKO-Empfehlungen zu Schutzimpfungen – auf die darin verwiesen wird – gibt das Infektionsschutzgesetz Anweisungen für epidemische Ausbruchssituationen.

Die im Gesetz (IfSG) geregelten **Meldepflichten** zu Erregern und Erkrankungen sind Basis eines Überwachungssystems mit zeitnaher Berichterstattung. Ergänzend muss der Verdacht auf mikrobiell bedingte Lebensmittelvergiftungen sowie jeder Fall einer ungewöhnlich starken Impfreaktion gemeldet werden.

Eine effektive **Surveillance**, also die anhaltende, regionale und längsschnittliche Erhebung und Auswertung von Gesundheitsdaten ist für die Durchführung von bevölkerungsbezogenen Vorsorgemaßnahmen essenziell (Hellenbrand, 2003). Das **Robert Koch-Institut** bündelt, dokumentiert und veröffentlicht in Deutschland als oberste Gesundheitsbehörde des Bundes Informationen zur infektiologischen Situation, gibt Empfehlungen und erarbeitet Strategien zur Seuchenbekämpfung (Gesetz zur Modernisierung der epidemiologischen Überwachung übertragbarer Krankheiten, 2017). Zusammen mit anderen nationalen und internationalen, staatlichen und nicht staatlichen Organisationen spielt es bei der Bekämpfung von Infektionskrankheiten eine wichtige Rolle, nach dem Motto: **Eine Unze Prävention ist so viel wie ein Pfund Therapie** (Benjamin Franklin).

15.1 Bevölkerungsprävention und Individualverhalten

Trotz des Wissens über Infektionskrankheiten und trotz der Existenz von effektiven Strukturen und Strategien zu deren Bekämpfung – zumindest in entwickelten Regionen – sind die **Ergebnisse der Infektionsprophylaxe nicht immer befriedigend**. Dies wird besonders deutlich angesichts des bislang gescheiterten Versuchs, sowohl Polio als auch Masern zu eradizieren. Der Grund hierfür ist, dass – bei aller Bedeutsamkeit der Populationsebene – **individuelles Verhalten** bei der Vermeidung von Infektionskrankheiten eine zentrale Rolle spielt, das nicht durch administrative Maßnahmen ersetzt werden kann. Anders ausgedrückt ist die Effektivität auch des wirksamsten Impfstoffes stets konditional zu seiner tatsächlichen Anwendung. Ein Beispiel ist die in Deutschland deutlich ausgeprägte **Impfmüdigkeit** (Bütikofer, 2002). Dabei spielen Social Media und die Internetpräsenz von Impfkritikern und -gegnern eine erhebliche Rolle (Betsch et al., 2009; Meleo-Erwin et al., 2017). Die weitgehend kritiklose Übernahme von Meinungen, die im Internet die Impfung gegen die Schweinegrippe begleiteten, hat dies erneut gezeigt. Das generelle Problem ist, dass sich die Diskussionen fast ausschließlich auf die vermeintlichen oder tatsächlichen Nebenwirkungen konzentrieren, nicht aber auf die Schwere der Erkrankung und den Nutzen von Impfungen. Wie üblich (Kruger & Dunning, 1999), werden wenig fundierte Positionen dabei nicht selten besonders vehement vorgetragen. Interessant ist auch der Zusammenhang von **sozioökonomischen Faktoren und Impfverhalten**. So hat eine Studie zur Gesundheit von Kindern und Jugendlichen in Deutschland (KiGGS, Poethko-Müller et al., 2007) festgestellt, dass Kinder in Familien mit hohem sozialem Status häufiger nicht gegen Masern, Mumps und Röteln geimpft sind als Kinder aus Milieus mit niedrigerem sozialem Status. Downs und Kollegen (Downs et al., 2008) weisen darauf hin, dass besonders Eltern mit oberflächlichem Verständnis der Thematik durch unsystematisch und selektiv gesammelte Informationen (häufig narrative Darstellungen vermeintlicher Impfschadensfälle) aus dem Internet beeinflusst werden können. Scheinbar sind höhere Bildungs-

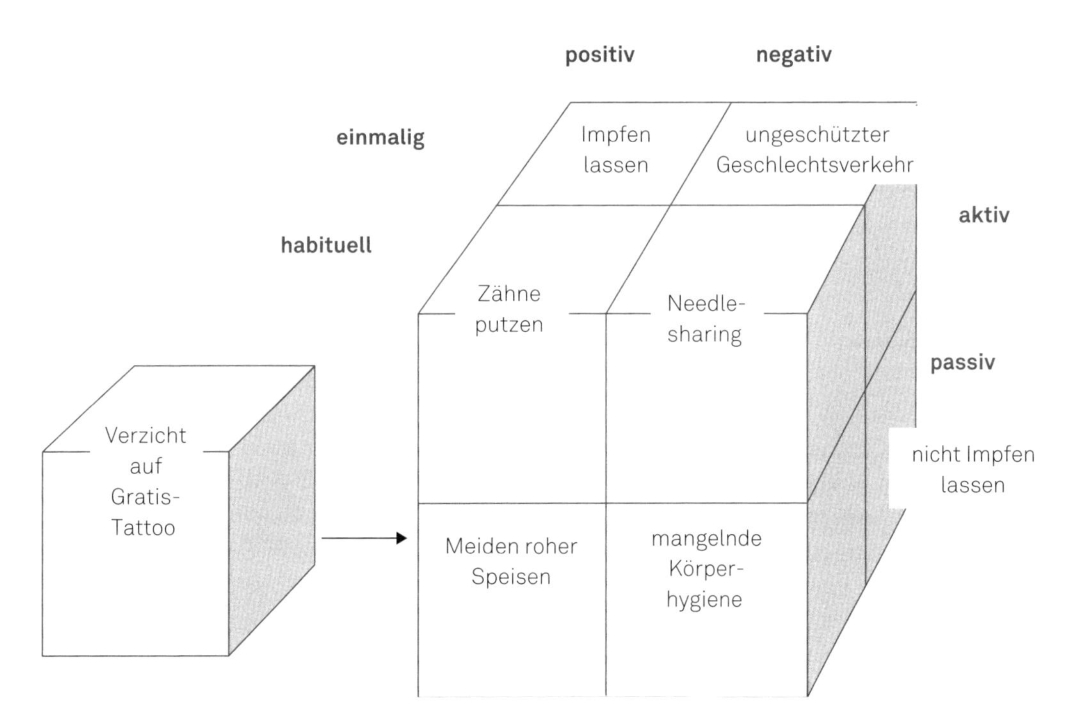

Abbildung 15-1: Dimensionen von Gesundheitsverhalten im Sinne von gesundheitsrelevantem Verhalten (sowohl gesundheitsförderliches Verhalten als auch Risikoverhalten) mit infektionsbezogenen Beispielen (sekundärpräventives Gesundheitsverhalten [z. B. Compliance] wird nicht betrachtet).

schichten besonders empfänglich hinsichtlich der Überschätzung von Impfrisiken, ebenso wie die Bevölkerung in Ländern mit einem guten Bildungssystem (Larson et al., 2016). Andererseits kann die damit einhergehende Suchaktivität im Internet inzwischen dazu genutzt werden, steigende Erkrankungsraten frühzeitig zu erkennen (Bakker et al., 2016).

Die genannten Phänomene weisen darauf hin, dass der bevölkerungsmedizinisch-infektionsepidemiologisch-administrative Ansatz um **verhaltenswissenschaftliche Komponenten** ergänzt werden muss.

Auf der Ebene des individuellen Verhaltens können Infektionskrankheiten auf zweierlei Weise verhindert werden: Durch **Hygieneverhalten** und durch **Impfverhalten**. Diese beiden Verhaltensarten unterscheiden sich dadurch, dass Hygieneverhalten überwiegend habituelles Verhalten ist, während Impfverhalten seltenes Verhalten ist oder gar ein singulärer Verhaltensakt. Aufgrund dieses grundlegenden Unterschieds werden beide Verhaltensarten nachfolgend getrennt behandelt. Abbildung 15-1 enthält eine Systematik von Gesundheitsverhalten im Kontext der Vermeidung von Infektionskrankheiten.

15.1.1 Hygieneverhalten

Hygieneverhalten ist überwiegend, allerdings nicht ausschließlich, **gewohnheitsmäßiges Verhalten**. Es trägt dazu bei, den Kontakt mit und die Aufnahme, Verbreitung und Vermehrung von Krankheitserregern zu vermeiden. Es umfasst neben speziellen Tätigkeiten wie der Sterilisation von Operationsbesteck oder von Nahrungsmitteln mehr oder weniger alltägliche körperbezogene **Reinigungshandlungen** wie Hände waschen, Zähne putzen oder die Benutzung von Kondomen (Das häufige – aber auch richtige Händewaschen erfuhr während der H1N1-Pandemie im Jahr 2009 eine Renaissance). Dazu kommen objektbezogene **Kulturtechniken** wie die Benutzung von Kühlschränken, das Erhitzen von Nahrungsmitteln sowie die Reinigung von Gegenständen. Beim Erwerb kommen klassische Konditionierung (z. B. die Vermeidung verdorben aussehender oder riechender Nahrung – Garcia-Effekt), operante Konditionierung (z. B. Verstärkung hygienischen Verhaltens durch die Eltern) sowie soziales Lernen (Beobachtungslernen) zum Einsatz. Heraus bilden sich mehr oder weniger generalisierte **Hygienegewohnheiten**, die einen festen Bestandteil im Verhaltensmuster des **kulturspezifisch allgemeinen** sowie des **individuellen Lebensstils** darstellen. Da die einzelnen Komponenten von Lebensstilen sich gegenseitig stabilisieren (Weitkunat et al., 1998), ergibt sich für die Gesundheitserziehung die Konsequenz, mit Präventionsmaßnahmen besser bei Kindern als bei Erwachsenen anzusetzen. Zur Etablierung von Gewohnheiten sind häufiges, gezielt verstärktes Üben und Vorbilder effektiver als benevolente Gesundheitsaufklärung. Letztere ist meist nicht oder kaum effektiv (Jarrett et al., 2015; Rossen et al., 2016). Rossen und Kollegen (Rossen et al., 2016) interpretieren die Erfolglosigkeit von informationslastigen Aufklärungsmaßnahmen im Rahmen eines Kataloges von „Backfire“-Effekten.

Die lerntheoretische Erklärung von Hygieneverhalten ist allerdings in mehrfacher Hinsicht limitiert. So ist die mit Hygieneverhalten verbundene **Wahrnehmung und Bewertung von Risiken** kein passiver, quasi fotografischer Aufnahmeakt, sondern ein Prozess aktiver Informationsverarbeitung. Besonders zur Ausbildung neuer Hygieneverhaltensweisen und dem damit verbundenen Erkennen von noch unbekannten, seltenen und/oder komplexen Risikosituationen ist zum einen das **Wissen** über die spezifischen Merkmale dieser Situationen nötig, zum anderen die **Motivation** zur Aufmerksamkeitszuwendung. Verglichen mit der Beeinflussung bestehender Gewohnheiten kommt im Falle unbekannter Risikosituationen und der Etablierung neuer Verhaltensweisen also der **Gesundheitsaufklärung** eine größere Bedeutung zu.

Wichtig für Gesundheitsförderung und Prävention

Bei der Gesundheitsaufklärung ist jedoch zu berücksichtigen, dass **Aufklärung** nicht schon deswegen Verhaltenskonsequenzen zeitigt, weil sie rational oder „vernünftig" ist, sondern dass vielmehr auch Aufklärungsangebote die Wahrnehmungsfilter der Rezipienten passieren müssen und einer aktiven Informationsauswahl und -verarbeitung unterliegen. So ist die Erhöhung der Reizintensität (etwa bei Angstkampagnen) nicht mit Effektivitätssteigerung zu verwechseln: Aktivierungstheoretische Konzepte legen nahe, dass zu milde ebenso wie zu intensive Reize suboptimal sind bzw. als aversiv und damit demotivierend erlebt werden (Helson, 1964). Nyhan und Kollegen haben 2015 gezeigt, dass Gesundheitsaufklärung nicht nur nutzlos, sondern sogar kontraproduktiv sein kann und die Impfbereitschaft durchaus senken (!) kann (Nyhan & Reifler, 2015).

Leider ist bis heute nicht vollständig bekannt, welche psychologischen Prozesse bei der subjektiven Risikobewertung eine Rolle spielen. Allerdings liegen zahlreiche kognitionspsychologische Modelle vor, die die dabei relevanten Vorgänge zu spezifizieren versuchen. In einem Review von 100 Verhaltensmodellen haben Kwasnicka und Kollegen (Kwasnicka et al., 2016) festgestellt, dass sich diese häufig als „Box-and-Arrow"-Modelle veranschaulichten Ansätze im Wesentlichen in ihrer Betonung von fünf hauptsächlichen Dimensionen unterscheiden: Handlungsmotive, Selbstregulation, Ressourcen, Gewohnheiten und Umwelteinflüsse (einschließlich solche sozialer Art).

Viele dieser Verhaltensmodelle basieren im Kern alle auf einem allgemeinen **Erwartungs-mal-Wert-Ansatz**, der – im Utilitarismus Benthams und dem Risiko-Nutzen-Kalkül Bernoullis des 18. Jahrhunderts wurzelnd – im Wesentlichen auf Lewins Feldtheorie und de Finettis Konzept subjektiver Wahrscheinlichkeit zurückzuführen ist. Dabei wird das objektive Risiko des ökonomischen Rational-Choice-Ansatzes durch eine **subjektive Wahrscheinlichkeit** und der geldwerte Schaden (bzw. Ertrag) durch intangiblen **subjektiven Nutzen** ersetzt. Die verschiedenen Modelle unterscheiden sich im Grunde darin, welche Dimensionen in die subjektiven Erwartungs- (d.h. Wahrscheinlichkeits-) und Wert-, d.h. Nutzenbewertungen einfließen. Leider wird vielfach die Rolle von **Gewohnheiten, Emotionen und Dispositionen** konzeptuell nicht überzeugend integriert. Es überrascht daher wenig, dass meist nur ungenügende Evidenz für die Nachhaltigkeit von Verhaltensänderungen vorliegt (vgl. Kwasnicka et al., 2016). Defizite bestehen auch bei der Spezifikation der einzelnen Modellkomponenten im Rahmen konkreter Anwendungen. Schließlich verschärft die eklektizistische Erweiterung und Kombination verschiedener Grundmodelle konzeptuelle und methodische Probleme bisweilen eher, als sie zu verringern.

Verschiedene Verhaltensmodelle unterscheiden zwischen Handlungsmotivation bzw. **Intention und Ausführung**. Die Begründung hierfür liegt in der schon in den dreißiger Jahren des 20. Jahrhunderts beschriebenen notorischen Diskrepanz zwischen berichteten Einstellungen und tatsächlichem Verhalten (LaPiere, 1934).

Wichtig für Gesundheitsförderung und Prävention

Die meist beträchtliche **Diskrepanz zwischen berichteten Einstellungen und tatsächlichem Verhalten** (Webb & Sheeran, 2006) ist darauf zurückzuführen[4], dass zwischen Handlungsintention und eigentlicher Handlung zahlreiche psychologische und soziale Barrieren wirksam sein können. Hierzu zählen intenti-

4 Abgesehen von methodischen Gründen, wie der unterschiedlichen Spezifität der Messung der beiden Dimensionen.

onsinkompatible Gewohnheiten, mangelhafte Fähigkeiten, dissonante Einstellungen, Reaktanzbildung, Verdrängung, fehlende soziale Unterstützung, Zeit- oder Geldmangel, ein unpassendes Dienstleistungsangebot und vieles andere.

Prochaska und DiClemente haben vorgeschlagen, zur Verbesserung der Effektivität von Interventionsmaßnahmen das angestrebte Verhaltensziel in Abhängigkeit von der subjektiven Bereitschaft in **Zwischenziele** zu zerlegen (Prochaska & DiClemente, 1984). Interventionsziel ist danach nicht immer das eigentliche Zielverhalten, sondern diejenige Zwischenstufe, die der Verfasstheit der Zielperson am ehesten entspricht, also beispielsweise eine ärztliche Beratung in Anspruch zu nehmen oder sich im Internet zu informieren. Dieser Ansatz deckt sich mit dem vielfach begründeten Ansatz, **zielgruppenspezifische** statt allgemeinpräventive Interventionsmaßnahmen zu konzipieren.

15.1.2 Impfverhalten

Obwohl Impfverhalten im Gegensatz zu habituellem Hygieneverhalten nicht direkt dem Einfluss von Gewohnheiten und Routinen unterliegt, spielen auch hier Konditionierungsaspekte eine wichtige Rolle. Durch **klassische Konditionierung** werden neutrale Reize wie der Behandlungsstuhl des Zahnarztes, die Spritze oder der weiße Kittel des Arztes zu Auslösern von aversiven Reaktionen. Die Vermeidung solcher konditionierter Angstreize kann im Zuge nachfolgender operanter Konditionierung zur Angstreduktion führen und so negativ verstärkt werden (Mowrer, 1956). Personen, die im Laufe ihrer Konditionierungsgeschichte mehrfach „erfolgreiche" Vermeidungsepisoden erlebt haben, können hierdurch generalisiertes habituelles **Vermeidungsverhalten** ausbilden. Die Konsequenzen für die Prävention liegen auf der Hand: Traumatisierungen, insbesondere im Kindesalter, müssen dringend vermieden und der Entwicklung von Vermeidungsverhalten muss in jedem Lebensalter intensiv entgegengewirkt werden.

Bei allen Versuchen der Verhaltensbeeinflussung müssen allgemeine Verhaltensaspekte beachtet werden. Jedwedes Verhalten findet nicht nur auf der **Ebene des offenen Verhaltens** (behavioral-motorische Ebene), sondern auch auf der **physiologisch-emotionalen** sowie der **kognitiven Ebene** statt. Wird diese „behaviorale Dreifaltigkeit" bei Interventionsmaßnahmen nicht beachtet, besteht bei habituellem Verhalten – aufgrund des Strebens der Verhaltensebenen nach Konsonanz – die Tendenz zum Rückfall und bei singulärem Verhalten die zur Reaktanz, also zur „aktiven Unterlassung" des seitens der Präventionsvermittler intendierten Verhaltens.

Wichtig für Gesundheitsförderung und Prävention

Trotz der auch beim Impfverhalten wichtigen Verhaltensdimension muss davon ausgegangen werden, dass hierbei die **Antizipation** künftiger Konsequenzen eine größere Rolle spielt als die Erfahrung früherer Verhaltensfolgen.

Da Impfentscheidungen tendenziell einmalig sind, kommt Beurteilungsfehlern eine besondere Bedeutung zu. So kann es ohne Weiteres auch dann zu einer Entscheidung gegen eine Impfung kommen, wenn alle rationalen Argumente für eine solche sprechen. Die Relevanz subjektiver Bewertungsprozesse wurde in zahlreichen Studien eindeutig nachgewiesen (Montano, 1986; Pielak und Hilton, 2003; Weitkunat et al., 1998). Für Präventionsmaßnahmen bedeutet dies, dass **individualisierte Ansätze** vermutlich geeigneter sind als gruppenbezogene (Moretti et al., 2003).

Dabei muss der begrenzten intellektuellen Kapazität (Miller, 1956) und Rationalität des

Menschen Rechnung getragen werden. So konnten Kahneman und Tversky in zahlreichen psychologischen Experimenten eindrucksvoll zeigen (Kahneman & Tversky, 1979), dass Menschen Entscheidungen unter Verwendung zahlreicher psychologischer Heuristiken fällen – mit der Folge teilweise gravierender Abweichungen vom Standard der objektiven Rationalität. So werden Verluste subjektiv etwa doppelt so hoch bewertet wie Gewinne gleicher Höhe (Beethovens „Wut über den verlorenen Groschen" vertont dies eindrucksvoll). Hierin ist – ein typisches Beispiel für **„bounded rationality"** – der verbreitete Hang zur Risikoaversion begründet. Weiterhin werden kleine Wahrscheinlichkeiten und technologische Risiken (unter die auch Impfstoffe fallen) tendenziell überschätzt, hohe Wahrscheinlichkeiten und „natürliche" Risiken dagegen unterschätzt. Im Hinblick auf Impfungen ist der „omission bias" wichtig: Handlungen werden als riskanter beurteilt als Unterlassungen. Dieser Denkfehler (der auf politischer Ebene unter „precautionary principle" firmiert und in seltenen Situationen rational sein kann, in denen die Nichthandlungsoption risikofrei ist) erfährt Unterstützung durch die Wahrnehmung von Impfungen als Eingriff in einen gesunden Körper, durch defensive Strategien von Ärzten im Hinblick auf drohende Klagen sowie durch die Idee, im Sinne einer Trittbrettfahrt, auf die genügende Impfbereitschaft anderer zu setzen. Letzteres ist aus individueller Sicht nicht ganz irrational, weil bei Impfungen der Nutzen (die Janusköpfigkeit von Gesundheit als privates und öffentliches Gut!) zu einem erheblichen Teil sozialisiert und der Aufwand bzw. das Risiko privatisiert wird (**„Präventionsparadox"**, Rose, 1981). Ein anderes Problem ist die Übergeneralisierung früherer Erfahrungen, die sich häufig in Überoptimismus hinsichtlich der eigenen Gesundheitsrisiken oder hinsichtlich der Therapierbarkeit von Erkrankungen äußert.

Im Hinblick auf Impfentscheidungen besonders wichtig ist die „base-rate fallacy": Wenn ein Fall einer unerwünschten Impfstoffwirkung erfahren wird, kommt es bei der Risikobeurteilung meist zur Vernachlässigung der Gesamtzahl der Geimpften, womit die **rationale Inzidenzberechnung** unmöglich ist. Dazu kommt der verbreitete Fehler der verzerrten Wahrnehmung durch kleine und nicht repräsentative Stichproben. Die Risikoakkumulation durch wiederholte Exposition mit kleinen Risiken (etwa dem relativ kleinen Risiko einer HIV-Infektion durch einmaligen ungeschützten Geschlechtsverkehr) wird häufig unterschätzt oder gar konzeptuell überhaupt nicht erfasst.

Aufgrund der relativen Seltenheit von Infektionskrankheiten spielt auch die Verfügbarkeitsheuristik eine wichtige Rolle: Die seltenen Impfschäden werden, möglicherweise durch lebhafte Medienberichte, häufiger und dramatischer wahrgenommen als die zu verhindernde Krankheit. Wird diese auch noch als „Kinderkrankheit" verniedlicht, so resultiert möglicherweise eine erheblich **verzerrte Risikobeurteilung**; es dürfte nur einer kleinen Minderheit in Deutschland bekannt sein, dass beispielsweise Masern weltweit zu den Haupttodesursachen gehören. Schließlich ist das Verständnis des Nutzens von Impfungen eine kognitive Erkenntnisleistung, kein sinnlich wahrnehmbarer Vorgang (siehe auch Oster, 2017).

Ein weiteres ubiquitäres Phänomen der psychologischen Risiko- und Nutzenbeurteilung ist, neben der notorisch selektiven Informationssuche und -aufnahme (Bestätigungsfehler) und der ebenso verbreiteten Neigung, Assoziationen mit Kausalität zu verwechseln, jenes der **temporalen Myopie** (Critchfield & Kollins, 2001). Ein bestimmtes Ergebnis erscheint subjektiv umso bedeutsamer, je unmittelbarer es bevorsteht (Abbildung 15-2). Die Bedeutung liegt darin, dass der Nutzen positiven Gesundheitsverhaltens (Impfung) meist deutlich in der Zukunft liegt, während negatives Gesundheitsverhalten (Nichtimpfung) oft mit sofortiger Belohnung einhergeht (z. B. Angstreduktion). Wird im Rahmen einer Entscheidungssituation durch psychologische

Diskontierung der subjektive „Barwert" beider Optionen ermittelt, fällt die Entscheidung oft zugunsten des negativen Gesundheitsverhaltens aus (Ainslie, 2001; Chapman, 2005). Ein Modell, das den Erwartungs-mal-Wert-Ansatz um die temporale Dimension erweitert, wurde von Hall und Fong vorgelegt (Hall & Fong, 2007).

Zu den Einschränkungen der kognitiven Kapazität und Rationalität kommt, dass **Emotionen** eine (interindividuell unterschiedlich) große Rolle bei Entscheidungen spielen. So zeigte sich, dass Mütter, die – mit dem möglichen Tod ihres Kindes verbundene – Reue antizipieren, eine deutlich reduzierte Impfbereitschaft zeigen, selbst wenn das Sterberisiko durch die Krankheit viel höher ist als das durch die Impfung (Ritov & Baron, 1990). Die rationale Wahl zwischen Handlungsalternativen erfährt also eine emotionale Verzerrung durch die antizipierte Entscheidungsreue. Hierdurch kann es zu risikoaversivem Verhalten kommen – fatalerweise mit der Konsequenz einer objektiven Risikoerhöhung.

Dazu kommt, dass seltene, aber ungewöhnliche Ereignisse und Aspekte besser erinnert werden als häufige, aber unspektakuläre (Wie hieß beispielsweise das Schwesterschiff der Titanic, und woran denkt man üblicherweise beim Schmerzmittel Kontergan? Antwort siehe S. 226)[5]. Schließlich spielen aufgrund teilweise ausgeprägter Mitläufereffekte **gesellschaftliche Trends**, etwa wider die „Schulmedizin", eine Rolle bei der subjektiven Risikobewertung. Auch der **Einfluss von Meinungsführern** ist erheblich. Kleinräumige oder individualisierte Interventionsmaßnahmen müssen daher zur Kompensation ungünstiger Zeitgeisteinflüsse ggf. durch **Social-Marketing-Aktivitäten** ergänzt werden. Dabei muss beachtet werden, dass subjektive Risiken auch soziale Konstrukte und somit kontextabhängig sind. Wird über ein und dasselbe Risiko kommuniziert, indem positive Entscheidungsfolgen hervorgehoben werden, wird es eher akzeptiert als wenn negative Folgen ausgeführt werden („framing"). Vermutlich

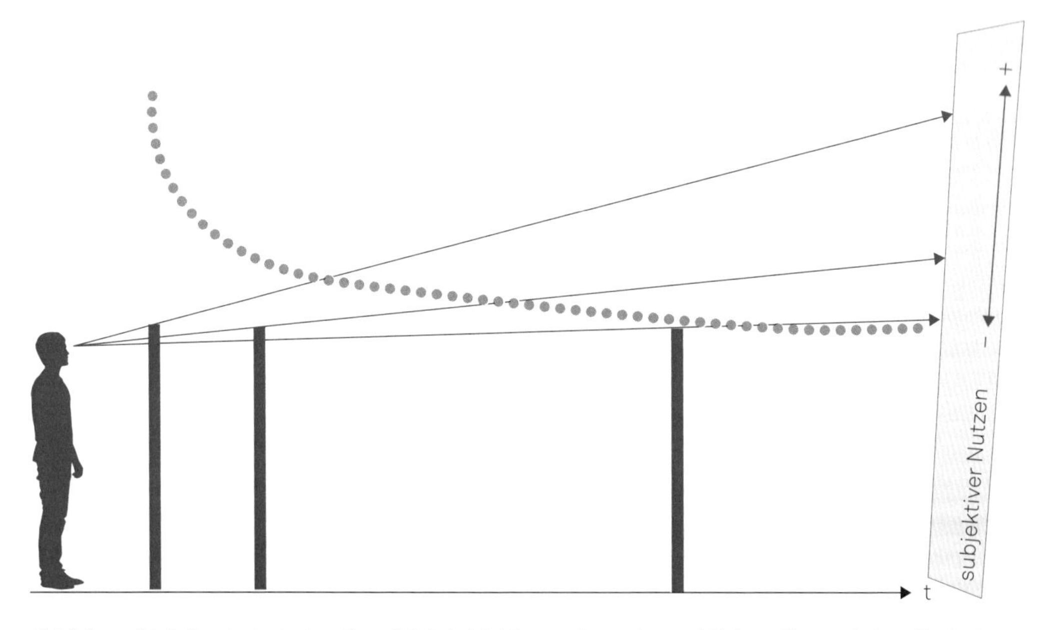

Abbildung 15-2: Psychologische „Kurzsichtigkeit": Mit zunehmendem zeitlichem Abstand eines Ereignisses nimmt seine subjektive Relevanz nichtlinear ab. Das Phänomen kann durch eine Diskontierung des subjektiven Nutzens mit dem Diskontierungsfaktor $(1+r)^{-t}$ beschrieben werden, wobei r der Diskontsatz und t die Zeiteinheit ist.

hängt dies mit der verbreiteten Tendenz zur **Ambiguitätsaversion** zusammen. Diese kann dazu führen, dass ein genau quantifiziertes, relativ hohes Risiko (etwa an einer bestimmten Krankheit zu erkranken) subjektiv als weniger bedrohlich erlebt wird als ein viel kleineres, aber weniger genau beziffertes Risiko (etwa das von Nebenwirkungen eines neuen Impfstoffes). Der Einfluss der **Glaubwürdigkeit des Kommunikators** ist ein lange bekanntes Phänomen, wobei allerdings die teilweise extreme Sensibilität gegenüber vermeintlichen und tatsächlichen Interessenkonflikten bei der Planung von Kampagnen regelmäßig unterschätzt wird.

Zusammenfassung

Impfungen – eine Erfolgsgeschichte: Prävention von Infektionskrankheiten durch Impfungen konnte in der mehr als 200-jährigen Geschichte millionenfach schwere Erkrankungen, bleibende Behinderungen und Tod verhindern. Für die Planung von Präventionskampagnen lässt sich ableiten, dass neben einer genauen Festlegung des Interventionsziels eine präzise Segmentierung der Zielgruppen, eine sorgfältige Untersuchung der materiellen und sozialen Verhältnisse, insbesondere hinsichtlich fördernder und hemmender Bedingungen, sowie eine detaillierte Analyse von Gewohnheiten und Lebensstilen erfolgen muss. Diese muss ergänzt werden um die Betrachtung der psychologischen Wahrnehmungs- und Risikobewertungsprozesse, wobei spezifische, mit dem Zielverhalten assoziierte Einstellungs- und Wissensstrukturen sowie kognitive Heuristiken und Fehlschlüsse besonders zu beachten sind. Hierzu sind allerdings teilweise äußerst umfangreiche psychologische und verhaltensepidemiologische Vorstudien nötig. Angesichts der hier nur im Überblick dargestellten Komplexität der Determination von Hygiene- und Impfverhalten sind die Erfolgschancen von Präventionskampagnen auf der Basis des derzeitigen Wissensstandes auch bei sorgfältigster Planung unsicher und vor allem kaum vorhersagbar. Der wissenschaftliche Entwicklungsstand ist ungenügend und die vorhandenen Verhaltensmodelle sind nicht zufriedenstellend verhaltensprädiktiv (Zimmerman & Vernberg, 1994; Eccles et al., 2012). Forderungen nach zwingender **Wirksamkeitsforschung** im Zuge von mit öffentlichen Mitteln geförderten Präventionsmaßnahmen („evidence-based prevention") kann daher uneingeschränkt zugestimmt werden. Die Aufgabe der Prävention von Infektionskrankheiten wird auf unabsehbare Zeit bestehen bleiben, trotz großer Erfolge. Wesentliche **Voraussetzungen für Fortschritte** sind

- niederschwelliger Zugang zu Impfungen,
- Eradikation weiterer Erreger,
- Vermeidung wohlmeinender aber theoretisch unklarer Ansätze,
- rigorose Evaluation von Präventionsmaßnahmen.

Diskussionsanregung

- Welche Voraussetzungen müssen erfüllt sein, damit ein Erreger eradiziert werden kann?
- Welche Impfungen haben das Potenzial, eine Krebsentstehung zu verhindern?
- Welche Rolle kommt der Bevölkerungsebene bei der Prävention durch Impfung zu?
- Welche Rolle spielen Beurteilungsfehler bei individuellen Impfentscheidungen?
- Warum muss die Wirkung von Präventionskampagnen empirisch untersucht werden?

Literatur

Ainslie, G. (2001). *Breakdown of will.* Cambridge: Cambridge University Press.

Bakker, K.M., Martinez-Bakker, M.E., Helm, B. & Stevenson, T.J. (2016). Digital epidemiology reveals global childhood disease seasonality and the effects of immunization. *Proceedings of the National Academy of Sciences, 113*, 6689–6694.

Bell, B.G., Schellevis, F., Stobberingh, E., Gossens, H. & Pringle, M. (2014). A systematic review and meta-analysis of the effects of antibiotic consumption on antibiotic resistance. *BMC Infectious Diseases, 14*, 13.

Betsch, C., Renkewitz, F., Betsch, T. & Ulshöfer, C. (2010). The influence of vaccine-critical Internet pages on perception of vaccination risks. *Journal of Health Psychology, 15*, 446–455.

Bütikofer, J. (2002). Schutzimpfungen: Aufklärungspflicht im Licht der neuen Rechtsprechung. *Deutsches Ärzteblatt, 99* (33), A-2164/B-1836/C-1728.

Centers for Disease Control and Prevention (CDC). (2009). Wild Poliovirus Type 1 and Type 3 Importations – 15 Countries, Africa, 2008–2009. *Morbidity and Mortality Weekly Report, 58* (14), 357–362.

Chapman, G. (2005). Short-term cost for long-termor benefit: time preference & cancer control. *Health Psychology, 24*, S41–S48.

Critchfield, T.S. & Kollins, S.H. (2001). Temporal discounting: basic research & the analysis of socially important behavior. *Journal of Applied Behavior Analysis, 34*, 101–122.

Desselberger, U. (2000). Emerging and re-emerging infectious diseases. *Journal of Infection, 40*, 3–15.

Downs, J.S., de Bruin, W.B. & Fischhoff, B. (2008). Parents' vaccination comprehension and decisions. *Vaccine, 26*, 1595–1607.

Durand, P., Kubendran, N. & Coetzer, Th. (2008). Evolutionary patterning: a novel approach to the identification of potential drug target sites Plasmodium falciparum. *PLoS ONE, 3* (11). https://doi.org/10.1371/journal.pone.0003685

Eccles, M.P., Grimshaw, J.M., MacLennan, G., Bonetti, D., Glidewell, L., Pitts, N.B. et al. (2012). Explaining clinical behaviors using multiple theoretical models. *Implementation Science, 7*, 99.

Gesetz zur Modernisierung der epidemiologischen Überwachung übertragbarer Krankheiten vom 17. Juli 2017. *Bundesgesetzblatt Jahrgang 2017, Teil I, 49*, 2615–2639.

Hall, P.A. & Fong, G.T. (2007). Temporal self-regulation theory: a model for individual health behavior. *Health Psychology Review, 1*, 6–52.

Hellenbrand, W. (2003). Neu und vermehrt auftretende Infektionskrankheiten. In Robert Koch-Institut, (Hrsg.), *Gesundheitsberichterstattung des Bundes* (Band 18). Berlin: RKI.

Helson, H. (1964). *Adaptation-level theory*. New York: Harper and Row.

Holder, A. (2009). Malaria vaccines: Where Next? *PLoS Pathogens, 5* (10), e1000638.

Jarrett, C., Wilson, R., O'Leary, M., Eckersberger, E. & Larson, H.J. (2015). Strategies for addressing vaccine hesitancy: a systematic review. *Vaccine, 33*, 4180–4190.

Kahneman, D. & Tversky, A. (1979). Prospect theory. *Econometrica, 47*, 263–292.

Kant, S., Gupta, H. & Ahluwalia, S. (2015). Significance of nutrition in pulmonary tuberculosis. *Critical Reviews in Food Science and Nutrition,* 55 (7), 955–963. http://doi.org/10.1080/10408398.2012.679500

Kruger, J. & Dunning, D. (1999). Unskilled and unaware of it: how difficulties in recognizing one's own incompetence lead to inflated self-assessment. *Journal of Personality and Social Psychology, 77*, 1121–1134.

Kwasnicka, D., Dombrowski, S.U., White, M. & Sniehotta, F. (2016). Theoretical explanations for maintenance of behavior change: a systematic review of behaviour theories. *Health Psychology Review, 10*, 277–296.

LaPiere, R.T. (1934). Attitudes versus actions. *Social Forces, 13*, 230–237.

Larson, H.J., de Figueiredo, A., Xiahong, Z., Schulz, W.S., Verger, P., Johnston, I.G. et al. (2016). The state of vaccine confidence 2016: global insights through a 67-country survey. *EBioMedicine, 12*, 295–301.

Meleo-Erwin, Z., Basch, C., MacLean, S.A., Scheibner, C. & Cadorett, V. (2017). „To each his own": discussions of vaccine decision-making in top parenting blogs. *Human Vaccines and Immunotherapeutics, 13* (8), 1895–1901.

Miller, G.A. (1956): The magical number seven plus or minus two: some limits on our capacity to process information. *Psychological Review, 63*, 81–97.

Montano, D.E. (1986). Predicting and understanding influenza vaccination behavior. *Medical Care, 24*, 438–453.

Mordmüller, B., Surat, G., Lagler, H., Chakravarty, S., Ishizuka, A.S., Lalremruata, A. et al. (2017). Sterile protection against human malaria by chemoattenuated PfSPZ vaccine. *Nature, 542*, 445–449. http://doi.org/10.1038/nature21060

Moretti, M., Grill, E., Weitkunat, R., Meyer, N., Eckl, E., Frey, D. et al. (2003). Individualisierte Telefonintervention zur Erhöhung der Impfquoten bei Schulanfängern. *Zeitschrift für Gesundheitspsychologie, 11*, 39–48.

Mowrer, O.H. (1956). Two-factor learning theory reconsidered, with special reference to secondary reinforcement and the concept of habit. *Psychological Review, 63*, 114–128.

Ntoumi, F., Kwiatkowski, D., Diakite, M., Mutabingwa, T. & Duffy P. (2007). New Interventions for malaria: mining the human and parasite genomes. *American Journal of Tropical Medicine and Hygiene, 77* (Suppl. 6), 270–275.

Nyhan, B. & Reifler, J. (2015). Does correcting myths about the flu vaccine work? An experimental evaluation of the effects of corrective information. *Vaccine, 33*, 459–464.

Oster, E. (2017). *Does disease cause vaccination? Disease outbreaks and vaccination response* (National Bureau of Economic Research, Working Pater Series, Number 22464). Verfügbar unter: https://www.brown.edu/research/projects/oster/sites/brown.edu.research.projects.oster/files/uploads/Disease_and_Vaccination.pdf. Zugriff am 29. Januar 2018.

Pielak, K.L. & Hilton, A. (2003). University students immunized & not immunized for measles. *Canadian Journal of Public Health, 94*, 193–196.

Poethko-Müller, C., Kuhnert, R. & Schlaud, M. (2007). Durchimpfung und Determinanten des Impfstatus in Deutschland. Ergebnisse des Kinder- und Jugendgesundheitssurveys (KiGGS). *Bundesgesundheitsblatt Gesundheitsforschung Gesundheitsschutz, 50*, 851–862. http://doi.org/10.1007/s00103-007-0248-0

Prochaska, J.O. & DiClemente, C.C. (1984). *The transtheoretical approach: crossing traditional boundaries of change.* Homewood: Dorsey.

Pugliese, A., Beltramo, T. & Torre, D. (2007). Emerging and re-emerging viral infections in Europe. *Cell Biochemistry and Function, 25*, 1–13.

Rerks-Ngarm, S., Pitisuttithum, P., Nitayaphan, S., Kaewkungwal, J., Chiu, J., Paris, R. et al. (2009). Vaccination with ALVAC and AIDSVAX to prevent HIV Infection in Thailand. *New England Journal of Medicine, 361* (23), 2209–2220.

Ritov, I. & Baron, J. (1990). Reluctance to vaccinate: omission bias and ambiguity. *Journal of Behavioral Decision Making, 3*, 263–277.

Robert Koch-Institut (RKI). (2009). *Infektionsepidemiologisches Jahrbuch meldepflichtiger Krankheiten für 2008.* Berlin: RKI.

Robert Koch-Institut (RKI). (2016). Schätzung der Zahl der HIV-Neuinfektionen und der Gesamtzahl von Menschen mit HIV in Deutschland. Stand Ende 2015. *Epidemiologisches Bulletin 2016, 45*, 497–509. http://doi.org/10.17886/EpiBull-2016-066.2

Robert Koch-Institut (RKI). (2017). Aktuelle Statistik meldepflichtiger Infektionskrankheiten, Deutschland. 27. Woche 2017 (Datenstand 26. Juli 2017). *Epidemiologisches Bulletin 2017, 30*, 295.

Rose, G. (1981). Strategy of prevention: lessons from cardiovascular disease. *British Medical Journal, 282*, 1847–1851.

Rossen, I., Huristone, M.J. & Lawrence, C. (2016). Going with the grain of cognition: applying insights from psychology to build support for childhood vaccination. *Frontiers in Psychology, 7*, 1483.

UNAIDS. (2016). *Global AIDS Update 2016.* Verfügbar unter: http://www.unaids.org/sites/default/files/media_asset/global-AIDS-update-2016_en.pdf. Zugriff am 29. Januar 2017.

Vanderberg, J. (2009). Reflections on early malaria vaccine studies, the first successful human malaria vaccination, and beyond. *Vaccine, 27* (1), 2–9.

Webb, T.L. & Sheeran, P. (2006). Does changing behavioral intentions engender behavior change? A meta-analysis of the experimental evidence. *Psychological Bulletin, 132*, 249–268.

Weitkunat, R. (1998). *Computergestützte Telefoninterviews als Instrument der sozial- und verhaltensepidemiologischen Gesundheitsforschung.* Berlin: Logos.

Weitkunat, R., Markuzzi, A., Vogel, S., Schlipköter, U., Koch, H.J., Meyer, G. et al. (1998). Psychological factors associated with the uptake of measles immunization. *Journal of Health Psychology, 3*, 273–284.

World Health Organization (WHO). (2008). *The 10 leading causes of death 2004* (Factsheet No 310/November 2008). Geneva: WHO.

World Health Organization (WHO). (2008). *The global burden of disease: 2004 update.* Verfügbar unter: http://www.who.int/healthinfo/global_burden_disease/GBD_report_2004update_full.pdf?ua=1. Zugriff am 29. Januar 2018.

World Health Organization (WHO). (2015). *World health statistics 2015.* Verfügbar unter: http://apps.who.int/iris/bitstream/10665/170250/1/9789240694439_eng.pdf. Zugriff am 29. Januar 2018.

Zimmerman, R.S. & Vernberg, D. (1994). Models of preventive health behavior: comparison, critique, and meta-analysis. *Advances in Medical Sociology, 4*, 45–67.

Lese- und Medienempfehlung zur Vertiefung

Kerr, J., Weitkunat, R. & Moretti, M. (Eds.). (2004). *The ABC of behavior change.* London: Churchill Livingstone.

Mandell, G. L., Bennett, J. E. & Dolin, R. (2000). *Principles and practice of infectious diseases.* London: Churchill Livingstone.

Schlipköter, U. & Wildner, M. (2006). *Lehrbuch der Infektionsepidemiologie.* Bern: Huber.

Weitkunat, R., Haisch, J. & Kessler, M. (Hrsg.). (1997). *Public Health und Gesundheitspsychologie.* Bern: Huber.

Zimmerman, R.S. & Vernberg, D. (1994). Models of preventive health behavior: comparison, critique, and meta-analysis. *Advances in Medical Sociology, 4*, 45–67.

5 P.S. Das Schwesterschiff der Titanic war die Olympic. Sie überquerte den Atlantik mehr als 500 Mal. Und Contergan (mit „c") war kein Schmerz-, sondern ein Schlafmittel.

16 Prävention von Zahn-, Mund- und Kieferkrankheiten

Harald Strippel

Überblick

- Bekommt jeder Mensch unweigerlich Karies?
- Was kann getan werden, um Zahnverlust zu verhindern?
- Ist die Mundgesundheit ein Public-Health-Problem?

Gute **Mundgesundheit** trägt zur Lebensqualität bei. Ziel der zahnmedizinischen Prävention ist, Krankheiten, Verletzungen und Fehlbildungen des Mund-, Kiefer- und Gesichtsbereichs zu verhindern. Darüber hinausgehend zielt Mundgesundheitsförderung darauf ab, das **Lebensumfeld mundgesundheitsförderlich** zu **gestalten**.

Wichtig für Gesundheitsförderung und Prävention

In Deutschland sind die beiden zahnmedizinischen Haupterkrankungen **Karies** (zuckerbedingte, bakteriell vermittelte Demineralisation der Zahnhartsubstanzen) und **Parodontitis** (entzündlicher Abbau des Zahnhalteapparats) die am weitesten verbreiteten chronisch-degenerativen Krankheiten („Volkskrankheiten"). Herausfordernd sind der hierdurch und durch Traumata verursachte Verlust anatomischer Strukturen, das Auftreten von Krebs im Mund-, Kiefer- und Gesichtsbereich sowie der schlechtere Mundgesundheitszustand von benachteiligten Bevölkerungsgruppen.

16.1 Problemlage und Präventionsziele

Die WHO benannte die **Mundgesundheit** als eines von **zwölf prioritären Public-Health-Problemen**. Dies geschah auf Basis der Kriterien „große Krankheitslast", „epidemisches Ausmaß" sowie „ausgeprägte Ungleichheit des Gesundheitszustands in der Bevölkerung" (Blas & Kurup, 2010).

16.1.1 Epidemiologie

Im frühen Lebensalter kann an den oberen Frontzähnen **Nuckelflaschenkaries** und an den Seitenzähnen **allgemeine Karies** auftreten (Strippel, 2004). In Deutschland haben 14 % der 3-Jährigen Kinder in Kitas Karies (DAJ, 2017), was allerdings nicht bevölkerungsrepräsentativ ist. In Brandenburg ging die Prävalenz seit 2003 um 40 % zurück (LAVG, 2017). Die epidemiologischen Kennziffern hängen sehr vom Lebensalter ab: Im Landkreis Stendal lag 2013/14 die Kariesrate im zweiten Lebensjahr bei 1 %, im dritten bei 5 %, im sechsten/siebten bei 47 %. Bei den unter Dreijährigen reduzierte sich die Karies seit 2004 um 63 %, bei den Schulanfängern nur um 14 % (Schubert, 2015).

2016 hatten 46% der Schulanfänger in Deutschland Karies im Milchgebiss. Seit 1994 hat sich der Kariesbefall um 30% reduziert. Nur etwa jeder zweite der kariösen Milchzähne ist mit einer Füllung versorgt (DAJ, 2017). 19% der 12-Jährigen haben Karies im bleibenden Gebiss und durchschnittlich 0,5 **kariöse, fehlende oder gefüllte bleibende Zähne (DMFT-Index)** (Schiffner, 2016a). Ein DMFT von 11,2 kennzeichnet die Erwachsenen in der Erwerbsphase, wobei durchschnittlich 0,5 Zähne kariös sind (Schiffner, 2016b). Damit liegt Deutschland im internationalen Vergleich im Mittelfeld (Zimmer, 2016). Der Versorgungsstatus mit **Zahnersatz** ist hoch.

Prävalenz und Schweregrad der **Parodontitis** sind in den letzten Jahren zurückgegangen (Hoffmann & Schützhold, 2016).

Die meisten Mundgesundheitsziele für Deutschland 2020 (Ziller et al., 2012) wurden bereits erreicht. Das Ziel eines kariesfreien Milchgebisses bei 80% der Sechsjährigen wird sich allerdings nur durch erheblich verstärkte Anstrengungen mit den unten beschriebenen multimodalen Initiativen erreichen lassen.

Einen schlechteren Mundgesundheitszustand als der Bevölkerungsdurchschnitt weisen **Migranten** (Kühnisch et al., 2003; Aarabi, 2014), **Pflegebedürftige** (Nitschke & Micheelis, 2016) und **Menschen mit Behinderungen** auf (Schulte, 2012). Das Gleiche gilt für Menschen mit **niedrigem Sozialstatus** (Hoffmann & Schützhold, 2016; Schiffner, 2016b).

16.1.2 Determinanten der Mundgesundheit

Verantwortlich für die Karieserkrankung ist das große **Angebot an Getränken und Genussmitteln, die mit verschiedenen Zuckerarten versetzt sind**, und die damit einhergehende **Kultur eines hohen Zuckerverzehrs**. Den Rahmen setzt die Politik. Die Lebensmittel- und Genussmittelindustrie fördert den Konsum ihrer Produkte vielfach auf Kosten der Gesundheit. Damit wird deutlich, dass die **Konsumwelt ebenfalls eine wichtige Lebenswelt** geworden ist. Die Formulierung der Ottawa-Charta für Gesundheitsförderung, nach der Gesundheit dort geformt wird, wo Menschen leben, arbeiten und spielen, muss ergänzt werden um [...] **konsumieren, googeln** [...] (Kickbusch, 2014).

Marketingstrategien sowie die Preis- und Angebotsstruktur wirken vornehmlich bei sozial Schwachen. Es besteht immer noch eine große **soziale Ungleichheit beim Mundgesundheitszustand**. Gleiche und gerechte Gesundheitschancen, auch eine universell gute Mundgesundheit, können nicht erreicht werden, solange sich die Ungleichheiten in Bezug auf Bildung, Einkommen und Besitz weiter auseinanderentwickeln.

Auf der Ebene des Individuums wird das Auftreten von Karies und Parodontitis durch genetische Faktoren moduliert. Auf Bevölkerungsebene jedoch sind Karies und Parodontitis das **Resultat ökonomischer, sozialer und kultureller Gegebenheiten** und letztlich von **gesellschaftlich-politischen Entscheidungen**.

16.1.3 Kariesrückgang – eine Public-Health-Erfolgsgeschichte

Die **Entwicklung von Produkten und das Marketing** bieten allerdings auch ein großes **Potenzial für die Gesundheitsförderung**. Ein Beispiel stammt aus der Zahnmedizin. Zum erheblichen Kariesrückgang in den Industrieländern – etwa 90% bei den 9-Jährigen seit Anfang der 1970er-Jahre in Deutschland (Abbildung 16-1) – hat die breite Verwendung fluoridierter Zahnpasten den größten Einzelbeitrag geleistet. Die gesundheitsförderliche Veränderung des Warenangebots durch den Zusatz von Fluorid zur Zahnpaste ist als **„Verhältnisprävention durch**

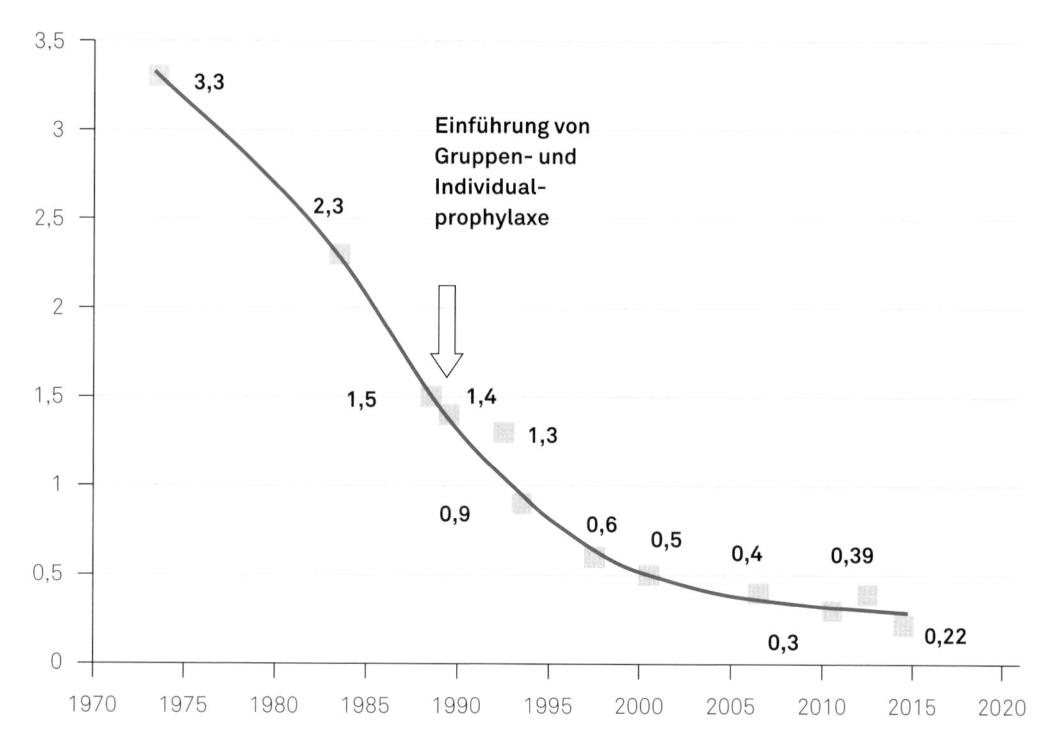

Abbildung 16-1: DMFT bei 9-Jährigen in Deutschland. Regionale und repräsentative Studien.

Angebotsmodifikation" eine typische Maßnahme der bevölkerungsweiten Prävention.

Schon im 19. Jahrhundert hatten sich „klassische" Public-Health-Maßnahmen stark auf die Gesundheit ausgewirkt. Sauberes Trinkwasser, Abwasser- und Abfallentsorgung, Wohnungsbau und verbesserte Ernährung führten zu den großen gesundheitlichen Fortschritten.

Diese vom Öffentlichen Gesundheitsdienst angestoßenen und von Ingenieuren, Unternehmern, Gewerkschaftern und anderen gesellschaftlichen Gruppen mitgestalteten Maßnahmen waren für 96,8 % des Rückgangs der Tuberkulose verantwortlich. Impfvorsorge und Medizin hatten nur einen Anteil von 3,2 % (Abbildung 16-2). In gleicher Weise hatte sich der überwiegende Teil des Kariesrückgangs zu dem Zeitpunkt, als professionelle Maßnahmen – Gruppen- und Individualprophylaxe – eingeführt wurden, bereits vollzogen (Abbildung 16-1). Die Karieskurve lässt über den ganzen Zeitraum wirkende bevölkerungsweite Präventionseinflüsse erkennen: Über 90 % benutzen fluoridierte Zahnpaste, und das allgemeine Hygiene- und Körperpflegebewusstsein entwickelt sich weiter.

16.1.4 Gesunde Politik: Zuckerreduktion

Kein Kind oder Jugendlicher braucht Zuckerlösungen (Softdrinks) zum Durstlöschen. Erwachsene oder alte Menschen brauchen nicht mehrfach täglich Süßes, aber viele brauchen mehr Obst, Gemüse und möglicherweise Proteine.

Vor dem Hintergrund der rasant steigenden Verbreitung von Adipositas und Diabetes nahm in den letzten Jahren das Interesse zu, **regulatorische Maßnahmen** zu ergreifen, um den Konsum von Lebens- und Genussmitteln mit hohem

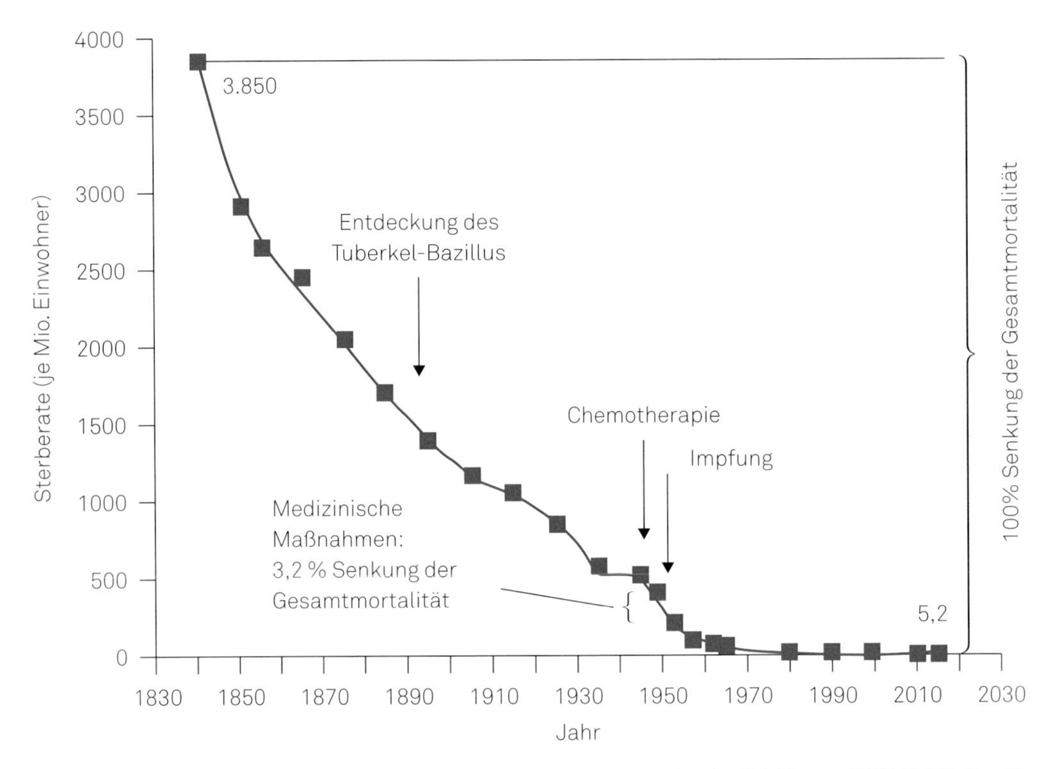

Abbildung 16-2: Tuberkulose der Atemwege: Mortalität in England und Wales (McKeown, 1979; Public Health England, 2017; WHO, 2016).

Zucker-, Salz- und Fettgehalt zu begrenzen. Verschiedene OECD-Länder – Dänemark, Finnland, Frankreich, Ungarn, Mexiko – haben Extrasteuern auf diese Lebensmittel(bestandteile) eingeführt. In Großbritannien führte öffentlicher Druck auf die Politik dazu, dass die britische Regierung gesetzliche Regeln zur **Besteuerung zuckerhaltiger Getränke** auf den Weg brachte (Deutscher Bundestag, 2016). Bereits die Ankündigung der Steuer bewog erste Hersteller dazu, den Zuckergehalt in Getränken unter die erst ab 2018 geltenden Grenzwerte zu drücken (Daneshkhu, 2017). Hierzulande berichteten auf dem **„1. Deutschen Zuckerreduktionsgipfel"** am 28. Juni 2017 Vertreter aus Industrie und Handel, wie sie Produkte reformulieren und das Warenangebot dadurch zuckerärmer gestalten (AOK-Bundesverband, 2017). Eine **Reformulierungsstrategie** hat bereits bei der **Salzreduktion** gewirkt: In England wurde der Salzgehalt in verarbeiteten Lebensmitteln zwischen 2003 und 2011 schrittweise reduziert, ohne dass die Konsumenten dies bemerkten oder Gewohnheiten umstellten. Die Salzaufnahme nahm um 15 % ab. Dies war wahrscheinlich der Hauptbeitrag dazu, dass Blutdruckwerte und kardiovaskuläre Mortalität sanken (He et al., 2014).

Der Kardiologe Prof. Graham MacGregor, Vorsitzender der Initiativgruppe Action on Sugar, führte aus, Zucker sei die einzige Ursache für Karies, eine Hauptquelle für versteckte Kalorien und führe zu Adipositas und Typ-2-Diabetes. Erforderlich sei ein nationaler Plan zur Reduktion des Zuckergehalts und des Süßgeschmacks von Getränken und Speisen (MacGregor, 2015).

Für eine derartige **„Gesunde Politik – healthy public policy"** bietet die **Tabakpolitik ein Vorbild**. Effektiv war die Verbindung von

Preiserhöhung, Rauchverboten in Lebenswelten, Regulierung von Werbung und Marketing, Jugendschutz, Information, abschreckende Labels und letztlich die resultierende Veränderung gesellschaftlicher Normen (Kickbusch, 2014).

16.1.5 Versorgungssystem

Auf jede der knapp 53000 Zahnarztpraxen in Deutschland kommt etwa ein Zahntechniker (KZBV & BZÄK, 2016), was weltweit einzigartig ist und illustriert, wie stark die Zahnheilkunde in Deutschland auf **„Ersatz von durch Krankheit verlorengegangenen Gewebes“** ausgerichtet ist.

Für die zahnärztliche Versorgung wurden 2015 insgesamt knapp 26 Mio. Euro ausgegeben. Davon trugen die gesetzliche Krankenversicherung etwa 14 Mrd. Euro (fast 7 % ihrer Gesamtausgaben), die private Krankenversicherung etwa 4 Mrd. Euro und die Privathaushalte etwa 6 Mrd. Euro.

16.1.6 Früherkennung und Individualprophylaxe

Früherkennungsuntersuchungen (FU) für unter 6-Jährige und Individualprophylaxe (IP) für 6- bis 18-Jährige werden als Leistung der gesetzlichen Krankenversicherung in Zahnarztpraxen durchgeführt. FU und IP sollen die Gruppenprophylaxe ergänzen und sind für besonders Kariesgefährdete vorgesehen. Neben **Untersuchung, Mundgesundheitsaufklärung und Lokalfluoridierung** ist die **Fissurenversiegelung** Teil der IP. Für die FU wurden 2016 17 Mio. Euro ausgegeben, für die IP 522 Mio. Euro.

Problematisch wäre es, die Zuständigkeit für die Mundgesundheit allein den Zahnarztpraxen zu überantworten, Prävention also zu „medikalisieren“ (Illich, 1995). Dadurch gerieten die individuelle Selbstvorsorge und die notwendige gesellschaftlich organisierte Gesundheitsförderung aus dem Bewusstsein. Effektive Prävention ist nur selten eine in der (Zahn-)Arztpraxis einkaufbare Dienstleistung oder Ware, sondern eine gesamtgesellschaftliche und auf andere professionelle Kompetenzen gestützte Aktivität.

16.1.7 Tertiärprävention: Vermeiden von Über-, Unter- und Fehlbehandlung

Gut dokumentiert ist die extreme Variabilität der Kariesdiagnostik. Sie führt dazu, dass sich bei häufigen Inanspruchnehmern der Zahnarztpraxis **falsch-positive Behandlungsentscheidungen addieren**. Immer größer werdende Restaurationen führen häufig zur Wurzelfüllung und letztlich zur Extraktion des Zahns. Das System der **Einzelleistungsvergütung** ist – neben einem universitären Ausbildungssystem, das nicht die richtige Behandlungsentscheidung, sondern die durchgeführte Behandlung belohnt – eine Ursache für Überversorgung. Ein stärker auf Pauschalen hin orientiertes Vergütungssystem könnte dem entgegenwirken. Tatsächlich haben sich diagnostische und therapeutische Kriterien bereits in Richtung auf ein zahnsubstanzschonenderes Vorgehen entwickelt (Nadanovsky & Sheiham, 1995). Es gilt, bessere Diagnostik und Behandlungsplanung zu betreiben und invasive Interventionen auf das Minimum zu beschränken.

Wichtig für Gesundheitsförderung und Prävention

Ein wesentlicher Aspekt zahnmedizinischer Prävention ist das **Vermeiden unnötiger oder qualitativ unzulänglicher diagnostischer Untersuchungen und Behandlungen**. Mangelnde diagnostische Qualität kann zum Unterlassen notwendiger Behandlungen oder zur Fehlbehandlung führen. Unnötige Behandlungen schädigen die Mundgesundheit durch Gewebeverlust und auftretende Komplikationen iatrogen.

Damit erhält Primärprävention die Gelegenheit, wirksam zu werden.

Die gesetzlich eingeführten **Mehrkostenregelungen** bei Füllungen und die Zahnersatz-Festzuschüsse steuern viele Behandlungen in die Privathonorierung aus (Wessels & Knappe, 2008). Das fördert **Negativeffekte**: Bei **„Zuzahlungswilligen“ Überversorgung**, bei **sozial Schwächeren Unterversorgung**. Ein Versorgungssystem mit erheblichen Zuzahlungen des Patienten – wie das in der Schweiz – erzielt keinen besseren Mundgesundheitszustand (Staehle & Kerschbaum, 2003).

16.1.8 Wirksamkeitsnachweise: evidenzbasierte Zahnmedizin

Die Frage „Where is the evidence?“ sollte auch in der zahnmedizinischen Prävention über den Einsatz oder Nichteinsatz von Präventionsmaßnahmen entscheiden. Evidenz bedeutet systematisch gewonnene und nachvollziehbar dargelegte Wirksamkeitsbelege. Durchgeführt werden Nutzenbewertungen. Bei **diagnostischen Verfahren** werden Nutzen-Schaden-Verhältnis, diagnostische Güte oder prognostische Wertigkeit beurteilt. Bei **Therapieverfahren** werden Nutzen- und Schadenseffekte, die mit hinreichender Sicherheit auf die zu prüfende medizinische Intervention zurückgeführt werden können, gegeneinander abgewogen. Die Intervention wird mit Placebo, Nichtbehandlung oder einer anderen Behandlung verglichen. Das Ergebnis lautet dann: Der Beleg/Hinweis/Anhaltspunkt für einen (Zusatz-)Nutzen bzw. Schaden ist vorhanden oder nicht vorhanden (IQWiG, 2017).

In der Regel erlauben nur **randomisierte Studien mit Kontrollgruppe** (engl. Abkürzung: RCT) bei eindeutig definierten Interventionen sowie unverzerrter Erhebung, Zusammenfassung und Veröffentlichung Aussagen zur Kausalität und damit zur Wirksamkeit. Bei RCTs erfolgt eine Zufallszuteilung der Teilnehmer zur Test- oder zur Kontrollgruppe. Auch Präventionsprogramme, die in Settings wie etwa Schulen oder Kitas durchgeführt werden, lassen sich durch RCTs evaluieren (Meyer, 2009).

16.1.9 Prävention für vulnerable Gruppen

Der Gesetzgeber führte für **Säuglinge und Kleinkinder, Pflegebedürftige und Menschen mit Behinderungen** neue zahnärztliche Leistungen ein. Daraufhin vereinbarten Kassenzahnärztliche Bundesvereinigung und GKV-Spitzenverband die „Rahmenvereinbarung kooperative und koordinierte zahnärztliche und pflegerische Versorgung von stationär Pflegebedürftigen“ nach § 119b SGB V und nahmen Leistungen in den BEMA-Z auf. In Pflegeeinrichtungen können Zahnärzte nunmehr den Mundpflegestatus erheben, Präventionsempfehlungen aussprechen, Koordinationserfordernisse formulieren und dies in einem **Formblatt**, das den Pflegebedürftigen und dem Pflegepersonal überreicht wird, auf den Punkt bringen. Des Weiteren unterstützen sie das Pflegepersonal durch **Hinweise und ggf. praktische Anleitung** bei der Mundpflege und der Pflege und Handhabung des Zahnersatzes. Nur **Kooperationszahnärztinnen und -zahnärzte** mit einem Vertrag, der den Qualitätsanforderungen der Rahmenvereinbarung entspricht, können die Leistungen abrechnen. Die neuen Kooperationsverträge tragen wesentlich dazu bei, dass die zahnärztliche Betreuungsquote der Pflegeheimbewohner 2015 bereits 33 % betrug (Strippel, 2017).

Der Gemeinsame Bundesausschuss wurde damit beauftragt, die Prävention für Pflegebedürftige und Menschen mit Behinderungen sowie erweiterte Früherkennungsuntersuchungen auszugestalten (§§ 22a und 26).

16.1.10 Mundgesundheitsförderung gesetzlich implementieren

Zwar sind die Aufträge, Individual- und Gruppenprophylaxe zu organisieren, gesetzlich verankert, nicht aber ein Auftrag, professionell und kontinuierlich an Gesundheitsförderung für den Zahn-Mund-Kiefer-Bereich zu arbeiten. Vorgeschlagen wurde, hiermit eine **„Institution für Mundgesundheitsförderung“** zu betrauen. Diese solle sich auf Bundesebene für Verhältnisprävention einsetzen und Kampagnen durchführen. Ihre regionalen und lokalen Untergliederungen sollten die Akteure in den Lebenswelten unterstützen und in die Lage versetzen, ein mundgesundheitsförderliches Umfeld beispielsweise für Menschen mit Zuwanderungsgeschichte oder mit Behinderungen zu schaffen. Nur so sei Breitenwirksamkeit zu erzielen (VDZM, 2015).

16.2 Präventionsansätze

Primärprävention und Gesundheitsförderung lassen sich nach ihrer Reichweite in Kollektiv-, Gruppen- und Individualprophylaxe einteilen. („Prophylaxe“ wird mehr oder weniger synonym zu „Primärprävention“ verwendet, darüber hinaus als Bezeichnung für praktische Maßnahmen). Primärprävention lässt sich jedoch auch methodenbezogen klassifizieren:

- **Gesundheitsförderung = Verhältnisprävention** (z. B. Mundkrebsprävention durch bevölkerungsbezogene Maßnahmen zur Kontrolle des Tabak- und Alkoholkonsums)
- **Gesundheitserziehung = Verhaltensprävention**
- **biomedizinische Prävention** (z. B. Fissurenversiegelungen)

Ansonsten werden **Primär, Sekundär und Tertiärprävention** unterschieden (Kap.). Füllungen und Zahnersatz sind der Tertiärprävention zuzurechnen.

16.2.1 Bevölkerungsstrategie effektiver als Risikostrategie

Eine **bevölkerungsbezogene Strategie** („population strategy“) setzt bei den Determinanten der Gesundheit an. Ziel der Bevölkerungsstrategie ist es, generell gesundheitsförderliche Bedingungen zu schaffen und der gesamten Bevölkerung **gesundheitsförderliche Verhaltensweisen zu erleichtern**. Sie richtet sich an die Gesamtheit, ungeachtet des individuellen Erkrankungsrisikos. Eine Variante ist die „zielgerichtete Bevölkerungsstrategie“ („directed population strategy“). Sie tritt an **Teile der Bevölkerung** heran, die insgesamt eine höhere Krankheitsgefährdung aufweisen, macht aber innerhalb dieser Gemeinschaften – beispielsweise Schüler in Schulen mit hohem durchschnittlichem Kariesaufkommen – keinen Unterschied.

Hauptargument für die Bevölkerungsstrategie ist, dass nur sie epidemiologisch nachweisbare Erfolge erbracht hat.

Wichtig für Gesundheitsförderung und Prävention

Die **Bevölkerungsstrategie verschiebt den Mittelwert der Krankheitslast** in der Bevölkerung. Das bedeutet, dass der Anteil derjenigen, die gar nicht mehr erkranken, wächst. Gleichzeitig nimmt auch bei den am stärksten von Krankheit Betroffenen die Krankheitslast ab.

Beispielsweise ging die Karies bei den 12-Jährigen in Baden-Württemberg von 1994 bis 2009 um 77 % zurück. Gleichzeitig schrumpfte – ohne dass umfangreiche Maßnahmen für vermutete Hochrisikogruppen durchgeführt worden wären! – die Gruppe derjenigen mit vier oder mehr erkrankten Zähnen um 88 % und das Drittel der Population mit den höchsten Karieswerten um 68 % (Pieper, 2010). Änderungen, die den Mittelwert in der Bevölkerung verschieben, wirken sich demnach in ähnlichem Umfang auf „Risikogruppen“ aus. Diese empirischen Beobachtungen sprechen dagegen, Präventionsmaßnahmen auf Individuen mit einem vermeintlich hohen Erkrankungsrisiko zu konzentrieren.

Die Präventivmedizin verfolgt dagegen die häufig von (Zahn-)Ärzten unterstützte **Risikostrategie** (Rose, 1992). Sie wendet sich an **einzelne Individuen** mit einem mutmaßlich hohen individuellen Krankheitsrisiko. Das erfordert individuelle Risikobestimmung.

Die **Bevölkerungsstrategie** strebt an, allgemeine **soziale Normen zu verändern**. Individuen fühlen sich in ihrem Verhalten durch die Gesellschaft, an der sie sich orientieren, bestätigt. Die **Risikostrategie** verlangt dagegen, dass sich **„Risikoträger“** – nicht aber die Mehrheit der Bevölkerung – **anders verhalten**. Diese Erwartung ausgerechnet an die Gruppe zu richten, die über die geringsten Bildungs-, Finanz- und Zeitressourcen verfügt, erscheint unrealistisch.

Wichtig für Gesundheitsförderung und Prävention

Die Kosten für individuelles Kariesscreening mit biomedizinischen Methoden übertreffen die Kosten der Maßnahmen, über deren Anwendung oder Nichtanwendung das Screening entscheiden soll.

Überdies führen **Screeningtests** zu einem hohen Prozentsatz an falschen Ergebnissen. Daten lassen erkennen, dass 60 % derjenigen mit Kariesrisiko nicht identifiziert würden und 23 % mit aufwendigen Prophylaxemaßnahmen überzogen würden, ohne tatsächlich ein Erkrankungsrisiko aufzuweisen (Zimmer et al., 1997).

16.2.2 Einzelne Krankheiten

Karies ist nicht „natürlich“; sie lässt sich durch geringen Konsum zuckerhaltiger Getränke und Genussmittel und Fluoridanwendung vollständig verhindern. Zu einem gewissen Grad gilt das auch für Parodontitis und andere orale Krankheiten und Schädigungen. Insofern lässt sich die Mundgesundheit ein ganzes Leben lang erhalten.

Kariesprävention

Karies entsteht, wenn Zucker aus der Nahrung von Bakterien in der Zahnplaque verstoffwechselt wird. Dabei entstehen schwache Säuren. Sie demineralisieren die Zahnhartsubstanzen.

Mittlerweile gibt es bei Kindern mehr Initialkaries als Dentinkaries. Karies ist also nur – mehr oder weniger – unter Kontrolle gebracht, aber nicht definitiv verhütet. Daraus folgert van Steenkiste (2002), dass mit einem Aufleben der Krankheit zu rechnen ist, sobald die Prophylaxeanstrengungen nachlassen.

Die Weltgesundheitsorganisation empfiehlt im Hinblick auf Diabetes und Adipositas, maximal 10 % der Gesamtenergieaufnahme aus freien Zuckern zuzuführen. Beim Kalorienbedarf von jüngeren Erwachsenen von 2400 kcal/Tag entspricht diese Empfehlung knapp 60 g Zucker. Der momentane Konsum von knapp 90 g freiem Zucker/Tag wäre demnach um ein Drittel abzusenken. Ein **Maximum von 5 % Zuckerkalorien an der Gesamtenergieaufnahme** sei im Hinblick auf die **Kariesprävention** zu diskutieren (WHO, 2015). Dieser Wert gilt für alle Altersgruppen und würde voraussichtlich zur weitgehenden Kariesfreiheit führen. Er erfordert eine Reduktion des Zuckerkonsums um zwei Drittel. Machbar ist das vor allem durch den Umstieg auf zuckerfreie Getränke.

Fluoride fördern die Remineralisation des Zahnschmelzes. **Täglich zweimaliges Zähnebürsten** mit **fluoridierter Zahnpaste** ist ein Eckpfeiler der Kariesprävention. Etwa zwei Drittel der Haushalte verwenden **fluoridiertes Jodsalz** zum Kochen und Salzen. Das Bundesgesundheitsministerium sollte eine generelle Genehmigung zur Verwendung auch in der Gemeinschaftsverpflegung und Lebensmittelherstellung erteilen.

Für Kinder mit hohem Kariesrisiko sollte in der Gruppenprophylaxe, der FU oder der IP vier Mal jährlich eine **Fluoridlack-Applikation** erfolgen.

Parodontitisprävention

Parodontitis entsteht, wenn subgingivale Plaque den Wirtsorganismus entsprechend disponierter Personen zu genetisch programmierten destruktiven Abwehrmechanismen am Zahnhalteapparat veranlasst, was zum Zahnverlust führen kann.

Wesentliche **Risikofaktoren** sind Rauchen, Diabetes mellitus und schlechte Mundhygiene, während das Vorhandensein spezifischer parodontalpathogener Bakterien nicht mehr als 20 % der klinischen Varianz der Parodontitis erklären kann (Müller, 2012).

Aus nur wenigen Gingivitiden (Zahnfleischentzündungen) entwickelt sich eine Parodontitis. Bei fast jedem Erwachsenen finden sich einzelne Attachmentverluste, ohne dass funktionelle Probleme entstünden.

Der Rückgang der Parodontitis-Schweregrade (s. o.) ist vermutlich ein Erfolg bevölkerungsweiter Gesundheitsförderung: Die Raucherquote ging zurück und gleichzeitig stieg der Gebrauch von Zahnseide, Interdentalbürstchen und Mundwässern deutlich an (Hoffmann & Schützhold, 2016).

16.3 Organisationsansätze

16.3.1 Zahnmedizinische Public Health und Gesundheitsförderung

Public-Health-Maßnahmen sind die effektivsten Präventionsmaßnahmen.

> **Wichtig für Gesundheitsförderung und Prävention**
>
> Zahnmedizinische Public Health fördert Mundgesundheit durch organisierte Anstrengungen verschiedener gesellschaftlicher Bereiche. Ein multisektoraler Ansatz ist verpflichtend: Bildungs- Wirtschafts-, Arbeits-, Sozial-, Familien-, Agrar-, und Verkehrspolitik wirken sich vielfach stärker aus als die eigentliche Gesundheitspolitik. Nicht nur auf nationaler, sondern auch auf regionaler und lokaler Ebene ist es das Ziel, gesundheitsbewusstes Leben einfach zu machen, also ein gesundheitsförderliches Umfeld zu schaffen und Barrieren abzubauen. Die kalifornische Pflegewissenschaftlerin und Professorin für Gesundheitspolitik Nancy Milio hat den programmatischen Leitspruch auch für zahnmedizinische Public Health geprägt: „Make the healthy choices easy choices" (Milio, 1976).

16.3.2 Gruppenprophylaxe

§ 21 SGB V verpflichtet die Krankenkassen, Maßnahmen der Erkennung und Verhütung von Zahnerkrankungen für Kinder und Jugendliche zu fördern. Die Ausgaben der Krankenkassen lagen 2016 bei 47 Mio. Euro.

In Deutschland bestehen ca. **390 lokale Arbeitsgemeinschaften für Jugendzahnpflege**. Sie organisieren die Gruppenprophylaxe-Aktivitäten (GP). 457 Zahnärzte des Öffentlichen Gesundheitsdienstes (ÖGD), 24 Honorarzahnärzte, 1340 niedergelassene Zahnärzte sowie **2479 Prophylaxefachkräfte** führen Maßnahmen durch, insbesondere Mundhygieneaufklärung und -übungen. Mindestens ein Prophylaxeimpuls erreichte 4,9 Mio. Kinder und Jugendliche. Die **Zahnärzte des ÖGD** untersuchen als **sekundärpräventive Leistung jährlich 3,2 Mio. Kinder und Jugendliche** und führen gruppenprophylaktische Maßnahmen durch, darunter auch Multiplikatorenschulungen (Völkner-Stetefeld, 2008).

Fluoridlackanwendung als wirksamste Präventionsmaßnahme (AG SpiK & MDS, 2000) und die Fluoridanwendung in Form von Gelees und Lösungen erreichen jedoch nur 9 % der Kinder (DAJ, n. d.).

Ein Gruppenprophylaxeprogramm, das alle inhaltlichen Vorgaben des Gesetzgebers umsetzt, kostet 27 Euro je Kind und Jahr, wovon Kommune und Krankenkassen jeweils etwa die Hälfte tragen (Nechita, 1999).

16.4 Effektivität und Effizienz

Bevölkerungsweite Maßnahmen haben eine hohe Effektivität, wenn ihre **Wirksamkeit nachgewiesen** ist und sie gleichzeitig von der Gesamtbevölkerung **in der optimalen Häufigkeit und Art und Weise angewandt** werden. Ein Beispiel: Fluorid-Mundspüllösungen bewirken eine Karieshemmung um 23 % (Marinho et al., 2016). Zwar geben 35,8 % der Erwachsenen an, eine Mundspülung zu benutzen (Hoffmann & & Schützhold, 2016), aber es gibt auch unfluoridierte oder zu niedrig dosierte Präparate, und die Anwendungshäufigkeit ist nicht bekannt.

Die **„Komm-Struktur" der Zahnarztpraxis** erschwert insbesondere vulnerablen Gruppen die Inanspruchnahme. Für diejenigen, die in der Gruppen- oder Individualprophylaxe erreicht werden, gilt das Folgende: Durch **Fluoridlack-Anwendung** wird im Milchgebiss eine Karieshemmung von 37 %, im bleibenden Gebiss von 43 % erreicht (Marinho et al., 2013). Bezüglich Fluoridgelee liegen die Werte nur bei 20 % im Milch- und bei 21 % im bleibenden Gebiss (Marinho et al., 2015). Ein Karieszuwachs von 16 % innerhalb von zwei Jahren kann durch **Fissurenversiegelung** auf 5,2 % reduziert werden (Ahovuo-Saloranta et al., 2017). Würde die Fissurenversiegelung verstärkt bei sozial Benachteiligten angewandt, könnte sie „sozialkompensatorisch" wirken.

Mundgesundheitsaufklärung erbringt einen positiven Effekt im Hinblick auf das Kenntnisniveau, einen nur vorübergehenden Effekt bezüglich des Plaquebefalls und keinen Effekt im Hinblick auf den Karieszuwachs (Kay & Locker, 1997). Die Aufklärung führt bei Müttern von Säuglingen und Kleinkindern ebenfalls zu einem verbesserten Kenntnisstand, sie beeinflusst aber Einstellungen und das Mundgesundheitsverhalten nicht oder nur unbedeutend (Strippel, 2010). Es liegt keine ausreichende Evidenz vor, um den Nutzen der professionellen Zahnreinigung – nicht kombiniert mit weiteren Maßnahmen – zu bestimmen (Worthington et al., 2013).

Effizienz oder Wirtschaftlichkeit bedeutet das Verhältnis von Nutzen und Kosten. Sehr effizient sind in der Regel **häusliche Präventionsmaßnahmen: Fluoridierte Zahnpasten** bewirken eine **Karieshemmung** von 24 % (Marinho et al., 2003), bei Kosten von wenigen Euro im Jahr. Hochkonzentrierter Fluoridlack ist mit 45 % Karieshemmung effektiver, die Anwendung im Rahmen des „Vollprogramms" von GP und IP mit 27 Euro bzw. ca. 120 Euro erheblich teurer. Die **Effizienz** der **professionell angewandten Präventionsmaßnahmen** ist demnach **gering**. Dennoch lässt sich eine Erbringung prophylaktischer Leistungen in der Zahnarztpraxis rechtfertigen, denn eine **Umorientierung zahnärztlicher Dienste in Richtung auf Prävention ist erwünscht**.

Diskussionsanregung

- Was sind die Hauptprobleme der Mundgesundheit?
- Was sind die wesentlichen Bedingungsfaktoren für Mundgesundheit?
- Welchen Nutzen haben verschiedene Präventionsmaßnahmen gegen Karies und Parodontitis und wie wirtschaftlich sind sie?
- „Make the healthy choices easy choices" – Wie geht das in der Konsumwelt?
- Wodurch sind Bevölkerungsstrategien effektiver als Risikostrategien?
- Wie kann eine bevölkerungsweite Mundgesundheitsförderung organisiert werden?

Zusammenfassung

Karies und Parodontitis sind immer noch die am weitesten verbreiteten „Volkskrankheiten" und führen zum Verlust anatomischer Strukturen sowie hohen Behandlungskosten, obwohl sich Karies vollständig und Parodontitis teilweise vermeiden lassen. Determinanten der Mundgesundheit sind politische, ökonomische, soziale und kulturelle Gegebenheiten, die auf individueller Ebene durch genetische Faktoren moduliert werden. Durch Angebotsmodifikation im Rahmen der Verhältnisprävention – Fluoridieren von Zahnpasten – wurde ein imposanter Kariesrückgang erreicht. Neuerdings rückt die Konsumwelt als Lebenswelt stärker ins Blickfeld. Dort werden im Sinn der Healthy Public Policy regulatorische Maßnahmen ergriffen, um eine Zuckerreduktion in Richtung auf die WHO-Empfehlung von unter 5% Gesamtenergieaufnahme zu entwickeln, wozu vor allem die Reformulierung von Softdrinks erforderlich ist. Für vulnerable Gruppen wurden neue vertragszahnärztliche Präventionsleistungen geschaffen. Gefordert wird, auch die Mundgesundheitsförderung gesetzlich zu implementieren, um Breitenwirksamkeit zu erzielen.

Literatur

Aarabi, G. (2014). *Ein Vergleich der Mundgesundheit von deutsch- und nicht-deutschstämmigen Senioren.* Kurzvortrag/Poster, Deutscher Zahnärztetag 08.11.2014. Verfügbar unter: http://www.dtzt.de/2014/referenten2.php. Zugriff am 30. Januar 2018.

Ahovuo-Saloranta, A., Forss, H., Walsh, T., Nordblad, A., Mäkelä, M. & Worthington, H.V. (2017). Pit and fissure sealants for preventing dental decay in permanent teeth. *Cochrane Database of Systematic Reviews, 7*, CD001830.

Blas, E. & Kurup, A.S. (2010). Introduction and methods of work. In E. Blas & A.S. Kurup (Eds.), *Equity, social determinants and public health programmes* (pp. 3–10). Geneva: WHO.

AOK-Bundesverband. (2017). *Gemeinsam gegen süßes Gift – Kampagne zur Zuckerreduktion in Lebensmitteln.* Verfügbar unter: http://aok-bv.de/engagement/wenigerzucker/. Zugriff am 30. Januar 2018.

Arbeitsgemeinschaft der Spitzenverbände der Krankenkassen (AG SpiK) und Medizinischer Dienst der Spitzenverbände der Krankenkassen (MDS). (2000). *Gruppenprophylaxe 2000. Konzept der Spitzenverbände der Krankenkassen zur Weiterentwicklung der Maßnahmen nach § 21 Abs. 1 SGB V (Weiterentwicklungskonzept Gruppenprophylaxe) vom 20. November 2000.* Kassel: Eigenverlag.

Daneshkhu, S. (2017, March 8th). *Budget 2017: Revenues from UK's incoming sugar tax to fall short.* Financial Times. Available from http://www.ft.com. Retrieved August 28th, 2017.

Deutsche Arbeitsgemeinschaft für Jugendzahnpflege (DAJ). (n.d.). *Dokumentation der Maßnahmen der Gruppenprophylaxe. Jahresauswertung Schuljahr 2014/2015.* Verfügbar unter: www.daj.de.

Deutsche Arbeitsgemeinschaft für Jugendzahnpflege (DAJ) (2017). Epidemiologische Begleituntersuchungen zur Gruppenprophylaxe 2016. Verfügbar unter: www.daj.de

Deutscher Bundestag (2016). *Steigender Zuckerkonsum. Zahlen, Positionen und Steuerungsmaßnahmen.* (Wissenschaftliche Dienste, WD 9-3000-053/16). Verfügbar unter: https://www.bundestag.de/blob/480534/0ae314792d88005c74a72378e3a42aec/wd-9-053-16-pdf-data.pdf. Zugriff am 30. Januar 2018.

He, F.J., Pombo-Rodrigues, S., Macgregor, G.A. (2014). Salt reduction in England from 2003 to 2011: its relationship to blood pressure, stroke and ischaemic heart disease mortality. *BMJ Open, 4*, e004549.

Hoffmann T. & Schützhold, S. (2016). Parodontalerkrankungen. In R. Jordan, W. & Micheelis (Hrsg.), *Fünfte Deutsche Mundgesundheitsstudie (DMS V)* (S. 312–334). Köln: Deutscher Zahnärzte Verlag.

Illich, I. (1995). Die Nemesis der Medizin: Die Kritik der Medikalisierung des Lebens (4. Aufl). München: C.H. Beck.

Institut für Qualität und Wirtschaftlichkeit im Gesundheitswesen (IQWiG). (2017). *Allgemeine Methoden* (Version 5.0 vom 10.07.2017). Köln: Eigenverlag.

Kassenzahnärztliche Bundesvereinigung (KZBV), Bundeszahnärztekammer (BZÄK). (2016). *Daten und Fakten 2016.* Verfügbar unter: http://www.kzbv.de. Zugriff am 30. Januar 2018.

Kay, E. & Locker, D. (1997). *Effectiveness of oral health promotion: a review.* London: Health Education Authority.

Kerschbaum, T. (2006). Zahnverlust und prothetische Versorgung. In W. Micheelis, W. & U. Schiffner (Hrsg.), *Vierte Deutsche Mundgesundheitsstudie (DMS IV)* (S. 354–374). Köln: Deutscher Zahnärzte Verlag.

Kickbusch, I. (2014). *Wissen und Werte – Was wir alle für die Gesundheit tun müssen* (Bundesvereinigung Prävention und Gesundheitsförderung e.V.: 60 Jahre BVPG – mit Blick zurück nach vorn. Vortrag, 12. Juni 2014). Verfügbar unter: http://www.bvpraevention.de. Zugriff am 14. August 2017.

Kühnisch, J., Senkel, H. & Heinrich-Weltzien, R. (2003). Vergleichende Untersuchung zur Zahngesundheit von deutschen und ausländischen 8- bis 10-Jährigen des westfälischen Ennepe-Ruhr-Kreises. *Gesundheitswesen, 65*, 96–101.

Landesamt für Arbeitsschutz, Verbraucherschutz und Gesundheit (LAVG). (2017). *Gesundheitsplattform. Mundgesundheit 3 Jahre alter Kinder.* Verfügbar unter: http://www.gesundheitsplattform.brandenburg.de/sixcms/detail.php?gsid=bb2.c.663994.de. Zugriff am 30. Januar 2018.

MacGregor, G. (2015). *Action on Sugar. A coherent plan to reduce obesity and type II diabetes by reducing the sweetness and sugar content.* Presentation (The Sugar Reduction Summit: Sugar, Sweetness & Obesity, 7 December 2015).

Marinho, V.C., Higgins, J., Logan, S. & Sheiham, A. (2003). Fluoride toothpastes for preventing dental caries in children & adolescents. *Cochrane Database of Systematic Reviews, 1*, CD002278.

Marinho, V.C., Worthington, H.V., Walsh, T. & Clarkson J.E. (2013). Fluoride varnishes for preventing dental caries in children and adolescents. *Cochrane Database of Systematic Reviews, 7*, CD002279.

Marinho V.C., Worthington H.V., Walsh T. & Chong L.Y. (2015). Fluoride gels for preventing dental caries in children and adolescents. *Cochrane Database of Systematic Reviews, 6*, CD002280.

Marinho, V.C., Chong, L.Y., Worthington, H.V. & Walsh, T. (2016). Fluoride mouthrinses for preventing dental caries in children and adolescents. *Cochrane Database of Systematic Reviews, 7*, CD002284. http://doi.org/10.1002/14651858.CD002284.pub2

McKeown, T. (1979). *The Role of Medicine.* Oxford: Basil Blackwell.

Meyer, G. (2009). Randomisiert-kontrollierte Studien in der Evaluationsforschung. In P. Kolip & V.E. Müller (Hrsg.), *Qualität von Gesundheitsförderung und Prävention* (S. 327–344). Bern: Huber.

Milio, N. (1976). A framework for prevention: changing health-damaging to health-generating life patterns. *American Journal of Public Health, 66*, 435–439.

Müller, H.P. (2012). *Parodontologie* (3. Aufl.). Stuttgart: Thieme.

Nadanovsky, P. & Sheiham, A. (1995). Relative contribution of dental services to the changes in caries levels of 12-year-old children in 18 industrialized countries in the 1970s and early 1980s. *Community Dentistry and Oral Epidemiology, 23*, 331–339.

Nechita, U. (1999). Modellprojekte nach dem Konzept der Spitzenverbände der KK zur Gruppenprophylaxe. *Zahnärztlicher Gesundheitsdienst, 29* (1), 8–10.

Nitschke, I. & Micheelis, W. (2016). Krankheits- und Versorgungsprävalenzen bei älteren Senioren mit Pflegebedarf. In R. Jordan & W. Micheelis (Hrsg.), *Fünfte Deutsche Mundgesundheitsstudie (DMS V)* (S. 557–578). Köln: Deutscher Zahnärzte Verlag.

Public Health England (PHE). (2017). *TB mortality data since 1913.* Verfügbar unter: https://www.gov.uk/government/publications/tuberculosis-tb-annual-notifications-1913-onwards. Zugriff am 30. Januar 2018.

Robke, F.J. & Buitkamp, M. (2002). Häufigkeit der Nuckelflaschenkaries bei Vorschulkindern in einer westdeutschen Großstadt. *Oralprophylaxe, 24*, 59–65.

Rose, G. (1992). *The strategy of preventive medicine.* Oxford: Oxford University Press.

Schiffner, U. (2016a). Karies, Erosionen, Molaren-Inzisiven-Hypomineralisationen. In R. Jordan & W. Micheelis (Hrsg.), *Fünfte Deutsche Mundgesundheitsstudie (DMS V)* (S. 231–268). Köln: Deutscher Zahnärzte Verlag.

Schiffner, U. (2016b). Karies und Erosionen. In R. Jordan & W. Micheelis (Hrsg.), *Fünfte Deutsche Mundgesundheitsstudie (DMS V)* (S. 363–395). Köln: Deutscher Zahnärzte Verlag.

Schubert, I. (2015). *Gesundheitsbericht 2014. Zahnmedizinische Aspekte bei Kindern und Jugendlichen. Landkreis Stendal.* Stendal: Eigenverlag.

Schulte A.G., Institut der Deutschen Zahnärzte (Hrsg.). (2012). *Zur Mundgesundheit von Pflegebedürftigen und Menschen mit Behinderungen in Deutschland – eine systematische Übersicht (Review) auf der Grundlage aktueller Einzelstudien (2000–2012)* (IDZ-Information 3/12). Köln: Eigenverlag.

Staehle, H.J. & Kerschbaum, T. (2003). Mythos Schweiz – Meinungen und Fakten zur Mundgesund-

heit in der Schweiz im Vergleich zu Deutschland. *Deutsche Zahnärztliche Zeitschrift, 58*, 325–330.
Strippel, H. (2004). *Gesundheitsaufklärung bei Kinderarzt und Zahnarzt: Interventionsstudie zur Effektivität der Primärprävention von Nuckelflaschenkaries.* Weinheim: Juventa.
Strippel, H. (2010). Effectiveness of structured comprehensive paediatric oral health education for parents of children less than two years of age in Germany. *Community Dental Health, 27*, 74–80.
Strippel, H. (in Druck). Erfahrungen mit den Kooperationsverträgen zwischen Zahnärzten und Pflegeheimen. *Zahnärztlicher Gesundheitsdienst 2/2017.*
van Steenkiste, M. (2002). Kariespräventive Strategien im Hinblick auf den aktuellen Kariesrückgang. *Oralprophylaxe, 24*, 103–109.
Vereinigung Demokratische Zahnmedizin (VDZM). (2015). *Mundgesundheitsförderung gesetzlich etablieren!* Verfügbar unter: http://www.vdzm.de. Zugriff am 27. Juni 2017.
Völkner-Stetefeld, P. (2008). Hebammenschülerinnen als Multiplikatorinnen für die Gruppenprophylaxe der 0- bis 3-Jährigen in Hessen. *Zahnärztlicher Gesundheitsdienst, 38*, 6–9.
Wessels, M. & Knappe, D. (2008). Effects of the new fixed-subsidy system for prosthetic dental care in Germany: results of descriptive research. *International Dental Journal, 58*, 29–35.
World Health Organization (WHO). (2015). *Sugars intake for adults and children.* Geneva: World Health Organization.
World Health Organization (WHO). (2016). *Global tuberculosis report 2016* (p. 189). Geneva: WHO Press.
Worthington, H.V., Clarkson, J.E., Bryan, G. & Beirne, P.V. (2013). *Routine scale and polish for periodontal health in adults. Cochrane Database of Systematic Reviews, 11*, CD004625.
Ziller, S., Oesterreich, D., Micheelis, W. (2012). Mundgesundheitsziele für Deutschland 2020 – Zwischenbilanz und Ausblick. In W. Kirch, T. Hoffmann & H. Pfaff (Hrsg.), *Prävention und Versorgung* (S. 1002–1023). Stuttgart: Thieme.
Zimmer, S., Dosch, S., Hopfenmüller W. (1997). Kariesrisikobestimmung durch Speicheltests. *Deutsche Zahnärztliche Zeitschrift, 50*, 806–808.
Zimmer, S. (2016). Internationale Vergleiche. In R. Jordan & W. Micheelis (Hrsg.), *Fünfte Deutsche Mundgesundheitsstudie (DMS V)* (S. 595–606). Köln: Deutscher Zahnärzte Verlag.

Lese- und Medienempfehlung zur Vertiefung

Daly, B., Batchelor, P., Treasure, E.T. & Watt, R. (2013). *Essential dental public health* (2nd ed.). Oxford: Oxford University Press.
Kirch, W. (Hrsg.). (2008). Encyclopedia of Public Health. New York: Springer [darin u.a.: Hirsch, Ch.: *Prevention of oral diseases.* Schütte, U.: *Oral diseases.* Schütte, U., Rädel, M., Wolf, B. & Walter, M.: *Oral health in different age groups.* Strippel, H.: *Advocacy, oral health policies, oral health promotion, organisational change, sociodental indicators*].
Sheiham, A., Moysés, S.E., Watt, R.G. & Bönecker, M. (2014). *Promoting the oral health of children: theory and practice* (2nd ed.). New Malden: Quintessence Publishing.
Watt, R.G. (2012). Social determinants of oral health inequalities: implications for action. *Community Dent Oral Epidemiol, 40* (Suppl.), 44–48.

17 Prävention neurologischer Erkrankungen

Katharina Althaus und Albert C. Ludolph

Überblick
- Welche präventiven Ansätze gibt es bei verschiedenen neurologischen Krankheitsbildern?
- Welche Maßnahmen gibt es zur Prävention
  - des ischämischen Schlaganfalls,
  - der intrazerebralen Blutung,
  - bei demenziellen Erkrankungen?
- Welche organisatorischen Voraussetzungen sind notwendig?

Definition

Der Primär-, Sekundär- und Tertiärprävention in der Neurologie kommt eminente Bedeutung zu, da Nervenzellen nicht durch einfache Neubildung regenerierbar sind und die Ausprägung und Intaktheit unserer Persönlichkeit und Lebensqualität entscheidend abhängig sind vom Funktionieren des Organs Gehirn.

17.1 Präventives Arbeiten in der Neurologie

Die Neurologie beinhaltet so verschiedenartige Krankheitsbilder wie zerebrovaskuläre Erkrankungen, Epilepsien, Myopathien, neurodegenerative Erkrankungen oder entzündliche Erkrankungen des Nervensystems.

Die Bedeutung präventiven Handelns in der Neurologie folgt zunächst aus der Tatsache, dass Nervenzellen als postmitotische Zellen eo ipso nur geringe Reparaturkapazität besitzen. Da Nervenzellen nicht durch einfache Neubildung regenerierbar sind, kommt der Prävention von Nervenzelluntergang oberste Priorität zu. Neben dem Bewusstsein um die fehlende Ersetzbarkeit zugrunde gegangenen Nervengewebes folgt die Bedeutung präventiven Handelns in der Neurologie weiter aus der Tatsache, dass Ausprägung und Intaktheit unserer Persönlichkeit entscheidend abhängig sind vom **Funktionieren des Organs Gehirn**. Hirnfunktionsstörungen, wie sie beispielsweise bei demenziellen Erkrankungen auf-

Wichtig für Gesundheitsförderung und Prävention

Vor dem Hintergrund einer **zunehmenden Lebenserwartung** gewinnen **neurodegenerative Erkrankungen** wie beispielsweise die Demenzen schon allein rein epidemiologisch zunehmend an Bedeutung. Rund 1,6 Million Deutsche leiden an einer Demenz, davon ca. zwei Drittel an einer Demenz vom Alzheimer-Typ. Die Betreuung dieser Patienten ist mit bedeutenden sozioökonomischen Kosten verbunden und geht häufig mit einer schweren Beeinträchtigung der Lebensqualität, auch die der Angehörigen, einher. Insgesamt sind etwa 50 % der 85-Jährigen abhängig von der Pflege und Hilfe anderer, meist infolge neurologischer Krankheitsbilder.

treten, schneiden tief greifend in die Persönlichkeit und **Lebensqualität** ein.

Im Folgenden soll zunächst ein Überblick über präventive Ansätze bei verschiedenen neurologischen Krankheitsbildern gegeben werden, anschließend an einigen ausgewählten Beispielen konkret Maßnahmen neurologischer Prävention erläutert werden.

17.2 Überblick über Prävention in der Neurologie

Die Geschichte der Neurologie zeigt mehrere Beispiele für die Machbarkeit präventiver Ansätze. So kommt die **Kinderlähmung (Poliomyelitis)** als virale Ursache einer Myelitis mit zum Teil schwerwiegenden bleibenden Lähmungen heute praktisch nicht mehr vor. In der BRD wurden bis 1960 etwa 2000–4000 Fälle pro Jahr gemeldet. Durch Einführung der Impfstoffe in den 1950er-Jahren sank die Inzidenz auf nahezu null, mit dem Ziel der WHO, diese Erkrankung bis 2018 ganz auszurotten.

Bis Ende der 1980er-Jahre war das Bakterium **Haemophilus influenzae** der häufigste Erreger **bakterieller Hirnhautentzündungen (Meningitiden)** im Kindesalter. Die breite Durchimpfung ab dem Säuglingsalter (empfohlen ab dem 3. Lebensmonat) hat dies innerhalb weniger Jahre grundlegend geändert; die kugelförmigen Bakterienstämme der **Meningokokken** und **Pneumokokken** haben Haemophilus influenzae heute fast völlig verdrängt.

Die Malaria, mit der Trockenlegung vieler Sumpfgebiete aus Europa verschwunden, ist heute weiterhin eine Geisel in der Dritten Welt. Die das Gehirn betreffende **zerebrale Malaria**, für die Mehrzahl der lebensbedrohlichen Verläufe verantwortlich, ist eine akute fieberhafte diffuse Entzündung des Gehirns **(Enzephalopathie)** infolge einer Infektion mit dem Parasiten **Plasmodium falciparum**. Zur Prävention einer zerebralen Malaria existiert neben den essenziellen nicht medikamentösen Vorbeugemaßnahmen **(Expositionsprophylaxe)** eine wirksame Möglichkeit der **Chemoprophylaxe** mit Medikamenten wie Mefloquin oder Chloroquin in Kombination mit Proguanil oder auch Doxycyclin. Anzumerken ist, dass diese Medikamente in den betroffenen Gebieten wenig erschwinglich und verbreitet sind.

Gewisse Parallelen zur Malaria existieren im Hinblick auf die Prävention **HIV-assoziierter** neurologischer Krankheitsbilder wie den virusbedingten Funktionsstörungen des Gehirns **(HIV-Enzephalopathie)** oder der Gehirnentzündung durch Toxoplasmen **(Toxoplasmen-Enzephalitis)**. Wenn auch in den entwickelten Ländern keinesfalls besiegt, sind diese Erkrankungen in besonderem Maße eine Belastung unterentwickelter Staaten der Dritten Welt. Gerade im Hinblick auf dort kaum erschwingliche antiretrovirale Medikamente kommt der **Primärprophylaxe** überragende Bedeutung zu. Diese beinhaltet einfache Maßnahmen wie **Aufklärung** über Ansteckungsmöglichkeiten und geschützte Sexualpraktiken.

Schädel-Hirn-Traumata und Querschnittssyndrome sind vielfach Folge von **Verkehrsunfällen** oder **Risikosportarten** und somit in gewisser Weise der Preis von Mobilität und Lebensstil. Auch in diesem Bereich ist Prävention durch **Verhaltensänderung und technische Entwicklungen** nicht nur theoretisch machbar. So reduzierte sich beispielweise der Anteil an schweren Schädel-Hirn-Traumata bei Fahrradfahrern durch Tragen eines Schutzhelms um fast 90 %.

Schwieriger ist es bei primärpräventiven Maßnahmen, die in enger Weise mit unserem **Lebensstil** verbunden sind, wie bei dem kardiovaskulären Risikofaktor Nikotinabusus oder toxikologischen Affektionen des Nervensystems durch **Abusus von Drogen** wie Alkohol, Kokain, Ecstasy und anderen. Einer erfolgreichen Prävention durch Expositionsprophylaxe stehen hier Lebensstil, politische Philosophie, wirtschaftliches Interesse und vielfach kaum lösbare soziale Problematiken entgegen.

Neben Erkrankungen, bei denen wir Wege der Prävention zumindest theoretisch aufzeigen können, existieren andere, die präventiven Maßnahmen bis jetzt nur schwer zugänglich sind. Dies gilt besonders für Erkrankungen, bei denen von einer multifaktoriellen Genese auszugehen ist, mit Bedeutung genetischer Faktoren, aber auch anderer, derzeit vielfach noch unklarer Einflüsse. Als Beispiel seien die **Multiple Sklerose** oder auch die **Epilepsien** genannt.

17.3 Beispiel 1: Prävention des ischämischen Insults

17.3.1 Kardiovaskuläre Risikofaktoren für ischämischen Schlaganfall

Wesentliches Element der primären Prävention der durch Minderdurchblutung verursachten Schlaganfälle (zerebraler Ischämien/ischämischer Schlaganfall) ist die Erfassung der kardiovaskulären Risikofaktoren (Tabelle 17-1).

Der bedeutendste alleinige Risikofaktor für zerebrovaskuläre Erkrankungen ist der erhöhte arterielle Blutdruck **(arterielle Hypertonie)**. So rechnet man mit einer Verdoppelung des Schlaganfallrisikos für jede Zunahme des Blutdruckes um 7,5 mmHg. Dabei spielt offensichtlich das jeweils verwendete Antihypertensivum nur eine untergeordnete Rolle, da präventive Effekte mit Diuretika, Betablockern, ACE-Hemmern oder Kalziumantagonisten gleichermaßen erreicht werden konnten. Durch eine mittlere Reduktion des Blutdrucks um 10/5 mmHg ist eine Reduktion der Schlaganfallrate um 40 % zu erwarten

Diätetische Maßnahmen im Sinne einer kochsalzarmen, mediterranen Kost konnten nicht nur effizient den Blutdruck senken, sondern zeigen auch primärpräventive Auswirkung auf kardiovaskuläre und insbesondere zerebrovaskuläre Ereignisse (Estruch et al., 2013).

Rauchen erhöht das Schlaganfallrisiko um Faktor zwei bis vier. Randomisierte Studien zum Effekt eines Einstellens des Rauchens fehlen derzeit, es konnte allerdings durch Beobachtungsuntersuchungen gezeigt werden, dass Ex-Raucher in fünf Jahren das Schlaganfallrisiko von Nichtrauchern erreichen.

Fettstoffwechselstörungen sind etablierte Risikofaktoren für die Entwicklung einer koronaren Herzerkrankung (KHK) und den Herzinfarkt. Bei Patienten mit KHK konnte schon vor zwei Jahrzehnten gezeigt werden, dass medikamentöse Cholesterinsenker (Statine) eine signifikante Reduktion des Schlaganfallrisikos bewirken (LIPID Study Group, 1998). Unbestritten ist die Wirksamkeit von Statinen in der Sekundärprävention von Herzinfarkten und Schlaganfällen. In den letzten Jahren konnte auch in prospektiven, multizentrisch randomisierten Studien ein primärprophylaktischer Nutzen einer Statintherapie mit einer Reduktion der kardiovaskulären Sterblichkeit um 31 % unter Schlaganfallhäufigkeit um 29 % gezeigt werden (Chou et al., 2016). Die Stoffwechselerkrankung **Diabetes mellitus** (chronisch erhöhter Blutzuckerspiegel) und das **Metabolische Syndrom** bedeuten für alle vaskulären Erkrankungen eine erhebliche Risikoerhöhung. Das Metabolische Syndrom ist gekennzeichnet durch Bluthochdruck, abdominale Fettleibigkeit, eine Fettstoffwechselstörung mit erhöhten Blutfettwerten sowie einen chronisch erhöhten Blutzuckerspiegel.

Eine strikte Behandlung mit enger Kontrolle des Blutzuckers bewirkt eine Reduktion der **Schäden** der kleinen Blutgefäße, und der damit verbundenen Folgeerkrankungen, insbesondere der **Augen-, Nieren- u. Nervenschädigungen**. Leider scheint diese strikte Diabeteskontrolle als alleinige Maßnahme nur geringen Effekt auf das Schlaganfallrisiko zu haben.

Tabelle 17-1: Kardiovaskuläre Risikofaktoren für ischämischen Schlaganfall (modifiziert nach O'Donnell et al., 2016).

Risikofaktoren	populationsattributales Risiko für ischämischen Schlaganfall weltweit
Hypertonus (RR ≥ 140/90 mmHg)	47,9 %
mangelnde körperliche Bewegung	35,8 %
Hyperlipidämie (Apolipoprotein B zu A1)	26,8 %
Ernährungsfehler	23,2 %
abdominale Adipositas (Taille-Hüft-Verhältnis)	18,6 %
psychosoziale Faktoren	17,4 %
Rauchen	12,4 %
Herzerkrankungen	9,1 %
übermäßiger Alkoholkonsum	5,8 %
Diabetes mellitus	3,9 %

Übergewicht und **körperliche Minderaktivität** erhöhen das Schlaganfallrisiko um etwa das 1,5-fache (Goldstein et al., 2001).

Migräne ist ein anerkannter Co-Faktor für den Schlaganfall. Allerdings ist das Schlaganfallrisiko nur für Frauen signifikant erhöht, die unter einer Migräne mit Aura sowie einer Hypertonie leiden, zusätzlich Rauchen und die Pille nehmen (Schürks et al., 2009).

Chronischer Alkoholismus führt zu einer Zunahme des Schlaganfallrisikos, während kleinere Alkoholmengen eher protektiv zu wirken scheinen (Berger et al., 1999).

Hyperhomocysteinämie ist ein unabhängiger Schlaganfallrisikofaktor. Bisher ist ungeklärt, ob die Senkung des Homocysteins durch Gabe von Vitaminen der B-Gruppe (B_6 und B_{12}) und Folsäure das Schlaganfallrisiko senkt.

Chronische Infektionen stellen einen Risikofaktor für die Entwicklung **arteriosklerotischer Läsionen** (pathologische Einlagerung von Cholesterin und anderen Fetten in die innere Wandschicht arterieller Blutgefäße) dar und sind somit auch als potenzieller Risikofaktor für das Auftreten **zerebraler Ischämien** anzusehen. Inwieweit die Behandlung chronischer Infektionen primärprophylaktisch wirksam sein kann, ist derzeit unbekannt.

Patienten, die an der Herzrhythmusstörung **Vorhofflimmern** (VHF) ohne begleitende **Herzklappenfehler** (nicht valvulärem VHF) leiden, haben gegenüber altersgleichen Personen ohne VHF ein ca. 5-fach erhöhtes Risiko, einen Schlaganfall zu bekommen. Mehrere große randomisierte Untersuchungen haben den primärprophylaktischen Effekt der **oralen Blutgerinnungshemmern** (Antikoagulatien) mit Coumadinen in dieser Patientengruppe gezeigt (Hart et al., 2000). So stellt eine effektive **Antikoagulation** mit einer 60- bis 70 %igen Risikoreduktion eine sehr effektive Primärprophylaxe für Schlaganfälle dar, die höchste bisher dokumentierte Primärpräventionsrate überhaupt (Hart et al., 2000). Eine überdosierte Antikoagulation führte zu vermehrten Blutungskomplikationen und eine unterdosierte Antikoagulation zu vermehrten ischämischen Insulten. Die effektive Dosierung der Antikoagulation mit Coumadinen muss anhand von bestimmten Blutgerinnungswerten regelmäßig kontrolliert werden.

In den letzten Jahren hat die Antikoagulationstherapie bei **nicht valvulärem VHF** in der Primär- und Sekundärprophylaxe durch die Einführung der **„neuen oralen Antikoagulantien"** (NOAK), die auch „direkte orale Antikoagulatien" (DOAK) genannt werden, einen großen Fortschritt gemacht. In großen klinischen Studien, aber auch durch die bereits verfügbaren Daten aus dem Therapiealltag (Real-World-Daten), zeigen sich diese – neben der Gleichwertigkeit in der Prävention – sicherer gegenüber den gängigen Vitamin-K-Antagonisten in Bezug auf Komplikationen, zumal die praktische Anwendung einfacher ist. Patienten mit Vorhofflimmern und begleitenden vaskulären Risikofaktoren (CHA2DS2-VASc-Score ≥ 2) sollten auch primärphrophylaktisch mit einer oralen Antikoagulation behandelt werden, sodass bei über 65-Jährigen ein aktives Screening zu empfehlen ist.

17.3.2 Primärprävention bei anderen kardialen Erkrankungen mit Schlaganfallrisiko

Bei Patienten mit angeborenem oder erworbenem **Herzklappenfehler** oder mit mechanischen künstlichen Herzklappen hat orale Antikoagulation einen präventiven Effekt. Hier wird in der Regel eine Antikoagulation mit Coumadinen durchgeführt, da hier die NOAKs im Vergleich komplikationsbehafteter sind. Patienten mit Bioklappen in Mitralposition werden für drei Monate antikoaguliert und danach mit ASS behandelt.

Ein **persistierendes Foramen ovale** (PFO) ist eine Öffnung in der Scheidewand des Herzens zwischen dem rechten und dem linken Vorhof und ein Relikt aus der vorgeburtlichen Phase; es kann bei ca. 25 % der Menschen gefunden werden. Die Relevanz des PFO als primärem Risikofaktor ist heute noch nicht endgültig geklärt. Ein erhöhtes Schlaganfallrisiko besteht bei zusätzlicher Existenz weiterer Faktoren wie das Vorhandensein eines großen Shunts (Kurzschlussverbindung) oder das Vorliegen eines **septalen Aneurysmas** (vermehrte Beweglichkeit der Herzscheidewand). Empfehlungen für eine Primärprävention können nach aktueller Datenlage nicht gegeben werden. Bei alleinigem PFO (gleich welcher Größe) erfolgt nach einer ersten zerebralen Ischämie zunächst eine Gabe von ASS

Wichtig für Gesundheitsförderung und Prävention

Empfehlungen zur Primärprävention ischämischer Schlaganfälle

- Empfohlen wird ein allgemein **„gesunder Lebensstil"** mit mindestens 30 Minuten sportlicher Betätigung mittlerer bis höherer Intensität 3- bis 4-mal pro Woche sowie eine obst- und gemüsereiche Ernährung (mediterrane Ernährung).
- Kardiovaskuläre Risikofaktoren sollten regelmäßig kontrolliert und entsprechend behandelt werden.
- Patienten mit Hypertonie sollten mit Diät (kochsalzarme Kost) und/oder Antihypertensiva behandelt werden.
- Raucher sollten entwöhnt werden.
- Patienten mit koronarer Herzerkrankung, Zustand nach Herzinfarkt und/oder Hypercholesterinämie sollten mit einem Statin behandelt werden.
- Bei Patienten mit Diabetes mellitus sind normoglykämische Werte anzustreben.
- Patienten mit Vorhofflimmern und begleitenden vaskulären Risikofaktoren (CHA2DS2-VASc-Score ≥ 2) sollten mit einer oralen Antikoagulation behandelt werden.
- Frauen (nicht aber Männer) im Alter > 45 Jahren mit kardiovaskulären Risikofaktoren profitieren im Hinblick auf eine Primärprophylaxe von einer Gabe von Acetylsalicylsäure.
- Durch Operation einer asymptotischen Karotisstenose mit einem Stenosegrad > 60 % nach NASCET kann das Schlaganfallrisiko signifikant reduziert werden (wenn die kombinierte Morbidität/Mortalität des Eingriffs < 3 % ist) (Halliday et al., 2004).

(100 mg/Tag). Bei einem Rezidiv unter ASS oder bei einem zusätzlichen Vorhofseptumaneurysma und/oder einem großen Shunt („Hochrisiko-PFO“) ist eine orale Antikoagulation indiziert. Besteht eine Kontraindikation für die Antikoagulation oder liegt ein Hochrisiko-PFO vor, kann ein Verschluss der Öffnung erfolgen.

17.3.3 Rezidivprophylaxe nach zerebralen Ischämien

Einen ersten Schlaganfall überleben ca. 80 % der Patienten. Von diesen Patienten erleiden bis zu 15 % im ersten Jahr ein sogenanntes Zweitereignis, daher ist die Sekundärprophylaxe des ischämischen Schlaganfalls von fundamantaler Bedeutung. Hierbei ist das Risiko in den ersten Wochen nach dem ersten Schlagaanfall am höchsten. Behandlungsmaßnahmen erfolgen allgemein auf folgenden Ebenen:

- **Behandlung der Gefäß-Risikofaktoren** (vaskuläre Risikofaktoren, s. o.),
- **Veränderung der Gerinnungsfunktion** und
- **Wiederherstellung der Durchblutung** des Blutgefäßes (Revaskularisation).

Veränderung der Gerinnungsfunktion

Medikamente, die das Verklumpen von Blutplättchen hemmen (Thrombozytenfunktionshemmer) spielen in der Rezidivprophylaxe der zerebralen Ischämie eine wichtige Rolle. So konnte bei Patienten nach einer transienten ischämischen Attacke **(TIA)** oder Schlaganfall durch Thrombozytenfunktionshemmung das **Risiko** eines nicht tödlichen Schlaganfalls um 23 % **reduziert** werden (Antithrombotic Trialists Collaboration, 2002).

Bei Patienten nach TIA/ischämischem Insult mit geringem Rezidivrisiko (2 oder weniger Risikofaktoren) wird eine Gabe von Acetysalicylsäure (ASS) 100 mg/Tag empfohlen. ASS-Dosen über 150 mg/Tag gehen mit einem deutlich erhöhten Blutungsrisiko einher. Bei Unverträglichkeit/Kontraindikationen von ASS oder hohem Rezidivrisiko wird eine orale Gabe des Thrombozytenfunktionshemmers Clopidogrel 75 mg/Tag empfohlen. Kommt es unter ASS zu einem erneuten ischämischen Insult, sollte das Rezidivrisiko zunächst erneut evaluiert werden. Ist dieses unverändert, so wird eine Fortsetzung der Therapie mit ASS empfohlen, bei erhöhtem Risiko eine Umstellung auf Clopidogrel 75 mg/Tag.

Antikoagulation

Neben einer Antikoagulation mit Coumarinen oder NOAKs ist auch eine Antikoagulation mittels Heparin möglich. Diese ist heute eine reine **Rezidivprophylaxe** vor einem erneuten Schlaganfall und nicht etwa eine Therapie des Schlaganfalls.

Während es vonseiten der evidenzbasierten Medizin keine eindeutige Indikation für die volle Antikoagulation mittels Heparin in der Schlaganfallprophylaxe gibt, haben sich einige pragmatische Indikatoren für ihren Einsatz etabliert.

Durch **orale** Antikoagulation mittels Coumarinen oder NOAKs konnte eine 70 %ige **Risikoreduktion** gegenüber 15 % unter ASS für einen erneuten Schlaganfall erreicht werden (European Atrial Fibrillation Trial Group, 1993). Sie ist indiziert bei Patienten mit kardialer Emboliequelle (insbesondere Vorhofflimmern), bei mechanischen Herzklappen und temporär bei Patienten mit biologischen Herzklappen. Auch bei Dissektion (Gefäßinnenwandeinriss) der hirnversorgenden Arterien wird eine temporäre orale Antikoagulation für 3–6 Monate empfohlen, allerdings ist hier ein Vorteil gegenüber einer Gabe von Thrombozytenaggregationshemmern nicht eindeutig belegt.

Karotisstenosen

Liegt eine symptomatische **Karotisstenose** (Verengung der Halsschlagader) als Ursache eines Schlaganfalls vor, steigt das Rezidivrisiko mit dem Stenoseausmaß und liegt bei einem 5-Jahresrezidivrisiko von über 25 % bei hochgradigen Stenosen, wobei das Rezidivrisiko insbesondere in den ersten Wochen deutlich erhöht ist. Ab einem Stenosegrad größer 50 % nach NASCET zeigt sich eine Überlegenheit einer Operation gegenüber einer Monotherapie mit ASS. Eine **Thrombendarteriektomie** (operative Entfernung der Stenose) sollte durchgeführt werden bei hochgradigen symptomatischen Karotisstenosen zwischen 70 % und 95 %. Der Nutzen der Operation ist etwas geringer bei einem Stenosegrad von 50–70 %, bei subtotalen Stenosen und bei Frauen. Alternativ kann bei Patienten mit hohem chirurgischem OP-Risiko eine **Karotisangioplastie mit Stenteinlage** (Aufdehnung des Gefäßes durch einen Katheter und dann einbringen einer Spiralprothese zum Offenhalten des Gefäßes) erwogen werden.

Intrakranielle Stenosen

Das Schlaganfallrezidivrisiko bei zugrunde liegenden **intrakraniellen Stenosen** liegt zwischen 7 % und 24 % pro Jahr, wobei Frauen und Patienten mit hochgradigen Stenosen besonders gefährdet sind. Nach aktueller Studienlage ist für die Mehrheit der Patienten eine maximal konservative, d.h. **medikamentöse Therapie** zu empfehlen, wie sie beispielsweise in der SAMMPRIS-Studie mittels einer doppelten Thrombozytenaggregationshemmung (ASS und Clopidogrel) über 3 Monate, einer aggressiven Cholesterinsenkung (Ziel-LDL < 70 mg/dl), einer antihypertensiven Therapie (Ziel Blutdruck systolisch < 140 mmHg) sowie einer Lebensstilmodifikation durchgeführt wurde (Chimowitz et al., 2011). Erst bei einem Rezidiv unter dieser optimierten medikamentösen Therapie sollte eine **Stentimplantation** erwogen werden.

17.3.4 Zur Rehabilitation nach Schlaganfall

Die Rehabilitation ist allgemein eine Maßnahme der tertiären Prävention. Ziele der Rehabilitation sind Restitution, Besserung oder Kompensation der jeweiligen neurologischen Defizite, Herstellung der **Selbsthilfefähigkeit, soziale und berufliche Reintegration**. Patienten nach einem Schlaganfall stellen allgemein die größte Gruppe in der neurologischen Rehabilitation. Bei den meisten Patienten stehen **motorische Defizite** im Vordergrund.

Die wenigsten Ausfälle nach einem ischämischen Schlaganfall bilden sich vollständig zurück, die meisten aber zumindest teilweise. So werden etwa 75 % aller **hemiparetischen** (halbseitig gelähmten) Patienten selbstständig oder mit Hilfe wieder gehfähig. Wenn auch der größte Umfang der Rückbildung motorischer Defizite in den ersten drei Monaten zu erwarten ist, so kann sich die Rückbildungsphase in Einzelfällen auch über Jahre hinziehen.

Grundlage der rehabilitativen Behandlung sind in aller Regel verschiedene Techniken der **Physio- und Ergotherapie** sowie der **Logopädie**. Die am häufigsten angewandte physiotherapeutische Methode in Mitteleuropa ist die Methode nach Bobath. Etablierte Therapieverfahren sind außerdem die Technik nach Voitja sowie die PNF (Propriozeptive Neuromuskuläre Fazilitierung).

Die Planung der späteren Rehabilitation beginnt bereits auf der Stroke Unit oder der neurologischen Akutstation. Grundsätzlich sollte bei allen Schlaganfallpatienten die Notwendigkeit einer neurologischen Rehabilitation geprüft werden.

Entscheidend für die Wahl der jeweiligen Rehabilitationsform (stationär, teilstationär, geriatrisch oder ambulant) sind medizinische Behandlungsnotwendigkeiten und soziale Faktoren.

17.4 Beispiel 2: Prävention der intrazerebralen Blutung

Gehirnblutungen (intrazerebrale Blutungen, ICB) machen in Deutschland knapp 10 % aller Schlaganfälle aus. Gegenüber dem ischämischen Schlaganfall ist die Prognose der ICB deutlich schlechter.

Ähnlich dem ischämischen Insult sind auch für eine **primäre (= spontane) ICB** bestimmte beeinflussbare und nicht beeinflussbare Risikofaktoren bekannt. Nicht beeinflussbare Risikofaktoren sind Alter und ethnische Zugehörigkeit. Wichtiger **beeinflussbarer Risikofaktor** ist die arterielle Hypertonie. Sie wird für maximal 70–80 % aller Fälle einer ICB verantwortlich gemacht.

Zigarettenrauchen ist ein potenzieller Risikofaktor, je nach Studie wird von 2,5-fach erhöhtem Risiko bis hin zu einem nicht unabhängigen Risikofaktor ausgegangen.

Alkoholismus begünstigt zum einen das Auftreten einer Hypertonie, scheint zum anderen aber auch ein unabhängiger Risikofaktor für eine ICB zu sein. Ein weiterer Risikofaktor ist Drogenabusus, vor allem im Falle sympathomimetisch wirkender Drogen wie Amphetaminen, Kokain oder Crack.

Risikofaktoren für eine **sekundäre ICB** sind Gefäßfehlbildungen (vaskuläre Malformationen). Diese werden für bis zu 25 % aller ICBs verantwortlich gemacht (Ogilvy et al., 2001).

Ein **iatrogen erhöhtes Risiko**, eine ICB zu erleiden, haben Patienten mit Antikoagulation und antithrombotischer Therapie. Weiterhin sind erbliche Erkrankungen, die zu einer erhöhten Blutungsneigung führen (Hämophilie A und B, von Willebrand-Jürgens-Syndrom), mit einem erhöhten Risiko verbunden. Gleiches gilt für erworbene Zustände die zu einer erhöhten Blutungsneigung (hämorrhagischer Diathese) führen, beispielsweise im Rahmen von Leukämien, Lymphomen, Lebererkrankungen oder Ähnlichem.

Ein erhöhtes Risiko für das Auftreten einer ICB besteht weiter bei Patienten mit einer zerebralen **Amyloidangiopathie** (Erkrankung der kleinen Blutgefäße im Gehirn mit Ablagerungen von β-Amyloid). Diese wird für bis zu 20 % aller ICB mitverantwortlich gemacht. In einem Teil der Fälle konnte eine autosomal-dominante Erblichkeit der zerebralen Amyloidangiopathie gezeigt werden. Eine konsequente antihypertensive Therapie bei Patienten mit arteriellem Hypertonus und Amyloidangiopathie reduziert das Risiko einer ICB um über 70 % (Arima et al., 2010).

ICBs können sekundär auftreten im Rahmen der verschiedensten anderen intrazerebralen Erkrankungen (Hirntumoren, Thrombosen der Venen des Gehirns, Gefäßentzündungen, Traumata).

17.5 Beispiel 3: Präventive Ansätze bei demenziellen Erkrankungen

Die einzigen bisher gesicherten Risikofaktoren für die **Demenz vom Alzheimertyp**, als eine sehr häufige **neurodegenerative Erkrankung** (Erkrankung mit fortschreitendem Verlust von Nervenzellen), sind Alter, Geschlecht und familiäre Belastung. Keiner von diesen liegt im Einflussbereich medizinischen Bemühens. Es gibt gewisse Hinweise auf eine negative Assoziation von Rauchen und dem Auftreten der Demenz vom Alzheimertyp. Interessanterweise gibt es darüber hinaus bislang wenig verstandene Hinweise auf ein geringeres Erkrankungsrisiko bei Patienten mit höherem Bildungsgrad gegenüber solchen mit niedrigem Bildungsniveau. Genetische Anlagen sind beschrieben, spielen aber in der Standarddiagnostik bei Verdacht auf Morbus Alzheimer eine untergeordnete Rolle. Ein allgemein **„gesunder Lebensstil“** mit mindestens 30 Minuten sportlicher Betätigung mittlerer bis höherer Intensität 3- bis 4-mal pro Woche sowie eine obst- und gemüsereiche Ernährung (mediterrane Ernährung) scheinen ebenso wie bei der Schlaganfallprophylaxe einen primärprophylaktischen Effekt zu haben.

Verglichen mit der zerebralen Ischämie gibt es nur wenige Untersuchungen zu potenziellen Risikofaktoren für eine **vaskuläre Demenz** (VD), wenn auch von einer engen Assoziation beider Krankheitsbilder auszugehen ist. So werden als potenzielle Risikofaktoren für eine VD meist kardiovaskuläre Risikofaktoren wie zunehmendes Lebensalter, männliches Geschlecht, Hypertonie, Zigarettenrauchen, Diabetes mellitus oder Hypercholesterinämie genannt. Aber auch Alkoholmissbrauch ist ein bekannter Risikofaktor für das Auftreten von Gehirnblutungen.

Insgesamt zeichnen sich alle **neurodegenerativen Erkrankungen** aus durch eine lange präklinische Phase. So konnte sowohl bei der Motoneuronerkrankung Amyotrophe Lateralsklerose (ALS) als auch bei der Parkinsonerkrankung gezeigt werden, dass erste morphologisch fassbare Läsionen lange vor Beginn der klinischen Symptomatik auftreten. Somit besteht zeitlich auf jeden Fall Raum für präventive Maßnahmen.

Wichtig für Gesundheitsförderung und Prävention

Eine wichtige Grundvoraussetzung für präventive Maßnahmen scheint dabei eine Entwicklung **biologischer Marker**, die eine Früherkennung und oder Verlaufsbeobachtung der jeweiligen Krankheiten in der präklinischen Phase erlauben. Dies erscheint vergleichsweise einfach bei monogenetisch-dominant vererbten Krankheitsbildern. So lässt sich bei ca. 10–15 % der Patienten mit familiärer ALS eine Mutation im Gen der zytoplasmatischen Form der Kupfer-Zink-Superoxid-Dismutase finden. Bedeutend schwieriger erscheint die Identifikation solcher Biomarker bei Krankheitsbildern und -verlaufsformen mit polygenetischem bzw. multifaktoriellem Erbgang.

17.6 Organisatorische Voraussetzungen

17.6.1 Kooperationspartner zur Prävention neurologischer Krankheitsbilder

Ganz allgemein ist zur Durchsetzung präventiver Ansätze in der Medizin eine **enge Kooperation der verschiedenen Fachgebiete** vonnöten. Um es verkürzt mit Blick auf die zerebralen Ischämien zu formulieren: Viele der Risikofaktoren, die den Neurologen beschäftigen, betreffen in gleicher Weise den **Kardiologen, Diabetologen** oder **Augenarzt**. Was der eine an Patienteneinsicht und Vorbeugung durchsetzen kann, wird dem anderen das Leben langfristig erleichtern.

Wichtige Kooperationspartner der Neurologie auf allen Ebenen präventiver Therapie sind daneben die als **Hausärzte** tätigen niedergelassenen Allgemeinmediziner und Internisten.

Patienten mit zerebralen ischämischen Ereignissen haben in aller Regel erst nach einem Schlaganfall Kontakt zum neurologischen Facharzt. Häufig kann der Neurologe damit nur Rezidivprophylaxe und tertiäre Prävention im Sinne rehabilitativer Maßnahmen beeinflussen. Wenn der Patient einmal auf der Stroke Unit landet, ist es für eine primäre Prävention schon zu spät. Die gesamte primäre Prävention in Gestalt der Erfassung und Therapie zerebrovaskulärer Risikofaktoren liegt somit meist außerhalb des direkten Einflussbereichs der Neurologie. Sie ist eine wichtige Domäne der hausärztlich tätigen Kollegen.

17.6.2 Evaluation und Qualitätsmanagement präventiver Ansätze

Da es sich beim Qualitätsmanagement um keine spezifisch neurologische Problematik handelt, sollen zu diesem Punkt lediglich Anmerkungen gemacht werden, die dem Autor als besonders wichtig erscheinen.

Wichtig für Gesundheitsförderung und Prävention

Präventives Handeln in der Neurologie, wie in der Medizin insgesamt, bedarf einer regelmäßigen Evaluation und eines kompetenten Qualitätsmanagements.

Unverzichtbare Grundlage der Qualitätssicherung in der Neurologie, wie in anderen Fächern, ist die Existenz qualitativ hochwertiger, fortgesetzt aktualisierter **fachbezogener Leitlinien.** Diese sollen dem klinisch tätigen Neurologen Entscheidungshilfen zur Gewährleistung einer optimalen medizinischen Versorgung sein. Mit Blick auf eine präventive Medizin sind solche Leitlinien besonders für diejenigen Krankheitsbilder zu fordern, bei denen durch eine wirkungsvolle Primärprävention bedeutende sozioökonomischen Kosten und für den einzelnen Patienten schwere Beeinträchtigungen vermieden werden können. Beispielhaft sei hier auf die von der Arbeitsgemeinschaft der Wissenschaftlichen Medizinischen Fachgesellschaften (AWMF) in Zusammenarbeit mit der Deutschen Gesellschaft für Neurologie (DGN) entwickelten Leitlinien verwiesen, in denen präventive Ansätze eine bedeutende Rolle spielen. Diese unterliegen den von Bundesärztekammer und Kassenärztlicher Bundesvereinigung 1997 in „**Beurteilungskriterien für Leitlinien** in der medizinischen Versorgung" festgelegten Qualitätsanforderungen.

Zusammenfassung

Die zerebrovaskulären Erkrankungen (Schlaganfälle) bedingen in industrialisierten Ländern von allen chronischen Erkrankungen die höchsten sozialmedizinischen Folgekosten und sind dritthäufigste Todesursache. Sie nehmen durch die zunehmenden Erkenntnisse der Pathophysiologie und Risikofaktoren sowie der therapeutischen Möglichkeiten einen wichtigen Platz im Spektrum präventiver Ansätze in der Neurologie ein. Demgegenüber stehen andere neurologische Erkrankungen, insbesondere die große Gruppe der neurodegenerativen Erkrankungen, bei denen präventive Ansätze derzeit noch in den Kinderschuhen stecken. Die Prävention dieser Erkrankungen, wie Demenzen, Parkinsonsyndrome oder Motoneuronerkrankungen, ist eine wichtige Herausforderung der Zukunft dieses Faches.

Diskussionanregung

- Was sind die effektivsten Maßnahmen zur Primärprävention von Infektionserkrankungen?
- Wie kann man die primärpräventiven Maßnahmen in der Schlaganfallvorsorge in der Bevölkerung populärer machen?
- Welche weiteren Auswirkungen – neben der Primärprävention vieler neurologischer Erkrankungen – sehen Sie durch Einhalten eines „gesunden Lebensstils" insbesondere in Bezug auf die Lebensqualität?

Literatur

Antithrombotic Trialists Collaboration. (2002). Collaborative meta-analysis of randomised trials of antiplatelet therapy for prevention of death, myocardial infarction, and stroke in high risk patients. *British Medical Journal, 524*, 71–86.

Arima, H., Tzourio, C., Anderson, C., Woodward, M., Bousser, M.G., MacMahon, S. et al., PROGRESS Collaborative Group. (2010). Effects of perindopril-based lowering of blood pressure on intracerebral hemorrhage related to amyloid angiopathy: the PROGRESS trial. *Stroke, 41* (2), 394–396.

Bergen, D.C. (1998). Preventable neurological diseases worldwide. *Neuroepidemiology, 17*, 67–73.

Berger, K., Ajani, U.A., Kase, C.S., Graziano, J.M., Nurning, J.E., Glynn, R. et al. (1999). Light-to-moderate alcohol consumption and the risk of stroke among US male physicians. *New England Journal of Medicine, 341*, 1557–1564.

Chimowitz, M.I., Lynn, M.J., Derdeyn, C.P., Turan, T.N., Fiorella, D., Lane, B.F. et al., SAMMPRIS Trial Investigators. (2011). Stenting versus aggressive medical therapy for intracranial arterial stenosis. *New England Journal of Medicine, 365* (11), 993–1003.

Chou, R., Dana, T., Blazina, I., Daeges, M. & Jeanne, T.L. (2016). Statins for prevention of cardiovascular disease in adults: evidence report and systematic review for the US Preventive Services Task Force. *JAMA, 316* (19), 2008–2024.

Estruch, R., Ros, E., Salas-Salvadó, J., Covas, M.I., Corella, D., Arós, F. et al., PREDIMED Study Investigators. (2013). Primary prevention of cardiovascular disease with a Mediterranean diet. *New England Journal of Medicine, 368* (14), 1279–1290.

European Atrial Fibrillation Trial Group. (1993). Secondary prevention in non-rheumatic atrial fibrillation after transient ischemic attack or minor stroke. *Lancet, 342*, 1255–1262.

Goldstein, L.B., Adams, R., Becker, K.J., Furberg, C.D., Gorelick P.B., Hademos, G. et al. (2001). Primary prevention of ischemic stroke: a statement for healthcare professionals from the Stroke Council of the American Heart Association. *Stroke, 32*, 280–299.

Gorelick, P.B., Erkinjuntti, T., Hofman, A., Rocca, W.A., Skoog, I. & Winblad, B. (1999). Prevention of vascular dementia. *Alzheimer Disease and Associated Disorders, 13* (Suppl. 3), 131–139.

Halliday, A., Mansfield, A., Marro, J. et al. (2004). Prevention of disabling and fatal strokes by successful carotid endarterectomy in patients without neurological symptoms. Randomised controlled trial. *Lancet, 363*, 1491–1502.

Hanson, L., Lindholm, L.H., Ekbom, T., Dahlöf, B., Lanke, J., Schersten, B. et al. (1999). Randomised trial of old and new antihypertensive drugs in elderly patients: cardiovascular mortality and morbidity – the Swedish trial in old patients with hypertension – 2 Study. *Lancet, 354*, 1751–1756.

Hart, R.G., Halperin, J.L., McBride, R., Benavente, O., Man-Sng-Hing, M. & Kronmal, R.A. (2000). Aspirin for the primary prevention of stroke and other major vascular events. Meta-analysis and hypotheses. *Archives of Neurology, 57*, 326–332.

International Stroke Trial Collaborative Group. (1997). The International Stroke Trial (IST): a randomised trial of aspirin, subcutaneous heparin, both, or neither among 19435 patients with acute ischemic stroke. *Lancet, 349*, 1564–1565.

Long-Term Intervention with Pravastatin in Ischemic Disease (LIPID) Study Group. (1998). Prevention of cardiovascular events and death with pravastatin in patients with coronary heart disease and a broad range of initial cholesterol levels. *New England Journal of Medicine, 339*, 1349–1357.

O'Donnell, M.J., Chin, S.L., Rangarajan, S., Xavier, D., Liu, L., Zhang, H. et al., INTERSTROKE investigators. (2016). Global and regional effects of potentially modifiable risk factors associated with acute stroke in 32 countries (INTERSTROKE): a case-control study. *Lancet, 388* (10046), 761–775.

Ogilvy, C.S., Stieg, P.E., Brown, R.D., Kondziolka, D. & Rosenwasser, R. (2001). AHA Scientific Statement: Recommodations for the management of intracranial arteriovenous malformations: a statement for healthcare professionals from a special writing group of the Stroke Council, American Stroke Association. *Stroke, 32*, 1458–1471.

Rudd, A.G., Wolfe, C.D. & Howard, R.S. (1997). Prevention of neurological disease in later life. *Journal of Neurology, Neurosurgery and Psychiatry, 63*, 39–52.

Sacks, F.M., Svetkey, L.P., Vollmer, W.M., Appel, L.J., Bray, G.A., Harsha, D. et al. for the DASH-Sodium Collaborative Research Group. (2001). Effects on blood pressure of reduced dietary sodium and the dietary approaches to stop hypertension (DASH) diet. *New England Journal of Medicine, 344*, 3–10.

Schürks, M., Rist, P.M., Bigal, M.E., Buring, J.E., Lipton, R.B. & Kurth, T. (2009). Migraine and cardiovascular disease: systematic review and meta-analysis. *BMJ, 339*, b3914. http://doi.org/10.1136/bmj.b3914

Lese- und Medienempfehlung zur Vertiefung

Brandt, T., Dichgans, J. & Diener, H.C. (2007). *Therapie und Verlauf neurologischer Erkrankungen* (5. Aufl.) Stuttgart: Kohlhammer.

Diener, H.C. (2012). *Leitlinien für Diagnostik und Therapie in der Neurologie* (5. Aufl.). Stuttgart: Thieme.

18 Prävention erblicher Krebserkrankungen

Kerstin Rhiem und Rita Schmutzler

Überblick

- Erbliche genetische Faktoren sind in 25–40 % der Fälle an der Entstehung der häufigen Krebserkrankungen von Brust, Darm und Prostata beteiligt.
- Moderne molekulargenetische Analyseverfahren (Next Generation Sequencing) ermöglichen im Rahmen sogenannter Panelanalysen die zeitgleiche Untersuchung einer Vielzahl von Risikogenen.
- Aufgrund hochkomplexer Verflechtungen von Erbgängen mit multiplikativ wirkenden genetischen Risikovarianten entsteht eine zunehmende Herausforderung für die Risikoprädiktion.
- Die Risikostratifizierung stellt die Grundlage für die Entwicklung und Überprüfung von Konzepten zu risikoadaptierter Prävention und zielgerichteter Therapie dar.
- Die Implementierung dieser Konzepte kann in translationalen Zentren für erbliche Tumorerkrankungen überprüft und angepasst werden.

Definition

Vererbbare genetische Risikofaktoren sind für einen relevanten Teil (25–40 %) der häufigen Krebserkrankungen wie Brust-, Darm- und Prostatakrebs mitverantwortlich. Durch die Identifikation der genetischen Ursache (Keimbahnmutationen) lässt sich das individuelle Krebsrisiko besser abschätzen, was zu grundlegenden Veränderungen des klinischen Managements führt. Allgemeine Früherkennungsuntersuchungen und Behandlungsansätze können auf dieser Basis in effizientere risikoadaptierte Präventionskonzepte und zielgerichtete Behandlungsstrategien überführt werden.

18.1 Bedeutung erblicher genetischer Faktoren für die Krebsentstehung

Die Krebsentstehung ist ein multifaktorielles Geschehen (Abbildung 18-1) (Beaglehole et al., 2011). Lange Zeit ging man davon aus, dass erbliche Faktoren in diesem Prozess nur eine untergeordnete Rolle spielen (Easton, 1994). Diese Annahme war der Beobachtung von Familien mit vergleichsweise selten vorkommenden, **dominant erblichen Tumorsyndromen** (z. B. Li-Fraumeni-Syndrom) geschuldet. In diesen Familien tritt ein spezifisches Spektrum von Krebserkrankungen meist bei mehreren Angehörigen über mehrere Generationen hinweg und mit oft frühem Manifestationsalter auf. Ursache hierfür ist die **Veränderung (Mutation) eines Gens (monogen erbliche Tumorerkrankung)**, dass einem autosomal-dominanten Erbgang folgend, von einem Träger oder einer Trägerin mit einer 50 %igen Wahrscheinlichkeit an die Nachkommen vererbt wird. Eine Keimbahnmutation tritt folglich in jeder Körperzelle ihres Trägers auf. Da es nun im Laufe des Lebens in einzelnen Zellen lediglich zum Ausfall der zweiten Kopie eines für ein erbliches Tumorsyndrom prädisponierenden Gens kommen muss (somatische Mutation), damit eine Krebserkrankung entstehen kann, erkranken Mutationsträger entsprechend häufiger und oft in jüngeren Lebensjahren. Auch nicht erbliche, sporadisch auftretende Tumoren zeigen somatische Mutationen. Diese sind im Laufe der Tumorentstehung und Progression spezifisch im Tumorgewebe entstanden und finden sich nicht in den anderen Körperzellen des betroffenen Menschen. Somit können sie auch nicht an die Nachkommen vererbt werden.

Da Studien an Familien nicht geeignet waren, um den Einfluss genetischer, aber auch nicht genetischer Faktoren (z.B. Umwelteinflüsse) auf die **Krebsentstehung** zu untersuchen (Abbildung 18-1), dauerte es bis zum Beginn des neuen Jahrtausends bis eine umfangreiche Zwillingsstudie erstmals belegte, dass rund 27–42% der häufigen Krebserkrankungen in der Bevölkerung (Brust, Prostata, Darm) durch **erbliche Faktoren mitbedingt** sind (Tabelle 18-1) (Lichtenstein et al., 2000).

18.1.1 Risikogene und Risikoprädiktion – komplexe molekulargenetische Zusammenhänge

In den letzten Jahren wurde durch die enormen technischen Entwicklungen – wie dem sogenannten „next generation sequencing" (NGS) – die Gendiagnostik revolutioniert. War bislang die Analyse einzelner **krebsprädisponierender Gene** nur langwierig und kostspielig möglich, wird nun durch die modernen Hochdurchsatzverfahren die zeitgleiche Untersuchung einer Vielzahl von Genen immer effizienter und preiswerter durchführbar. Diese Situation bringt ganz neue Herausforderungen mit sich. Am Beispiel des familiären Brustkrebses lassen sich die genannten Aspekte paradigmatisch für Krebser-

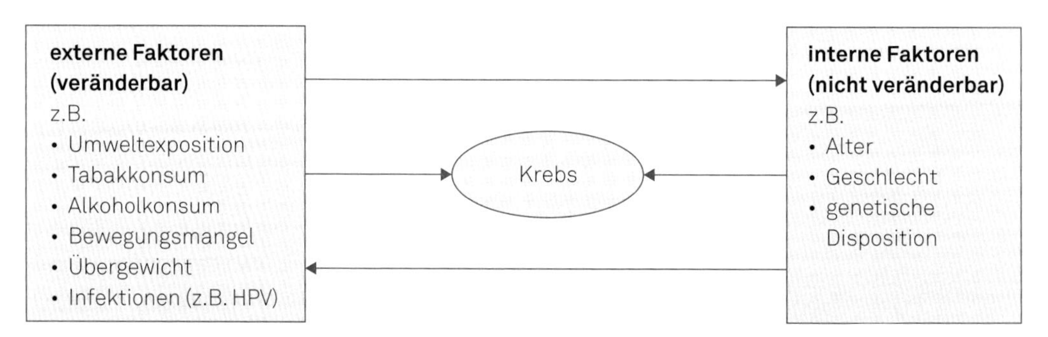

Abbildung 18-1: Modell zur multifaktoriell bedingten Entstehung von Krebs mit ausgewählten Faktoren (HPV = humane Papillomviren).

Tabelle 18-1: Einfluss erblicher Faktoren auf die Krebsentstehung der häufigen soliden Tumoren (nach Lichtenstein et al., 2000).

Krebserkrankung	Anteil genetischer Faktoren (%)	95% Konfidenzintervall
Brustkrebs	27	4–41
Darmkrebs	35	10–48
Prostatakrebs	42	29–50

krankungen mit anderen soliden Tumoren (z. B. Darmkrebs, Prostatakrebs) darstellen.

Weltweit geht die Weltgesundheitsorganisation (WHO) von einer derzeitigen Neuerkrankungsrate an **Brustkrebs** von rund 1,67 Millionen Frauen pro Jahr aus (International Agency for Research on Cancer, 2017). In Deutschland ist das Mammakarzinom mit rund 70000 Neuerkrankungen pro Jahr die häufigste Krebserkrankung der Frau (RKI, 2015). Bei etwa einem Drittel der erkrankten Frauen liegt eine familiäre Häufung von Erkrankungsfällen an Brustkrebs als Hinweis auf eine **genetische Prädisposition** vor (Rhiem et al., 2016). Damit liegen in Deutschland jährlich bei 20000 Brustkrebspatientinnen Hinweise auf eine genetische Prädisposition für diese Erkrankung vor (Abbildung 18-2).

Die Entscheidung, ob eine Genanalyse zur Identifikation von Risikogenen mit Auswirkung auf die Wahl präventiver oder therapeutischer Handlungsoptionen durchgeführt wird, hängt meist von der Wahrscheinlichkeit ab, mit der eine Mutation im *BRCA1*- **oder** *BRCA2*-**Gen** vorliegt (Meindl et al., 2011). Diese beiden Hochrisikogene wurden Mitte der 1990er-Jahre in Familien mit einer Belastung für Brust- und Eierstockkrebs identifiziert (Miki et al., 1994; Wooster et al., 1995).

Unmittelbar nach der Entdeckung der Gene wurde 1996 das Deutsche Konsortium Familiärer Brust- und Eierstockkrebs mit Unterstützung der Deutschen Krebshilfe gegründet, um betroffenen Familien ein umfangreiches **Betreuungskonzept** von der Risikoberatung über die Gentestung bis hin zur Etablierung von und Beratung über risikoadaptierte Präventionskonzepte zu bieten (Schmutzler et al., 2003; Rhiem & Schmutzler, 2014). In diesem Gremium wurden zunächst normativ klinische Kriterien – basierend auf familiären Erkrankungsfällen an Brust- und Eierstockkrebs – festgelegt, die zur genetischen Testung führten. Diese Kriterien fanden später Eingang in die deutschlandweiten **Handlungsempfehlungen** für Brustkrebs (S3-Leitlinie) (Leitlinienprogramm Onkologie, 2017). Mittlerweile sind sie in der weltweit größten Validierungsstudie auf die

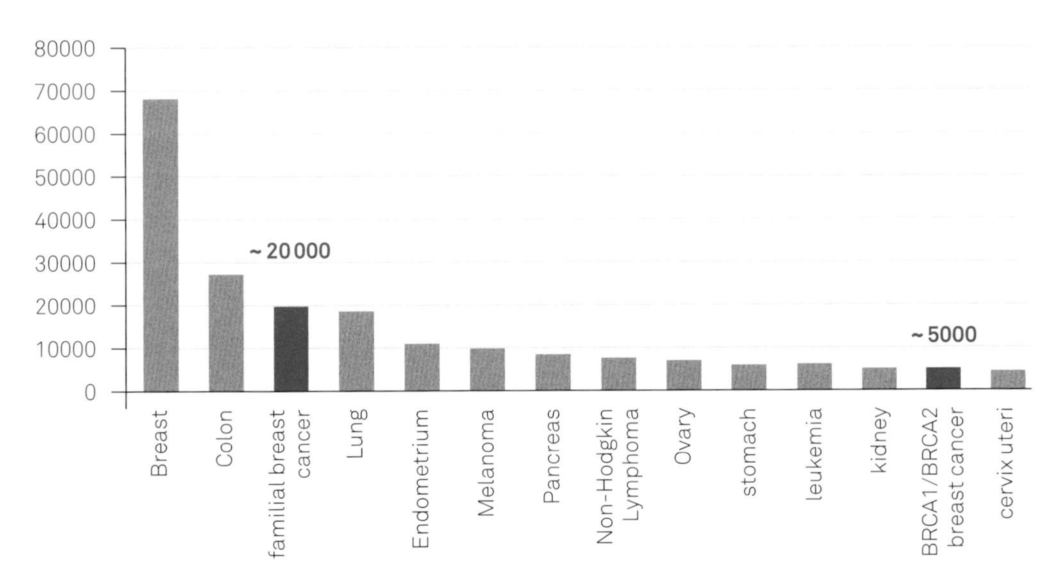

Abbildung 18-2: Häufigkeit des Mammakarzinoms mit familiärer Belastung (Einschlusskriterien des Deutschen Konsortiums Familiärer Brust- und Eierstockkrebs) und des *BRCA*-assoziierten Mammakarzinoms unter den gesamten Krebserkrankungen in Deutschland (nach RKI, 2017). fam. = familiär(es); MaCa = Mammakarzinom; ZNS = Zentralnervensystem.

mit Brust- und Eierstockkrebs einhergehende Prävalenz pathogener Keimbahnmutation in den *BRCA*-Genen überprüft worden (Tabelle 18-2) (Kast et al., 2016).

Demnach werden in durchschnittlich 24 % der die Kriterien erfüllenden Familien ursächliche *BRCA1*- und *BRCA2*-Keimbahnmutationen diagnostiziert, wobei die Mutationsnachweisrate auch abhängig von der individuellen Familienkonstellation ist (Tabelle 18-2) (Kast et al., 2016). Dadurch wird deutlich, dass **nur ein Teil** der familiär gehäuft auftretenden Erkrankungsfälle durch **erbliche Veranlagung** im engeren Sinne, also einer monogenen Verursachung – hier *BRCA1* und *BRCA2* – bedingt ist.

Aber bereits bei der Betrachtung der mit den lange bekannten Hochrisikogenen *BRCA1* und *BRCA2* einhergehenden **Erkrankungsrisiken** zeigt sich die immense **Komplexität der genetischen Risikoprädiktion.** In einer großen prospektiven Kohortenstudie an fast 10 000 Mutationsträgerinnen wurden kumulative Erkrankungsrisiken für Brustkrebs bis zum 80. Lebensjahr von 72 % (*BRCA1*) und 69 % (*BRCA2*) gezeigt (Kuchenbaecker et al., 2017a). Die Erkrankungsrisiken unterscheiden sich in Abhängigkeit der familiären Belastung und der Position der Mutation im Gen. Darüber hinaus sind multiple modifizierende Faktoren identifiziert worden, die zu einer deutlichen **Varianz** der genannten Erkrankungsrisiken führen (Mavaddat et al., 2013). Außerdem wurde in einer aktuellen Untersuchung ein multifaktorieller **Risikoscore** für Brustkrebs an *BRCA1*- und *BRCA2*-Mutationsträgerinnen evaluiert, der eine individualisiertere Risikoprädiktion als Grundlage für personalisierte risikobasierte klinische Entscheidungen darstellt (Kuchenbaecker et al., 2017b).

Die Komplexität der Risikoprädiktion wird allerdings noch gesteigert, da die *BRCA1/2*-Gene nur für einen Teil der erblichen Brustkrebserkrankungen verantwortlich sind. Gut zwanzig Jahre nach deren Entdeckung ermöglichen die eingangs erwähnten technischen Neuerungen in der Genanalytik (NGS) die Identifikation und Validierung neuer Risikogene im Rahmen sogenannter Panelanalysen (Hahnen et al., 2016; Hauke et al., 2018). Im Jahre 2010 gelang die Entdeckung

Tabelle 18-2: Einschlusskriterien des Deutschen Konsortiums Familiärer Brust- und Eierstockkrebs mit der dazugehörigen Prävalenz von BRCA1/2-Keimbahnmutationen (nach Kast et al., 2016).

Kriterien	Familien	BRCA1/2-Mutation (%)
≥ 3 Frauen mit MK, ED > 51 J	684	3,7
≥ 2 Frauen mit MK, ≥ 1 ED < 50 J	12996	18,3
1 Frau mit MK, ED < 35 J	1267	13,7
1 Frau mit bilateralem MK, ED < 50 J	480	22,7
≥ 1 Frau mit MK und ≥ 1 Frau mit OK	5072	41,6
≥ 2 Frauen mit OK	260	41,9
≥ 1 Mann mit MK und ≥ 1 Frau mit MK oder OK	642	35,8
1 Frau mit MK (TNBC), ED < 50 J* (Engel et al., 2017)	802	15,8
1 Frau mit OK, ED < 80 J* (Harter et al., 2017)	523	20,8

** Einschlusskriterien in den Zentren des Deutschen Konsortiums Familiärer Brust- und Eierstockkrebs;* ED – Erstdiagnose; J = Jahre; MK = Mammakarzinom; OK = Ovarialkarzinom; TNBC = Triple Negative Breast Cancer)

des moderaten **Risikogens RAD51C**, womit die Existenz von moderaten Risikogenen, die jedoch deutlich seltener mutiert sind (< 1 %) als *BRCA1/2*, bewiesen wurde (Meindl et al., 2010). Darüber hinaus wird vermutet, dass Varianten in Niedrigrisikogenen miteinander im Rahmen oligo- bzw. polygener Erbgänge interagieren und so durchaus klinisch relevante Risikoerhöhungen bedingen können (Easton et al., 2007; Meindl et al., 2015).

Zusammenfassend belegt das bisher Dargestellte für die auf genetischen Daten basierende Risikoprädiktion eine kontinuierliche Risikoskala, mittels der individuelle Risiken ermittelt und anhand festgelegter Schwellenwerte gezielte präventive und therapeutische Konzepte entwickelt werden können (Abbildung 18-3).

Während nun für die seit längerer Zeit bekannten und untersuchten *BRCA1/2*-Gene und die assoziierten Krebserkrankungen Informationen zu distinkten Tumorsubtypen im Hinblick auf altersabhängige Erkrankungspenetranzen, Genotyp-Phänotyp-Korrelationen sowie mögliche spezifische präventive und therapeutische Optionen vorliegen, stehen diese Daten für **weitere Risikogene** derzeit kaum bis gar nicht zur Verfügung. Sie sind allerdings für die klinische Entscheidungsfindung unbedingte Voraussetzung. Die zuvor skizzierte starke genetische Heterogenität erfordert zur Klärung der spezifischen Penetranzen, des breiten Spektrums des Krankheitsphänotyps und der Untersuchung zur Effizienz präventiver und therapeutischer Konzepte umfangreiche Kohortenstudien (Grouven et al., 2015). Diese großen Datensätze können gleichzeitig zur Lösung einer weiteren Herausforderung führen, die durch die Multigenanalyse verstärkt auftritt: der Reduktion der Anzahl von **genetischen Varianten unklarer Signifikanz** (Variants of unknown Significance, VUS). Hierbei handelt es sich um genetische Veränderungen, die sich zum Zeitpunkt der Mitteilung des genetischen Testergebnisses bezüglich ihres Einflusses auf die Genfunktion nicht sicher einordnen las-

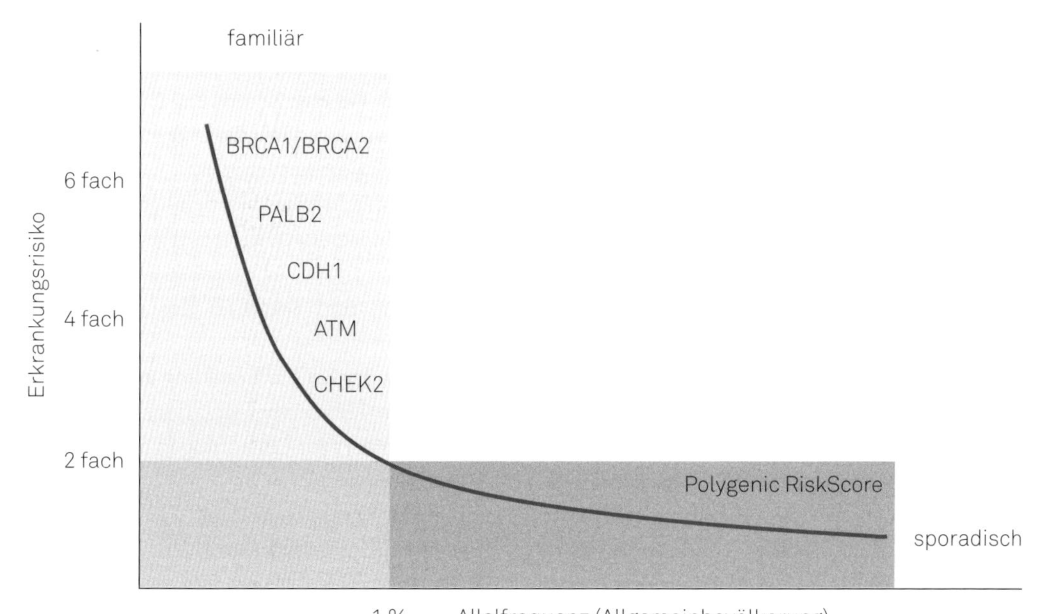

Abbildung 18-3: Ableitung des individuellen Erkrankungsrisikos auf einer kontinuierlichen Skala bei Mutationen in den selten veränderten Risikogenen, die mit hohen bzw. moderaten Erkrankungsrisiken einhergehen, sowie bei Anwendung des multifaktoriellen Risikoscores mit häufigen genetischen Niedrigrisikovarianten.

sen (Hauke, 2015). Auf klinischer Ebene lassen sich bei einer solchen Befundlage weder spezifische präventive noch therapeutische Maßnahmen ableiten. Eine für Betroffene wie für deren behandelnde Ärzte unbefriedigende und belastende Situation. Die Rate an VUS konnte für *BRCA1* und *BRCA2* aufgrund intensiver Forschungstätigkeit u.a. des Deutschen Konsortiums Familiärer Brust- und Eierstockkrebs mit internationalen Kooperationspartnern (z.B. ENIGMA – Evidence-based Network for the Interpretation of Germline Mutant Alleles) auf < 5 % reduziert werden (Eccles et al., 2015). Mit der Multigentestung erhöht sich die Anzahl der VUS auf schätzungsweise 20–30 %, was den Bedarf von Registern zur Erfassung von genetischen und phänotypischen Daten als Grundlage für die klinische Entscheidungsfindung unterstreicht.

18.2 Grundlagen der risikoadaptierten Krebsfrüherkennung

Technische Neuentwicklungen in der Molekulargenetik beschleunigen den Wissenszuwachs über genetische Zusammenhänge bei der Krebsentstehung. Dadurch ermöglichen genetische Faktoren zunehmend eine **Risikostratifizierung** als Grundlage für die Entwicklung **risikoadaptierter Präventionskonzepte** (Schmutzler, 2012). Während derzeit etablierte Krebsfrüherkennungsprogramme breiten Bevölkerungsgruppen mit einer geringen Anzahl von Risikofaktoren (z.B. Alter und Geschlecht) angeboten werden, könnte bei Personen mit erhöhten Erkrankungsrisiken durch risikoadaptierte Früherkennungsuntersuchungen die Früherkennung effizienter werden und das Morbiditäts- und Mortalitätsrisiko gesenkt werden. Eine Risikogruppe könnte aus der allgemeinen Bevölkerungsgruppe durch die Überprüfung verschiedener Risikofaktoren (z.B. Familienanamnese, Genanalyse) identifiziert werden (Abbildung 18-4). Für diese Gruppe könnte dann ein Früherkennungsprogramm mit Anpassung an die spezifischen Bedürfnisse etabliert werden (z.B. früherer Untersuchungsbeginn, geeignetere Untersuchungsmethoden).

Die Entwicklung eines risikoadaptierten Krebsfrüherkennungsprogramms kann für das identifizierte Risikokollektiv mit **Vorteilen** einhergehen. Für diese relativ kleine Hochrisikogruppe könnten z.B. spezifische Untersuchungsmethoden zur Verfügung gestellt werden, die über die allgemeinen Angebote für die Normalrisikogruppe hinausgehen, effizienter sind (höhere Karzinomprävalenz mit Erhöhung des Anteils richtig-positiver Untersuchungsergebnisse) und so die Teilnahmebereitschaft an den Untersuchungen erhöhen. Gleichzeitig könnte der Bedarf an allgemeiner Früherkennung für Normalrisikopersonen gesenkt werden und Menschen entlasten sowie zu Einsparungen für das Gesundheitssystem führen. In eine Hochrisikogruppe eingestuft zu werden, kann für Betroffene auch nachteilig sein und zu körperlichen oder psychischen **Belastungen** führen. Weiterhin gilt es, die Betroffenen vor möglichen sozialrechtlichen und gesellschaftlichen **Nachteilen** zu schützen (z.B. durch das Gendiagnostikgesetz). Für eine Zuordnung zu verschiedenen Risikogruppen und für die Diagnostik müssen **Kriterien** definiert werden, z.B.

- Mutationsnachweiswahrscheinlichkeit der klinischen Einschlusskriterien (Familienanamnese),
- Sensitivität und Spezifität des genetischen Tests,
- Penetranz der Krebserkrankung und altersabhängige Inzidenzen bei Mutationsnachweis,
- Schwellenwert zur Einstufung in die jeweilige Risikogruppe,
- klinischer Krankheitsverlauf,
- Sensitivität/Spezifität/positiver prädiktiver Wert (PPV)/negativer prädiktiver Wert (NPV) des diagnostischen Testverfahrens.

Für die Etablierung risikoadaptierter Früherkennungsprogramme ist die Fokussierung auf Risi-

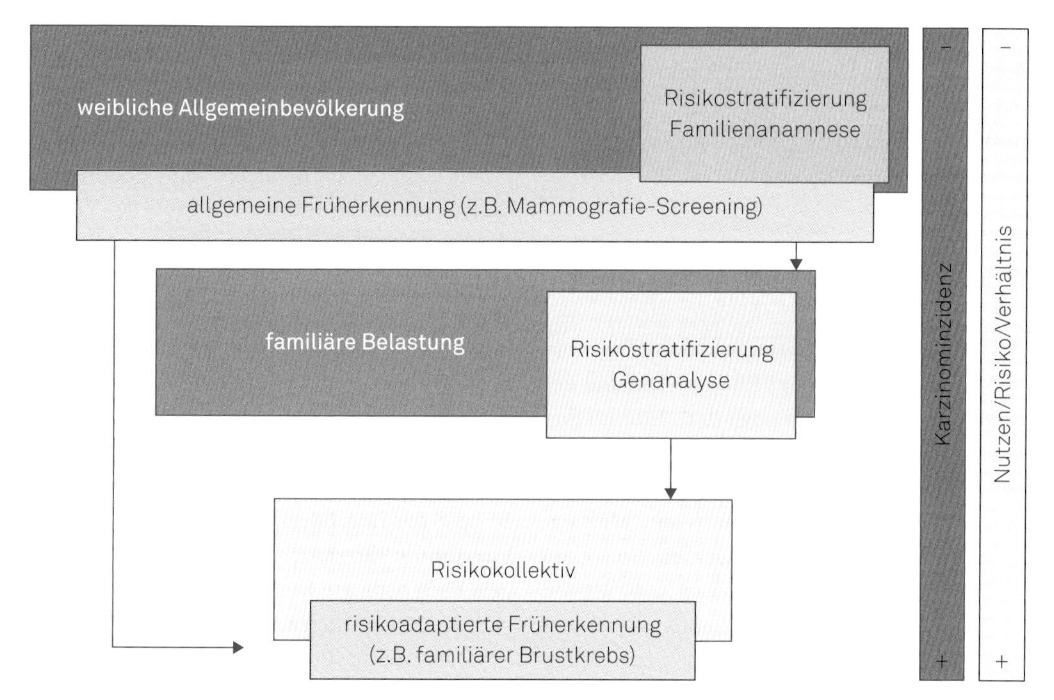

Abbildung 18-4: Darstellung der Identifikation eines Risikokollektivs anhand verschiedener Risikofaktoren, für das das Nutzen-Risiko-Verhältnis der Früherkennung verbessert werden kann, am Beispiel des familiären Brustkrebses.

kogruppen sinnvoll und bietet die Möglichkeit, diese effizienter und gleichzeitig nebenwirkungsärmer durchzuführen. Von zentraler Bedeutung ist es dabei, den gesamten Prozess von der Definition der Risikoindikatoren bis zum Nachweis der Mortalitätsreduktion zu evaluieren (Schmutzler, 2012).

Die auf genetischen Faktoren basierende Risikoprädiktion stellt Ärzte und Risikopersonen im Fall des familiären Brustkrebses nicht nur vor die Entscheidung über die mögliche Teilnahme an der risikoadaptierten Brustkrebsfrüherkennung, sondern auch über die Inanspruchnahme einer **prophylaktischen Entfernung von gesundem Brustdrüsengewebe** (prophylaktische Mastektomie). Dieser Eingriff stellt die radikalste präventivmedizinische Maßnahme dar und reduziert das Erkrankungsrisiko für Brustkrebs auf ein Restrisiko von ca. 2–3 % (Domchek et al., 2010). Die Datenlage zu Langzeitfolgen und Nebenwirkungen ist ebenso wie die Risikoreduktion für die unterschiedlichen operativen Verfahren, die angeboten werden, derzeit noch begrenzt. Und während die vergleichsweise umfangreiche Datenlage für *BRCA1/2* zu der Entwicklung von computerbasierten Risikokalkulationsprogrammen mit Abschätzung der absoluten Erkrankungsrisiken in überschaubaren Zeiträumen (z. B. 5 oder 10 Jahre) geführt hat (Fischer et al., 2013), ist dies für weitere Risikogene bisher praktisch nicht möglich. Umso mehr mag erstaunen, dass trotz der eingeschränkten Datenlage mit der zunehmenden Zahl von risikoprädizierenden Faktoren mit ganz unterschiedlichen Risikoausprägungen auch die Anzahl prophylaktischer Brustoperationen deutlich zunimmt (Kurian et al., 2014). In der dargestellten Gemengelage sollte also nicht nur die Generierung evidenzbasierter Daten, sondern auch der **kompetente Umgang mit Risiko** („genetic/risk literacy“) aufseiten der Ärzte und der Betroffenen in den Fokus genommen werden.

18.2.1 Risikokommunikation und -perzeption

Der Erfolg der Risikokommunikation hängt vom Verständnis aufseiten der Risikoperson und der verständlichen Darstellung der Information durch den Arzt ab (Gigerenzer et al., 2007). Hierbei sollte das zur Diskussion stehende Risiko (z.B. Erkrankungswahrscheinlichkeit, Metastasierungsrisiko) klar benannt werden. So sollten z.B. absolute statt relative Risiken (z.B. 40 von 100 Trägerinnen einer bestimmten Genmutation) in überschaubaren Zeiträumen (z.B. 5-Jahres-Risiken) vermittelt werden. **Risikokompetenz** beinhaltet die Akzeptanz, dass es keine Gewissheiten gibt und immer ein mehr oder weniger akzeptables Risiko besteht. Risikoperzeption der Betroffenen hängt nicht nur von dem bloßen Zahlenverständnis, sondern insbesondere von den **individuellen Werten und Präferenzen** ab. Diese Faktoren beeinflussen den Entscheidungsfindungsprozess maximal (O'Connor et al., 2007). Der Einfluss weiterer Faktoren (z.B. psychosoziale Aspekte) sollte Gegenstand zukünftiger Forschung sein, um das Verständnis der Entscheidungsfindung zu erhöhen und die nicht direktive Beratung zu optimieren (Lostumbo et al., 2010). Darüber hinaus ist die Darstellung der zu vermittelnden Informationen von zentraler Bedeutung (Gigerenzer et al., 2007). Der rasante Wissenszuwachs in der genomischen Medizin und dessen hastige Einführung in die Klinik macht es Ärzten fast unmöglich, mit den Entwicklungen Schritt zu halten. Dabei lässt sich absehen, dass Risiko- und genetische Kompetenz der Behandler obligate Bestandteile in der zukünftigen Präzisionsmedizin darstellen werden. In strukturierten und evidenzbasierten Fortbildungsmaßnahmen könnten die notwendigen Kompetenzen vermittelt werden, wobei die transsektorale Netzwerkbildung aufgrund des hohen Beratungsbedarfs – und im Sinne eines flächendeckenden Angebots kompetenter Berater – für die Betroffenen sinnvoll sein könnte (Rhiem & Schmutzler, 2017).

18.2.2 Implementierung von risikoadaptierten Krebsfrüherkennungsmaßnahmen

Eine Implementierungsstrategie von risikoadaptierten Krebsfrüherkennungsmaßnahmen sei am Beispiel des **familiären Mamma- und Ovarialkarzinoms** skizziert. Sie lässt sich auf andere genetisch bedingte Krebserkrankungen in ähnlicher Weise übertragen.

Die rasante Entwicklung im Bereich der Hochdurchsatzverfahren für die Gendiagnostik führt zur Identifikation einer Vielzahl von mit moderatem bzw. niedrigem Erkrankungsrisiko einhergehenden polygen interagierenden Risikogenen. Aufgrund der ausgeprägten genetischen Heterogenität in Kombination mit einem breiten Phänotyp- und Penetranzspektrum sind umfangreiche Kohortenstudien und die Etablierung eines Registers zur Erfassung der Geno-/Phänotypdaten und des jeweiligen Outcomes notwendig.

Für die auf diesem Weg generierte, auf genetischen Daten basierende Risikoprädiktion ergibt sich eine kontinuierliche Risikoskala, mittels der Risiken der individuellen Risikoperson ermittelt und anhand festgelegter Schwellenwerte gezielte präventive und therapeutische Konzepte entwickelt werden können. Mittelfristig muss die Entwicklung und Validierung von **Risikokalkulationsprogrammen** erfolgen. Die Einführung von Gendiagnostikboards und sogenannten Recall-Verfahren (Information bei Änderungen in der Klassifikation von VUS) ist ein wichtiger Bestandteil für die nicht direktive Beratung im Entscheidungsprozess im Kontext mit möglichen präventiven Maßnahmen.

Um die Risiko-/genetische Kompetenz von beratenden Ärzten zu erhöhen, sollten strukturierte **Fortbildungsveranstaltungen** etabliert werden. Da der Wissenszuwachs auf dem Gebiet der genomischen Medizin rasant ist und in die Klinik drängt, sind diese u.a. Grundvoraussetzung für eine schnelle und sichere **Implementierung in die klinische Anwendung**. Translationale Zentren für erbliche Tumorerkrankungen könnten die Struktur sein, die diesen Transfer mit ihren interdisziplinären Teams realisiert. Innerhalb dieser Struktur könnten Risikogene validiert, altersabhängige Erkrankungsrisiken erforscht, Genotyp-Phänotyp-Daten gewonnen und risikoadaptierte Früherkennungsprogramme sowie zielgerichtete Therapiekonzepte etabliert werden. Da der Bedarf an Beratung und Betreuung aufgrund der großen Anzahl familiär Belasteter hoch ist und die sicheren Innovationen wohnortnah bei den Betroffenen ankommen sollen, ist die **transsektorale Kooperation** zwischen den spezialisierten Zentren und zertifizierten Organkrebszentren sinnvoll und notwendig.

Zusammenfassung

Die Identifikation genetischer Faktoren als Ursache für Krebserkrankungen ermöglicht eine Risikostratifizierung, die wiederum Grundlage für die Entwicklung risikobasierter Präventionskonzepte und zielgerichteter Therapiekonzepte darstellt. Durch immer effizientere und preiswertere molekulargenetische Untersuchungsverfahren ist der Wissenszuwachs im Bereich der genomischen Medizin enorm. Die Herausforderung besteht in der schnellen und sicheren Implementierung in die klinische Anwendung, die durch die Etablierung translationaler Zentren für erbliche Tumorerkrankungen sichergestellt werden könnte.

Diskussionsanregung

- Wie kann sichergestellt werden, dass Multigenanalysen in Dokumentations- und Evaluationskonzepte eingebunden werden, um einen evidenzbasierten Umgang mit genetischer Risikoprädiktion zu gewährleisten?
- Sollte die biomarkerbasierte präventive Medizin nicht auch durch die angemessene Konzeption verantwortungsvoller Entscheidungsfindung begleitet werden?
- Wie kann angesichts der raschen Entwicklung in der Molekulargenetik gewährleitet werden, dass die Translation der Forschungsergebnisse in die klinische Anwendung von dem notwendigen ethisch-rechtlichen Diskurs begleitet wird?

Literatur

Beaglehole, R., Bonita, R., Horton, R., Adams, C., Alleyne, G., Asaria, P. et al., Lancet NCD Action Group, NCD Alliance. (2011). Priority actions for the noncommunicable disease crisis. *Lancet, 377* (9775), 1438–1447. http://doi.org/10.1016/S0140-6736(11)60393-0

Couch, F., Wang, X., McGuffog, L., Lee, A., Olswold, C., Kuchenbaecker, K.B. et al., CIMBA. (2013). Genome-wide association study in BRCA1 mutation carriers identifies novel loci associated with breast and ovarian cancer risk. *PLoS Genetics, 9* (3), e1003212. http://doi.org/10.1371/journal.pgen.1003212

Domchek, S.M., Friebel, T.M., Singer, C.F. et al. (2010). Association of risk-reducing surgery in BRCA1 or BRCA2 mutation carriers with cancer risk and mortality. *JAMA, 304*, 967–975.

Easton, D.F. (1994). The inherited component of cancer. *British Medical Bulletin, 50*, 527–535.

Easton, D.F., Pooley, K.A., Dunning, A.M. et al. (2007). Genomewide association study identifies novel breast cancer susceptibility loci. *Nature, 447*, 1087–1093.

Eccles, D.M., Mitchell, G., Monteiro, A.N., Schmutzler, R., Couch, F.J., Spurdle, A.B. et al., ENIGMA Clinical Working Group. (2015). BRCA1 and BRCA2 genetic testing-pitfalls and recommendations for managing variants of uncertain clinical significance. *Annals of Oncology, 26* (10), 2057–2065. http://doi.org/10.1093/annonc/mdv278

Engel, C., Rhiem, K., Hahnen, E., Loibl, S., Weber, K.E., Seiler, S., Schmutzler, R.K. (2018). Prevalence of pathogenic BRCA1/2 germline mutations among 802 women with unilateral triple-negative breast cancer without family cancer history. *BMC Cancer,* 18 (1), 265. https://doi:10.1186/s12885-018-4029-y

Fischer, C., Kuchenbäcker, K., Engel, C., Zachariae, S., Rhiem, K., Meindl, A. et al., German Consortium for Hereditary Breast and Ovarian Cancer. (2013). Evaluating the performance of the breast cancer genetic risk models BOADICEA, IBIS, BRCAPRO and Claus for predicting BRCA1/2 mutation carrier probabilities: a study based on 7352 families from the German Hereditary Breast and Ovarian Cancer Consortium. *Journal of Medical Genetics, 50* (6), 360–367. http://doi.org/10.1136/jmedgenet-2012-101415

Gigerenzer, G., Gaissmaier, W., Kurz-Milcke, E., Schwartz, L. & Woloshin, S. (2007). Helping doctors and patients make sense of health statistics. *Psychological Science in the Public Interest, 8* (2), 53–96.

Grouven, U., Sieving, U., Bender, R., Vervölgyi, V. & Lange, S. (2015). Seltene Erkrankungen: Randomisierte kontrollierte Studien auch hier der Goldstandard. *Deutsches Ärzteblatt International, 112* (8), A326–328.

Hahnen, E., Rhiem, K. & Schmutzler, R.K. (2016). Spannungsfeld zwischen kommerziellem Interesse und Patientennutzen. *Deutsches Ärzteblatt, 45*, 2028–2034.

Harter, P., Hauke, J., Heitz, F., Reuss, A., Kommoss, S., Marmé. F. et al. (2017). Prevalence of deleterious germline variants in risk genes including BRCA1/2 in consecutive ovarian cancer patients (AGO-TR-1). *PLoS ONE, 12* (10), e0186043. http://doi.org/10.1371/journal.pone.0186043

Hauke, J. (in press). (2018). Klassifizierung von „variants of unknown significance" (VUS) beim familiären Brust- und Eierstockkrebs. *BMC Medical Genomics, 2018, 11* (1), 35. https://doi:10.1186/s12920-018-0353-y.

Hauke, J., Horvath, J., Groß, E., Gehrig, A., Honisch, E., Hackmann, K. et al. (in press). Gene panel testing in 5,589 BRCA1/2-negative index patients with 1 familial breast cancer in a routine diagnostic setting: mutation 2 prevalence of non-BRCA1/2 risk genes 3. *Breast Cancer Research and Treatment,* 2018.

International Agency for Research on Cancer (IARC), GLOBOCAN 2012 (IARC), Section of Cancer Surveillance (Eds.). (2017). *Breast Cancer. Estimated incidence, mortality and prevalence worldwide in 2012.* Verfügbar unter: http://globocan.iarc.fr/old/FactSheets/cancers/breast-new.asp. Zugriff am 01. Februar 2018.

Kast, K., Rhiem, K., Wappenschmidt, B., Hahnen, E., Hauke, J., Bluemcke, B. et al., German Consortium for Hereditary Breast and Ovarian Cancer (GC-HBOC). (2016). Prevalence of BRCA1/2 germline mutations in 21401 families with breast and ovarian cancer. *Journal of Medical Genetics, 53* (7), 465–471. http://doi.org/10.1136/jmedgenet-2015-103672

Kuchenbaecker, K.B., Hopper, J.L., Barnes, D.R., Phillips, K.A., Mooij, T.M., Roos-Blom, M.J. et al. (2017a). Risks of breast, ovarian, and contralateral breast cancer for BRCA1 and BRCA2 mutation carriers. *JAMA, 317* (23), 2402–2416. http://doi.org/10.1001/jama.2017.7112

Kuchenbaecker, K.B., McGuffog, L., Barrowdale, D., Lee, A., Soucy, P., Dennis, J. et al. (2017b). Evaluation of polygenic risk scores for breast and ovarian cancer risk prediction in BRCA1 and BRCA2 mutation carriers. *Journal of the National Cancer Institute, 109* (7), djw302. http://doi.org/10.1093/jnci/djw302

Kurian, A. W,, Lichtensztajn, D.Y., Keegan, T.H. M, Nelson, D.O., Clarke, C.A. & Gomez, S.L. (2014). Use of and mortality after bilateral mastectomy compared with other surigcal treatments for breast cancer in California. *JAMA, 312* (9), 902–914.

Leitlinienprogramm Onkologie (Deutsche Krebsgesellschaft, Deutsche Krebshilfe, AWMF). (2017). *Interdisziplinäre S3-Leitlinie für die Früherkennung, Diagnose, Therapie und Nachsorge des Mammakarzinoms* (Langversion 4.0 – Dezember 2017. AWMF Registernummer: 032-045OL). Verfügbar unter: http://leitlinienprogramm-onkologie.de/Mammakarzinom.67.0.html. Zugriff am 01. Februar 2018.

Lichtenstein, P., Holm, N.V., Verkasalo, P.K., Iliadou, A., Kaprio, J., Koskenvuo, M. et al. (2000). Environmental and heritable factors in the causation of cancer-analyses of cohorts of twins from Sweden, Denmark, and Finland. *New England Journal of Medicine, 343* (2), 78–85.

Lostumbo, L., Carbine, N.E. & Wallace, J. (2010). Prophylactic mastectomy for the prevention of breast cancer. *Cochrane Database of Systematic Reviews, 11*, CD002748.

Mavaddat, N., Peock, S., Frost, D. et al. (2013). Cancer risks for BRCA1 and BRCA2 mutation carriers: results from prospective analysis of EMBRACE. *Journal of the National Cancer Institute, 105*, 812–822.

Meindl, A., Hellebrand, H., Wiek, C., et al. (2010). Germline mutations in breast and overian cancer pedigress establish RAD51C as a human cancer susceptibility gene. *Nature Genetics, 42*, 410–414.

Meindl, A., Ditsch, N., Kast, K., Rhiem, K. & Schmutzler, R. K. (2011). Hereditary breast and ovarian cancer: new genes, new treatments, new concepts. *Deutsches Ärzteblatt International, 108*, 323–330.

Meindl, A., Ramser, J., Hauke, J. & Hahnen, E. (2015). Genetik des familiären Brust- und Eierstockkrebses: Paneldiagnostik – Möglichkeiten und Grenzen. *Zeitschrift Medizinische Genetik, 27*, 202–210.

Miki, Y., Swensen, J., Shattuck-Eidens, D., Futreal, P. A., Harshman, K., Tavtigian, S. et al. (1994). A strong candidate for the breast and ovarian cancer susceptibility gene BRCA1. *Science, 266* (5182), 66–71.

O'Connor, A. M., Wennberg, J. E., Legare, F., Llewellyn-Thomas, H., Moulton, B. W., Sepucha, K. R. et al. (2007). Toward the „tipping point": decision aids and informed patient choice. *Health Affairs (Project Hope), 26*, 716–725.

Rhiem, K. & Schmutzler, R. K. (2014). Risikoadaptierte Früherkennung. Schwerpunkt: Familiärer Brust- und Eierstockkrebs. *Bundesgesundheitsblatt, 57*, 307–311.

Rhiem, K., Richters, L., Hahnen, E. & Schmutzler, R. K. (2016). Benchmarking of the DKG check list for inclusion criteria of BRCA testing. *Oncology Research and Treatment, 39* (Suppl. 1), 59-5954(0434).

Rhiem, K. & Schmutzler, R. K. (2017). Beratung junger Frauen mit hereditärer Belastung für Brust- und Eierstockkrebs. *Forum, 32*, 37–41.

Robert Koch-Institut (RKI) & Gesellschaft der epidemiologischen Krebsregister in Deutschland e. V. (Hrsg). (2017). *Krebs in Deutschland 2013/2014* (11. Ausgabe). Berlin: RKI.

Schmutzler, R. K., Schlegelberger, B., Meindl, A., Gerber, W. D. & Kiechle, M., Hereditary Breast- and Ovarian Cancer Consortium, German Cancer AiD. (2003). Beratung, Genetische Testung und Prävention von Frauen mit einer familiären Belastung für das Mamma- und Ovarialkarzinom. Interdisziplinäre Empfehlungen des Konsortiums „Familiärer Brust- und Eierstockkrebs" der Deutschen Krebshilfe. *Zentralblatt für Gynäkologie, 125* (12), 494–506.

Schmutzler, R. K. (2012). Risikoadaptierte Früherkennung. In Bundesministerium für Gesundheit (Hrsg.), Nationaler Krebsplan – Handlungsfelder, Ziele und Umsetzungsempfehlungen. Berlin: BMG.

Schmutzler, R. K., Dietz, D. & Jöckel, K. H., für die Mitglieder der Unterarbeitsgruppe risikoadaptierte Früherkennung des Nationalen Krebsplans. (2012). Präventive Gendiagnostik: Hoffnung und Fluch der Genanalyse. *Deutsches Ärzteblatt, 109* (26), 1371–1375.

Wooster, R., Bignell, G., Lancaster, J., Swift, S., Seal, S., Mangion, J, et al. (1995). Identification of the breast cancer susceptibility gene BRCA2. *Nature, 378* (6559), 789–792.

Prävention psychosomatischer und psychischer Krankheiten

19 Prävention chronischer Stressbelastung

Johannes Siegrist und Olaf von dem Knesebeck

Überblick
- Welche Bedeutung hat chronische Stressbelastung für die Prävention?
- Warum sind präventive Maßnahmen in der Arbeitswelt besonders wichtig?
- Welche Programme versprechen hierbei besonderen Erfolg?

Definition

Chronische Stressbelastung entsteht, wenn wiederkehrend an eine Person gestellte Anforderungen mit verfügbaren Ressourcen nicht bewältigt werden können. Dadurch werden intensive Gefühle der Bedrohung der persönlichen Kontrolle und des eigenen Selbstwerts hervorgerufen, die mit einer fortgesetzten Aktivierung physiologischer Stressreaktionen im Organismus einhergehen.

19.1 Was ist chronische Stressbelastung?

Der Begriff **Stress** zählt zu den am häufigsten gebrauchten, in die Alltagssprache übernommenen wissenschaftlichen Begriffen und ist dementsprechend unscharf und mehrdeutig. Es ist daher vordringlich, den mit dem Begriff bezeichneten Tatbestand genauer zu umschreiben, bevor seine Bedeutung für Gesundheit und Krankheit und die darauf bezogenen Maßnahmen der Prävention analysiert werden können. Während Stress in der Alltagssprache in der Regel mit Hektik, Zeitdruck oder einer besonderen Ereignisdichte in Zusammenhang gebracht wird, wird der Terminus in den Verhaltens- und Sozialwissenschaften sowie in den biomedizinischen Wissenschaften in einem umfassenderen Sinn verwendet (s. o.). Diese Definition erfordert einige Erläuterungen.

Gegenstand der sozial-, verhaltens- und biowissenschaftlichen Stressforschung ist die Analyse von Bedingungen, die das normale **Funktionieren eines Systems gefährden**, sowie die Analyse der daraus resultierenden Folgen. In der physiologisch und psychobiologisch ausgerichteten Forschung steht der Organismus bzw. die erlebende und handelnde Person als System im Zentrum, in der sozialpsychologisch und soziologisch ausgerichteten Forschung richtet sich das Interesse auf das interpersonale System, das von mehreren Personen gebildet wird. Bedingungen, die das normale Funktionieren eines Systems gefährden, werden **Stressoren** genannt. Sie sind in der Regel von außen einwirkende Größen, können aber auch systemimmanent erzeugt werden. Die Gefährdung normalen Funktionierens ergibt sich aus der Tatsache, dass Stressoren die Kapazität des Systems zu interner Regulierung (Homöostase) bis zu dessen Grenzen herausfordern bzw. darüber hinauswirkend überfordern. Dies bedeutet, dass die zur Bewältigung eingesetzten Ressourcen in der Regel nicht ausreichen, den normalen Funktionszustand des Systems infolge einer Stressor-Exposition wiederherzustellen.

Die unter diesen Bedingungen hervorgerufenen **Stressreaktionen** können aufgrund ihrer Dauer und Intensität den Organismus, das Erleben und Verhalten einer Person oder das Funktionieren eines sozialen Systems so nachhaltig beeinflussen, dass Abweichungen von bisher intakten Systemeigenschaften unausweichlich sind. Dieser Folgezustand wird mit dem Begriff **Allostase** bezeichnet (McEwen, 1998). Im Organismus bezeichnet Allostase den dynamischen Prozess der Verschiebung von normalen (geregelten) zu abweichenden (krankheitswertigen) Funktionen, die sich zunehmend verfestigen und damit das System in einen neuen, kritischen Gleichgewichtszustand bringen.

Wichtig für Gesundheitsförderung und Prävention

Während der Prozess der Allostase allen durch Stressoren nachhaltig beeinflussten Systemen eigen ist, bildet der Bereich der sogenannten psychosozialen Stressoren den Hauptgegenstand der gesundheitswissenschaftlichen Stressforschung. Stärker als physikalische und chemische Umweltstressoren stehen dabei Stressoren der psychosozialen Umwelt im Vordergrund ihres gegenwärtigen Interesses, nicht nur wegen ihrer weiten Verbreitung und damit ihrer potenziell großen gesundheitspolitischen Bedeutung, sondern auch wegen beeindruckender Erkenntnisfortschritte der Grundlagenforschung und damit aufgeworfener neuer Fragestellungen (Le Doux, 1996; Rensing et al., 2006; Weiner, 1992).

Stressreaktionen auf erfahrene psychosoziale Stressoren stellen sich immer dann ein, wenn die exponierte Person eine Bedrohung oder den Verlust ihrer Kontrolle über die zu bewältigende Situation bzw. das durch sie angestrebte Handlungsziel befürchtet oder erlebt. **Kontrollbedrohung bzw. -verlust** ist somit die entscheidende Dimension der Stressreaktionen von Personen. Diese laufen auf den folgenden, wechselseitig interagierenden Ebenen ab:

1. auf der emotionalen und kognitiven Ebene von Affekt und Valenz (in der Regel negative Emotionen und Bewertung der Situation als bedrohlich),
2. auf der biologischen Ebene der Aktivierung des autonomen Nervensystems, des neuroendokrinen Systems und des Immunsystems (über sogenannte Stressachsen im Organismus [s.u.]),
3. auf der Ebene motorischen Verhaltens (z.B. Kampf- oder Fluchtreaktionen).

Da die **Bewältigung von Stressoren** nicht allein von den Merkmalen des Stressors, sondern in weitreichender Weise von individuellen (Fähigkeiten, Vorerfahrungen etc.) und interpersonellen (Hilfeleistung durch nahestehende Personen etc.) Bedingungen abhängt, sind Stressvorgänge als **transaktionales Geschehen** zwischen System und Umwelt zu betrachten.

Zusammenfassend halten wir fest, dass Stressoren ein System (in der Regel eine Person mit ihrem biopsychosozialen Funktionsvermögen) bis zur Grenze seiner Anpassungs- oder Bewältigungsmöglichkeiten herausfordern bzw. über diese Grenze hinauswirkend bedrohen. Qualität und Intensität erfahrener Kontrollbedrohungen moderieren dabei die auf den erwähnten Ebenen ablaufenden Stressreaktionen, deren langfristige Folge die allostatische Transformation des betroffenen Systems bildet.

Im vorliegenden Beitrag wollen wir drei Fragen nachgehen:

- Wie lassen sich psychosoziale Stressoren definieren bzw. klassifizieren?
- Auf welche Weise führen Stressreaktionen zur Entwicklung von Krankheiten und welche empirische Evidenz gibt es für einen solchen Zusammenhang?
- Welche Konsequenzen ergeben sich daraus für die Prävention chronischer Stressbelastungen?

19.2 Psychosoziale Stressoren

Psychosoziale Stressoren lassen sich nach ihrer **Qualität, Intensität und zeitlichen Dauer** unterscheiden.

Von den subakuten kritischen Lebensereignissen, die allerdings in besonders schweren Fällen langfristige negative Wirkungen entfalten, sind chronische, über Jahre oder Jahrzehnte wirkende Stressoren zu unterscheiden. Sie hängen eng mit der sozioökonomischen Lage und den zentralen **sozialen Rollen des Erwachsenenlebens** zusammen und sind hinsichtlich ihrer pathogenen Folgen von besonderem Interesse für die auf Gesundheit und Krankheit ausgerichtete Stressforschung. Zu den zentralen sozialen Rollen des Erwachsenenlebens zählen die Partnerschafts- und Familien- bzw. Elternrollen, die Berufsrolle sowie die Rollen, die durch zivilgesellschaftliches und persönliches Engagement geschaffen werden. **Verfügbarkeit und Qualität** dieser Rollen sind in der Gesellschaft nach der jeweiligen sozioökonomischen Struktur unterschiedlich verteilt, und zwar in der Regel in der Weise, dass eine ungünstigere sozioökonomische Lage mit begrenzteren Möglichkeiten der **Rollenwahl** und einer geringeren **Rollenqualität** einhergeht.

Menschen, die in den genannten Rollen erfolgreich handeln, erleben hierbei durch Bezugsgruppen positiv verstärkte soziale Emotionen der **Selbstwirksamkeit**, des **Selbstwerts** und der **Zugehörigkeit**. Menschen, die bezüglich des Verlusts einer oder mehrerer zentraler sozialer Rollen bedroht sind, erleben entsprechend negative Emotionen der Angst, Enttäuschung, Verärgerung und Hilflosigkeit. Diese gehen häufig mit besonders intensiven **chronischen Stresserfahrungen** einher, da wesentliche Bereiche autonomen Handelns eingeschränkt oder sogar blockiert werden (Siegrist, 2015).

Wichtig für Gesundheitsförderung und Prävention

Ihre stressinduzierende Wirkung entfalten soziale Rollen, indem sie selbstregulatorische Kapazitäten der verkörpernden Personen überschreiten. Für die seelische Gesundheit einer Person besonders wichtige Prozesse der Selbstregulation sind erstens die Autonomie bzw. das Selbstwirksamkeitsgefühl, zweitens die Anerkennung bzw. das Selbstwertgefühl sowie drittens die Bindung bzw. das Zugehörigkeitsgefühl.

An dieser Stelle ist eine terminologische Erläuterung erforderlich. Bedrohung autonomen Handelns evoziert Stresserfahrungen, indem die Person ihre Handlungskontrolle in einer entsprechenden Situation verliert, d.h. ihre Fähigkeit, zwischen zwei oder mehr Alternativen eine Handlung auszuwählen und nach eigener Absicht auszuführen. Objektiv eingeschränkte **Handlungskontrolle** ist nicht gleichzusetzen mit **wahrgenommener Kontrolle**, welche die mentale Repräsentation von Chancen der Handlungskontrolle einer Person bezeichnet. Unter **Selbstwirksamkeit** im Sinne Banduras (Bandura, 1997) wird ein positiv ausgerichtetes, generalisiertes Muster wahrgenommener Kontrolle verstanden, das die Überzeugung einer Person beschreibt, mit eigenen Handlungen in bestimmten Situationen erfolgreich zu sein.

Beispiele bedrohter zentraler Rollen, von denen intensive Stressreaktionen infolge eingeschränkter Handlungskontrolle ausgehen, sind Unsicherheit oder Verlust des Arbeitsplatzes, drohender oder erzwungener beruflicher Abstieg, Krisen oder Trennungserfahrungen in Partnerschaft oder Familie sowie Verlust der Mitgliedschaft in Organisationen. Je zentraler die bedrohten Funktionen für die betroffene Person, desto intensiver die Stressreaktionen. Und je mehr nahestehende Personen von bedrohter Rollenkontinuität direkt oder indirekt betroffen sind, desto intensiver die Stressreaktionen.

Zum Zweck einer genaueren Identifizierung psychosozialer Stressoren sind verschiedene **so-**

ziologische und psychologische Modelle entwickelt worden, die anhand standardisierter Erhebungsverfahren gemessen werden und somit hinsichtlich ihrer Fähigkeit, Risiken stressbedingter Erkrankungen zu erklären, geprüft werden können. Nachfolgend werden drei soziologische Modelle ausgewählt, deren empirische Überprüfung zum gegenwärtigen Zeitpunkt besonders weit fortgeschritten ist. Übersichten über weitere soziologische und psychologische Modelle finden sich u.a. bei Antoniou und Kollegen (Antoniou et al., 2009), Bamberg und Kollegen (Bamberg et al., 2011), Cartwright und Cooper (Cartwright & Cooper, 2009) sowie Frey und Irle (Frey & Irle, 2002).

Ein erstes theoretisches Modell, dasjenige des **fehlenden sozialen Rückhalts**, befasst sich mit den **Partnerschafts-, Familien- und Mitgliedschaftsrollen** (House, 1981). Es beschreibt auf vier Ebenen Wirkungen, die von fehlenden engen sozialen Bindungen ausgehen (kognitive, evaluative, emotionale, materielle bzw. tangible Ebene). Das Modell postuliert erhöhte stressbedingte Krankheitsrisiken bei Personen, die unter einem Mangel an sozialem Rückhalt infolge der Bedrohung bzw. des Verlusts entsprechender Rollen leiden (Bedrohung von Zugehörigkeitsgefühlen).

Zwei weitere theoretische Modelle beziehen sich auf die zentrale **Berufsrolle**.

Das erste, als **Anforderungs-Kontroll-Modell** bezeichnete Konzept (Karasek & Theorell, 1990) identifiziert spezifische Arbeitstätigkeitsmerkmale, die positive Erfahrungen von Selbstwirksamkeit bei der Arbeit verhindern oder erschweren: Tätigkeiten, die durch die Kombination der zwei Merkmale „(quantitativ) hohe Anforderung“ und „niedriger Handlungs- und Entscheidungsspielraum“ gekennzeichnet sind. Beispiele solcher Tätigkeiten sind die Fließbandarbeit der industriellen Massenproduktion, aber auch statusniedrige Dienstleistungen. Demgegenüber fördern Tätigkeitsprofile mit hohem Entscheidungs- und Autonomiespielraum und qualitativ hohen Anforderungen das Selbstwirksamkeitserleben der arbeitenden Person und tragen damit zu deren Wohlbefinden und Gesundheit bei.

Ein zweites, als **Modell beruflicher Gratifikationskrisen** bezeichnetes Konzept (Siegrist, 2015) identifiziert demgegenüber spezifische Bedingungen des Beschäftigungsverhältnisses, die ein positives Selbstwertgefühl bei der Arbeit verhindern oder erschweren. Ausgangspunkt dieses Modells bildet das vertraglich gestaltete, auf der Norm sozialer Reziprozität beruhende Arbeitsverhältnis. Es wird postuliert, dass diese Norm unter bestimmten Bedingungen verletzt wird, indem hohe geleistete Verausgabung bei der Arbeit nicht mit entsprechenden Gratifikationen belohnt wird. Berufliche Gratifikationen umfassen Geld, Wertschätzung und Anerkennung, Aufstieg und Arbeitsplatzsicherheit.

Verletzte soziale Reziprozität am Arbeitsplatz ist in erhöhtem Maße unter den folgenden Bedingungen zu erwarten: erstens überall dort, wo Erwerbspersonen **keine Arbeitsplatzalternativen** besitzen, sei es aufgrund von Qualifikationsdefiziten, geringer Mobilität, fortgeschrittenem Lebensalter oder Tätigkeit in einer Branche ohne wirtschaftliche Zukunft; zweitens werden hohe „Kosten“ bei niedrigem „Gewinn“ teilweise aus strategischen Gründen in Kauf genommen, indem man sich von erbrachten Vorleistungen bessere Chancen des beruflichen Fortkommens zu einem späteren Zeitpunkt verspricht; drittens kann eine ungünstige **Kosten-Nutzen-Relation** im Erwerbsleben durch bestimme Erwartungsmuster der Person zustande kommen, die durch eine unrealistische Einschätzung von Anforderung und Belohnung gekennzeichnet sind. Mit dem **Konstrukt übersteigerter beruflicher Verausgabungsneigung** ist ein solches psychologisches Bewältigungsmuster beschrieben und in seinem psychodynamischen Hintergrund charakterisiert worden.

Mit dem Modell, das nach dem Gesagten eine situative und eine personale Komponente enthält, wird postuliert, dass Personen, die berufliche Gratifikationskrisen erfahren, höhere stressinduzierte Erkrankungsrisiken aufweisen als sozioemotional nicht belastete Personen.

Die drei beschriebenen Modelle gestatten eine präzisere Definition und Klassifikation von Bedingungen, unter denen chronischer Stress erfahren wird. Sie bilden daher wichtige Ansatzpunkte einer entsprechenden Prävention (s.u.). Ergänzend sei angefügt, dass inzwischen beachtliche empirische Evidenz zu gesundheitsrelevanten Auswirkungen eines weiteren, sozialpsychologisch fundierten Konzepts vorliegt, des **Konzepts der Organisationsgerechtigkeit** (Greenberg, 2010). Danach erhöhen Erfahrungen distributiver, prozeduraler und interaktioneller Ungerechtigkeit in Organisationen das Risiko stressassoziierter Erkrankungen (Elovainio et al., 2002).

19.3 Chronischer Stress und Krankheit

Bedrohung und Verlust **wahrgenommener Kontrolle** (und damit des eingeschränkten Erlebens von Selbstwirksamkeit) und sozialer Belohnung (und damit des eingeschränkten Erlebens von Selbstwert und Zugehörigkeit) in zentralen sozialen Rollen erhöhen das Erkrankungsrisiko auf zwei miteinander verbundenen Wegen.

Den einen Weg bilden **gesundheitsschädigende Verhaltensweisen** wie Zigarettenrauchen, Alkohol- oder Drogenkonsum, Fehlernährung und körperlicher Bewegungsmangel. Diese Verhaltensweisen treten unter emotionalen Spannungszuständen in verstärktem Maße auf und erhöhen langfristig das Risiko, an weitverbreiteten chronisch-degenerativen Erkrankungen wie Herz-Kreislauf- und Stoffwechselkrankheiten oder bestimmten Krebskrankheiten zu leiden.

Den zweiten Weg bilden nachhaltige **Aktivierungen des autonomen Nervensystems** als Folge wiederkehrend erlebter negativer Emotionen. Unter den genannten Bedingungen werden die im Organismus regulativ wirkenden neurohumoral-endokrinen Stressachsen übermäßig aktiviert, so vor allem die sogenannte Hypothalamus-Hypophysen-Nebennierenrinden-Achse und die Sympathikus-Nebennierenmark-Achse, mit der Folge allostatischer Fehlregulationen als **Frühstadien der Entwicklung stressinduzierter körperlicher und seelischer Erkrankungen** (s.o.). Dieser zweite Weg ist von der medizinischen Forschung mit besonderer Überzeugungskraft für Herz-Kreislauf-Krankheiten, Stoffwechselstörungen und Depressionen nachgewiesen worden, umfasst jedoch auch weitere Krankheitsbilder sowie Zustände eingeschränkten Wohlbefindens (Rensing et al., 2006; Weiner, 1992).

Wichtig für Gesundheitsförderung und Prävention

Umfangreiche epidemiologische, klinische und experimentelle Studien der letzten 35 Jahre haben eine breite empirische Evidenz zum Einfluss chronischer Stresserfahrungen in Form der skizzierten Modelle auf die Entwicklung der genannten Krankheiten geschaffen. Zusammenfassend liegt die Erhöhung des relativen Risikos bei entsprechender Exposition in einem Bereich von 40–100% (Schnall et al., 2009; Siegrist und Wahrendorf, 2016; Steptoe & Kivimäki, 2012).

Angesichts der relativ weiten Verbreitung dieser Krankheiten im Erwachsenenalter und angesichts der Häufigkeit der genannten psychosozialen Stressoren (Berkman et al., 2014) werden Bedeutung und potenzieller Nutzen von Maßnahmen der Stressprävention deutlich.

Dabei gilt es zu beachten, dass fehlender sozialer Rückhalt und prekäre Beschäftigungsverhältnisse im Sinne eines **sozialen Gradienten** tendenziell ungleich verteilt sind: Je ungünstiger die sozioökonomische Lage, desto häufiger treten die genannten psychosozialen Stressoren auf bzw. desto intensiver sind die von ihnen ausgehenden Stresswirkungen.

Neue Forschungsergebnisse zeigen, dass ein Teil der Varianz der Krankheitsverteilung nach sozioökonomischer Lage mithilfe der beschriebenen Modelle aufgeklärt werden kann (Berkman et al., 2014; Siegrist & Wahrendorf, 2016). Welche Folgen die hier lediglich summarisch dargestellten neuen Erkenntnisse für die Prävention besitzen, soll im nächsten Abschnitt erörtert werden.

19.4 Ebenen und Ansätze der Stressprävention

Auf der **personalen Ebene** wird das einzelne (gesunde oder gesundheitlich bereits gefährdete) Individuum angesprochen. Hier bilden Information, Aufklärung und Motivation sowie Verhaltensänderung die vorherrschenden Maßnahmen. Auf der **interpersonellen Ebene** werden Gruppen angesprochen. Hierbei kann es sich um bereits bestehende Gruppen (Familie als Primärgruppe, Arbeitsteam, Selbsthilfegruppe etc.) oder um neu gebildete Gruppen (z. B. Übungsgruppen) handeln. Im Gegensatz zur personalen Ebene werden hier die gruppendynamisch wirksamen Prozesse der Verstärkung von Einstellungen und Verhaltensweisen genutzt. Die **strukturelle Ebene** umfasst Maßnahmen der sogenannten Verhältnisprävention wie beispielsweise die Einführung neuer Gesetze und Vorschriften, die Einrichtung neuer Institutionen oder eine Änderung von Allokationsentscheidungen bei der Zuteilung öffentlicher Mittel, schließlich die Umsetzung bestimmter Verfahren der Organisations- und Personalentwicklung.

Wichtig für Gesundheitsförderung und Prävention

Im Allgemeinen lassen sich drei Ebenen der Prävention chronischer Stressbelastung unterscheiden: die personale, die interpersonelle und die strukturelle Ebene.

Fragt man, welche **Ansätze zur Stressprävention** beim gegenwärtigen Stand vorherrschen, so stellt man fest, dass

- Programme auf der personalen und interpersonellen Ebene häufiger realisiert werden als Programme auf struktureller Ebene,
- von strukturverändernden Programmen dauerhaftere Wirkungen ausgehen als von verhaltensbezogenen Maßnahmen,
- im Vergleich zu unspezifischen, allgemeinen Maßnahmen gerichtete, spezifische Programme, die sich an theoretischen Erkenntnissen orientieren, wirkungsvoller sind (Mohr & Semmer, 2002).

Da bisher die umfangreichsten Erfahrungen im Gebiet der Stressprävention am Arbeitsplatz vorliegen und diesem aus den oben genannten Gründen eine hohe gesundheitspolitische Bedeutung zukommt, sollen abschließend spezifische Ansätze der Prävention chronischer Stressbelastung im Rahmen **betrieblicher Gesundheitsförderung** skizziert werden.

19.4.1 Personale und interpersonelle Ebene

Maßnahmen, die auf eine Beeinflussung von Wissen, Einstellungen und Motivationen sowie von Verhaltensweisen der einzelnen Person abzielen, werden im Rahmen **betrieblicher Gesundheitsförderung** sowohl aus Gründen der Ökonomie wie der Erhöhung von Wirksamkeit häufig in Form von Gruppenprogrammen durchgeführt. Sie zielen entweder auf eine **Verringerung** der mit Stress assoziierten **Gesundheitsrisiken** oder auf eine **Stärkung der Bewältigungskompetenz** angesichts der Stressorexposition.

Zu den Ersteren zählen beispielsweise Programme zur Raucherentwöhnung, zum kontrollierten Umgang mit Alkohol, zur gesundheitsfördernden Ernährung, zu Bewegungstraining und Gewichtskontrolle.

Programme zur Stärkung der Bewältigungskompetenz bei Stressorexposition (Stressbewältigungstraining) erfordern in der Regel eine Anleitung durch externe Expertinnen und Experten. Wesentliche Elemente des Trainings zur Stärkung der Bewältigungskompetenz bei Stressorexposition sind (Bamberg et al., 2011):

- Aufklärung über Zusammenhänge zwischen chronischer Stressbelastung und Gesundheit,
- Sensibilisierung gegenüber belastenden Situationen und eigenen Reaktionen (verbesserte Selbstbeobachtung),
- Einübung von Entspannungstechniken (z.B. progressive Muskelrelaxation),
- Einüben von Techniken des Zeit- und Störungsmanagements bei der Arbeit,
- Bewertung von Leistungsmotivation und Einstellungen zur Arbeit (hier auch: Fähigkeit, übersteigerte berufliche Verausgabungsneigung durch mentale Distanzierungstechniken auf ein normales Maß zu reduzieren),
- Stärkung von Kompetenzen der Selbstbehauptung und des Umgangs mit Ärger,
- Verbesserung des Führungsverhalten bzw. des prosozialen Verhaltens.

Erfahrungen mit Stressbewältigungsprogrammen in Betrieben haben gezeigt, dass neben relativ homogenen Gruppen (z.B. obere Führungsebene, mittleres Management) solche, die aus Mitgliedern unterschiedlicher Hierarchiestufen zusammengesetzt sind, besonders effektiv sein können, so z.B. beim Kommunikationstraining oder beim Konfliktbewältigungstraining (Siegrist & Silberhorn, 1998). Ferner zeigen Interventionsstudien, dass Führungstrainings, in denen neben sozialen Kompetenzen auch ethische Grundsätze vermittelt und Sensibilitäten gegenüber kulturellen Problemlagen geschult werden, besonders günstige Gesundheitseffekte auf Mitarbeitende ausüben (Theorell, 2016).

19.4.2 Strukturelle Ebene

Spezifische Maßnahmen der **Organisations- und Personalentwicklung** im Rahmen betrieblicher Gesundheitsförderung lassen sich u.a. aus den dargestellten Modellen psychosozialer Stressoren des Erwerbslebens ableiten. Bereits belegen erste, an diesen Modellen orientierte Interventionsstudien nachhaltige positive Auswirkungen auf die psychische Gesundheit von Beschäftigten (Bourbonnais et al., 2011).

Wesentliche Interventionen, die sich aus den Erkenntnissen zum Anforderungs-Kontroll-Modell ergeben, betreffen die Verbesserung der Qualität der Arbeit anhand arbeitsorganisatorischer und tätigkeitsbezogener Maßnahmen. Ansatzpunkt bildet hierbei die **Arbeitsaufgabe**, die im Schnittpunkt zwischen arbeitender Person, Technik und Organisation steht.

Danach sollten Arbeitsaufgaben so festgelegt werden, dass die Beschäftigten eine gewisse Kontrolle über den Arbeitsablauf und die hierfür erforderlichen Arbeitsmittel besitzen. Dies bedeutet, dass ein Handlungsspielraum für die arbeitende Person vorhanden ist, der ihr gestattet, den Arbeitsauftrag erfolgreich zu realisieren. Arbeitsaufgaben, die eine gewisse Anforderungsvielfalt enthalten, Aufgaben, die eine Erweiterung der Zuständigkeit beinhalten („job enlargement", „job enrichment") und Aufgaben, die als sogenannte vollständige Tätigkeiten gestaltet werden können (d.h. die das selbstständige Setzen von Zielen, die Planung, Auswahl und Durchführung sowie die Ergebnisrückmeldung ermöglichen), erhöhen die Autonomie der Beschäftigten (Ulich & Wülser, 2012).

Erhöhte Handlungskontrolle im Sinne verbesserter Autonomie sowie erhöhte Anforderung im Sinne der Qualifizierung, der Lernchancen und der Persönlichkeitsentwicklung verbessern wahrgenommene Kontrollchancen und Selbstwirksamkeit; ebenso bekräftigen sie über die Erfahrungen von Handlungserfolg die Selbstbestätigung der Person und tragen damit zu Wohlbefinden und Gesundheit bei. Die erwähnten Maßnahmen beinhalten auch eine verstärkte inner- und außerbetriebliche Fort-und Weiterbildung der Beschäftigten.

Aus dem Modell beruflicher Gratifikationskrisen lassen sich auf der strukturellen Ebene Anregungen ableiten, die vorrangig auf eine **Verbesserung von Gratifikationen** der Beschäftigten abzielen. Im nicht monetären Bereich beinhalten diese neben der bereits erwähnten Schulung des Führungsverhaltens von Vorgesetzten und der damit einhergehenden Verbesserung vertikaler Kommunikationsprozesse in erster Linie die Entwicklung einer innerbetrieblichen „Anerkennungskultur" durch entsprechend geeignete Maßnahmen.

Auf der wesentlich schwieriger zu realisierenden monetären Ebene kann eine **Verbesserung der Lohn-Leistungs-Relation** durch den Ausbau kompensierender Lohndifferenziale, durch die Nutzung von Spielräumen tarifvertraglicher Korridore (z. B. durch Einrichtung von Bonussystemen) oder durch Gewährung von Freizeit anstelle finanzieller Entschädigung erzielt werden.

Bezüglich einer **Verbesserung beruflicher Entwicklungschancen** der Beschäftigten sind die Beförderungskriterien kritisch zu überprüfen und gerecht zu gestalten. Anregungen hierzu können aus dem Konzept der Organisationsgerechtigkeit abgeleitet werden (Greenberg, 2010). Für die Prävention bedeutsam sind weiterhin **verbesserte inner- und überbetriebliche Fort- und Weiterbildungsangebote**, die auch die Beschäftigungsfähigkeit älterer Erwerbstätiger erhöhen (sogenannte Workability-Programme; Ilmarinen & Tempel, 2002). In diesem Zusammenhang sind kritische Ereignisse des plötzlichen Statusverlusts durch Degradierung, erzwungenen Arbeitsplatzwechsel, unfreiwillige Frühberentung u. a. nach Möglichkeit zu vermeiden.

Interessanterweise decken sich gesundheitsförderliche strukturelle Maßnahmen auf Basis der erwähnten theoretischen Modelle mit Praktiken der Organisations- und Personalentwicklung von Unternehmen, die ökonomisch besonders erfolgreich sind (Pfeffer, 1998). Auf diese Weise könnte sich in Zukunft die Kluft zwischen der Dominanz wirtschaftlicher Interessen und der Notwendigkeit betrieblicher Gesundheitsförderung verringern. Allerdings wird es hierzu notwendig sein, arbeits- und sozialpolitische Programme zum Schutz und zur Verbesserung von Gesundheit und sozialer Sicherheit bei der Arbeit auf nationaler und internationaler Ebene weiterzuentwickeln (Siegrist & Wahrendorf, 2016). Dies gilt insbesondere in Zeiten verstärkter ökonomischer Globalisierung und erhöhter Risiken soziopolitischer und wirtschaftlicher Krisen.

Zusammenfassung

- Gesundheitsgefährdende chronische Stressbelastung kann durch gezielte präventive Maßnahmen abgebaut werden.
- Ein vorrangiger Handlungsbedarf besteht in der Arbeitswelt, wobei individuen- und gruppenbezogene Programme durch Ansätze der Organisations- und Personalentwicklung ergänzt werden sollen.
- Eine große Herausforderung besteht darin, die vorliegenden wissenschaftlichen Erkenntnisse zum Einfluss chronischer Stressbelastung auf die Gesundheit in eine erfolgreiche und nachhaltige Praxis umzusetzen.

Diskussionsanregung

Diskutieren Sie, welche Herausforderungen aus Ihrer Sicht auf die Gestaltung der betrieblichen Gesundheitsförderung im Allgemeinen und auf die Prävention chronischer Stressbelastung im Besonderen infolge zunehmender Digitalisierung der Arbeitswelt zukommen!
Aspekte der Diskussion sind unter anderem:

- Bedeutungsverlust fester Arbeitsorte (Unternehmen als Ort regelmäßiger Beschäftigung) und fester Arbeitszeiten („homework", Flexibilität und Mobilität)
- Abnahme langfristiger Arbeitsverträge; erhöhte Gefahr des Arbeitsplatzverlusts

- Probleme der Anpassung an neue Tätigkeitsformen/-profile (z. B. verstärkte Mensch-Maschine Interaktion; v. a. Computer, Roboter)

Literatur

Antoniou, A. S. G., Cooper, C. L., Chrousos, G. P., Spielberger, C. D. & Eysenck, M. W. (Eds.). (2009). *Handbook of managerial behaviour and occupational health.* Cheltenham: Edward Elgar Publishing.

Bamberg, E., Ducki, A. & Metz, A. M. (Hrsg.). (2011). *Gesundheitsförderung und Gesundheitsmanagement in der Arbeitswelt.* Göttingen: Hogrefe.

Bandura, A. (1997). *Self-efficacy: the exercise of control.* New York: Freeman.

Berkman, L. F., Kawachi, I. & Glymour M. M. (Eds.) (2014). *Social Epidemiology* (2nd ed.). Oxford: Oxford University Press.

Bourbonnais, R., Brisson, C. & Vézina, M. (2011). Long-term effects of an intervention on psychosocial work factors among healthcare professionals in a hospital setting. *Occupational and Environmental Medicine, 68*, 79–486.

Cartwright, S. & Cooper, C. L. (Eds.) (2009). *The Oxford handbook of organizational well being.* Oxford: Oxford University Press.

Elovainio, M., Kivimäki, M. & Vahtera, J (2002). Organizational justice: evidence of a new psychosocial predictor of health. *American Journal of Public Health, 92*, 105–108.

Frey, D. & Irle, M. (Hrsg.). (2002). *Theorien der Sozialpsychologie* (Bd. III). Bern: Huber.

Greenberg, J. (2010). Organizational injustice as an occupational health risk. *The Academy of Management Annals, 4*, 205–243.

House, J. S. (1981). *Work Stress and Social Support.* Reading MA: Addison-Wesley.

Ilmarinen, J. & Tempel, J. (2002). *Arbeitsfähigkeit 2010.* Hamburg: VSA.

Karasek, R. A. & Theorell, T. (1990). *Healthy work. Stress, productivity, and the reconstruction of working life.* New York: Basic Books.

LeDoux, J. E. (1996). *The emotional brain.* New York: Simon and Schuster.

McEwen, B. S. (1998). Protective and damaging effects of stress mediators. *New England Journal of Medicine, 338*, 171–179.

Mohr, G. & Semmer, N. K. (2002). Arbeit und Gesundheit: Kontroversen zu Situation und Person. *Psychologische Rundschau, 53*, 77–85.

Pfeffer, J. (1998). *Human equation. Building profit by putting people first.* Boston: Harvard Business School Press.

Rensing, L, Koch, M., Rippe, B. & Rippe, V. (2006). *Mensch im Stress.* München: Elsevier.

Schnall, P. L., Dobson, M., Rosskam, E., Baker, D. & Landsbergis, P. (Eds.). (2009). *Unhealthy work: causes, consequences, cures.* Amityville NY: Baywood Press.

Siegrist, J. (2015). *Arbeitswelt und stressbedingte Erkrankungen. Forschungsevidenz und präventive Maßnahmen.* München: Elsevier.

Siegrist, J. & Wahrendorf, M. (Eds.). (2016). *Work stress and health in a globalized economy: the model of effort-reward imbalance.* Cham: Springer International Publications.

Siegrist, K. & Silberhorn, T. (1998). *Streßabbau in Organisationen.* Münster: Lit.

Steptoe, A. & Kivimaki, M. (2012). Stress and cardiovascular disease. *Nature Reviews in Cardiology, 9*, 360–370.

Theorell, T. (2016). Reward, flow, and control at work. In J. Siegrist & M. Wahrendorf, M. (Eds.), *Work stress and health in a globalized economy: the model of effort-reward imbalance* (pp. 315–332). Cham: Springer International Publications.

Ulich, E. & Wülser, M. (2012). *Gesundheitsmanagement in Unternehmen* (5. Aufl). Wiesbaden: Springer Gabler.

Weiner, H. (1992). *Perturbing the Organism. The Biology of Stressful Experience.* Chicago: Chicago University Press.

Lese- und Medienempfehlungen zur Vertiefung

Angerer, P., Glaser, J., Gündel, H., Henningsen P., Lahmann, C., Letzel, S. & Novak, D. (Hrsg.). (2014). *Psychische und psychosomatische Gesundheit in der Arbeit.* Heidelberg: ecomed Medizin.

Siegrist, J. (2015). *Arbeitswelt und stressbedingte Erkrankungen. Forschungsevidenz und präventive Maßnahmen.* München: Elsevier.

20 Prävention depressiver Erkrankungen – Prävention von Suiziden

Manfred Wolfersdorf und Walter Rätzel-Kürzdörfer

20.1 Prävention von Suiziden

Manfred Wolfersdorf

20.1.1 Einleitung

Suizidales Denken und Verhalten – Suizidideen, Suizidversuche, Suizid – gibt es, seit es Menschen gibt. Die **Bewertung suizidalen Verhaltens** durch Gesellschaft, Machtsysteme und Religionen aber reicht in der Menschheitsgeschichte von Verurteilung als Verstoß gegen göttliche Vorgabe – der Mensch ist ein Geschöpf Gottes und hat als solches das Geschenk Leben nicht wegzuwerfen – über die Zuordnung zu psychischer Auffälligkeit, hier der Melancholie/Depression, bis hin zu Suizidalität als Ausdruck menschlicher Freiheit – Selbstbestimmung des Menschen, „end of life decisions" – und Verpflichtung gegenüber der Gesellschaft/Machtstruktur – Vermeidung in die Hand des Feindes zu fallen, um nicht Geheimnisse zu verraten; der todkranke Mensch lässt sich versterben, um nicht zur Last seiner Gruppe zu werden (Wolfersdorf & Etzersdorfer, 2011). Das über Jahrhunderte hinweg gültige „religiöse Paradigma" wurde in den letzten drei Jahrhunderten zunehmend durch ein „medizinisch-psychosoziales Paradigma" abgelöst, das suizidales Verhalten **psychischen Ausnahmezuständen** zuordnet. Suizidalität wird so zu einer Verhaltensweise, die insbesondere bei Menschen in emotionalen und psychosozialen Krisen und bei Menschen in psychischer Erkrankung auftritt, wenn die Wahrnehmung, das Erleben von Situationen und insbesondere der eigenen Person und Zukunftsperspektive in einer Weise verändert sind, welche die Selbstbestimmungsfähigkeit und damit die sogenannte freie Willensbildung z. B. aus krankhaften Gründen einschränkt oder gar unmöglich macht. Nur der Mensch ist in der Lage, über die eigene Endlichkeit nachzudenken und insbesondere auch über die Herbeiführung des eigenen Lebensendes.

Eine wissenschaftliche Betrachtung suizidalen Verhaltens – Suizidologie – hat sich seit dem 19. Jahrhundert entwickelt, wobei Suizidforschung heute ein wichtiger Bestandteil psychiatrisch-psychotherapeutischer und psychosozialer Versorgungsforschung auf Public-Health- und Mental-Health-Ebene geworden ist. Gleichzeitig gilt seit Durkheim (1973) suizidales Verhalten unter **soziologischen Gesichtspunkten** als Verhaltensweise, die insbesondere zu Zeiten von

Wertewandel und **Wandel sozialer Strukturen** vermehrt auftritt.

Das Thema Suizidalität hat in den letzten Jahren in Deutschland besondere Bedeutung bekommen, nachdem es über lange Jahrzehnte im Tabubereich angesiedelt und wissenschaftlich und auch in der Öffentlichkeit kaum wahrgenommen worden war. Gründe sind die Suizide prominenter Persönlichkeiten, die erst 2015 vorläufig gesetzlich abgeschlossene Diskussion um die Suizidbeihilfe, die Fragen in Zusammenhang mit der Zunahme von Suizidzahlen im Gefolge der Wirtschaftskrise in der ersten Dekade dieses Jahrhunderts oder auch die in der Gesellschaft zunehmend geführten Diskussionen um die Bedeutung von individueller Selbstbestimmung und Autonomie, einschließlich der Selbstbestimmung bezüglich Krankenbehandlung oder auch Entscheidungen in terminalen Erkrankungssituationen bzw. „end of life decision". In Psychiatrie und Psychotherapie sowie im medizinisch-ethischen Diskurs und auch in der Gesundheitspolitik wurde diese Diskussion unter den Stichworten Entstigmatisierung, Zwangsbehandlung, Suizidbeihilfe, also ethischen Fragen in der Psychiatrie (z. B. Wolfersdorf und Schüler, 2016) in den letzten Jahren geführt, was zu einer **Enttabuisierung** und zu Fragen von Public-Health- und Mental-Health-Ansätzen in der Suizidprävention und Krisenintervention geführt hat, neuerdings auch zu geförderten Suizidforschungsprojekten.

Wichtig für Gesundheitsförderung und Prävention

Die Prävention suizidalen Verhaltens zielt zum einen auf Sinngebung für den einzelnen Menschen vor einem sozialen, interaktionellen, ökonomischen und auch spirituellen Hintergrund (Public-Health-Perspektive), zum anderen auf die Diagnostik und das Behandeln psychischer Erkrankung, insbesondere depressiver Störungen (Mental-Health-Ansatz), die aufgrund ihrer krankheitsbedingt subjektiv hoffnungslos erscheinenden Zukunftsperspektive näher an die per se menschliche Verhaltensweise Suizidalität heranrücken. (Wolfersdorf, 2013; Wolfersdorf, 2015; Lewitzka & Wolfersdorf, 2016).

20.1.2 Begriffsbestimmung

Unter **Suizidalität** werden alle Denk- und Verhaltensweisen von Menschen oder von Gruppen von Menschen verstanden, die in Denken und Handeln den eigenen Tod anstreben bzw. das eigene Versterben in Kauf nehmen (Tabelle 20-1, Tabelle 20-2).

Diagnostisch wird Suizidalität vor dem Hintergrund einer Kontinuitätsannahme des Schweregrades und der Umsetzung von Idee in Handlung beschrieben als Todeswunsch, Suizididee, Suizidabsicht und **suizidale Handlung**. Zu Letzterem zählen Suizidversuch und Suizid. Beides sind Handlungen, die von der handelnden Person im Glauben und in der Überzeugung durchgeführt werden, mit der gewählten Methode die Beendigung des eigenen Lebens herbeizuführen.

- **Suizid** heißt immer, der Handelnde verstirbt, auch wenn dies vier Wochen später, nach einer suizidalen Handlung, auf einer Intensivstation infolge einer internistischen Komplikation erfolgt.
- **Suizidversuch** heißt, der Handelnde überlebt, aus welchen Gründen auch immer: insuffiziente Methode, hohe Überlebenschance aufgrund der gewählten Methode, rasche Rettungsmöglichkeit, Eingreifen von außen. Dabei wird zwischen Suizidversuchen unterschieden, die einen hohen appellativen und manipulativen Charakter aufweisen und oft mit einem äußerlich gering ausgeprägten Todeswunsch einhergehen, und Suizidversuchen, die durch einen hohen Todeswunsch und aufgrund der gewählten Methode mit einer großen Versterbenswahrscheinlichkeit einhergehen, aber aus zufälligen Umständen überlebt werden.

Daneben gibt es suizidale Handlungen, die **„raptusartig"** geschehen, fast immer nicht vorher-

Tabelle 20-1: Suizidalität: Begriffsbestimmung (nach Wolfersdorf, 1989; Wolfersdorf, 2000).

Suizidalität	
	Suizidalität meint die Summe aller Denk-, Verhaltens- und Erlebensweisen von Menschen, die in Gedanken, durch aktives Handeln oder passives Unterlassen oder durch Handelnlassen den eigenen Tod anstreben bzw. als mögliches Ergebnis einer Handlung in Kauf nehmen.
	Suizidalität ist grundsätzlich allen Menschen möglich, tritt jedoch häufig in psychosozialen Krisen und bei psychischer Erkrankung auf (medizinisch-psychosoziales Paradigma).
	Psychodynamisch ist Suizidalität ein komplexes Geschehen aus Bewertung der eigenen Person, der Wertigkeit in und von Beziehungen, aus Einschätzung von eigener und anderer Zukunft, der Veränderbarkeit eines Zustandes, aus u. U. durch psychische und/oder körperliche Befindlichkeit verändertem Erleben.
	Motivational spielen appellative, manipulativ-instrumentelle, altruistische sowie auto- und fremdaggressive Elemente eine Rolle.
	Suizidalität ist bewusstes Denken und Handeln und zielt auf ein äußeres oder inneres Objekt, eine Person, ein Lebenskonzept; suizidales Verhalten will etwas verändern, den Anderen, die Umwelt, sich selbst in der Beziehung zur Umwelt.
	Suizidalität ist (meist) kein Ausdruck von Freiheit und Wahlmöglichkeit, sondern von Einengung durch objektiv und/oder subjektiv erlebte Not, durch psychische und/oder körperliche Befindlichkeit bzw. deren Folgen.

Tabelle 20-2: Beschreibung von Suizidalität. Kontinuitätsannahme mit Handlungskonsequenzen; zunehmende „sichernde Fürsorge“: Eigenverantwortung → Fremdverantwortung.

Wunsch nach Ruhe, Pause, Unterbrechung im Leben (mit dem Risiko von Versterben)	eher passive Suizidalität
Todeswunsch (jetzt oder in einer unveränderten Zukunft lieber tot sein zu wollen)	
Suizidgedanke • Erwägung als Möglichkeit • Impuls (spontan sich aufdrängend, zwanghaft)	
Suizidabsicht • mit bzw. ohne Plan • mit bzw. ohne Ankündigung	zunehmender Handlungsdruck, Zunahme des Handlungsrisikos
Suizidhandlung • vorbereiteter Suizidversuch, begonnen und abgebrochen (selbst oder Fremdeinfluss) • durchgeführt (selbst gemeldet, gefunden) • gezielt geplant, impulshaft durchgeführt	eher aktive Suizidalität

sehbar waren und meist sehr gewalttätig sind, z.B plötzlicher Sprung durch ein Fenster, von niemand erwartet. Dies wäre eine Grenze fachlicher Suizidprävention.

Heute gilt Suizidalität vor dem Hintergrund eines „medizinisch-psychosozialen Paradigmas" als Verhaltensweise eines Menschen, dem im Kontext einer psychischen Ausnahmesituation aufgrund emotionaler und psychosozialer Gegebenheiten **(Krise)** sowie aufgrund **veränderter Wahrnehmung** in psychischer Erkrankung Suizidalität näher rückt.

Wichtig für Gesundheitsförderung und Prävention

Die Bezeichnung **„Freitod"** für eine Selbsttötung entspricht nicht der Realität der psychiatrisch-psychotherapeutischen Erfahrung und bildet nicht die Not der meisten suizidalen Menschen ab. Die meisten suizidalen Handlungen geschehen in einem durch **subjektive und/oder objektive Not** und damit **Unfreiheit** gekennzeichneten Zustand; Suizidalität ist Ausdruck einer **psychischen Notsituation** in einem **emotionalen Chaos**. Die Benennung **„Bilanzsuizid"**, wenngleich ein bilanzierendes Element in jeder suizidalen Handlung auffindbar ist, unterstellt kühles rechnerisches Denken, was als solches nicht zutrifft. Verzichtet wird heute auch auf die Benennungen **„Selbstmord/Selbstmordversuch"**, denn Suizidenten sind keine „Mörder" im Sinne des Bürgerlichen Rechtes, sondern Menschen in einer subjektiv ausweglos erscheinenden inneren und/oder auch äußeren Not. Heute haben sich die Bezeichnungen **„Selbsttötung"** bzw. **„Suizid/Suizidversuch/suizidal"** eingebürgert (Wolfersdorf, 2009; Wolfersdorf & Etzersdorfer, 2011).

Auf zwei Begriffe soll noch eingegangen werden, die im letzten Jahrzehnt mediale Bedeutung erlangt haben, nämlich „erweiterter Suizid/Mitnahmesuizid" sowie „Amok". Der **„erweiterte Suizid"** meint die freiwillige oder unfreiwillige Einbeziehung/Mitnahme Anderer in die eigene Suizidhandlung (z. B. Doppelsuizid, Geisterfahrt, Germanwings-Tragödie als Suizidmethode). Unter **„Amok"** versteht man heute in der westlichen Kultur die persönliche Kriegsführung eines Menschen, aus vielen, auch krankhaften (Paranoia) Gründen, gegen die Gesellschaft bzw. bestimmte Gruppen; die einzelnen Personen können dem Täter unbekannt sein. Die Tötung der eigenen Person durch Suizid oder Polizei ist eingeplant („suicide by cop"). Damit wird eine Dimension von Gewalttätigkeit gegen (unbekannte) Andere eingeführt, die bisher selten war; jetzt wird im Fanal die Selbsttötung durch Mitnahme anderer Menschen überhöht, und sei es nur medial (z. B. Germanwings-Tragödie; „From Zero to Hero"-Idee).

20.1.3 Zur Epidemiologie

Im Jahre 2014 verstarben in Deutschland 10 209 Personen durch Suizid, 7624 Männer und 2585 Frauen. Tabelle 20-3 zeigt eine abnehmende **Suizidzahl** und **Suizidrate** (Suizidrate = Suizidzahl auf 100 000 der jeweiligen Bezugsgruppe pro Zeiteinheit) seit Anfang der 1990er-Jahre. Allerdings steigen in den letzten Jahren die Suizidzahlen und -raten wieder auf um 10 000 an. Ein Zusammenhang mit der Wirtschaftskrise wird diskutiert. Das Thema „Arbeitsplatzgefährdung" wird so zu einer dringlichen Aufgabe der Suizidprävention (Wolfersdorf, 2013a).

Die zwei weltweit härtesten und immer wieder vorgefundenen Daten sind

- ein deutliches **Überwiegen der Männer** gegenüber den Frauen beim Suizid (Verhältnis weltweit 1 : 2 bis 1 : 3) und
- eine **Zunahme der Suizidraten mit zunehmendem Alter** (Abbildung 20-1). Dies gilt in beiden Geschlechtern, wobei nach Schmidtke und Kollegen (Schmidtke et al., 2008) jeder zweite Suizid einer Frau inzwischen von einer Frau über dem 60. Lebensjahr begangen wird. Die häufigsten Suizidmethoden in Deutsch-

Tabelle 20-3: Suizidzahlen und -raten 1990–2014 in Deutschland (Quelle: Statistisches Bundesamt, 2016; Todesursachenstatistik).

Jahr	Anzahl			Raten auf 100 000 Einwohner		
	gesamt	Männer	Frauen	gesamt	Männer	Frauen
1990	13924	9534	4390	17,5	24,9	10,7
1991	14011	9656	4355	17,5	25,0	10,5
1992	13458	9326	4132	16,7	23,9	9,9
1993	12690	8960	3730	15,6	22,7	8,9
1994	12718	9130	3588	15,6	23,1	8,6
1995	12888	9222	3666	15,7	23,0	8,7
1996	12225	8782	3497	15,0	21,9	8,3
1997	12265	8841	3424	14,9	22,1	8,1
1998	11644	8575	3069	14,2	21,4	7,3
1999	11157	8080	3077	13,6	20,2	7,3
2000	11065	8131	2934	13,5	20,3	7,0
2001	11156	8188	2968	13,5	20,4	7,0
2002	11163	8106	3057	13,5	20,1	7,2
2003	11150	8179	2971	13,5	20,3	7,0
2004	10733	7939	2794	13,0	19,7	6,6
2005	10260	7523	2737	12,4	18,6	6,5
2006	9765	7225	2540	11,9	17,9	6,0
2007	9402	7009	2393	11,4	17,4	5,7
2008	9451	7039	2412	11,5	17,5	5,8
2009	9616	7228	2388	11,7	18,0	5,7
2010	10021	7465	2556	12,3	18,6	6,1
2011	10144	7646	2498	12,4	19,0	6,0
2012	9890	7287	2603	12,1	18,1	6,3
2013	10076	7449	2627	12,5	18,9	6,4
2014	10209	7624	2585	12,6	19,2	6,3

(bis einschließlich 1997 nach ICD-9)

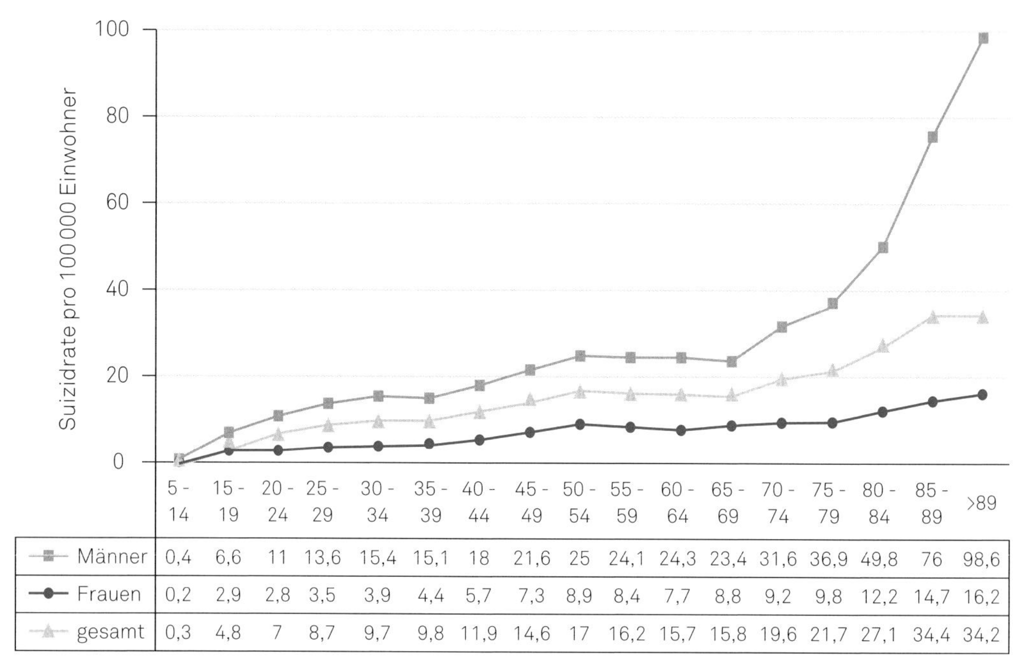

	5-14	15-19	20-24	25-29	30-34	35-39	40-44	45-49	50-54	55-59	60-64	65-69	70-74	75-79	80-84	85-89	>89
Männer	0,4	6,6	11	13,6	15,4	15,1	18	21,6	25	24,1	24,3	23,4	31,6	36,9	49,8	76	98,6
Frauen	0,2	2,9	2,8	3,5	3,9	4,4	5,7	7,3	8,9	8,4	7,7	8,8	9,2	9,8	12,2	14,7	16,2
gesamt	0,3	4,8	7	8,7	9,7	9,8	11,9	14,6	17	16,2	15,7	15,8	19,6	21,7	27,1	34,4	34,2

Abbildung 20-1: Verteilung der Suizidziffern nach Alter und Geschlecht (Deutschland 2014) (Quelle: Statistisches Bundesamt, 2016).

land sind nach wie vor Erhängen (hoher Männeranteil), an zweiter Stelle die Selbstvergiftungen (ICD-10: X60 bis X69.9); die dritthäufigste Suizidmethode ist der Sturz in die Tiefe (ICD-10: X80). Damit wird eines der großen Probleme der Suizidprävention in Ländern, in denen das Sich-Erhängen häufigste Suizidmethode ist, deutlich. Die Methode kann gesetzlich nicht eingeengt oder gar verboten werden: Stricke, Schals, Gürtel u. Ä. sind überall vorhanden und zu erhalten. Bei Feuerwaffen (ICD-10: X73 bis X74) sind Regelungen durch Waffengesetze vorstellbar.

In der Suizidforschung werden heute epidemiologische und Versorgungsfragen, psychotherapeutisch-psychosoziale Aspekte, biologische Ursachen sowie ethisch-theologische Themen diskutiert. Die **epidemiologische Suizidforschung** sieht dabei nach den Häufigkeiten von Suiziden und Suizidversuchen in der Allgemeinbevölkerung und fragt nach Suizidraten in bestimmten Bevölkerungsgruppen (alte/junge Menschen, Männer/Frauen, Erwerbssituation/Arbeitslosigkeit, Migrationshintergrund, sexuelle Orientierung, Religionszugehörigkeit u. Ä.), nach der regionalen Verteilung von Suizidalität (z. B. bei verschiedenen ethnischen Populationen) und betrachtet Suizidalität bei sogenannten Hochrisikogruppen wie Menschen mit psychischen Erkrankungen unter Krankenhausbedingungen, im Gefängnis, bei sozialen Randgruppen.

Die **Versorgungsforschung** diskutiert Vorhandensein und Effektivität von Projekten und Einrichtungen, die Menschen in Krisen- und Krankheitssituationen, die mit Suizidalität einhergehen, beraten und behandeln, beginnend mit der Suizidprävention beim „Hausarzt“ über die psychiatrisch-psychotherapeutische bzw. psychosomatisch-psychotherapeutische Behandlung bis hin zu Telefonseelsorgeeinrichtungen (TS), zur Palliativmedizin, zu Fragen der Berichterstattung in den Medien und deren suizidfördernder bzw. suizidpräventiver Wirkung.

Die **psychotherapeutische Suizidforschung** interessiert sich für die Psychodynamik der Entwicklung von Suizidalität, für die Bedeutung psychosozialer Faktoren und für die interaktionellen Aspekte der therapeutischen Beziehung.

Biologische Suizidologie betrachtet heute genetische Aspekte, geht von einem Impulskontrollstörungskonzept bzw. von Persönlichkeitscharakteristika als Disposition für Suizidalität aus und betrachtet auch die Bedeutung von Psychopharmaka, insbesondere unter dem Aspekt Reduzierung von Suizidalität bzw. Förderung suizidalen Verhaltens. Suizidalität wird überwiegend im Kontext von psychischer Erkrankung, vorwiegend Depression, oder mehrfacher schizophrener Episoden bei jungen schizophrenen Erkrankten gesehen. Allerdings gibt es auch eine Diskussion um Suizidalität als krankheitsübergreifendes Querschnittssyndrom.

Im Feld der **ethischen Fragestellungen** geht es um das Thema Selbstbestimmung/Autonomie, um die „Freitod"-Diskussion, um Fragen der Palliativmedizin (Wolfersdorf & Brieger, 2015; Wedler, 2017).

Vor diesem Hintergrund wurde in der neueren suizidologischen Literatur der letzten zwei Jahrzehnte neben der „klassischen Risikogruppe der Depression" vor allem die Gruppe der Männer und insbesondere der älteren und alten Männer betrachtet, dann die Gruppe der jungen schizophren Erkrankten, vor allem unter stationären psychiatrisch-psychotherapeutischen Behandlungsbedingungen, und die Gruppe der bipolar affektiv erkrankten Menschen.

20.1.4 Suizidprävention

Faktoren mit Einfluss auf Suizidraten

Suizidzahlen und Suizidraten gehen seit den 1990er-Jahren zurück. Die Gründe hierfür sind vielfältig und nur als „klinische Hypothesen" zu formulieren:

- **allgemeine Verbesserung der psychiatrisch-psychotherapeutischen und psychologisch-psychotherapeutischen Versorgung der Bevölkerung.** Hierzu dürften vor allem die Institutionen der Krisenintervention beigetragen haben, die in Deutschland neben Ärzten im Wesentlichen von Sozialpädagogen, Diplom-Psychologen bzw. Psychologischen Psychotherapeuten und engagierten Laien (siehe Telefonseelsorge) getragen werden.
- **deutliche Verbesserung der Depressionsbehandlung,** neben einer Zunahme der Antidepressiva-Verordnungen haben vor allem auch Projekte wie „Bündnisse gegen Depression" (Hegerl et al., 2006; Spießl et al., 2007) durch Informationsarbeit („Awareness", Entstigmatisierung) auf verschiedenen Ebenen die Häufigkeit suizidaler Handlungen beeinflusst.
- **Zunahme der Anzahl von Kriseninterventionseinrichtungen,** z.T. mit suizidpräventionsspezifischem Ansatz, in Deutschland in den letzten drei Jahrzehnten.
- **systematische Fort- und Weiterbildung** im stationären und niedergelassenen ärztlichen Bereich zum Thema Suizidalität, verbunden auch mit einem vermehrten öffentlichen Interesse (Medien, Erarbeitung von Medienregeln).
- **Erarbeitung von Medienregeln,** um durch Berichte über Suizide prominenter Menschen keine Suizidpromotion auszulösen.
- vermehrte Einbeziehung des **Themas Suizidalität und Suizidprävention in Lehrbüchern** und insbesondere neuerdings in **Leitlinien** der für die psychosoziale Versorgung verantwortlichen Fachverbände in Deutsch-

land (siehe S3-Leitlinie/NVL Unipolare Depression, ÄZQ, 2017).
- Entwicklung von **Regeln im Umgang mit suizidgefährdeten Menschen** im Krankenhausbereich (z. B. Suizidprävention im psychiatrischen Krankenhaus).
- **gesundheitspolitische Aktivitäten** der Deutschen Gesellschaft für Suizidprävention (DGS), des Nationalen Suizidpräventionsprogrammes (NASPRO) für Deutschland oder auch der Deutschen Gesellschaft für Psychiatrie, Psychotherapie und Nervenheilkunde (DGPPN) im suizidologischen Feld (Referat Suizidologie).

Bertolote hat eines der zentralen Probleme der „major risk factors for suicide" formuliert (Bertolote, 2004): „Suicide prevention: at what level does it work?" und darauf hingewiesen, dass es **„feststehende Risikofaktoren"** und **„möglicherweise änderbare Faktoren"** in der Suizidprävention gebe. Zu Ersteren zählen das Geschlecht, das Alter, die ethnische Zugehörigkeit, die sexuelle Orientierung sowie frühere Suizidversuche, also Faktoren, die letztlich wegen ihrer Unveränderbarkeit keinen suizidpräventiven Ansatz bieten. Zu den beeinflussbaren Risikofaktoren zählen der Zugang zu Suizidmethoden, das Vorhandensein einer psychischen Störung, einer körperlichen Erkrankung, die Arbeitssituation, die Lebenszufriedenheit bzw. eine Situation sozialer Isolation, dann Angstzustände und Hoffnungslosigkeit. Damit hat Bertolote aus der Sicht der WHO die heute wichtigsten präventiven Zugangswege formuliert, nämlich
- den gesetzgeberischen und gesundheitspolitischen Auftrag (Public Health), sich um den Zugang zu Suizidmethoden zu kümmern,
- den medizinischen Auftrag (Mental Health) der adäquaten Behandlung psychischer und körperlicher Erkrankung, einschließlich der damit verbundenen Symptomatik von Angst und Hoffnungslosigkeit, sowie
- den wirtschaftspolitischen Aspekt der Arbeitssituation und dessen Einfluss auf Lebenszufriedenheit und psychische Befindlichkeit.

Risikogruppen suizidalen Verhaltens

Schneider (Schneider, 2003), Schaller und Wolfersdorf (Schaller & Wolfersdorf, 2009) und andere haben psychologische Autopsiestudien zusammengestellt, mit Schwerpunkt bei den **affektiven Störungen** (Depression). Zum einen wird der hohe Anteil von Männern deutlich. Die Häufigkeit affektiver, sprich **depressiver Störungen** wird mit 23 % bis 87 % angegeben. Die Gruppe schizophren Kranker beträgt 7 % bis 8 %, liegt aber im stationären Bereich psychiatrisch-psychotherapeutischer Versorgung nach Bertolote und Kollegen (Bertolote et al., 2004) mit 19,9 % auf gleicher Höhe wie die affektiven Störungen mit 20,8 %. In ihrer Metaanalyse finden Bertolote und Kollegen (Bertolote et al., 2004) bei 88 % der untersuchten Suizidenten an erster Stelle affektive Störungen mit 44 %, gefolgt von substanzbezogenen Störungen mit 19 % und Schizophrenie mit 7,5 %, alle anderen Störungen sind deutlich geringer vertreten, aber vorhanden. Damit sind die **Hauptrisikogruppen** definiert (Tabelle 20-4, Tabelle 20-5):
- Menschen mit psychischen Erkrankungen, an erster Stelle Depressionen,
- dann suchtkranke und schizophren kranke Menschen,
- Menschen in besonderen Lebenssituationen (alte Menschen, junge Erwachsene, Menschen in traumatisierenden Situationen, Menschen mit schmerzhaften körperlichen Erkrankungen) und solche,
- die bereits Suizidversuche in der Vorgeschichte durchgeführt haben.

Während bei **depressiven Erkrankungen** vor allem dem Aspekt Hoffnungslosigkeit eine große Bedeutung zukommt, oftmals verbunden mit Ge-

Tabelle 20-4: Faktoren für ein erhöhtes Suizidrisiko (mod. nach Schneider, 2003, Schneider, 2015; Wolfersdorf et al., 2015).

Suizidideen/ suizidales Verhalten	• Suizidideen (gegenwärtig oder früher) • Suizidpläne (gegenwärtig oder früher) • Suizidversuche (einschließlich abgebrochener oder unterbrochener Versuche) • Suizidabsichten • Letalität der (geplanten) Suizidmethode
psychische Erkrankungen	• depressive Episode • bipolare affektive Störung (bevorzugt in depressiven oder gemischten Episoden) • Schizophrenie • Anorexie • Störung durch Konsum von Alkohol • Störungen durch Konsum psychotroper Substanzen • Cluster-B-Persönlichkeitsstörungen (insbesondere Borderline-Persönlichkeitsstörung) • Komorbidität von Achse-I- und/oder Achse-II-Störungen
körperliche Erkrankungen	• Erkrankungen des Nervensystems (Multiple Sklerose, Morbus Huntington, Verletzungen des Gehirns oder der Wirbelsäule, Anfallsleiden, u. a.) • Krebserkrankungen • HIV/AIDS • Magen-Darm-Ulzera • chronisch-obstruktive Lungenerkrankungen • hämodialysepflichtige Niereninsuffizienz • Systemischer Lupus erythematodes • chronische Schmerzsyndrome • Funktionseinschränkungen verschiedener Art/Systeme (z. B. Gehen durch Gefäßerkrankung, Polyneuropathie [PNP])
psychosoziale Faktoren	• aktuelles Fehlen sozialer Unterstützung (einschließlich Alleinleben, Vereinsamung) • Arbeitslosigkeit, Arbeitsplatzverlust • Verschlechterung des sozioökonomischen Status, existenzielle Bedrohtheit • schlechte familiäre Beziehungen • häusliche Gewalt (assoziiert mit erhöhter Rate von Suizidversuchen) • kürzlich stattgefundene Lebensereignisse
Kindheits-traumata	• sexueller Missbrauch • körperlicher Missbrauch/Gewalterfahrung
genetische und familiäre Einflüsse	• Suizide in der Familie (insbesondere Angehörige 1. Grades) • psychische Erkrankungen, einschließlich Suchterkrankungen, in der Familienanamnese

Tabelle 20-5: Gruppen mit erhöhtem Risiko für suizidales Verhalten.

Menschen mit psychischen Erkrankungen	• Depressive (primäre Depression, depressive Zustände, reaktive Depression) • Suchtkranke (Alkoholkrankheit, illegale Drogen) • Schizophrenie (in stationärer Behandlung, Rehabilitation) • Angststörungen • Persönlichkeitsstörungen, insbesondere vom emotional instabilen Typus
Menschen mit bereits vorliegender Suizidalität	• Suizidankündigungen (Appell in der Ambivalenz) • suizidale Krise • nach Suizidversuch (10 % Rezidiv mit Suizid)
alte Menschen	• mit Vereinsamung • mit schmerzhaften, chronischen einschränkenden Krankheiten • nach Verwitwung • mit psychischer und körperlicher Erkrankung (Komorbidität)
junge Erwachsene, Jugendliche	• Entwicklungskrisen • Beziehungskrisen (innerer Vereinsamung) • Drogenprobleme • mit familiären Problemen, Ausbildungsproblemen
Menschen in traumatisierten Situationen und Veränderungskrisen	• Beziehungskrisen, Partnerverlust, Kränkungen • Verlust des sozialen, kulturellen, politischen Lebensraums • Identitätskrisen • chronische Arbeitslosigkeit • Kriminalität, Z.n. Verkehrsdelikt (z. B. mit Verletzung, Tötung eines Anderen)
kranke Menschen	• mit schmerzhaften, chronischen, lebenseinschränkenden, verstümmelnden, körperlichen Erkrankungen, insbesondere des Bewegungs- und zentralnervösen Systems • mit terminalen Erkrankungen mit Siechtum und extremer Pflegebedürftigkeit

danken von Perspektivlosigkeit, Hilflosigkeit, Gefühlen von Zorn, Überzeugung, keine Freiheitsgrade mehr zu haben, eine subjektiv unerträgliche Belastung und/oder Kränkung nicht mehr aushalten zu können, sind bei **schizophrenen Erkrankungen** symptom- und verlaufsbezogene Aspekte von besonderer Bedeutung. Der Blick auf einen möglichen Verlauf kann beim schizophren kranken Menschen näher an Suizidmortalität heranführen. Feuerlein (Feuerlein, 1989) fand 6 % bis 21 % der **Alkoholkranken** durch Suizid verstorben. Untersuchungen bezüglich anderer **Suchtmittel** – Cannabis, Kokain, Heroin und andere Opiate (Misra et al., 2009) – zeigen durchgängig bei Benutzern eine erhöhte Rate von Suizidideen, Suizidversuchen und auch Suiziden; so sollen bis zu 35 % der **Opiatabhängigen** durch Suizid versterben. An psychologischen Faktoren für Suizidalität bei Menschen mit Suchtmittelgebrauch werden vor allem Verlust der Impulskontrolle, Aggressivität als suizidfördernde Eigenschaft, kognitive Rigidität, Unfähigkeit zur Problemlösung sowie psychiatrische Komorbidität, insbesondere mit Depressionen, angeführt.

Hier sei noch eine Risikogruppe, nach den krankheitsbezogenen Risikofaktoren, diskutiert, die sich aus den epidemiologischen Daten über die Jahrzehnte hinweg ergibt, nämlich die **Gruppe der Männer**, unter dem Stichwort „männliche Depression" bzw. „Männersuizid" (Möller-Leimkühler, 2009; Lindner, 2006; Schulte-Wefers & Wolfersdorf, 2006; Wolfersdorf, 2009). Das 2- bis 3-fache Überwiegen der Männer gegenüber den Frauen beim Suizid, auch bei der Depression, bei der ja Frauen überwiegen, ist nahezu weltweit belegt und – seit es Suizidstatistiken gibt – allgemein bekannt. Der Forschungsstand dazu ist dagegen rudimentär.

Das sogenannte **Männersuizid** wird unter soziologischen und psychiatrisch-psychotherapeutischen Gesichtspunkten im Zusammenhang mit dem männlichen Selbstbild, mit der Unfähigkeit der Inanspruchnahme von Hilfen im Gesundheitssystem, mit Scham- und Schuldgefühlen im Sinne des Versagens vor einer rigiden Über-Ich-Norm, mit der Tendenz zu harten Suizidmethoden, die mit raschem Versterben einhergehen, mit hohem Ausmaß an Hoffnungslosigkeit in depressiven Verstimmungen und mit der Häufigkeit selbstschädigenden Verhaltens, insbesondere Alkoholmissbrauch, gesehen (Tabelle 20-6).

Präventive Ansätze

In der Suizidprävention wird, abgesehen von obiger Diskussion der veränderbaren und der nicht beeinflussbaren Faktoren, zwischen **Primär-, Sekundär- und Tertiärprävention** unterschieden.

Suizidprävention ist definiert als Verhütung der Umsetzung von Suizidideen in Suizidabsichten mit nachfolgender Selbsttötungshandlung. Ziel ist die Rückführung der Entscheidung zum Suizid in ein Stadium der Ambivalenz und Erwägung, wodurch sich psychotherapeutische Ansätze ergeben. Die empirische Evidenz für suizidpräventive Therapien, d.h. von Therapie nach suizidaler Krise bzw. nach Suizidversuch zur Prävention zukünftiger Krisen, ist unzureichend (Hawton et al., 2000). Adäquate Depressionsbehandlung (Antidepressiva, Psychotherapie, Psychoedukation, Selbsthilfe, Phasenprophylaxe

Tabelle 20-6: Männerdepression, Männersuizid.

klinische Unterschiede zu Frauen	• depressive Herabgestimmtheit mit erhöhter Reizbarkeit • in der Depression hohes Ausmaß an Hoffnungslosigkeit und Suizidgefährdung • eher Klage über körperliche Beschwerden • unzureichende Impuls- und Ärgerkontrolle in der Depression • eher Vorhalt an andere als Täter, selbst eher Opfer, weniger Selbstanklage • hohe narzisstische Kränkbarkeit, anhaltende Gekränktheit, „narzisstische Welt" • Thema depressiver Erkrankung (Auslöser, „Gründe") häufig im Berufsfeld bzw. in Rolle als Ernährer der Familie • eher schlechte Compliance, Schwierigkeiten mit Krankheits- und Therapiekonzept • Neigung zu selbstbeschädigendem Verhalten wie Alkohol- oder Medikamentenmissbrauch oder Suizidalität • eher Unfähigkeit, sich an neue Situationen anzupassen • Neigung zu strengen Normen und Selbstverurteilung • Neigung zu „einsamen" und „harten" Suiziden

etc.) scheint präventiv wirksam zu sein und einer der Gründe des Rückgangs der Suizidzahlen in Deutschland: Awareness-Weiterbildung von „Gatekeepern“, z. B. Hausärzten, Behandlungs- und Hilfsangebote.

Wichtig für Gesundheitsförderung und Prävention

Mann und Kollegen (Mann et al., 2005) haben auf der Basis eines Reviews quantitativer Studien, randomisierter kontrollierter und Kohortenstudien vier Faktoren definiert, die bei Suizidalität auf dem Wege von der Idee zur Handlung eine Rolle spielen – Impulsivität, Hoffnungslosigkeit und/oder Pessimismus, Zugang zu tödlichen Methoden sowie Nachahmung – und als gesichertes Ergebnis, was **suizidpräventiv wirksam belegt** ist, angegeben:

- die Fortbildung von Ärzten,
- die Beschränkung des Zugangs zu tödlichen Methoden sowie
- andere Strategien wie Screeningprogramme zur Identifikation von Hochrisikogruppen, Öffentlichkeitsarbeit und Zusammenarbeit mit den Medien.

Dabei wird die hohe gesundheitspolitische Verantwortung für die Suizidprävention deutlich.

In Tabelle 20-7 sind **Ebenen der Suizidprävention** auf nationaler bzw. personenbezogener Ebene aufgelistet.

Depressive Erkrankungen sind die häufigsten psychischen Störungen in der Allgemeinbevölkerung und hinsichtlich ihrer hohen volkswirtschaftlichen Bedeutung, z. B. durch Arbeitsunfähigkeit und durch Suizidmortalität, unumstritten. Daraus ergibt sich zwangsläufig die Frage nach möglichen Präventionsprogrammen bei Depression und Suizidalität.

Im Bereich der **Primärprävention depressiver Störungen** sind derzeit vor allem die sogenannten „Awareness-Programme“ bedeutsam. Darunter werden Aktivitäten des Kompetenznetzes Depression/Suizidalität (Hegerl et al., 2006; Wolfersdorf et al., 2017) verstanden und vor allem die Gründung von „Bündnissen gegen Depression“. Ziel war/ist eine breite Informationsarbeit auf verschiedenen Ebenen, die zu einer Reduktion suizidaler Handlungen, z. B. in Nürnberg oder auch in Regensburg, geführt hat.

Sekundärpräventionsprogramme (z. B. Leitlinien) zielen auf eine Verbesserung der Diagnostik und des frühen Erkennens von gefährdeten Menschen.

Tertiärprävention umfasst die Sicherstellung der Langzeitbehandlung bzw. der Rezidivprophylaxe, wobei aus klinischer Erfahrung

- das Suizidrisiko bei depressiv Kranken in den ersten Episoden mit hoher Hoffnungslosigkeit am höchsten ist,
- bei schizophren kranken Patienten, vor allem bei jungen Männern mit kurzfristig aufeinanderfolgenden psychotischen Episoden, ein hohes Suizidrisiko langfristig vorliegt und
- bei suchtkranken Menschen insbesondere die Kombination aus Rückfall und sozialer Konsequenz des Suchtverhaltens suizidfördernd wird.

Neben dem **Kompetenznetz Depression/Suizidalität**, das zahlreiche „Bündnisse gegen Depression“ mit der Zielrichtung Verbesserung der Depressionsbehandlung und Senkung der Suizidmortalität initiiert hat, gibt es als Initiative der Deutschen Gesellschaft für Suizidprävention (DGS), nun seit 2018 gemeinsam mit dem BMG, seit 2002 ein **Nationales Suizidpräventionsprogramm für Deutschland (NaSPro)**, aufbauend auf Erfahrung aus zahlreichen anderen Ländern, das bis heute etwa 80 Einzelinitiativen umfasst und in den einzelnen Arbeitsgruppen suizidpräventive Möglichkeiten diskutiert und entwickelt. So gibt es Arbeitsgruppen, die sich mit Fragen des Bahnsuizides beschäftigen, mit dem Zugang zu Arzneimittel, mit baulichen Fragestellungen, mit Suchterkrankungen, mit Aus-, Fort- und Weiterbildungsfragen oder auch mit dem „Hot Spots“-Problem.

Im Rahmen der psychiatrischen Fachkrankenhäuser gibt es seit nun 30 Jahren die **Arbeits-**

Tabelle 20-7: Ebenen der Suizidprävention (Wolfersdorf & Etzersdorfer, 2011; Wolfersdorf, 2013).

nationale/ internationale Ebene	• Definition von allgemeinen High-Risk-Gruppen für Suizidalität (z. B. psychische Erkrankung: Depression; alte Menschen) (WHO), EU Grünbuch (Suizidprävention neben Prävention von Drogenmissbrauch und Depressionserkrankungen), Präventionsprogramm • nationale Suizidpräventionsprogramme (z. B. Awareness-Programme, Interventionsprogramme), in Deutschland Nationales Suizidpräventionsprogramm (NaSPro), Einbeziehung aller mit Menschen in suizidalen Krisen befassten Einrichtungen • Suizidpräventionsprogramme im Rahmen anderer gesundheitspolitischer Aktivitäten (z. B. Leitlinienentwicklung, spezifische Gesundheitsprogramme: gesundheitsziele.de, AG Depression, u. a.), Förderung spezifisch suizidpräventiver Einrichtungen und Kriseninterventionseinrichtungen • Aktivitäten nationaler und internationaler Gesellschaften/Vereine zur Suizidprävention, z. B. Deutsche Gesellschaft für Suizidprävention – Hilfe in Lebenskrisen e. V. (DGS), Arbeitsgemeinschaft zur Erforschung suizidalen Verhaltens/DGS, Internationale Gesellschaft für Suizidprävention e. V. (IASP), International Academy for Suicide Research e. V. (IASR), Deutsche Gesellschaft für Psychiatrie, Psychotherapie und Nervenheilkunde e. V. (DGPPN): Referat Suizidologie • fachlich wissenschaftliche und versorgungspolitische Programme: z. B. Kompetenznetz Depression/Suizidalität • Reduktion von Suizidmethoden bzw. Erschweren des Zugangs dazu (Waffengesetze, Haus- und Autogasentgiftung, Zugang zu Brücken, Hochhäusern, Bahnstrecken) • Medienarbeit (z. B. Berichterstattung in Medien entschärfen, Vermeidung von Nachahmung)
personenbezogene Ebene	• Identifikation erhöht suizidgefährdeter Personen und Gruppen (z. B. depressiv Kranke, alte Männer, Menschen nach Suizidversuch) • Definition allgemeiner Risikogruppen (z. B. psychisch Kranke, Menschen in Krisen, Menschen nach Suizidversuch, Menschen in besonderen Lebenssituationen: Migration, Arbeitslose, Homophile, u. a.) • Awareness-Programme zur Erkennung und Behandlung von Risikogruppen • Verbesserung des Erkennens von Suizidalität in der hausärztlichen, fachärztlichen, psychologischen und sozialpädagogischen sowie theologischen Versorgung; Weiterbildung von sogenannten Krisenteams (z. B. Bayerisches Rotes Kreuz [BRK], Notfallseelsorge) • Erarbeitung von Empfehlungen der Diagnostik, des Managements von Suizidalität • Erarbeitung der Prinzipien von Suizidprävention/Krisenintervention (z. B. Psychotherapie, Psychopharmakatherapie, fürsorgliche Sicherung und Kontrolle, ambulante und stationäre psychiatrisch-psychotherapeutische Behandlung) • Verbesserung der Langzeitbehandlung (Psychotherapie, Prophylaxe) bei Suizidalität bzw. psychischer Krankheit und Suizidalität

gemeinschaft „Suizidalität und psychiatrisches Krankenhaus", die sich einerseits mit der Erforschung von Suiziden von Patienten während stationärer psychiatrisch-psychotherapeutischer Behandlung, anderseits mit der Suizidprävention bei akut psychisch kranken Menschen in den Fachkrankenhäusern beschäftigt; auch hier gibt es weitere aktuelle Forschungsansätze. Neben der Publikation zahlreicher Daten zum Patientensuizid wurde von der AG die Hochrisikogruppe „junge schizophrene Männer" definiert und ein Empfehlungspapier „Empfehlungen zur Diagnostik und zum Umgang mit Suizidalität in der stationären psychiatrisch-psychotherapeutischen Behandlung" formuliert, das Grundlage der suizidpräventiven Überlegungen in zahlreichen deutschen Fachkrankenhäusern für Psychiatrie und Psychotherapie geworden ist (Lehle et al., 1995; Grebner et al., 2005, Wust et al., 2011).

Auf die Aktivitäten der Deutschen Gesellschaft für Suizidprävention – Hilfe in Lebenskrisen e.V. (DGS) seit nun vier Jahrzehnten, mit Zunahme der präventiven und der wissenschaftlichen Aktivitäten in den letzten drei Jahrzehnten, wurde hingewiesen. Auch die Deutsche Gesellschaft für Psychiatrie, Psychotherapie und Nervenheilkunde e.V. (DPPN) hat ein Referat Suizidologie geschaffen, um damit die Bedeutung dieses Aspektes herauszuheben.

Zusammenfassung

Suizidprävention ist traditionelle Aufgabe der ambulanten und klinischen psychiatrisch-psychotherapeutischen und psychosomatisch-psychotherapeutischen Versorgung. Suizidales Denken und Verhalten ist ein derart komplexes Geschehen, dass man sich ihm auf verschiedenen Ebenen annähern muss. Verschiedene Ansätze präventiver Maßnahmen müssen bedacht werden: gesundheitspolitische, gesellschaftlich-kulturelle, medizinisch-psychosoziale Ansätze und die Ansätze der ganz persönlichen Interaktion zwischen Helfern und Hilfesuchenden.

Diskussionsanregung

- Definieren Sie den Begriff „Suizidalität".
- Benennen Sie die beiden härtesten und weltweit gesichersten epidemiologischen Daten zur Suizidmortalität.
- Nennen Sie die drei häufigsten Suizidmethoden in Deutschland.
- Benennen Sie das zentrale Problem der Suizidprävention.
- Welche Krankheitsbilder gehen mit einem besonders hohen Suizidrisiko einher?
- Definieren Sie verschiedene Begriffe der Suizidalität, insbesondere Suizidversuch, Suizid, Amok, erweiterte suizidale Handlung.
- Benennen Sie die Hochrisikogruppen für Suizidmortalität.
- Benennen Sie Beispiele der Primär-, Sekundär- und Tertiärprävention bei depressiven Erkrankungen.

20.2 Arbeit und Depression

Walter Rätzel-Kürzdörfer

Überblick

- Weshalb muss dem Bereich Arbeit bei der Prävention depressiver Erkrankungen ein besonderes Augenmerk gewidmet werden?
- Welche Wichtigkeit kommt gesundheitsökonomischen Überlegungen zu?

Wissenschaft und Politik setzen gegenwärtig Hoffnungen auf eine Steigerung der Effektivität der Gesundheitsversorgung durch Prävention. Das Gesetz zur Stärkung der Gesundheitsförderung und der Prävention (PrävG) ist im Juli 2015 in Kraft getreten. Eine vornehmlich auf die Akutversorgung ausgerichtete Gesundheitspolitik kann den Anforderungen an ein auf die Zukunft ausgerichtetes Gesundheitssystems nicht mehr erfüllen. Veränderung in der Arbeitswelt als einem zentralen Aspekt des Alltagslebens kommt unter präventivmedizinischen Gesichtspunkten damit eine erhebliche Bedeutung zu.

Bis zum Jahr 2060 wird zusätzlich durch den Geburtenrückgang in Deutschland die Bevölkerungszahl auf unter 70 Millionen Menschen sinken. Dies hat, neben der demografischen Entwicklung, einen erheblichen Einfluss auf die Arbeitswelt und zeigt sich dort insbesondere auch an der Prävalenz psychischer Erkrankungen, vor allem im Bereich älterer Arbeitnehmer. Neben **Angststörungen** (16,2 %) und Störungen im Zusammenhang mit **Alkoholmissbrauch** (11,2 %) stehen **depressive Störungen** (8,2 %) im Vordergrund (Kurth, 2012; Wittchen & Jakobi, 2012). Psychische Störungen verursachen ungefähr 11 % der jährlichen direkten Krankheitskosten und ca. 18 % aller verlorenen Erwerbsjahre (Friedrichs 2012). Arbeitsbedingte psychische Belastungen können direkte Krankheitskosten von 9,9 Milliarden und indirekte Kosten bis zu 19,3 Milliarden verursachen (Friedrichs 2012).

Diese Daten fordern psychosoziale Präventivmaßnahmen, insbesondere im Bereich der depressiven Erkrankungen. Bereits Anfang der 1990iger-Jahre wies Freese (Freese, 1991) auf einen signifikanten Zusammenhang zwischen subjektivem Stresserleben am Arbeitsplatz und der Häufung von psychosomatischen Störungen hin.

Unter dem Aspekt der sich verändernden Arbeitswelt bekommen präventivmedizinische, vor allem stresspräventive Maßnahmen eine besondere Bedeutung. Rätzel-Kürzdörfer und Wolfersdorf verweisen auf den **Wandel der Belastungsstrukturen** in der Arbeit (Rätzel-Kürzdörfer & Wolfersdorf, 2014). Arbeitsverdichtung, hohe Kontrolle und geringe Freiheitsgrade oder fehlende Gratifikation, Wandel zur Dienstleistungsgesellschaft, Subjektivierung der Arbeit befördern die Entstehung von Depressionen. Ein erhöhtes Depressionsrisiko, so konnten Studien zeigen, ergibt sich bei Fehlen von sozialer Unterstützung und ebenso bei Bedingungen mit einem geringen Handlungs- und Entscheidungsspielraum und hoher Arbeitsintensität. Weitere psychosoziale Arbeitsbelastungen (Rollenkonflikte, Aufgabenunklarheit, Arbeitsplatzwechsel) sollen ebenso mit einem erhöhten Depressionsrisiko einhergehen. Stressassoziierte Gesundheitsschäden, in besonderem Maße die psychischen Störungen, treten in den Fokus der Gesundheitspolitik.

Die **psychischen Belastungen** im Wandel der Arbeit fokussieren Morschhäuser und Lohmann-Haislah (Morschhäuser & Lohmann-Haislah, 2016) auf folgende relevanten Merkmale:

- **Arbeitsintensität** (Beschleunigung und ständige Effizienzsteigerung) – 51 % der abhängig Beschäftigten geben „starken Termin- und Leistungsdruck“ an (siehe Abbildung 20-2),
- **Komplexität** (erhöhte Veränderungsdynamik, Digitalisierung und zunehmende Vernetzung),
- **Flexibilität und Mobilität** (Abnahme der Planbarkeit und zunehmende Unsicherheit im Berufsleben),
- **Entgrenzung** (Arbeiten können an jedem Ort erledigt werden, geistige Arbeit hat vielfach kein „natürliches Ende“).

Bereits 2005 wurden im DAK-Gesundheitsreport von befragten Experten vier Hypothesen beschrieben:

- **Arbeitsverdichtung** (trotz steigerndem Arbeitsvolumen immer weniger Personal)
- **Erosion des Normalarbeitsverhältnisses** (immer mehr Stellen oder gar Berufswechsel; befristete Arbeitsverhältnisse nehmen zu; Zeiten von Arbeitslosigkeit und Beschäftigung wechseln sich ab)
- **Wandel zur Dienstleistungsgesellschaft** (Erhöhung von Arbeitsbelastung im Zusammenhang mit sozialen Bedingungen)
- **Entgrenzung und Subjektivierung der Arbeit** (die Grenzen zwischen Arbeit und Privatleben verschwimmen; erhöhte Anforderungen an das Selbstmanagement und Problemlösekompetenz; Arbeit wird zu einem zentralen und bestimmenden Element im Leben).

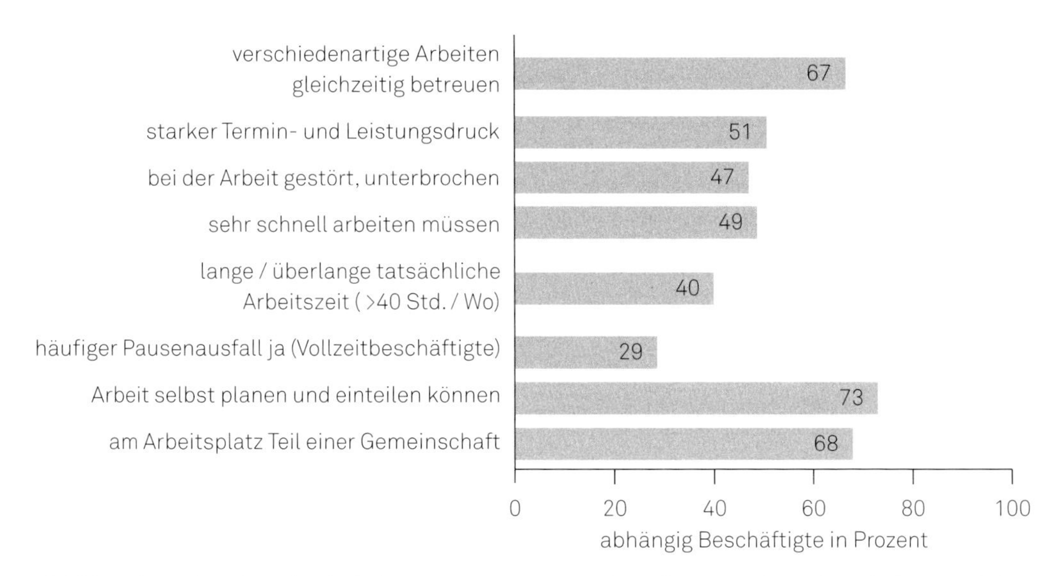

Abbildung 20-2: Stand psychische Belastung und Ressourcen 2015 (Daten aus BAuA-Projekt F 2360 Arbeitszeitberichterstattung 2015; abhängig Beschäftigte 2015 n =18 224), (Häring et al. 2016).

20.2.1 Modelle zur Krankheitsentstehung

Der Zusammenhang zwischen psychosozialen Arbeitsmerkmalen und Krankheitsentstehung wird an drei Modellen dargestellt:

- „Job Demand/Control"-Modell – Anforderungs-Kontroll-Modell (Karasek, 1979),
- „Effort-Reward-Imbalance"-Modell – „Modell beruflicher Gratifikationskrisen" (Siegrist, 1996; Siegrist, 2002),
- „Modell der Organisationsgerechtigkeit" (Greenberg, 1990; Elovainio et al., 2002).

Dem **Job-Demand/Control-Modell** ist zugrunde gelegt, dass eine Kombination aus Arbeitsintensität (Job Demand) und fehlendem Handlungs- und Entscheidungsspielraum bei der Ausführung der Arbeit (Control) zu Fehlbeanspruchungen (Strain) führt und somit Krankheitsrisiken bewirkt. Der Betroffene kann seine Arbeitsaufgaben nicht selbstbestimmt steuern und kontrollieren. Diese Arbeitssituationen finden sich bei Fließbandarbeit und niederwertigen Dienstleistungsaufgaben. Bei diesem Modell liegt der Fokus auf der Arbeitsaufgabe.

Das **Effort-Reward-Imbalance-Modell** – Modell der beruflichen Gratifikationskrisen – bewertet Arbeitsbedingungen als psychisch belastend, wenn sie durch ein Ungleichgewicht zwischen hoher Verausgabung und geringer Belohnung gekennzeichnet sind, dabei eingeschlossen sind nicht materielle Gratifikationen, wie Anerkennung und Wertschätzung sowie Arbeitsplatzsicherheit und berufliche Entwicklungschancen. Geringe Belohnung und gleichzeitige hohe Verausgabungsbereitschaft erhöhen das Depressionsrisiko (Tsutsumi et al., 2001; Larisch et al., 2003). In der prospektiven Whitehall-Studie (Stansfield et al., 2000) ergab sich bei männlichen Teilnehmern mit ausgeprägtem Ungleichgewicht zwischen Verausgabung und Belohnung ein 2,5-fach erhöhtes Risiko für die Neuentwicklung einer Depression. Vergleichbare Befunde finden sich in einer französischen Studie, der sogenannten GAZEL-Kohorte (Niedhammer et al., 1998). Das Modell ist vornehmlich auf das Beschäftigungsverhältnis gerichtet.

Das **Modell der Organisationsgerechtigkeit** (Greenberg, 1990; Elovainio et al., 2002) nimmt die Gerechtigkeit von Entscheidungsprozessen – Teilhabe an Entscheidungen, richtige und umfassende Information, Zustimmung oder Ablehnung ist möglich, standardisierte Entscheidungsprozesse – in den Fokus (Kivimäki et al., 2003). Ein weiterer wichtiger Bestandteil dieses Modells ist die Gerechtigkeit des Vorgesetzten: Sichtweise des Mitarbeiters wird berücksichtigt, persönliche Befangenheit/Voreingenommenheit wird zurückgestellt, freundlicher Umgang mit den Mitarbeitern, Vertrauensverhältnis zu den Mitarbeiter (Kivimäki et al., 2003).

Ein höheres Depressionsrisiko wurde für die Hauptdimensionen (geringer Handlungs- und Entscheidungsspielraum, hohe Arbeitsintensität) des Job-Demand/Control-Modells gefunden. Bei Studien in denen das Fehlen von sozialer Unterstützung bewertet wurde, konnte ebenfalls ein erhöhtes Depressionsrisiko gezeigt werden (Baba et al., 1999). Weitere psychosoziale Arbeitsbelastungen, wie Rollenkonflikte, Aufgabenunklarheit (Heinisch & Jex, 1997; Baba et al., 1999) sowie Leitungsfunktionen und Arbeitsplatzwechsel (Chevalier et al., 1996) wurden mit erhöhtem Depressionsrisiko beschrieben.

20.2.2 Prävention

Auch die Deutsche Gesellschaft für Psychiatrie und Psychotherapie, Psychosomatik und Nervenheilkunde (DGPPN) sieht in der Reduktion der Krankheitslast depressiver Erkrankungen, insbesondere auch durch den Abbau von psychischen Belastungen am Arbeitsplatz, eine vordringliche Aufgabe (siehe Stellungnahme der DGPPN zum Entwurf eines Gesetzes zur Förderung der Prävention, DGPPN, 2014).

Hauptaufgaben der Prävention sind Reduzierung von Krankheitsrisiken sowie Aktivierung von individuellen Ressourcen. Da auch für die unipolare Depression genetische Risikofaktoren bestehen, könnten Verwandte von unipolar depressiv Kranken eine mögliche Zielgruppe sein. Am effektivsten zur Vermeidung depressiver Erkrankungen scheinen solche Präventionsprogramme zu sein, die sich direkt im Sinn der sekundären oder selektiven Prävention an Risikogruppen richten.

Richardson und Rothstein zeigten in einer Metaanalyse (Richardson & Rothstein, 2008) eine Effektstärke von etwa 0,5 für verhaltenspräventive Maßnahmen zur Stressreduktion am Arbeitsplatz. Hier wurden vor allem kognitiv-behaviorale Therapien und Entspannungstechniken untersucht.

Bei Gruppenprogrammen, die kompetenzfördernde Maßnahmen und konkrete Übungen beinhalteten, zeigten sich deutlich stärkere Effekte als in den ausschließlich kognitiv-verhaltenstherapeutisch arbeitenden Gruppen. Die Kombination unterschiedlicher Strategien erwies sich als besonders wirksam im Hinblick auf die Prävention depressiver Symptome.

Direkte, auf den Arbeitsplatz ausgerichtete Präventionsstrategien zur Depression, haben bisher noch wenig gesicherte Evidenz. In einer Studie von Dietrich und Kollegen (Dietrich et al., 2012) genügte lediglich eine den geforderten Einschlusskriterien.

Die Forschung zur Prävention psychischer Störungen weist eine solide empirische Grundlage auf (Röhrle, 2008). Eine Sammlung aller Metaanalysen zur Prävention psychischer Störungen und zur Förderung psychischer Gesundheit führt bis einschließlich 2007 zu einer Anzahl von 113 einschlägigen Publikationen (Abbildung 20-3). Nach einer konservativen Schätzung werden in diesen Metaanalysen 1799 Studien eingeschlossen. Fasst man die Ergebnisse der Metaanalysen zusammen, so weisen sie mit einer durchschnittlichen Effektstärke von 0,37 auf eine schwache bis allenfalls mittlere Effektivität der für psychische Störungen bzw. Gesund-

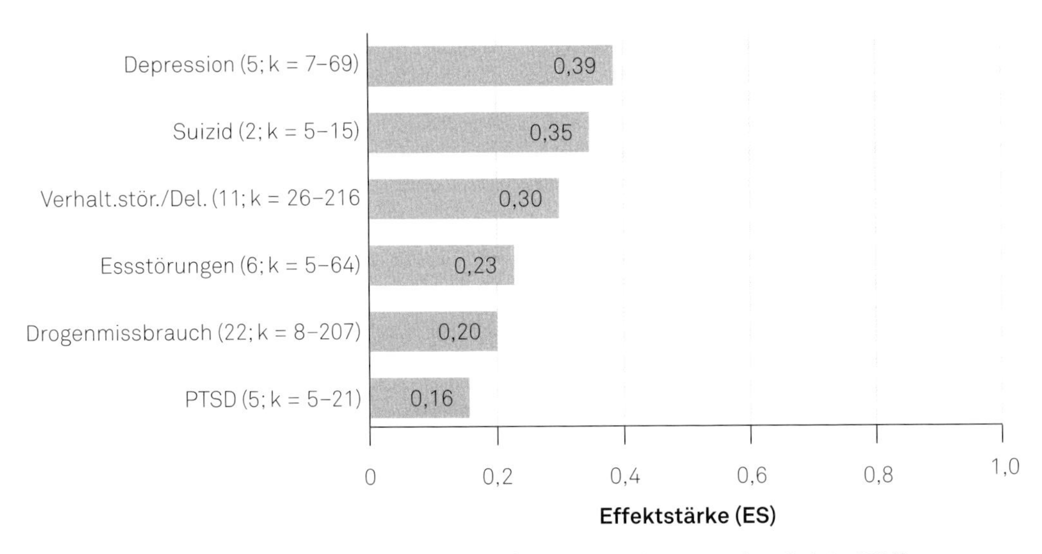

Abbildung 20-3: Metaanalysen zur Prävention (2007): Psychische Störungen (aus Röhrle, 2008).

heit relevanten präventiven Interventionen hin (Röhrle, 2008).

Am effektivsten haben sich Programme zur Vermeidung von depressiven Störungen erwiesen, wobei hier insbesondere solche erfolgreich sind, die sich an Risikopersonen richten (im Sinne der sekundären oder selektiven Prävention). Andere Störungsbereiche wie Angststörungen und schizophrene Störungen sind bislang noch nicht metaanalysiert, verfügen aber über randomisierte Studien mit entsprechenden Erfolgen.

In einer Arbeit von Jane-Llopis und Kollegen wurden 54 Studien mit 69 Programmen zur universellen, selektiven oder indizierten Prävention depressiver Störungen beschrieben (Jane-Llopis et al., 2003). Alle selektiven und indizierten Präventionsversuche zwischen 1980 und 2002 bei Depressionen und Angststörungen, inklusive posttraumatischer Belastungsstörungen, sowie Psychosen wurden unter Einschluss von 13 Studien mit 16 Programmvergleichen bei 1570 Personen von Cuijpers und Kollegen publiziert (Cuijpers et al., 2005).

In der **Arbeitswelt** ist ein deutlicher **Wandel von Belastungsstrukturen** und allgemeinen Bedingungen zu verzeichnen.

Die Arbeitsfähigkeit wird durch die Erkrankung Depression massiv beeinträchtigt (Wolfersdorf et al., 2005b). Allerdings scheinen auch ungünstige Arbeitsbedingungen die Möglichkeit, an einer Depression zu erkranken, zu befördern. Oben wurde bereits darauf hingewiesen, welche Faktoren nach heutigem Selbstverständnis bezüglich des Langzeitverlaufs einer depressiven Erkrankung wichtig sind – und hierzu gehören auch diejenigen aus der psychosozialen und der Arbeitswelt. Dies provoziert Fragestellungen nach präventivmedizinischer Konsequenz.

Bereits Mitte der 1960er-Jahre fand Kornhauser (Kornhauser, 1965), dass Fließbandarbeiter in der Automobilindustrie bei geringer Autonomie, mangelndem Entscheidungs- und Handlungsspielraum sowie bei Unterforderung zu depressiven Stimmungen sowie Angstreaktionen neigten. Caplan und Kollegen beschrieben für Berufe mit geistigen Anforderungen, dass eine geringe soziale Unterstützung mit der Ausbildung einer Depression in Zusammenhang stehe (Caplan et al., 1982). Karasek und Theorell fanden als Folge von zu ausgeprägtem „Job Strain“ das Auftreten depressiver Erkrankungen (Karasek & Theorell, 1990).

Wichtig für Gesundheitsförderung und Prävention

Primärprävention – universelle Prävention

- genetische Beratung, allgemeine Beratung bei familiärer Belastung
- Betreuung gefährdeter Mütter mit Kindern (Postpartum-Depression, Schwangerschaften), Väterberatung
- Kindergartenprogramme, Schulprogramme (Sucht, Selbstwert)
- Förderung von Kriseninterventionseinrichtungen (z.B. Telefonseelsorge, „Arbeitskreise Leben", Suizidpräventionseinrichtungen
- Awareness-Programme (z.B. „Bündnis gegen Depression", „European Depression Day")
- Entschärfung von allgemein suizidfördernden Faktoren
- Förderung eines selbstwertfördernden antisuizidalen Klimas
- Entstigmatisierung von psychischer Erkrankung, Verbesserung der Inanspruchnahme von Hilfen
- Entstigmatisierung von Alter und Altersproblematik
- Beratung bei bedrohlicher akuter und bei langfristiger Arbeitslosigkeit
- längerfristige psychosoziale Betreuung von Migranten bzw. Menschen mit Migrationshintergrund
- psychosoziale Betreuung von Gefangenen (Häftlingen)

Sekundärprävention – indizierte/selektive Prävention

- Awareness-Programme für Ärzte, Psychotherapeuten, Lehrer, Theologen, Sozialpädagogen, Arbeitgeber, Betriebsärzte, Personalräte, Politiker
- Früherkennung, Frühbehandlung von Depressionen und Depressivität auch im Bereich körperlicher Erkrankungen
- Verbesserung der Diagnostik: Fragen nach Suizidideen und -absichten, Hoffnungslosigkeit, Suizidrisikofaktoren
- Verbesserung der Depressionsbehandlung (nicht toxische Antidepressiva, Akut- und Langzeitpsychotherapie, psychosoziale Interventionen), Verbesserung der Behandlung suizidgefährdeter Gruppen: Depression, Sucht, alte Menschen, Komorbidität usw.
- Depressionsspezifische stationäre und ambulante psychiatrisch-psychotherapeutische und psychosomatische Behandlung, bei Bedarf beschützende Rahmen

Tertiärprävention – Prävention für bereits Betroffene

- Sicherstellung von Langzeitpsychotherapie und zeitlich ausreichender Psychopharmakotherapie, insbesondere bei suizidgefährdeten Gruppen: Depression, Sucht, Schizophrenie, alte Menschen
- Sicherstellung des Zugangs zu adäquater und zeitnaher fachärztlicher und fachpsychologischer Betreuung
- Phasenprophylaxe bei rezidivierenden Depressionen, antisuizidale Phasenprophylaxe (insbesondere Lithium)
- adäquate akute Schmerzbehandlung, Vermeidung von Abhängigkeiten
- fachspezifische Betreuung von Altenheimen, Seniorenstiften und ähnlichen Einrichtungen, aufsuchende Pflege (allgemein, fachpsychiatrisch)

Konsequenzen für die psychiatrische Prävention bei der Depression

Nach Schätzungen der WHO werden bis zum Jahr 2020 depressive Störungen neben den koronaren Herzerkrankungen weltweit die führende Ursache für vorzeitigen Tod und Behinderung durch eingeschränkte Lebensjahre sein. Damit ist die Erkrankung Depression eine der wichtigsten Volkskrankheiten.

Vor dem Hintergrund obiger Ausführungen lässt sich insbesondere **Stressprävention als Hauptelement** präventiver Maßnahmen identifizieren. Im Rahmen einer betrieblichen Gesundheitsförderung könnte Stressprävention auf unterschiedlichen Ebenen ansetzen.

Prävention von Stress auf der Individualebene beinhaltet vor allem die Aufklärung der Bedeutung von Stress sowie die Aufklärung hinsichtlich Entstehung von Krankheiten und hier insbesondere bezüglich der belastenden Lebensereignisse. Stressbewältigungstraining wie auch Programme mit dem Ziel, die Neigung zu übersteigerter Verausgabung zu reduzieren, wurden entwickelt.

Spezielle Maßnahmen zur Wertschätzung und sozialen Unterstützung, zum Führungsverhalten und Informationen zur Verbesserung der sozialen Kompetenz sind weiterhin von Bedeutung, insbesondere auch Maßnahmen mit dem Ziel der Erweiterung des Handlungs- und Entscheidungsspielraums. Ersteres ist aus dem Modell der Gratifikationskrise sowie dem Modell der Organisationsgerechtigkeit, Letzteres aus dem Anforderungs-Kontroll-Modell ableitbar.

Zusammenfassung

- Prävention bei depressiven Erkrankungen muss noch mehr in den Fokus der Gesundheitspolitik rücken.
- Prävention bei depressiven Erkrankungen zahlt sich aus.

Die hohen Prävalenzraten, die Einschränkung der Lebensqualität und nicht zuletzt die enorm hohen Kosten durch Arbeitsunfähigkeit und Frühberentung durch die Erkrankung Depression rechtfertigen, ein besonderes Augenmerk auf den Bereich der Prävention dieser Erkrankung zu haben. Durch selektive und indizierte Prävention lassen sich Neuerkrankungen einer Depression (Major Depression) um 20 % bis hin zu 50 % reduzieren. Dies lässt sich anhand von 30 randomisierten, kontrollierten Studien belegen (Munoz et al., 2010). Weitere Studien sind nötig, um noch gezieltere Präventions- und Früherkennungsmaßnahmen zu ergreifen.

Diskussionsanregung

- Welche Bedeutung haben der Geburtenrückgang sowie die demografische Entwicklung auf die Arbeitssituation in Deutschland?
- Welche Veränderungen in der Arbeitswelt können für das Entstehen von psychischen Erkrankungen verantwortlich gemacht werden?
- Kann durch Studien die Wirksamkeit von präventiven Programmen bei depressiven Erkrankungen belegt werden?

Literatur

American Psychiatric Association Practice Guidelines. (2003). Practice Guidelines for the Assessment and Treatment of Patients with Suicidal Behaviours. *American Journal of Psychiatry, 160* (11), 3–60.

Ärztliches Zentrum für Qualität in der Medizin (ÄZQ), Programm für Nationale Versorgungsleitlinien. (2017). *S3-Leitlinie/NVL Unipolare Depression* (Erscheinungsdatum 11/2015 – letzte Bearbeitung 03/2017). Verfügbar unter: http://www.leitlinien.de/nvl/html/depression. Zugriff am 02. Februar 2018.

Baba, V.V., Galperin, B.L. & Lituchy, T.R. (1999). Occupational mental health: a study of work-related depression among nurses in the Caribbean. *International Journal of Nursing Studies, 36*, 163–169.

Bertolote, J.M. (2004). Suicide prevention: at what level does it work? *World Psychiatry, 3*, 147–151.

Bertolote, J.M., Fleischmann, A., De Leo, D. & Wasserman, D. (2004). Psychiatric diagnoses and suicide: revisiting the evidence. *Crisis, 25* (4), 147–155.

Caplan, R.D., Cobb, S., French, J.R.P., van Harrison, R. & Pinneau, S.R. (1982). *Arbeit und Gesundheit* (Schriften zur Arbeitspsychologie, Nr. 35). Bern: Huber.

Chevalier, A., Bonenfant, S., Picot, M.C., Chastang, J.F. & Luce, D. (1996). Occupational factors of anxiety and depressive disorders in French National Electricity and Gas Company. *Journal of Occupational and Environmental Medicine, 28*, 1098–1107.

Cuijpers, P., van Straten, A. & Smit, F. (2005). Preventing the incidence of new cases of mental disorders. A meta-analytic review. *Journal of Nervous and Mental Disease, 192* (2), 119–125.

Deutsche Gesellschaft für Psychiatrie und Psychotherapie, Psychosomatik und Nervenheilkunde (DGPPN). (2014). *DGPPN-Stellungnahme zum Referentenentwurf des Präventiongesetzes* (Stellungnahme, 11.12.2014). Verfügbar unter: https://www.dgppn.de/presse/stellungnahmen/stellungnahmen-2014/referentenent

wurf-praeventionsgesetz.html. Zugriff am 05. Februar 2018.

Dietrich, S., Deckert, S., Ceynowa, M. et al. (2012). Depression in the workplace: a systematic review of evidence-based preventions strategies. *International archieves of occupationel and environmental health, 85*, 1–11.

Durkheim, E. (1973). *Der Selbstmord*. Neuwied, Berlin: Luchterhand.

Elovainio, M., Kivimäki, M. & Vahtera, J. (2002). Organizational justice: evidence of a new psychosocial predictor of health. *American Journal of Public Health, 92*, 105–108

Etzersdorfer, E. & Bronisch, T. (2004). Der Wissenschaftliche Beirat des Nationalen Suizidpräventionsprogrammes (NaSPro). *Suizidprophylaxe, 31* (3), 78–81.

Feuerlein, W. (1989). *Alkoholismus*. Stuttgart: Thieme.

Freese, M. (1991). Stressbedingungen in der Arbeit und psychosomatische Beschwerden: eine kausale Interpretation. In S.B. E. Greif & N. Semmer (Hrsg.), *Psychischer Stress am Arbeitsplatz* (S. 120–134). Göttingen: Hogrefe.

Friedrichs M. & Bödeker W. (2012). *Die Kosten psychischer Erkrankungen in Deutschland* (Gegenblende, das DGB-Debattenportal. 13.04.2012). Verfügbar unter: http://gegenblende.dgb.de/14-2012/++co++5bb4d966-8556-11e1-6f68-001ec9b03e44. Zugriff am 02. Februar 2018.

Grebner, M., Lehle, B. Neef, I., Schonauer, K., Vogl, R. & Wolfersdorf, M. (2005). Arbeitsgemeinschaft „Suizidalität und Psychiatrisches Krankenhaus". *Krankenhauspsychiatrie, 16* (Sonderheft 1) 51–54.

Greenberg, J. (1990). Organizational justice: yesterday, today, and tomorrow. *Journal of Management, 16*, 399–432. In Elovainio, M., van den Bos, K., Linna, A. et al. (2005), Combined effects of uncertainty and organizational justice on employee health: Testing the uncertainty management model of fairness judgment among Finnish public sector employees. *Social Science and Medicine 61* (2005) 2501–2512

Häring, A., Schulz, H., Gilberg, R. Kleudgen, M. Wöhrmann, A.M. & Brenscheidt, F. (2016). *Methodenbericht und Fragebogen zur BAuA-Arbeitszeitbefragung 2015* (1. Aufl.). Dortmund: Bundesanstalt für Arbeitsschutz und Arbeitsmedizin 2016. Doi:10.219 34/baua:bericht20160812.

Hawton, K., Townsend, E., Arensmen, F., Gunnell, D., Hazell, P., House, A. et al. (2000). Psychosocial and pharmacological treatments for deliberate self harm. *Cochrane Database of Systematic Reviews, 2, CD001764*.

Hegerl, U., Althaus, E., Schmidtke, A. & Niklewski, G. (2006). The alliance against depression: 2-year evaluation of a community-based intervention to reduce suicidality. *Psychological Medicine, 36*, 1225–1233.

Heinisch, D. & Jex, S. (1997). Negative affectivity and gender as moderators of the relationship between work-related stressors and depressed mood at work. *Work & Stress, 11*, 46–57.

Jacobi, F., Höfler, M., Strehle, J., Mack, S., Gerschler, A., Scholl, L. et al. (2014). Psychische Störungen in der Allgemeinbevölkerung. Studie zur Gesundheit Erwachsener in Deutschland und ihr Zusatzmodul Psychische Gesundheit (DEGS1-MH). *Nervenarzt, 85*, 77–87.

Jane-Llopis, E., Hosman, C., Jenkins, R. et al. (2003). Predictors of efficacy in depression prevention programmes. Meta-analysis. *British Journal of Psychiatry, 183*, 384–397.

Karasek, R. (1979). Job demands, job decision latitude, and mental strain: implications for job redesign. *Administrative Science Quaterly, 24*, 285–307.

Karasek, R. & Theorell, T. (1990). *Healthy work. Stress, productivity, and the reconstruction of working life*. New York: Basic Books.

Kivimäki, M., Vahtera, J., Virtanen, M., Elovainio, M., Pentti, J. & Ferrie, J.E. (2003). Temporary employment and risk of overall and cause-specific mortality. *American Journal of Epidemiology, 158* (7), 663–668.

Kornhauser, A. (1965). *The Mental Health of Industrial Workers: a Detroit study*. New York: Wiley.

Kurth, B.M. (2012). Erste Ergebnisse aus der „Studie zur Gesundheit Erwachsener in Deutschland" (DEGS). *Bundesgesundheitsblatt, 55*, 980–990.

Larisch, M,, Joksimovic, L., von Knesebeck, O.D. & Siegrist, J. (2003). Berufliche Gratikikationskrisen und depressive Symptome. Eine Querschnittstudie bei Erwerbstätigen im mittleren Erwachsenenalter. *Psychotherapie, Psychosomatik, Medizinische Psychologie, 53*, 223–228.

Lehle, B., Grebner, M., Neef, I. et al. (1995). Empfehlungen zur Diagnostik und zum Umgang mit Suizidalität in der stationären psychiatrisch-psychotherapeutischer Behandlung. *Suizidprophylaxe, 22*, 159–161.

Lewitzka, U. & Wolfersdorf, M. (2016). Aktuelle psychopharmakologische und psychotherapeutische

Strategien der Suizidprävention. *Nervenarzt, 85* (5), 465–466.

Lindner R. (2006). *Suizidale Männer in der psychoanalytisch orientierten Psychotherapie.* Gießen: Psychosozial-Verlag.

Löffler, C, Wagner, B., Wolfersdorf, M. et al. (2012). *Männer weinen nicht. Depression bei Männern.* München: Goldmann.

Maatouk A., Müller, A. & Gündel, H. (2016). Prävention psychischer und psychosomatischer Erkrankungen in der Arbeitswelt - Überblick mit Schwerpunktsetzung auf demografiesensible Interventionen. *Das Gesundheitswesen, 78*, 781–794.

Mann, J. J., Apter, A., Bertolote, J., Beautrais, A., Currier, D., Haas, A. et al. (2005). Suicide prevention strategies. A systematic review. *JAMA, 294* (16), 2064–2074.

Misra, N., Sabharwal, A. & Kumar, U. (2009). Substance use and suicidal behaviour. In U. Kumar & M.K. Mandal (Eds.), *Suicidal behaviour* (pp. 230–255). Los Angeles, London, New Delhi: Sage.

Möller-Leimkühler, A. M. (2009). Männer, Depression und „männliche Depression“. *Fortschritte Neurologie Psychiatrie 77*, 412–422.

Möller-Leimkühler, A.M., Paulus, N.C. & Heller, J. (2009). Male Depression bei jungen Männern. *Blickpunkt der Mann, 7* (4), 15–20.

Morschhäuser, M. & Lohmann-Haislah, A. (2016). Psychische Belastungen im Wandel der Arbeit. In F. Knieps F. & H. Pfaff (Hrsg.), *Gesundheit und Arbeit. Zahlen, Daten, Fakten.* (BKK Gesundheitsreport 2016, S. 191–196). Berlin: MWV Medizinisch Wissenschaftliche Verlagsgesellschaft.

Munoz, R. F., Cuijpers, P., Smit, F., Barrera, A.Z. & Leykin Y. (2010). Prevention of major depression. *Annual Review of Clinical Psychology, 6*, 181–212.

Niedhammer, I., Goldberg, M., Leclerc, A., Bugel, I. & David, S. (1998). Psychosocial factors at work and subsequent depressiv symptoms in the GAZEL cohort. *Scandinavian Journal of Work, Environment and Health, 24*, 197–205.

Pössel P. (2015). Affektive Störungen. In W. Rössler W. & V. Ajdacic-Gross (Hrsg.), *Prävention psychischer Störungen. Konzepte und Umsetzungen* (S. 130–139). Stuttgart: Kohlhammer.

Rätzel-Kürzdörfer, W. & Wolfersdorf, M. (2014). Prävention depressiver Erkrankungen. In K. Hurrelmann, Klotz, T. & J. Haisch (Hrsg.), *Lehrbuch Prävention und Gesundheitsförderung* (4. Aufl., S. 243–254). Bern: Huber.

Richardson, K.M. & Rothstein, H.R. (2008). Effects of occupationel stress management intervention programms: a meta-analysis. *Journal of Occupational Health Psychology, 13*, 69.

Röhrle B. (2008). Die Forschungslage zur Prävention psychischer Störungen und Förderung psychischer Gesundheit. *Prävention, 31* (1), 10–13.

Schaller, E. & Wolfersdorf, M. (2009). Depression and suicide. In U. Kumar & M.K. Mandal (Eds.), *Suicidal behaviour* (pp. 278–296). Los Angeles, London, New Delhi: Sage.

Schmidtke, A. & Fiedler, G. (2002). DGS-Mitteilungen: Nationales Suizidpräventionsprogramm wird Wirklichkeit. *Suizidprophylaxe, 29*, 157–165.

Schmidtke, A., Sell, R. & Löhr, C. (2008). Epidemiologie von Suizidalität im Alter. *Zeitschrift für Gerontologie und Geriatrie, 41*, 3–13.

Schneider, B. (2003). *Risikofaktoren für Suizid.* Regensburg: Roderer.

Schneider, B. (2015). Was versteht man unter Suizidalität. *Nervenheilkunde, 34*, 421–425.

Schulte-Wefers, H. & Wolfersdorf, M. (2006). Suizidalität bei Männern. *Blickpunkt der Mann, 4*, 10–18.

Siegrist, J. (1996). Adverse health effects of high effort – low reward conditions at work. *Journal of Occupational Health Psychology, 1*, 27–43.

Siegrist, J. (2002). Effort-reward imbalance at work and health. In P. Perrewe & D. Ganster (eds.), *Historical and Current Perspectives on Stress and Health* (Research in occupational stress and well being, Vol. 2, pp. 261–291). Amsterdam: Elsevier.

Siegrist, J., Lunau, Th., Wahrendorf, M. & Dragano, N. (2012). Depressiv symptoms and psychosocial stress at work among older employees in three continents. *Global Health, 8*, 27.

Spießl, H., Neuner, T., Mehlsteibl, D., Schmidt, R. & Hübner-Liebermann, B. (2007). Welchen Beitrag leisten psychiatrisch-psychotherapeutische Fachkliniken zur Suizidprävention? *Suizidprophylaxe, 34*, 207–212.

Stansfield, S., Head, J. & Marmot, M. (2000). *Work related factors and ill health.* The Whitehall II study (HSE Contract Research Report no: 266/2000, Health and Safety Executive). Sudbury: HSE Books. Verfügbar unter: http://citeseerx.ist.psu.edu/viewdoc/download?doi=10.1.1.202.2247&rep=rep1&type=pdf.

Zugriff am 02. Februar 2018. Statistisches Bundesamt (2016).

Tsutsumi, A., Kayaba, K., Theorell, T. & Siegrist, J. (2001). Association between job stress and depression among Japanese employees threatened by job loss in a comparison between two complementary job-stress models. *Scandinavian Journal of Work, Environment and Health, 27*, 146–153.

Wahlbeck, K. & Mäkinen, M. (Eds). (2008). *Prevention of depression and suicide. Consensus paper* (pp. 4–5). Luxembourg: European Communities.

Wedler, H. (2017). *Suizid kontrovers.* Stuttgart: Kohlhammer.

Wittchen, H. U. & Jakobi, F. (2012). *Was sind die häufigsten psychischen Störungen Deutschland? Studie zur Gesundheit Erwachsener in Deutschland. Zusatzuntersuchung psychische Gesundheit* (DEGS). DEGS-Symposium 14.06.2012.

Wolfersdorf, M. (1989). *Suizid bei stationären psychiatrischen Patienten.* Regensburg: Roderer.

Wolfersdorf, M. (2000). *Der suizidale Patient in Klinik und Praxis.* Stuttgart: Wissenschaftliche Verlagsgesellschaft.

Wolfersdorf, M., Rätzel-Kürzdörfer, W., Kemna, C., Moos, M., Kornacher, J., Schuh, B. et al. (2005a). Affektive Störungen. In R. M. Frieboes, M. Zaudig & M. Nosper (Hrsg.), *Rehabilitation bei psychischen Störungen* (S. 164–182). München: Urban und Fischer.

Wolfersdorf, M., Heindl, A., Schuh, B., Kornacher, J., Rupprecht, U. & Keller, F. (2005b). Psychosoziale Faktoren. In M. Bauer, A. Berghöfer & M. Adli (Hrsg.), *Akute und therapieresistente Depression* (2. Aufl., S. 446–455). Heidelberg: Springer Medizin.

Wolfersdorf, M. (2006). Suizidalität. In G. Stoppe, A. Bramesfeld & F. W. Schwartz (Hrsg.), *Volkskrankheit Depression?* (S. 287–301). Berlin, Heidelberg: Springer.

Wolfersdorf, M., Schulte-Wefers, H., Straub, R. & Klotz, T. (2006). Männer-Depression: Ein vernachlässigtes Thema – ein therapeutisches Problem. *Blickpunkt der Mann, 4*, 6–9.

Wolfersdorf, M. (2008). Suizidalität – Begriffsbestimmung, Formen und Diagnostik. In M. Wolfersdorf, T. Bronisch & H. Wedler (Hrsg.), *Suizidalität. Verstehen – vorbeugen – behandeln* (S. 11–43). Regensburg: Roderer.

Wolfersdorf, M. (2009). Männersuizid: Warum sich „erfolgreiche" Männer umbringen – Gedanken zur Psychosomatik. *Blickpunkt der Mann, 7* (4), 38–41.

Wolfersdorf, M. & Etzersdorfer, E. (2011). *Suizid und Suizidprävention.* Stuttgart: Kohlhammer.

Wolfersdorf, M. (2013a). Suizid und Suizidprävention. In P. Weiß & A. Heinz, Aktion Psychisch Kranke (Hrsg.), *Ambulante Hilfe bei psychischen Krisen. Tagungsdokumentation 24. und 25. September 2013*, Berlin (APK Tagungsbeiträge, Bd. 040, S. 69–83). Köln: Psychiatrie Verlag.

Wolfersdorf, M. (2013). Suizid. In W. Rössler & V. Ajdacic-Gross (Hrsg.), *Prävention psychischer Störungen.* Stuttgart: Kohlhammer.

Wolfersdorf, M. (2015). Suizidbeihilfe bzw. Ärztlich assistierter Suizid. Eine psychiatrische Position. *Nervenheilkunde, 34*, 451–458.

Wolfersdorf, M. & Brieger, P. (2015). Keiner bringt sich gerne um! *Nervenheilkunde, 34* (6), 411.

Wolfersdorf, M., Schneider, B. & Schmidtke, A. (2015). Suizidalität: ein psychischer Notfall; Suizidprävention: eine psychiatrische Verpflichtung. *Nervenarzt, 86*, 1120–1129.

Wolfersdorf, M. & Rätzel-Kürzdörfer, W. (2016). Depression – eine Volkskrankheit: gesundheitspolitische und präventive Anmerkungen. *Public Health Forum, 24* (2), 104–107.

Wolfersdorf, M. & Schüler, M. (2016). Ethische Aspekte der klinischen Psychiatrie und Psychotherapie. In H. Böker, P. Hartwich & G. Northoff, G. (Hrsg.), *Neuropsychodynamische Psychiatrie* (S. 531–540). Heidelberg, Berlin: Springer.

Wolfersdorf, M., Schneider, B., Hegerl, U. & Schmidtke, A. (2017). Suizidprävention. In I. Hauth, P. Falkai & A. Deister (Hrsg.), *Psyche – Mensch – Gesellschaft* (S. 101–108). Berlin: MWV.

Lese- und Medienempfehlung zur Vertiefung

Hegerl, U. (2016). Vom Nürnberger Bündnis gegen Depression zur European Alliance against Depression. In N. Glasow & D. Hery (Hrsg.), *Das Nationale Suizidpräventionsprogramm für Deutschland* (S. 147–151). Regensburg: Roderer.

Kumar, U. & Mandal, M. K. (Eds.). (2009). *Suicidal behaviour.* Los Angeles, London, New Delhi: Sage.

Lewitzka, U. & Wolfersdorf, M. (2016). Aktuelle psychopharmakologische und psychotherapeutische Strategien der Suizidprävention. *Nervenarzt, 85* (5), 465–466.

Schneider, B. (2003). *Risikofaktoren für Suizid*. Regensburg: Roderer.

Wasserman, D. (Ed.). (2001). *Suicide - an unnecessary death*. London: Martin Dunitz.

Wedler, H. (2017). *Suizid kontrovers*. Stuttgart: Kohlhammer.

Wolfersdorf, M. & Etzersdorfer, E. (2011). *Suizid und Suizidprävention*. Stuttgart: Kohlhammer.

Wolfersdorf, M. (2015). Suizidbeihilfe bzw. Ärztlich assistierter Suizid. Eine psychiatrische Position. *Nervenheilkunde, 34*, 451–458.

Wolfersdorf, M. & Brieger, P. (Hrsg.). (2015). Suizidbeihilfe - Ärztlich assistierter Suizid. *Nervenheilkunde, 34* (Themenheft).

Wolfersdorf, M. & Purucker, M. (2015). Selbst-Tötung. In K. Brücher (Hrsg.), *Selbstbestimmung - zur Analyse eines modernen Projekts* (S. 229–255). Berlin: Parodos.

Wolfersdorf, M. & Schüler, M. (2016). Ethische Aspekte der klinischen Psychiatrie und Psychotherapie. In H. Böker, P. Hartwich & G. Northoff, G. (Hrsg.), *Neuropsychodynamische Psychiatrie* (S. 531–540). Heidelberg, Berlin: Springer.

Wolfersdorf, M., Schneider, B., Hegerl, U. & Schmidtke, A. (2017). Suizidprävention. In I. Hauth, P. Falkai & A. Deister (Hrsg.), *Psyche - Mensch - Gesellschaft* (S. 101–108). Berlin: MWV.

21 Prävention von Störungen im Zusammenhang mit psychotropen Substanzen

Anneke Bühler und Gerhard Bühringer

Überblick

- In Deutschland und anderen westlichen Gesellschaften konsumiert der überwiegende Anteil der Erwachsenenbevölkerung (Gomes de Matos et al., 2016) und etwa 10% der Jugendlichen ab 12 Jahre (Orth, 2016) regelmäßig eine oder mehrere psychotrope Substanzen. Dazu gehören alkoholische Getränke, Tabakprodukte, illegale Substanzen (vor allem Cannabis, Opiate und Aufputschmittel), Neue Psychoaktive Drogen (NPS, „Legal Highs", chemisch hergestellte Substanzen mit dem Wirkungsspektrum illegaler Drogen) sowie psychotrop wirkende Medikamente in einer nicht bestimmungsgemäßen Einnahmeform (vor allem Schlaf- und Beruhigungsmittel).
- Der überwiegende Anteil der erwachsenen Personen verwendet die verschiedenen Substanzen in einer risikoarmen Form, doch insgesamt sind die gesundheitlichen und finanziellen, individuellen wie gesellschaftlichen Belastungen erheblich. Es gibt u.a. pro Jahr etwa 200000 vorzeitige Todesfälle im Zusammenhang mit einem gefährlichen Konsum von Alkohol- und Tabakprodukten, die volkswirtschaftlichen Kosten pro Jahr werden für Alkohol auf etwa 40 Milliarden Euro, für Tabak auf etwa 80 Milliarden Euro geschätzt (Effertz, 2015).
- Beginn und Verlauf von Substanzstörungen erfolgen im Rahmen einer komplexen Interaktion von personen-, umwelt- und substanzbezogenen Faktoren, sodass isolierte präventive Maßnahmen nicht angemessen sind, sondern es einen breiten Ansatz in den genannten drei Bereichen erfordert.
- Auf der individuellen verhaltensbezogenen Ebene haben sich substanzspezifische als auch allgemein entwicklungsfördernde Methoden als suchtpräventiv wirksam erwiesen. Wirksamkeit sollte dabei als Veränderung empirisch fundierter Risiko- und Schutzfaktoren verstanden werden und nicht erst bei Effekten auf den Konsum.
- Mit Blick auf die verhältnisbezogene Ebene sind nach der Einführung von Steuererhöhungen und Einschränkungen der Konsumorte Abnahmen vor allem des Nikotinkonsums beobachtet worden. Wegen möglicher Eingriffe in die Verfügbarkeit einschließlich der Strafbewehrung des Konsums sind präventive Maßnahmen in diesem Bereich auch Gegenstand gesellschaftlicher Werthaltungen und Kontroversen.

Definition

Die fachliche Terminologie folgt den klinischen Klassifikationssystemen für Substanzstörungen, entweder nach ICD-10 (Dilling et al., 2001) oder DSM-5 (APA, 2013). Im Text wird vor allem die für Deutschland gültige ICD-Terminologie verwendet.

Psychische und Verhaltensstörungen durch psychotrope Substanzen ist der Überbegriff nach ICD-10, wobei zehn Substanzklassen unterschieden werden (F10 bis F19).

Für die Prävention besonders relevant ist der **schädliche Gebrauch** einer Substanz (F1x.1; definiert über eine manifeste körperliche oder psychische Erkrankung) sowie das **Abhängigkeitssyndrom** (F1x.2; dabei müssen drei von sechs Kriterien zumindest einen Monat lang bestanden haben: starkes Verlangen, Kontrollverlust, Entzugssymptome, Toleranz, Vernachlässigung von Interessen und Aufgaben, Konsumfortsetzung trotz negativer Folgen). Relevant ist weiterhin bei bereits konsumierenden Personen die Prävention von Intoxikationen, zahlreichen Erkrankungen und konsumbedingten Infektionen (AIDS, Hepatitis). DSM-5 verwendet den Begriff **„Störungen im Zusammenhang mit psychotropen Substanzen und abhängigen Verhaltensweisen“** und hat in der aktuellen Version einige deutliche Veränderungen gegenüber der ICD-10 vorgenommen. Unter anderem wurde

- die Differenzierung zwischen schädlichem Gebrauch und Abhängigkeitssyndrom aufgegeben,
- im Rahmen des neuen gemeinsamen Begriffs „Substanzkonsumstörungen“ drei Abstufungen des Schweregrades eingeführt sowie
- **Störungen durch Glücksspielen** als Kategorie in dieser Störungsklasse neu eingefügt.

21.1 Epidemiologie

Regelmäßig durchgeführte epidemiologische Querschnittsuntersuchungen an Jugendlichen und jungen Erwachsenen (12 bis 25 Lebensjahre; zuletzt Orth, 2016) bzw. an Erwachsenen (18 bis 64 Lebensjahre; zuletzt Gomes de Matos et al., 2016) sowie einzelne Längsschnittuntersuchungen (Wittchen et al., 2008) belegen, dass substanzbezogene Störungen eine hohe **gesundheitspolitische Relevanz** in Hinblick auf die Notwendigkeit präventiver Maßnahmen haben (vgl. auch Rummel et al., 2017):

- Etwa 3,4 Millionen Personen (6,5 % der Bevölkerung von 18–64 Jahre) weisen eine alkoholbezogene Diagnose „schädlicher Gebrauch“ oder „Abhängigkeitssyndrom“ auf, weiterhin je nach Kriterium und Studie etwa 7,8–9,7 Millionen (21,4 % bzw. 28,3 %) einen riskanten Alkoholkonsum, definiert als Überschreiten einer risikoarmen täglichen Konsummenge von 12 g (Frauen) bzw. 24 g (Männer) oder als regelmäßiges Rauschtrinken.
- Je nach Studie und Alter rauchen etwa 6–12 % der Jugendlichen und etwa 25–29 % der Erwachsenen, eine Nikotinabhängigkeit weisen etwa 9,5 % der Erwachsenen auf (etwa 4,8 Millionen).
- Etwa 5,2 % (2,7 Millionen) haben einen klinisch relevanten Konsum von Medikamenten mit Suchtpotenzial.
- Etwa 1,2 % (610 000) Erwachsene erfüllen die Kriterien für eine Abhängigkeit von Cannabis.
- Jährlich gibt es etwa 74 000 alkoholbezogene und etwa 121 000 tabakbezogene Todesfälle. Die registrierte Anzahl an Rauschgifttoten belief sich im Jahr 2015 auf etwa 1200.

Für die jüngeren Altersgruppen liegen wie bereits ausgeführt zahlreiche epidemiologische Daten vor, die für die spezifische Planung präventiver Maßnahmen von hoher Bedeutung sind. Relevant

Wichtig für Gesundheitsförderung und Prävention

Mit Ausnahme der zumeist durch falsches Verschreibungsverhalten bedingten Medikamentenabhängigkeit im höheren Lebensalter entwickeln sich die Risikoverhaltensweisen im Zusammenhang mit psychoaktiven Substanzen überwiegend im Jugend- und jungen Erwachsenenalter. Fast alle problematischen Konsummuster sind bis spätestens etwa 25/30 Jahre ausgebildet, auch wenn eine Abhängigkeit von Alkohol zumeist erst Jahre danach für die Umwelt manifest wird. Aus diesem Grund konzentriert sich die Prävention substanzbezogener Störungen nahezu ausschließlich auf Kinder, Jugendliche und junge Erwachsene.

sind z. B. Informationen zur Verteilung des Alters bei Erstkonsum für die einzelnen Substanzen, damit präventive Programme entsprechend frühzeitig angesetzt werden. Wichtig sind auch Informationen zu Konsummotiven, zur Komorbidität (das gleichzeitige Auftreten psychischer Störungen oder devianter Verhaltensweisen erfordert spezifische Programmkomponenten) und zum Mehrfachkonsum (hoher Alkoholkonsum korreliert z. B. mit hohem Zigarettenkonsum).

21.2 Ätiologie

Bereits vor mehr als 40 Jahren hat Feuerlein in einer ersten wichtigen Monografie zur Alkoholabhängigkeit (Feuerlein, 1975; Soyka et al., 2008) von einer **Trias von Einflussfaktoren** gesprochen und damit Umweltfaktoren, substanzbezogene und personenbezogene Merkmale gemeint. Zum damaligen Zeitpunkt war das Wissen über die Faktoren, Prozesse und Interaktionen innerhalb der drei Bereiche noch relativ gering. Dass alle drei Faktorenbereiche relevant sind, kann einfach begründet werden:

- Bei weitgehend gleicher Verfügbarkeit und Exposition gegenüber einzelnen psychotropen Substanzen in Deutschland (zumindest bei den legalen Substanzen) entwickelt nur ein kleiner Anteil der Bevölkerung eine Substanzstörung, z. B. bei Alkohol etwa 5–10 % der Bevölkerung, sodass es personenspezifische Faktoren geben muss, die für das unterschiedliche Störungsrisiko verantwortlich sind.
- Vergleicht man Prävalenzwerte innerhalb von Europa und weltweit, so gibt es deutliche Unterschiede, die nicht bzw. nicht nur durch genetische Unterschiede einzelner Völker erklärt werden können. Es muss also in den psychosozialen und gesellschaftlichen Rahmenbedingungen Unterschiede geben, die einen Einfluss auf die Problemlage haben, wie etwa Einstellungen zum Konsum, Verfügbarkeit und Preis der Substanz und Sanktionen bei Verstößen gegen Konsumregeln.
- Untersuchungen bei Menschen und Tieren zeigen, dass einzelne Substanzen erhebliche Unterschiede in ihrem Risiko für Belastungen und Schädigungen von Individuen haben können (Nutt et al., 2007). Dabei spielt auch die Einnahmeform eine Rolle (z. B. Injizieren von illegal erworbenen Substanzen als eine Konsumform mit einem hohen Risiko, da weder die Konzentration noch mögliche Verunreinigungen bekannt sind).

In den letzten Jahren sind zahlreiche neue Erkenntnisse gefunden worden, die im Folgenden zu den drei Bereichen von Einflussfaktoren zusammengestellt sind.

21.2.1 Personenbezogene Faktoren

Die Fortschritte in der Forschung der letzten Jahre, insbesondere bei nicht invasiven Verfahren zur Analyse von neurobiologischen Vorgängen und zum Verständnis der Interaktion zwischen neurobiologischen und psychischen Prozessen, haben das Wissen über mögliche personenbezogene Faktoren erheblich erweitert. Wir gehen heute davon aus, dass nicht jede Person das gleiche Risiko hat, eine Substanzstörung zu entwickeln, sondern dass dies nur für eine Teilgruppe gilt, die besondere Merkmale aufweist, die im Sinn einer besonderen „Anfälligkeit" als **Vulnerabilitätsfaktoren** bezeichnet werden. Die Forschung dazu ist nach wie vor im Fluss, zumal Prozesse wie die Entwicklung einer Abhängigkeit aus ethischen Gründen bei Menschen nicht experimentell erprobt werden können. Doch gibt es seit einiger Zeit eine zunehmende Sicherheit über Vulnerabilitätsfaktoren, die über alle Substanzklassen und weitgehend auch für pathologisches Glücksspielen gelten. Die Vulnerabilitätsmerkmale können entweder vererbt oder in der

Kindheit und Jugend im Rahmen der emotionalen und psychosozialen Entwicklung erworben werden. Aus der Interaktion von Vererbung und Erziehung entwickelt sich in der Kindheit das individuelle Ausmaß an Vulnerabilität, das im weiteren Leben für die mögliche Entwicklung von Substanzstörungen – und auch weiteren psychischen Störungen – eine Rolle spielt.

Ein neurobiologisches Merkmal sind **gestörte Lernprozesse**: Es werden u.a. massive Verstärkungsreize benötigt (die bei psychotropen Substanzen auftreten), und negative Folgen wie Kater, Bestrafung oder Probleme in der Schule haben keine bzw. einen zu geringen Einfluss auf die Beendigung oder Veränderung kritischer Konsummuster. Eine weitere Besonderheit ist eine **reduzierte kognitive Kontrolle**: Sofortige starke Belohnungen wie sie bei psychotropen Substanzen dominieren, auf Verstärkung kann zu wenig gewartet werden. Auf psychologischer Ebene, wobei es auch Interaktionen der beiden Ebenen gibt, fallen insbesondere eine hohe Impulsivität, Komorbidität sowie kognitive Verzerrungen auf, insbesondere die **Kontrollillusion**, ein bestimmtes Konsummuster ohne Probleme meistern zu können (Tabelle 21-1; für zusätzliche Informationen vgl. Bühringer et al., 2008; Bühringer et al., 2012).

Auffällig für alle Substanzklassen ist, dass bei prospektiven und retrospektiven Untersuchungen der Beginn einer problematischen Entwicklung und späteren Substanzstörung schwerpunktmäßig in der Adoleszenz und im jungen Erwachsenenalter liegt. Steinberg (Steinberg, 2008) hat die neurologischen Veränderungen zu Beginn des zweiten Lebensjahrzehnts mit Befunden der Risikoverhaltensforschung in Verbindung gesetzt. Mit der Pubertät ist ein starker Entwicklungssprung des neuronalen Netzwerks, in dem sozioemotionale Informationen verarbeitet werden, zu beobachten, während sich das kognitiv-kontrollierende neuronale System langsamer und graduell bis in die Mittzwanziger entwickelt. Damit entsteht ein Ungleichgewicht. Durch die stärkere Relevanz von Gleichaltrigen (vgl. psychosoziale Einflussfaktoren) wird das **sozioemotionale Netzwerk stark aktiviert, das kognitiv-kontrollierende System hat aber noch wenig Einfluss**. So ist eine Dominanz der wenig kontrollierten Verhaltensimpulse und damit mehr Risikoverhalten im Freundeskreis zu beobachten. Diese Prozesse sind insbesondere für den Substanzkonsum bedeutsam, weil es starke Überschneidungen zwischen dem sozioemotionalen neuronalen Netzwerk und den Belohnungssystemen gibt, in die das Konsumverhalten involviert ist. Das heißt, zu einer im Einzelfall erhöhten individuellen Vulnerabilität als Folge genetischer und frühkindlicher Prozesse kommt ab der Pubertät eine entwicklungsbedingte, tem-

Tabelle 21-1: Der vulnerable Konsument und Spieler (modifiziert nach Bühringer et al., 2017).

neurobiologische Merkmale	psychologische Merkmale
• geringe Belohnungssensitivität (häufige, starke Belohnungen gesucht) • geringe Bestrafungssensitivität (verminderte Lernfähigkeit aus negativen Folgen) • hohe Aufmerksamkeitsverzerrung (Fokus auf starke Reize) • verringerte kognitive Kontrolle (geringe Verhaltenshemmung, mangelnder Belohnungsaufschub)	• hohe Impulsivität • häufige kognitive Verzerrungen (Kontrollillusion) • erhöhte Komorbidität (Depression, Angst)

porär erhöhte Vulnerabilität aufgrund des Ungleichgewichts von kognitivem Kontrollsystem und autonomem bzw. sozial unterstütztem spontanem Verhalten hinzu.

21.2.2 Psychosoziale und gesellschaftliche Faktoren

Sozialisationstheoretische Überlegungen betonen, dass Substanzkonsum funktional eng mit **Entwicklungsaufgaben** von Kindern und Jugendlichen auf dem Weg zum Erwachsenen verbunden sind (s. Silbereisen & Reese, 2001). Typische Entwicklungsaufgaben in unserer Kultur sind z. B. die eigene Identitätsentwicklung, der Aufbau von Freundschaften, die Aufnahme intimer Beziehungen oder die Individuation von den Eltern. Zur Bearbeitung dieser normativen Aufgaben kann der Substanzkonsum dienlich sein. Alkoholisiert wird z. B. das Gemeinschaftsgefühl mit Freunden verstärkt erlebt und alkoholisiert erlebt man sich bei den ersten sexuellen Erfahrungen weniger ängstlich oder gehemmt. Die Annahme, das Experimentieren sei sogar notwendig für eine gesunde psychosoziale Entwicklung, konnte aber bisher nicht konsistent empirisch bestätigt werden (Milich et al., 2000).

Ein erhöhtes Risiko für die Verfestigung problematischer Konsummuster besteht nach der Problemverhaltenstheorie von Jessor (Jessor, 2001) dann, wenn einzelnen Jugendlichen die Ressourcen für die Herausforderungen des Jugendalters fehlen, sodass laufend **Misserfolgserlebnisse** auftreten. Langfristige problematische Entwicklungspfade, die ihre Ursache in biologischen Anlagen haben und zu schwierigem Temperament und damit wenig positiven Interaktionen in der Familie und Schule führen, können zur **Ausgrenzung** gegenüber sozial angepassten Jugendlichen und jungen Erwachsenen führen (Tarter et al., 1999). Es besteht in solchen Fällen die Gefahr, dass solche Jugendliche sich Gruppen sozial abweichender Personen anschließen und deren Normen in Hinblick auf Substanzkonsum und anderes **Problemverhalten übernehmen** und dass das riskante Konsumverhalten durch einen hohen sozialen Status verstärkt wird, der auf andere – sozial adäquate – Art nicht mehr erreicht werden kann (Silbereisen & Reese, 2001; siehe auch Kap. 6).

21.2.3 Substanzbezogene Faktoren

Neben den psychosozialen Faktoren spielen zusätzlich **substanzspezifische Eigenschaften** und deren psychische und physiologische Auswirkungen beim Menschen eine Rolle. Zum Beispiel entwickelt sich eine Alkoholabhängigkeit im Mittel erst nach vier Jahren, sodass Jugendlichen eine längere Zeit der Erprobung adäquater Konsummuster bleibt (Wittchen et al., 2008). Demgegenüber bildet sich eine Tabak- oder Heroinabhängigkeit innerhalb von zwei Jahren bzw. einem Jahr aus, sodass bereits kurzzeitige riskante Konsummuster erhebliche negative Folgen haben können.

21.2.4 Modell für die Integration der Einflussfaktoren bei der Entwicklung von Substanzstörungen

Das im Folgenden beschriebene **Vulnerabilitäts-Risiko-Modell** versucht, die aktuellen Erkenntnisse der Suchtforschung zusammenzufassen und gleichzeitig die zeitlich unterschiedliche Einwirkung der verschiedenen Faktorenbereiche zu integrieren. Solche Modelle werden als heuristisch bezeichnet, da sie zahlreiche einzelne wissenschaftliche Ergebnisse integrieren, aber auch zusätzliche Annahmen bei Wissensdefiziten machen, und deshalb in ihrer Komplexität nicht mehr direkt wissenschaftlich überprüft werden können.

Sie dienen zum einen dem Verständnis der Entwicklungsprozesse, insbesondere zur Erklärung, warum bei gleichem Angebot und Konsumverhalten nur ein Teil der Bevölkerung ein Problem entwickelt, zum anderen lassen sich daraus präventive Maßnahmen ableiten, deren Wirksamkeit dann wieder überprüft werden kann.

Das Modell stellt eine Weiterentwicklung der bereits seit Jahren im Vordergrund stehenden Vulnerabilitäts-Stress-Modelle dar (Wittchen et al., 1999). Diese gehen davon aus, dass für die Entwicklung einer psychischen Störung zum einen eine distale (zeitlich zurückliegend entwickelte) **Vulnerabilität** vorhanden sein muss, zu der später auftretende **Stressfaktoren** hinzukommen müssen. Damit sind vor allem Faktoren der psychosozialen Entwicklung gemeint, aber auch Belastungen in der Schule, im familiären und im Arbeitsleben. Erst wenn beide Faktorenbereiche zusammenkommen, so die Hypothese des Vulnerabilitäts-Stress-Modells, entwickelt sich eine Substanzstörung.

Das daraus weiterentwickelte Vulnerabilitäts-Risiko-Modell stellt eine Überarbeitung der Ergebnisse einer Europäischen Arbeitsgruppe im Rahmen des ALICE-RAP-Forschungsprojekts (http://www.alicerap.eu/) dar (Gell et al., 2016). Es nimmt als zusätzlichen Aspekt eine Aufspaltung der Substanzstörung in mehrere **Entwicklungsstufen** vor:

- Im kritischen Alter für die Entwicklung von Substanzstörungen (also Adoleszenz und junges Erwachsenenalter) entwickelt sich aufgrund einer Kombination von entwicklungspsychologisch noch nicht ausgereifter kognitiver Kontrollprozesse und der weiter oben beschriebenen psychosozialen und gesellschaftlichen Risikofaktoren zunächst ein **riskantes Konsumverhalten (erste Stufe)**. Riskanter Konsum meint hier insbesondere erhöhte regelmäßige Konsummengen, exzessive Konsumformen (Rauschtrinken, andere Rauscherlebnisse) und Konsum in kritischen Situationen (Arbeitsplatz, Sport). Es wird weiterhin angenommen, dass im Laufe der neurobiologischen Reifung und psychischen und psychosozialen Entwicklung solche riskanten Konsumformen bei den meisten Personen wieder zurückgehen und sich ein normaler Substanzkonsum entwickelt, es sei denn, dass bereits eine hohe distale Vulnerabilität vorliegt.
- Das Ausmaß der Vulnerabilität ist dann dafür relevant, ob sich aus einem riskanten Konsumverhalten ein **schädlicher und abhängiger Konsum (zweite Stufe)** entwickelt.

Das Modell versucht auch, die **individuell sehr unterschiedlichen Entwicklungsprozesse** zu integrieren. Die Verläufe vom risikoarmen zum riskanten und schädlichen/abhängigen Verhalten können sich phänotypisch und zeitlich sehr unterscheiden: Bei manchen dauert die Entwicklung nur wenige Wochen, bei anderen Jahre. Manche Personen bleiben auf der Stufe abhängigen Verhaltens über lange Zeit, andere bilden ihr kritisches Verhalten zurück und wiederum andere zeigen ein chronisches Rückfallverhalten mit Phasen der Abstinenz und des problematischen Konsums. Es wird auch die Beobachtung berücksichtigt, dass der größte Teil aller Personen mit einem schädlichen Gebrauch diesen ohne formalisierte Behandlung zurückbildet (Rumpf et al., 2009). Die Forschung dazu ist noch relativ wenig entwickelt, aber auch hier kann man davon ausgehen, dass Personen mit einer geringeren Vulnerabilität und geringeren psychosozialen und gesellschaftlichen Risikofaktoren diese „Spontanheilung" eher bewerkstelligen können. Hier besteht ein bisher vernachlässigter Ansatzpunkt für selektive und indizierte präventive Maßnahmen.

Das Modell erlaubt die Ableitung von umfassenden **Präventionskonzepten** mit folgenden generellen Gesichtspunkten (vgl. auch Bühringer et al., 2016):

- Soweit Vulnerabilitätsfaktoren nicht vererbt, sondern in der frühen Kindheit entwickelt

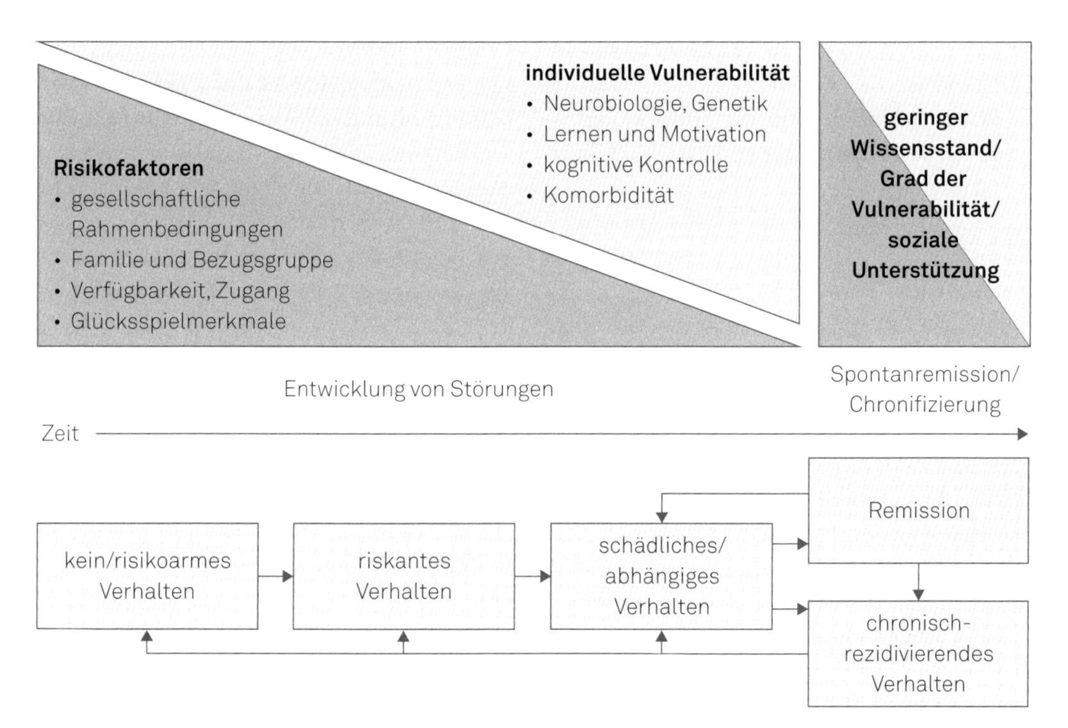

Abbildung 21-1: Heuristisches Modell zur Entwicklung schädlichen/abhängigen Substanzkonsums und Glücksspielens (Bühringer et al., 2013; zuletzt modifiziert nach Gell et al., 2016).

werden, muss in der Erziehung und Schulbildung darauf geachtet werden, die Ausprägung der in Abbildung 21-1 beschriebenen Vulnerabilitätsfaktoren möglichst gering zu halten.

- In der kritischen Zeit der Adoleszenz und des jungen Erwachsenenalters sollte versucht werden, die Risikofaktoren möglichst abzumildern. Dies wird zumeist über ein generelles oder situatives Konsumverbot angestrebt (starke Alkoholika, Glücksspiele, besondere Regeln für den Straßenverkehr) oder durch das Angebot alternativer Maßnahmen wie Freizeit- und Sportmöglichkeiten in einem risikoarmen Setting. Verhaltensbezogene und entwicklungsfördernde Perspektiven sehen hier die Förderung der Risikokompetenz von Jugendlichen als notwendig.
- Personen mit einer hohen Vulnerabilität und akuten Risikofaktoren, die bereits psychotrope Substanzen konsumieren, werden mit erhöhter Wahrscheinlichkeit eine Substanzstörung entwickeln. Das heißt, im Rahmen der selektiven und indizierten Prävention ist es notwendig, durch systematisches Screening und Beobachten solche gefährdeten Personen möglichst frühzeitig zu erkennen.

21.3 Ansatzpunkte für substanzbezogene Prävention

Altgeld und Kolip (vgl. Kap. 4) unterscheiden zwischen

- Prävention, mit dem Ziel, die **Risiken** bestimmter Störungen möglichst **zu vermeiden** (auf der theoretischen Basis des Risikofaktorenmodells), und
- Gesundheitsförderung, mit dem allgemeinen Ziel, die Gesundheit und das **Wohlbefinden**

einzelner Personen **zu verbessern**, auf der Grundlage der Annahme, dass dadurch die Wahrscheinlichkeit für die Entwicklung riskanter Verhaltensweisen gesenkt wird (Schutzfaktorenmodell).

Grundsätzlich gelten diese beiden Strategien auch für den Bereich der substanzbezogenen Störungen, allerdings werden die Begriffe nicht trennscharf verwendet. Moderne Programme zur Prävention des Substanzmissbrauchs beinhalten in der Regel beide Aspekte: nämlich den Abbau der Risikofaktoren wie die Förderung der meist entwicklungsförderlichen Schutzfaktoren.

Humanwissenschaften wie die klinische Psychologie oder die Medizin konzentrieren sich überwiegend auf präventive Maßnahmen, die am einzelnen **Individuum** oder an kleinen **sozialen Gruppen** ansetzen, wie etwa der Familie, der Kindergartengruppe oder der Schulklasse (**Verhaltensprävention**). Hier wird entweder entwicklungsorientiert oder kognitiv vorgegangen (Foxcroft, 2011; s. Abbildung 21-2). Epidemiologische Studien seit Ende des 19. Jahrhunderts für den Bereich des Alkoholkonsums in Skandinavien, in jüngerer Zeit auch in verschiedenen Ländern für den Tabakkonsum, haben aber gezeigt, dass strukturelle soziale Bedingungen einen hohen Einfluss auf die Epidemiologie substanzbezogener Störungen in einer Gesellschaft haben. Für den Bereich Alkohol haben Babor und Kollegen auf einer breiten empirischen Grundlage dargelegt (Babor et al., 2010), dass Maßnahmen der **Verhältnisprävention**, die den Grad der Verfügbarkeit einschränken, den Umfang alkoholbezogener Störungen in einer Gesellschaft wesentlich

		universell	**selektiv**	**indiziert**
		alle	**Gruppen mit erhöhtem Risiko**	**hohes individuelles Risiko**
verhältnisbezogen	Gelegenheiten für Verhalten begrenzen durch Regelungen und Einschränkungen	Besteuerung, Altersgrenze, örtliche Konsumverbote	Reduktion Verkaufsstellen in Hochrisikostadtteilen	Nulltoleranz-Gesetz für alkoholisierte Fahrer
entwicklungsbezogen	Förderung angepassten Verhaltens, Verhinderung fehlangepassten Verhaltens durch Sozialisation angemessener Normen, Werte und Verhaltensgewohnheiten	Elterntraining, Life skills Programm	Familienprogramm für suchtkranke Familien	Lebensweltübergreifende Maßnahme für bereits auffällige Jugendliche
kognitiv	existierende Kognitionen über bestimmtes Verhalten durch Überzeugen angehen (Informationen, Problembewusstsein, Vorurteile)	Aufklärungskampagnen Informationsvermittlung an Schulen	Screening und Kurzinterventionen	motivierende Interventionen mit auffälligen Jugendlichen

Abbildung 21-2: Ansatzpunkte für Prävention bei substanzbezogenen Störungen (in Anlehnung an Foxcroft, 2011).

effizienter beeinflussen als Maßnahmen der Verhaltensprävention einschließlich der Therapie. Allerdings gibt es keine die beiden Ansätze gegeneinander testenden Studien und auch die Vergleichbarkeit der Studien ist eingeschränkt. Auch bei der Verhältnisprävention wird zwischen Risikofaktoren (etwa Verfügbarkeit von alkoholischen Getränken, Preisgestaltung) und Schutzfaktoren (soziale Hilfeeinrichtungen für Eltern, Qualität der pädagogischen Maßnahmen in Kindergärten und Schulen) unterschieden. Allerdings ist in diesem Bereich der Einfluss von Risikofaktoren empirisch wesentlich besser untersucht als derjenige möglicher Schutzfaktoren.

Die Entwicklung des Substanzmissbrauchs findet ihren Anfang im Jugendalter und ist multikausal. Dies bedeutet zum einen, dass es die eine hinreichende Präventionsmaßnahme nicht geben kann. Zum anderen heißt es aber auch, dass es viele Ansatzpunkte für die Suchtprävention gibt und geben muss. Suchtprävention wird dann verstanden als die Beeinflussung der Risiko- und Schutzfaktoren, die die Lebenswelten der Jugendlichen und jungen Erwachsenen und sie

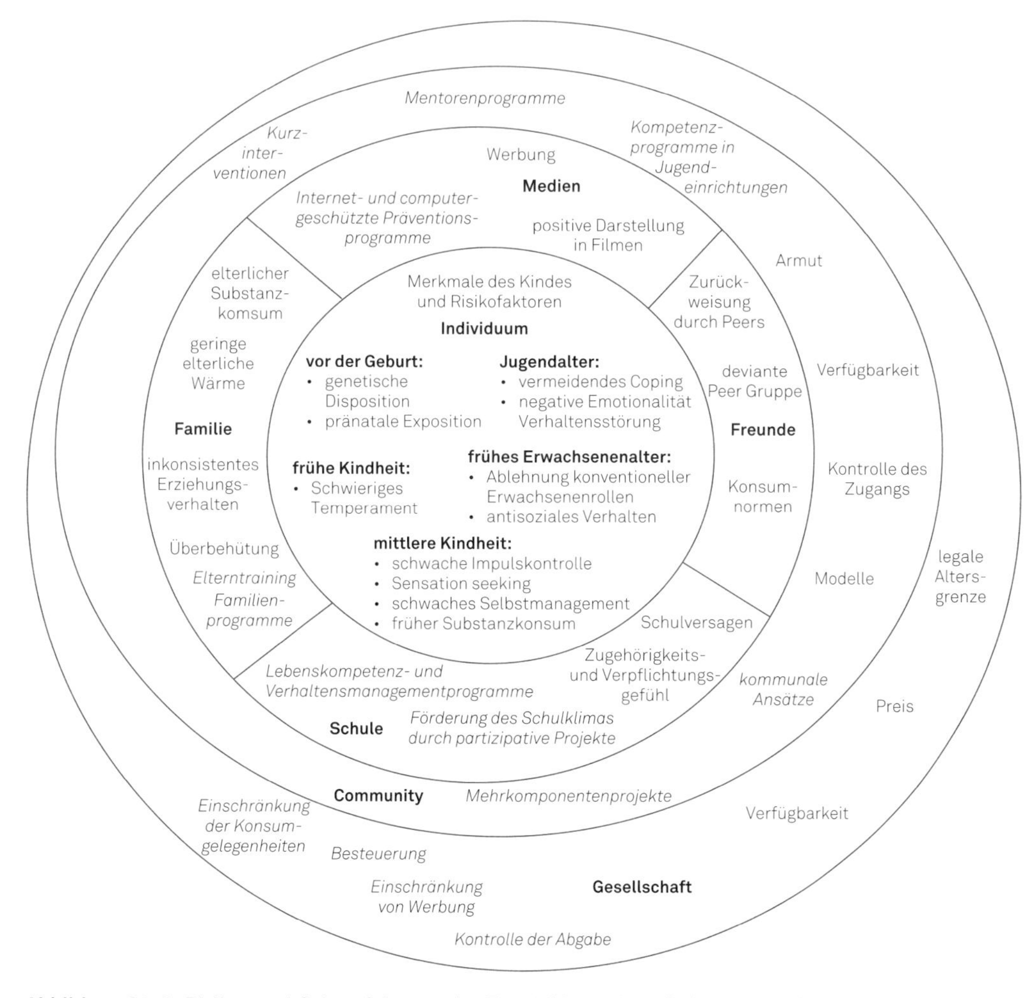

Abbildung 21-3: Risiko- und Schutzfaktoren der Entwicklung eines Substanzmissbrauchs in den Lebenswelten von Jugendlichen (nach National Academy of Sciences, 2009) und *wirksame Maßnahmen in den Handlungsfeldern der Prävention* (nach Bühler & Thrul, 2013).

Wichtig für Gesundheitsförderung und Prävention

Übergreifende Prinzipien des suchtpräventiven Handelns

- **Zielgruppenspezifität:** Es ist notwendig, präventive Programme präzise auf die jeweilige Zielgruppe auszurichten. Dabei spielen das Alter und damit der Entwicklungsstand, das Geschlecht (es gibt geschlechtsspezifische Konsumpräferenzen und Konsummotive), der eventuell bereits vorhandene Konsum psychoaktiver Substanzen sowie das Risikoprofil (universeller, selektiver und indizierter Ansatz) und das Ausmaß von Komorbidität (psychische Störungen, frühe Devianz und Delinquenz) eine Rolle. Die meisten präventiven Programme, insbesondere in der Schule, sind auf breite Zielgruppen ausgerichtet (universell) und können deshalb nicht auf einzelne Jugendliche mit bereits bestehenden Verhaltensauffälligkeiten eingehen (selektiv, indiziert). Hier ist die Therapie von Verhaltensauffälligkeiten im Kindesalter auch als Suchtprävention zu verstehen.
- **frühzeitiger Beginn und langfristiger Ansatz:** Prävention beginnt im Grundsatz in der Schwangerschaft (Aufgabe des Konsums durch die Mutter, Vermeidung von Passivrauchen) und zieht sich über die gesamte frühe Kindheit, die Kindergartenzeit, die Schulzeit bis in die Berufsausbildung hin. Im frühen Kindesalter stehen zunächst substanzunspezifische Maßnahmen zur Förderung von Schutzfaktoren im Vordergrund; spätestens vor Beginn des Konsums psychoaktiver Substanzen müssen aber auch substanzspezifische Maßnahmen im Hinblick auf Risiko- und Schutzfaktoren eingesetzt haben. Der früher übliche „Präventionstag“ an Schulen oder einzelne Unterrichtstunden zu illegalen Drogen sind bestenfalls ein wirkungsloses Feigenblatt, möglicherweise sogar kontraproduktiv (Weckung von Neugierde). Effektive Präventionsprogramme müssen über lange Jahre angelegt sein und sollten idealerweise in die gesamte Schulzeit eingebettet sein.
- **umfassender Ansatz:** Präventive Effekte werden nur sehr schwer erreicht werden können, wenn isoliert nur ein Ansatzpunkt gewählt wird, etwa der Kindergarten oder die Schule. Vielmehr muss versucht werden, präventive Strategien möglichst breit umzusetzen, zumindest unter Einbeziehung der Familie und des sozialen Nahbereichs in der Gemeinde (Verfügbarkeit von illegalen Drogen und Alkohol, Verhalten des Verkaufspersonals, Umgang mit Alkohol in Sportvereinen, Jugendclubs und Freizeitzentren). Die empirisch bestätigten multifaktoriellen Modelle zur Entwicklung von Substanzstörungen erfordern solche breiten Ansätze. Studien aus den USA können ihre Wirkung in vielen Fällen nachweisen.

selber kennzeichnen. In Abbildung 21-3 sind die bereits teilweise genannten Einflussfaktoren aus Perspektive der handelnden Suchtprävention angeordnet, die in den Lebenswelten der Adressaten handelt: Familie, Freundesgruppe, Schule, Wohnumfeld, Medien und Gesellschaft.

21.3.1 Effektive Präventionsmaßnahmen

Im Zeitraum 2004 bis 2012 konnten über 60 Überblicksarbeiten identifiziert werden, die sich mit der Wirksamkeit unterschiedlicher Präventionsansätze auseinandersetzten (Bühler & Thrul, 2013). Der überwiegende Anteil der Untersuchungen stammt aus den USA, am meisten Information liegt für das schulische und hochschulische Handlungsfeld vor. Herauszustellen sind die Cochrane Reviews, die aufgrund ihrer Systematik und Einschlusskriterien für Einzelstudien die evidenzstärksten Einschätzungen zur Verfügung stellen. Gemäß den Handlungsfeldern der Prävention (siehe Abbildung 21-3) sind im Folgenden Ansätze dargestellt, die einen präventiven Effekt auf das Konsumverhalten von Jugendlichen oder jungen Erwachsenen erwarten lassen.

Als wirksamer **universeller Ansatz**

- im Handlungsfeld **Familie** sind Elterntrainings und Familienprogramme zu empfehlen, die mit Eltern an deren allgemeinen Erziehungsverhalten und konsumbezogener Kommunikation arbeiten und im Fall der Familienprogramme zusätzlich die Lebenskompetenz der Kinder fördern und das Familienleben beeinflussen wollen.
- in der **Schule** haben sich alkoholspezifische verhaltensbezogene Interventionen sowie bestimmte (Lebens-)Kompetenzprogramme als effektiv erwiesen. Die tabakpräventiven Maßnahmen haben Effekte auf das Rauchverhalten aller Schüler und Schülerinnen in den Klassen, unabhängig von der bisherigen Raucherfahrung (Lebenskompetenzprogramme, soziale Einflussnahme, Klassenwettbewerbe). Eine Wirkung speziell auf den Einstieg in das Rauchen kann durch die untersuchten Interventionen nicht erreicht werden. Für die Prävention des Konsums von Cannabis und anderen illegalen Drogen sind kompetenzorientierte, umfassende Programme der Drogenprävention effektiv, die auf interaktiven Methoden basieren. Schließlich sind Maßnahmen sinnvoll, die das System Schule z. B. mittels Schulaktionsteams oder durch Verbesserung des Schulklimas verändern.
- kann im Handlungsfeld **Freizeit** und **Freunde** (z. B. Sportvereine, Partysetting, Peer- und Mentorenprogramme) noch keine konkrete Maßnahme als evidenzbasiert bezeichnet werden. Relativ allgemein muss auf qualitativ hochwertig umgesetzte außerschulische Programme zur Förderung der personalen und sozialen Kompetenz verwiesen werden.
- im Handlungsfeld **Medien** gibt es erstmals Evidenz für die Wirksamkeit von internet- und computergestützten Präventionsprogrammen. Weiterhin sind massenmediale Aktivitäten in traditionellen Medien nur in Kombination mit Schulprogrammen (Tabak), nicht als alleinige Präventionsmaßnahme einzusetzen.
- auf **kommunaler Ebene** eignet sich eine Kombination von effektiven Maßnahmen in mehreren Handlungsfeldern. Die Projekte bestehen meist aus schulbasierten Maßnahmen in Kombination mit Erziehungs-, Kommunikations- und Konfliktlösetraining in der Familie. Eine systematische Kooperation kommunaler Akteure und substanzbezogene kommunale Regelungen könnten hierbei die Wirkung erhöhen.
- im Rahmen von **gesetzlichen Rahmenbedingungen** werden Tabak- und Alkoholkontrollstrategien empfohlen, die zu einer Preiserhöhung von Alkohol und Tabakprodukten führen, eine verstärkte Kontrolle und Sanktion der Abgabe von Tabak und Alkohol an Minderjährige nach sich ziehen, die Alkoholwerbung einschränken und die Gelegenheiten zum Rauchen durch Rauchverbote reduzieren.

Auch für die **selektive Prävention** wurden wirksame Ansätze identifiziert:

- In der **Familie** sehen diese eine Begleitung von erstgebärenden Eltern durch Hebammen, Kompetenztrainings mit verhaltensauffälligen Kindern und deren Eltern sowie Familienprogramme mit suchtkranken Familien vor.
- In der **Schule** zeigen Lebenskompetenzprogramme für ältere Jugendliche mit zusätzlichen zugeschnittenen Elementen Wirkung.
- Im **Hochschulsetting** empfiehlt es sich, zur Reflexion anregende und Veränderung motivierende Kurzintervention anzuwenden, die entweder persönlich oder computerbasiert durchgeführt wird. Gleiches gilt für das **Kliniksetting**.
- Während der **Freizeit** bietet es sich an, Jugendliche mit erhöhtem Risikoprofil in ein Mentorenprogramm einzubinden.

Abschließend muss gesagt werden, dass es innerhalb von jedem Ansatz Programme gibt, die Effekte zeigen, und andere, die keine Effekte mit

Wichtig für Gesundheitsförderung und Prävention

Prävention von Substanzstörungen im Spannungsfeld gesellschaftlicher Interessen
Gegenüber der Prävention zahlreicher anderer psychischer Störungen und somatischer Erkrankungen, wie etwa Depressionen, Herz-Kreislauf- oder Skeletterkrankungen, gibt es für die Prävention von Substanzstörungen eine besondere gesellschaftliche Dimension mit einem erheblichen Konfliktpotenzial. Wirksame präventive Interventionen liegen neben der Verhaltensprävention durch Erziehung und Aufklärung auch in der Verhältnisprävention, z.B. in Verboten, Zugangsbeschränkungen oder hohen Preisen (Babor et al., 2010). Drei Aspekte bedingen dabei eine **komplexe Gemengelage** zahlreicher konkurrierender Interessen:

- Eine Mehrheit von Konsumenten mit einem risikoarmen Konsum muss verschiedene Einschränkungen ihres Freiheitsspielraums bei Erwerb und Konsum von psychotropen Substanzen akzeptieren, um eine Minderheit von vulnerablem Konsumenten zu schützen.
- Der Staat bestimmt für riskante und abhängige Konsumenten, wie sie ihr Konsumverhalten gestalten, was für andere Risiken und Erkrankungen selten erfolgt.
- Durch verhältnispräventive Maßnahmen sind ökonomische Interessen der Hersteller und Anbieter betroffen, die in einen Interessenskonflikt zwischen Markterweiterung, Gewinnzielen und Konsumentenschutz geraten, ebenfalls Interessen des Staates im Hinblick auf Steuereinnahmen (2015: etwa 20 Milliarden Steuern und Abgaben für Alkohol, Tabak und Glücksspiele; Rummel et al., 2017).

Gesellschaftlich akzeptiert sind zumeist drei schutzwürdige Gruppen: Schutz Minderjähriger, Schutz indirekt Betroffener (z.B. im Verkehr) und Schutz solcher Personen, die ihre Problematik nicht mehr erkennen und verändern können (z.B. Abhängige). Bereits für die drei Zielgruppen ist aber das Ausmaß verhaltenspräventiver Maßnahmen umstritten (z.B. Werbeeinschränkungen), und erst recht für die große Gruppe risikoarmer erwachsener Konsumenten. Zu diesem Konflikt zwischen „Nanny State und Laissez-faire" (Forberger & Bühringer, 2014, am Beispiel der Glücksspielregulierung) gibt es zahlreiche politische und philosophische Konzepte, aber keine eindeutige Lösungsstrategien, sodass im konkreten Fall nur ein solides wissenschaftliches Grundwissen über effektive Maßnahmen sowie eine gesellschaftliche Konsensbildung weiterhilft.

sich bringen. Der Forschung ist es noch nicht gelungen, für jedes Handlungsfeld **die** Kerninhalte zu bestimmen, die eine Wirksamkeit ausmachen. Dennoch wird zur Beachtung empfohlen, bei der Entwicklung von verhaltensbezogenen Maßnahmen auf sozialkognitive Lerntheorien aufzubauen, das Erlernen und Üben von personalen und sozialen Fertigkeiten vorzusehen, den Einfluss sozialer Normen zu nutzen und sowohl protektive Faktoren zu fördern als auch Risikofaktoren zu begegnen. Die Vermittlungsmethoden sollten interaktiv sein, d.h. den Austausch zwischen den Teilnehmenden an der Maßnahme in den Mittelpunkt stellen. Eine reine Informationsvermittlung ist nicht zielführend. Für die Verhältnisprävention gilt, dass nicht die Regelung alleine, sondern nur ihre Umsetzung, Kontrolle und Sanktionierung Veränderungen erwarten lässt.

21.3.2 Beispiel für ein schulisches Präventionsprogramm

Als Beispiel soll ALF (Allgemeine Lebenskompetenzen und Fertigkeiten), ein suchtpräventives Programm für die Orientierungsstufe, vorgestellt werden (Walden et al., 1998). Zwei Lehrermanuale für die 5. Klasse (12 Doppelstunden) und die 6. Klasse (8 Doppelstunden) enthalten detaillierte Stundenbeschreibungen und Arbeitsmittel für folgende Themen: sich kennenlernen und

Wichtig für Gesundheitsförderung und Prävention

Kompetenzorientierten Programmen wird für das Handlungsfeld Schule die umfassendste Wirkung zugeschreiben, weil sie nicht nur für die Suchtprävention, sondern auch für andere Präventionsbereiche geeignet sind. In Deutschland stehen mittlerweile viele wissenschaftlich basierte und evaluierte Lebenskompetenzprogramme zur Verfügung (Bühler, 2016).

wohlfühlen, Informationen zum Rauchen und zu Alkohol, Gruppendruck widerstehen, Kommunikation und soziale Kontakte sowie Gefühle ausdrücken (5. Klasse). Themen der 6. Klasse sind unter anderem: Gruppendruck widerstehen, Informationen zu Nikotin, Klassenklima verbessern und Problemlösung.

Eine typische ALF-Stunde beginnt mit der Besprechung der Hausaufgabe zur Vertiefung bzw. Vorbereitung der jeweiligen Stunde. Danach wird das jeweilige Thema in Kleingruppenarbeit, Rollenspielen und Gruppendiskussionen bearbeitet. Eine Abschlussübung beendet die Stunde. Dies kann eine Entspannungs- oder Bewegungsübung oder eine Gesprächsrunde sein. In Tabelle 21-2 ist beispielhaft der Ablauf der Unterrichtseinheit 4 in der 6. Klasse beschrieben.

Zusammenfassung

Die Effekte präventiver Maßnahmen sind zwar noch nicht durchgehend zufriedenstellend, doch zeigen fachlich gut konzipierte Programme und fundierte Regelungen Effekte im Hinblick auf die Verhinderung des Konsums, die Vermeidung problematischer Konsummuster oder die Verzögerung des Eintrittsalters sowie Effekte der Förderung von Schutzfaktoren, sodass sie noch stärker als bisher in die Praxis umgesetzt werden sollten. Damit würde der Forderung nach evidenzbasiertem Handeln in der Suchtprävention, wie sie 2015 in einem Memorandum veröffentlicht wurde (Hoff & Klein, 2015), entsprochen. Ebenso ist eine Forschung zum weiteren Aufbau präventiven Wissens nötig, die z.B. die wesentlichen Elemente wirksamer Maßnahmen bestimmt, sodass praxisrelevante Evidenzen für eine weitere Verbesserung der Suchtprävention in Deutschland zur Verfügung stehen.

Diskussionsanregung

- Wie lässt sich die Grenze von Konsum zu Missbrauch und Abhängigkeit abgrenzen?
- Welche Bedeutung haben Maßnahmen zur Prävention substanzbezogener Störungen?
- Warum entwickeln sich problematische Konsummuster überwiegend im Jugendalter?
- Welche Faktoren spielen bei der Entwicklung substanzbezogener Störungen eine Rolle?
- Wie lassen sich die Begriffe substanzunspezifische, -bezogene und -spezifische Einflussfaktoren voneinander abgrenzen?
- Wie lassen sich Verhaltensprävention und Verhältnisprävention im Bereich des Substanzmissbrauchs voneinander abgrenzen?
- Welche Prinzipien der Suchtprävention erscheinen besonders wichtig?
- Wie lässt sich der Stellenwert und die Inhalte der „Informationsvermittlung" als präventive Maßnahme in der Vergangenheit und heute einschätzen?

Tabelle 21-2: Beispiel einer Unterrichtseinheit des ALF-Programms (Walden et al., 1998).

Lernziele	• Hinterfragen von Gründen für das Rauchen und Nichtrauchen • Sensibilisierung für Gruppendrucksituationen • Aufzeigen und Einüben der Möglichkeiten, Nein zu sagen • sich und seine Stärken kennenlernen, Selbstwahrnehmung schulen
Hausaufgabe (20 Min.)	Die Stunde beginnt mit der Besprechung der Hausaufgabe. Die SchülerInnen hatten den Auftrag erhalten, SchülerInnen und Bekannte danach zu befragen, warum sie bzw. warum sie nicht rauchen. Die Argumente für und gegen das Rauchen werden bei der Besprechung der Hausaufgabe diskutiert und gegenübergestellt.
Erarbeitung des Themas (50 Min.)	Dieser Unterrichtsabschnitt beginnt mit der Durchführung von Rollenspielen. Dabei sind Rollen und Situationen festgelegt. Jede Rollenspielgruppe besteht aus vier SchülernInnen. Drei von ihnen spielen die Gruppe, die den vierten mit dem Angebot einer Zigarette bzw. eines Glases Bier „unter Druck" setzt. Es werden in dieser Phase etwa zwei Rollenspiele durchgeführt. Danach erhalten die SchülerInnen ein Arbeitsblatt. Zunächst schreiben sie nun auf, in welchen Situationen mit Gleichaltrigen sie Gruppendruck erlebt haben. Diese Situationen werden im Plenum gesammelt. In einem zweiten Arbeitsschritt sollen die SchülerInnen in Stillarbeit überlegen, was sie gegen Gruppendruck hätten unternehmen können. Wiederum werden die Ideen der SchülerInnen im Plenum gesammelt. Wenn die Lehrkraft möchte, kann sie die von den SchülernInnen vorgetragenen Möglichkeiten, sich dem Gruppendruck zu widersetzen, ergänzen. Dazu wird im Manual eine Reihe von Möglichkeiten vorgegeben. Die „Erarbeitung des Themas" endet mit der nochmaligen Durchführung des Rollenspiels. Jetzt sollen die SchülerInnen jedoch versuchen, die erarbeiteten Möglichkeiten, Nein zu sagen, im Rollenspiel anzuwenden.
Abschlussübung (10 Min.)	Die Lehrkraft kann zwischen einer Gesprächsrunde, einer Bewegungsübung und einer Entspannungsübung wählen.
Stellen der Hausaufgabe (10 Min.)	Die Schüler erhalten das Arbeitsblatt „Ich über mich". Auf diesem sollen sie ihre Wünsche, Vorlieben, Ängste, Stärken und Hobbys eintragen.

Literatur

American Psychiatric Association (APA). (2013). *Diagnostic and statistical manual of mental disorders* (5th ed., DSM-5). Arlington: American Psychiatric Association

Babor, T.F., Caetano, R., Casswell, S., Edwards, G., Giesbrecht, N., Graham, K. et al. (2010). *Alcohol: no ordinary commodity – research and public policy* (2nd ed.). Oxford: Oxford University Press. Thomas F. Babor, Raul Caetano, Sally Casswell, Griffith Edwards, Norman Giesbrecht, Kathryn Graham, and others

Bühler, A. & Thrul, J. (2013). *Expertise zur Suchtprävention.* In BZgA (Hrsg.) *Forschung und Praxis der Gesundheitsförderung*, Bd. 46. Köln: BZgA.

Bühler, A. (2016). Meta-Analyse zur Wirksamkeit deutscher suchtpräventiver Lebenskompetenzprogramme. *Kindheit und Entwicklung, 25* (3), 175–188.

Bühringer, G., Wittchen, H.U., Gottlebe, K., Kufeld, C. & Goschke, T. (2008). Why people change? The role of cognitive-control processes in the onset and cessation of substance abuse disorders. *International Journal of Methods in Psychiatric Research, 17* (Suppl. 1), S4–S15.

Bühringer, G., Kräplin, A. & Behrendt, S. (2012). Universal characteristics and consequences of the addiction syndrome. In H.J. Shaffer (Eds.), *APA Addiction syndrome handbook: Vol. 1. Foundations, influences, and expressions of addiction* (pp. 291–316). Washington DC: American Psychological Association.

Bühringer, G., Braun, B., Kräplin, A., Neumann, M. & Sleczka, P. (2013). Gambling – two sides of the same coin: recreational activity and public health problem. *ALICE RAP Policy Paper Series, Policy Brief, 2*, 1–15.

Bühringer, G, Forberger, S., Holmes, J., Lingford-Hughes, A., McLeod, J. & Meier, P. (2016). Implications for research, policy and practice. In L. Gell, G. Bühringer, J. McLeod, S. Forberger, J. Holmes & A. Lingford-Hughes (Eds.), *What determines harm from addictive substance and behaviours?* (pp. 187–196). Oxford: Oxford University Press.

Bühringer, G., Kotter, R. & Kräplin, A. (2017). Ätiologie von Glücksspielstörungen – Implikationen für den Verbraucherschutz. In J. Krüper (Hrsg.), *Zertifizierung und Akkreditierung als Instrumente qualitativer Glücksspielregulierung* (S. 35–57). Tübingen: Mohr Siebeck.

Dilling, H., Mombour, W., Schmidt, M.H. & Schulte-Markwort, E. (2000). *ICD-10.* Göttingen: Hogrefe.

Foxcroft, D. (2011). *Classifying prevention: form, function and theory.* Vortrag. 2nd conference of the European Prevention Research Society, Lissabon.

Effertz, T. (2015). *Die volkswirtschaftlichen Kosten gefährlicher Konsumgüter – Eine theoretische und empirische Analyse für Deutschland am Beispiel Alkohol, Tabak und Adipositas.* Frankfurt am Main: Peter Lang.

Feuerlein, W. (1975). Alkoholismus: Missbrauch und Abhängigkeit. Stuttgart: Thieme.

Forberger, S. & Bühringer, G. (2014). Governance regulations of the gambling market: between nanny state and laissez faire? In P. Anderson, G. Bühringer & J. Colom (Eds.), *Refraiming addiction: policies, processes and pressures* (pp. 58–73). The Alice-Rap Project. Verfügbar unter: www.alicerap.eu/resources/documents/doc_download/216-alice-rap-e-book-reframing-addictions-policies-processes-and-pressures.html. Zugriff am 05. Februar 2018.

Gell, L., Bühringer, G., Room, R., Allamani, A., Eiroa-Orosa, F.J., Forberger, S. et al. (2016). Discussion and integration of key findings. In L. Gell, G. Bühringer, J. McLeod, S. Forberger, J. Holmes, A. Lingford-Hughes & P. Meier (Eds.), *What determines harm from addictive substance and behaviours?* (pp. 157–186). Oxford: Oxford University Press.

Gomes de Matos, E., Atzendorf, J., Piontek, D. & Kraus, L. (2016). Substanzkonsum in der Allgemeinbevölkerung in Deutschland. Ergebnisse des Epidemiologischen Suchtsurveys 2015. *Sucht, 62*, 271–281.

Hoff, T. & M. Klein (Hrsg.). (2015). *Evidenzbasierung in der Suchtprävention – Möglichkeiten und Grenzen in Praxis und Forschung.* Berlin: Springer.

Jessor, R. (2001). Problem behavior theory. In J. Raithel (Hrsg.), *Risikoverhaltensweisen Jugendlicher* (S. 61–78). Opladen: Leske & Budrich.

Milich, R., Lynam, D., Zimmerman, R. et al. (2000). Differences in young adult psychopathology among drug abstainers, experimenters, and frequent users. *Journal of Substance Abuse, 11* (1), 69–88.

Nutt, D., King, L.A., Saulsbury, W. & Blakemore, C. (2007). Development of a rational scale to assess the harm of drugs of potential misuse. *Lancet, 369*, 1047–1053.

National Academy of Sciences. (2009). *Preventing mental, emotional, and behavioral disorders among young people. Progress and possibilities.* Washington DC: The National Academies Press.

Orth, B. (2016). *Die Drogenaffinität Jugendlicher in der Bundesrepublik Deutschland 2015. Rauchen, Alkoholkonsum und Konsum illegaler Drogen: aktuelle Verbreitung und Trends* (BZgA-Forschungsbericht). Köln: Bundeszentrale für gesundheitliche Aufklärung.

Rummel, C., Lehner, B. & Kepp, J. (2017). Daten, Zahlen, Fakten. In Deutsche Hauptstelle für Suchtfragen (DHS), *Jahrbuch Sucht 2017.* Lengerich: Pabst Science Publishers.

Rumpf, H.J., Bischof, G., Hapke, U., Meyer, C. & John, U. (2009). Remission ohne formelle Hilfe bei Alkoholabhängigkeit: Der Stand der Forschung. *Sucht, 55* (2), 75–85.

Silbereisen, R.K. & Reese, A. (2001). Alkohol und illegale Drogen. In J. Raithel (Hrsg.), *Risikoverhaltensweisen Jugendlicher* (S. 131–153). Opladen: Leske & Budrich.

Soyka, M., Küfner, H. & Feuerlein, W. (2008). *Alkoholismus – Mißbrauch und Abhängigkeit: Entstehung – Folgen – Therapie* (6. Aufl.). Stuttgart: Thieme.

Steinberg, L. (2008). A social neuroscience perspective on adolescent risk-taking. *Developmental Review, 28* (1), 78–106.

Tarter, R., Vanyukov, M., Giancola, P., Dawes, M., Blackson, T., Mezzich, A. et al. (1999). Etiology of early onset substance use disorder: a maturational perspective. *Development and Psychopathology, 11*, 657–683.

Teunisson, H., Spijkerman, R., Prinstein, M.J., Cohen, G.L., Engels, R. & Scholte, R. (2012). Adolescents' conformity to their peers' pro-alcohol and anti-alcohol norms: the power of popularity. *Alcoholism: Clinical and Experimental Research, 36*, 1257–1267.

Walden, K., Kröger, C., Kutza, R. & Kirmes, J. (1998). *ALF – Allgemeine Lebenskompetenzen und Fertigkeiten. Programm für Schüler und Schülerinnen der 5. Klasse mit Informationen zu Nikotin und Alkohol.* Hohengehren: Schneider.

West, R. (2013). *Models of addiction* (EMCDDA Insights, no. 14). Lissabon: European Monitoring Centre for Drugs and Drug Addiction.

Wittchen, H.U., Lieb, R. & Perkonigg, A. (1999). Early developmental stages of substance abuse and dependence. In D. Ladewig (Hrsg.), *Basic and clinical science of substance related disorders* (pp. 7–22). Basel: Karger.

Wittchen, H.U., Behrendt, S., Höfler, M., Perkonigg, A., Lieb, R., Bühringer, G. et al. (2008). What are high risk periods for incident substance use and transitions to abuse and dependence? Implications for early intervention and prevention. *International Journal of Methods in Psychiatric Research, 17* (Suppl. 1), S16–S29.

Lese- und Medienempfehlung zu Vertiefung

Bühler, A. & Thrul, J. (2013). *Expertise zur Suchtprävention* (Forschung und Praxis der Gesundheitsförderung, Band 46). Köln: BzgA.

Leppin, A., Hurrelmann K. G Petermann H. (Hrsg.). (2000). *Jugendliche und Alltagsdrogen. Konsum und Perspektiven der Prävention.* Berlin: Luchterhand.

West, R. (2013). *Models of addiction* (EMCDDA Insights, no. 14). Lissabon: European Monitoring Centre for Drugs and Drug Addiction.

22 Prävention von Anorexia nervosa

Gaby Resmark und Stephan Zipfel

Überblick
- Warum ist Prävention bei Anorexia nervosa essenziell?
- Worauf zielen Präventionsprogramme ab?
- Was macht die Wirksamkeit von Präventionsprogrammen aus?
- Welche Bedeutung haben neue Medien bei der Prävention von Essstörungen?

22.1 Anorexia nervosa

Als **Risikofaktoren** für die Entwicklung einer Essstörung gelten neben weiblichem Geschlecht und jungem Lebensalter vor allem die Internalisierung des Schlankheitsideals, Gewichts- und Figursorgen, Schlankheitsstreben, Körperunzufriedenheit, Perfektionismus und niedriger Selbstwert (Jacobi et al., 2004; Keel et al., 2013; Striegel-Moore & Bulik, 2007). Demgegenüber werden als **Schutzfaktoren**, welche die Wahrscheinlichkeit der Entstehung einer Essstörung reduzieren, ein hohes Selbstwertgefühl, ein positives Körperbild, eine hohe Selbstwirksamkeitserwartung und Fähigkeiten wie Konfliktfähigkeit und Medienkompetenz genannt (Berger, 2006; Smolak & Thompson, 2009). Angesichts der Schwere und Chronizität der Erkrankung, der schwierigen Behandlung und der mit Anorexia Nerviosa (AN) verbundenen persönlichen und gesellschaftlichen Kosten (Stuhldreher et al., 2012; Egger et al., 2016) sind präventive Maßnahmen und frühe Interventionen von hoher Bedeutung (Pearson et al., 2002; Herpertz et al., 2011).

Definition

Die Anorexia nervosa (AN) stellt eine schwerwiegende und äußerst komplexe Essstörung dar, die u. U. einen lebensbedrohlichen Verlauf nehmen kann (Teufel et al., 2009; Zipfel et al., 2000; Zipfel et al., 2015; Treasure et al., 2015). Gemäß dem aktuellen Klassifikationssystem DSM 5 (Falkai & Wittchen, 2015) ist AN gekennzeichnet durch ein signifikantes Untergewicht, ausgeprägte Ängste vor einer Gewichtszunahme und eine verzerrte Wahrnehmung des eigenen Körpers.

22.2 Arten der Prävention bei Anorexia nervosa

Levine und Smolak unterscheiden verschiedene Arten von Präventionsansätzen (Levine & Smolak, 2006):

- **Primäre Prävention** strebt die Reduktion von Risikofaktoren und somit eine Senkung der Inzidenzrate an. Die Inzidenz wird definiert als die Anzahl neuer Fälle in der Allgemeinbevölkerung pro Jahr. Da die Inzidenz von AN mit

ca. 5 pro 100000 Personen relativ niedrig ist (Hoek, 2016), stellt es eine Herausforderung für jede Präventionsmaßnahme in diesem Bereich dar, diejenigen mit einem Erkrankungsrisiko zu erreichen, gleichzeitig jedoch die Mehrheit der Gesunden so wenig wie möglich zu belasten (Bauer et al., 2016). Primäre Prävention kann entweder **universell** sein, d.h. sich an breite Bevölkerungsgruppen richten, oder einen **selektiven** Ansatz verfolgen, indem asymptomatische Risikopopulationen fokussiert werden. Hieraus ergibt sich das Dilemma, dass universelle Ansätze überwiegend Personen ohne Präventionsbedarf einschließen, selektive Ansätze hingegen die Gefahr bergen, Menschen, die zukünftig tatsächlich an AN erkranken, unberücksichtigt zu lassen.
- **Sekundäre (indizierte) Präventionsansätze** untersuchen kleinere Gruppen mit hohem Risiko und bereits ersten (subsyndromalen) Symptomen der Störung.
- **Tertiäre Prävention** fokussiert die Verhinderung einer Verschlechterung einer voll ausgeprägten AN und umfasst Maßnahmen zur Rehabilitation und Rückfallprophylaxe. Da Betroffene mit AN einer Veränderung ihres Gewichts und Essverhaltens in der Regel hochambivalent gegenüberstehen, dementsprechend Therapieabbrüche häufig auftreten und das Rückfallrisiko in den ersten 12 Monaten nach einer Behandlung am größten ist (Carter et al., 2012), ist die tertiäre Prävention besonders wichtig.

22.3 Zielbereiche für die Prävention von Anorexia nervosa

Ansätze zur Prävention lassen sich grundsätzlich in zwei Gruppen einteilen: Maßnahmen, die primär gesundheitspolitisch motiviert sind und auf eine Veränderung des gesellschaftlichen Klimas als Nährboden für die Entstehung der AN abzielen, und solche, die sich auf individueller Ebene an bestimmte Personengruppen richten. Die Wechselwirkung zwischen Medien als externem Einflussfaktor und persönlicher Vulnerabilität als internem Faktor ist für die primäre Prävention bei AN von entscheidender Bedeutung (Karwautz & Wagner, 2015). Alle Ansätze beruhen auf der **Rationale des Risikofaktorenmodells**: Risikofaktoren für das Entstehen der Erkrankung sollen gesellschaftlich und individuell reduziert, protektive Faktoren hingegen unterstützt und strukturell implementiert werden.

Präventive Maßnahmen sollen laut Karwautz und Wagner folgende Themen adressieren (Karwautz & Wagner, 2015; S. 241):
- Zugang zu eigenen Gefühlen erhöhen
- gesundes Stressmanagement und Coping-Strategien fördern
- Selbstwert und Selbstvertrauen erhöhen
- Ausgeglichenheit zwischen Autonomie und Abhängigkeit von Familienmitgliedern und der Peergroup schaffen
- eigene Bedürfnisse und Gefühle ausdrücken
- Ehrgeiz und Perfektionismus reduzieren
- positive Körpererfahrung erhöhen
- Selbstwert durch andere Faktoren als Gewicht und physische Erscheinung aufbauen
- kritische Sichtweise gegenüber oberflächlichen soziokulturellen Idealen vermitteln
- gesunde Essgewohnheiten vermitteln.

22.3.1 Gesundheitspolitische Ansätze

Die Initiative mit der größten Breitenwirkung in Deutschland ist die Initiative **„Leben hat Gewicht“**, die 2007 seitens der Bundesministerinnen für Gesundheit, Bildung und Familie sowie der Herausgeberin der Zeitschrift „Emma“ initiiert wurde (http://www.bundesgesundheitsministerium.de/themen/praevention/gesundheitsgefahren/essstoerungen/leben-hat-gewicht.html). Die Kampagne ist Teil des nationalen Aktionsplans zur Prävention von Fehlernährung, Bewegungsmangel, Übergewicht und damit zusammenhängenden Krankheiten und wird von zahlreichen Organisationen, Institutionen und Prominenten aus Film und Fernsehen, Sport, Modebranche und Politik unterstützt. Die Initiative soll Jugendliche für die Thematik der Essstörungen sensibilisieren, ihnen ein positives Körperbild vermitteln und ihren Selbstwert stärken. Die Jugendlichen sollen angeregt werden, gesellschaftliche Schlankheits- und Schönheitsideale zu hinterfragen und „einen gesundheitsbewussten und selbstbestimmten Umgang mit dem eigenen Körper" zu finden. Neben regelmäßig stattfindenden Veranstaltungen, bei denen vor allem der Austausch zwischen Betroffenen und Experten im Vordergrund steht, unterstützt die Initiative verschiedene Projekte, Studien und andere Kampagnen wie z.B. die „Initiative für wahre Schönheit" einer bekannten Körperkosmetikserie.

Gemeinsam mit der Mode- und Modelbranche wurde im Rahmen der Initiative 2008 die **„Nationale Charta der deutschen Textil- und Modebranche"** entwickelt. Dies stellte eine Reaktion auf den Tod einiger Models dar, der die Branche weltweit veranlasste, über die sogenannten „Idealmaße" von Models nachzudenken. Ziel der Charta war es, die Öffentlichkeit für ein gesundes Körperbild zu sensibilisieren und einen Bewusstseinswandel in Gang zu setzen. Die Unterzeichner verpflichteten sich unter anderem dazu, keine Models zu beschäftigen, die einen BMI (Body-Mass-Index = Körpergewicht [kg] geteilt durch Körpergröße im Quadrat [m^2]) von 18,5 und ein Mindestalter von 16 Jahren unterschreiten, um ein gesundes Körperbild zu vermitteln und sich offen gegen extreme Magerkeit auszusprechen. Zudem verpflichteten sie sich, präventive Maßnahmen im Bereich der Essstörungen zu unterstützen und die Ideen der Charta weiter zu tragen, um einen europäischen Austausch zu fördern.

Die **Deutsche Gesellschaft für Essstörungen** (DGESS) bezieht sich in ihrem „Aufruf zur Prävention von Magersucht" (http://www.dgess.de/wissen/downloads) auf einen französischen Gesetzesentwurf, nach dem die Anstiftung zur exzessiven Magerkeit, die zur Magersucht führen kann, strafverfolgt wird. Die DGESS konstatiert, dass „Magersucht [...] die psychische Erkrankung mit der höchsten Sterblichkeit in relativ jungen Lebensjahren (ist), höher als bei Depression oder Schizophrenie. Präventionsmaßnahmen sind deshalb dringend erforderlich". Sie fordert die Verantwortlichen auf, sich künftig dem Thema „Anstiftung zur Magersucht" mit stärkerem Einsatz zu widmen und spricht hier explizit die Modeindustrie und Werbung, aber auch die verantwortlichen Politiker und Ministerien in Deutschland an. Gemäß der Richtlinien der **Academy for Eating Disorders** (AED) für die Modeindustrie (https://www.aedweb.org/advocate/press-releases/position-statements) fordert die DGESS

- neben der Einführung eines Mindest-BMI für weibliche und männliche Models zwischen 16 und 18 Jahren, der dem 10. BMI-Perzentil für das jeweilige Alter und Geschlecht entspricht, unter anderem auch
- die Einführung einer unabhängigen medizinischen Bescheinigung darüber, dass diejenigen, die eine Modelkarriere anstreben, nicht an einer Essstörung leiden,
- ein allgemeines Verbot für den Einsatz von Manipulationstechniken zur Bildbearbeitung, die die Models dünner erscheinen lassen, und
- den Einsatz von Models mit unterschiedlichem Körperumfang, damit sich das Schönheitsideal nicht ausschließlich am Schlanksein orientiert.

Die **Bundeszentrale für gesundheitliche Aufklärung** (BZgA) bietet ein spezielles Internetangebot zum Thema Essstörungen an (https://www.bzga-essstoerungen.de), das sich an Betroffene, Eltern und Angehörige sowie Lehr- und Mittlerkräfte (z.B. Übungsleiter in Sportvereinen, pädagogische Fachkräfte in Freizeiteinrichtungen, Ausbildungsleiter) richtet. Es enthält Informationen zu den verschiedenen Esssstörungen,

Beratungs- und Behandlungsangeboten sowie Materialien.

Ein weiterer gesundheitspolitischer Akteur sind die **Krankenkassen**. Sie tragen vorwiegend durch Informationsmaterialien und durch die Unterstützung regionaler Aktionen zur Prävention der AN bei.

Die Initiative **„bauchgefühl“** (http://www.bkk-bauchgefuehl.de) wurde von den Betriebskrankenkassen ins Leben gerufen, um durch Informationen und Sensibilisierung Essstörungen vorzubeugen sowie über Beratungs- und Behandlungsangebote für bereits betroffene Kinder, Jugendliche und junge Erwachsene dem Voranschreiten der Krankheit entgegenzuwirken.

„Ninette – Dünn ist nicht dünn genug“ ist eine neue interaktive Onlineplattform, über die Jugendliche und ihre Eltern Informationen und Hilfsangebote zu Essstörungen erhalten können. Neben dem zentralen Bestandteil eines interaktiven Comics finden sich auf der Homepage ninette.berlin weitere Zusatzinformationen zum Thema Essstörungen. Das „Ninette“-Projekt wurde 2016 von „Ingvild Goetz Philantrophy“ und der Interactive Media Foundation in enger Zusammenarbeit mit Essstörungsexperten entwickelt. Der Comic wurde für den Grimme Online Award 2017 nominiert.

22.3.2 Individuumzentrierte Ansätze

Präventive Maßnahmen, die nicht primär auf Massenkommunikation und Medien setzen, sind in der Regel dem Settingansatz verpflichtet und wählen als das geeignete Setting meist die Schule. Während in den Zielen große Übereinstimmung herrscht, bestehen Unterschiede vor allem hinsichtlich:

- der **Altersgruppen:** Die meisten Programme wurden für Jugendliche zwischen dem 12. und 16. Lebensjahr entwickelt, es gibt jedoch auch Interventionen, die sich zur Prävention von Essstörungen bereits an Kindergartenkinder oder speziell an Universitätsstudierende richten.
- der **Durchführenden:** Manche der Programme sehen die Durchführung durch externe Experten vor, andere sind für die Durchführung durch Lehrer konzipiert. Als Vorteile der Durchführung durch Letztere werden die größere Vertrautheit zwischen Lehrenden und Schülern und eine größere Nachhaltigkeit angeführt. Externen Experten – so die gegenteilige Argumentation – sei wegen ihrer besseren fachlichen Fundierung der Vorzug zu geben, dies insbesondere bei gefährdeten Schülern. Außerdem seien diese gegenüber externen Personen vielleicht eher bereit, ihre Probleme zu äußern.
- einer **koedukativen oder geschlechtergetrennten Durchführung:** Für die Trennung der Geschlechter in ansonsten koedukativen Klassen spricht, dass viele Jugendliche in der Zeit der Pubertät starke Hemmungen haben, im Beisein des anderen Geschlechts über persönliche und intime Themen zu sprechen.

Im Folgenden werden exemplarisch für den deutschsprachigen Raum zwei evidenzbasierte Präventionsprogramme für AN vorgestellt.

Ein Beispiel für **primärpräventive** schulbasierte Prävention ist **„PriMa“** (Primärprävention von Magersucht; Berger, 2008). Das Programm richtet sich an Mädchen der 6. Klasse und zielt auf die Reduktion von Risikofaktoren für AN (z. B. Gewichtssorgen, negatives Körperbild, Diäthalten) ab. Es besteht aus neun 90-minütigen Einheiten, in denen anhand von Postern, die eine Barbiepuppe auf dem Weg in die Magersucht darstellen, verschiedene Problembereiche (z. B. Schönheitsideal, Kontrollverlust, pathologisches Essverhalten) adressiert werden. Das Programm wird von zuvor geschulten Lehrern durchgeführt.

Das internetbasierte **sekundärpräventive** Programm **„Student Bodies AN“** (Ohlmer et al., 2012; Ohlmer et al., 2013) richtet sich an junge

Frauen ab 18 Jahren, die im Fragebogenscreening hohe Gewichts- und Figursorgen angeben, dabei jedoch mit ihrem BMI im Bereich des Untergewichts oder niedrigen Normalgewichts liegen bzw. bei Normalgewicht ein deutlich restriktives Essverhalten zeigen. Das Programm beinhaltet zehn wöchentliche Sitzungen eines internetgestützten kognitiv-behavioralen Ansatzes, in dem die Themengebiete Körperbild und Schönheitsideale, Umgang mit negativen Emotionen sowie gesunde Ernährung und Sport erarbeitet und Informationen zum Thema Essstörungen psychoedukativ vermittelt werden.

22.4 Wirksamkeit von Prävention

In den vergangenen Jahrzehnten sind in der Prävention von Essstörungen beachtliche Fortschritte zu verzeichnen (Austin, 2016; Levine, 2016). Nimmt man jedoch als strenges Kriterium für den Erfolg präventiver Programme den Rückgang der Inzidenz, so fällt die Bewertung hinsichtlich AN eher kritisch aus. Es gibt keine Hinweise dafür, dass sich die Erkrankungszahlen in den letzten Jahren entscheidend verringert haben, einige aktuellere europäische Studien legen eher das Gegenteil nahe (Keski-Rahkonen & Mustelin, 2016). Die meisten der vorhandenen Wirksamkeitsstudien haben bisher eher Behandlungs- als Präventionseffekte berichtet, d.h. die Reduktion von Einstellungen, Verhaltensweisen oder Risikofaktoren, bei denen ein kausaler Zusammenhang mit der Entwicklung von AN angenommen wird. Die Society for Prevention Research betont die Wichtigkeit von Forschung zur Dissemination und Implementierung (Gottfredson et al., 2015), um den Nutzen wissenschaftlicher Erkenntnisse für die Routineversorgung zu erhöhen.

Mehrere Übersichtsarbeiten und Metaanalysen haben die **Ergebnisse von Präventionsstudien** zusammengefasst. Stice und Kollegen untersuchten in ihrer Metaanalyse (Stice et al., 2007) 51 Präventionsprogramme auf ihre Wirksamkeit. Es zeigte sich, dass in 51 % der Präventionsprogramme mindestens ein Risikofaktor reduziert werden konnte und 29 % der Programme den Rückgang einer bereits vorhandenen oder zukünftigen Essstörungssymptomatik bewirkten. Die Interventionseffekte waren tendenziell höher bei

- selektiven (vs. universellen) Programmen,
- auf Mädchen zugeschnittenen Programmen,
- Einschluss von Teilnehmern über 15 Jahre,
- interaktiven (vs. rein didaktischen) Programmen,
- Durchführung durch externe Fachleute (vs. beispielsweise Lehrer),
- mehreren Sitzungen (vs. einer einzelnen Sitzung),
- Programmen, die Körperakzeptanz und Induktion von Dissonanz zum Inhalt hatten.

Watson und Mitarbeiter führten ein systematisches Review (Watson et al., 2016) zu 106 randomisiert-kontrollierten Studien (RCTs) mit fast 16500 Teilnehmern (n = 13 universelle, n = 85

Wichtig für Gesundheitsförderung und Prävention

Nach Piran (Piran, 2005) sollten Präventionsstudien folgende Qualitätskriterien erfüllen:

- theoretische Rationale, die dem Präventionsansatz zugrunde liegt, mit Risiko- und Schutzfaktoren, auf die das Programm abzielt
- Kontrollgruppe neben einer oder mehreren Interventionsgruppen
- ausreichend große Stichproben und Randomisierung
- standardisierte Verfahren, die zur Veränderungsmessung geeignet sind (Problem von Decken- bzw. Floor-Effekten)
- Dokumentation von Programmteilnahme, Trainings der Trainer und Implementierungsstrategien
- Follow-up von mindestens einem Jahr, besser von 2–5 Jahren

selektive und n = 8 indizierte Präventionen) durch. **Medienkompetenz** (wie z. B. in dem Programm „Media Smart“; Wilksch & Wade, 2010) stellte sich dabei als wichtigster Aspekt bei universeller Prävention heraus. Die meisten universellen Ansätze zeigten signifikante mäßige Effekte in Bezug auf die Reduktion von Risikofaktoren. Bei selektiver Prävention, für die die breitere Datenbasis robustere Empfehlungen ermöglichte, zeigte sich die stärkste Evidenz für ein **dissonanz-basiertes Vorgehen** (z. B. Programm „Body Project“; Stice et al., 2013), gefolgt von **kognitiv-behavioraler Therapie** (KBT, z. B. Programm „Student Bodies“; Taylor et al., 2006) und dem **„Healthy Weight“-Programm** (Stice et al., 2003).

Für indizierte Prävention wurde KBT empfohlen, aber auch ein dissonanz-basiertes Vorgehen erwies sich hier als vielversprechend. In ihrer systematischen Übersichtsarbeit und Metaanalyse zu 13 essstörungsspezifischen Präventionsprogrammen fanden Khanh-Dao und Mitarbeiter (Khanh-Dao et al., 2017), dass erfolgreiche selektive Programme Maßnahmen zu kognitiver Dissonanz und Medienkompetenz sowie KBT beinhalteten.

22.4.1 Einsatz neuer Technologien in der Prävention

Während der vergangenen Dekade ist auch in der Prävention von Essstörungen das Interesse an neuen Technologien gestiegen. Folgende Vorteile ergeben sich laut Ohlmer und Mitarbeitern (Ohlmer et al., 2012) aus einem internetbasierten Vorgehen:

- Vereinfachung der Versorgung in ländlichen Gebieten durch den ortsunabhängigen Zugang
- leichtere Anwendbarkeit, schnellere und kostengünstigere Verbreitung
- zeitunabhängige Verfügbarkeit der Inhalte
- Attraktivität des Programms für den Benutzer durch die Einbindung interaktiver Elemente
- Dokumentation der Nutzung der Inhalte über eine Datenbank
- Gewährleistung der Anonymität von Benutzern

Laut einer Übersichtsarbeit von Schlegl und Kollegen (Schlegl et al., 2015) können technologiebasierte Interventionen bei AN zur Tertiärprävention im Sinne der Rückfallprophylaxe angewandt werden, jedoch wurde die Wirksamkeit bisher nur in einem RCT (Fichter et al., 2012; Fichter et al., 2013) nachgewiesen. Das sogenannte **„VIA“-Programm** wurde nach einem stationären Aufenthalt zur Rückfallprophylaxe angeboten und umfasste 9 Module plus E-Mail-Kontakt mit einem Therapeuten über eine Dauer von 9 Monaten. Im Vergleich zur üblichen Nachsorge zeigten die mit „VIA“ behandelten Patientinnen eine größere Gewichtszunahme sowie eine stärkere Reduktion der bulimischen Symptomatik und sozialer Unsicherheiten. Giel und Kollegen (Giel et al., 2015) untersuchten in einer Pilotstudie ein poststationäres Rückfallprophylaxeprogramm (**„RESTART“**), das 10 manualisierte Videokonferenzsitzungen beinhaltete. Das Programm war gut durchführbar und wurde von Patientinnen sehr gut angenommen.

Zusammenfassung

Vor dem Hintergrund der Krankheitsschwere und hohen Mortalität von Anorexia nervosa (AN) sowie der mit der Erkrankung verbundenen persönlichen und wirtschaftlichen Kosten besteht ein klarer Konsens bezüglich der Notwendigkeit wirksamer Präventionsprogramme mit Beginn im frühen Jugendalter und deren nachhaltiger Verbreitung. Der Einsatz neuer Technologien in der Prävention von AN hat in den vergangenen Jahren an Bedeutung gewonnen. Nachdem über die letzten 20 Jahre hinreichende Evidenz bezüglich der Effizienz als auch Effektivität von Präventionsprogrammen im Essstörungsbereich zusammengetragen wurde, sollte angesichts der stabilen Inzidenz von AN zukünftig mehr Forschung zu Dissemination und Implementierung stattfinden, um wissenschaftliche Erkenntnisse noch besser für die Routineversorgung nutzbar zu machen. Die Society of Prevention Research legt hierfür neue Standards zugrunde (Gottfredson et al., 2015). In der Praxis scheitert die langfristige Durchführung geeigneter Präventionsprogramme häufig noch an der notwendigen Finanzierung oder Interessenskonflikten zwischen Programmentwicklern und Anwendern.

Diskussionsanregung

- Welche Symptome der Anorexia nervosa (AN) können für Betroffene lebensbedrohlich werden?
- Welche weiteren Settings neben der Schule wären für individuumzentrierte Präventionsansätze geeignet?
- Birgt Prävention von AN auch potenzielle Risiken?
- Wie können wirksame Präventionsprogramme zukünftig noch besser implementiert werden?

Literatur

Austin, S.B. (2016). Accelerating progress in eating disorders prevention: a call for policy translation research and training. *Eating Disorders, 24*, 6–19.

Bauer, S., Kindermann, S.S. & Moessner, M. (2016). Prävention von Essstörungen: Ein Überblick. *Zeitschrift für Kinder- und Jugendpsychiatrie und Psychotherapie, 44*, 1–9.

Berger, U. (2006). Primärprävention bei Essstörungen. *Psychotherapeut, 51*, 187–196.

Berger, U. (2008). *Essstörungen wirkungsvoll vorbeugen: die Programme PriMa, TOPP und Torera zur Primärprävention von Magersucht, Bulimie, Fress-Attacken und Adipositas.* Stuttgart: Kohlhammer.

Carter, J.C., Mercer-Lynn, K.B., Norwood, S.J., Bewell-Weiss, C.V., Crosby, R.D., Woodside, D.B. et al. (2012). A prospective study of predictors of relapse in anorexia nervosa: implications for relapse prevention. *Psychiatry Research, 200*, 518–523.

Egger, N., Wild, B., Zipfel, S., Junne, F., Konnopka, A., Schmidt, U. et al. (2016). Cost-effectiveness of focal psychodynamic therapy and enhanced cognitive-behavioural therapy in out-patients with anorexia nervosa. *Psychological Medicine, 46*, 3291–3301.

Falkai, P. & Wittchen, H.U. (Hrsg.). (2015). *Diagnostisches und Statistisches Manual Psychischer Störungen DSM-5.* Göttingen: Hogrefe.

Fichter, M.M., Quadflieg, N., Nisslmüller, K., Lindner, S., Osen, B., Huber, T. et al. (2012). Does internet-based prevention reduce the risk of relapse for anorexia nervosa? *Behaviour Research and Therapy, 50*, 180–190.

Fichter, M.M., Quadflieg, N. & Lindner, S. (2013). Internet-based relapse prevention for anorexia nervosa – 9-month follow-up. *Journal of Eating Disorders, 1*, 23.

Franke, A. (2014). Prävention von Anorexia nervosa. In K. Hurrelmann, T. Klotz & J. Haisch (Hrsg.), *Lehrbuch Prävention und Gesundheitsförderung* (4. Aufl., S. 266–273). Bern: Huber.

Giel, K.E., Leehr, E.J., Becker, S., Herzog, W., Junne, F., Schmidt, U. et al. (2015). Relapse prevention via videoconference for anorexia nervosa – findings from the RESTART pilot study. *Psychotherapy and Psychosomatics, 84*, 381–383.

Gottfredson, D.C., Cook, T.D., Gardner, F.E. M., Gorman-Smith, D., Howe, G.W., Sandler, I.N. et al. (2015). Standards of evidence for efficacy, effectiveness, and scale-up research in prevention science: next generation. *Prevention Science, 16*, 893–926.

Herpertz, S., Herpertz-Dahlmann, B., Fichter, M., Tuschen-Caffier, B. & Zeeck, A. (Hrsg.). (2011). *S3-Leitlinie Diagnostik und Behandlung der Essstörungen.* Berlin: Springer.

Hoek, H.W. (2016). Review of the worldwide epidemiology of eating disorders. *Current Opinion in Psychiatry, 29*, 336–339.

Jacobi, C., Hayward, C., de Zwaan, M., Kraemer, H.C. & Agras, W.S. (2004). Coming to terms with risk factors for eating disorders: application of risk terminology and suggestions for a general taxonomy. *Psychological Bulletin, 130*, 19–65.

Karwautz, A. & Wagner, G. (2015). Prävention der Essstörungen. In S. Herpertz, M. de Zwaan & S. Zipfel (Hrsg.), *Handbuch Essstörungen und Adipositas* (2. Aufl., S. 239–246). Berlin: Springer.

Keel, P.K. & Forney, K.J. (2013). Psychosocial risk factors for eating disorders. *International Journal of Eating Disorders, 46*, 433–439.

Keski-Rahkonen, A. & Mustelin, L. (2016). Epidemiology of eating disorders in Europe: prevalence, incidence, comorbidity, course, consequences, and risk factors. *Current Opinion in Psychiatry, 29*, 340–345.

Khanh-Dao, L., Barendregt, J.J., Hay, P. & Mihalopoulos, C. (2017). Prevention of eating disorders: a systematic review and meta-analysis. *Clinical Psychology Review, 53*, 46–58.

Levine, M.P. & Smolak, L. (2006). *The prevention of eating problems and eating disorders: theory, research, and practice.* Mahwah NJ: Lawrance Erlbaum Associates.

Levine, M.P. (2016). Universal prevention of eating disorders: a concept analysis. *Eating Behaviors, 25, 4–8.* http://doi.org./10.1016/j.eatbeh.2016.10.011

Ohlmer, R., Völker, U. & Jacobi, C. (2012). Essstörungen. Neue Wege in der Prävention. *Deutsches Ärzteblatt, 11*, 80–81.

Ohlmer, R., Jacobi, C. & Taylor, C.B. (2013). Preventing symptom progression in women at risk for AN: results of a pilot study. *European Eating Disorders Review, 21*, 323–329.

Pearson, J., Goldklang, D. & Striegel-Moore, R. (2002). Prevention of eating disorders: Challenges and opportunities. *International Journal of Eating Disorder, 31*, 233–239.

Piran, N. (2005). Prevention of eating disorders: a review of outcome evaluation research. *Israel Journal of Psychiatry and Related Sciences, 42*, 172–177.

Schlegl, S., Bürger, C., Schmidt, L., Herbst, N. & Voderholzer, U. (2015). The potential of technology-based psychological interventions for anorexia and bulimia nervosa: a systematic review and recommendations for future research. *Journal of Medical Internet Research, 17* (3), e85. http://doi.org/10.2196/jmir.3554

Smolak, L. & Thompson, J.K. (2009). *Body image, eating disorders, and obesity in youth: assessment, prevention, and treatment* (2nd ed.). Washington DC: American Psychological Association.

Stice, E., Trost, A. & Chase, A. (2003). Healthy weight control and dissonance-based eating disorder prevention programs: results from a controlled trial. *International Journal of Eating Disorders, 33*, 10–21.

Stice, E., Shaw, H. & Marti, C.N. (2007). A meta-analytic review of eating disorder prevention programs: encouraging findings. *Annual Review of Clinical Psychology, 3*, 207–231.

Stice, E., Rohde, P. & Shaw, H. (2013). *The Body Project: a dissonance-based eating disorder prevention intervention.* Oxford: Oxford University Press.

Striegel-Moore, R.H. & Bulik, C.M. (2007). Risk factors for eating disorders. *American Psychologist, 62*, 181–198.

Stuhldreher, N., Konnopka, A., Wild, B., Herzog, W., Zipfel, S., Löwe, B. et al. (2012). Cost-of-illness studies and cost-effectiveness analyses in eating disorders: a systematic review. *International Journal of Eating Disorder, 45* (4), 476–491. http://doi.org/10.1002/eat.20977

Taylor, C.B., Bryson, S., Luce, K.H., Cunning, D., Doyle, A.C., Abascal, L.B. et al. (2006). Prevention of eating disorders in at-risk college-age women. *Archives of General Psychiatry, 63*, 881–888.

Teufel, M., Friederich, H.C., Groß, G., Schauenburg, H., Herzog, W. & Zipfel, S. (2009). Anorexia nervosa – Diagnostik und Therapie. *Psychotherapie, Psychosomatik, medizinische Psychologie, 59*, 454–466.

Treasure, J., Zipfel, S., Micali, N., Wade, T., Stice, E., Claudino, A. et al. (2015). Anorexia nervosa. *Nature Reviews Disease Primers, 1*, 15074. http://doi.org/10.1038/nrdp.2015.74

Watson, H.J., Joyce, T., French, E., Willan, V., Kane, R.T., Tanner-Smith, E.E. et al. (2016). Prevention of eating disorders: a systematic review of randomized, controlled trials. *International Journal of Eating Disorders, 49*, 833–862.

Wilksch, S. & Wade, T. (2010). *Media Smart.* Adelaide: Flinders University.

Zipfel, S., Löwe, B., Reas, D.L., Deter, H.C. & Herzog, W. (2000). Long-term prognosis in anorexia nervosa: lessons from a 21-year follow-up study. *Lancet, 355*, 721–722.

Zipfel S., Giel, K.E. Bulik, C.M., Hay, P. & Schmidt, U. (2015). Anorexia nervosa: aetiology, assessment and treatment. *Lancet Psychiatry, 2*, 1099–1111.

Lese- und Medienempfehlung zur Vertiefung

Herpertz, S., Herpertz-Dahlmann, B., Fichter, M., Tuschen-Caffier, B. & Zeeck, A. (Hrsg.). (2011). *S3-Leitlinie Diagnostik und Behandlung der Essstörungen.* Heidelberg: Springer.

Herpertz, S., de Zwaan, M. & Zipfel, S. (Hrsg.). (2015). *Handbuch Essstörungen und Adipositas* (2. Aufl.). Heidelberg: Springer.

Zeeck, A. & Herpertz, S. (Hrsg.). (2015). *Diagnostik und Behandlung von Essstörungen – Ratgeber für Patienten und Angehörige. Patientenleitlinie der Deutschen Gesellschaft für Essstörungen* (DGESS). Berlin: Springer.

23 Prävention der Aufmerksamkeitsdefizit-/ Hyperaktivitätsstörung (ADHS)

Manfred Döpfner, Charlotte Hanisch und Christopher Hautmann

Überblick

Dieses Kapitel gibt eine Übersicht über die Prävention der Aufmerksamkeitsdefizit-/Hyperaktivitätsstörung (ADHS), schwerpunktmäßig im Kindesalter, in vier Abschnitten:

- Zunächst werden die typische Symptomatik sowie empirische Befunde zur Prävalenz, zur Ätiologie, einschließlich der Risikofaktoren, und zum Verlauf dieser psychischen Störung vom Kindes- bis ins Erwachsenenalter zusammengefasst.
- Danach werden eltern- und familienzentrierte Interventionen vorgestellt, die darauf abzielen, familiäre Risikofaktoren für die Entwicklung der Störung und aufrechterhaltende familiäre Bedingungen für bereits vorliegende Symptome zu vermindern.
- Im dritten Abschnitt werden kindergarten- und schulzentrierte Interventionen beschrieben, die darauf abzielen, (vor-)schulische Bedingungen zu verändern, die Risikofaktoren für die Entwicklung der Störung und aufrechterhaltende (vor-)schulische Faktoren für bereits vorliegende Symptome zu reduzieren.
- Schließlich werden kindzentrierte Interventionen vorgestellt, durch die sich bereits vorliegende ADHS-Symptome vermindern lassen.

23.1 Klinisches Bild, Epidemiologie, Ätiologie und Verlauf

Hyperkinetische Störungen (HKS) oder **Aufmerksamkeitsdefizit-/Hyperaktivitätsstörungen** (ADHS) umfassen ein breites Spektrum an hyperaktiven, impulsiven und unaufmerksamen Verhaltensweisen, die häufig gemeinsam auftreten (Döpfner et al., 2013). **Hyperaktivität** bezeichnet eine nicht altersgerechte, desorganisierte, mangelhaft regulierte und überschießende motorische Aktivität oder ausgeprägte Ruhelosigkeit, die besonders in Situationen auftritt, die relative Ruhe und Ausdauer verlangen (z. B. Unterricht). **Impulsivität** umfasst das plötzliche und unbedachte Handeln oder auch die vermeintliche Unfähigkeit, abzuwarten und Bedürfnisse aufzuschieben. Der Begriff der **kognitiven Impulsivität** beschreibt die Tendenz, ersten Handlungsimpulsen zu folgen und eine Tätigkeit zu beginnen, bevor sie vollständig erklärt oder hinreichend durchdacht worden ist. **Motivationale Impulsivität** bezeichnet die relative Unfähigkeit, Bedürfnisse aufzuschieben, und die Tendenz, schnelle und unmittelbare Belohnungen zu suchen. **Emotionale Impulsivität** bezeichnet die Tendenz, schnell und heftig Affekte zu entwickeln – Freude und Begeisterung können sehr abrupt und intensiv auftreten, aber oft ist auch eine geringe Frustrationstoleranz festzustellen und die Betroffenen reagieren mit Ärger und Wut bei kleinen Anlässen. **Störungen der Aufmerksamkeit** treten vor allem bei Beschäftigungen auf, die eine kognitive Anstrengung erfordern oder als besonders langweilig und ermüdend erlebt werden. Meist sind diese Störungen bei Tätigkeiten, die fremdbestimmt sind (z. B. Hausaufgaben), stärker ausgeprägt als bei selbstbestimmten Beschäftigungen (z. B. Spiel). In der Regel ist sowohl die selektive Aufmerksamkeit, d. h. die Fähigkeit, die Aufmerksamkeit auf aufgabenrelevante Reize zu fokussieren und irrelevante Reize zu ignorieren, als auch die Daueraufmerksamkeit beeinträchtigt.

Bei **ADHS** liegen diese Symptome in einem dem Entwicklungsstand des Kindes nicht zu vereinbarenden und unangemessenem Ausmaß vor und sie treten typischerweise bereits vor dem Einschulungsalter auf, wobei bei manchen Kindern, die in der Regel weniger stark betroffen sind, die Symptome auch erst im Laufe des Schulalters in einer Stärke auftreten, die zu psychosozialen Funktionsbeeinträchtigungen führt. Für eine **Diagnose** müssen sich Beeinträchtigungen durch diese Symptome in zwei oder mehr Lebensbereichen (z. B. Schule, Familie) manifestieren und es müssen deutliche Hinweise auf klinisch bedeutsame Beeinträchtigungen in sozialen, schulischen oder beruflichen Funktionsbereichen vorhanden sein. Im US-amerikanischen Diagnosesystem DSM 5 (deutsch: Falkai et al., 2015) wird eine ADHS mit einem vorwiegend unaufmerksamen Erscheinungsbild von einer ADHS mit einem vorwiegend hyperaktiv-impulsiven Erscheinungsbild und einer ADHS mit gemischtem Erscheinungsbild abgegrenzt.

Einzelne Symptome von Hyperaktivität, Impulsivität und Unaufmerksamkeit treten in Deutschland bei Kindern und Jugendlichen, nach Angaben der Eltern, im Alter von 4 bis 17 Jahren in deutlicher Ausprägung bei 5–22 % auf (Görtz-Dorten & Döpfner, 2009). Die Diagnosenprävalenz ist erwartungsgemäß deutlich geringer – auf der Basis von Symptomkriterien liegt die Prävalenz für ADHS nach DSM IV/5 zwischen 5 % und 9,3 % (Görtz-Dorten & Döpfner, 2009; Döpfner et al., 2008). Die Prävalenzraten vermindern sich deutlich mit dem Alter und sind bei Jungen zwei- bis dreimal höher als bei Mädchen. Werden neben den Symptomkriterien auch noch weitere Diagnosekriterien berücksichtigt, wie Funktionsbeeinträchtigung, Ausprägung der Symptomatik in mehreren Situationen, dann sinkt die Prävalenz noch einmal deutlich. Nach den wesentlich strengeren Diagnosekriterien von ICD-10 liegt die Prävalenz in Deutschland zwischen 1 % und 3,4 % (Görtz-Dorten & Döpfner, 2009; Döpfner et al., 2008). Internationale Studien belegen ähnliche Prävalenzraten für ADHS (nach DSM IV) in verschiedenen Ländern und Kulturen.

Hyperkinetische Störungen ohne zusätzliche (komorbide) psychische Störungen sind eher die Ausnahme. Bei etwa 75 % der Betroffenen besteht eine weitere psychische Störung und bei etwa 60 % finden sich mehrere komorbide psychische Störungen, welche die Prognose ungünstig beeinflussen und spezielle therapeutische Maßnahmen erfordern können (Jensen & Steinhausen, 2015). Umschriebene **Entwicklungsstörungen** (Motorik, Sprache, schulische Fertigkeiten), **Angststörungen** und **Tic-Störungen** sowie eine oppositionelle **Trotzstörung** treten früh in der Entwicklung auf. **Depressive Störun-**

Wichtig für Gesundheitsförderung und Prävention

Trotz der kategorialen Diagnostik dieser Störung in der ICD-10 (Dilling et al., 2015; Dilling et al., 2016) und dem DSM 5 besteht Einigkeit, dass es sich (wie bei den meisten psychischen Störungen) um Merkmale handelt, die in der Bevölkerung kontinuierlich verteilt sind, sodass Grenzwerte für eine kategoriale Diagnostik nicht klar zu ziehen sind. Dies ist für die Prävention von besonderer Bedeutung, da Interventionen im „subklinischen" Bereich möglicherweise die Entwicklung eines Vollbildes von ADHS verhindern können.

gen und schwerere Formen von **Störungen des Sozialverhaltens**entwickeln sich oft zeitlich versetzt zum Ende der Grundschulzeit und am Übergang in die Adoleszenz. Letztere sind ab der Adoleszenz oft mit Substanzmissbrauch und der Entwicklung von Persönlichkeitsstörungen assoziiert (Jensen et al., 1997). Das altersabhängige Auftreten komorbider Störungen erfolgt daher häufig in spezifischen sequenziellen Schritten (z.B. von oppositionellen Störungen über eine Sozialverhaltensstörung zu einer depressiven Entwicklung mit erhöhter Suizidalität), zumal komorbide Störungen spezifische Risiken für die Entwicklung weiterer psychischer Störungen darstellen.

Die Störung geht mit vielfältigen psychosozialen Funktionsbeeinträchtigungen und einer deutlich reduzierten gesundheitsbezogenen subjektiven Lebensqualität einher (Banaschewski et al., 2017). Betroffene erreichen durchschnittlich schlechtere Schulleistungen, niedrigere Bildungsabschlüsse und einen geringeren sozioökonomischen Status. Die Beziehungen zu Eltern, Geschwistern und Gleichaltrigen und Partnern sind häufig konfliktreich. Das Risiko für delinquentes Verhalten ist erhöht, das Selbstwerterleben häufig beeinträchtigt und im Verlauf besteht ein erhöhtes Suizidrisiko (Barkley et al., 2006; Bussing et al., 2010). Die erhöhte Unfallneigung, vor allem im Straßenverkehr, trägt wesentlich zu einer insgesamt achtfach erhöhten Mortalität bei (Dalsgaard et al., 2015).

Prospektive Längsschnittstudien zeigen eine **kontinuierliche Abnahme der Kernsymptomatik** über die **Lebensspanne**. Allerdings persistiert die Symptomatik bei etwa 3 % über das Kindes- und Jugendalter hinweg auf hohem Niveau (Döpfner et al., 2015). Im Erwachsenenalter erfüllen noch etwa 40 % der im Kindesalter Auffälligen die diagnostischen Kriterien, ca. 65 % zeigen weiterhin beeinträchtigende Symptome und bis zu 90 % haben funktionelle Einschränkungen (Faraone et al., 2006). Die **funktionelle Beeinträchtigung** der Betroffenen kann trotz Reduktion der Zahl der Kernsymptome persistieren und sich sogar verstärken. Mitunter treten komorbide Störungen in den Vordergrund und bestimmen das klinische Bild. Eine positive Familienanamnese für ADHS, ungünstige psychosoziale Bedingungen, eine stark ausgeprägte Kernsymptomatik und komorbide psychische Störungen (insbesondere Sozialverhaltensstörungen) stellen Risikofaktoren für einen ungünstigen Verlauf und die Persistenz des Störungsbildes dar (Dalsgaard et al., 2015).

Die **pathophysiologischen Mechanismen** der ADHS sind bislang noch unzureichend geklärt. Studienergebnisse stützen die Vermutung, dass ADHS in den meisten Fällen multifaktoriell bedingt ist. Genetische Faktoren und frühe Umweltrisiken, die komplex interagieren und die strukturelle und funktionelle Hirnentwicklung beeinflussen, spielen eine wesentliche Rolle und bedingen eine hohe ätiologische Heterogenität (Banaschewski et al., 2017). Zwillingsstudien zeigen, dass 70–80 % der phänotypischen Varianz auf genetische Faktoren und ihre Interaktion mit Umweltfaktoren zurückzuführen ist (Faraone et al., 2005).

Schädigungen des Zentralnervensystems, Nahrungsmittelbestandteile sowie psychosoziale Faktoren spielen ebenfalls eine Rolle. Vermittelnde Faktoren sind neurobiologische (neuroanatomische, neurochemische und neurophysiologische) und neuropsychologische Auffälligkeiten und Prozesse, die schließlich hyperkinetische Symptome und koexistierende Störungen und Auffälligkeiten auslösen (vgl. Döpfner et al., 2013). Psychosoziale Faktoren können die Ausprägung der Symptomatik, die Entwicklung komorbider Störungen und den Verlauf der Symptomatik im Sinne eines Vulnerabilitäts-Stress-Modells bei neurobiologisch vulnerablen Personen beeinflussen. Der Schweregrad der hyperkinetischen Symptomatik und der längerfristige Verlauf sowie die Komorbidität mit anderen Störungen gehen mit ungünstigen psychosozialen Bedingungen einher (z.B. Biederman et al.,

1996). In mehreren Studien wurden geringer sozioökonomischer Status, ungünstige familiäre Bedingungen, vor allem unvollständige Familien, überbelegte Wohnungen, psychische Störung der Mutter sowie inkonsistentes Erziehungsverhalten als Risikofaktoren für die Entwicklung von hyperkinetischen Störungen nachgewiesen (vgl. Döpfner et al., 2013).

23.2 Ansatzpunkte präventiver Interventionen

Die in Kap. 23.1 beschriebenen Risikofaktoren weisen auf die möglichen Ansatzpunkte präventiver Interventionen hin:

- In **eltern- und familienzentrierten Interventionen** können familiäre Bedingungen verändert werden, die Risikofaktoren für die Entwicklung der Störung und aufrechterhaltende Faktoren für bereits vorliegende Symptome darstellen (z. B. Erziehungsverhalten, psychische Störungen der Eltern).
- In **kindergarten- und schulzentrierten Interventionen** können (vor-)schulische Bedingungen verändert werden, die Risikofaktoren für die Entwicklung der Störung und aufrechterhaltende Faktoren für bereits vorliegende Symptome darstellen (z. B. Erziehungsverhalten der Pädagogen, Zusammensetzung der Klasse).
- Durch **kindzentrierte Interventionen** lassen sich Fertigkeiten (z. B. Aufmerksamkeit, Konzentrationsfähigkeit, Organisationsfähigkeit, Impulskontrolle) verbessern, wodurch sich bereits vorliegende ADHS-Symptome vermindern lassen. Allerdings weisen die bisherigen Studien bei Kindern mit ADHS-Symptomen darauf hin, dass diese kindzentrierten Interventionen weniger erfolgversprechend sind als Interventionen, die in der Familie oder der Schule ansetzen (Fabiano et al., 2009). Daher sollen diese Ansätze im Folgenden näher beschrieben werden.

23.2.1 Eltern-/familienzentrierte Prävention

Da elterliches Erziehungsverhalten, vor allem inkonsistente Erziehung, ein Risikofaktor für die Entwicklung von ADHS darstellt (vgl. Döpfner et al., 2013), ist eine Verbesserung der elterlichen Erziehungskompetenzen ein wichtiger Ansatzpunkt in der Prävention von ADHS. Im Rahmen von verhaltenstherapeutisch basierten Elterntrainings soll über eine Veränderung konkreten Erziehungsverhaltens kindliches Problemverhalten ab- und angemessenes Verhalten aufgebaut werden.

In **Elterntrainings** werden den Eltern oder anderen Hauptbezugspersonen Erziehungsmethoden auf der Grundlage der Verhaltensmodifikation vermittelt (z. B. Methoden der Stimuluskontrolle, positive Verstärkungsmethoden und negative Konsequenzen). Eltern werden angeleitet, problematisches Verhalten zu identifizieren und zu beobachten, auf die vorausgehenden und nachfolgenden Bedingungen Einfluss zu nehmen, angemessenes Verhalten durch Lob und positive Aufmerksamkeit zu belohnen und unerwünschtes Verhalten zu ignorieren oder kindgerecht zu bestrafen (Chronis et al., 2004). Basierend auf bindungstheoretischen Überlegungen haben viele verhaltenstherapeutische Elterntrainings darüber hinaus auch die Förderung der Eltern-Kind-Beziehung gemeinsam (Eyberg, 1988). Die Verhaltensprobleme des Kindes führen nicht selten zu einer starken innerfamiliären Belastung und einer einseitigen Fokussierung auf die Defizite des Kindes. Als Grundlage für die spätere Verhaltensmodifikation wird daher häufig zunächst die Steigerung der Beziehungsqualität von Eltern und Kind angestrebt (z. B. gemeinsame Spielzeit; Döpfner et al., 2016; Döpfner et al., 2013). Um die Trainingsinhalte zu erarbeiten und in den Alltag zu übertragen, werden als gemeinsame didaktische Methoden vielfach Rollenspiele, Lernen am Modell und Hausaufgaben eingesetzt.

Elterntrainings lassen sich im Kontext **universeller, selektiver und indizierter Präventionsmaßnahmen** einsetzen. Universelle Prävention richtet sich an die Allgemeinbevölkerung bzw. eine Gesamtpopulation (Mrazek & Haggerty, 1994) und kann bei Elterntrainings beispielsweise in Fernsehbeiträgen bestehen (Sanders et al., 2000), die sich an Eltern wenden und der Vermittlung von Erziehungsstrategien dienen. Demgegenüber ist die selektive Prävention für einen Personenkreis gedacht, dessen Risiko für eine psychische Störung aufgrund von biologischen, psychologischen oder sozialen Faktoren erhöht ist (Mrazek & Haggerty, 1994). Bei ADHS könnten dies beispielsweise Elterntrainings sein, die als Zielgruppe Eltern haben, die selbst unter ADHS leiden, da die Störung eine hohe Heritabilität besitzt (Larsson et al., 2014) und bei Eltern mit ADHS häufig Defizite in der Erziehungskompetenz beobachtet werden (Johnston et al., 2012). Mit indizierter Prävention sind Maßnahmen gemeint, die sich an Hochrisikogruppen mit ersten Anzeichen von Symptomen wenden, bei denen aber noch nicht das Vollbild einer Störung besteht (Mrazek & Haggerty, 1994). Selektive und indizierte Präventionsmaßnahmen werden auch unter dem Begriff der zielgerichteten Prävention zusammengefasst.

Weiterhin lassen sich Elterntrainings nach ihrer **Darbietungsform** unterscheiden, wobei das Individual-, das Gruppen-, und das Selbsthilfeformat voneinander abgegrenzt werden können. Im Sinne eines Präventionsangebots mit hoher Kosteneffizienz und möglichst flächendeckender Verfügbarkeit scheinen sich dabei vor allem selbsthilfebasierte Interventionen anzubieten, die in den letzten Jahren auch verstärkt in den Fokus wissenschaftlichen Interesses gerückt sind (Dose et al., 2017; Kierfeld et al., 2013; Tarver et al., 2014). Für Selbsthilfemaßnahmen können alte und neue Medien genutzt werden, sie stehen beispielsweise in Form von Selbsthilfebüchern (Barkley & Benton, 1998) oder auch als Onlinekurse zur Verfügung (Döpfner et al., 2016). Das Selbsthilfebuch „Wackelpeter und Trotzkopf" (Döpfner & Schürmann, 2017) ist das im deutschen Sprachraum am besten untersuchte angeleitete Selbsthilfeverfahren. Die Effekte auf die Symptomatik und das Funktionsniveau der Kinder sowie auf das Erziehungsverhalten der Eltern und die Stabilität der Effekte konnte in mehreren Studien belegt werden (Dose et al., 2017; Kierfeld et al., 2013; Mokros et al., 2015).

Das **Präventionsprogramm für Expansives Problemverhalten** (PEP; Plück et al., 2006) ist das in Deutschland am besten evaluierte Präventionsprogramm im Rahmen von indizierter Prävention. Das Programm wurde auf der Grundlage der Therapieprogramms THOP (Döpfner et al., 2013) hauptsächlich zur indizierten Prävention bei Kindern im Kindergartenalter entwickelt, die bereits erste expansive Verhaltensauffälligkeiten zeigen (ADHS-Symptome oder oppositionelle Verhaltensauffälligkeiten, meist ohne volle Aus-

Wichtig für Gesundheitsförderung und Prävention

Elterntrainings werden als **evidenzbasiert** eingestuft, dies gilt sowohl für ADHS (Evans et al., 2014) wie auch für die bei ADHS häufig komorbid auftretenden aggressiv-dissozialen Verhaltensprobleme (Kaminski & Claussen, 2017). Tabelle 23-1 enthält eine Übersicht zu Effektstärken, die in Metaanalysen für Elterntrainings ermittelt wurden. Sowohl für ADHS wie auch für aggressiv-dissoziale Probleme werden Effekte im kleinen bis mittleren Bereich berichtet. Die Behandlungseffekte bleiben dabei nicht nur auf die Elternsicht beschränkt und können teilweise auch im Urteil anderer Informanten belegt werden, was für die Validität der Befunde und die Generalisierung der Behandlungseffekte auf andere soziale Kontexte spricht. Zusätzlich lassen sich auch Verbesserungen im Erziehungsverhalten finden (Coates et al., 2015; Furlong et al., 2012), was relevant ist, da in der Verbesserung des Erziehungsverhaltens ein entscheidender Wirkmechanismus von Elterntrainings gesehen wird (Forehand et al., 2014).

Tabelle 23-1: Befunde zur Wirksamkeit von Elterntrainings bei Kindern und Jugendlichen mit ADHS und aggressiv-dissozialem Verhalten.

Publikation	Zielgruppe	SMD			
		Eltern	Lehrer	Beobachter	kombiniert
Coates et al., 2015	ADHS				0,68
Dretzke et al., 2009	SSV	0,67		0,44	
Fabiano et al., 2009*	ADHS	0,39	0,79	0,56	
Furlong et al., 2012	SSV	−0,53			−0,44
Hodgson et al., 2014	ADHS				−0,51
Lundahl et al., 2006	SSV				−0,42
McCart et al., 2006	SSV	0,38	0,31	0,47	

** Untersuchungsgegenstand waren verhaltenstherapeutische Interventionen im Allgemeinen; Elterntrainings waren in 85 % der Studien Bestandteil der Intervention.*
ADHS = Aufmerksamkeitsdefizit-/Hyperaktivitätsstörung; SSV = Störung des Sozialverhaltens; SMD = standardisierte Mittelwertdifferenz; kombiniert = Zusammenführung von verschiedenen Beurteilerperspektiven.

prägung der Störung). PEP besteht aus einem Elterngruppentraining und einem Erziehergruppentraining (jeweils 10 Sitzungen) und leitet Eltern bzw. ErzieherInnen an, die Verhaltensprobleme des Kindes zu analysieren und spezifische, individuell auf das Kind abgestimmte Interventionen in der Familie bzw. im Kindergarten durchzuführen. (Tabelle 23-2 gibt eine Übersicht über die Bausteine sowohl des Elterntrainings als auch des Erziehertrainings dieses Programmes.

In einer randomisierten Kontrollgruppenstudie konnte die Wirksamkeit des Gesamtprogramms bezüglich der Veränderung von Erziehungsverhalten und der Verminderung von Problemverhalten des Kindes sowie die Stabilität der Effekte nachgewiesen werden (Hanisch et al., 2010a; Hanisch et al., 2010b). In einer nachfolgenden Studie wurden die Effekte des isolierten PEP-Elterntrainings in der Routineanwendung überprüft, wobei die Wirksamkeit sowie die Stabilität der Effekte bestätigt werden konnte (Hautmann et al., 2008; Hautmann et al., 2009; Hautmann et al., 2010; Hautmann et al., 2011).

Wichtig für Gesundheitsförderung und Prävention

Im Rahmen von Prävention scheinen Elterntrainings vor allem als **indizierte Maßnahmen** sinnvoll zu sein, während ihr Nutzen als universelle Prävention für eher unauffällige Kinder hingegen als fraglich gewertet werden kann (Conduct Problems Prevention Research Group, 2007; Menting et al., 2013). Allerdings liegen im deutschen Sprachraum auch Studien vor, die Effekte des in Australien entwickelten Triple-P-Programms im Rahmen der universellen Prävention belegen (Hahlweg et al., 2010).

Nicht alle Familien profitieren gleichermaßen von einem Elterntraining. Mögliche erklärende Faktoren für Unterschiede im Behandlungserfolg können unter anderem im Kind (z.B. Alter, Schweregrad der Symptomatik) und bei der Familie liegen (z.B. elterliche Psychopathologie, alleinerziehend, Bildung). Weniger günstige Therapieverläufe ließen sich für sozial schwache Familien, alleinerziehende Mütter und auch psy-

Tabelle 23-2: Bausteine des Präventionsprogramms für Expansives Problemverhalten (PEP; Plück et al., 2006).

Sitzung	Elterntraining (PEP-EL)	ErzieherInnentraining (PEP-ER)
1	das Kind – Freud und Leid	das Kind – Freud und Leid
2	der Teufelskreis/gemeinsame Spielzeit	der Teufelskreis/wertvolle Zeit
3	Energie Sparen & Auftanken	Energie Sparen & Auftanken
4	Regeln und wirkungsvolle Aufforderungen	Regeln und wirkungsvolle Aufforderungen
5	positive Konsequenzen	positive Konsequenzen
6	negative Konsequenzen	negative Konsequenzen
7	Problemverhalten in der Öffentlichkeit	–
8	ständiger Streit	Kontakte aufbauen – Freunde finden
9	ausdauerndes Spiel	ausdauerndes Spiel
10	Hausaufgaben	Elternarbeit und Elterngespräche
11	Zusammenfassung	Zusammenfassung

chische kranke Eltern belegen (Lundahl et al., 2006; Reyno und McGrath, 2006). Einschränkend ist jedoch festzuhalten, dass das Wissen zu den die Behandlung moderierenden Faktoren aktuell noch gering ist und die Befunde über verschiedene Studien hinweg häufig Inkonsistenzen zeigen (van der Oord & Daley, 2015).

Um Elterntrainings einer möglichst breiten Gruppe von Eltern zugänglich zu machen und den Therapieverlauf vor allem auch für Familien mit einer weniger günstigen Prognose zu optimieren, können verschiedene ergänzende Strategien eingesetzt werden. Zugangsbarrieren sollten durch ein wohnortnahes Angebot möglichst gering gehalten werden (Reyno & McGrath, 2006). Um die Zuversicht für eine Verhaltensänderung zu stärken, können motivationsfördernde Strategien (z.B. Change Talk) in die Programme integriert werden (Nock & Kazdin, 2005). Weiterhin kann versucht werden, mit Erinnerungsanrufen, um den Trainingstermin ins Gedächtnis zu rufen, die Teilnahmehäufigkeit zu steigern (Watt et al., 2007).

23.2.2 Kindergarten- und schulzentrierte Prävention

Kindergartenzentrierte Interventionen, die auf eine Veränderung der situativen Bedingungen und des Verhaltens der Erziehenden im Kindergarten abzielen, wurden deutlich seltener untersucht als Elterntrainings. Vorliegende Studien betrachten in erster Linie expansives Problemverhalten und nicht ADHS-spezifische Symptome und untersuchen Vorschulkinder, die unter besonderen Risikobedingungen aufwachsen oder erste Anzeichen oppositioneller Verhaltensstörungen aufweisen.

Das **Good Behavior Game** als Gruppenverstärkersystem hat sich in einer Studie mit fünf amerikanischen Kindergartengruppen zur Reduzierung störenden, aggressiven oder oppositionellen Verhaltens als wirksam erwiesen (Donaldson et al., 2011).

Im Rahmen des bereits beschriebenen **Präventionsprogramms PEP** wurde auch ein Training für KindergartenerzieherInnen entwickelt (siehe Tabelle 23-2). Positive Interventionseffekte auf die expansive Symptomatik und das Erziehungsverhalten zeigten sich sowohl in Kombination mit dem Elterntraining (Hanisch et al., 2010; Hanisch et al., 2014) als auch als Einzeltraining unter Routineversorgungsbedingungen (Plück et al., 2015). In einer Sekundäranalyse der Anwendungsstudie konnte darüber hinaus gezeigt werden, dass sich bei den weniger stark betroffenen Kindern durch die Fortbildung der ErzieherInnen sowohl ADHS-Symptome als auch oppositionelles Verhalten signifikant reduzierten (Eichelberger et al., 2016). Bei den Kindern mit den deutlicher ausgeprägten ADHS-Symptomen zeigten sich allerdings stärkere Interventionseffekte bei oppositionellem Problemverhalten und der Gesamtauffälligkeit, nicht aber für ADHS-Symptome.

Wichtig für Gesundheitsförderung und Prävention

Für Kinder mit bereits deutlich ausgeprägten ADHS-Symptomen im Vorschulalter scheint ein alleiniges ErzieherInnentraining also nicht auszureichen, um die Kernsymptome der ADHS deutlich zu reduzieren.

Die Bedeutung **schulbezogener Interventionen** leitet sich sowohl aus den erheblichen Beeinträchtigungen der Schüler mit ADHS im Hinblick auf schulische Leistungen und soziale Integration ab, als auch daraus, dass Lehrkräfte sich durch Schüler mit ADHS besonders häufig gestresst fühlen (Nash et al., 2016; Greene et al., 2002), v.a. durch Hyperaktivität und Impulsivität und weniger durch Unaufmerksamkeit (Moore et al., 2015). Ihr Wissen über ADHS scheinen Lehrer eher durch kollegialen Austausch und nicht durch formale Fortbildungen zu erwerben (Lawrence et al., 2017). Befragt nach ihren Sichtweisen und ihrem Wissen zu ADHS sind deutsche Lehrkräfte zwar in der Lage, die Kernsymptomatik und typisches Verhalten im Schulkontext zu beschreiben, mehr als die Hälfte der Befragten sahen aber im häuslichen Umfeld die Ursache von ADHS, und lediglich 49 % hielten eine biologische Mitverursachung der Störung für möglich. Neben korrektiven Strategien und einer möglichen Modifikation schulischer Aufgaben wurden kaum Interventionsmöglichkeiten genannt (Ruhmland & Christiansen, 2017). In Übereinstimmung hiermit berichteten englische Lehrkräfte nicht vom Einsatz evidenzbasierter Strategien zur Reduzierung ADHS-spezifischer Schulprobleme (Moore et al., 2017).

Nationale und internationale Behandlungsleitlinien zu ADHS empfehlen den Einsatz schulbasierter Interventionen (DGKJP, 2007; Taylor et al., 2004; NICE, 2009). Ziel dieser Interventionen sollte sein, Wissen zum Störungsbild zu erweitern, Pädagogenverhalten zu optimieren und Aufmerksamkeits- und Regelprobleme sowie psychosoziale Belastungen des Kindes zu vermindern. Maßnahmen umfassen die Anpassung von Unterrichtsgestaltung und Didaktik, Kontingenzmanagement, kognitiv-behaviorale Techniken, Peer Tutoring, Selbstbeobachtung und Selbstregulation. Aktuelle Metaanalysen zu psychosozialen Interventionen bei ADHS schließen entsprechend multimodale Programme ein, die neben kind- und eltern- auch lehrerzentrierte Interventionen enthalten (Sonuga-Barke et al., 2013; Hodgson et al., 2014; Daley et al., 2014; Evans et al., 2014; Fabiano et al., 2015), und empfehlen übereinstimmend mit den Leitlinien den Einsatz schulbasierter Maßnahmen.

Im Hinblick auf **Effekte von Schulinterventionen** berichten Fabiano und Mitarbeiter (Fabiano et al., 2015) in ihrer Übersicht über 12 Metaanalysen zu psychosozialen Interventionen bei ADHS geringe bis sehr große Effekte. Die Autoren bewerteten den Einsatz schulbasierten Kontingenzmanagements für Kinder mit ADHS dabei als wirksam.

In einer systematischen Übersicht über insgesamt 37 englisch- und deutschsprachige Studien bei Kindern mit ADHS-Diagnosen bzw.

-Symptomen fanden Richard und Kollegen (Richard et al., 2015) Interventionen, die sich auf die Ebene der Schulklasse, der Lehrkraft und des Schülers bezogen. Auf **Klassenebene** werden eine angepasste Sitzordnung eingesetzt, eine an klaren Regeln und Abläufen orientierte Klassenführung, die positives Verhalten systematisch verstärkt, und kurze Bewegungspausen im Unterricht. Als wirksam können hierbei lediglich Gruppenverstärkerpläne bewertet werden. Als **lehrkraftzentrierte Maßnahmen** wurden in zumeist Einzelfallstudien Fortbildungen zu ADHS, spezifische Unterrichtsgestaltung und Didaktik und Strategien untersucht, die Verstärkerbedingungen in konkreten Interaktionen mit dem Kind verändern. Fortbildungen scheinen hierbei das Wissen der Lehrkräfte kurzfristig zu vergrößern, ob dies auch eine Verhaltensänderung bewirkt, scheint allerdings fraglich. Die positive Wirkung von Tagesbeurteilungsbögen auf das Verhalten auffälliger Kinder scheint ebenso vielversprechend, wie die positiven Befunde zu Prozesslob und Varianten positiver Verstärkung, jedoch stützt die aktuelle Datenlage Empfehlungen aus der Praxis weniger stark als diese nahelegen. Unter den Maßnahmen, die auf **Schülerebene** direkt bei den Verhaltensproblemen ansetzen, scheinen Selbstmanagementstrategien wirksam zu sein, die Selbstbeobachtung und Selbstkontrolle fördern. Auch hier fehlt es allerdings bisher an größeren randomisierten kontrollierten Studien. Die Autoren schlussfolgern, dass nur Gruppenverstärkerpläne (wie das Good Behavior Game) als evidenzbasierte Maßnahme bewertet werden

Tabelle 23-3: Interventionskomponenten des Schulbasierten Coachings bei Expansiven Problemverhalten (SCEP; Hanisch et al., 2018).

Die Basis schaffen	
Baustein 1	Wissen zu expansivem Problemverhalten
Baustein 2	Bedingungsmodell/Problem- und Zieledefinition
Den Rahmen verändern	
Baustein 3	Lernumgebung
Baustein 4	Verfahrensabläufe und strukturierte Arbeitsaufträge
Baustein 5	Beziehung
Baustein 6	Stress
Das Lehrpersonenverhalten verändern	
Baustein 7	Regeln und wirkungsvolle Aufforderungen
Baustein 8	positive und negative Konsequenzen
Baustein 9	Verstärker-/Verstärkerentzugspläne
Die Selbstmanagementstrategien der Schülerin/des Schülers verbessern	
Baustein 10	Wenn-Dann-Pläne
Baustein 11	Selbstbeobachtung
Die Kooperation mit den Eltern ermöglichen	
Baustein 12	Elterngespräche und weiterführende Hilfen

Wichtig für Gesundheitsförderung und Prävention

Zusammenfassend sprechen die Befunde bei Kindern mit ADHS und Schulleistungsproblemen für den Einsatz von Schulinterventionen, die Wissen zu Ursachen von und Interventionsmöglichkeiten bei ADHS, eine damit verbundene Veränderung von Einstellungen und Attributionsprozessen der Lehrkräfte und den Einsatz von Kontingenzmanagement vermitteln und an den jeweiligen individuellen und Kontextbedingungen ausgerichtet sind.

können. Für die übrigen Schulinterventionen erschwert das Vorliegen von überwiegend Einzelfallstudien die Generalisierung der Ergebnisse.

Auf der Basis dieser Befundlage wurde das **Schulbasierte Coaching bei Expansiven Problemverhalten** (SCEP) entwickelt und evaluiert (Hanisch et al., 2018). Lehrkräften werden hier in einem 12-wöchigen Einzel- oder Teamcoaching die Prinzipien der sozialen Lerntheorie vermittelt, um über die Veränderung situativer Bedingungen und der auf das Verhalten folgenden Konsequenzen systematisch Zielverhalten auf- und Problemverhalten abzubauen. SCEP bietet 12 Interventionskomponenten (Tabelle 23-3), aus denen je nach Kontextfaktoren und individueller funktionaler Verhaltensanalyse ausgewählt werden kann. In einer ersten Studie konnte durch die Intervention eine Reduktion der Aufmerksamkeitsprobleme bei Kindern nachgewiesen werden, die von ihren Lehrern als auffällig beurteilt wurden (Hanisch et al., 2017).

Zusammenfassung

Die Prävention von Aufmerksamkeitsdefizit-/Hyperaktivitätsstörungen (ADHS) ist von besonderer Bedeutung, weil diese psychische Störung

1. relativ häufig vorkommt,
2. über das Kindes- und Jugendalter hinweg bis ins Erwachsenalter persistiert und
3. zu erheblichen Beeinträchtigungen psychosozialer Funktionen führen kann.

Eltern- und familienzentrierte Interventionen (vor allem Elterntrainings) zielen hauptsächlich darauf ab, familiäre Bedingungen zu verändern, die Risikofaktoren für die Entwicklung der Störung oder aufrechterhaltende Faktoren für bereits vorliegende Symptome darstellen (z.B. Erziehungsverhalten, psychische Störungen der Eltern). Diese Interventionen haben sich in mehreren Studien auch bei Kindern mit subklinischer Ausprägung von ADHS als erfolgreich erwiesen. Kindergarten- und schulzentrierten Interventionen können (vor-)schulische Bedingungen beeinflussen, die Risikofaktoren für die Entwicklung der Störung oder die aufrechterhaltende Faktoren für bereits vorliegende Symptome darstellen (z.B. Erziehungsverhalten der Pädagogen, Zusammensetzung der Klasse). Hierzu liegen wenige Studien vor, die allerdings überwiegend auf eine Wirksamkeit der Interventionen hinweisen. Kindzentrierte Interventionen (z.B. Training der Konzentrations- oder der Organisationsfähigkeit des Kindes) sind möglicherweise weniger erfolgversprechende präventive Ansätze.

Diskussionsanregung

- Die bisherigen Studien zur Wirksamkeit selektiver und indizierter Prävention weisen überwiegend auf unmittelbare Effekte im Vergleich mit zu Kontrollgruppen ohne Intervention hin und auch die Stabilität dieser Effekte konnte auch teilweise belegt werden. Kann daraus bereits geschlossen werden, dass durch diese Interventionen auch die Inzidenzraten von ADHS verringert werden können?
- Das Potential von Selbsthilfeinterventionen mit und ohne professionelle Unterstützung auch unter Einsatz moderner Medien ist bislang wenig erforscht. Können moderne Medien (z.B. Internet, Smartphone-Apps) zu einer besseren Prävention beitragen?

Literatur

Banaschewski, T., Becker, K., Döpfner, M., Holtmann, M., Rösler, M. & Romanos, M. (2017). Aufmerksamkeitsdefizit-/Hyperaktivitätsstörung. Eine aktuelle Bestandsaufnahme. *Deutsches Ärzteblatt, 114*, 149–159. http://doi.org/10.3238/arztebl.2017.0149

Barkley, R.A. & Benton, C.M. (1998). *Your defiant child: eight steps to better behavior.* New York NY: Guilford Press.

Barkley, R.A., Fischer, M., Smallish, L. & Fletcher, K. (2006). Young adult outcome of hyperactive children: adaptive functioning in major life activities. *Journal of the American Academy of Child and Adolescent Psychiatry, 45* (2), 192–202.

Biederman, J., Faraone, S., Milberger, S. et al. (1996). Predictors of persistence and remission of ADHD into adolescence: results from a four-year prospective follow-up study. *Journal of the American Academy of Child and Adolescent Psychiatry, 35*, 343–351.

Bussing, R., Mason D.M., Bell L., Porter P. & Garvan C. (2010). Adolescent outcomes of childhood attention-deficit/hyperactivity disorder in a diverse community sample. *Journal of the American Academy of Child and Adolescent Psychiatry, 49* (6), 595–605.

Chronis, A.M., Chacko, A., Fabiano, G.A., Wymbs, B.T. & Pelham, W.E. (2004). Enhancements to the behavioral parent training paradigm for families of children with ADHD: review and future directions. *Clinical Child and Family Psychology Review, 7*, 1–27. http://doi.org/10.1023/B:CCFP.0000020190.60808.a4

Coates, J., Taylor, J.A. & Sayal, K. (2015). Parenting interventions for ADHD: a systematic literature review and meta-analysis. *Journal of Attention Disorders, 19*, 831–843. http://doi.org/10.1177/1087054714535952

Conduct Problems Prevention Research Group. (2007). Fast track randomized controlled trial to prevent externalizing psychiatric disorders: findings from grades 3 to 9. *Journal of the American Academy of Child and Adolescent Psychiatry, 46*, 1250–1262. http://doi.org/10.1097/chi.0b013e31813e5d39

Daley, D., van der Oord, S., Ferrin, M., Danckaerts, M., Doepfner, M., Cortese, S. et al., on behalf of the European ADHD Guidelines Group. (2014). Behavioral interventions in attention-deficit/hyperactivity disorder: a meta-analysis of randomized controlled trials across multiple outcome domains. *Journal of the American Academy of Child and Adolescent Psychiatry, 53*, 835–847.

Dalsgaard, S., Ostergaard S.D., Leckman J.F., Mortensen P.B. & Pedersen M.G. (2015). Mortality in children, adolescents, and adults with attention deficit hyperactivity disorder: a nationwide cohort study. *Lancet, 385* (9983), 2190–2196.

Deutsche Gesellschaft für Kinder- und Jugendpsychiatrie und Psychotherapie (DGKJP). (2007). *Leitlinien zu Diagnostik und Therapie von psychischen Störungen im Säuglings-, Kindes- und Jugendalter.* Köln: Deutscher Ärzte-Verlag.

Dilling, H., Mombour, W., Schmidt & M.H. (Hrsg.). (2015). *Internationale Klassifikation psychischer Störungen: ICD-10 Kapitel V (F). Klinisch-diagnostische Leitlinien* (10. Aufl.). Bern: Hogrefe.

Dilling, H., Mombour, W., Schmidt, M.H. & Schulte-Markwort, E. (Hrsg.). (2016). Internationale Klassifikation psychischer Störungen: ICD-10 Kapitel V (F). *Diagnostische Kriterien für Forschung und Praxis* (6. Aufl.). Bern: Hogrefe.

Donaldson, J.M., Vollmer, T.R., Krous, T., Downs, S. & Berard, K.P. (2011). An evaluation of the good behavior game in kindergarten classrooms. *Journal of Applied Behavior Analysis, 44* (3), 605–609.

Döpfner, M., Breuer, D., Wille, N., Erhart, M. & Ravens-Sieberer, U., BELLA Study Group. (2008). How often do children meet ICD-10/DSM-IV criteria of Attention Deficit-/Hyperactivity Disorder and Hyperkinetic Disorder? Parent based prevalence rates in a national sample-resutls of the BELLA study. *European Child and Adolescent Psychiatry, 17* (Suppl. 1), 59–70.

Döpfner, M., Frölich J. & Lehmkuhl, G. (2013). *Aufmerksamkeitsdefizit-/Hyperaktivitätsstörungen (ADHS). Leitfaden Kinder- und Jugendpsychotherapie* (Bd. 1, 2. Aufl.). Göttingen: Hogrefe.

Döpfner, M., Schürmann, S. & Frölich, J. (2013). Therapieprogramm für Kinder mit hyperkinetischem und oppositionellem Problemverhalten (THOP). Weinheim: Beltz.

Döpfner, M., Hautmann, C., Görtz-Dorten, A., Klasen, F. & Ravens-Sieberer, U., The BELLA study group. (2015). Long-term course of ADHD symptoms from childhood to early adulthood in a community sample. *European Child and Adolescent Psychiatry, 24*, 665–673. http://doi.org/10.1007/s00787-014-0634-8

Döpfner, M., Kinnen, C. & Halder, Y. (2016). *THOP-Elternprogramm – Manual für Gruppenleiter.* Weinheim: Beltz.

Döpfner, M., Schürmann, S., Maroß, A. & von Welck, A. (2016). *ADHS-Elterntrainer: Schwierige Alltagssituationen meistern* (Online-Programm). Verfügbar unter: https://adhs.aok.de/. Zugriff am 06. Februar 2018.

Döpfner, M. & Schürmann, S. (2017). *Wackelpeter und Trotzkopf. Hilfen für Eltern bei ADHS-Symptomen, hyperkinetischem und oppositionellem Verhalten* (5. Aufl.). Weinheim: Beltz.

Dose, C., Hautmann, C., Buerger, M., Schuermann, S., Woitecki, K. & Doepfner, M. (2017). Telephone-assisted self-help for parents of children with attention-deficit/hyperactivity disorder who have residual functional impairment despite methylphenidate treatment: a randomized controlled trial. *Journal of Child Psychology and Psychiatry, 58*, 682–690. http://doi.org/10.1111/jcpp. 12661

Dretzke, J., Davenport, C., Frew, E., Barlow, J., Stewart-Brown, S., Bayliss, S. et al. (2009). The clinical effectiveness of different parenting programmes for children with conduct problems: a systematic review of randomised controlled trials. *Child and Adolescent Psychiatry and Mental Health, 3*. http://doi.org/10.1186/1753-2000-3-7

Eichelberger, I., Plück, J., Hautmann, C., Hanisch, C. & Döpfner M. (2016). Effectiveness of the Prevention Program for Externalizing Problem Behavior (PEP) in preschoolers with severe and no or mild ADHD Symptoms. *Zeitschrift für Kinder- und Jugendpsychiatrie und Psychotherapie, 44*, 231–239.

Evans, S.W., Owens, J.S. & Bunford, N. (2014). Evidence-based psychosocial treatments for children and adolescents with attention-deficit/hyperactivity disorder. *Journal of Clinical Child and Adolescent Psychology, 43*, 527–551. http://doi.org/10.1080/15374416.2013.850700

Eyberg, S. (1988). Parent-Child Interaction Therapy: integration of traditional and behavioral concerns. *Child and Family Behavior Therapy, 10*, 33–46. http://doi.org/10.1300/J019v10n01_04

Fabiano, G.A., Pelham, jr. W.E., Coles, E.K., Gnagy, E.M., Chronis-Tuscano, A. & O'Connor, B.C. (2009). A meta-analysis of behavioral treatments for attention-deficit/hyperactivity disorder. *Clinical Psychology Review, 29*, 129–140. http://doi.org/10.1016/j.cpr.2008.11.001

Fabiano, G., Schatz, N.K., Aloe, A.M., Chacko, A. & Chronis-Tuscano, A. (2015). A systematic review of meta-analyses of psychosocial treatment for Attention-Deficit/Hyperactivity Disorder. *Clinical Child and Family Psychology Review, 18*, 77–97.

Falkai, P. & Wittchen, H.U. (Hrsg.). (2015). *Diagnostisches und Statistisches Manual Psychischer Störungen DSM-5*. Göttingen: Hogrefe

Faraone, S. V., Perlis, R.H., Doyle, A.E., Smoller, J.W., Goralnick, J.J., Holmgren, M.A. et al. (2005). Molecular genetics of attention-deficit/hyperactivity disorder. *Biological Psychiatry, 57*, 1313–1323.

Faraone, S. V., Biederman, J. & Mick, E. (2006). The age-dependent decline of attention deficit hyperactivity disorder: a meta-analysis of follow-up studies. *Psychological Medicine, 36*, 159–165.

Forehand, R., Lafko, N., Parent, J. & Burt, K.B. (2014). Is parenting the mediator of change in behavioral parent training for externalizing problems of youth? *Clinical Psychology Review, 34*, 608–619. http://doi.org/10.1016/j.cpr.2014.10.001

Furlong, M., McGilloway, S., Bywater, T., Hutchings, J., Smith Susan, M. & Donnelly, M. (2012). Behavioural and cognitive-behavioural group-based parenting programmes for early-onset conduct problems in children aged 3 to 12 years. *Cochrane Database of Systematic Reviews, 2*, CD008225, 1–375. http://doi.org/10.1002/14651858.CD008225.pub2

Görtz-Dorten, A. & Döpfner, M. (2009). Aufmerksamkeitsdefizit-/Hyperaktivitätsstörungen von Kindern und Jugendlichen im Elternurteil – eine Analyse an einer Feldstichprobe mit dem Diagnostik-System DISYPS-II. *Zeitschrift für Kinder- und Jugendpsychiatrie und Psychotherapie, 37*, 183–194.

Greene, R.W., Beszterczey, S.K., Katzenstein, T., Park, K.& Goring, J. (2002). Are students with ADHD more stressful to teach? Patterns of teacher stress in an elementary school sample. *Journal of Emotional and Behavioral Disorders, 10*, 79–89.

Hahlweg, K., Heinrichs, N., Kuschel, A., Bertram, H. & Naumann, S. (2010). Long-term outcome of a randomized controlled universal prevention trial through a positive parenting program: is it worth the effort? *Child and Adolescent Psychiatry and Mental Health, 4*, 14. http://doi.org/10.1186/1753-2000-4-14

Hanisch, C., Freund-Braier, I., Hautmann, C., Jänen, N., Plück, J., Brix, G. et al. (2010a). Detecting effects of the indicated Prevention programme for Externalizing Problem behaviour (PEP) on child symptoms, parenting, and parental quality of life in a randomised controlled trial. *Behavioural and Cognitive Psychotherapy, 38*, 95–112.

Hanisch, C., Hautmann, C., Eichelberger, I., Plück, J. & Döpfner, M. (2010b). Long-term clinical significance of the Prevention Programme for Externalizing Problem Behaviour (PEP). *Verhaltenstherapie, 20*, 265–273. http://doi.org/10.1159/000322044

Hanisch, C., Hautmann, C., Plück, J., Eichelberger, I. & Döpfner, M. (2014). The prevention program for externalizing problem behavior (PEP) improves child behaviour by reducing negative parenting: analysis of mediating processes in a randomized controlled trial. *Journal of Child Psychology and Psychiatry, 55*, 473–484. http://doi.org/10.1111/jcpp. 12177

Hanisch, C., Richard, S., Eichelberger, I., Greimel, L. & Döpfner, M. (2018). *Schulbasiertes Coaching bei Kindern mit expansivem Problemverhalten (SCEP)*. Göttingen: Hogrefe.

Hautmann, C., Hanisch, C., Mayer, I., Plück, J. & Döpfner, M. (2008). Effectiveness of the prevention program for externalizing problem behaviour (PEP) in children with symptoms of attention-deficit/hyperactivity disorder and oppositional defiant disorder – generalization to the real world. *Journal of Neural Transmission, 115* (2), 363–370. http://doi.org/10. 1007/s00702-007-0866-6

Hautmann, C., Hoijtink, H., Eichelberger, I., Hanisch, C., Plück, J., Walter, D. et al. (2009). One-year follow-up of a parent management training for children with externalizing behavior problems in the real world. *Behavioural and Cognitive Psychotherapy, 29*, 379–396.

Hautmann, C., Eichelberger, I., Hanisch, C., Plück, J., Walter, D. & Döpfner, M. (2010). The severely impaired do profit most: short-term and long-term predictors of therapeutic change for a parent management training under routine care conditions for children with externalizing problem behavior. *European Child and Adolescent Psychiatry, 19*, 419–430.

Hautmann, C., Stein, P., Eichelberger, I., Hanisch, C., Plück, J., Walter, D. et al. (2011). The severely impaired do profit most: differential effectiveness of a parent management training for children with externalizing behavior problems in a natural setting. *Journal of Child and Family Studies, 20*, 424–435.

Hodgson, K., Hutchinson, A.D. & Denson, L. (2014). Nonpharmacological treatments for ADHD: a meta-analytic review. *Journal of Attention Disorders, 18*, 275–282. http://doi.org/10.1177/108705471244 4732

Jensen, C.M. & Steinhausen H.C. (2015). Comorbid mental disorders in children and adolescents with attention-deficit/hyperactivity disorder in a large nationwide study. *Attention Deficit and Hyperactivity Disorders, 7* (1), 27–38.

Jensen, P.S., Martin D. & Cantwell D.P. (1997). Comorbidity in ADHD: implications for research, practice, and DSM-V. *Journal of the American Academy of Child and Adolescent Psychiatry, 36* (8), 1065–1079.

Johnston, C., Mash, E.J., Miller, N. & Ninowski, J.E. (2012). Parenting in adults with attention-deficit/hyperactivity disorder (ADHD). *Clinical Psychology Review, 32*, 215–228. http://doi.org/10.1016/j.cpr.2012.01.007

Kaminski, J.W. & Claussen, A.H. (2017). Evidence base update for psychosocial treatments for disruptive behaviors in children. *Journal of Clinical Child and Adolescent Psychology, 46*, 477–499. http://doi.or g/10.1080/15374416.2017.1310044

Kierfeld, F., Ise, E., Hanisch, C., Görtz-Dorten, A. & Döpfner, M. (2013). Effectiveness of telephone-assisted parent-administered behavioural family intervention for preschool children with externalizing problem behaviour: a randomized controlled trial. *European Child and Adolescent Psychiatry, 22*, 553–565. http://doi.org/10.1007/s00787-013-0397-7

Larsson, H., Chang, Z., D'Onofrio, B.M. & Lichtenstein, P. (2014). The heritability of clinically diagnosed attention deficit hyperactivity disorder across the lifespan. *Psychological Medicine, 44*, 2223–2229. http://doi.org/10.1017/S0033291713002493

Lawrence, K., Estrada, R.D. & McCormick, J. (2017). Teachers' experiences with and perceptions of students with Attention Deficit/Hyperactivity Disorder. *Journal of Pediatric Nursing, 36*, 141–148.

Lundahl, B., Risser, H.J. & Lovejoy, M.C. (2006). A meta-analysis of parent training: moderators and follow-up effects. *Clinical Psychology Review, 26*, 86–104. http://doi.org/10.1016/j.cpr.2005.07.004

McCart, M.R., Priester, P.E., Davies, W.H. & Azen, R. (2006). Differential effectiveness of behavioral parent-training and cognitive-behavioral therapy for antisocial youth: a meta-analysis. *Journal of Abnormal Child Psychology, 34*, 527–543. http://doi. org/10.1007/s10802-006-9031-1

Menting, A.T.A., de Castro, B.O. & Matthys, W. (2013). Effectiveness of the Incredible Years parent training to modify disruptive and prosocial child behavior: a meta-analytic review. *Clinical Psychology Review, 33*,

901–913. http://doi.org/10.1016/j.cpr.2013.07.006

Mokros, L., Benien, N., Mütsch, A., Kinnen, C., Schürmann, S., Metternich-Kaizman, W.T. et al. (2015). Angeleitete Selbsthilfe für Eltern von Kindern mit Aufmerksamkeitsdefizit-/Hyperaktivitätsstörung: Konzept, Inanspruchnahme und Effekte eines bundesweitern Angebotes – eine Beobachtungsstudie. *Zeitschrift für Kinder- und Jugendpsychiatrie und Psychotherapie, 43*, 275–288. http://doi.org/10.1024/1422-4917/a000348

Moore, D., Richardson, M., Gwernan-Jones, R., Thompson-Coon, J., Stein, K., Rogers, M. et al. (2015). Non-pharmacological interventions for ADHD in school settings: an overarching synthesis of systematic reviews. *Journal of Attention Disorders*. http://doi.org/10.1177/1087054715573994

Moore, D.A., Russell, A.E., Arnell, S. & Ford, T.J. (2017). Educators' experiences of managing students with ADHD: a qualitative study. *Child: Care, Health and Development, 43* (4), 489–498.

Mrazek, P.J. & Haggerty, R.J. (Eds.). (1994). *Reducing risks for mental disorders: frontiers for preventive intervention research*. Washington DC: National Academy Press.

Nash, P., Schlösser, A. & Scarr, T. (2016). Teachers' perception of disruptive behavior in schools: a psychological perspective. *Emotional and Behavioural Difficulties, 21* (2), 167–180.

National Institute for Health and Clinical Excellence. (2009). *Diagnosis and management of ADHD in children, young people and adults*. Leister: British Psychological Society & Royal College of Psychiatrists.

Nock, M.K. & Kazdin, A.E. (2005). Randomized controlled trial of a brief intervention for increasing participation in parent management training. *Journal of Consulting and Clinical Psychology, 73*, 872–879. http://doi.org/10.1037/0022-006x.73.5.872

Plück, J., Wieczorrek, E., Wolff Metternich, T. & Döpfner, M. (2006). *Präventionsprogramm für Expansives Problemverhalten (PEP). Ein Manual für Eltern- und Erziehergruppen*. Göttingen: Hogrefe.

Plück, J., Eichelberger, I., Hautmann, C., Hanisch, C., Jaenen, N. & Döpfner, M. (2015). Effectiveness of a teacher-based indicated prevention program for preschool children with externalizing problem behavior. *Prevention Science, 16* (2), 233–241.

Reyno, S.M. & McGrath, P.J. (2006). Predictors of parent training efficacy for child externalizing behavior problem – a meta-analytic review. *Journal of Child Psychology and Psychiatry, 47*, 99–111. http://doi.org/10.1111/j.1469-7610.2005.01544.x

Richard, S., Eichelberger, I., Döpfner, M. & Hanisch, C. (2015). Schulbasierte Interventionen bei ADHS und subklinischen Ausprägungen von Aufmerksamkeitsstörungen. *Zeitschrift für Pädagogische Psychologie, 25*, 5–19.

Ruhmland, M. & Christiansen, H. (2017). Konzepte zu Grundlagen von ADHS und Interventionen im Unterricht bei Grundschullehrkräften. *Psychologie in Erziehung und Unterricht, 64*, 109–122.

Sanders, M.R., Montgomery, D.T. & Brechman-Toussaint, M.L. (2000). The mass media and the prevention of child behavior problems: the evaluation of a television series to promote positive outcome for parents and their children. *Journal of Child Psychology and Psychiatry, 41*, 939–948.

Sonuga-Barke, E.J.S., Brandeis, D., Cortese, S., Daley, D., Ferrin, M.T., Holtmann, M. et al., on behalf of European ADHD Guidelines Group. (2013). Non-pharmacological interventions for Attention-Deficit/Hyperactivity Disorder: systematic review and meta-analyses of randomised controlled trials of dietary and psychological treatments. *American Journal of Psychiatry, 170*, 275–289.

Tarver, J., Daley, D., Lockwood, J. & Sayal, K. (2014). Are self-directed parenting interventions sufficient for externalising behaviour problems in childhood? A systematic review and meta-analysis. *European Child and Adolescent Psychiatry, 23*, 1123–1137. http://doi.org/10.1007/s00787-014-0556-5

Taylor, E., Döpfner, M., Sergeant, J., Asherson, P., Banaschewski, T., Buitelaar, J. et al. (2004). European clinical guidelines for hyperkinetic disorder – first upgrade. *European Child and Adolescent Psychiatry, 13*, 17–30.

van der Oord, S. & Daley, D. (2015). Moderators and mediators of treatments for youth with ADHD. In M. Maric, P.J. M. Prins & T.H. Ollendick (eds.), *Moderators and mediators of youth treatment outcomes* (pp. 123–145). New York NY: Oxford University Press.

Watt, B.D., Hoyland, M., Best, D. & Dadds, M.R. (2007). Treatment participation among children with conduct problems and the role of telephone reminders. *Journal of Child and Family Studies, 16*, 522–530. http://doi.org/10.1007/s10826-006-9103-4

Lese- und Medienempfehlungen zur Vertiefung

Banaschewski, T., Becker, K., Döpfner, M., Holtmann, M., Rösler, M. & Romanos, M. (2017). Aufmerksamkeitsdefizit-/Hyperaktivitätsstörung. Eine aktuelle Bestandsaufnahme. *Deutsches Ärzteblatt, 114*, 149–159. http://doi.org/10.3238/arztebl.2017.0149

Döpfner, M. & Schürmann, S. (2017). *Wackelpeter und Trotzkopf. Hilfen für Eltern bei ADHS-Symptomen, hyperkinetischem und oppositionellem Verhalten* (5. Aufl.). Weinheim: Beltz.

Zielgruppen und Settings der Prävention und Gesundheitsförderung

24 Prävention und Gesundheitsförderung im ambulanten, stationären und integrierten Setting

Marcus Redaèlli und Horst C. Vollmar

Überblick
- Wie ist das deutsche Gesundheitswesen im Versorgungsgeschehen untergliedert?
- Wie werden Prävention und Gesundheitsförderung in den einzelnen Sektoren umgesetzt?
- Wo liegen Hindernisse in der Umsetzung und wo liegen ungenutzte Potenziale?

Wichtig für Gesundheitsförderung und Prävention

Gesundheitsförderung und Prävention waren schon immer bedeutende Aspekte des ärztlichen Handelns. Dies gilt für das ambulante wie stationäre Setting gleichermaßen. Der medizinische Fortschritt hat dazu geführt, dass immer stärker die Quartärprävention in den Fokus rückt: der Schutz vor medizinischer Überversorgung.

24.1 Einleitung

Prävention und Gesundheitsförderung sind **Grundelemente der medizinischen Versorgung (§ 73, SGB V) und des ärztlichen Handelns (§ 2 MBO-Ä)** (Becker & KIngreen, 2017; BÄK, 2015). Sie können sowohl im ambulanten als auch im stationären Bereich stattfinden und sollten ein Grundbaustein der integrierten Versorgung sein. Prävention und Gesundheitsförderung fallen je nach Setting und ärztlicher Fachrichtung sehr variabel aus und können grundsätzlich arztunabhängige Elemente enthalten. In der Vergangenheit hat das Thema Prävention und Gesundheitsförderung in den verschiedenen Settings durch **fehlgesteuerte Anreizstrukturen**, wie beispielsweise Individuelle Gesundheitsleistungen (IGeL), oder **kontroverse Wissenschaftsdiskussionen** um Effektivität und Effizienz pauschal immer wieder eine negative Wahrnehmung erfahren (Heintze, 2014). Als Beispiel sei hier der seit Jahrzehnten diskutierte Nutzen von Screeningprogrammen angeführt. Risiken liegen hier in Überdiagnosen, Fehleinschätzungen des Nutzens, aber auch einer Unterschätzung des Schadenspotenzials. Die nachfolgenden Ausführungen werden aufzeigen, welchen Stellenwert das Thema Prävention und Gesundheitsförderung im jeweiligen Setting besitzt und welche Potenziale damit verbunden sind.

Ein **Grundpfeiler** in der Vermittlung von Prävention und Gesundheitsförderung ist die **Kommunikation**. Diese jedoch braucht ausreichend Zeit, um Wünsche und Haltungen der Patienten zu erfassen und die Vorschläge des Arztes plausibel zu vermitteln. Doch Ärzte zählen vielfach nicht zu den Kommunikationsexperten, weshalb allenthalben in ärztlichen Fort- und Weiterbildungen Module zur erfolgreichen Kommunikation angeboten werden. Damit kann im besten Falle bei Patienten eine Adhärenz (Therapiemotivation) erreicht werden. Der geglückte **Aushandlungsprozess** eines gemeinsam getragenen Betreuungskonzepts auf dem Boden einer **vertrauensvollen Arzt-Patienten-Beziehung** mündet in Konkordanz zwischen Patient und Arzt. Ein zentraler Punkt der erfolgreichen Implementierung von Maßnahmen sind Adhärenz und Konkordanz, also die Übereinstimmung und nicht, wie immer noch irreführend vermittelt, die Compliance. Allerdings sind alle Kommunikationsmodule wenig effektiv, wenn die Zeit für eine ausreichende und zufriedenstellende Gesprächsführung fehlt. Der durchschnittliche Konsultationskontakt beschränkt sich auf ca. acht Minuten (Barmer-GEK, 2010). Dass in diesem Zeitfenster neben dem eigentlichen Behandlungsanlass kaum eine weiterführende Präventionsstrategie besprochen werden kann, erscheint plausibel. Diese Situation wird sich in absehbarer Zukunft ohne eine grundlegende Reform des Gesundheitswesens in Deutschland auch nicht ändern.

Im vorliegenden Kapitel wird die derzeitige Situation in den unterschiedlichen Settings beschrieben und im rahmenpolitischen Kontext erläutert. Dabei können nur Auszüge bzw. Beispiele berücksichtigt und nicht das komplette Feld beleuchtet werden. Darüber hinaus sollen Möglichkeiten zur Weiterentwicklung aufgezeigt werden. Als Grundlage der Präventionsstrategien, und damit auch der Gesundheitsförderung, dient in diesem Kapitel das Modell von Marc Jamoulle (siehe Abbildung 24-1).

Dieses **Grundmodell** ist aus der Bewegung der **Evidenzbasierten Medizin (EbM)** hervorgegangen und seit seiner Erstbeschreibung weiterentwickelt und verifiziert worden. Als **Innovation** ist hier die **Quartärprävention** definiert worden. Der Arzt hat keine diagnostische gesicherte Erkrankung gefunden, obwohl sich der Patient krank fühlt. Hier gilt das Prinzip „Zuerst einmal nicht schaden" (primun non nocere). Damit soll eine Überversorgung vermieden werden. In Zeiten des medizinischen Fortschritts kommt dieser Form der Prävention eine steigende Bedeutung zu. Leider ist dieses Modell im deutschsprachigen Raum bisher vorwiegend in der allgemeinmedizinischen Forschung angekommen (Kuehlein et al., 2010). Und dies, obwohl sich die

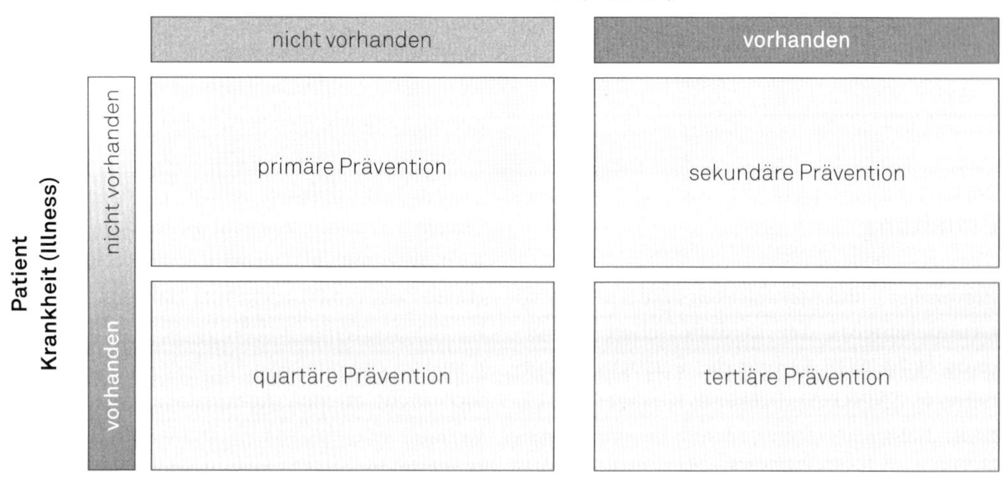

Abbildung 24-1: Darstellung der Präventionsformen im Kontext zu diagnostizierter und wahrgenommener Krankheit (mod. nach Jamoulle, 1986; Kuehlein et al., 2010).

Dringlichkeit aus internationalen Studien für unerwünschte Arzneimittelwirkungen (UAW) ablesen lässt. Im stationären Sektor wurden bei 5,7 % (davon 30 % vermeidbar) der medikamentös behandelten Patienten UAW festgestellt (Schnurrer & Frölich, 2003). Aus der gleichen Studie stammt auch die Häufigkeit von 4,8 % (davon 64 % vermeidbar) aller UAW-bedingten Krankenhausaufnahmen. Im ambulanten Sektor reichen die Größenordnungen von 5 % (davon 30 % vermeidbar) bis zu 27 % (davon 11 % vermeidbar) bei Patienten mit Arzneitherapien (Gurwitz et al., 2003; Gandhi et al, 2003).

24.2 Ambulantes Setting

In der ambulanten Versorgung ist das Thema Prävention und Gesundheitsförderung dauerhaft präsent. Allein die Umsetzung ist heterogen. Es bestehen große Unterschiede in der Inanspruchnahme bzw. Vermittlung von Präventionsmaßnahmen. Weiterhin bestehen große Unterschiede in der Wahrnehmung der einzelnen Präventionsarten. Diese Aspekte beeinflussen maßgeblich das Verhalten von Patienten und Ärzten in der Akzeptanz von Prävention und Gesundheitsförderung. Zudem prägen die rahmenpolitischen Voraussetzungen und die gesellschaftlichen Strömungen das Gesundheitsveralten der Bevölkerung. Während Primär-, Sekundär- und Tertiärprävention in unterschiedlicher Intensität im ambulanten Setting umgesetzt werden, bestehen für die Quartärprävention Vorbehalte (Baumann, 2012).

Wichtig für Gesundheitsförderung und Prävention

Das **ambulante Setting**, auch ambulanter Sektor bzw. ambulante Versorgung genannt, umfasst alle medizinischen Versorgungsleistungen, die nicht von Krankenhäusern oder Kliniken ausgeführt werden. In diesem Setting wird der größte Anteil an Leistungen für Prävention und Gesundheitsförderung erbracht.

Das **ambulante Setting** ist in Deutschland durch die **haus- und fachärztliche Versorgung** geprägt (Redaèlli et al., 2012). Im ambulanten Setting steht vor allem die Primärprävention unter dem Zwiespalt der Effektivität und Effizienz im Hinblick auf die Vergütung nach der Gebührenordnung Ärzte (GOÄ) und dem damit einzusetzenden Ressourcenaufwand im Vordergrund. Ein weiteres Problemfeld ist die oft unzureichende Kommunikation der intra- und interdisziplinären Leistungserbringer untereinander. Obwohl beide ambulante Leistungserbringergruppen in vielfältiger Form Präventionsmaßnahmen anbieten, bestehen außerhalb der Integrierten Versorgung wenige Kooperationsangebote.

Die **Disease-Management-Programme (DMP)**, die 2002 in das deutsche Gesundheitssystem eingeführt wurden, sollten neben der strukturierten und standardisierten Versorgung die präventiven Möglichkeiten aller Leistungsanbieter ausschöpfen. Das **Instrument DMP** scheint in der ambulanten Versorgung ein gutes Werkzeug insbesondere der **Sekundärprävention** darzustellen. Um vor allem eine stärkere Primärprävention im ambulanten Sektor zu erzielen, bieten sich integrierte Versorgungsmodelle und Medizinische Versorgungszentren (MVZ) an. Die Medizinischen Versorgungszentren beispielsweise können durch ihre multidisziplinären Strukturen entsprechende Möglichkeiten umsetzen. Bis Ende 2015 sind 3066 MVZ gegründet worden, von denen 910 unter Beteiligung eines Krankenhauses erfolgt sind (KBV, 2016). Bereits jeder elfte Arzt in der ambulanten Versorgung arbeitet in dieser Einrichtungsform. Allerdings gibt es keine flächendeckende Versorgung, sodass sich diese Einrichtungsart als systematische Implementierungsplattform für Präventionsstrategien in der ambulanten Versorgung derzeit noch nicht eignet. Aber die strukturellen Möglichkeiten mit dem personellen Know-how böten sich hier an (Hellmann et al., 2010).

24.2.1 Hausärztliche Versorgung

Die Möglichkeit zur Durchführung von **Präventionsmaßnahmen** ist in der ärztlichen Praxis niederschwellig. Circa 97 % aller Erwachsenen haben einmal jährlich einen Arztkontakt und ca. 80 % konsultieren einmal im Jahr ihren Hausarzt. Viele **Hausärzte** kennen ihre Patienten, und deren Angehörige, über Jahrzehnte und sind bestens vertraut mit möglichen **Risikoprofilen**. Zudem können sie auch durch die Kenntnis des familiären und sozialen Raumes ihrer Patienten die Effektivität von Präventionsmaßnahmen abschätzen.

Die **Hausärzte** haben die gesetzlich geregelte Möglichkeit, ihre Patienten ab dem **35. Lebensjahr** einem **Check-up** (§ 25 SGB **V**) zu unterziehen oder im Rahmen von organisierten **Früherkennungsprogrammen** (§ 25a SGB **V**) maligne Neubildungen zu untersuchen. Aber auch **Kinder** können nach § 26 SGB **V** von Hausärzten zur **Früherkennung** von Krankheiten untersucht werden. Doch trotz dieser gesetzlichen Regelungen ist die Durchführung einer primärpräventiven Beurteilung und Beratung begrenzt. Diese liegt in der Verantwortung der Gesetzlichen Krankenversicherung (GKV). Einzige Ausnahme: Schutzimpfungen und betriebliche Gesundheitsförderung. Doch Letztere wurde in der Vergangenheit wenig praktiziert und blieb oft auf der Ebene von Modellprojekten stehen (Pfaff & Kowalski, 2013).

Wichtig für Gesundheitsförderung und Prävention

Die **hausärztliche Versorgung** im ambulanten Setting hat ein erhebliches Potenzial zur Prävention und Gesundheitsförderung. Dieses wird in unterschiedlicher Intensität und mit variablem Erfolg genutzt. Während beispielsweise die medikamentöse Sekundärprävention erfolgreich umgesetzt wird, stellt die Erzielung von Nikotinabstinenz in der Primär- und Sekundärprävention noch immer eine große Herausforderung dar.

Die **hausärztliche Versorgung** stellt mit 47 647 Hausärzten (in 2016) die zahlenmäßig **größte Einzelgruppe** in der ambulanten Versorgung dar (Statista, 2017). Das Thema Prävention und Gesundheitsförderung hat einen hohen Stellenwert (Abholz, 2006; DEGAM, 2012; Heintze, 2014). Vor allem die Primärprävention, beispielsweise gegen bösartige Neubildungen nach Empfehlungen des Robert Koch-Instituts, stellt in der hausärztlichen Praxis eine Routineversorgung dar (RKI, 2016). Zudem wenden Hausärzte bei Patienten nach Ereignissen wie Herzinfarkt oder Schlaganfall sekundäre oder tertiäre Präventionsmaßnahmen an. Die **Quartärprävention** fällt vor allem bei älteren Patienten an. Einer der wichtigsten Aspekte ist hier der Schutz vor **Polypharmazie**.

Der Bedarf an den einzelnen Präventionsformen lässt sich aus den **häufigsten Diagnosen** von hausärztlichen Versorgern ablesen. Als Beispiel sollen auszugsweise nur Diagnosen aus dem klassischen kardiovaskulären Risikoprofil und die arteriosklerotischen Erkrankungen unter den Top Ten dargestellt werden (siehe Tabelle 24-1).

Die Auflistung in Tabelle 24-1 aus dem Jahr 2015 lässt das Potenzial von Ansatzpunkten zur Prävention von **Herz-Kreislauf-Erkrankungen** in der hausärztlichen Versorgung erahnen. Als weitere Konsultationshäufigkeiten sind in der Reihenfolge das **Muskel-Skelett-System**, die **psychischen Erkrankungen** und die **Stoffwechselerkrankungen** zu nennen.

Der Bedarf an primärer Prävention wird von Hausärzten seit Langem bedient. Durch Erfassung von Ernährungs- und Bewegungsstatus, Suchtmittelkonsum sowie psychischen und sozialen Belastungen bewertet der Hausarzt das individuelle Risiko (Sonntag et al., 2010). Ein Beispiel für die Implementierung von kardiovaskulärer Prävention in der hausärztlichen Praxis ist die Software *arriba*®, die auf Basis der EbM von Hausärzten für Hausärzte entwickelt wurde

(Sadowski et al., 2005). Dabei stehen die Buchstaben für die sechs Schritte in der Vorgehensweise (siehe Tabelle 24-2).

Aus der Tabelle 24-2 kann man ablesen, was das **Ziel** von *arriba*® ist: Es geht um die partnerschaftliche Entscheidungsfindung zur Reduzierung des kardiovaskulären Risikoprofils durch gemeinsam definierte Präventionsmaßnahmen. Damit sind zentrale Elemente, die eine erfolgreiche Implementierung von Prävention ermöglicht, erfüllt: ein definiertes Risikoprofil (basierend auf dem Framingham-Score), Kommunikation im Hinblick auf die Entscheidungsfindung (Shared Decision Making) und eine mögliche Konkordanz mit dem Patienten. Das *arriba*® erfolgreich ist, zeigt sich an der Verbreitung dieser Software im Lehrbetrieb der allgemeinmedizinischen Institute der Universitätskliniken und z. B. an dem Einsatz im Rahmen des HZV-Vertrages in Baden-Württemberg (HZV = hausarztzentrierte Versorgung).

Während *arriba*® auf die Primärprävention abzielt, konzentrieren sich die DMP auf die Sekun-

Tabelle 24-1: Rangverteilung von arteriosklerotisch relevanten Diagnosen unter den 10 häufigsten Diagnosen in der hausärztlichen Praxis (ADP-Panel des ZI aus dem Jahr 2015) (Zentralinstitut der kassenärztlichen Versorgung, 2016).

Rang	ICD	Diagnose
1	I10	Essenzielle (primäre) Hypertonie
2	E78	Störungen des Lipoproteinstoffwechsels und sonstige Lipidämien
3	M54	Rückenschmerzen
4	E11	Diabetes mellitus Typ 2
5	E04	sonstige nicht toxische Struma
6	I25	chronische ischämische Herzkrankheit
7	E66	Adipositas
8	F32	depressive Episode
9	K76	sonstige Krankheiten der Leber
10	K21	gastroösophageale Refluxkrankheit

Tabelle 24-2: Die sechs Schritte der *arriba*®-Software zur kardiovaskulären Risikoreduktion.

Buchstabe	Schritte der Vorgehensweise innerhalb der Software
a	**A**ufgabe gemeinsam definieren
r	**R**isiko subjektiv (wahrgenommenes Risiko)
r	**R**isiko objektiv (gemessenes Risiko)
i	**I**nformation über Präventionsmöglichkeiten
b	**B**ewertung der Präventionsmöglichkeiten
a	**A**bsprache über weiteres Vorgehen

därprävention. Hausärzte haben seit Einführung eine große Anzahl von Betroffenen mit Diabetes, koronarer Herzkrankheit (KHK) und Asthma/COPD eingeschrieben. Während bei den Patienten mit Diabetes ein hoher Sättigungsgrad besteht, ist die Einschreibung von Patienten mit KHK noch deutlich ausbaufähig. Vor allem das deutlich höhere Durchschnittsalter der KHK-Betroffenen scheint einen Hinderungsgrund darzustellen.

Ähnlich schleppend wie bei der KHK war die Einschreibung bei Patienten mit Asthma/COPD. Erst seit 2005, nach Veröffentlichungen zur präventiven Strategien von Asthmaanfällen in Leitlinien, nimmt sie seitdem kontinuierlich zu (Nordrheinische Gemeinsame Einrichtung DMP, 2014). Vermutlich hat sich das Bewusstsein präventiver Möglichkeiten zur Reduzierung der Krankheitslast und des Progressionsverlaufs in der Hausärzteschaft durchgesetzt.

Das ärztliche Angebot besteht auch aus **Präventionsprogrammen** für besonders belastete Patienten mit **psychischen Erkrankungen** oder **Suchtmittelkonsum**. Darüber hinaus kann z. B. eine strukturierte Ernährungsberatung angeboten werden, die zusätzlich mit einem Rezept für Bewegung ergänzt werden kann (Löllgen et al., 2013). Weiterhin kann der Hausarzt auch Unterstützung in der Tabakentwöhnung anbieten.

24.2.2 Fachärztliche Versorgung

Auch in der fachärztlichen Versorgung wird Prävention und Gesundheitsförderung ausgeführt. Diese ist nach Fachdisziplin und Ausrichtung der Versorgung sehr variabel ausgeprägt. Um das Präventionspotenzial ablesen zu können, reicht es nicht, den Blick allein auf die häufigsten Diagnoseschlüssel zu richten, da die Verschlüsselung der Risikofaktoren für den eigentlichen Behandlungsanlass im fachärztlichen Sektor oft eine nachgeordnete Bedeutung hat.

Wichtig für Gesundheitsförderung und Prävention

Die **fachärztliche Versorgung** im ambulanten Setting führt meist eine krankheitsspezifische Sekundärprävention durch. Fehlende Anreize verhindern weiterführende bzw. sektorenübergreifende Primärpräventionsansätze.

Bei den **Fachärzten** steht in der Regel nicht die Primärprävention im Vordergrund. In den meisten Fällen suchen die Patienten den Facharzt durch Überweisung mit einer Verdachtsdiagnose auf bzw. sie gehen wegen einer Gesundheitsstörung direkt zum Facharzt. Bei bestehender Erkrankung kann der Facharzt oft nur noch **sekundär- bzw. tertiärpräventiv** eingreifen. Generell steht bei Fachärzten die Sekundärprävention weit oben; beispielsweise nach der Überweisung durch den Hausarzt zum **Brust-, Haut- oder Dickdarmkrebs**.

Die **niedrige Inanspruchnahme** durch die Versicherten limitiert hier die Chancen der Prävention. Möglicherweise spielen **soziale Ungleichheiten** eine Rolle (Stirbu et al., 2011). Aber auch die schon in der Einführung dieses Kapitels genannten Gründe, wie Zeit und Kommunikationsprobleme, können Aspekte einer unzureichenden Inanspruchnahme darstellen.

Als Beispiel für die Bedeutung von Prävention für das nächste Jahrzehnt sei die Gewichtsentwicklung von Kindern und Jugendlichen genannt (L'Allemand & Laimbacher, 2013; Daniels et al., 2015). Es ist eine international zu beobachtende Zunahme des Durchschnittsgewichts zu verzeichnen, mit weiterhin steigender Tendenz. Aber auch psychische Erkrankungen unter Kindern und Jugendlichen nehmen zu. Verantwortlich ist eine Reihe von Faktoren, denen durch intensive Präventionsmaßnahmen erfolgreich begegnet werden könnte, vor allem durch Überforderung bzw. Stress ausgelöste Depressionen (Klasen et al., 2017). Hier liegt eine zentrale Aufgabe für die Kinder- und Jugendheilkunde, die allerdings mit ineffektiv geregelten Verfahrensabläufen kämpft (Metzner et al., 2015). Zudem ist auch diese Fachdisziplin von einem Fachärztemangel betroffen. Ein weiterer Aspekt ist, dass ländliche Gebiete häufig überhaupt keine Anbindung an einen Facharzt für Kinder- und Jugendheilkunde besitzen.

Ein weiteres **großes Präventionsthema**, bisher mit wenig Umsetzung im deutschen Gesundheitssystem, ist die **Umweltbelastung**. Da deren Auswirkungen vielfach erst nach Jahrzehnten sichtbar werden, hat man diesen Präventivcharakter aus unterschiedlichen Gründen in der Vergangenheit eher unberücksichtigt gelassen. Zwar münden nicht alle Umweltbelastungen gleich in bösartige Neubildungen, gleichwohl sind die Naht-/Schnittstellen groß, sodass diverse Fachdisziplinen gemeinsam entsprechende Strategien entwickeln könnten.

24.3 Stationäres Setting

Stationäre Einrichtungen, unabhängig vom Versorgungsauftrag, wären eigentlich die **strategisch günstigste Nahtstelle zwischen Patient und Prävention**, da die Inanspruchnahme einer stationären Einrichtung einen Bedarf an medizinischer Versorgung darstellt. Der Bedarf ist meist durch akute Ereignisse, beispielsweise Herzinfarkt oder Schlaganfall, bzw. durch Progressionsverläufe chronischer Erkrankungen, beispielsweise einem akuten Nierenversagen bei bestehender diabetischer Nephropathie, ausgelöst. Durch die **Sensibilisierung zur Gesundung** oder zumindest einer **Verringerung der Krankheitsprogression** bestünde hier die Möglichkeit, **(sekundär-)präventive Ansätze** dem Patienten näherzubringen. Aber auch die **Primärprävention** bei elektiven Eingriffen anderer Erkrankungen wäre möglich.

Allerdings hat die **Einführung der Diagnosis-Related Groups** (DRG) im Jahr 2003 (optional) bzw. 2004 (verbindlich) in die deutsche Krankenhauslandschaft einen Trend hin zu einer **schnellstmöglichen Entlassung** („blutige Entlassung") ausgelöst. Damit bestehen für die Akutkrankenhäuser kaum Anreize zur Leistung von präventiven Ansätzen außerhalb der medikamentösen Strategien, denn die meisten Ansätze sind ressourcenintensiv und unterliegen damit in der Regel nicht der Kosteneffektivität, die für die Krankenhäuser im Rahmen der heutigen Regelungen angestrebt wird.

Ein ganz anderer Ansatz für Präventionsmaßnahmen ergibt sich aus dem Blickwinkel der stationären Einrichtungen als **Erlebniswelt** für Patienten und deren Angehörige. Durch die Häufung von nosokomialen Infekten oder Behandlungsfehlern in den letzten Jahren hat das **Krankenhaus aus der Sicht der Patienten** den Charakter eines **Risikofaktors** erhalten. Hier könnten intensive und sichtbare Maßnahmen mit Präventionscharakter das Image einer stationären Einrichtung steigern und zu einem Wettbewerbsvorteil führen (Klauber et al., 2015).

Auch passende und ernstgemeinte Angebote der **Gesundheitsförderung für Angestellte** könnten helfen, dem Mangel an qualifiziertem Personal entgegenzuwirken. Gerade stationäre Einrichtungen weisen für ihre Angestellten **hohe**

Wichtig für Gesundheitsförderung und Prävention

Das **stationäre Setting** ist durch sehr unterschiedliche Einrichtungen mit verschiedenen Zielrichtungen und unterschiedlichen Leistungsträgern gekennzeichnet. Dieses historisch gewachsene Setting mit seinen Spezialisierungen ist derzeit durch den demografischen Wandel und den medizinischen Fortschritt großen Herausforderungen ausgesetzt.
Das stationäre Setting bietet zahlreiche Möglichkeiten für Prävention und Gesundheitsförderung. Allein die Rehabilitationseinrichtungen nutzen das Potenzial intensiv aus. Bei den anderen Einrichtungen fehlen oftmals Personal, Zeit oder auch finanzielle Anreize für die Umsetzung.

Gesundheitsbelastungen und **psychische Belastungen** auf, beispielsweise durch die Beschleunigung der Arbeitsprozesse und durch Arbeitsverdichtungen, die deutlich zugenommen haben (Herschbach, 1991; Tracogna et al., 2003).

Die Bedeutung der betrieblichen Gesundheitsförderung (einschließlich Prävention) wird in den stationären Einrichtungen weiter steigen. Personalentscheider in diesen Einrichtungen werden sich mehr Gedanken über eine gesunde Belegschaft machen müssen. Daher wird auch in den Einrichtungen des Gesundheitswesens selbst in Gesundheitsförderung und Prävention zur Erhaltung der Leistungs- und Wettbewerbsfähigkeit investiert werden müssen.

Das praktische Vorleben von „gesundem" Leben wäre z. B. durch eine gesunde Ernährung für die Patienten und Angestellten ein erster Schritt. Die Realität sieht oft anders aus. Als Begründung müssen vielfach selbst produzierte Organisationsprobleme herhalten oder ökonomische Zwänge behindern eine Umstrukturierung.

24.3.1 Krankenhäuser der Akutversorgung

Zur Abschätzung des **Präventionspotenzials** im originären Versorgungsbereich eines **Akutkrankenhauses** sollte man den Blick auf die Krankenhausfälle pro Jahr nach Diagnosen richten. Für das Jahr 2014 zeigt sich, dass kardiovaskuläre Diagnosen klar vor Neubildungen dominieren (Statisches Bundesamt, 2016). Viele Patienten, die in Akutkrankenhäusern versorgt werden, könnten von präventiven Interventionen profitieren.

Wichtig für Gesundheitsförderung und Prävention

Akutkrankenhäuser nutzen das Präventionspotenzial nicht aus. Gründe liegen in der immer kürzer werdende Liegedauer und den fehlenden monetären Anreizen.

Betrachtet man jedoch die **durchschnittliche Liegedauer** von Patienten seit Einführung der DRG und den zunehmenden Personalmangel in den Krankenhäusern, scheint es hier aktuell **kaum Spielraum für präventive Interventionen** mit den Patienten zu geben. Alternativ bestünde aber die Möglichkeit, den individuellen Präventionsbedarf standardisiert zu erheben und diesen in Form von Empfehlungen an nachbehandelnde Ärzte und Patienten bzw. deren Angehörige weiterzugeben. In der integrierten Versorgung werden solche Verfahren bereits angewendet.

24.3.2 Rehabilitationseinrichtungen

Unter der Maxime **„Reha vor Rente"** ist den Rehabilitationseinrichtungen daran gelegen, ihr Patientengut nicht nur zur Rekonvaleszenz zu führen, sondern sie vor einer Progression ihrer Leiden zu schützen bzw. Rezidive zu verhindern. Damit ist die **Sekundär- bzw. Tertiärprävention** Bestandteil der medizinischen Grundversorgung.

Die Landschaft der Rehabilitationseinrichtungen ist nach Indikationsgebieten aufgeteilt. Diese Entwicklung ist historisch bedingt. Ähnlich wie im Bereich der Akutkrankenhäuser besteht auch im Rehabilitationssektor ein Trend zur Auslagerung von ehemals stationären Leistungen in ambulante Strukturen. Doch fällt dieser hier deutlich geringer aus als im klassischen Krankenhaussektor.

Bei der **medizinischen Rehabilitation** handelt es sich heute um **Hochleistungsmedizin**. Sie hat sich bereits Ende der 1990er-Jahre intensiv mit den Prinzipien der EbM auseinandergesetzt. Die Bedeutung der medizinischen Rehabilitation, und damit auch der **Sekundär- und Tertiärprävention**, steigt seit Jahren und nimmt seit dem Fachkräftemangel in der Wirtschaft, der steigenden Demografie und dem erhöhten Renteneintrittsalter weiter zu.

Wichtig für Gesundheitsförderung und Prävention

Die Rehabilitationseinrichtungen sind per definitionem ein Ort der maximalen Präventionsleistungen. Die Nachhaltigkeit dieser Präventionsleistungen stellt noch immer ein Problem dar.

Durch den medizinischen Fortschritt werden viele ehemals fatale Ereignisse, wie Herzinfarkt oder Schlaganfall, überlebt. Die anschließende Rehabilitation soll den Patienten auf seine neue Lebenssituation einstellen und dabei helfen, erneute Ereignisse zu vermeiden. Eine Reihe wissenschaftlicher Untersuchungen hat die **Nachhaltigkeit** der medizinischen Reha überprüft. Eine der größten und längsten Untersuchungen im kardiovaskulären Rehabilitationssektor war die Studie „Sekundärprävention bei Patienten mit koronarer Herzkrankheit durch Anschlussheilbehandlung und anschließender konzeptintegrierter Nachsorge (SeKoNa)" von 2002 bis 2008 mit einem ersten Follow-up in 2011. Die Grundlage der Intervention war die entsprechend dem individualisierten Risikoprofil adaptierte theoretische und praktische Vermittlung von Inhalten zur **Risikoreduzierung** und vor allem die telefonische Nachbetreuung nach dem stationären Aufenthalt in der Rehabilitationsklinik. Letzteres hat dazu geführt, dass die Rehabilitationsklinik nicht als eine Durchgangsstation, sondern auch als eine Lebenshilfe nach dem Ereignis wahrgenommen wird (Mittag, 2001).

Die Daten der SeKoNa-Studie weisen für die Mortalität und besonders für die Morbidität einen deutlichen Vorteil für die telefonisch nachbetreute Gruppe aus. Dies ist umso interessanter, als die Interventionsgruppe im Vergleich zur Kontrollgruppe z.T. signifikant schlechtere Ausgangswerte aufwies. Auch die **Kosteneffektivität** konnte belegt werden (Mayer-Berger et al., 2014; Redaèlli et al., 2015).

Diese **telefonische Nachsorge**, zur Steigerung der **Nachhaltigkeit**, ist inzwischen in unterschiedlichen Indikationsgebieten der **Grundversorgung der Rententräger** eingegangen. In weiteren Studien laufen derzeit Prüfungen zur Effektivität und Effizienz. Unter dem Aspekt der demografischen Entwicklung und der sich verändernden Arbeitswelt erscheint es angeraten zu sein, die medizinische Rehabilitation stärker mit dem betrieblichen Gesundheitsmanagement zu vernetzen.

24.3.3 Pflegeeinrichtungen

Das **Präventionsgesetzt (PrävG)** hat die Möglichkeit geschaffen, dass die Pflegekassen den Versicherten Leistungen der Prävention zukommen lassen müssen, **unabhängig von körperlichen, kognitiven oder psychischen Beeinträchtigungen**. Damit soll für jeden Pflegefall das größtmögliche Präventionspotenzial abgerufen werden.

Eines der intensivsten Themen zur **Prävention** in Pflegeeinrichtungen ist die Ursache und Auswirkungen von **Stürzen**. Hier werden in den letzten Jahren die Bewohner intensiv an sportliche bzw. bewegungstechnische Übungen herangeführt, um beispielsweise die Knochenstruktur so gut wie möglich stabil zu halten, um osteoporotischen Frakturen vorzubeugen. Auf der anderen Seite ist das Bewusstsein für mehr **Sicherheit in der Arzneimitteltherapie** bei älteren Menschen gestiegen (Thürmann, 2013). Durch standardisierte Kooperationen von Einrichtungen und den Hausärzten der Bewohner konnte die

Wichtig für Gesundheitsförderung und Prävention

Die Pflegekassen sind durch das Präventionsgesetz (PrävG) verpflichtet, Leistungen der Prävention zu vergüten. In der Vergangenheit wurde das Thema Prävention in Pflegeeinrichtungen kaum berücksichtigt.

Anzahl an vermeidbaren UAW gesenkt und die Progressionsverläufe von Krankheitszuständen vermindert werden (Jaehde & Thürmann, 2012).

24.4 Integrierte Versorgung

Die **integrierte Versorgung (IV)** ist in Deutschland noch eine vergleichsweise junge Form der Behandlungsstruktur. Für die Begrifflichkeit IV existiert keine einheitliche Definition. Die Grundidee stammt aus den USA mit ihrem **Managed Care Ansatz**. Eines der wesentlichen **Merkmale** ist die **interdisziplinär-fachübergreifende** und, vor dem Hintergrund des deutschen Gesundheitssystems, auch die **sektorenübergreifende Versorgung** von Versicherten. Im Vergleich zu Disease-Management-Programmen (DMP) unterscheidet sich die IV dadurch, dass sie keinen krankheitsspezifischen Ansatz verfolgt. Viel mehr dient die IV einer gesamten Population, unabhängig von ihrer Krankheitslast. Damit ist die IV geradezu prädestiniert für Prävention und Gesundheitsförderung jedweder Form.

Mit dem § 140a SGB **V** besteht die Möglichkeit, zwischen Leistungsanbietern und Krankenkassen Verträge über strukturierte **Versorgungsprogramme** zu definieren. Ein bekanntes Beispiel für die Ausgestaltung von IV mit einem **Populationsansatz** ist das „Gesunde Kinzigtal“. Hier werden Prävention und Gesundheitsförderung umfangreich angeboten; die Versicherten können aus zahlreichen Programme auswählen (siehe Tabelle 24-3).

Wichtig für Gesundheitsförderung und Prävention

Das Setting der integrierten Versorgung stellt, neben den ambulanten DMP, derzeit diejenige Versorgungsform dar, die am stärksten das Potenzial für Prävention und Gesundheitsförderung abrufen kann. Doch diese Form hat bisher lediglich modellhaften Charakter (§ 140a SGB V).

In der Übersicht in Tabelle 24-3 sind **primäre, sekundäre und tertiäre Präventions- sowie Gesundheitsförderungsansätze** enthalten. Die Auswahl können die Teilnehmer selber treffen. Der biomedizinische und der finanzielle Erfolg zeigen, dass ein Konzept wie „Gesundes Kinzigtal“ mit den Strukturkomponenten im deutschen Gesundheitswesen funktionieren kann. Es stellt allerdings keine „Blaupause“ für jede Region in Deutschland dar. Vielmehr zeigt dieses Konzept, dass keine pauschalisierte Präventionsstrategie eingeführt werden darf. Für jede Region müssen Bedarf und Implementierungsgrad ausgelotet werden, um ein erfolgreiches Konzept entwickeln und umsetzen zu können. Wie keine andere Strukturkomponente erfüllt die IV alle Möglichkeiten, die derzeitigen **Sektorengrenzen** zu überschreiten und damit übergreifende Ansätze der Prävention und Gesundheitsförderung zu ermöglichen. Eine Weiterentwicklung wäre dringend angeraten.

24.5 Fazit und Ausblick

International und auch im deutschen Gesundheitswesen wird die Bedeutung von Prävention und Gesundheitsförderung wahrgenommen. Auch in der Wirtschaft wächst die Bereitschaft in Gesundheitsförderung und Prävention zu investieren. Die Ressource Mensch wird für viele Unternehmen zunehmend zu einem Wettbewerbsvorteil. Die Einrichtungen des Gesundheitswesens scheinen hier jedoch noch Nachholbedarf zu haben.

Die Leistungen zur Prävention und Gesundheitsförderung sollten stärker durch nicht-ärztliche Berufe ausgeführt werden. Die Studienlage scheint angesichts des niederschwelligen Zugangs und der gleichzeitig hohen Effektivität in der Umsetzung eindeutig zu sein.

Die sektorale Trennung und die derzeitige Vergütungssituation schaffen wenig Anreize für die Leistungserbringer, über die Grenzen von

Tabelle 24-3: Auszug aus den angebotenen Programmen des integrierte Versorgung (IV) „Gesundes Kinzigtal" (mod. nach Hildebrandt, 2010).

Programmname	Programminhalt
AGiL – Aktive Gesundheitsförderung im Alter	Gruppentraining mit individualisierten Informationen zu Gesundheit und besserem Management
Rauchfreies Kinzigtal	ärztlich begleitete Raucherentwöhnung mit multimodalem Programm
Gesundes Gewicht	frühzeitige Erkennung und Versorgung von Patienten mit Metabolischem Syndrom
Starke Muskeln – Feste Knochen	multimodales fachärztlich-hausärztliches Programm zur Prävention von osteoporotischen Frakturen
Psycho Akut	Patienten in akuten psychischen Krisen, kurzfristige ärztlich-/psychologische Therapie
Starkes Herz	stufenförmig aufgebautes Gesundheitsprogramm für Herzinsuffizienz-Risikopatienten, mit einem externen Callcenter und telemedizinischer Begleitung
Starker Rückhalt – Mein gesunder Rücken	Gruppenkurs mit theoretischen und praktischen Modulen einschließlich Bewegungsprogramm unter physiotherapeutischer Anleitung

Budget und Sektoren hinweg Präventions- und Gesundheitsförderungsstrategien zu entwickeln und diese auch umzusetzen. In der Vergangenheit gab es immer wieder groß angelegte Initiativen von Organisationen oder Fachgesellschaften, die am grünen Tisch Aktionspläne entworfen haben. Die Realitäten im medizinischen Versorgungsalltag und die Lebenswelten von Patienten verhinderten jedoch meist eine nachhaltige Umsetzung und Implementierung.

Für die Akutkrankenhäuser wird die Ausführung von Präventionsmöglichkeiten vor dem Hintergrund der Ökonomisierung, vor allem dem Bettenabbau und der Schließung von Krankenhäusern trotz demografiebedingt steigender Patientenzahlen, kaum eine Rolle spielen. Als Ziel sollte jedoch die systematische Erfassung von individualisierten möglichen Potenzialen an Präventionsmaßnahmen sein.

Die Chancen von Prävention und Gesundheitsförderung werden in den Pflegeeinrichtungen derzeit, trotz des Präventionsgesetzes, kaum wahrgenommen bzw. genutzt. Als Argumente werden Personalmangel, fehlende Qualifikation oder zeitlicher und örtlicher Ressourcenmangel angeführt. Dabei könnten zahlreiche Probleme in diesen Einrichtungen, wie Stürze, Unruhe oder depressive Verstimmungen von Bewohnern, die intensive Ressourcenverbräuche verursachen, vermieden werden.

Disease-Management-Programme sind möglicherweise derzeit die einzige flächendeckende Sekundärprävention im ambulanten Sektor. Die integrierte Versorgung, wie sie beispielsweise im „Gesunden Kinzigtal" gelebt wird, ist bisher das einzige in dieser Größenordnung, das den ambulanten und den stationären Sektor einschließt und gleichzeitig die Budgettrennung überschreitet. Das unternehmerische Risiko, das hier von allen Beteiligten eingegangen wurde, sollte Nachahmer finden. Gleichzeitig sollten die Politik und die gesetzlichen Krankenkassen motiviert sein, diese Strukturen zu fördern.

In der Summe lässt sich feststellen, dass das Bewusstsein für die Bedeutung von Prävention und Gesundheitsförderung im deutschen Gesundheitswesen zugenommen hat. Allein die Ausgestaltung wird durch vielfältige und vielschichtige Hindernisse beschränkt. Diese reichen von Arzt-, über Patienten- bis hin zu Systemfaktoren. Es wird eine gesamtgesellschaftliche Aufgabe sein, die Prävention und Gesundheitsförderung als selbstverständlichen Bestandteil des Gesundheitswesen und der persönlichen Lebenswelt zu integrieren.

Zusammenfassung

- Das ambulante Setting hat noch deutliches Ausbaupotenzial. Im haus- und fachärztlichen Versorgungsbereich werden vielfach risikospezifische Präventionen hochwertig durchgeführt.
- Im ambulanten Setting sollten Prävention und Gesundheitsförderung durch nicht ärztliche Professionen erfolgen, da der Zugang niederschwelliger und die Wirkungen effektiver sind.
- Während der Krankenhausbereich im stationären Setting kaum echte medizinische Prävention betreibt und auch die Gesundheitsförderung noch ausbaufähig ist, weisen die Rehabilitationsleistungen im stationären Setting einen hohen Standard bei den Maßnahmen auf.
- Das integrierte Setting scheint die derzeit beste Lösung für eine gelebte medizinische Prävention und Gesundheitsförderung zu sein. Durch die Überschreitung der Sektorengrenzen sind Anreize für alle Leistungserbringer geschaffen worden, Maßnahmen zur Prävention und Gesundheitsförderung zu unterstützen.
- Das deutsche Gesundheitssystem steht vor einer großen strukturellen Herausforderung, wenn es der Bedeutung von Prävention und Gesundheitsförderung gerecht werden will.

Diskussionsanregung

- Welche Hindernisse müssen beseitigt bzw. welche Anreize müssen flächendeckend geschaffen werden, sodass medizinische Prävention in allen Settings umgesetzt werden kann?
- Welche Bedeutung hat die Arzt-Patienten-Beziehung für die Prävention und Gesundheitsförderung auch unter dem Aspekt der zunehmenden Digitalisierung?
- Welche Rolle werden die einzelnen Präventionsformen hinsichtlich des demografischen Wandels und des medizinischen Fortschritts in der Zukunft haben?

Literatur

Abholz, H.H. (2006). Hausärztliche Prävention. Ein Vorschlag für eine Systematik. *Zeitschrift für Allgemeinmedizin, 82*, 50–55.

Baumann, T. (2012). Quartäre Prävention. Editorial. *Pädiatrie up2date, 3* (7), 215–216.

BARMER GEK (Hrsg.). (2010). *BARMER GEK Arztreport. Auswertungen und Daten bis 2008, Schwerpunkt Erkrankungen und zukünftige Ausgaben.* Asgard Verlag: St. Augustin.

Becker, U. & Kingreen, T. (2017). *SGB V – Gesetzliche Krankenversicherung* (5. Aufl.). München: C.H. Beck.

Borgers, D & Streich, W. (2003). Prävention – Alltagsverhalten und der Beitrag der Hausärzte. In J. Böcken, Braun, B. & M. Schnee, M. (Hrsg.), *Gesundheitsmonitor 2003. Die ambulante Versorgung aus Sicht von Bevölkerung und Ärzteschaft.* Gütersloh: Bertelsmann-Stiftung.

Bundesärztekammer (BÄK). (2015). *(Muster-)Berufsordnung für die in Deutschland tätigen Ärztinnen und Ärzte – MBO-Ä 1997 – in der Fassung des Beschlusses des 118. Deutschen Ärztetages 2015 in Frankfurt am Main.* Verfügbar unter: http://www.bundesaerztekammer.de/fileadmin/user_upload/downloads/pdf-Ordner/MBO/MBO_02.07.2015.pdf. Zugriff am 07. Februar 2018.

Daniels, S.R. & Hassink, S.G., Committee of Nutrition. (2015). The role of the pediatrician in primary prevention of obesity. *Pediatrics, 136* (1), e275–292.

Deutsche Gesellschaft für Allgemeinmedizin (DEGAM). (2012). *DEGAM-Zukunftspositionen. Allgemeinmedizin – spezialisiert auf den ganzen Menschen. Positionen zur Zukunft der Allgemeinmedizin und der hausärztlichen Praxis.* Frankfurt: DEGAM. Verfügbar unter: http://www.degam.de/files/Inhalte/Degam-Inhalte/Ueber_uns/Positionspapiere/DEGAM_Zukunftspositionen.pdf. Zugriff am 07. Februar 2018.

Gandhi, T.K., Weingart, S.N., Borus, J., Seger, A, C., Peterson, J., Burdick, E. et al. (2003). Adverse drug events in ambulatory care. *New England Journal of Medicine, 348* (16), 1556–1564.

Gurwitz, J.H., Field, T.S., Harrold, L.R., Rothschild, J., Debellis, K., Seger, A.C. et al. (2003). Incidence and preventability of adverse drug events among older persons in the ambulatory setting. *JAMA, 289* (9), 1107–1116.

Heintze, C. (2014). Hausärztliche Prävention zwischen Evidenz und Narration. Eine Quadratur des Kreises? *Zeitschrift für Evidenz, Fortbildung und Qualität im Gesundheitswesen, 108*, 203–207.

Hellmann, W., Kretzmaann, W., Kurscheid, C. & Eble, S. (2010). *Medizinische Versorgungszentren erfolgreich führen und weiterentwickeln: Qualität steigern, Erträge ausbauen, Zukunft sichern.* Berlin: Medizinisch Wissenschaftliche Verlagsgesellschaft.

Herschbach, P. (1991). Stress im Krankenhaus – Die Belastungen von Krankenpflegekräften und Ärzten/Ärztinnen. *Psychotherapie, Psychosomatik, medizinische Psychologie, 41*,176–186.

Hildebrandt, H. (2010). *Gesunde Regionen durch Kooperation und Koordination der regionalen Versorgung am Beispiel „Gesundes Kinzigtal": konkrete Arbeit, medizinische Ergebnisse, Akzeptanz in der Bevölkerung.* Vortrag für „Prävention und Gesundheitsförderung" Kneipp-Bund, DAMID, Barmer-GEK, 20. Oktober 2010, Berlin. Verfügbar unter: http://www.zukunft-praevention.de/2010/101020hildebrandt.pdf. Zugriff am 07. Februar 2018.

Jaehde, U. & Thürmann, P.A. (2012). Arzneimitteltherapiesicherheit in Alten- und Pflegeheimen. *Zeitschrift für Evidenz, Fortbildung und Qualität im Gesundheitswesen, 106* (10), 712–716.

Jamoulle, M. (1986). Information et informatisation en médecine générale. In J. Berleur, C. Labet-Maris, R.F. Poswick, G. Valenduc & Ph. Van Bastelaer (Eds.), *Les informa-g-iciens* (pp. 193–209). Namur: Presses Universitaires de Namur.

Jamoulle, M. (2015). Quaternary prevention, an answer of family doctors to overmedicalization. *International Journal of Health Policy and Management, 4* (2), 61–64.

Kassenärztliche Bundesvereinigung (KBV). (2016). *Entwicklungen der Medizinischen Versorgungszentren – Stand 31.12.2016.* Berlin: KBV. Verfügbar unter: http://www.kbv.de/media/sp/mvz_entwicklungen.pdf. Zugriff am 07. Februar 2018.

Keller, H., Krones, T., Sönnichsen, A.C., Sadowski, E., Popert, U., Rochon, J. et al. (2007). Medikamentöse Prävention von kardiovaskulären Erkrankungen: Verschreiben Hausärzte risikoangemessen? *Zeitschrift für Allgemeinmedizin, 83*, 359–364.

Klasen, F., Otto, C., Kriston, L., Patalay, P., Schlack, R. & Ravens-Sieberer, U., BELLA study group. (2015). Risk and protective factors for the development of depressive symptoms in children and adolescents: results of the longitudinal BELLA study. *European Child and Adolescent Psychiatry, 24* (6), 695–703.

Klasen, F., Meyrose, A., Otto, C., Reiß, F. & Ravens-Sieberer, U. (2017). Psychische Auffälligkeiten von Kindern und Jugendlichen in Deutschland. Ergebnisse der BELLA-Studie. *Monatsschrift Kinderheilkunde, 165* (5), 402–407. http://doi.org./10.1007/s00112-017-0270-8

Klauber, J., Geraedts, M., Friedrich, J., Wasem, J. (2015). *Krankenhaus-Report 2014. Schwerpunkt: Patientensicherheit.* Stuttgart: Schattauer.

Kuehlein, T., Sghedoni, D., Visentin, G., Gérvas, J. & Jamoule M. (2010). Quartäre Prävention, eine Aufgabe für Hausärzte (Memento vom 30. August 2011; Internet Archive). *PrimaryCare, 10* (18), 350–354.

L'Allemand, D. & Laimbacher, J. (2013). Behandlung von übergewichtigen Kindern und Jugendlichen mit ihren Familien in der Grundversorgung – Möglichkeiten und Grenzen. *Therapeutische Umschau, 70* (11), 695–702.

Löllgen, H., Wismach, J. & Kunstmann, W. (2013). Das Rezept für Bewegung. Einsatzmöglichkeiten für Arzt und Patient. *Klinikarzt, 12* (9), 416–420.

Mayer-Berger, W., Simic, D., Mahmoodzad, J., Burtscher, R., Kohlmeyer, M., Schwitalla, B. et al. (2014). Efficacy of a long-term secondary prevention programme following inpatient cardiovascular rehabilitation on risk and health-related quality of life in a low-education cohort: a randomized controlled study. *European Journal of Preventive Cardiology, 21* (2), 145–152.

Metzner, F., Ravens-Sieberer, U., Schwinn, A., Lietz, J. &, Pawils, S. (2015). Prävention und Kinderschutz in der pädiatrischen Praxis – Kinderärzte als Akteure im Einladungs- und Meldewesen für Kinderfrüherkennungsuntersuchungen. *Gesundheitswesen, 77* (12), 916–920.

Mittag, O. (2001). Vergleich von zwei kardiologischen Rehabilitationskliniken anhand der Wahrnehmung der Klinikumwelt durch die Patienten. *Rehabilitation, 40* (2), 72–75.

Nordrheinische Gemeinsame Einrichtung Disease-Management-Programme GbR (Hrsg.). (2014). *Qualitätsbericht 2013. Disease-Management-Programme in Nordrhein. Brustkrebs, Diabetes, mellitus Typ 1/ Typ 2, Koronare Herzkrankheit, Asthma/COPD.* Düsseldorf: Nordrheinische Gemeinsame Einrichtung Disease-Management-Programme GbR. Verfügbar unter: https://www.kvno.de/downloads/quali/qualbe_dmp13.pdf. Zugriff am 07. Februar 2018.

Pfaff, H. & Kowalski, C. (2013). „Präventionspfade" zwischen Betriebs- und Hausarzt: das ÄrBeK-Projekt. In S. Burger & M. Brinsa (Hrsg.), *Alter und Multimorbidität: Herausforderungen an die Gesundheitswirtschaft und die Arbeitswelt* (S. 261–272). Heidelberg: Medhochzwei.

Redaèlli, M., Meuser, S. & Stock, S. (2012). Ambulatory care trends in Germany: a road toward more integration of care? *Journal of Ambulantory Care Management, 35* (3), 182–191.

Redaèlli, M., Simic, D., Burtscher, R., Mahmoodzad, J., Schwitalla, B., Kohlmeyer, M. et al. (2015). Kosteneffektivität der Nachsorge in der kardiovaskulären Rehabilitation. Eine 8-Jahres Follow-up Analyse. *Rehabilitation, 54* (4), 240–244.

Robert Koch-Institut (RKI), Zentrum für Krebsregisterdaten (ZfKD) (Hrsg.). (2016). Primärprävention von Krebserkrankungen. Kap. 5 in *Bericht zum Krebsgeschehen in Deutschland 2016* (S. 174–209). Berlin: RKI. Verfügbar unter: https://www.krebsdaten.de/Krebs/DE/Content/Publikationen/Krebsgeschehen/Praevention/Kapitel 5_Praevention.pdf?__blob=publicationFile. Zugriff am 07. Februar 2018.

Sadowski, E.M., Eimer, C., Keller, H., Krones, T., Sönnichsen, A.C., Baum, E. et al. (2005). Evaluation komplexer Interventionen: Implementierung von ARRIBA-Herz, einer Beratungsstrategie für die Herz-Kreislauf-Prävention. *Zeitschrift für Allgemeinmedizin, 81*, 429–434.

Schnurrer, J.U. & Fröhlich, J.C. Zur Häufigkeit und Vermeidbarkeit von tödlichen unerwünschten Arzneimittelwirkungen. *Internist, 44* (7), 889–895.

Sonntag, U., Henkel, J., Renneberg, B., Bockelbrink, A., Braun, V. & Heintze, C. (2010). Counseling overweight patients: analysis of preventive encounters in primary care. *International Journal for Quality in Health Care, 22* (6), 486–492.

Statista. (2017). *Entwicklung der Anzahl von Hausärzten in Deutschland in den Jahren 2005 bis 2020.* Hamburg: Statista. Verfügbar unter: https://de.statista.com/statistik/daten/studie/191814/umfrage/anzahl-der-hausaerzte-in-deutschland/. Zugriff am 28. August 2017.

Statistisches Bundesamt (DESTATIS). (2016). *Diagnosedaten der Patienten und Patientinnen in Krankenhäusern (einschl. Sterbe- und Stundenfälle).* Wiesbaden: Statistisches Bundesamt. Verfügbar unter: https://www.destatis.de/DE/Publikationen/Thematisch/Gesundheit/Krankenhaeuser/DiagnosedatenKrankenhaus2120621147004.pdf?__blob=publicationFile. Zugriff am 07. Februar 2018.

Stirbu, I., Kunst, A.E., Mielck, A. & Mackenbach, J.P. (2011). Inequalities in utilisation of general practitioner and specialist services in 9 European countries. *BMC Health Services Research, 11*, 288. http://doi.org/10.1186/1472-6963-11-288

Thürmann, P.A. (2013). Clinical pharmacology in everyday clinical care. *European Journal of Clinical Pharmacology, 69* (Suppl. 1), 89–93.

Tracogna, U., Klewer, J. & Kugler, J. (2003). Gesundheitsverhalten und Gesundheitszustand von Pflegepersonal im Krankenhaus. *Gesundheitsökonomie und Qualitätsmanagement, 8* (2), 115–119.

Zentralinstitut der kassenärztlichen Versorgung in Deutschland (ZI). (2016). *Die 50 häufigsten ICD-10-Schlüsselnummern nach Fachgruppen aus dem ADT-Panel des Zentralinstituts. Jahr 2015.* Berlin: ZI. Verfügbar unter: https://www.zi.de/cms/fileadmin/images/content/PDFs_alle/Die_50_häufigsten_ICD-2015.pdf. Zugriff am 07. Februar 2018.

Lese- und Medienempfehlung zur Vertiefung

Bahrs, O., Matthiessen, P.F. (Hrsg.) (2007). *Gesundheitsfördernde Praxen – Die Chance einer salutogenetischen Orientierung in der hausärztlichen Praxis.* Bern: Huber.

Kickbusch, I., Hartung, S. (2014). *Die Gesundheitsgesellschaft: Konzepte für eine gesundheitsförderliche Politik.* Bern: Huber.

Sturm, D. (2007). *Prävention: das Handbuch zur Prävention vom Deutschen Hausärzteverband und der BARMER; Umsetzung in der Hausarztpraxis.* München: MED.KOMM.

Gesundes Kinzigtal GmbH. *Versorgungsprogramme.* Verfügbar unter: https://www.gesundes-kinzigtal.de/versorgungsprogramme/. Zugriff am 07. Februar 2018.

25 Prävention und Gesundheitsförderung im Öffentlichen Gesundheitsdienst

Manfred Wildner und Uta Nennstiel-Ratzel

Überblick
- Was ist der Öffentliche Gesundheitsdienst und wie ist er organisiert?
- Was sind seine Kernaufgaben?
- Welche Aufgaben nimmt er im Bereich Prävention und Gesundheitsförderung wahr bzw. kann er wahrnehmen?

25.1 Wie definiert sich der Öffentliche Gesundheitsdienst?

Definition

Öffentliche Gesundheit (engl. Public Health) ist nach einer viel zitierten Definition der Weltgesundheitsorganisation „die Wissenschaft und die Praxis der Verhinderung von Krankheiten, Verlängerung des Lebens und Förderung der Gesundheit durch organisierte Anstrengungen der Gesellschaft". Der Öffentliche Gesundheitsdienst (ÖGD; engl. Public Health Service) ist in diesem Aufgabenfeld in öffentlicher Trägerschaft (Länder, Kommunen) und mit gesamtgesellschaftlichem Mandat tätig.

Um sich den Aufgaben von Prävention und Gesundheitsförderung im Rahmen des Öffentlichen Gesundheitsdienstes (ÖGD) zu nähern, ist es notwendig, den ÖGD innerhalb der gesellschaftlichen Institutionen näher zu verorten (Grunow & Grunow-Lutter, 2000; Bruns-Phillips et al., 2005):

Wichtig für Gesundheitsförderung und Prävention

Der Öffentliche Gesundheitsdienst (ÖGD) ist das traditionelle Tätigkeitsfeld eines eigenen ärztlichen Fachgebiets: des Facharztes für Öffentliches Gesundheitswesen. Dieses Fachgebiet ist von Transdisziplinarität in seinen Methoden und Multiprofessionalität in seiner Praxis geprägt. Beteiligte weitere Professionen – auch in Leitungsfunktionen – sind beispielsweise Juristen, Psychologen, Sozialwissenschaftler, Gesundheitsingenieure, Kommunikationswissenschaftler und Informatiker, Verwaltungsfachleute, SozialpädagogInnen, Sozialmedizinische AssistentInnen, HygieneaufseherInnen (Akademie für Öffentliches Gesundheitswesen in Düsseldorf & Bayerisches Landesamt für Gesundheit & Lebensmittelsicherheit, 2009).

- Als **Gesundheitswesen** wird die Gesamtheit der Einrichtungen und Personen, Regelungen und Prozesse verstanden, die als Hauptzweck die Gesundheit der Bevölkerung fördern, erhalten und wiederherstellen sollen. Hierunter fallen z. B. die Krankenhäuser, die Versorgung durch die niedergelassenen Ärzte, die Rehabilitationseinrichtungen und die Pflegedienste. Diese Einrichtungen werden von einer Vielzahl von Akteuren getragen: von Städten und Gemeinden, Selbstständigen und ihren beruflichen Organisationen, von Kirchen und freigemeinnützigen Trägern und von auf Gewinn ausgerichteten privaten Unternehmen.

- Das öffentliche Gesundheitswesen ist der Teil des Gesundheitswesens, der von unmittelbaren oder mittelbaren Trägern der Staatsverwaltung oder durch Einrichtungen wahrgenommen wird, die von ihnen errichtet und getragen werden. Hierunter fallen z.B. die Aktivitäten von Bundes- und Länderministerien im Rahmen der Sozialgesetzgebung, des gesundheitlichen Verbraucherschutzes, der gesundheitlichen Aufklärung oder der Krankenhausplanung und die Krankenhäuser der Landkreise und kreisfreien Städte. Es umfasst auch die Einrichtungen des ÖGD (s.u.).
- Der Öffentliche Gesundheitsdienst ist der Teil des öffentlichen Gesundheitswesens, der mit der Wahrnehmung öffentlich-rechtlicher Aufgaben auf dem Gebiet des Gesundheitswesens, einschließlich der damit zusammenhängenden Untersuchungstätigkeit, betraut ist. Der ÖGD wird neben ambulanter und stationärer medizinischer Versorgung bisweilen als „Dritte Säule" im Gesundheitswesen bezeichnet. Angesichts seines knappen Personalkörpers und seiner knappen Ressourcen überrascht die Metapher einer „Säule" zunächst: Weniger als ein Prozent aller Gesundheitsausgaben entfallen auf den ÖGD. Angesichts der Bedeutung des ÖGD für gesundheitliche Lebensqualität und Lebenserwartung ist das Bild jedoch zutreffend.

Wichtig für Gesundheitsförderung und Prävention

Die Begriffe **Gesundheitswesen, öffentliches Gesundheitswesen** und **Öffentlicher Gesundheitsdienst** können somit in dieser absteigenden Ordnung als einander umschließend, mit jeweils spezifischer Eingrenzung und Fokussierung auf einen Teilaspekt, verstanden werden (Beske & Brecht, 1993; Wildner et al., 2009).

25.2 Wie ist der Öffentliche Gesundheitsdienst organisiert?

Unterste und bürgernaheste Ebene des Öffentlichen Gesundheitsdienstes sind die **Gesundheitsämter bzw. Referate** der Landkreise und kreisfreien Städte (kommunale Ebene). Die Organisationsformen dieser Ämter bzw. Referate sind zwischen den Bundesländern unterschiedlich. Es finden sich die Ausprägungen als eigenständige Ämter, als Abteilungen und Referate, als Schwerpunktämter oder Außenstellen, als inhaltlich abgegrenzte organisatorische Einheiten oder als integrierte Funktionsstellen („Jugend, Soziales und Gesundheit"). Hinzu kommen noch unterschiedliche Ausprägungen innerhalb eines Bundeslandes: Die Organisationshoheit und die differenzierte Festlegung des Aufgabenprofils und besonderer Schwerpunkte liegen im Allgemeinen bei den Landkreisen und den kreisfreien Städten (Kommunalisierung). Die in der Regel ärztlichen Leiter der Gesundheitsämter bzw. Referate sind damit den Landräten bzw. (Ober-) Bürgermeistern unterstellt (Murza et al., 2005; Wildner et al., 2010).

Größere Bundesländer weisen als nächste, übergeordnete Verwaltungsebene die der **Bezirke mit Bezirksregierungen** auf. Hier finden sich ebenfalls Gesundheitsabteilungen, die dem ÖGD zuzurechnen sind. Diese Fachstellen haben häufig die Fachaufsicht über die kommunalen Einrichtungen und übernehmen „Relais-Funktionen" zur obersten Landesebene. Sie übernehmen auch spezialisierte Aufgaben, z.B. in Zusammenhang mit Gutachtenfragen oder der Arzneimittelüberwachung.

Die oberste Landesebene wird vom jeweils zuständigen **Landes(gesundheits)ministerium** gebildet. Von den Gesundheitsministerien der Länder wird in ihrer Gesamtheit die Gesundheitsministerkonferenz (GMK) gebildet, die auf Bundesebene notwendige Abstimmungen gemeinsam mit dem zuständigen **Bundesministe-**

rium vornimmt. Die Landesministerien sind die höchste Vollzugsinstanz sowohl für die eigenen Ländergesetze als auch für die Umsetzung vieler bundesrechtlicher Normen. Beispiele für Letztere sind etwa das Infektionsschutzgesetz (IfSG) oder die Trinkwasserordnung. Für die kompetente Bearbeitung verschiedener Fachfragen werden die Ministerien in einigen Ländern und auf Bundesebene durch beigeordnete Fachbehörden unterstützt: Landesgesundheitsämter bzw. obere Bundesbehörden. Besondere Expertise wird bei Bedarf auch von universitären Instituten eingeholt.

Besondere **Institutionen auf Bundesebene**, die Aufgaben im Bereich des Gesundheitsschutzes, der Krankheitsverhütung und der Gesundheitsförderung haben, sind z. B.

- das Robert Koch-Institut (RKI) in Berlin, mit Aufgaben im Gesundheitsschutz übertragbarer und nicht übertragbarer Krankheiten,
- das Paul Ehrlich-Institut (PEI) und das Bundesinstitut für Arzneimittel und Medizinprodukte (BfArM), mit Aufgaben im Bereich der Arzneimittelzulassung und Arzneimittelsicherheit,
- das Bundesinstitut für Risikobewertung (BfR), mit dem Auftrag des gesundheitlichen Verbraucherschutzes,
- die Bundeszentrale für gesundheitliche Aufklärung (BZgA), deren Bedeutung durch das Präventionsgesetz des Bundes (2015) noch einmal gestärkt wurde.

Wichtig für Gesundheitsförderung und Prävention

Die Bundesstaatlichkeit Deutschlands nach Art. 20 des Grundgesetzes beinhaltet eine differenzierte **Aufgabenteilung zwischen Bund und Ländern**. Die Aussage „Gesundheit ist Ländersache“ gilt für viele Vollzugsaufgaben des Öffentlichen Gesundheitsdienstes. Hinzu kommt eine **Kompetenzverlagerung im Bereich „Öffentliche Gesundheit“ zur europäischen Ebene**.

In den Gründungsverträgen der **Europäischen Union** (EU) von Rom (1957) und Maastricht (1992) und in der konsolidierten Fassung des „Vertrages über die Arbeitsweise der Europäischen Union“ (AEUV, Lissabon 2008) wurde zunächst eine Harmonisierung der Sozialsysteme bewusst ausgeklammert. Dennoch finden sich Aspekte des Gesundheits- und Verbraucherschutzes berücksichtigt, beispielsweise in Art. 168 AEUV: „Bei der Festlegung und Durchführung aller Unionspolitiken und -maßnahmen wird ein hohes Gesundheitsschutzniveau sichergestellt. Die Tätigkeit der Union ergänzt die Politik der Mitgliedstaaten und ist auf die Verbesserung der Gesundheit der Bevölkerung, die Verhütung von Humankrankheiten und die Beseitigung von Ursachen für die Gefährdung der körperlichen und geistigen Gesundheit gerichtet. Sie umfasst die Bekämpfung der weit verbreiteten schweren Krankheiten, wobei die Erforschung der Ursachen, der Übertragung und der Verhütung dieser Krankheiten sowie Gesundheitsinformation und -erziehung gefördert werden; außerdem umfasst sie die Beobachtung, frühzeitige Meldung und Bekämpfung schwerwiegender grenzüberschreitender Gesundheitsgefahren. Die Union ergänzt die Maßnahmen der Mitgliedstaaten zur Verringerung drogenkonsumbedingter Gesundheitsschäden, einschließlich der Informations- und Vorbeugungsmaßnahmen.“

Ähnlich wie auf der Landes- und Bundesebene finden sich **spezialisierte Institutionen** auch auf **europäischer Ebene**:

- das European Centre for Disease Prevention and Control (ECDC) in Stockholm/Schweden,
- die für Lebensmittelsicherheit zuständige European Food Safety Authority (EFSA) in Parma/Italien,
- die für europäische Arzneimittelzulassungen zuständige European Medicines Agency (EMA),
- die Europäische Agentur für Sicherheit und Gesundheitsschutz am Arbeitsplatz in Bilbao/Spanien,

- innerhalb der Europäischen Kommission die Generaldirektion Gesundheit und Verbraucher (Directorate General for Health and Consumer Affairs, DG SANCO) in Brüssel/Belgien.

Als zwischenstaatliche Organisation wurde bereits 1948 die **Weltgesundheitsorganisation (WHO)** ins Leben gerufen. Sie stimmt das Handeln insbesondere im Bereich des Infektionsschutzes ab. Die WHO ist über den Infektionsschutz hinaus auch bei anderen globalen Gesundheitsthemen federführend. Sie erstellt Verwaltungsvorschriften wie die Internationalen Gesundheitsvorschriften (International Health Regulations, IHR), ist z. B. mit dem Rahmenabkommen zur Tabakkontrolle gesundheitspolitisch aktiv, führt eigene Programme und Projekte durch, z. B. zur Tuberkulosekontrolle, und erstellt evidenzbasierte Berichte, Handlungsanweisungen und Standards, z. B. in Form des Weltgesundheitsberichtes, von technischen Reports und Klassifikationssystemen. Die WHO ist organisatorisch in das Headquarter in Genf sowie sechs Regionalbüros gegliedert (African Region, Region of the Americas, South-East Asia Region, European Region, Eastern Mediterranean Region, Western Pacific Region).

25.3 Welches sind die Kernaufgaben des Öffentlichen Gesundheitsdienstes?

Eine eingängige Definition der Aufgaben im Dienst der öffentlichen Gesundheit lautet: „Bedingungen schaffen, in denen Menschen gesund sein können“ (Institute of Medicine, 1988). Der Öffentliche Gesundheitsdienst nimmt dabei mit einem **bevölkerungsmedizinischen Schwerpunkt** besondere Aufgaben komplementär und subsidiär zur Individualmedizin war. **Komplementär** bedeutet, dass der bevölkerungsmedizinische Ansatz den individualmedizinischen Ansatz des klinisch praktizierenden Arztes bzw. der klinisch praktizierenden Ärztin und anderer Berufsgruppen ergänzt. **Subsidiär** bedeutet, dass der ÖGD dort auch individualmedizinisch tätig wird, wo das System der gesundheitlichen Versorgung besonderen Bedarf, Defizite im Vollzug oder strukturelle Lücken hat. Beispiele dafür sind sozialmedizinische Gutachtenfragen, der Impfschutz ungenügend geschützter Gruppen oder seine Funktion als „letztes Netz“ der Daseinsfürsorge.

Aus Sicht des Bürgers werden die direkten individualmedizinischen Dienstleistungen der gesundheitlichen Versorgung in der Regel anlassbezogen bei außergewöhnlichen Situationen, z. B. Krankheit oder Unfälle, in Anspruch genommen. Diese direkten medizinischen Dienstleistungen werden gerade wegen ihres problembezogenen, außergewöhnlichen Charakters deutlich erlebt und mit Wertschätzung verbunden. Demgegenüber werden die indirekten bevölkerungsmedizinischen Leistungen im Dienst der öffentlichen Gesundheit (all-)täglich und gewöhnlich in Anspruch genommen, beispielsweise in Form von einwandfreiem Trinkwasser, sicheren Lebensmitteln, sicheren Arzneimitteln in ausreichender Menge, gesunden Arbeitsplätzen und Schulen, verlässlicher Gesundheitsinformationen u. v. a. m.

Wichtig für Gesundheitsförderung und Prävention

Die Aufgabenfelder Bevölkerungsmedizin und Individualmedizin stehen bisweilen auch in einem Spannungsverhältnis zueinander. Die Antworten auf solche Fragen sind nur in sorgfältigen Abwägungen der konkurrierenden Rechtsgüter zu finden. Dreh- und Angelpunkt dieser Abwägungen ist der Mensch als Mitte und Maß, sowohl aus dem Blickwinkel der Individualmedizin als auch aus Sicht der Bevölkerungsmedizin (Abbildung 25-1). Ethischer Grundsatz ist, dass Personen Ziel und Zweck in sich selbst sind, mit unveräußerlichen Rechten ausgestattet sind und nicht Mittel zu anderen Zwecken sein dürfen (Schröder-Bäck & Kuhn, 2016; Wildner und Zöllner, 2016).

Bevölkerungsmedizin: Gesundheitsschutz, Gesundheitsförderung, Systemsteuerung und Sozialmedizin

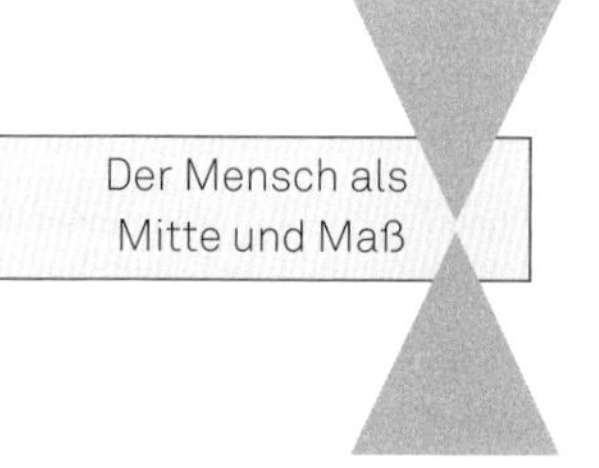

Individualmedizin: Diagnostik, Therapie, Prognostik, Rehabilitation

Abbildung 25-1: Sowohl die Individualmedizin in einer Bewegung von der Systemebene der Gene, Moleküle, Zellen und Organen hin zum Menschen wie auch die Bevölkerungsmedizin mit ihren überindividuellen Organisationsebenen von Gesellschaft, Gesundheitswesen, Institutionen der Krankenversorgung hin zum Menschen stehen im Dienst der individuellen Person („Der Mensch als Mitte und Maß") (siehe auch Gostomzyk & Wildner, 2008; Grundsätze ärztlicher Ethik, BÄK, 2006).

Wichtig für Gesundheitsförderung und Prävention

Die Dienstleistungen des ÖGD sind für entwickelte Gesellschaften unverzichtbar. Sie verteilen sich im Wesentlichen auf die Bereiche (KGSt, 1998)

- **Gesundheitsschutz:** Infektionsschutz, (Umwelt-)Hygiene, Verringerung von Krankheitsrisiken,
- **Gesundheitsförderung/Prävention:** Stärkung von Ressourcen und Verbesserung von Gesundheitschancen,
- **Gesundheitsmanagement/Stewardship:** Planung und Steuerung mit dem Ziel einer Weiterentwicklung des Gesundheitswesens und einer Verbesserung seiner Qualität und Leistungsfähigkeit (gesundes System).

Sie werden ergänzt durch gutachterliche Funktionen, Aufsicht über die Heilberufe sowie subsidiäre Aufgabenwahrnehmungen: Gesundheitsämter sind häufig das „letzte Netz" gesellschaftlicher Daseinsfürsorge, z. B. bei psychosozialer Verwahrlosung („messy syndrome") und ungeregelter Migration („sans papiers").

Die Effektivität dieser Dienstleistungen der öffentlichen Gesundheitspflege wird wegen ihres unscheinbaren und selbstverständlichen Charakters häufig nicht bewusst wahrgenommen („die Katastrophe bleibt aus") – diese bisweilen fehlende ausdrückliche Wertschätzung ist eine der Paradoxien des Dienstes an der öffentlichen Gesundheit.

Die nach jeweiligem Landesrecht in den Kreisen und kreisfreien Städten eingerichteten Gesundheitsämter bzw. -referate haben gesundheitsbezogene Aufgaben zu erfüllen, die sowohl auf kommunalem Satzungs- als auch auf Länder-, Bundes- und EU-Recht basieren. Dies führt zu einem differenzierten, heterogenen und sehr umfassenden Aufgabenspektrum des ÖGD auf kommunaler Ebene (siehe auch Wildner et al., 2010). Viele Aufgaben haben Bezug zum **Aufgabenkreis Gesundheitsschutz/Krankheitsverhütung/Gesundheitsförderung**. Auch die Steuerungsfunktionen, wie z. B. die Gesundheitsberichterstattung, tragen zur effektiven Wahrnehmung dieses Aufgabenkreises bei. Dies entspricht dem **systembezogenen** Ansatz von **„New Public Health"** (Winslow, 1923; WHO, 1952; WHO, 2005; Ståhl et al., 2006). Interventionen im Bereich der Bevölkerungsgesundheit berücksichtigen dabei die drei Ebenen

- gesellschaftliche bzw. staatliche Institutionen und deren Aushandlungsprozesse,
- lokale Lebenswelten (Settings) und ihre Aushandlungsprozesse,
- individuelles Gesundheitshandeln.

Die vielfältigen Aufgaben des ÖGD im Bereich des Gesundheitsschutzes (Infektionsschutz, Hygiene und Umweltmedizin) zu beschreiben, würde den Rahmen des Beitrages sprengen. Im

Wichtig für Gesundheitsfördereung und Prävention

Grundsätze öffentlichen Handelns sind **Rechtmäßigkeit, Verlässlichkeit, Qualität, Humanität, Bürgerorientierung** und **Wirtschaftlichkeit**. Im Mittelpunkt stehen zunehmend die mündigen Bürger, individuell, aber auch in ihren verschiedenen sozialen und wirtschaftlichen Settings (Lebenswelten und Rollen). Sie treffen in diesem Konzept moderner Gesundheitsförerung ihre Entscheidungen zunehmend gesundheitsbewusst und schaffen so Gesundheit. Sie – und im besonderen Maß sozial schwache Gruppen und Kinder – sind dabei auf die Unterstützung des ÖGD und weiterer gesellschaftlicher Insitutionen angewiesen, um Chancen, Gelegenheiten, Kompetenzen und Mittel gerecht und bewusst für Gesundheitsförderung und Prävention einsetzen zu können (Kickbusch, 2006; Wildner et al., 2009; Wildner und Zöllner, 2016).

Folgenden sollen die spezifischen Aufgaben im engeren Bereich Gesundheitsförderung und Prävention am Beispiel eines Bundeslandes näher erläutert werden (siehe Lese- und Medienempfehlung: Bayerisches Landesamt für Gesundheit und Lebensmittelsicherheit (Hrsg.), Handbuch des öffentlichen Gesundheitsdienstes in Bayern).

25.3.1 Aufgaben in Gesundheitsförderung und Prävention

- **allgemeine Gesundheitsförderung:** Ziel ist die Umsetzung des Salutogenesekonzeptes. Der ÖGD erhält dabei im Rahmen der Gesundheitsförderung eine umfassende Koordinations-, Steuerungs- und Planungsfunktion sowie die Aufgabe der dauerhaften Sicherung von Qualität und Kontinuität gesundheitsfördernder Maßnahmen und Angebote. Beispiele dafür sind die Analyse regionaler gesundheitsfördernder Angebote, die Entwicklung und das Initiieren von Projekten, um Angebotslücken zu schließen und die Förderung gesundheitsrelevanter Strukturen.
- **allgemeine gesundheitliche Aufklärung und Prävention:** Der ÖGD hat auch im Rahmen der Prävention eine umfassende Koordinations-, Steuerungs- und Planungsfunktion sowie die Aufgabe der dauerhaften Sicherung von Qualität und Kontinuität entsprechender Maßnahmen und Angebote. Er soll die flächendeckende Umsetzung gesundheitsfördernder und präventiver Ziele durch die Einbeziehung insbesondere der Struktur- und Multiplikatorenebene unterstützen. Beispiele dafür sind die Information der Bevölkerung sowie zielgruppenorientierte Information über das regionale Gesundheitsangebot, eigene allgemeine und zielgruppenspezifische Gesundheitsangebote (einschließlich Ernährung) und Multiplikatorenarbeit (siehe auch Kuhn & Heyn, 2015).
- **Suchtprävention:** Ziele strukturorientierter Suchtprävention sind die Schaffung von Bedingungen bzw. Strukturen, die einer Suchtentwicklung entgegenwirken bzw. suchtmittelfreie Lebensweisen fördern, auf allen Ebenen (Suchtmittel, Umwelt, Mensch, Kindergarten, Schule, Arbeitswelt), die Schaffung von sozialen Netzwerken und die Einbindung von Randgruppen ins soziale Netzwerk, um abhängigmachende Ersatzhandlungen zu vermindern. Ziele personenorientierter Suchtprävention sind die Fähigkeit, Sachkenntnisse über Suchtmittel und Suchtentstehung in Verbindung mit erhöhter Handlungskompetenz in suchtpräventives Verhalten umsetzen zu können, die Erhöhung spezieller Handlungskompetenzen, z. B. Umgang mit erhöhtem Gruppendruck, Wahrnehmung suchtfördernde Phänomene oder die Entwicklung von Handlungsstrategien z. B. bei steigendem Druck in der Arbeitswelt. Suchtprävention betrifft legale und illegale Suchtmittel, nicht stoffgebundene Suchtformen sowie süchtiges Verhalten; sie ist **zielgruppen- und situationsbezogen** ausgerich-

tet (personenorientierte und strukturorientierte Prävention).

- **Impfungen:** Primäres Ziel ist die Schließung von Impflücken und Einleitung von verspäteten Grundimmunisierungen und der Aufbau und Erhalt einer stabilen Immunitätslage in der Bevölkerung gegen die wichtigsten übertragbaren Krankheiten (nach Maßgabe der STIKO-Empfehlungen). Hinzu kommen Anstrengungen zur Ausrottung häufiger, endemischer, übertragbarer Krankheiten, soweit durch Schutzimpfungen möglich, und die Vorbeugung von „Ausbrüchen". Damit können mittel- bis langfristig auch volkswirtschaftlich relevante Krankheitskosten gesenkt werden. Handlungsbeispiele sind die Information der Bevölkerung über die Bedeutung von Schutzimpfungen und die Durchführung von Impfungen/Riegelimpfungen bei Großausbrüchen.
- **Information, Aufklärung, Beratung über Gefahren übertragbarer Krankheiten:** Ziel ist die Prävention der Verbreitung von Infektionskrankheiten, z. B. durch Information und Aufklärung über die Möglichkeiten des allgemeinen und individuellen Infektionsschutzes.
- **Belehrungen, Bescheinigungen, Ausnahmen beim Umgang mit Lebensmitteln:** Ziel ist die Prävention von lebensmittelbedingten Infektionen und Intoxikationen, z. B. durch Belehrung von Personen, die im Lebensmittel- oder Küchenbereich tätig werden wollen, die Beratung von Personen bezüglich des Tätigkeits- bzw. Beschäftigungsverbots und die Zulassung von Ausnahmen vom Tätigkeits-/Beschäftigungsverbot.
- **ernährungsbezogene Gesundheitsförderung und Prävention:** Ziele sind, eine gesundheitsfördernde Lebensumwelt im Settingansatz zu stärken, die Entwicklung eines gesundheitsfördernden Lebensstils nach dem Salutogeneseprinzip zu stärken und frühestmöglich ernährungsmitbedingte Krankheiten vorzubeugen. Dadurch sollen auch Kosten im Gesundheitssystem gesenkt werden. Ein Handlungsbeispiel ist die Förderung der Umsetzung eines zielgruppenadäquaten Verpflegungsangebotes in den Bereichen der Außer-Haus-Verpflegung.
- **gesundheitliche Aufklärung über Blut- und Plasmaspende sowie Organtransplantation:** Ziel ist die Stärkung der Bereitschaft zur Blut- und Plasmaspende sowie zur Organtransplantation durch Aufklärung und Information.

25.3.2 Aufgaben der Gesundheitshilfe

- **psychosoziale Beratung psychisch Kranker und suchtkranker Menschen sowie deren Angehörigen:** Ziel ist die Vermeidung von Eskalation und die Hilfe zur Selbsthilfe. Zielgruppen sind handlungsunfähige, krankheitsuneinsichtige Patienten mit drängendem Hilfebedarf und gestörtem Hilfesuchverhalten, die sich selbst oder andere Menschen gefährden bzw. belästigen, sowie Patienten, die von den Angeboten freier Wohlfahrtsträger und der medizinischen Versorgung nicht oder nicht ausreichend erreicht werden. Handlungsbeipiele in der Umsetzung sind Gespräch, Motivationsar-

Wichtig für Gesundheitsförderung und Prävention

Gesundheitshilfe zielt insbesondere auf die Erhaltung und Verbesserung der Gesundheit sozial benachteiligter, besonders belasteter und schutzbedürftiger Bürgerinnen und Bürger. Einen besonderen Stellenwert nimmt dabei der Schutz von Kindern, Jugendlichen und älteren Menschen ein. Gesundheitshilfe umfasst die Beratung über Personen, Einrichtungen und Stellen, die vorsorgende, begleitende und nachsorgende Hilfe gewähren können, und bietet Hilfe für Personen in besonderen Lebenslagen, im Notfall auch als letztes Auffangnetz.

beit, evtl. Kontaktaufnahme mit sozialem Umfeld, ärztliche Begutachtung nach dem Unterbringungsgesetz (Ziel: Vermittlung von Hilfen, Art. 3 des Unterbringungsgesetzes) und Gremienarbeit, z. B. im Suchtarbeitskreis.

- **Beratung von Menschen mit Behinderung und deren Angehörigen:** Ziel ist die Vermeidung von Eskalationen aufgrund der Behinderung. Handlungsbeispiele sind die Information und Beratung über Hilfsmöglichkeiten oder die Einleitung erforderlicher Eingliederungsmaßnahmen.
- **Beratung und Mitwirkung im Rahmen der Heimaufsicht:** Ziele sind die Qualitätssicherung und ständige Verbesserung in Einrichtungen der Altenhilfe, für Behinderte und andere und das Erkennen und Verhüten von Missständen. Tätigkeitsbeispiele sind die jährliche medizinische, pflegerische und hygienische Überwachung der Heime und Einrichtungen, die Erstellen eines Prüfprotokolls unter Einhaltung von Qualitätskriterien und die Überprüfung der ärztlichen Versorgung und derMedikamentenversorgung.
- **Kinder- und Jugendgesundheitsdienst:** Aufgaben sind die Förderung der Gesundheit von Kindern und Jugendlichen, die rechtzeitige Einleitung von Behandlungen und Fördermaßnahmen, die Schuleingangsuntersuchungen bei allen Kindern eines Jahrgangs und die ärztliche Mitwirkung bei der Erstellung eines Hilfeplans durch das Jugendamt für Kinder und Jugendliche, die längerfristige Hilfe benötigen.

25.3.3 Aufgaben der Schwangerenberatung

- **Sexualaufklärung:** Ziele sind ein verantwortlicher Umgang mit der eigenen Sexualität und Partnerschaft, die Vermeidung ungewollter Schwangerschaften und die Auseinandersetzung mit Geschlechtsrollenbildern. Dies geschieht beispielsweise durch Beratung und Aufklärung (Einzel-, Paarberatung und Gruppenarbeit) über Sexualität, Verhütung und Familienplanung.
- **Prävention, Öffentlichkeitsarbeit:** Ziel sind ein bewusster Umgang mit Partnerschaft, Sexualität, Familienplanung, Empfängnis, Schwangerschaft und eine verantwortliche Elternschaft von Frauen und Männern, z. B. durch geschlechtsspezifische und zielgruppenorientierte Gruppen- und Projektarbeiten und durch Informationsveranstaltungen.
- **Schwangerenberatung:** Ziel ist eine umfassende Information und Beratung über Angebote und Leistungen für Schwangere und deren soziales Umfeld. Die Beratungen (Einzel-, Paar- und Familienberatung) erstrecken sich z. B. über bestehende familienfördernde Leistungen und Hilfen für Kinder und Familien, einschließlich der besonderen Rechte im Arbeitsleben, Vorsorgeuntersuchungen bei Schwangerschaft und die Kosten der Entbindung und soziale und wirtschaftliche Hilfen für Schwangere, insbesondere finanzielle Leistungen sowie Hilfen bei der Suche nach Wohnung, Arbeits- oder Ausbildungsplatz oder deren Erhalt.

Wichtig für Gesundheitsförderung und Prävention

Der Staat hat die Verpflichtung, menschliches Leben, auch ungeborenes, zu schützen und für die Schwangere Sorge zu tragen. Dies bekräftigt das Bundesverfassungsgericht in einem Urteil vom 28. Mai 1993. Um dieser Verpflichtung nachzukommen, obliegt dem Staat sowie den Landkreisen und kreisfreien Gemeinden als öffentliche Aufgabe die Sicherstellung eines ausreichenden pluralen Angebots an wohnortnahen Beratungsstellen. Diese sollen präventive und bewusstseinsbildende Angebote zu Fragen der Partnerschaft, Sexualität, Familienplanung, Empfängnis und Schwangerschaft machen, die Beratung von werdenden Müttern und Vätern sowie die Beratung in Schwangerschaftskonflikten gewährleisten.

- **Schwangerschaftskonfliktberatung:** Ziel ist der Schutz des ungeborenen Lebens und die Hilfe zu einer verantwortlichen und gewissenhaften Entscheidung. Die Beratung umfasst beispielsweise jede nach Sachlage erforderliche medizinische, soziale und juristische Information, die Darlegung der Rechtsansprüche von Mutter und Kind und der möglichen praktischen Hilfen, insbesondere solcher, die die Fortsetzung der Schwangerschaft und die Lage von Mutter und Kind erleichtern.
- **nachgehende Betreuung:** Ziel ist eine bessere Bewältigung persönlicher, pädagogischer, gesundheitlicher, familiärer und beruflicher Probleme von Müttern und Vätern, z. B. durch Beratung und Unterstützung von Eltern in besonders schwierigen Lebenslagen in Form von Einzelberatungen, Gruppenberatungen oder betreuten Selbsthilfegruppen.

25.3.4 Zukünftige Herausforderungen

Welche Herausforderungen stellen sich? In Übereinstimmung mit den Empfehlungen des Institutes of Medicine sollte auf Aspekte des komplexen Umfelds von öffentlicher Gesundheitspflege eingegangen werden, insbesondere auf die vielfachen Partnerschaften innerhalb und außerhalb des Gesundheitswesens und die Unterstützung von Initiativen aus der Gemeinde (Institute of Medicine, 2002). Notwendig scheint

- ein **stimmiger bevölkerungsmedizinischer Ansatz**, der den vielfältigen Determinanten der Gesundheit auf unterschiedlichen gesellschaftlichen Organisationsebenen gerecht wird,
- der Erhalt einer **belastbaren staatlichen und kommunalen Infrastruktur** als Fundament einer funktionierenden öffentlichen Gesundheitsvorsorge,
- die **Ausbildung von neuen intersektoralen Partnerschaften**, Verantwortlichkeiten und Abstimmungsstrukturen,
- die Wahrnehmung der öffentlichen Verantwortung für **Gesundheit in allen Sektoren**,
- eine konsequente **Evidenzbasierung** für alle Entscheidungsebenen,
- eine verbesserte **Kommunikation** innerhalb des staatlichen ÖGD,
- eine aktive **Vernetzung** mit akademischen Strukturen (Hochschulen, Universitäten, Forschungsinstituten), insbesondere mit Bezug zu Public Health.

Zusammenfassung

- Der Öffentliche Gesundheitsdienst ist der Teil des öffentlichen Gesundheitswesens, der mit der Wahrnehmung öffentlich-rechtlicher Aufgaben auf dem Gebiet des Gesundheitswesens betraut ist: es geht um „die öffentliche Sorge um die Gesundheit aller".
- Die wesentlichen Aufgabenfelder sind Gesundheitsschutz (z.B. Infektionsschutz, [Umwelt-]Hygiene), Gesundheitsförderung/Prävention (Stärkung von Ressourcen und Verbesserung von Gesundheitschancen), Gesundheitsmanagement/Stewardship (Planung und Steuerung im Dienst der Gesundheit) sowie sozialmedizinische und sozialkompensatorische Aufgaben (z.B. gutachterliche Funktionen, Aufsicht über die Heilberufe, Gesundheitshilfen).
- Die Grundsätze öffentlichen Handelns – Rechtmäßigkeit, Verlässlichkeit, Qualität, Humanität, Bürgerorientierung und Wirtschaftlichkeit – sind zu beachten, im Mittelpunkt stehen die mündigen Bürger.
- Bei Maßnahmen der Gesundheitsförderung und Prävention unter Beteiligung des ÖGD sollte auf das in der Regel komplexe Umfeld eingegangen werden, insbesondere auf mögliche Partnerschaften innerhalb und außerhalb des Gesundheitswesens und die Unterstützung von Initiativen aus der Gemeinde.

Diskussionsanregung

- In welchem ethischen Spannungsverhältnis können Individualmedizin und Bevölkerungsmedizin zueinander stehen? Geben Sie Beispiele.
- Welche Chancen und Risiken birgt der Auftrag „Bedingungen schaffen, in denen Menschen gesund sein können"?
- Nennen Sie drei Herausforderungen an den ÖGD aus dem Bereich Gesundheitsförderung und Prävention in der Zukunft.

Literatur

Akademie für Öffentliches Gesundheitswesen in Düsseldorf & Bayerisches Landesamt für Gesundheit und Lebensmittelsicherheit. (2009). *Kursweiterbildung „Öffentliches Gesundheitswesen"* (Berichte und Materialien, Bd. 22). Düsseldorf: Akademie für Öffentliches Gesundheitswesen.

Beske, F. & Brecht, J. G. (1993). *Das Gesundheitswesen in Deutschland. Struktur - Leistungen - Weiterentwicklung.* Köln: Ärzteverlag.

Bruns-Philipps, E., Pohlabeln, H., Hoopmann, M., Reinke, F. & Windorfer, A. (2005). Der öffentliche Gesundheitsdienst als Kooperationspartner in der Prävention. *Bundesgesundheitsblatt Gesundheitsforschung Gesundheitsschutz, 48*, 1153-1161.

Bundesärztekammer (BÄK). (2006). *Grundsätze ärztlicher Ethik (Europäische Berufsordnung) vom 26.06.2006.* Verfügbar unter: http://www.bundesaerztekammer.de/page.asp?his=1.100.1142.1145. Zugriff am 08. Februar 2018.

Gostomzyk, J. G. & Wildner, M. (2008). 70 Jahre und ein bisschen Wechsel (Editorial). *Gesundheitswesen, 70* (1), 1-3.

Grunow, D. & Grunow-Lutter, V. (2000). *Der öffentliche Gesundheitsdienst im Modernisierungsprozess.* München: Juventa.

Institute of Medicine. (1988). *The future of Public Health.* Washington: National Academy Press.

Institute of Medicine. (2002). *The future of the Public Health's in the 21st century.* Washington: National Academy Press.

Kickbusch, I. (2006). *Die Gesundheitsgesellschaft.* Gamburg: Verlag für Gesundheitsförderung.

Kommunale Geschäftsstelle für Verwaltungsvereinfachung (KGSt). (1998). *Ziele, Leistungen und Steuerung des kommunalen Gesundheitsdienstes* (KGSt-Bericht 11/1998). Köln: KGSt.

Kuhn, J. & Heyn, M. (Hrsg.). (2015). *Gesundheitsförderung durch den öffentlichen Gesundheitsdienst.* Bern: Huber.

Murza, G., Werse, W. & Brand, H. (2005). Ortsnahe Koordinierung der gesundheitlichen Versorgung in Nordrhein-Westfalen. Zwischenbilanz des nordrhein-westfälischen Modells. *Bundesgesundheitsblatt Gesundheitsforschung Gesundheitsschutz, 48*, 1162-1169.

Schröder-Bäck, P. & Kuhn, J. (Hrsg.). (2016). *Ethik in den Gesundheitswissenschaften - Eine Einführung.* Landsberg: Beltz Juventa.

Ståhl, T., Wismar, M., Ollila, E., Lahtinen, E. & Leppo, K. (Hrsg.). (2006). *Health in All Policies: prospects and potentials.* Helsinki: European Observatory on Health Systems and Policies and Ministry of Social Affairs and Health.

Wildner, M., Zöllner, H., Sigl, C. et al. (2009). Der Öffentliche Gesundheitsdienst im internationalen Vergleich - Euregio Bodensee. In W. G. Locher, M. Wildner & G. F. Kerscher (Hrsg.), *Der Öffentliche Gesundheitsdienst im internationalen Vergleich - Euregio Bodensee* (S. 11). München: Zuckschwert.

Wildner, M., Zöllner,H. & Zapf, A. (2009). Der Öffentliche Gesundheitsdienst als Prototyp staatlicher Gesundheitsfürsorge. *Public Health Forum, 17* (3), 10.e1-10.e3.

Wildner, M., Müller, W., Jaeschke, B. & Zapf A. (2010). Der Öffentliche Gesundheitsdienst. In F. W. Schwartz, B. Badura, R. Busse, R. Leidl, H. H. Raspe & U. Walter (Hrsg.), *Das Public Health Buch.* München: Urban & Fischer Elsevier.

Wildner, M. & Zöllner, H. (2016). Ethik staatlichen Handelns im Dienst der Bevölkerungsgesundheit. In P. Schröder-Bäck & J. Kuhn (Hrsg.), *Ethik in den Gesundheitswissenschaften - Eine Einführung.* Landsberg: Beltz Juventa.

Winslow, C. E. A. (1923). *The evolution and significance of the modern public health campaign.* New Haven: Yale University Press.

World Health Organization (WHO). (1952). *First report of the Expert Commitee on Public Health Administration* (World Health Organization Technical Report Series, No. 55). Geneva: WHO. Verfügbar unter:

http://apps.who.int/iris/bitstream/10665/40192/1/WHO_TRS_55.pdf. Zugriff am 08. Februar 2018.

World Health Organization (WHO). (2005). *Das Rahmenkonzept „Gesundheit für alle" für die Europäische Region der WHO: Aktualisierung 2005.* (Europäische Schriftenreihe „Gesundheit für alle", Nr. 7). Kopenhagen: WHO.

Lese- und Medienempfehlung zur Vertiefung

Bayerisches Landesamt für Gesundheit und Lebensmittelsicherheit (Hrsg.). *Handbuch des Öffentlichen Gesundheitsdienstes in Bayern* (fortlaufende Aktualisierung). Verfügbar unter: http://www.lgl.bayern.de/gesundheit/sozialmedizin/oegd_handbuch/index.htm. Zugriff am 08. Zugriff am 08. Februar 2018.

Bundesverband der Ärztinnen und Ärzte des Öffentlichen Gesundheitsdienstes e. V. (Homepage). Verfügbar unter: http://bvoegd.de/. Zugriff am 08. Februar 2018.

Zöllner, H., Stoddart, G. & Selby Smith, C. (Eds.). (2003). *Learning to live with health economics.* Copenhagen: WHO Regional Office for Europe. Verfügbar unter: http://www.euro.who.int/__data/assets/pdf_file/0013/240322/E88172.pdf. Zugriff am 08. Februar 2018.

26 Familiäre Gesundheitsförderung

Raimund Geene

Überblick

- Wie kann familiäre Gesundheitsförderung Familien in ihren spezifischen Lebensphasen und stärken?
- Welche familiären Lebenslagen sind besonders belastet und welche Unterstützung lässt sich daraus ableiten?
- Wie kann familiäre Gesundheitsförderung verhältnispräventiv ausgerichtet sein, um dadurch Gesundheit als Leitmotiv für Familienkulturen anzuregen?

Definition

Familiäre Gesundheitsförderung umfasst alle Aspekte der **Ressourcenstärkung von Familien**. Dabei wird darauf abgezielt, die Gesundheit der einzelnen Familienmitglieder – Kinder, Eltern und Erziehungsberechtigte sowie ggf. weiteren Familienmitglieder – weniger individuell als vor allem **systemisch** über die Familie als soziales System mit eigenen Systemlogiken und (rituellen, habituellen ...) Handlungsformen zu fördern, indem die **Rahmenbedingungen** für familiäres Leben gesundheitsförderlich ausgestaltet werden.

26.1 Was ist familiäre Gesundheitsförderung?

Dabei werden familiäre und kindliche **Lebensphasen** und **Lebenslagen** nutzerorientiert dargestellt, mit dem Ziel der Benennung von **Potenzialen gesundheitsförderlicher Strukturen** als auch – auf dieser Grundlage – Möglichkeiten der **Individualprävention**.

Familiäre Gesundheitsförderung ist nicht auf die Lebensphase von Eltern mit zu betreuenden Kindern beschränkt, sondern umfasst die gesamte Lebensspanne und alle Lebenslagen, was u.a. für den Bereich pflegender Angehörige hohe Relevanz besitzt. Im Idealfall ist die Familie dabei ein Ort, der Menschen emotionalen Beistand gibt, in dem sie sich geliebt und angenommen fühlen können und in ein unterstützendes System eingebunden werden, das auch in Belastungssituationen schützen kann (Kolip & Lademann, 2012). Im Sinne der Familie als **„primäre Sozialisation“** (Hurrelmann, 2006), die maßgeblich die Haltung und das spätere Gesundheitsverhalten der Kinder bestimmt, fokussiert dieser Beitrag auf familiäre Gesundheitsförderung im Rahmen der Kinderbetreuungsphase mit dem besonderen Schwerpunkt auf Gesundheitsförderung rund um die Geburt und frühe Kindheit.

26.2 Rahmenbedingungen familiärer Gesundheitsförderung

„Familie“ ist gleichermaßen ein selbstverständlicher wie auch hochkomplexer Begriff. Nach einem modernen Familienverständnis ist Familie

Wichtig für Gesundheitsförderung und Prävention

Familie als primäre Sozialisation prägt maßgeblich die Gesundheit aller Familienmitglieder.

nicht begrenzt auf die „klassische" Sichtweise auf Vater, Mutter und Kind, sondern allgemein definiert als privater Lebenszusammenhang, in dem sich Menschen verschiedener Generationen in verbindlichen Beziehungen umeinander sorgen. Familien bilden zumeist langfristige oder gar lebenslange Gemeinschaften und Versorgungsbezüge und entwickeln milieuspezifische Eigenarten, die sich gegenseitig bedingen und sich (gesundheitlich) stärken, aber auch gegenseitig belasten und schwächen können (Thiessen, 2014; S. 9).

Familien sind in ihrem sozialen Umfeld, im Lebensverlauf und ihren speziellen Lebenslagen eingebettet in **kind- und familienbezogene Institutionen** wie Familienzentren, Kitas, Schulen, Wohnumgebung/Kommune. Diese verfolgen verschiedene gesellschaftliche Aufträge (insbesondere Bildungs-, aber auch Betreuungs- oder Regulierungsaufträge) in staatlicher Verantwortung, sodass sie normativ zu prägen sind – der Auftrag der gesundheitsförderlichen Ausrichtung kann den Mitarbeitenden erteilt werden. Solche Institutionen sind sogenannte „Settings" bzw. – in deutscher Übersetzung im Präventionsgesetz im § 20a des SGB V geregelt – „Lebenswelten".

In Übereinstimmung mit dem Settingansatz der Weltgesundheitsorganisation (WHO, 2015) schließt das Präventionsgesetz Familie nicht in die oben angegebene Definition der Lebenswelten mit ein, sondern sieht „Gesundheitsförderung in der Familie", so die Gesetzesbegründung, indirekt über die Lebenswelten Kita und Schule sowie „insbesondere durch die enge Zusammenarbeit mit den verschiedenen Disziplinen und Sektoren wie etwa der Familienbildung in der Lebenswelt Kommune/Stadtteil" unterstützt (Geene & Reese, 2016; S. 110). Denn es gibt Einwände dagegen, Familien mit den Instrumentarien des Settingansatzes zu „bearbeiten" (Geene & Rosenbrock, 2012).

Wichtig für Gesundheitsförderung und Prävention

Familie ist keine Lebenswelt im Sinne des Settingansatzes.

Zunächst ist Familie im Grundgesetz mit dem Art. 6 besonders geschützt. Hintergrund der starken Rechtsstellung sind insbesondere Erfahrungen mit Zwangsadoptionen während der nationalsozialistischen Diktatur, aber auch z.T. noch in der DDR. Als einzige Ausnahme vom Elternrecht wird im Art. 6 Absatz 2 die Schulpflicht geregelt. Andere normierte Verpflichtungen, die das Elternrecht einschränken, bestehen nicht. Dem Staat obliegt lediglich ein sogenanntes „Wächteramt" bei konkreten Gefährdungen.

Diese **familiäre Autonomie** stellt sich aber nicht nur formal, sondern auch inhaltlich dar. Gerade weil die Bedeutung der Familie als primäre Sozialisation so herausragend ist, kann nur mit Eltern und niemals gegen sie gearbeitet werden. Dies gilt selbst bei Fällen akuter Kindeswohlgefährdungen, bei denen es sich immer auch empfiehlt – sofern die Umstände es ermöglichen – um die Mitarbeit der Eltern und Lernprozesse der Familie als soziales System zu werben.

Familienbezogene Leistungen werden gemäß Kinder- und Jugendhilferecht (SGB VIII) von den örtlichen Jugendämtern finanziert. Gesetzliche Krankenkassen fürchten hier einen „Verschiebebahnhof", d.h. eine Umschichtung der Ausgabenverpflichtung zu ihren Lasten (von der nach SGB VIII kommunal finanzierten Kinder- und Jugendhilfe in die Kassenzuständigkeit gemäß SGB V).

Aus dem Bereich der Kinder- und Jugendhilfe gibt es in Deutschland vielfältige Bemühungen, junge Familien strukturell zu unterstützen und ein gesundes Aufwachsen zu fördern. Dazu zählen die gesetzliche Verankerung des **Rechtes auf Kinderbetreuung** mit einem Jahr seit 2008 sowie das Bundeskinderschutzgesetz 2012, das die zuvor als Modellprojekte geförderten **Netzwerke Früher Hilfen** und sozialpädagogisch fortgebildete **Familienhebammen** und **Familiengesundheits- und Kinderkrankenpflegerinnen und -pfleger** (FGKiKPs) als flächendeckende Regelleistungen der Kommunen einführte. Auch das Präventionsgesetz 2015 skizziert zusätzliche Angebote für Familien (u.a. stärkere präventive Ausrichtung der Früherkennungsuntersuchungen mit der Möglichkeit zu ärztlichen Präventionsempfehlungen). Durch das in der Gesetzesbegründung formulierte „Ziel der Steigerung der **gesundheitlichen Elternkompetenz**" (Geene & Reese, 2016; S. 221) wurde den Krankenkassen ein Teilbereich der familienbezogenen Leistungen aufgetragen, der jedoch nur schwer vom Auftrag zur sonstigen Elternkompetenzförderung der Jugendhilfe abzugrenzen ist. Es ist zu hoffen, dass sich dies zukünftig kooperativ mit den bestehenden Angeboten der Jugendhilfe sowie der Frühen Hilfen ausgestaltet. Bislang fehlt es noch an Umsetzungsbeispielen. Insgesamt gibt es bislang im Gesundheitswesen nur wenige konkrete Zuständigkeiten und handelnde Akteure für familiäre Unterstützungsstrukturen.

Diesem Desiderat kommt der vorliegende Beitrag nach, in dem das Handlungsfeld konzeptionell skizziert wird. Dabei werden zunächst die besonderen Herausforderungen für Familien in ihren einzelnen **Lebensphasen** und in **besonderen Lebenslagen** dargestellt. Darauf aufbauend werden **Handlungsmaxime, Methoden und Strategien** der familiären Gesundheitsförderung dargestellt.

Wichtig für Gesundheitsförderung und Prävention

Familiäre Gesundheitsförderung ist derzeit erst **wenig systematisch als Handlungsfeld** ausgewiesen. Die Zugänge zu Familien erfolgen gemäß PrävG eher verhaltenspräventiv oder über Settingansätze in Kitas, Schulen oder Kommunen. Erprobte Ansätze gibt es im Bereich der **Frühen Hilfen**, die jedoch mit dem Gesundheitswesen noch zu wenig verknüpft und vernetzt sind, auch weil es an entsprechenden Konzepten mangelt.

26.3 Familiäre Lebensphasen

Familiäre Gesundheitsförderung kann zunächst **vertikal** entlang der Lebensphasen konzipiert werden. In der Nationalen Präventionsstrategie nach SGB V, § 20d, – diese besteht zunächst aus den Bundesrahmenempfehlungen der Nationalen Präventionskonferenz – werden hier die Lebensphasen **gesundes Aufwachsen, gesundes Arbeiten** und **gesundes Altern** genannt (NPK, 2016).

26.3.1 Primäre Sozialisation: Lebensphase Schwangerschaft, Geburt und frühe Kindheit

Für den Bereich der familiären Gesundheitsförderung sind die **Lebensphasen rund um die Geburt** von hoher Bedeutung, weil sich in diesen Zeiträumen, insbesondere im Fall von Familienwerdung/Erstgeburten, Gesundheitsverhältnisse und -verhalten neu herausbilden können. Die sich hier entwickelnden familiären Abläufe, Regeln, Gewohnheiten und Rituale prägen das **Familienklima** („Doing Family", Jurczyk et al., 2010). Dabei ist die **Bereitschaft zur gesundheitsförderlichen Neuorientierung** bei Eltern in der Schwangerschaft und unmittelbar nach der Geburt in aller Regel stark ausgeprägt.

Ohnehin sinkt die Bereitschaft zur Neuorientierung in den Folgemonaten und -jahren kontinuierlich, insbesondere dann, wenn Erwartungen und Hoffnungen an eine sich verbessernde Lebenssituation nicht erfüllt werden können, sondern das Familienleben durch erhöhte Belas-

Wichtig für Gesundheitsförderung und Prävention

Die Veränderungspotenziale sollten aber nicht überschätzt und überfordert werden, denn die Korridore der individuellen Verhaltensänderung für junge Familien sind durch ihre familiären Lebensverhältnisse wie soziale Lage, Wohn- und Arbeitsbedingungen sowie soziale Einbindung determiniert. Sie können mit ihnen günstigenfalls gesundheitsförderlich weiterentwickelt, jedoch kaum vollständig erneuert werden.

tung in der Kinderbetreuung, verdichtete Wohnverhältnisse oder Einnahmeausfälle als zunehmend überfordernd erlebt wird.

Familiäre Gesundheitsförderung sollte daher nicht – wie es in einer vordergründigen Betrachtung oft der Fall ist – auf Verhaltensprävention verkürzt werden. Sie sollte vielmehr vorrangig auf **Verhältnisprävention** ausgerichtet werden, d.h. auf eine gesundheitsförderliche Gestaltung familiärer Rahmenbedingungen. Wesentliche Elemente sind dafür im Sinne einer gesundheitsfördernden Gesamtpolitik („Healthy Public Policy") familienfreundliche Rahmenbedingungen. Als Leistungen gesundheitlicher und sozialer Versorgung betrifft dies u.a. eine wohnortnahe, vernetzte und niedrigschwellige Bereitstellung von Unterstützungsangeboten, Minderung von Ausgrenzungs- und Armutsfolgen sowie Förderung konfliktarmer Übergänge und familiärer Selbsthilfeförderung.

Familiäre Gesundheitsförderung fokussiert dazu kleinschrittig die jeweilige Lebensphase, um physiologische, psychologische und soziale Bewältigungsaufgaben zu identifizieren und entsprechende Strategien zur individuellen und kollektiven bzw. strukturgestützten Ressourcenstärkung abzuleiten. Eine detaillierte Betrachtung der Lebensphase rund um Schwangerschaft und Geburt bietet das 10-Phasen-Modell der Bewältigungsaufgaben rund um die Geburt, in dem der Zeitraum von präkonzeptioneller Phase bis zum Ende des 1. Lebensjahres in zehn Zeiträume unterteilt wird (Geene et al., 2016; vgl. auch Gloger-Tippelt, 1988). Dabei werden die Besonderheiten der Phasen mit ihren jeweiligen körperlichen, geistigen und gemeinschaftsbezogenen Bewältigungsaufgaben herausgestellt.

In Tabelle 26-1 ist das 10-Phasen-Modell im Überblick skizziert (Geene et al., 2016).

Die Phasen und Zeiteinteilungen sind nicht als starre Einheiten zu betrachten, sondern gehen fließend ineinander über. Es handelt sich um **Prozessphasen**, die je nach Lebenssituation, vorhergehenden Erfahrungen und vorhandener Unterstützung in unterschiedlichem Tempo ablaufen können. Es kommt auch vor, dass einzelne Phasen gar nicht oder nicht zu Ende erlebt werden, z.B. bei später Feststellung der Schwangerschaft, durch Warten auf oder Umgang mit Ergebnissen der pränatalen Diagnostik oder durch Frühgeburt. Auch solche Erfahrungen beeinflussen das Übergangserleben und benötigen spezifische Aufmerksamkeit, insbesondere weil sie darauf hindeuten, dass in einzelnen Phasen nicht-bewältigte Aufgaben zu besonderen Belastungen in späteren Phasen werden können.

Dabei ist jeweils kritisch anzumerken, dass die Strukturierung zwar der systematischen Erkenntnisgewinnung dient, aber **keinesfalls normierend als Maßstab** für Regelabläufe von Schwangerschaft, Geburt und früher Kindheit geeignet ist. Sie kann aber dazu dienen, Bedarfe und Potenziale für Gesundheitsförderung und Prävention phasenspezifisch zu erkennen und zu bedienen. Im Zentrum steht dabei das **subjektive Erleben** von Schwangeren, Müttern und ihren Partnerinnen und Partnern, das durch **umfassende Partizipation** empathisch unterstützt werden sollte. Familiäre Gesundheitsförderung sollte von dem Bewusstsein getragen sein, dass die Beteiligten die Expertinnen und Experten ihrer eigenen Lebensweise und Gesundheit sind und diese Prozesse selbst – mehr oder weniger bewusst oder unbewusst, explizit oder implizit – konstruieren und (mit-)gestalten.

Tabelle 26-1: 10-Phasen-Modell der Bewältigungsaufgaben rund um die Geburt (Geene et al., 2016).

Phase	Charakterisierung der Phase	physiologische, psychologische und soziale Bewältigungsaufgaben
1. Phase: präkonzeptionelle Phase; vor Eintritt einer Schwangerschaft	Auseinandersetzung mit der eigenen Fruchtbarkeit; Herausbildung elementarer Voraussetzungen	• physiologisch: – Kontrolle über die eigene Fruchtbarkeit • psychologisch: – Auseinandersetzung mit eigener Gesundheit/ Wohlbefinden • sozial: – soziale und finanzielle Sicherheit schaffen
2. Phase: Orientierung; Bekanntwerden der Schwangerschaft bis ca. 12. SSW (pränatal, 1. Trimenon)	Verunsicherung und ambivalente Gefühle zur Schwangerschaft; Beginn körperlicher Veränderungen	• physiologisch: – Bewältigung körperlicher Veränderungen – Umgang mit möglichen Symptomen (z. B. Müdigkeit, Übelkeit, Stimmungsschwankungen) bzw. Fehlen von Symptomen • psychologisch: – Verarbeitung der Information über die Schwangerschaft auf kognitiver und emotionaler Ebene – Bewältigung spezifischer Belastungen und Ambivalenzen • sozial: – Sorgen und Ängste – Sicherstellung von privatem Austausch und sozialer Einbindung
3. Phase: Selbstkonzeption; ca. 12. bis 20. SSW, beginnt mit Bekanntgabe der Schwangerschaft (pränatal, 2. Trimenon)	erstes Selbstkonzept vom Eltern-werden/-sein; Sichtbarwerden der Schwangerschaft	• physiologisch: – Entscheidungen bezüglich medizinischer Maßnahmen und pränataler Diagnostik • psychologisch: – Möglichkeiten der persönlichen Beeinflussung und Kontrolle des Schwangerschaftsverlaufs (insb. Suchtmittelabstinenz, aber auch allgemein Gesundheitsverhalten, Ernährung, Schlafrhythmus) • sozial: – „Öffentlichmachen" und Umgang mit der Reaktion auf die Schwangerschaft von Außenstehenden – „normative Anpassung"
4. Phase: Subjektwerdung; ca. 20. bis 32. SSW (pränatal, 2./3. Trimenon)	Wahrnehmung des Ungeborenen als Kind/als zunehmend eigenständiges Wesen; Phase des Wohlbefindens	• physiologisch: – Wachsen des Bauches – erste Kindsbewegung („Quickening") • psychologisch: – Fantasien über das Leben mit Kind • sozial: – Entwicklung konkreter Lebensvorstellungen der zukünftigen Mutter/des zukünftigen Vaters/ des zukünftigen Ko-Elternteils

Phase	Charakterisierung der Phase	physiologische, psychologische und soziale Bewältigungsaufgaben
5. Phase: Antizipation und Vorbereitung; ca. 32. bis 40. SSW (pränatal, Ende 3. Trimenon)	Anstieg der körperlichen Belastung, Vorbereitung auf Geburt; Vorbereitung auf Familie	• physiologisch: – Umgang mit körperlichen Belastungen (Kulmination körperlicher Beschwerden in dieser Phase) • psychologisch: – Auseinandersetzung mit der bevorstehenden Geburt – empathische Auseinandersetzung mit Geburtsängsten • sozial: – „Nestbau“ – Beginn des Mutterschutzes
6. Phase: Geburt; (perinatal, von Geburtsbeginn bis etwa 2 bis 7 Tage postnatal)	Geburtsverlauf, Zeit für das Kennenlernen/ Bonding	• physiologisch: – Gebären – gelingende Anpassung an die körperliche Trennung der Mutter – ggf./wünschenswert: Stillbeginn • psychologisch: – Annehmen eines neuen Familienmitgliedes – Bindungsaufbau • sozial: – Baby als Leben außerhalb des Mutterleibs – Beginn des Mutterschutzes
7. Phase: Wochenbett – Phase der Überwältigung und Erholung; (postnatal, bis ca. 8 bis 12 Wochen nach der Geburt)	Wechsel zwischen Freude/Stolz und Erschöpfung; Umgang mit körperlichen Veränderungen und Veränderungen im Tagesablauf mit neuer Verantwortung	• physiologisch: – Erschöpfung – Heilungsprozess bei Geburtsverletzungen – körperliche Veränderung (z. B. Brust, Rückbildungsprozesse, hormonelle Umstellungen) – Schlafmangel – ggf./wünschenswert: Stillen • psychologisch: – Stimmungsschwankungen – Schlafmangel – Annehmen eines neuen Familienmitgliedes, Bindung • sozial: – Mutterschutz – Versorgung des Kindes mit neuer Verantwortung (Angst vor Fehlern) – Änderung im Tagesrhythmus – bürokratische Aufgaben

Phase	Charakterisierung der Phase	physiologische, psychologische und soziale Bewältigungsaufgaben
8. Phase: Familienwerdung; ca. 2. oder 3. bis 6. Lebensmonat	Zunahme der Elternkompetenz; Wahrnehmung von Veränderungen in der Paarbeziehung	• physiologisch: – Heilungsprozess – ggf./wünschenswert: Stillen – Kennerlernen/Einordnen der individuellen Merkmale des Kindes • psychologisch: – Ausbau/Entwicklung der elterlichen Feinfühligkeit – Regulation, Eltern-Kind-Interaktion • sozial: – Anpassung an Mutter-/Vaterrolle – Aufgabenneuverteilung in der Paarbeziehung (evtl. Konflikte)
9. Phase: Stabilisierung; ca. 6. bis 12. Lebensmonat	Gewöhnung an die neue Familiensituation mit einsetzender Routine	• physiologisch: – Kindesentwicklung – Stillen/Beifüttern/Abstillen • psychologisch: – elterliche Feinfühligkeit • sozial: – Anpassung des elterlichen Handelns an die fortlaufende Weiterentwicklung des Kindes
10. Phase: Vergesellschaftung; ca. vollendetes 1. bis 3. Lebensjahr	Übergang zur Fremdbetreuung (Oma/Opa, Tagesmutter/-vater, Krippe, Kita)	• physiologisch: – (kindliche) Ernährung – (kindliche) Bewegung, Körpererfahrung • psychologisch: – Sorgen und Ängste – Kontakt zu anderen Kindern und Menschen – Freiraum für die Eltern • sozial: – Anpassung des elterlichen Handelns an die fortlaufende Weiterentwicklung des Kindes – (Wieder-)Aufnahme der (Aus-)Bildung, Ausbildungsabschluss, Berufstätigkeit

Das 10-Phasen-Modell bietet Orientierung, um so erfahrungsbezogen abzuleiten, welche **spezifischen Präventionsbedarfe und -potenziale** in der jeweiligen Lebensphase vorliegen (können) und wie diese aufgegriffen und gefördert werden sollten. Dies kann naheliegenderweise auf der Ebene der Verhaltensprävention erfolgen, durch entsprechende Anreizsysteme, Information, Beratung oder auch phasenspezifischer Reflexionsangebote. Nachhaltiger, aber auch komplexer ist die Verhältnisprävention, um auf kommunaler Ebene (z. B. Präventionsketten, Netzwerke Frühe Hilfen, Wohnraumförderung) und überregionaler Ebene (z. B. Bundesgesetze zu Mutterschutz, Eltern- und Kindergeld, Stillakzeptanz und -förderung) förderliche Rahmenbedingungen bereitzustellen.

26.3.2 Sekundäre Sozialisation: Fremdbetreuung

Mit der **ersten Fremdbetreuung** (in Kindertagesstätten oder Tagespflegen, d.h. bei Tagesmüttern und -vätern) und später in der Schule erhalten die Institutionen der sekundären Sozialisation zunehmend Bedeutung. Diese **Erweiterung des familiären Handlungsfeldes** kann günstigenfalls als Entlastung und Unterstützung erlebt werden, insbesondere dann, wenn die neuen Institutionen von Kindern und Eltern als angenehm erfahren werden, Eltern sich in ihrer zuvor entwickelten Rolle positiv gewürdigt fühlen und ihnen niedrigschwellige Möglichkeiten der Beteiligung (Teilhabe/Partizipation) angeboten werden. Kitas und Schulen können aber auch problemverschärfend wahrgenommen werden, wenn **Diskrepanzen mit den habituellen Regeln der Familie** entstehen. Schnabel spricht hier (Schnabel, 2001; S. 317) von „nicht immer, aber häufig rivalisierenden Systemwelten" zwischen Familien und Schulen.

Kitas und Schulen sind gut geeignet für den **Settingansatz** der Gesundheitsförderung. Damit wird darauf abgezielt, den **Alltag** in diesen Settings für alle Beteiligten – Kinder, Eltern, Fachkräfte, Träger und soziales und regionales Umfeld – so zu gestalten, dass sie sich darin **wohlfühlen** und ihren Alltag als eine **Quelle der Gesundheit** empfinden und nicht als Ort, der sie krankmacht.

Kitas bieten als erste Orte der gesellschaftlichen Außenwelt besondere Möglichkeiten der familiären Förderung. Der Besuch einer Kita wirkt sich, im Vergleich zu Kindern ohne Kitabesuch, grundsätzlich positiv aus – sowohl hinsichtlich Gesundheitseffekten als auch künftigen Bildungsgewinnen, wobei auch Ansätze der Verminderung sozialer Ungleichheit nachgewiesen werden konnten (im Überblick: Geene et al., 2015). Jedoch bestehen für Familien **Zugangsprobleme**. Festgestellt wurden insbesondere bei sozial belasteten Familien Distanz und Zurückhaltung, sei es aus der Sorge vor Diskriminierung (Vermeidungsstrategien), aus dem Gefühl der Fremdheit (Schwellenängste sowie fehlende Kenntnis des deutschen Betreuungssystems) oder wegen mangelnder Ansprache. Diesen Zugangsproblemen kann durch gezielte Ansprache, Kostenfreiheit sowie sozialen Kriterien bei der Vergabe von Betreuungsplätzen begegnet werden (Olk, 2013).

Eine „gute gesunde Kita" (Preissing & Schneider, 2012) fördert dabei den Einbezug der Eltern und berücksichtigt psychosoziale **Problemlagen und Potenziale von Familien**, auch durch **Vernetzung im regionalen Umfeld**. Als Modell einer entsprechenden Weiterentwicklung von Kitas zu **Familienzentren** gelten die „Family Centers", die im Rahmen des „Sure Start"-Programms des britischen „New Deals" seit Ende der 1990er-Jahre in England flächendeckend aufgebaut wurden. Gesundheitsförderung in Kitas kann dazu einen wichtigen Anstoß liefern, wobei sie als „partizipative Organisationsentwicklung" im Sinne von „Mehr-Themen-Interventionen" möglichst flächendeckend umgesetzt werden sollte, wie der Bundesgesundheitsbericht des Robert Koch-Instituts (RKI, 2015) für Kitas und Schulen empfiehlt.

Ähnlich stellt sich das grundsätzliche Potenzial für familiäre Gesundheitsförderung auch in den **Schulen** dar. Entsprechende Konzepte der „guten gesunden Schule" orientieren auf eine **Verknüpfung von Gesundheit mit dem Bildungsziel der Schulen**, d.h. dass Gesundheit nicht als zusätzliche Aufgabe verstanden werden

Wichtig für Gesundheitsförderung und Prävention

Der Settingansatz ist eine Form der Organisationsentwicklung, durch den sich die Beteiligten als kollektiv und individuell selbstwirksam erleben sollen. Rosenbrock spricht hier (Rosenbrock, 2004; S. 74) von einer „synthetisch indizierten sozialen Reformbewegung für das jeweilige Setting".

soll, sondern als unterstützende Methode in der Umsetzung der Bildungsziele der Schulen (Dadaczynski et al., 2015). Hinsichtlich der Elternarbeit besteht jedoch der gewichtige Unterschied, dass – durch die grundgesetzlich geregelte **Schulpflicht** als einzige Ausnahme des ansonsten universellen Elternrechts nach Art. 6 GG – alle Kinder Schulen besuchen (müssen). So wichtig die Schulpflicht für den egalitären gesellschaftlichen Anspruch und die Bildung aller Kinder ist, so sehr ist es aus Perspektive von Familien zu bedauern, dass Eltern hier bislang kaum berücksichtigt werden, und wenn überhaupt, dann nur zur Unterstützung/Koproduktion des Bildungsprozesses ihrer Kinder (Rauschenbach, 2006). Aktuelle bildungspolitische Konzepte wie das Ganztagsschulprogramm zielen eher auf Sicherstellung der Beschäftigungsfähigkeit der Eltern durch Entlastung vom Betreuungsauftrag. Eine solche **familiäre Entkoppelung** mag unter vielfältigen Gesichtspunkten sinnvoll sein, aber an dieser Stelle ist zu konstatieren, dass dadurch die Gestaltungspotenziale familiärer Gesundheitsförderung reduziert werden. Wünschenswert in diesem Sinne sind gemeinsame **Familienbildungsprozesse**, die sich weniger an curricularen Vorgaben orientieren, sondern stärker die **familiären Bewältigungsaufgaben** in den Blick nehmen. Ansatzweise wird dies durch entsprechende kommunale Bildungslandschaften sowie die Programme zur Schulsozialarbeit aufgegriffen. Familiäre Gesundheitsförderung im **Setting Schule** sollte hier jedoch regelmäßig weitere **Gestaltungsmöglichkeiten für elterliche Partizipation** einfordern.

26.3.3 Tertiäre Sozialisation: außerschulische Freizeitangebote und Sport

Älteren Kindern, Jugendlichen und jungen Erwachsenen eröffnen sich durch **freizeitbezogene Kinder- und Jugendeinrichtungen** (Institutionen der tertiären Sozialisation) neue Lebenswelten. Eine enge Verknüpfung mit der primären Sozialisation des Familiensystems ist auch hier im günstigen Fall wünschenswert. Hier können ggf. auch Kontrapunkte gesetzt werden, insofern es einen Wunsch der Kinder und Jugendlichen nach eigenständiger, von den Eltern abgegrenzter sozialer bzw. Ich-Identität bedient. Allerdings konstatieren aktuelle Jugendstudien ein abnehmendes Interesse junger Menschen an intergenerativer Abgrenzung (King, 2013).

In **Sportvereinen** sind fast 80 % zumindest zeitweise Mitglied (BMFSFJ, 2009). Sie können einen wichtigen Beitrag zur Sozialisation leisten, idealerweise unter Rück- und Einbezug der Familien und möglichst wenig sozial selektiv. Mit der in den 1970er-Jahren entwickelten „Trimmy-Kampagne“ existiert in Deutschland ein erfolgreiches **bevölkerungsbezogenes Modell eines familienorientierten Ansatzes** (Mörath, 2005).

Die etwa 8000 **Jugendfreizeiteinrichtungen** in Deutschland mit etwa 20000 hauptamtlich Mitarbeitenden werden überdurchschnittlich oft von **sozial benachteiligten und/oder migrantischen Jugendlichen** genutzt, wenngleich die Datenlage hier insgesamt lückenhaft ist. Sie bieten zahlreiche Ansatzpunkte für familiäre Gesundheitsförderung, wenngleich kritisiert wird, dass entsprechende Angebote (insbesondere Suchtprävention) vielfach noch zu stark **defizitorientiert** sind (BMFSFJ, 2009).

26.3.4 Weitere Lebensphasen

In einer verlängerten chronologischen Betrachtung ergänzen sich die lebensphasenbezogenen Anforderungen an familiäre Gesundheitsförderung im weiteren Lebensverlauf mit Fragen spätjugendlicher Adoleszenz, Trennungs- und Neuformierungsprozessen (z. B. sogenannte „Empty Nest“-Familien), Mehrgenerationenleben und auch Konzepten der Seniorenbetreuung und Angehörigenpflege sowie insgesamt mit familiärem Zeitmanagement („Work-Life-Balance") (Kolip & Lademann, 2012). Entsprechende Präventionsbedarfe und -potenziale werden in diesem Lehrbuch in anderen Kapiteln angesprochen und sollen an dieser Stelle nur der Vollständigkeit halber erwähnt werden, weil auch diese Lebensphasen Teilaspekte für eine vollständige Darstellung familiärer Gesundheitsförderung darstellen.

26.4 Belastete Lebenslagen von Familien

In einer **horizontalen Betrachtung** familiärer Gesundheitsförderung werden die Lebensphasen eher als Eckpunkte betrachtet, im Zentrum stehen hier die jeweiligen besonderen **Belastungs- und Benachteiligungssituationen** von Familien.

Wichtig für Gesundheitsförderung und Prävention

Diese Perspektive zielt auf spezifische Belastungssenkung und Ressourcenstärkung der Familien, wobei alle Maßnahmen einem doppelten Dilemma gegenüberstehen: Sie betreffen einerseits nur die Auswirkungen und können die **Substanz der Problemlagen** (z.B. Armut, Erkrankungen) nicht lösen, andererseits wird durch Thematisierung auch die **Stigmatisierungsgefahr** erhöht. Insofern ist bei Gesundheitsförderung mit Familien in belasteten Lebenslagen jeweils ein **differenziertes und hochsensibles Vorgehen** angezeigt.

Benachteiligungen u.a. wegen sozialer Lage, Herkunft oder Alter stellen Belastungsfaktoren dar und korrelieren mit **familiären Adversionsrisiken.** So können Benachteiligungen im Sinne einer Negativspirale ein niedriges Bildungsniveau, psychische und Suchterkrankungen, Delinquenz, elterliche Disharmonie/Trennungen, frühe Elternschaften, belastende Wohnverhältnisse, geringe soziale Unterstützung, chronische Belastungen und weitere Risiken begründen, wie sie in verschiedenen Referenzsystemen in Anlehnung an die sogenannten „Bayley-Scales" der 1960er-Jahre gemessen werden. Solche familienbezogenen Belastungs- und Risikofaktoren erschweren ein gesundes Aufwachsen der Kinder. Weitere und zum Teil **ausdifferenzierte Risikofaktoren** für Kindesentwicklung bestehen in

- längerer Trennung (über zwei Wochen) von der primären Bezugsperson im ersten Lebensjahr,
- Geburt eines jüngeren Geschwisters in den ersten beiden Lebensjahren,
- Geschwistern mit einer Behinderung,
- ernsten oder häufigen Erkrankungen in der Kindheit,
- außerfamiliärer Unterbringung sowie
- elterlicher Alkohol- und Drogenerkrankungen (im Überblick: Egle et al., 2016).

Die Risikofaktoren korrelieren stark mit späteren psychischen Störungen sowie kriminellem Verhalten insbesondere bei jungen Männern, wobei die internationale Studienlage auf die kumulative Wirkung von Belastungsfaktoren in der Kindheit verweist – je mehr Risikofaktoren, desto höher die Eintrittswahrscheinlichkeit.

Kritisch anzumerken ist dabei der stark normierende Charakter der Risikofaktoren, die überwiegend defizitorientiert sind und den sozialen Wandel kaum abbilden können. Zudem werden familiäre Prozesse nicht systemisch betrachtet und Kinder nur als „Zukünftige" („becomings"), nicht aber als „Seiende" („beings"). Hinzuweisen ist weiterhin darauf, dass sich etwa ein Drittel der hochbelasteten Kinder als „resilient" erweist, d.h. dass sie trotz hoher Belastungsfaktoren kaum Erkrankungen bzw. Delinquenzen entwickeln (Egle et al., 2016).

26.4.1 Familienarmut

Ein überlagerndes Thema der Belastungen und Risiken ist Kinderarmut bzw. präzise bezeichnet **Familienarmut**. Im Lebensverlauf wirkt das Armutsrisiko an keiner Stelle so einschneidend wie in der Phase der Familienentstehung, denn hier treffen Einnahmeausfälle (durch verringerte oder gestoppte Erwerbstätigkeit, z. B. durch Mutterschutz- oder Elternzeit) und erhöhter Finanzbedarf (durch familienwerdungsbedingte Unkosten, z. B. Wohnraumbedarf, Babyausstattung) zusammen.

Durch die 1985 eingeführte Stiftung Mutter Kind und das Erziehungsgeld (2005 abgelöst durch Elterngeld) sind Maßnahmen ergriffen worden zur Reduktion dieser Armutsfalle. Diese Regelungen greifen jedoch bei mittellosen Familien nicht, weil zusätzliche Einnahmen wie Kinder- oder Elterngeld auf dem Hintergrund des Subsidiaritätsprinzips vom Regelsatz nach Hartz IV abgezogen werden. Besonders problematisch ist eine **Verstetigung von Familienarmut** etwa durch elterliche Dequalifizierung.

Wichtig für Gesundheitsförderung und Prävention

Familiäre Gesundheitsförderung orientiert zunächst auf Verhinderung oder Begrenzung von Armut, z.B. durch rechtliche, politische und moralische Anwaltschaft, durch Vermittlung bzw. Bereitstellung günstigen Wohnraums, durch Vermittlung von Handlungswissen über Fördermöglichkeiten, sowie auf Reduktion von Armutsfolgen. Wichtig sind hier Erkenntnisse einer **Pufferfunktion** durch verbesserte Ressourcenallokationen, insbesondere finanzielle (z.B. durch Kindergrundsicherung) sowie soziale Unterstützung (z. B. durch Patenmodelle, Community Building, Selbsthilfeförderung, Familien- und/oder Kindererholung oder berufliche (Re-)Integration).

26.4.2 Alleinerziehende

Das Risiko für Familienarmut ist besonders hoch bei Familien mit **alleinerziehenden Elternteilen**. Insbesondere bei **nicht schulpflichtigen Kindern** betrifft dies in weit überwiegender Anzahl Frauen/Mütter (Rattay et al., 2014), für die es mithin eine **Statuspassage** darstellt bis zur Verselbstständigung der Kinder oder aber einer (neuen) Partnerschaft. Darüber hinaus wird „alleinerziehend" auch als (umstrittenes und statistisch schwer zu erfassendes) Schlagwort in der Diskussion um eine Reihe **unterschiedlicher Lebensformen** verwendet, die u. a. mit Begriffen wie Einelternfamilien, Trennungsfamilien oder Folgefamilien eingegrenzt werden, wobei die Kinder zum Teil ausschließlich mit einem Elternteil, zum Teil **im Wechselmodell** mit zwei Elternteilen leben. In Deutschland leben mit zunehmender Tendenz mindestens 20 % aller Kinder nur bei einem Elternteil. Sowohl alleinerziehende Eltern als auch Kinder von Alleinerziehenden weisen einen deutlich schlechteren Gesundheitszustand auf, der in den Bereichen psychischer Gesundheit, Gesundheitsverhalten (u. a. Obst- und Gemüseverzehr) sowie subjektivem Gesundheitsempfinden auch nach Sozialstratifizierung signifikant ist (Rattay et al., 2014).

Wichtig für Gesundheitsförderung und Prävention

Familiäre Gesundheitsförderung kann bei Elternkonflikten unterstützen (z.B. in Familienzentren, Familienberatung) oder in spezifischen Settings von Alleinerziehenden ansetzen (z.B. Mutter-Vater-Kind-Heime nach SGB VIII, § 18) sowie die Verbesserung von Rahmenbedingungen (z.B. Bedarfssensibilisierung in kinderbezogenen Settings mit dem praktischen Ziel einer Sicherstellung von Kita-, Hort- oder Schulbetreuungszeiten auch in Randzeiten) und die Stärkung sozialer Netzwerke für und von Alleinerziehende(n) angehen.

Wegen des fließenden Übergangs der Familienformen, der geringen Selbstidentifikation mit der Statuspassage des Alleinerziehens und der Stigmatisierungsgefahr dieser Zuschreibung empfiehlt sich eine **unspezifische Ansprache** mit **spezieller Adressierung** der belasteten Familien **(adressatenspezifische primäre Prävention)**, z. B. über Sozialräume/Wohngebiete mit hohem Anteil von Alleinerziehenden und spezifischen Qualitätsmerkmalen (z. B. obligatorische Einbeziehung der Kinder/parallele Kinderbetreuung).

26.4.3 Elterliche psychische und Suchterkrankungen

Eine gravierende Belastung stellt für Familien eine elterliche Erkrankung dar. Als weitverbreitet gelten **psychische und Suchterkrankungen**, wobei diese wiederum stark mit Armutsfaktoren korrelieren. Schätzungen nennen dabei bis zu 3,8 Millionen betroffene Kinder und Jugendliche in Deutschland (Pillhofer et al., 2016), wobei ein hoher Anteil an elterlichem Alkoholmissbrauch vermutet wird. Dies verweist auf einen schwierig abzugrenzenden Bereich zwischen akuten Kindeswohlgefährdungen bei starken und häufigen Rauschzuständen durch Medikamenten-, Drogen- und/oder Alkoholmissbrauch und eher schwachen Formen einer zwar unerfreulichen, aber weithin kulturell akzeptierten Alkoholisierung. Deutlich zeigt sich dies in der Schwangerschaft, in der schon geringe Mengen Alkohol schädigend für das ungeborene Kind sein können. Dennoch tranken nach den Ergebnissen der KiGGS-Studie 14 % der Schwangeren zumindest gelegentlich Alkohol, wobei der Konsum in der Gruppe mit hohem Sozialstatus am häufigsten, in der Gruppe der Migrantinnen am geringsten ist, was auf ein hohes Aufklärungsdefizit verweist (BMG, 2017).

Im Bereich der psychischen Erkrankungen werden vor allem die Krankheitsbilder Depression, Schizophrenie, Angst- und Zwangsstörungen, Borderline-Persönlichkeitsstörung sowie Traumatisierungen als unterstützungs- und behandlungsbedürftig herausgestellt (Pillhofer et al., 2016). Die Erkrankungen werden aber oftmals nicht erkannt und sind teilweise gegenüber Formen von leichteren psychischen Stimmungsschwankungen schwer abgrenzbar. Zu Letzteren zählen Formen der postpartalen Depressionen oder der sogenannte „Babyblues" bei Müttern nach der Geburt, denen mit niedrigschwelligen Frühen Hilfen begegnet werden sollte, um eine Chronifizierung zu einer psychischen Erkrankung zu verhindern.

Wichtig für Gesundheitsförderung und Prävention

Deutlich ist ein hoher Präventionsbedarf, der sich einerseits auf erkrankte Eltern(teile) bezieht – mit primärpräventiven Angeboten sowie sekundärpräventiven Therapien, Ausstiegshilfen oder (ggf. punktuellen) Vermeidungsstrategien –, andererseits auf mitbetroffene Familienmitglieder – PartnerInnen, Kinder sowie soziales Nahfeld der Familie – zur Verminderung von Formen der Co-Abhängigkeit. Insbesondere die **Suchtselbsthilfe**, auch für Angehörige, ist hier ein wichtiger Bezugspunkt.

26.4.4 (Entstehende) Behinderungen und Erkrankungen von Kindern

Eine andere, mitunter die vorgenannten Problematiken ergänzende gravierende Belastung stellt es für Familien dar, wenn Kinder körperliche, geistige und/oder auch seelische Entwicklungsverzögerungen oder auch Behinderungen aufweisen bzw. sich diese in der frühen Kindheit manifestieren bzw. chronifizieren. Um solche Belastungen zu verhindern bzw. zu begrenzen, ist eine Prävention von Frühgeburtlichkeit wichtig sowie ggf. eine niedrigschwellige Begleitung durch Sozialpädiatrische Zentren und Angebote der interdisziplinären Frühförderung, die nach SGB XI als sogenannte **„Komplexleistungen“** angeboten werden.

Wichtig für Gesundheitsförderung und Prävention

Eine frühe Form solcher Erkrankungen können Schrei-, Schlaf- und Fütterprobleme (sogenannte „Regulationsstörungen“) darstellen, die etwa jedes 5. Kind betreffen und sich bei jedem zweiten davon chronifizieren. Insbesondere die Schreibabyproblematik tritt häufig auf und bedarf einer frühzeitigen, multidisziplinären Unterstützung der Eltern im Rahmen von Babysprechstunden und Schreibabyberatung (BMG, 2017).

26.4.5 Chronische Erkrankungen/ „Neue Morbidität“

Im weiteren Lebensverlauf entstehende bzw. sich verstärkende Erkrankungen können sich ebenfalls zu besonderen Belastungen entwickeln. In der Kindheit treten hier – verstärkt wahrgenommen auch durch verfeinerte Diagnostik sowie ein zunehmend verbessertes Betreuungs- und Versorgungsangebot – insbesondere psychische Erkrankungen auf, aber auch Allergien, Übergewicht/Adipositas sowie ADHS. Bei allen genannten Befunden ist die Datenlage uneinheitlich.

Wichtig für Gesundheitsförderung und Prävention

Unstrittig ist aber der Präventionsbedarf, wobei insbesondere im Bereich von Kinderübergewicht/Adipositas die gesellschaftliche und gesundheitspolitische Relevanz hoch bewertet wird. Angezeigt sind hier alltagsnahe und lebensweltbezogene Bewegungs- und Ernährungsangebote für Kinder und Familien, die durch übergreifende Maßnahmen begünstigt sein sollten (etwa Bereitstellung von familiengerechten Grünflächen, Spiel- und Sportplätzen sowie Marktsteuerung durch Subventionierung gesunder Lebensmittel und Ampelkennzeichnung von Lebensmitteln, Zuckersteuer u.Ä.). In der frühen Kindheit werden Still- und Bindungsförderung zur Prävention eines Metabolischen Syndroms empfohlen (Babitsch et al., 2016).

26.4.6 Pflegefamilien und Kinderheimgruppen

Kinder, die nicht bei ihren Eltern leben können, werden zumeist in Pflegefamilien und Kinderheimgruppen untergebracht. Diese (Profi-)Familien sind stark belastet, die (Pflege-/Heim-) Kinder gelten im weiteren Lebensverlauf als hochgefährdet. Bislang werden diese institutionalisierten Formen von Familien noch kaum von Maßnahmen der Gesundheitsförderung erreicht (Dörr, 2009).

Wichtig für Gesundheitsförderung und Prävention

Stationäre Einrichtungen der Jugendhilfe sind seit 2016 zur Gesundheitsförderung verpflichtet, sie müssen entsprechende Maßnahmen in ihren Einrichtungskonzeptionen ausweisen. Es fehlt hier jedoch bislang an Konzepten sowie entsprechenden Praxiserfahrungen, die günstigenfalls durch Modellprojekte erhoben werden können. Sie sollten dabei bereits am Ausgangspunkt der Fremdunterbringung (durch Inobhutgabe oder -nahme) ansetzen und insbesondere die Übergänge durch schnelle Vermittlung in intensiver Begleitung gesundheitsförderlich ausgestalten.

26.5 Handlungsmaxime der familiären Gesundheitsförderung

Die obigen Beispiele für Belastungen und Bewältigungsaufgaben in den einzelnen, jeweils spezifisch und detailliert zu betrachtenden **Lebensphasen und Lebenslagen** haben die Anforderungen an familiäre Gesundheitsförderung bereits skizziert und erste Umsetzungsbeispiele aufgezeigt. Dieses Kapitel widmet sich nun der Fragestellung der **handlungsleitenden Prinzipien** für familiäre Gesundheitsförderung.

Unter Berücksichtigung der besonderen Bedeutung der **Autonomie von Familien** und des übergreifenden Zieles der **Teilhabe/Partizipation** der Familien bilden die drei Kernstrategien der Ottawa-Charta – **Fürsprache, Kompetenzförderung und Koordination** – auch für die familiären Gesundheitsförderung die Handlungsmaxime.

26.5.1 Advocacy-Ansatz

Der Advocacy-Ansatz, die erste Kernstrategie der Ottawa-Charta, verpflichtet alle Professionellen zu einer empathischen Haltung gegenüber Familien. Der Advocacy-Ansatz sieht eine parteiliche, anwaltschaftliche Fürsprache vor.

Die Entwicklungsaufgabe liegt darin, die vielen unterschiedlichen Stimmen der Familiendienstleistungen der gesundheitlichen und sozialen Versorgung so zusammenzuführen, dass für Familien „die gesunde Wahl die leichtere Wahl" ist („The aim must be to make the healthier choice the easier choice", heißt es in der Ottawa-Charta der WHO, 1986). In jüngeren Diskussionen wird auch von „Nudging" (deutsch für „leichtes Anstupsen", vgl. Krisam et al., 2017) gesprochen, durch das gesundheitsorientiertes Verhalten leicht umsetzbar und attraktiv gemacht werden soll.

Dies ist allerdings eine Aufgabe von hoher Komplexität, denn insbesondere sozial belastete Familien mit Kindern stehen vor vielfältigen bürokratischen Aufgaben, nicht nur im Kontakt mit Krankenkassen und Kinderärzten und -ärztinnen, sondern vor allem auch im Zusammenhang mit Jobcenter/Arbeitsagentur, Kinder- und Jugendhilfe, mitunter auch Sozialhilfe, örtlichen Schul- und Bildungsträgern und weiteren sozialen Strukturen.

Wichtig für Gesundheitsförderung und Prävention

Familiäre Gesundheitsförderung zielt in Umsetzung des Advocacy-Ansatzes prioritär auf politische Interessenvertretung von Familien insgesamt sowie von Eltern und Kindern in ihrem jeweiligen familiären Bezug. Gefordert ist unter diesem Blickwinkel, Außenwirkungen auf das System Familie abzuschätzen und gesundheitsförderlich auszurichten. Es sind also nicht die Eltern oder Familien, sondern vielmehr die Rahmenbedingungen ihrer Lebenswelten, die vorrangig unterstützend und (gesundheits-)förderlich zu gestalten sind.

26.5.2 Kompetenzentwicklung

Familien mit Gesundheitsförderung direkt zu adressieren, erfordert daher insbesondere, Eltern praktisch Rat und Tat anzubieten und ihnen leicht gängige Wege zu bahnen, sich selbst und ihren Kindern bestmögliche Optionen für ein unbeschwertes Leben in Gesundheit und Wohlbefinden zu eröffnen. Damit wird Kompetenzentwicklung als zweite Kernstrategie der Ottawa-Charta angesprochen. Mit Konzepten des Empowerments sowie Health Literacy sind die Anforderungen an Kompetenzentwicklung weiter ausdifferenziert beschrieben worden.

Im Rahmen des Kooperationsverbundes „Gesundheitliche Chancengleichheit" sind dazu **Modellprojekte** (z. B. Familienzentren), neue **Dienstleistungen** (z. B. Familienhebammen) und **Methoden** (z. B. Eltern-AGs) zur Kompetenzförderung vor oder unmittelbar nach der Geburt als „Good Practice" identifiziert worden, die später Modellprojekte Früher Hilfen wurden; Familienhebammen wurden sogar ab 2012 als Förderschwerpunkt ausgewählt.

26.5.3
Vermittlung und Vernetzung

Die dritte Kernstrategie bedarf eines abgestimmten Vorgehens der beteiligten Akteure, zu denen neben Ämtern und weiteren öffentlich-rechtlichen sowie freien Trägern, Bildungsträgern oder Wohnungsbaugesellschaften auch zivilgesellschaftliche Akteure (**„Whole of Society Approach“**, WHO, 2012) gehören. Sie alle sind gefordert, kinder- und familienfreundliche Lebenswelten zu entwickeln, insbesondere für Familien in schwierigen Lebenslagen sowie phasenbezogen für familiäre Übergänge **(Transitionen)**. Unterstützungsbedarf ergibt sich bereits bei der Familienwerdung, nachfolgend im Rahmen der ersten Fremdbetreuung, des Wechsel von Kita zur Schule, der Primarstufe in die Sekundarschule oder erste berufliche Einfädelungen. In zahlreichen Kommunen wird schon seit einigen Jahren in diesem Sinne vernetzt und vermittelt gearbeitet. Mit dem kommunalen Partnerprozess „Gesundheit für alle“ ist ein bundesweites Programm entstanden, das **Brücken zwischen Gesundheits-, Kinder- und Jugendhilfe** aufzeigt. Orientiert an den Transitionen, wurde mit dem Begriff der „Präventionsketten“ ein – wenn auch bezüglich der Wortwahl umstrittenes (Kilian & Lehmann, 2014) – Label gewählt, mit dem „ein kontinuierlicher Prozess, der immer wieder neue Impulse und Anpassungsleistungen an die sich ändernden kommunalen Rahmenbedingungen erfordert“ (ebd., S. 45), initiiert wird.

26.6
Abgestimmte Methoden und Strategien

26.6.1
Typen und Arten der familiären Gesundheitsförderung/Primärprävention

Eine breite Umsetzung dieser Handlungsmaxime familiärer Gesundheitsförderung sollte abgestimmt als Mehr-Ebenen-Strategie erfolgen. Dies kann kommunal erfolgen, idealerweise gestützt von bevölkerungsweiten sowie individuellen Maßnahmen der Verhaltens- und der Verhältnisprävention. Dabei sind Maßnahmen der Verhältnisprävention als komplexe Interventionen deutlich aufwendiger, jedoch auch erfolgversprechender. Eine Reduktion auf Gesundheitsverhalten kann zu gegenteiligen Effekten führen, weil die sozial bereits Benachteiligten durch weitere moralische Verpflichtungen zusätzlich belastet und bei Nichterfüllen stigmatisiert werden können. Beispiele für Bausteine nennt Tabelle 26-2.

Diese hier erweitere Tabelle der Primärprävention (Tabelle 26-2) stellt sechs unterschiedliche Typen der Primärprävention dar, mit der Quintessenz, dass Primärprävention erfolgreich ist, wenn – wie in beispielgebenden Fällen der AIDS-Prävention und der Trimm-Dich-Kampagne des „Trimmis“ mit familien- und gemeinschaftsbezogenen Bausteinen (Mörath, 2005) – eine Vielzahl von Maßnahmen zusammenwirken, koordiniert im Rahmen einer Dachkampagne und zugleich getragen durch möglichst aufeinander abgestimmte individuums- und kontextbezogene Maßnahmen.

Dabei stellen jeweils die **Aspekte der Verhältnisprävention** die **wesentliche Herausforderung** dar. So können verhältnis- bzw. strukturgestützte Kampagnen wie das Aktionsprogramm Frühe Hilfen oder auch eine Trimm-Dich-Kampagne die Grundlagen dafür bieten, dass auch auf Ebene der Settings (Kommunen, Familienzen-

Tabelle 26-2: Typen und Arten der familiären Gesundheitsförderung/Primärprävention (in Anlehnung an Rosenbrock, 2004).

	Information, Aufklärung, Beratung: Verhaltensprävention	Beeinflussung des Kontextes: Verhältnisprävention
Individuum	**I.**, z. B. • Schwangerschaftskonfliktberatung • ärztliche Präventionsempfehlung • Information zu Frühen Hilfen • Präventionskurs zur Steigerung gesundheitlicher Elternkompetenz • Beratung zur Kindersicherheit • Geburtsvorbereitungskurs	**II.**, z. B. • präventiver Hausbesuch • Begleitung durch Familienhebammen • niedrigschwellige Unterstützung durch Familienpatinnen und -paten • maßgeschneiderte Übergänge (Transitionen) gemäß spezifischen familiären Wünschen und Bedarfen • individuelle Wohnraumvermittlung bzw. -bereitstellung
Setting	**III.**, z. B. • (elterneinbeziehende) Sexualaufklärung in Jugendeinrichtungen • Sucht- und Drogenberatung in Familienzentren • Flyer zu familienbezogenen Sportangeboten in Kitas, Schulen oder Jobcentern • Beratung zu Übergängen	**IV.**, z. B. • Netzwerke Frühe Hilfen • Präventionsketten • familiäre Selbsthilfeförderung • Community-Aufbau von Familien in belasteten Stadtteilen (z. B. türkische Familientreffs oder Eltern-AGs) • Angebote mit Blick auf vulnerable Gruppen (z. B. Alleinerziehende, suchtbelastete Familien, schwangere Prostituierte) • Gesundheitsförderung als Organisationsentwicklung in Kitas • Leitbildentwicklung „gute gesunde Schule“ • Transitionskonzepte von Geburtshilfe, Kitas und Schulen
Bevölkerung	**V.**, z. B. Aufklärung durch Kernbotschaften: • „Stillen tut gut“ • „Mit Kindern rauchfrei Auto fahren“ • „Fahrradhelme für Kinder und Eltern“	**VI.**, z. B. • Aktionsprogramm Frühe Hilfen • kommunaler Partnerprozess • multimodale Kampagnen zur Stillförderung • familiäre Bewegungskampagnen (z. B. Trimm-Dich-Kampagne)

tren, Kitas, Schulen) sowie in den Lebensverhältnissen einzelner Familien (z. B. über Familienhebammen oder ärztliches Präventionsmanagement) konkrete Unterstützungsmöglichkeiten angeboten werden.

In der Praxis dominieren jedoch häufig Verhaltensbotschaften ohne Kontextbezug und verhältnispräventive Rahmung und können so, statt zu Verminderung sozial und geschlechtsbezogener Ungleichheit beizutragen, diese sogar noch verstärken. Die Anbindung an soziallagenorientierte, übergreifende Strategien und Kernbotschaften ist daher eine zentrale **Qualitätsanforderung** an familiäre Gesundheitsförderung.

Das strategische Ziel familiärer Gesundheitsförderung ist in diesem Sinne ein übergreifendes **Bündnis für Familien- und Kindergesundheit,** getragen von den einzelnen Familien, den Fachkräften der gesundheitlichen und sozialen Beratung und Betreuung und insbesondere einer entsprechend ausgerichteten, lokalen und überregionalen Gesundheits-, Wirtschafts-, Arbeitsmarkt-, Einkommens-, Sozial-, Bildungs-, Wohnungs- und Verkehrspolitik. Durchgreifende und nachhaltige Erfolge kann familiäre Gesundheitsförderung dann erzielen, wenn sie als Teil der expliziten Gesundheitspolitik mit einer familienstützenden Gesamtpolitik („implizite Gesundheitspolitik“) zusammenwirkt.

Wichtig für Gesundheitsförderung und Prävention

Einem solchen Modell eines **integrierten Konzepts familiärer Gesundheitsförderung** folgend, sollten die verhältnispräventiven Aktivitäten zur Kontextbeeinflussung durch entsprechende individuelle, setting- oder bevölkerungsbezogene Beratung, Information und Bewerbung im Sinne von **präventiven Kernbotschaften**, z. B. zur Stillförderung, flankiert werden.

Zusammenfassung

Familiäre Gesundheitsförderung ist eine komplexe Gestaltungsaufgabe.

- Sie kann konzeptionell eingegrenzt werden entlang lebensphasenspezifischer Bewältigungsaufgaben, die in diesem Kapitel für die Lebensphase rund um Schwangerschaft, Geburt und frühe Kindheit skizziert sowie zur weiteren Kindheit, Adoleszenz bis hin zum Erwachsenenalter mit Anforderungen an pflegende Angehörige angedeutet werden.
- Sie sollte ergänzend unter Berücksichtigung belasteter Lebenslagen dargestellt werden, entlang familiärer Adversionsanzeichen wie Armut, Isolation/Alleinerziehen, elterlichen Erkrankungen, Regulationsproblematiken sowie speziellen Familienlagen. Advocacy, Enabling und Mediating bilden dabei Handlungsmaxime.
- Angebote der familiären Gesundheitsförderung sollten stets spezifisch an den jeweiligen Bedarfslagen ausgerichtet sein. Sie sollten keinesfalls stigmatisieren, sondern Familien vielmehr über Sozialräume und weitere Settings und in ihren spezifischen Lebensphasen unterstützen.

Diskussionsanregung

- Was unterscheidet Familien von institutionellen Lebenswelten wie Kitas oder Schulen?
- Nennen und begründen Sie die Handlungsmaxime familiärer Gesundheitsförderung.
- Wie lassen sich lebensphasen- und lebenslagenbezogene Ansätze ergänzen?
- Entwickeln Sie Modelle eines integrierten Konzepts familiärer Gesundheitsförderung am Beispiel der Stillförderung.

Literatur

Babitsch, B., Geene, R., Hassel, H., Kliche, T., Bacchetta, B., Baltes, S. et al. (2016). Kriterienkatalog zur Systematisierung konzeptioneller Ansätze in der universellen Prävention von Kinderübergewicht. *Bundesgesundheitsblatt Gesundheitsforschung Gesundheitsschutz, 59* (11), 1415–1422.

Bundesministerium für Familie, Senioren, Frauen und Jugend (BMFSFJ) (Hrsg.). (2009). *13. Kinder und Jugendbericht. Bericht über die Lebenssituation junger Menschen und die Leistungen der Kinder- und Jugendhilfe* (Drucksache 16/12860). Berlin: BMFSFJ.

Bundesministerium für Gesundheit (BMG). (2017). *Gesundheit rund um die Geburt. Gesundheitsziel des Kooperationsverbundes gesundheitsziele.de.* Bonn: BMG.

Dadaczynski, K., Paulus, P., Nieskens, B. & Hundeloh, H. (2015). Gesundheit im Kontext von Bildung und Erziehung – Entwicklung, Umsetzung und Herausforderungen der schulischen Gesundheitsförderung in Deutschland. *Zeitschrift für Bildungsforschung, 5* (2), 197–218.

Dörr, M. (2009). *Gesundheitsförderung in stationären Angeboten der Kinder- und Jugendhilfe: Heime als Orte für Salutogenese* (Expertise zum 13. Kinder- und Jugendbericht der Bundesregierung). Verfügbar unter: https://www.dji.de/fileadmin/user_upload/bibs/Expertisenband_Kap_5_2_Doerr_AK_LK_P.pdf. Zugriff am 08. Februar 2018.

Egle, U.T., Franz, M., Joraschky, P., Lampe, A., Seiffge-Krenke, I. & Cierpka, M. (2016). Gesundheitliche Langzeitfolgen psychosozialer Belastungen in der Kindheit – ein Update. *Bundesgesundheitsblatt Gesundheitsforschung – Gesundheitsschutz, 59* (10), 1247–1254.

Geene, R. & Rosenbrock, R. (2012). Der Settingansatz in der Gesundheitsförderung mit Kindern und Jugendlichen. In C. Gold & F. Lehmann (Hrsg), *Gesundes Aufwachsen für alle! Anregungen und Handlungshinweise für die Gesundheitsförderung bei sozial benachteiligten Kindern, Jugendlichen und ihren Familien* (S. 46–75). Köln: BZgA.

Geene, R,, Kliche, T. & Borkowski, S. (2015). *Gesund aufwachsen: Lebenskompetenz, Bewegung, Ernährung im Setting Kita. Erfolgsabschätzung der Gesundheitsziele im Setting Kita und Ableitung eines Evaluationskonzepts. Expertise im Auftrag des Kooperationsverbundes gesundheitsziele.de.* Köln: GVG.

Geene, R. & Reese, M. (2016). *Handbuch Präventionsgesetz – Neuregelungen der Gesundheitsförderung in Deutschland.* Frankfurt: Mabuse.

Geene, R., Thyen, U., Quilling, E. & Bacchetta, B. (2016). Familiäre Gesundheitsförderung. Gesetzliche Rahmenbedingungen und die Bedeutung gelingender Übergänge. *Prävention und Gesundheitsförderung, 11* (4), 222–229.

Gloger-Tippelt, G. (1988). *Schwangerschaft und erste Geburt. Psychologische Veränderungen der Eltern.* Stuttgart: Kohlhammer.

Hurrelmann, K. (2006). *Einführung in die Sozialisationstheorie.* Weinheim: Beltz.

Jurczyk, K., Lange, A. & Thiessen, B. (Hrsg.). (2010). *Doing Family – Familienalltag heute.* Weinheim: Juventa.

Kilian, H. & Lehmann, F. (2014). Präventionsketten. *Journal Gesundheitsförderung, 2*, 42–45.

King, V. (2013). *Die Entstehung des Neuen in der Adoleszenz. Individuation, Generativität und Geschlecht in modernisierten Gesellschaften.* Wiesbaden: Springer VS.

Kolip, P. & Lademann, J. (2012). Familie und Gesundheit. In K. Hurrelmann & O. Razum (Hrsg.). *Handbuch Gesundheitswissenschaften* (5. Aufl, S. 517–540). Weinheim: Beltz Juventa.

Krisam, M., von Philipsborn, P. & Meder, B. (2017). Nudging in der Primärprävention. Eine Übersicht und Perspektiven für Deutschland. *Gesundheitswesen, 79* (02), 117–123. http://doi.org/10.1055/s-0042-121598

Mörath, V. (2005). *Die Trimm-Aktionen des Deutschen Sportbundes zur Bewegungs- und Sportförderung in der BRD 1970–1994* (Veröffentlichungsreihe der Arbeitsgruppe Public Health, Wissenschaftszentrum Berlin für Sozialforschung). Berlin: WZB.

Nationale Präventionskonferenz (NPK). (2016). *Bundesrahmenempfehlungen. Verabschiedet am 19. Februar 2016 auf der 2. Sitzung der Nationalen Präventionskonferenz.* Berlin: GKV-Spitzenverband.

Olk, T. (2013). Alle Kinder gezielt fördern. *DJI Impulse, 1*, 16–18.

Pillhofer, M., Ziegenhain, U., Fegert, J.M., Hoffmann, T. & Paul, M. (2016). *Kinder von Eltern mit psychischen Erkrankungen im Kontext der Frühen Hilfen.* Köln: NZFH.

Preissing, C. & Schneider, B. (2012). *Die gute gesunde Kita gestalten. Referenzrahmen zur Qualitätsentwicklung in der guten gesunden Kita – Für Kita-Träger, Leitungen und pädagogische Mitarbeiter.* Gütersloh: Bertelsmann Stiftung.

Rattay, P., von der Lippe, E. & Lampert, T. (2014). Gesundheit von Kindern und Jugendlichen in Eineltern-, Stief- und Kernfamilien. Ergebnisse der KiGGS-Studie – Erste Folgebefragung (KiGGS Welle 1). *Bundesgesundheitsblatt Gesundheitsforschung Gesundheitsschutz, 57* (7), 860–868.

Rauschenbach, T. (2006). *Bildung in Deutschland. Ein indikatorengestützer Bericht mit einer Analyse zu Bildung und Migration.* Bielefeld: W. Bertelsmann.

Robert Koch-Institut (RKI) (Hrsg.). (2015). *Gesundheit in Deutschland.* Gesundheitsberichterstattung des Bundes. Gemeinsam getragen von RKI und Destatis. Berlin: RKI.

Rosenbrock, R. (2004). Primäre Prävention zur Verminderung sozial bedingter Ungleichheit von Gesundheitschancen. In R. Rosenbrock, M. Bellwinkel & A. Schröer (Hrsg.), *Primärprävention im Kontext sozialer Ungleichheit. Wissenschaftliches Gutachten zum BKK-Programm „Mehr Gesundheit für alle"* (S. 7–149). Bremerhaven: Wirtschaftsverlag NW.

Schnabel, P.-E. (2001). *Familie und Gesundheit. Bedingungen, Möglichkeiten und Konzepte der Gesundheitsförderung.* Weinheim: Juventa.

Thiessen, B. (2014). Lebenswelt Familie verstehen. In Nationales Zentrum Frühe Hilfen (NZFH) & Felsenweg-Institut (Hrsg), *Qualifizierungsmodul für Familienhebammen und Familien-, Gesundheits-, und Kinderkrankenpflegerinnen und -pfleger.* Köln: NZFH. Verfügbar unter: https://tinyurl.com/y8nqxs3n. Zugriff am 08. Februar 2018.

World Health Organization (WHO). (1986). *Ottawa Charta for Health Promotion.* Ottawa, Geneva: WHO.

World Health Organization (WHO) Regionalbüro für Europa. (2012). *Europäisches Rahmenkonzept „Gesundheit 2020" für gesamtstaatliches und gesamtgesellschaftliches Handeln zur Förderung von Gesundheit und Wohlbefinden.* Kopenhagen: WHO. Verfügbar unter: http://www.euro.who.int/en/what-we-do/health-topics/health-policy/health-2020. Zugriff am 24. September 2017.

World Health Organization (WHO) (Ed.). (2015). *Healthy Settings.* Geneva: WHO. Verfügbar unter: http://www.who.int/healthy_settings/en/. Zugriff am 08. Februar 2018.

Lese- und Medienempfehlung zur Vertiefung

Bundesministerium für Gesundheit (BMG). (2017). *Gesundheit rund um die Geburt. Gesundheitsziel des Kooperationsverbundes gesundheitsziele.de.* Bonn: BMG.

Fischer, J. & Geene, R. (Hrsg.). (2017). *Netzwerke in Frühen Hilfen und Gesundheitsförderung – Neue Perspektiven kommunaler Modernisierung.* Weinheim: Beltz Juventa.

Geene, R. (2017). *Gesundheitsförderung und Frühe Hilfen* (Impulspapier des Nationalen Zentrums Frühe Hilfen). Köln: BZgA. Verfügbar unter: https://www.fruehehilfen.de/fileadmin/user_upload/fruehehilfen.de/pdf/Publikation_NZFH_Impulspapier_Gesundheitsfoerderung_und_Fruehe_Hilfen.pdf. Zugriff am 08. Februar 2018.

27 Prävention und Gesundheitsförderung am Arbeitsplatz

Patricia Bothe, Timo-K. Pförtner und Holger Pfaff

Überblick
- Welche Bedeutung haben Betriebe als Setting der Prävention und Gesundheitsförderung?
- Inwieweit existieren gesetzliche Regelungen?
- Vor welchen zukünftigen Herausforderungen stehen Akteure und Betriebe?

Definition

Prävention und Gesundheitsförderung am Arbeitsplatz umfasst alle arbeitsplatznahen Maßnahmen, die dem Erhalt, dem Schutz und der Förderung der Gesundheit sowie der Verhinderung und Früherkennung von (Folge-)Erkrankungen bei Beschäftigten dienen.

27.1 Die Arbeitswelt als Handlungsfeld von Prävention und Gesundheitsförderung

Der Arbeitsplatz hat als Setting der Prävention und Gesundheitsförderung hohe Relevanz. In der Ottawa-Charta (WHO, 1986) werden die Arbeit und Arbeitsbedingungen als wichtiger Gestaltungsraum für die Gesundheit angesehen und auch in der Jakarta-Erklärung der WHO zur Gesundheitsförderung für das 21. Jahrhundert (WHO, 1997) wird der Betrieb als Setting der Gesundheitsförderung aufgeführt. Die Arbeit wirkt sich in vielfältiger Weise auf die Gesundheit von Beschäftigten aus, gleichzeitig kann durch Maßnahmen in diesem Setting ein Großteil der Bevölkerung als Zielgruppe erreicht werden: Im Jahr 2016 gab es knapp 44 Millionen erwerbstätige Personen, was in etwa der Hälfte der deutschen Bevölkerung entspricht (Statistisches Bundesamt, 2017a). In einer normalen 5-Tage-Woche verbringt ein Beschäftigter im Durchschnitt 35 Stunden „auf der Arbeit“ und somit etwa 45 % seiner wachen Lebenszeit (Statistisches Bundesamt, 2017b). Nicht nur arbeitsplatzbezogene Stressoren und Risiken können in dieser Zeit negativen Einfluss auf die Gesundheit nehmen. Ressourcen der Arbeit können sich auch positiv auf die Gesundheit von Beschäftigten auswirken. Tabelle 27-1 gibt einen Überblick über bedeutsame

Wichtig für Gesundheitsförderung und Prävention

Bei diesen vielfältigen Faktoren wird deutlich, dass zum einen der Kontext und die Bedingungen der Arbeit Einfluss auf die Gesundheit nehmen, wie z.B. bei einem angespannten sozialen Arbeitsklima, dass zum anderen die Arbeit aber auch als solches Einfluss auf die Gesundheit nimmt, z.B. durch das Erleben von Sinnhaftigkeit, Anerkennung und sozialem Rückhalt.

Tabelle 27-1: Auswahl relevanter arbeitsplatzbezogener Risikofaktoren, Stressoren und Ressourcen (Badura et al., 2010; Kowalski, 2013; Paridon, 2016; Siegrist und Dragano, 2008; Stab et al., 2016; Messenger et al., 2017).

arbeitsbezogene Risikofaktoren und Stressoren	**physisch**	**sozial und/oder psychisch**
	• Bewegungsmangel, insbesondere durch sitzende Tätigkeiten • Fehlernährung, z. B. durch mangelnde Pausenzeit • Tabak- und Alkoholkonsum, z. B. durch arbeitsbedingten Stress • Arbeitsunfälle • chemische und physikalische Einflüsse, z. B. UV-Strahlung • Schlafmangel/-unterbrechungen • Fehlbelastungen des Muskel-Skelett-Systems oder der Augen • Nacht- und Schichtarbeit • Konsum leistungssteigernder Mittel (Doping/Neuro-Enhancement)	• innere Kündigung • Entgrenzung der Arbeit, z. B. durch ständige Erreichbarkeit • geringe Work-Life-Balance • berufliche Gratifikationskrisen: hohe Verausgabung bei geringer Belohnung • „high strain jobs": hohe Anforderungen mit geringen Kontrollmöglichkeiten • Mobbing • Rollenkonflikte • traumatische Ereignisse, z. B. in Ersthelferberufen • prekäre Beschäftigung, z. B. Zeitarbeit • Emotionsarbeit • soziale Konflikte • hohe Arbeitsintensität, Zeitdruck • häufige Arbeitsunterbrechungen
arbeitsbezogene Ressourcen und Schutzfaktoren	**organisational**	**sozial und/oder personal**
	• gesundheitsförderliche Organisationskultur • Mitarbeiterbindung • gesunde Essensangebote, z. B. in der Kantine	• Sinnstiftung • Bildungs- und Entwicklungsmöglichkeiten • Strukturierung des Alltags • Kreativität • Belohnung und Anerkennung • hohe Arbeitszufriedenheit/Commitment • intrinsische Motivation • Förderung des Selbstwirksamkeitserlebens • Vertrauen • finanzielle Sicherheit • gute Führung, z. B. ausreichende Wertschätzung • soziale Netzwerke, Gruppenkohäsion, hohes Sozialkapital

Risikofaktoren, Stressoren und Ressourcen am Arbeitsplatz, deren Wirkungen auf die Gesundheit durch Forschungsergebnisse belegt sind. Negative Einflüsse auf die Gesundheit werden zum einen durch physikalische, chemische oder biologische **Risikofaktoren** wirksam, die vorrangig eine physische/körperliche Auswirkung haben. Zum anderen können sich psychische und sozial bedingte Faktoren als **psychosoziale Stressoren** negativ auf die körperliche und psychische Gesundheit auswirken (siehe auch Kap. 19). Es gibt Berufsfelder, wie z.B. im Bauhandwerk, die vorwiegend für die körperliche Gesundheit riskant sind. Andere Berufe, wie z.B. Büroberufe, können eher psychosozial belastend sein. Viele Berufsfelder weisen sowohl körperlich als auch psychosozial belastende Faktoren auf. Eine Tätigkeit bei der Feuerwehr beispielsweise ist nicht nur durch hohe körperliche Anforderungen gekennzeichnet, sondern kann bei schweren Unfällen und Einsätzen auch psychisch traumatische Auswirkungen haben. Einige spezifische Risiken oder Stressoren sind vor allem bei bestimmten Berufsgruppen verbreitet, z.B. die UV-Strahlung bei im Freien aktiven Berufsgruppen wie Dachdeckern (Wittlich et al., 2006).

Andere Risiken und/oder Stressoren kommen übergreifend vor und sind bei vielen verschiedenen Berufsgruppen relevant. So sind prekäre und unsichere Beschäftigungsverhältnisse nicht nur bei Leiharbeitern, sondern auch bei Selbstständigen oder Berufseinsteigern weit verbreitet (Badura et al., 2005). Im Kontext der arbeitsbezogenen Stressoren sind zwei theoretische Modelle hervorzuheben, die den Einfluss von chronischen Stressoren auf die Gesundheit erklären und seit Jahrzehnten mit Forschungsergebnissen untermauert werden. Das **Modell beruflicher Gratifikationskrisen** beschreibt das Ungleichgewicht zwischen hoher Verausgabung und nicht angemessener materieller oder immaterieller Belohnung im Beruf (Gratifikationskrise) als Risikofaktor für die körperliche und psychische Gesundheit (Siegrist, 1996). Das **Anforderungs-Kontroll-Modell** führt sogenannte „high strain jobs", Arbeitsformen mit hohen Anforderungen bei gleichzeitig geringem Grad an Entscheidungsspielraum und Kontrolle, als besonders riskant für die Gesundheit auf (Karasek & Theorell, 1990). Inzwischen existiert eine gute Evidenzbasis für die Gültigkeit beider Modelle und deren Einfluss insbesondere auf das Risiko von Herz-Kreislauf-Erkrankungen und depressiven Störungen (Siegrist & Dragano, 2008).

Arbeit und der Kontext der Arbeit wirken sich aber nicht nur negativ auf Gesundheit und Wohlbefinden von Beschäftigten aus. In vielerlei Hinsicht sind die Arbeit und Arbeitsbedingungen grundsätzlich in ihrer **positiven Wirkung auf die Gesundheit** zu betonen: Die Sinnstiftung durch die Arbeit, eine Zeitstrukturierung des Alltags, die Identifikation mit dem Unternehmen und die persönliche Entwicklung durch den Beruf oder ein gesundes Speiseangebot in der Kantine sind nur einige Beispiele dafür, wie die Arbeit und die Arbeitsbedingungen als **Ressourcen und Schutzfaktoren** für die psychische und physische Gesundheit wirken können. Neben der direkten Wirkung auf die Gesundheit können alle Ressourcen auch eine moderierende und oftmals abschwächende Wirkung auf die Beziehung zwischen Stressoren und Gesundheit ausüben (siehe auch Kap. 4). Darüber hinaus ist die Arbeit auch in ihrer förderlichen Wirkung auf die Persönlichkeitsentwicklung von Beschäftigten zu betrachten. Denn die Arbeit und der Arbeitsplatz nehmen vielfältigen Einfluss auf die Werte, Ziele und Entwicklung von Individuen (Faltermaier et al., 2014). Strategien der Prävention und Gesundheitsförderung im Betrieb können diese Persönlichkeitsentwicklungen im positiven Sinne fördern, z.B. durch die Schaffung umfangreicher Lern- und Entwicklungsmöglichkeiten. Die insgesamt positiven Einflüsse von Arbeit werden nicht zuletzt daran deutlich, dass erwerbslose Personen eine deutliche schlechtere Gesundheit als Erwerbstätigte vorweisen (Kroll & Lampert, 2012).

Die Wirkung von Arbeit und Arbeitskontext auf die Gesundheit hängt auch von der individuellen Person des Beschäftigten ab, und zwar von seinen psychischen und physischen Fähigkeiten, Voraussetzungen und seinem Bewältigungshandeln. Das **Belastungs-Beanspruchungsmodell** nach Rohmert beispielsweise greift diesen Umstand auf (Rohmert, 1984) und unterscheidet zwischen Belastungen und Beanspruchungen. Belastungen umfassen alle Einflüsse, die bei der Arbeit auf einen Beschäftigten einwirken können (z.B. Hitze, Lärm). Ob diese Einflüsse zu einer tatsächlichen Beanspruchung werden, hängt von den individuellen Voraussetzungen jedes Beschäftigten und dem Umgang mit den Belastungen ab. Dieselben Belastungen können demnach – je nach Individuum – zu unterschiedlich starken gesundheitlichen Beanspruchungen führen.

Die Prävention und Gesundheitsförderung kann auf eine Veränderung des Verhaltens von Beschäftigten abzielen **(Verhaltensebene)** oder auf eine Veränderung der Arbeitsbedingungen im Betrieb **(Verhältnisebene)**. Alle Handlungsfelder spiegeln sich in verschiedenen Tätigkeitsgebieten wider, bei denen folgende Begrifflichkeiten zu unterscheiden sind (s. Abbildung 27-1):

Wichtig für Gesundheitsförderung und Prävention

Im Setting Betrieb ergeben sich aus den arbeitsplatzbezogenen Risiken, Stressoren und Ressourcen drei übergreifende Handlungsfelder:

- die **Gesundheitsförderung** im Sinne des Aufbaus organisationsbezogener oder individueller Ressourcen der Beschäftigten,
- die **Prävention** im Sinne der Reduzierung oder gänzliche Vermeidung von Unfällen, Stressoren und Risiken und
- die arbeitsplatznahe **medizinische Versorgung** erkrankter oder gefährdeter Beschäftigter.

- Maßnahmen des präventiven **Arbeitsschutzes und der Arbeitsmedizin** haben in Deutschland eine lange Tradition, die bis in das 19. Jahrhundert und die Einführung der gesetzlichen Unfallversicherung in Deutschland zurückreicht (DGUV, 2010). Schwerpunktmäßig wird für die Einhaltung von Sicherheitsstandards, Verhütung von Unfällen und berufsbedingten (Folge-)Erkrankungen sowie für eine medizinische Versorgung der Beschäftigten (Einstellungsuntersuchungen, regelmäßige Check-ups etc.) gesorgt. Diese Aufgaben werden üblicherweise von Fachpersonen für Arbeitssicherheit (FaSis), Ingenieuren sowie Arbeits- bzw. Betriebsmedizinern umgesetzt. Die Unfallversicherungsträger beraten, unterstützen und überwachen Betriebe bei der Umsetzung des Arbeitsschutzes (Lempert-Horstkotte & Tacke, 2011). Ehemals haben sich Arbeitsschutz und Arbeitsmedizin auf biomedizinische, physikalische oder chemische Gefahren konzentriert. Diese Fokussierung wird aber immer mehr aufgegeben und im Zuge gesetzlicher Änderungen wurden die **Handlungsfelder** von Arbeitsschutz und Arbeitsmedizin **breiter definiert** (z.B. Einbezug psychischer Belastungen). Auch Kooperationen mit anderen Tätigkeitsgebieten wurden gefördert (Kuhn & Kayser, 2001). Der Arbeitsschutz und die Arbeitsmedizin haben – vor allem in größeren Betrieben – oftmals eigenständige, historisch gewachsene Strukturen. Bei klein- und mittelständischen Unternehmen (KMU) ist dagegen oft eine externe arbeitsmedizinische Betreuung durch Dienstleister vorzufinden.
- Die **betriebliche Gesundheitsförderung (BGF)** wird als Begriff meist übergeordnet verwendet und bezieht sich auf alle Strategien und Maßnahmen der betrieblichen Prävention und Gesundheitsförderung am Arbeitsplatz (s. Definition am Kapitelanfang). Oftmals wird der Begriff im Kontext einzelner verhaltens- oder verhältnisbezogener Projekte und Maß-

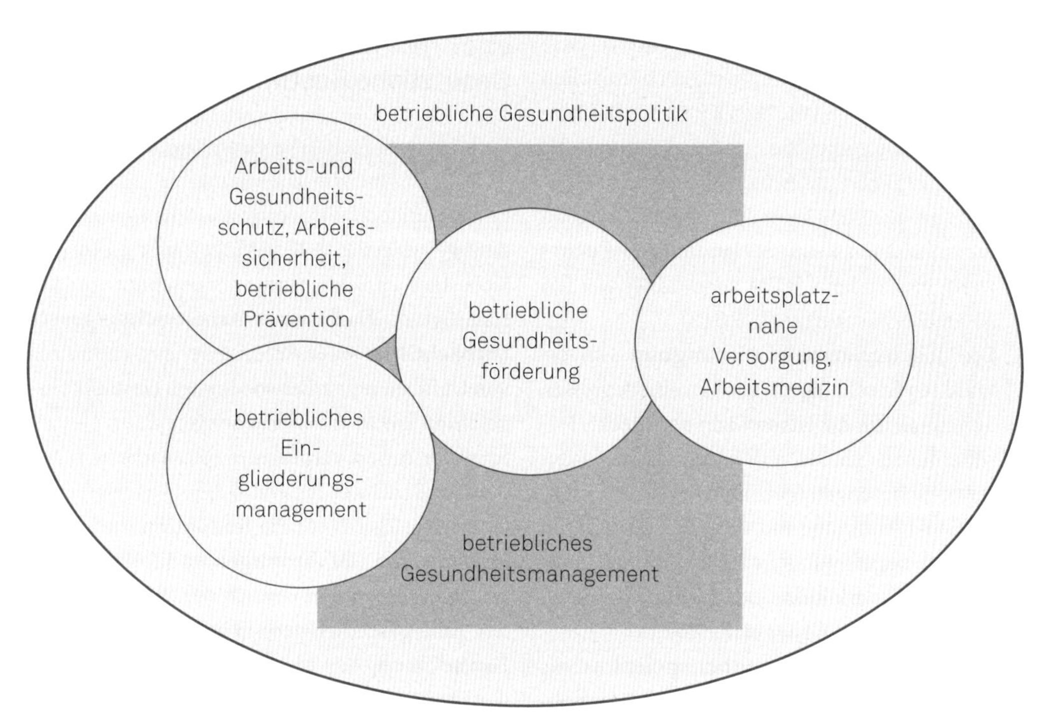

Abbildung 27-1: Gesundheitsbezogene Handlungsfelder in der Arbeitswelt (in Anlehnung an Handschuch et al., 2014; S. 79).

nahmen genutzt, die zeitlich begrenzt sind und z.B. einen Sportkurs oder Gesundheitszirkel umfassen. Sie können sowohl vom Unternehmen selbst als auch von externen Anbietern organisiert und durchgeführt werden. Solche Maßnahmen sind vom betrieblichen Gesundheitsmanagement abzugrenzen.

- Das **betriebliche Gesundheitsmanagement (BGM)** ist ein ganzheitlicher und integrativer Ansatz, der Prävention, Gesundheitsförderung und Versorgung am Arbeitsplatz vereint. Die Hinzunahme des Begriffes „Management" zeigt, dass es sich hier um eine Managementaufgabe handelt, die eine übergreifende Steuerung und Organisation in sich birgt. Das BGM hebt sich vom BGF ab, da es sich auf betriebliche Strukturen und Prozesse bezieht, die gesundheitsbezogene Strategien systematisch im Betrieb verankern und steuern. Das BGM kann im Gegensatz zum BGF nur vom Unternehmen selbst gestellt werden. Zum BGM zählen z.B. Betriebsvereinbarungen, die das Thema Gesundheit beinhalten, die Etablierung eines Arbeitskreises für Gesundheit oder die Steuerung gesundheitsbezogener Kennzahlen und des Budgets (Gesundheits-Controlling). Einzelne Aktionen wie ein Gesundheitskurs machen demnach kein systematisches BGM aus. Eine Spezialisierung auf das Tätigkeitsgebiet BGM ist in vielen Studiengängen und Ausbildungsbereichen möglich, sodass sich in der Praxis unterschiedlichste Fachkräfte – von Psychologen über Gesundheitswissenschaftler, Pädagogen oder Soziologen – im BGM finden lassen.
- Das **betriebliche Eingliederungsmanagement (BEM)** bezieht sich auf Beschäftigte, die bereits erkrankt und in ihrer Arbeitsfähigkeit eingeschränkt sind. Jeder Betrieb muss solchen Beschäftigten unterstützende Leistungen anbieten, die eine Rückkehr an den Ar-

beitsplatz ermöglichen bzw. erleichtern sowie die Arbeitsfähigkeit langfristig sichern sollen (Jastrow et al., 2010). Dies können z. B. Krankenrückkehrgespräche oder ergonomische Veränderungen des Arbeitsplatzes sein. Maßnahmen des BEM haben präventiven Charakter und können somit als Handlungsfeld dem – wenn vorhanden – BGM zugeordnet werden (Gödecker-Geenen et al., 2013).

- Die **arbeitsplatznahe Versorgung** von erkrankten Beschäftigten wird zu einem großen Teil durch die Arbeitsmedizin abgedeckt. Darüber hinaus gibt es andere Akteure wie Rentenversicherungsträger oder Krankenkassen, die in Abstimmung mit dem Betrieb agieren und z. B. berufsbezogene Rehabilitationsmaßnahmen für erkrankte Beschäftigte anbieten und finanzieren (Egner et al., 2011).
- Die **betriebliche Gesundheitspolitik** ist als Teilbereich der gesamten Unternehmenspolitik strategisch ausgerichtet (Badura et al., 2010). Sowohl die Gesundheit der Beschäftigten als auch allgemeine Unternehmensziele werden hier ausgelotet und berücksichtigt. Die Gesundheitspolitik findet auf Führungskräfteebene statt. Konkrete Aufgaben sind z. B. die Schaffung eines gemeinsamen Verständnisses von Gesundheit oder die Verteilung von Ressourcen.

Obwohl alle diese Tätigkeitsgebiete unterschiedliche Ausrichtungen vorweisen und in Betrieben anders organisiert sein können, sind gemeinsame Kooperationen sowie abgestimmte Strukturen und Prozesse ein zentraler Erfolgsgarant für das gemeinsame Ziel des Erhalts und der Förderung der Gesundheit von Beschäftigten.

27.2 Gesetzliche Bestimmungen

Verschiedene rechtliche Grundlagen bestimmen in Deutschland die Umsetzung der Prävention und Gesundheitsförderung am Arbeitsplatz. Eindeutige gesetzliche Regelungen gibt es für die Sicherheit und den Gesundheitsschutz von Beschäftigten. Nach dem **Arbeitsschutzgesetz (ArbSchG)** ist jeder Arbeitgeber zur Verhütung von Unfällen und arbeitsbedingten Gesundheitsgefahren sowie zur menschengerechten Gestaltung der Arbeit verpflichtet (§ 2 ArbSchG). Mit dem ArbSchG werden eindeutige Vorschriften an jeden Arbeitgeber für die **Reduktion und Minimierung von Gefährdungen und Belastungen** gerichtet, die in den Bereich der Prävention fallen. Eine gesetzlich verpflichtende regelmäßige Durchführung von physischen und psychischen Gefährdungsbeurteilungen für einzelne Tätigkeitsbereiche bzw. Beschäftigte mit gleichartigen Arbeitsbedingungen dient der kontinuierlichen Verbesserung der Arbeitsbedingungen (§ 5 f. ArbSchG). Dabei sollen aus der Beurteilung von möglichen Gefährdungen heraus entsprechende Präventionsmaßnahmen abgeleitet, durchgeführt, überprüft und dokumentiert werden. Eine Vermeidung bzw. Verringerung von allgemeinen Gefahren an der Quelle soll im Arbeitsschutz grundsätzlich vorrangig zu individuellen Präventionsmaßnahmen behandelt werden. Die Verantwortung für die Durchführung und anschließende Umsetzung von Ergebnissen der Gefährdungsbeurteilungen liegt beim Arbeitgeber. Umgesetzt werden sie entweder durch interne Fachkräfte oder über externe Dienstleister. Weitere Verordnungen des Arbeits- und Gesundheitsschutzes finden sich unter anderem im Arbeitssicherheitsgesetz (ASiG), im siebten Sozialgesetzbuch für die Gesetzliche Unfallversicherung (SGB VII) und in der Gefahrstoffverordnung (GefStoffV).

Ein ebenfalls gesetzlich klar regulierter Bereich ist das **BEM**. Es betrifft alle Beschäftigten, die in ihrer Arbeitsfähigkeit eingeschränkt sind und in den letzten 12 Monaten Fehlzeiten von über 6 Wochen hatten (§ 84 SGB IX). Unterstützende Leistungen des BEM müssen vom Betrieb angeboten werden. Beschäftigte können diese Angebote freiwillig in Anspruch nehmen.

Maßnahmen der gesetzlichen Krankenkassen (GKV) waren bislang über den § 20 SGB V verpflichtend geregelt. § 20b bezieht sich dabei explizit auf die Gesundheitsförderung im betrieblichen Kontext. Die GKVen nehmen eine unterstützende Funktion ein und haben die Aufgabe, den Aufbau gesundheitsförderlicher Strukturen im Betrieb zu begleiten und zu stärken (§ 20b SGB V, Abs. 1). Sie sollen gesundheitliche Risiken und Potenziale erheben, Verbesserungsvorschläge entwickeln und die Umsetzung dieser im Betrieb begleiten (§ 20b SGB V, Abs. 1). Verhaltensbezogene Gesundheitsmaßnahmen sind über § 20a SGB V geregelt und beschränken sich nicht nur auf den betrieblichen Kontext. Eine betriebliche Prävention durch die GKVen wird in § 20b SGB V nicht benannt. Diese klare Trennung von präventiven und gesundheitsförderlichen Strategien ist zwar in der Realität oftmals nicht möglich, im betrieblichen Kontext kann aber durch die umfangreichen gesetzlichen Bestimmungen des Arbeits- und Gesundheitsschutzes eine solche Unterscheidung als zweckvoll angesehen werden, auch wenn sie in der Praxis nicht trennscharf bleiben kann (Pieck et al., 2016). Denn präventive Maßnahmen wie die Reduktion von Gefährdungen und Belastungen sind bereits als gesetzlich verpflichtende Aufgaben für den Arbeitgeber festgelegt. Die Gesundheitsförderung im Betrieb wird somit auf Gesetzesebene den GKVen zugeschrieben. Darüber hinaus wird eine Zusammenarbeit von GKVen mit Trägern der gesetzlichen Unfallversicherungen (UV), Betriebsärzten und anderen Verantwortlichen im Betrieb sowie mit den für den Arbeitsschutz zuständigen Landesbehörden gefordert (§ 20b SGB V Abs. 1 und 2).

Mit dem neuen, 2015 in Kraft getretenen **Präventionsgesetz (PrävG)** wird sowohl die Rolle der Prävention als auch die der Gesundheitsförderung am Arbeitsplatz gestärkt (siehe auch Kap. 32). Als zentrale Handlungsfelder für Maßnahmen der Prävention und Gesundheitsförderung dienen nach dem PrävG sogenannte **Lebenswelten**. Betriebe werden hier als eine für die Gesundheit wichtige Lebenswelt betont. Vor allem klein- und mittelständische Unternehmen (KMU) werden hervorgehoben und sollen beim Aufbau gesundheitsförderlicher Strukturen unterstützt werden. Der Gesetzgeber sieht weiterhin die GKV als zentralen Akteur für den Bereich der Betriebe vor, betont aber die Notwendigkeit der Zusammenarbeit zwischen GKVen, Verantwortlichen im Betrieb und den zuständigen Arbeits- bzw. Betriebsmedizinern. Direkte gesetzliche Bestimmungen für Maßnahmen der Gesundheitsförderung durch den Arbeitgeber existieren weiterhin nicht, das heißt, Gesundheitsförderung bleibt zumindest für Arbeitgeber freiwillig. Die GKVen sollen ab 2016 jährlich insgesamt sieben Euro je Versicherten für Maßnahmen der Prävention und Gesundheitsförderung ausgeben, davon sollen zwei Euro in betriebliche Maßnahmen investiert werden. Trotz oftmals kritisierter Schwachstellen, wie z. B. einer zu laschen Formulierung des Gesetzestextes, sehen viele Autoren die Vorgaben des Präventionsgesetzes als Meilenstein und Chance zur Stärkung der Prävention und Gesundheitsförderung in Deutschland an, sowohl allgemein als auch speziell für den betrieblichen Bereich (Meierjürgen et al., 2016; Sayed & Kubalski, 2016). Das Gesetz ist durchaus **ganzheitlich (verhaltens- und verhältnisbezogen)** und im Sinne des **Settingansatzes** zu verstehen. Als Anhaltspunkt hierfür wird u. a. die vom Gesetzgeber geforderte Verknüpfung von Gesundheitsförderung und dem Arbeits- und Gesundheitsschutz angeführt (Pieck et al., 2016). Auch andere Aspekte des Gesetzes können insgesamt positiv beurteilt werden, z. B. die Förderung der Kooperation und Zusammenarbeit von Akteuren oder eine erwartete Sensibilisierung der Öffentlichkeit für die Wichtigkeit der betrieblichen Gesundheitsförderung (Petersen-Ewert & Wehowsky, 2015).

27.3 Wirksamkeit und ökonomischer Nutzen

Die Wirksamkeit von Maßnahmen der Prävention und Gesundheitsförderung am Arbeitsplatz ist nicht nur für das wirtschaftliche Handeln von Betrieben und Akteuren entscheidend, sondern oft auch ein wichtiges Überzeugungsargument bei der Kommunikation mit Entscheidungsträgern eines Betriebes. Bei der Beurteilung der Wirksamkeit von Maßnahmen kann nach dem **Prinzip der Evidenzbasierten Medizin** (EbM) vorgegangen werden. Hierunter wird die gewissenhafte, eindeutige und vernünftige Verwendung der besten verfügbaren wissenschaftlichen Evidenz verstanden, wobei auch subjektive Erfahrungswerte berücksichtigt werden sollen. Ein Vorgehen im Sinne des EbM zielt darauf ab, im individuellen Fall nur solche Therapien anzuwenden, die nachweislich wirksam sind (Sackett et al., 1996). Wird das Prinzip des EbM auf den Bereich des BGM übertragen, sollen möglichst nur solche Managementmethoden und Maßnahmen der Prävention und Gesundheitsförderung systematisch eingesetzt werden, deren positive Wirkung zumindest ansatzweise durch wissenschaftliche Forschungsergebnisse untermauert wurde und die sich im internen Gebrauch bewährt haben (Pfaff & Huber, 2016). Inzwischen liegt eine Vielzahl an wissenschaftlichen **Evaluationsstudien** zur Wirksamkeit von Maßnahmen der betrieblichen Prävention und Gesundheitsförderung vor (Bräunig et al., 2015). Systematische Übersichtsarbeiten (Reviews) und Metaanalysen fassen diese Evaluationsergebnisse themenbezogen zusammen. Solch eine Evidenz kann z. B. als Entscheidungshilfe herangezogen werden, wenn Akteure in der Praxis vor der Auswahl neuer Angebote stehen.

Für eine Wirksamkeitsüberprüfung können verschiedenste **Outcomes** herangezogen werden, die in **Kennzahlen** gemessen und dargestellt werden. Harte Kennzahlen drücken wirtschaftliche Messgrößen aus, wie z. B. Unfallkosten oder Fehlzeiten. Weiche Kennzahlen sind nicht direkt monetär, sondern qualitativ darstellbar. Hierzu zählen z. B. Arbeitszufriedenheit, subjektive Zufriedenheit mit einer Maßnahme oder die Teilnahmemotivation. Je nach Personenkreis im Betrieb sind unterschiedliche Kennzahlen bei der Beurteilung der Wirksamkeit von Interesse. Ein Beschäftigtenvertreter wird beispielsweise das allgemeine Wohlbefinden als Zielgröße besonders wichtig erachten, Entscheidungsträger und Unternehmensführung werden sich voraussichtlich mehr für erzielte Kosteneinsparungen durch eine Maßnahme interessieren. Dieser Umstand zeigt, dass es sich bei einem Betrieb um eine komplexe Umwelt handelt, in der nicht nur unterschiedliche Akteure unterschiedliche Ziele verfolgen, sondern es auch multifaktorielle Ebenen der Wirksamkeit einer Maßnahme geben kann. Maßnahmen im betrieblichen Kontext sind daher oft **komplexe Interventionen**, an deren Umsetzung und Evaluation besondere Anforderungen gestellt sind (vgl. Campbell et al., 2000; Craig et al., 2008).

Wichtig für Gesundheitsförderung und Prävention

Durch den komplexen und heterogenen Charakter von Wirkmechanismen und Studienbedingungen im Arbeitskontext sind die Aussagekraft und Übertragbarkeit von Forschungsergebnissen einzelner Studien auf andere Kontexte oft eingeschränkt (Sockoll et al., 2008). Auch wenn eine bestimmte Maßnahme in einem Betrieb positive Ergebnisse zeigt, bedeutet dies nicht automatisch, dass dieselbe Maßnahme in einem anderen Betrieb mit anderen Führungskräften, Arbeitsbedingungen und Beschäftigten gleichsam positiv ausfällt. Dieser Umstand führt dazu, dass zum Teil widersprüchliche Forschungsergebnisse zur Wirksamkeit und zum ökonomischen Nutzen einzelner präventiver und gesundheitsförderlicher Maßnahmen existieren.

Grundsätzlich sollten für die Wirksamkeit von Maßnahmen gängige **Qualitätskriterien** der Prävention und Gesundheitsförderung eingehalten werden. Hierzu zählt z. B. eine Orientierung an dem Public Health Action Cycle, der ein zyklisches Vorgehen – begonnen mit einer Problemdefinition, anschließender Strategieformulierung, folgender Umsetzung und abschließender Evaluation – vorgibt (Rosenbrock, 1995). Auch die **aktive Einbindung und Partizipation** von Beschäftigten bei der Planung und Umsetzung ist ein entscheidendes Erfolgskriterium (partizipativer Ansatz) (Baker et al., 1994). Durch ein solches Bottom-up-konzentriertes Vorgehen können Maßnahmen wesentlich besser an die jeweiligen Bedingungen des Betriebes und die spezifischen Bedarfe und Bedürfnisse der Zielgruppe angepasst werden. Darüber hinaus ist eine systematische Verankerung gesundheitsbezogener Strukturen und Prozesse im Betrieb, wie es über die Etablierung eines BGM möglich ist, wichtigster Garant für die Nachhaltigkeit von Strategien am Arbeitsplatz. Ebenso müssen Führungskräfte und Vorstand hinter dem Thema Gesundheit stehen. Als Entscheidungsträger und Multiplikatoren für Gesundheit sind sie von der Relevanz gesunder und motivierter Beschäftigter für Produktivität und allgemeinen Unternehmenserfolg zu überzeugen. Durch einen internen Steuerungskreis, in dem Gesundheitsverantwortliche, Führungskräfte, Betriebsrat und Beschäftigtenvertretungen repräsentiert sind, können Strategien und Maßnahmen abgestimmt werden.

Ein ökonomischer Nutzen für präventive und gesundheitsförderliche Maßnahmen ist inzwischen sowohl übergreifend als auch für Einzelmaßnahmen in einer Vielzahl von Studien belegt (Bräunig et al., 2015). Zentrale gesundheitsökonomische Zielgrößen sind hier der Return on Investment (ROI), der als Kennzahl den Gewinn im Verhältnis zu den eingesetzten Kosten ausdrückt, sowie die medizinischen Krankheitskosten, Kosten aufgrund von krankheitsbedingter Abwesenheit (Absentismus) oder Produktivitätsverluste aufgrund von Anwesenheit trotz Krankheit bzw. eingeschränkter Arbeitsfähigkeit (Präsentismus). Durch komplexe und heterogene Studienbedingungen variieren diese Kennzahlen zwar von Studie zu Studie, Übersichtsarbeiten belegen jedoch einen insgesamt positiven ROI (> 1) und somit Kosteneinsparungen für Betriebe durch gesundheitsbezogene Maßnahmen am Arbeitsplatz (Bräunig et al., 2015). So stellt eine aktuelle systematische Übersichtsarbeit Studien zu Einzel- und Multikomponentenprogrammen zusammen, die einen insgesamt gewichteten ROI von 1,38 belegen, wobei untersuchte Studien mit höherer wissenschaftlicher Qualität tendenziell einen geringeren ROI darlegen (Baxter et al., 2014).

Neben dem ROI ist eine **Reduzierung von Fehlzeiten** ein weiteres wichtiges Ziel, das betriebliche Entscheidungsträger anstreben und das von Gesundheitsfachkräften am ehesten als Wirksamkeits- und Legitimitätsbeweis für gesundheitsbezogene Investitionen herausgestellt wird. Bei dieser Kennzahl ist jedoch Vorsicht geboten: Geringe Fehlzeiten bedeuten nicht automatisch eine höhere Produktivität und dadurch eine Kostenersparnis für Betriebe. Es kann ebenso bedeuten, dass eine hohe Präsentismusrate vorherrscht, also viele Beschäftigte trotz Krankheit oder gesundheitlicher Beschwerden zur Arbeit kommen (Fissler & Krause, 2010). So ein Umstand verringert in der Realität die Produktivität eines Unternehmens, denn die Produktivitätsverluste durch **Präsentismus** sind um ein vielfaches höher als die durch Absentismus (Goetzel et al., 2004).

27.4 Umsetzung und aktuelle Herausforderungen in der Praxis

In den letzten Jahrzehnten hat die betriebliche Gesundheitsförderung in Deutschland einen konstanten **Aufschwung** erfahren. Gesellschaftliche, wirtschaftliche und politische Entwicklungen haben dazu geführt, dass die Prävention und Gesundheitsförderung am Arbeitsplatz an Relevanz gewonnen hat. Die allgemeine Alterung von Beschäftigten (Stichwort demografischer Wandel), die Zunahme von Fehlzeiten aufgrund psychischer Erkrankungen, die verschiedenen Anläufe bis zur Verabschiedung des neuen Präventionsgesetzes oder auch die wachsende Anzahl spezialisierter Gesundheitsfachkräfte durch das Aufkommen neuer Studiengänge und Ausbildungszweige zählen zu diesen Entwicklungen. Nach Angaben von Arbeitnehmern gab es im Jahr 2012 bei 44 % der Befragten angebotene Gesundheitsmaßnahmen im Betrieb, im Jahr 2006 waren es noch 38 % (Beck & Lenhardt, 2016). Die GKVen erreichten nach eigenen Angaben im Jahr 2015 schätzungsweise über 1,3 Millionen Beschäftigte direkt durch Maßnahmen der betrieblichen Gesundheitsförderung. Dafür gaben sie 76 Millionen Euro aus, was einer Steigerung von 12 % im Vergleich zum Vorjahr entspricht (Schempp & Strippel, 2016). Die beratende und unterstützende Rolle der GKVen ist dabei durch die gesetzlichen Bestimmungen definiert und umfasst z.B. Leistungen wie die Unterstützung bei Gesundheitstagen oder fachliche Begleitung von Meetings und Workshops (Handschuch et al., 2014).

Die **Qualität und Quantität** umgesetzter Gesundheitsmaßnahmen variiert jedoch stark. Besonders **KMU** bieten deutlich seltener Maßnahmen als größere Unternehmen an und haben hier einen hohen Unterstützungsbedarf (Beck & Lenhardt, 2016). Denn selbst wenn dem Thema Gesundheit grundsätzlich ein hoher Stellenwert beigemessen wird, beeinflussen auch die vorhandenen Ressourcen eines Unternehmens die Umsetzung präventiver und gesundheitsförderlicher Strategien. In größeren Unternehmen und Konzernen bildet das BGM in der Regel eine eigene Abteilung mit mehreren Mitarbeitern. Den KMU hingegen fehlen oftmals entsprechende Ressourcen, der Wille sowie das nötige fachliche Know-how (Sczesny et al., 2014; Sommer, 2011). Bei ihnen bleibt es bei oftmals bei der Durchführung einzelner Gesundheitstage oder verhaltensbezogener Gesundheitskurse (Maßnahmen der BGF). KMU sind daher auf die Unterstützung und Förderung durch außen angewiesen. Krankenkassen, externen Gesundheitsdienstleistern wie Fitnessstudios oder Physiotherapiepraxen, Unternehmensberatern oder bestimmten Förderinitiativen kommt hier eine besondere Bedeutung zu. Auch die Politik hat dieses Defizit erkannt und will mit Bemühungen wie dem Präventionsgesetz den Aufbau gesundheitsförderlicher Strukturen in KMU gezielt unterstützen.

Ein weiterer aktueller Trend, der alle Unternehmen gleichermaßen vor Herausforderungen stellt, ist die **Zunahme von Fehlzeiten aufgrund psychischer Erkrankungen**. Diese Zunahme ist nicht ausschließlich auf eine tatsächliche Steigerung der Prävalenz von psychischen Erkrankungen zurückzuführen, sondern z.B. auch auf eine Entstigmatisierung psychischer Störungen und auf erhöhte Diagnoseraten, die durch eine wachsende Sensibilisierung von Ärzten, Betroffenen und Angehörigen bedingt sind (Meyer et al., 2011; Richter et al., 2008). Fakt ist jedoch ebenfalls, dass veränderte Bedingungen der modernen Arbeit zu Entwicklungen wie einer erhöhten Arbeitsintensität, Entgrenzung von Arbeit, Arbeitsverdichtung und einer allgemeinen Beschleunigung führen und dies psychosoziale Belastungen bei Beschäftigten wachsen lässt. Mit Angeboten wie einer psychosozialen Beratung, entweder durch unternehmensinterne Beratungsstellen oder durch externe Employee Assistance Programs (EAP-Programme), kann psychisch belasteten und erkrankten Beschäftigten eine arbeitsplatznahe Unterstützung und Versorgung angeboten werden. **Psychische Gefährdungsbeurteilungen** sollen Gefährdungen und mögliche Belastungen von Beschäftigten minimieren. Trotz der gesetzlichen Pflicht des Arbeitgebers, diese regelmäßig durchzuführen, gibt es deutliche Defizite in der Praxis. Physische Gefährdungsbeurteilungen werden im Vergleich weitaus häufiger umgesetzt. Vor allem die Brisanz des Themas psychische Erkrankungen, fehlendes Know-how und fehlende Ressourcen werden als Grund angegeben, warum oftmals keine psychischen Gefährdungsbeurteilungen umgesetzt werden (Beck et al., 2012).

Zusammenfassung

- Durch vielfältige physische, psychische und soziale Einflussfaktoren wirken sich die Arbeit und der Kontext von Arbeit sowohl positiv als auch negativ auf die Gesundheit von Beschäftigten aus.
- Strategien der Prävention und Gesundheitsförderung werden durch ein systematisches betriebliches Gesundheitsmanagement und eine im Betrieb verankerte Gesundheitspolitik nachhaltig umgesetzt.
- Betriebliche Prävention ist für den Arbeitgeber durch den Arbeits- und Gesundheitsschutz und das betriebliche Eingliederungsmanagement gesetzlich verpflichtend. Gesundheitsförderung hingegen läuft auf freiwilliger Basis und hängt oftmals vom unternehmerischen Willen ab, lediglich die gesetzlichen Krankenkassen werden hier vom Gesetzgeber in die Pflicht genommen.
- Vor allem der demografische Wandel und die Zunahme psychisch bedingter Fehlzeiten stellen Betriebe heute und auch in Zukunft vor Herausforderungen.

Diskussionsanregung

- Differenzieren Sie die Begrifflichkeiten BGM, BGF und BEM.
- Erläutern Sie, warum der Arbeitsplatz ein relevantes Setting für die Prävention und Gesundheitsförderung ist. Beachten Sie hierbei risiko- und ressourcenorientierte Auswirkungen der Arbeit sowie aktuelle gesellschaftliche Entwicklungstrends.
- Nennen Sie wichtige Akteure und Berufsgruppen, die in der Prävention und Gesundheitsförderung am Arbeitsplatz aktiv sind, und beschreiben Sie deren Aufgaben.
- Als Gesundheitsexperte beraten Sie einen neu gegründeten Betrieb beim Aufbau gesundheitsbezogener Strukturen. Wägen Sie unter Beachtung der gesetzlichen Rahmenbedingungen und begrenzter Ressourcen die nächsten wichtigen Schritte ab und geben Sie Tipps für eine möglichst nachhaltige Umsetzung präventiver und gesundheitsförderlicher Strategien.

Literatur

Badura, B., Schellschmidt, H. & Vetter, C. (Hrsg.). (2005). *Fehlzeiten-Report 2005. Arbeitsplatzunsicherheit und Gesundheit.* Berlin: Springer.

Badura, B., Walter, U. & Hehlmann, T. (Hrsg.). (2010). *Betriebliche Gesundheitspolitik. Der Weg zur gesunden Organisation* (2. Aufl.). Heidelberg: Springer.

Baker, E.A., Israel, B.A. & Schurman, S.J. (1994). A participatory approach to worksite health promotion. *Journal of Ambulatory Care Management, 17* (2), 68–81.

Baxter, S., Sanderson, K., Venn, A.J., Blizzard, C.L. & Palmer, A.J. (2014). The relationship between return on investment and quality of study methodology in workplace health promotion programs. *American Journal of Health Promotion, 28* (6), 347–363.

Beck, D., Richter, G., Ertel, M. & Morschhäuser, M. (2012). Gefährdungsbeurteilung bei psychischen Belastungen in Deutschland. Verbreitung, hemmende und fördernde Bedingungen. *Prävention und Gesundheitsförderung, 7* (2), 115–119.

Beck, D. & Lenhardt, U. (2016). Betriebliche Gesundheitsförderung in Deutschland: Verbreitung und Inanspruchnahme. Ergebnisse der BIBB/BAuA-Erwerbstätigenbefragungen 2006 und 2012. *Gesundheitswesen, 78* (01), 56–62.

Bräunig, D., Haupt, J., Kohstall, T., Kramer, I., Pieper, C. & Schröer, S. (2015). *Wirksamkeit und Nutzen betrieblicher Prävention* (iga.Report 28). Berlin: Initiative Gesundheit und Arbeit.

Campbell, M., Fitzpatrick, R., Haines, A., Sandercock, P. & Tyrer, P. (2000). Framework for design and evaluation of complex interventions to improve health. *BMJ, 321*, 694–696.

Craig, P., Dieppe, P., Macintyre, S., Michie, S., Nazareth, I. & Petticrew, M. (2008). Developing and evaluating complex interventions: the new Medical Research Council guidance. *BMJ, 337*: a1655.

Deutsche Gesetzliche Unfallversicherung (DGUV). (2010). 125 Jahre gesetzliche Unfallversicherung. Stabilität von Anfang an. Verfügbar unter: http://www.dguv.de/medien/inhalt/presse/hintergrund/125jahre/dokumente/geschichte-guv.pdf. Zugriff am 09. Februar 2018.

Egner, U., Schliehe, F. & Streibelt, M. (2011). MBOR – Ein Prozessmodell in der medizinischen Rehabilitation. *Die Rehabilitation, 50* (3), 143–144.

Faltermaier, T., Mayring, P., Saup, W. & Strehmel, P. (2014). *Entwicklungspsychologie des Erwachsenenalters* (3. Aufl.). Stuttgart: Kohlhammer.

Fissler, R.E. & Krause, R. (2010). Absentismus, Präsentismus und Produktivität. In B. Badura, U. Walter & T. Hehlmann (Hrsg.), *Betriebliche Gesundheitspolitik. Der Weg zur gesunden Organisation* (S. 411–425.). Heidelberg: Springer.

Gödecker-Geenen, N., Keck, T., Knoche, K., Koch, B., Koletzko, W., Kröger, C. et al. (Hrsg.). (2013). *Betriebliches Eingliederungsmanagement in Deutschland – eine Bestandsaufnahme* (iga.Report 24). Berlin: Initiative Gesundheit und Arbeit.

Goetzel, R.Z., Long, S.R., Ozminkowski, R.J., Hawkins, K., Wang, S. & Lynch, W. (2004). Health, absence, disability, and presenteeism cost estimates of certain physical and mental health conditions affecting U.S. employers. *Journal of Occupational and Environmental Medicine, 46* (4), 398–412.

Handschuch, M., Schreiner-Kürten, K. & Wanek, V. (2014). *Leitfaden Prävention. Handlungsfelder und Kriterien des GKV-Spitzenverbandes zur Umsetzung der §§ 20 und 20a SGB V vom 21. Juni 2000 in der Fassung vom 10. Dezember 2014.* Berlin: GKV Spitzenverband.

Jastrow, B., Kaiser, H. & Emmert, M. (2010). Betriebliches Eingliederungsmanagement. Grundlagen und ökonomische Aspekte. In A.S. Esslinger, M. Emmert & O. Schöffski (Hrsg.), *Betriebliches Gesundheitsmanagement. Mit gesunden Mitarbeitern zu unternehmerischem Erfolg* (S. 133–155). Wiesbaden: Gabler.

Karasek, R.A. & Theorell, T. (1990). *Healthy work. Stress, productivity and the reconstruction of working life.* New York: Basic Books.

Kowalski, H. (2013). Neuroenhancement – Gehirndoping am Arbeitsplatz. In B. Badura, A. Ducki, H. Schröder, J. Klose & M. Meyer (Hrsg.), *Fehlzeiten-Report 2013. Verdammt zum Erfolg – die süchtige Arbeitsgesellschaft?* (S. 27–34). Berlin: Springer.

Kroll, L.E. & Lampert, T. (2012). *Arbeitslosigkeit, prekäre Beschäftigung und Gesundheit* (GBE kompakt). Berlin: Robert Koch-Institut.

Kuhn, J. & Kayser, T. (2001). Arbeitsschutz und betriebliche Gesundheitsförderung. Anmerkungen zu einem schwierigen Verhältnis. *Sicher ist sicher: Zeitschrift für Arbeitsschutz, 52* (11), 519–521.

Lempert-Horstkotte, J. & Tacke, L.F. (2011). Der Präventionsauftrag der Gesetzlichen Unfallversicherung – ein großes Potenzial für das Betriebliche Gesundheitsmanagement. In T. Schott & C. Hornberg (Hrsg.), *Die Gesellschaft und ihre Gesundheit* (S. 419–432). Wiesbaden: VS Verlag für Sozialwissenschaften.

Meierjürgen, R., Becker, S. & Warnke, A. (2016). Die Entwicklung der Präventionsgesetzgebung in Deutschland. *Prävention und Gesundheitsförderung, 11* (4), 206–213.

Messenger, J., Llave, O.V., Gschwind, L., Boehmer, S., Vermeylen, G. & Wilkens, M. (2017). *Working anytime, anywhere: the effects on the world of work* (Joint ILO–Eurofound report). Luxembourg and Geneva: Publications Office of the European Union and the International Labour Office.

Meyer, M. Stallauke, M. & Weihrauch, H. (2011). Krankheitsbedingte Fehlzeiten in der deutschen Wirtschaft im Jahr 2010. In B. Badura, A. Ducki, H. Schröder, J. Klose & K. Macco (Hrsg.), *Fehlzeiten-Report 2011. Zahlen, Daten, Analysen aus allen Branchen der Wirtschaft* (S. 223–384). Berlin: Springer.

Paridon, H. (2016). *Psychische Belastung in der Arbeitswelt. Eine Literaturanalyse zu Zusammenhängen mit Gesundheit und Leistung* (iga.Report32). Berlin: Initiative Gesundheit und Arbeit.

Petersen-Ewert, C. & Wehowsky, S. (2015). Präventionsgesetz – Regelungsinhalte und Folgen für die Praxis. *Medizinrecht, 33* (12), 867–869.

Pfaff, H. & Huber, M. (2016). Praxis braucht Wissenschaft. *Personalmagazin, 16* (4), 58–61.

Pieck, N., Polenz, W. & Sochert, R. (2016). Neues zur Gesundheitsförderung und Prävention im Betrieb. *Prävention und Gesundheitsförderung, 11* (4), 271–281.

Richter, D., Berger, K. & Reker, T. (2008). Nehmen psychische Störungen zu? Eine systematische Literaturübersicht. *Psychiatrische Praxis, 35* (07), 321–330.

Rohmert, W. (1984). Das Belastungs-Beanspruchungs-Konzept. *Zeitschrift für Arbeitswissenschaft, 38* (4), 193–200.

Rosenbrock, R. (1995). Public Health als soziale Innovation. *Gesundheitswesen, 57* (3), 140–144.

Sackett, D.L., Rosenberg, W.M., Gray, J.A., Haynes, R.B., Richardson, W.S. (1996). Evidence based medicine: what it is and what it isn't. *BMJ, 312*, 71–72.

Sayed, M. & Kubalski, S. (2016). Überwindung betrieblicher Barrieren für ein betriebliches Gesundheitsmanagement in kleinen und mittelständischen Unternehmen. In M. Pfannstiel & H. Mehlich (Hrsg.), *Betriebliches Gesundheitsmanagement. Konzepte, Maßnahmen, Evaluation* (S. 1–20). Wiesbaden: Springer.

Schempp, N. & Strippel, H. (2016). *Präventionsbericht 2016. Leistungen der gesetzlichen Krankenversicherung: Primärprävention und betriebliche Gesundheitsförderung. Berichtsjahr 2015.* Essen, Berlin: Medizinischer Dienst des Spitzenverbandes Bund der Krankenkassen & GKV-Spitzenverband.

Sczesny, S., Keindorf, S., Droß, P.J. & Jasper, G. (2014). *Kenntnisstand von Unternehmen und Beschäftigten auf dem Gebiet des Arbeits- und Gesundheitsschutzes in KMU* (Forschungsbericht Projekt F 1913). Dortmund: Bundesanstalt für Arbeitsschutz und Arbeitsmedizin.

Siegrist, J. (1996). *Soziale Krisen und Gesundheit.* Göttingen: Hogrefe.

Siegrist, J. & Dragano, N. (2008). Psychosoziale Belastungen und Erkrankungsrisiken im Erwerbsleben. Befunde aus internationalen Studien zum Anforderungs-Kontroll-Modell und zum Modell beruflicher Gratifikationskrisen. *Bundesgesundheitsblatt Gesundheitsforschung Gesundheitsschutz, 51* (3), 305–312.

Sockoll, I., Kramer, I., Bödeker, W. (2008). *Wirksamkeit und Nutzen betrieblicher Gesundheitsförderung und Prävention. Zusammenstellung der wissenschaftlichen Evidenz 2000 bis 2006* (iga.Report 13). Verfügbar unter: http://www.von-herzen-gesund.de/wp-content/uploads/iga-Report_13_Wirksamkeit_Gesundheitsfoerderung_Praevention_Betrieb.pdf. Zugriff am 09. Februar 2018.

Sommer, G. (2011). Mittelständische Unternehmen unterschätzen psychische Belastungen am Arbeitsplatz. EuPD Research (Hrsg.), *Corporate Health Jahrbuch. Betriebliches Gesundheitsmanagement in Deutschland* (S. 72–77). Bonn: EuPD Research.

Stab, N., Jahn, S. & Schulz-Dadaczynski, A. (2016). *Psychische Gesundheit in der Arbeitswelt. Arbeitsintensität* (Forschungsbericht Projekt F 2353). Dortmund: Bundesanstalt für Arbeitsschutz und Arbeitsmedizin.

Statistisches Bundesamt. (2017a). Erwerbstätigenrechnung. Verfügbar unter: https://www.destatis.de/DE/. Zugriff am 09. Februar 2018.

Statistisches Bundesamt. (2017b). Wöchentliche Arbeitszeit. Verfügbar unter: https://www.destatis.de/DE/. Zugriff am 09. Februar 2018.

Wittlich, M., Westerhausen, S., Kleinespel, P., Rifer, G. & Stoppelmann, W. (2016). An approximation of occupational lifetime UVR exposure: algorithm for retrospective assessment and current measurements. *Journal of the European Academy of Dermatology and Venereology, 30* (3), 27–33.

World Health Organization (WHO). (1986). *Ottawa Charta for Health Promotion.* Ottawa, Geneva: WHO.

World Health Organization (WHO). (1997). *Die Jakarta Erklärung zur Gesundheitsförderung für das 21. Jahrhundert. Verabschiedet auf der 4. Internationalen Konferenz zur Gesundheitsförderung vom 21.–25. Juli 1997 in Jakarta, Indonesien.* Verfügbar unter: http://www.who.int/healthpromotion/conferences/previous/jakarta/en/hpr_jakarta_declaration_german.pdf. Zugriff am 09. Februar 2018.

Lese- und Medienempfehlung zur Vertiefung

Esslinger, A.S., Emmert, M. & Schöffski, O. (Hrsg.). (2010). *Betriebliches Gesundheitsmanagement. Mit gesunden Mitarbeitern zu unternehmerischem Erfolg.* Wiesbaden: Springer Fachmedien.

Faller, G. (Hrsg.). (2012). *Lehrbuch Betriebliche Gesundheitsförderung* (2. Aufl.). Bern: Huber.

Initiative Gesundheit und Arbeit (iga). Verfügbar unter: https://www.iga-info.de/ Zugriff am 09. Februar 2018.

28 Prävention und Gesundheitsförderung in Kommunen

Waldemar Süß und Alf Trojan

Überblick
- Was kennzeichnet Prävention und Gesundheitsförderung im Setting bzw. in der Lebenswelt „Kommune"? Wie lassen sich sozialraumorientierte Interventionen charakterisieren?
- Welche Einflussfaktoren können auf der Ebene von Regionen, Gemeinden, Stadtteilen und Quartieren identifiziert werden? Welche Handlungsfelder lassen sich daraus für welche Akteure ableiten?
- Welche Akteurskonstellationen und Kooperationsformen sind für die Umsetzung von Programmen und Projekten auf lokaler Ebene wichtig und zentral?
- Welche Strategien zur Umsetzung von Programmen und Projekten werden angewandt und wie lassen sie sich evaluieren? Welche Anforderungen müssen dabei an die Qualitätssicherung gestellt werden?

Die Abgrenzung der Begrifflichkeiten „Prävention" und „Gesundheitsförderung" ist einerseits einfach, wenn Prävention eindeutig bedeutet, Belastungen und Risiken zu senken, und Gesundheitsförderung klar als Ressourcenstärkung verstanden wird. Auf der praktischen Ebene der Entwicklung und Umsetzung sind die Übergänge fließend und die Zusammenhänge komplexer. Interventionen im Sinne von Programmen, Maßnahmen und Projekte sind häufig ein neu konstruierter Mix aus beiden Ansätzen. Prävention und Gesundheitsförderung werden bei sozialraumorientierten Ansätzen in der Regel zusammengedacht und gegenstandsbezogen entwickelt. Die Gestaltung von Verhältnissen und die Veränderung von Verhalten stehen (inklusive ihrer Wechselwirkungen) im Mittelpunkt der Interventionen.

Definition

Was ist Prävention und Gesundheitsförderung in Kommunen?
Wenn wir von „Kommune" (vgl. Luthe, 2015) sprechen, dann meinen wir
- auch die Stadt, den Bezirk, den Stadtteil, ein Wohngebiet, eine Siedlung, das Quartier, eine ländliche Gemeinde, eine Region oder
- einen anderweitig von den Akteuren gegenstandsbezogen selbst definierten sozialen Raum oder aber
- einen vordefinierten Raum, wie
  - Gebiete innerhalb von klar festgelegten Verwaltungsgrenzen,
  - statistische Gebiete und andere statistische Einheiten für Prävention und Gesundheitsförderung.

Diese Aussage (siehe Box Definition) zur Definition ist wichtig, um zu verstehen, dass das Setting bzw. die Lebenswelt „Kommune" als Gebietskörperschaft für lokale, kommunale bzw. regionale Interventionen ein Überbegriff für unterschiedliche soziale Räume ist. Die kommunalräumliche Intervention als solche gibt es nicht: Der Raum, der fokussiert wird, wird im Vorfeld einer Intervention immer von den Akteuren (vgl. Kuhn & Heyn, 2015) selbst definiert und festgelegt. Interventionen der Gesundheitsförderung und der Prävention in Kommunen sind Programme, Projekte, Maßnahmen und Angebote, die eine große Bandbreite unterschiedlicher Handlungsfelder auf der kommunalen Ebene in den jeweiligen sozialräumlichen Einheiten mit den dort jeweils vorhandenen Akteuren bezogen auf die wohnumfeldbezogenen (Umwelt!), sozialstrukturellen und sozialen Bedingungen eher verhältnispräventiv bearbeiten, als dass sie nur das Verhalten der Adressaten fokussieren. Allerdings können die Interventionen auch im Rahmen verhältnispräventiver Ansätze das Verhalten der AdressatInnen in den Fokus nehmen. Zentral sind bei der Umsetzung kommunaler Interventionen die Initiierung, Begleitung und Stabilisierung von Prozessen der Strukturbildung und Kapazitätsentwicklung durch Vernetzung und intersektorale ressortübergreifende Kooperation im Sinne einer Organisationsentwicklung, die auch zu strukturellen Veränderungen in der Lebenswelt „Kommune“ (vgl. dazu: GKV-Spitzenverband, 2014) führt, die Bildung von Akteursnetzwerken fördert und die Zusammenarbeit von Behörden, freien Trägern und Initiativen begünstigt. Dies auch auf der Basis einer kleinräumigen Sozial- und Gesundheitsberichterstattung (vgl. Süß & Wolf, 2012; Szagun, 2015). Der Zugang über den sozialen Raum bietet vielfältige Möglichkeiten, unterschiedlichste Adressaten und Adressatengruppen der Bewohnerschaft eines bestimmten Sozialraums zu erreichen. Ein zentraler Akteur bei der Projektentwicklung und -umsetzung ist in Deutschland der Öffentliche Gesundheitsdienst (ÖGD) der Länder und Kommunen (vgl. dazu Trojan & Lorentz, 2015).

Wichtig für Gesundheitsförderung und Prävention

Gesundheit wird von Menschen in ihrer alltäglichen Umwelt geschaffen und gelebt: dort, wo sie spielen, lernen, arbeiten und lieben.
Mit diesem Satz ist in einer für jeden Laien verständlichen Weise die grundlegende „Philosophie“ der Prävention und Gesundheitsförderung in Städten und Gemeinden auf den Punkt gebracht. Anders als im Medizinbereich spielt die Unterscheidung in primäre, sekundäre und tertiäre Prävention kaum eine Rolle. Gesundheitsfördernde Verbesserungen der Lebens-, Wohn- und Arbeitsbedingungen in Städten und Gemeinden kommen sowohl Gesunden als auch latent oder chronisch Kranken zugute. Die Prävention in Städten und Gemeinden ist in doppelter Weise „die Mutter aller Settingansätze“: Einerseits ist sie als Prinzip schon lange vor dem Aufkommen des Settingansatzes eine – insbesondere seit den Zeiten der Industrialisierung und dem Wachstum der Städte – gut etablierte, natürlich gewachsene, **auf Lebensbedingungen orientierte Handlungsstrategie**, andererseits ist die Gemeinde bzw. ein unterschiedlich groß definierter **Sozialraum** der Rahmen für Ansätze in spezifischeren Settings, die in diesem Raum angesiedelt sind, z. B. Schulen, Betriebe und Krankenhäuser.

28.1 Gemeindeorientierung und Gemeindebegriff

Grundlage ist ein **sozialökologisches Modell** von Gesundheit. In der örtlichen Umgebung eines Menschen sind seine wesentlichen Belastungs-, aber auch die wichtigsten Unterstützungsfaktoren zu finden. Dieses Prinzip wird als Gemeindeorientierung bezeichnet, in der Krankenbetreuung vor allem als **„gemeindenahe Versorgung“**. Die Wiederentdeckung der Gemeindeorientierung fand im Medizinbereich zuerst in der Psychiatrie (gemeindenahe Psychiatrie, Sozialpsychiatrie) statt. Aber auch in anderen Disziplinen wurde die neue Orientierung vollzogen, z. B. in Form der „Gemeinwesenarbeit“ als

Methode der Sozialarbeit. In der Gemeindepsychologie charakterisiert der Begriff eine Ergänzung der klinischen Psychologie und eine „Beschäftigung mit lebensweltlichen Kontexten, mit ökologischen und politischen Rahmenbedingungen" (Rapaport & Seidman, 2006).

Diese Entwicklungen stammen aus dem angloamerikanischen Sprachraum. Der Community-Begriff ist jedoch nicht eins zu eins ins Deutsche zu übersetzen. Ein Gemeinwesen bzw. eine „Community" (vgl. Penta, 2007) bezieht sich auf Menschen, die eine **gemeinsame soziale Identität** haben und sich diesem Gemeinwesen sozial zugehörig fühlen. Die Faktoren, aus denen dieses Zugehörigkeitsgefühl resultiert, können jedoch unterschiedlicher Art sein (Naidoo & Wills, 2010):

- **geografische Nähe:** Städte und Gemeinden sind exemplarische Bezeichnungen für alle Formen „gebiets"- bzw. **„sozialraum"-bezogener Ansätze** (Dörner, 2007; Legewie, 2010; Luthe, 2015). Je nach Größe des Bezugsgebiets orientieren sich diese Ansätze auf „Nachbarschaften", „Quartiere", Kommunen, Stadtteile oder Städte. „Gemeinde" oder „Gemeinwesen" sind unscharfe Sammelbegriffe hierfür (Trojan et al., 2013).
- **politische Zusammengehörigkeit:** Der Ausdruck Kommune bezeichnet in Deutschland die unterste Ebene der politischen Strukturen. Ansätze der Prävention, denen diese unterste politische Strukturebene zugrunde liegt, werden deswegen auch häufig als **„kommunale Prävention"** oder „kommunale Gesundheitsförderung" bezeichnet.
- **ethnische Kultur:** Bei uns wie auch in vielen anderen Ländern wird von ethnischen Communities gesprochen, wenn die Zugehörigkeit zu einem bestimmten Herkunftsland oder einer bestimmten Religion maßgeblich ist. Dies ist bei vielen Migrantinnen und Migranten der Fall. Oft, aber nicht immer, sammeln sich solche kulturellen Communities in bestimmten Stadtvierteln. Gesundheitsförderer erreichen diese Gruppen einerseits durch den sozialräumlichen Zugang, andererseits aber auch durch den adressatenspezifischen Zielgruppenansatz, der sich an alle Mitglieder dieser Community, unabhängig von ihrem Wohnort, richtet.
- **Subkultur:** Communities können auch durch bestimmte andere Merkmale zusammengeschweißt werden, beispielsweise durch eine ideologische Ausrichtung, eine bestimmte sexuelle Orientierung oder andere wichtige Faktoren, beispielsweise der Lebensweise, die Zugehörigkeit begünden können. Das für die Gesundheitsförderung relevanteste Beispiel dieser Art sind die „Gay Communities" und die Subkulturen von Drogenabhängigen. Ihnen gelten vielfältige gemeindeorientierte Interventionen der Gesundheitsförderer.

28.2 Logik des Arbeitens in Gemeinden

In einem Editorial über **„community-based interventions"** (McLeroy, 2003) wurde versucht, eine Typologie der gemeindebezogenen Ansätze aufzustellen (vgl. dazu auch Süß & Ludwig, 2018). Bei der folgenden Einteilung stützen wir uns auf diese Typologie, verändern sie aber für die Zielsetzung dieses Kapitels und den deutschen Kontext.

28.2.1 Gemeinde als geografisches Zielgebiet für individuelle Verhaltensveränderungen

Bei diesem Verständnis von Gemeinde spielt die bessere Zugangsmöglichkeit für Maßnahmen der Prävention und Gesundheitsförderung die herausragende Rolle. Gemeinde als Zugangsraum war eine wichtige erste Entwicklungsstufe in großen Gemeinde-Interventionsstudien gegen Herzinfarkt. Ihre theoretische Grundlage ist das biomedizinische **Risikofaktorenmodell**, bei dem Verhaltens- und manchmal auch Verhältnisfaktoren schon eine Rolle zu spielen beginnen.

28.2.2 Gemeinde als Sozialraum und Ressource

In dem **sozialökologischen Modell von Gesundheit** (Badura, 1983) sind einerseits Belastungen und andererseits Ressourcen die entscheidenden Globalvariablen, von denen der Gesundheitszustand einer Gemeinde abhängt. Dabei sollen die sozialen Ressourcen, deren Infrastruktur soziale **Netzwerke** sind, gestärkt werden.

Als „aufgabenbezogene“ (oder auch „sekundäre“) Netzwerke werden vor allem selbst organisierte soziale Gebilde im eigenen Lebensraum, aber auch höhergradig organisierte Vereinigungen und Verbände bezeichnet (im Gegensatz zu primären Netzwerken einer einzelnen Person).

Netzwerkförderung hat auch die **Bürger als Akteure** im Blickfeld. Bürgerinitiativen und Selbsthilfegruppen sind Beteiligte am „Prozess, allen Menschen ein höheres Maß an Selbstbestimmung über ihre Lebensumstände und ihre Umwelt zu ermöglichen und sie damit zur Stärkung ihrer Gesundheit zu befähigen“ (vgl. Ottawa-Charta der WHO, 1986).

Wichtig für Gesundheitsförderung und Prävention

Als **Netzwerkförderung** wird die Gesamtheit aller Aktivitäten bezeichnet, die

1. der Erhaltung, Befähigung und Weiterentwicklung **vorhandener** aufgabenbezogener gesundheitsrelevanter Netzwerke in Arbeit und Lebenswelt,
2. der Anregung **neuer** aufgabenbezogener, gesundheitsrelevanter Netzwerke in Arbeits- und Lebenswelt und
3. der Entlastung und „Pflege“, Erweiterung, Aktivierung, Stärkung und Qualifizierung **persönlicher** Netzwerke (z. B. Familie, Nachbarschaft, Freunde) dienen.

Die Sichtweise der Bürger und ihrer selbst organisierten Zusammenschlüsse als an Gesundheit interessierte „Akteure der Gesundheitsförderung“ wird (zu Recht) als etwas „romantisierend“ kritisiert (Merzel & D'Afflitti, 2003). Dies gilt am stärksten dort, wo Gesundheitsförderung am wichtigsten ist, nämlich in sogenannten sozialen Brennpunkten bzw. in benachteiligten Stadtteilen und Quartieren (Trojan et al., 2013). Wenn in der Ottawa-Charta „strengthening community action“ als eines der fünf Prinzipien der Gesundheitsförderung genannt wird, dann ist damit gemeint, die Gemeinde als Integrationsrahmen und Akteur **„selbstbestimmter Gesundheit“** zu fördern und weiterzuentwickeln (vgl. Laverack, 2010).

28.2.3 Gemeinde als politischer Raum und Ziel systemischen Wandels

In diesem Ansatz ist die „Gebietskörperschaft“ (Kommune) das eigentliche Ziel der Gesundheitsförderungsaktivitäten. Es geht um die Prinzipien der Ottawa-Charta, „gesundheitsfördernde Umwelten“ zu schaffen, noch mehr aber um **„gesundheitsfördernde Gesamtpolitik** (Healthy Public Policy)“.

Wichtig für Gesundheitsförderung und Prävention

Das Ziel sind weitreichende **systemische Veränderungen** in der kommunalen Politik und in kommunalen Institutionen, die nicht Projektcharakter haben, also zeitlich begrenzt sind, sondern zu nachhaltigen Verbesserungen der Gesundheitschancen in einer Kommune oder in kleineren Untereinheiten, z. B. benachteiligten Quartieren und Stadtteilen, führen sollen (Trojan & Legewie, 2001; Trojan et al., 2013).

Mit diesem ehrgeizigen Ziel nachhaltigen systemischen Wandels trifft sich der Ansatz (und überlappt sich) mit anderen sogenannten „integrierten Programmen". Dies sind insbesondere das weltweite mittlerweile etwas vernachlässigte Nachhaltigkeitsprojekt der (lokalen) Agenda 21 (siehe hierzu als Beispiel: https://www.duesseldorf.de/agenda21.html), weiterhin spezifische Programme zum Thema Umwelt und Gesundheit (von der WHO initiiert oder national umgesetzte Ansätze; vgl. dazu: http://www.umweltbundesamt.de) sowie Programme aus der Armutsbekämpfung und sozialen Stadt(teil)- oder Quartiersentwicklung des Bundes und der Länder (vgl. hierzu: http://www.staedtebaufoerderung.info/StBauF/DE/Programm/SozialeStadt/soziale_stadt_node.html).

Allen diesen Programmen ist gemeinsam, dass sie sich auf Probleme richten, die nicht sektoral begrenzt bearbeitet werden können, sondern intersektorale und integrierte Politik erfordern. Dies bedeutet gemeinsames Planen und arbeitsteiliges Handeln im Blick auf gemeinsame Ziele, die mit unterschiedlichen Akzenten und Begründungen immer auch eine höhere Lebensqualität für die Bürgerinnen und Bürger anstreben.

Handlungsleitend ist dabei ein in vielen Bereichen gültiges Modell rationaler Politik- und Programmplanung, das in unserem Kontext „**gesundheitspolitischer Regelkreis oder Aktionszyklus** (Health Policy Action Cycle)" genannt wird (Süß, 2009). Die allgemeinste Form dieses Zyklus beinhaltet zunächst die Diagnose bzw. Analyse der Situation, Beschlüsse bzw. Politikansätze für prioritäre Maßnahmen, die Implementation der Maßnahmen und schließlich ihre Evaluation. Die Evaluation ist gleichzeitig eine neue Situationsanalyse auf der Basis dann (hoffentlich positiv) veränderter Strukturen und Prozesse in einem Gemeinwesen (oder einem anderen politischen Kontext). Mit dem gesundheitspolitischen Aktionszyklus tritt man in eine Spirale permanenter überprüfter Veränderung der vorhandenen und neu gebildeten Strukturen der Vernetzung und der Kooperation ein.

28.2.4 Gesundheitsbezogene Gemeinwesenarbeit

Angewendet wird dieses Prinzip in besonderen Problemgebieten wie z. B. Sanierungsgebieten, Neubausiedlungen, ausgewiesenen Gebiete der „Sozialen Stadt" (http://www.sozialestadt.de) und anderen sogenannten „sozialen Brennpunkten", besser bezeichnet als benachteiligte Stadtteile oder Quartiere (Trojan et al., 2013; Reimann et al., 2010).

Grundprinzipien der Gemeinwesenarbeit, bei denen es immer um Bürgerbeteiligung und planungsrelevante Partizipation geht, sind Koordination und Vernetzung von Institutionen und selbstorganisierten Netzwerken, Mobilisieren von Selbsthilfe und Aktivierung von Betroffenen, Veranstaltungen oder Gruppengründungen, Vermittlung zwischen Makro- und Mikroebenen (z. B. Wohnungsgesellschaften und Mietern, Behörden und Bewohnerschaft), befähigende und aktivierende Interventionen, z. B. indem Bewohnergruppen beim Dialog mit den Behörden unterstützt werden (BZgA, 2011: Stichwort „Gesundheitsbezogene Gemeinwesenarbeit"; siehe auch: https://www.leitbegriffe.bzga.de).

Die **Beseitigung sozialer und gesundheitlicher Chancenungleichheit** steht im Vordergrund (Mielck, 2005; Richter & Hurrelmann, 2006; Kalvelage, 2014). In diesem Typ wird besonders deutlich, dass Gesundheitsförderung primär keine Aufgabe von Ärzten und des medizinischen Versorgungssystems ist, sondern ein soziales, auf den Lebensraum Gemeinwesen und seine besonders kritischen Teilgebiete gerichtetes „soziales Projekt". In diesem Bereich haben sich in den letzten Jahren reichhaltige und vielfältige Aktivitäten entwickelt, die auf der Quartiersebene ansetzen und insbesondere vom „Kooperationsverbund Gesundheitliche Chancengleichheit" sowie den bundesländerspezifischen Institutionen der Gesundheitsförderung begleitet, beraten und unterstützt werden (vgl. dazu die umfangreichen Informationen unter: https://www.gesundheitliche-chancengleichheit.de).

28.2.5 Typeneinteilung und Realität

Schon ein Vergleich der eigenen Einteilung mit der amerikanischen Einteilung von McLeroy et al. (McLeroy, 2003) zeigt, dass diese Typen nicht trennscharf sind. Fast alle Projekte und größeren Programme vereinigen verschiedene Elemente der eben charakterisierten Typen.

Im Folgenden werden wir unsere Aufmerksamkeit auf die der Ottawa-Charta und dem Settingansatz verpflichteten Gesundheitsförderungsaktivitäten richten. Eine Bewertung folgt im Abschnitt Evaluation.

28.3 Kooperationspartner

Die Kooperationspartner in gemeinwesenbezogenen Ansätzen sind die **Basis jeden Programms**.

Auch in der Deutschen Herz-Kreislauf-Präventionsstudie (DHP) gab es die große Betonung der Kooperation. Neben der DHP (Forschungsverbund DHP, 1998) haben zu dieser Entwicklung die Organisation und Neubildung von „regionalen Arbeitsgemeinschaften" für Gesundheitserziehung (später umbenannt in Gesundheitsförderung) in den Ländern und Kommunen sowie das von der WHO initiierte Projekt „Healthy Cities" beigetragen. Dieses Projekt hat seit 1986 einen ständigen Zulauf an Städten gehabt; das deutsche **„Netzwerk Gesunde Städte"** (vgl. hierzu: http://www.gesunde-staedte-netzwerk.de) umfasst zurzeit ca. 78 verschiedene Kommunen und Städte (Stand vom 13.09.2017) völlig unterschiedlicher Größe.

Ein entscheidender Meilenstein hierfür war die Entschließung der 50. Gesundheitsministerkonferenz (GMK) in Berlin 1982. In dieser Entschließung zu „Gesundheitserziehung und Öffentlichem Gesundheitsdienst" wird die breite **Vielfalt von Kooperationspartnern** in der Gesundheitsförderung und Prävention auf Gemeindeebene gut charakterisiert (Franzkowiak & Sabo, 1993). Mittlerweile sind bis zum gegenwärtigen Zeitpunkt diese Kooperationsstrukturen gut ausgebaut worden und werden weiter entwickelt. Beteiligt an diesem Prozess sind vielfältige Akteure: lokale und regionale Arbeitsgemeinschaften, der ÖGD, freie Träger, Wohlfahrtsverbände (soziale Arbeit!), Selbsthilfeorganisationen, Initiativen, Kirchen, aber auch Jugendämter und Behörden der kommunalen bzw. regionalen Entwicklung, Sportvereine und niedergelassene Ärzte in Ärztenetzwerken. Eine besondere Rolle kommt hier den Krankenkassen als Akteur zu, da das faktisch seit dem 1. Januar 2016 umgesetzte Präventionsgesetz) die Pflichten und Aufgaben der Krankenkassen neu formuliert und definiert (zum Präventionsgesetz siehe Geene & Reese, 2016). Die Krankenkassen fungieren – auch kassenübergreifend – als Geldgeber wie Berater für Interventionen und unterstützen über die Bundeszentrale für gesundheitliche Aufklärung (BZgA) auch Forschung und Evaluation.

Auf der kommunalen wie auf Länderebene sind vielfältige **Strukturbildungs- und Kapazitätsentwicklungsprozesse** initiiert worden und neue, auch in Rechtsformen (behördenähnliche Institutionen) gegossene Strukturen, Gremien und Akteursbündnisse entstanden. Es gibt weitreichende kommunale **Gesundheitskonferenzen**, die sich für die Gestaltung der kommunalen Gesundheitspolitik am Idealbild des gesundheitspolitischen Regelkreises orientieren. Mittlerweile hat jedes Bundesland seine offizielle quasibehördliche Organisation zur Unterstützung, Beratung und Finanzierung von gesundheitsförderlichen Interventionen und Maßnahmen der Prävention auf der kommunalen Ebene, auch in Stadteilen und Quartieren sowie in ländlichen Regionen. In Hamburg ist dies beispielsweise die „Hamburgische Arbeitsgemeinschaft für Gesundheitsförderung (HAG)" (Infos unter: http://www.hag-gesundheit.de/lebenswelt/soziale-lage/2-stadtteil-u-gesundheit).

Auch in fast allen Flächenländern, wie beispielsweise in Bayern, gibt es in städtischen Räumen wie in ländlichen Regionen Ansätze der vernetzten intersektoral angelegten Interventionen für Gesundheitsförderung und Prävention, die Teil der Gesundheitspolitik der Länder sind und in ihrer Zuständigkeit liegen (siehe für Bayern die Gesundheitsregionen plus: https://www.stmgp.bayern.de/meine-themen/fuer-kommunen/gesundheitsregionen-plus/). Insgesamt hat der Prozess der Herausbildung spezifischer kommunaler Strategien an Fahrt aufgenommen, weil in kommunalpolitischen Konzepten aufgrund des Problemdrucks das sozialräumliche Vorgehen notwendig integriert sein muss. Diese Einsicht ist jedenfalls in den vergangenen Jahren intensiver Auseinandersetzung gewachsen (siehe dazu die Dokumentation zum Kongress „Armut und Gesundheit" in Berlin: http://www.armut-und-gesundheit.de/UEber-den-Kongress.1069.0.html). Dieser Prozess hat ebenfalls durch das Präventionsgesetz 2016 neuen Schub bekommen, da er jetzt durch das Präventionsgesetz zuverlässiger durch Ressourcen gestützt sein kann als das vorher der Fall war.

28.4 Umsetzung

Einen ausgezeichneten Überblick über Gemeindeinterventionsprogramme in den USA gibt die Zusammenschau von Merzel und D'Afflitti (Merzel & D'Afflitti, 2003). In diesem Überblick wird für die gesichteten Projekte und Programme jeweils unterschieden zwischen der individuellen, der Gruppen- und der Community-Ebene von Interventionen. Weiterhin sind die besprochenen Studien geordnet nach Diagnosebereichen. Dabei handelt es sich um Studien zu kardiovaskulären Erkrankungen, Krebs, Suchtmittelmissbrauch, speziell auch Prävention des Rauchens, HIV und Aids und einigen anderen unspezifischeren Gesundheitsthemen.

In der Deutschen Herz-Kreislauf-Präventionsstudie (DHP) waren die Zielebenen (vgl. Forschungsverbund DHP, 1998):

- verbesserte epidemiologische Befunde bezüglich Risikofaktoren und Herz-Kreislauf-Mortalität,
- Verbesserung präventiver Kenntnisse, Einstellungen und Verhaltensweisen der Zielpopulationen sowie
- verbesserte Vernetzung und Ausdifferenzierung der Strukturen und der präventiven Dienstleistungen und Angebote.

Aktivitäten dienten diesen drei Zielbereichen, denen eine chronologisch gegliederte Wirkungskette zugrunde liegt: Gute Strukturen führen zu mehr präventiven Kenntnissen und schließlich zur Reduktion von Risikofaktoren und Todesfällen.

Für die gesundheitsfördernde Gestaltung von Lebenswelten (so auch die deutsche Übersetzung von „Settings") gilt: „**Gesundheitsfördernde Gesamtpolitik** (Healthy Public Policy) ist gekennzeichnet durch eine ausdrückliche Sorge um Gesundheit und Gerechtigkeit in allen Politikbereichen und durch eine Verantwortlichkeit für ihre Gesundheitsverträglichkeit" (Nutbeam, 1998; BZgA, 2011).

Dieses Prinzip ist inzwischen auch auf allen politischen Ebenen rechtlich und/oder programmatisch verankert (Stahl et al., 2006). Trotzdem muss man feststellen, dass die tendenziell immer noch bestehende faktische Schwäche des Gesundheitsressorts gegenüber anderen Politikressorts weiterhin zu großen Umsetzungsdefiziten in diesem Bereich führt.

Wichtig für Gesundheitsförderung und Prävention

Ein Gesundheitsförderer, der beispielsweise in einem bestimmten Setting für die Entwicklung und Durchführung von Prävention und Gesundheitsförderung auf Gemeindeebene verantwortlich ist, muss bestimmte **Ansätze und Methoden** beherrschen, die zu großen Teilen in den Handlungsprinzipien der Ottawa-Charta von 1986 „Interessen vertreten, befähigen und ermöglichen, vermitteln und vernetzen" verdichtet zusammengefasst sind.

Im Kern handelt es sich um folgende **Aufgabenbereiche** (Trojan & Legewie, 2001):

- Befähigen, Kompetenzentwicklung, Empowerment (Hurrelmann, 2006; Laverack, 2010)
- Organisationsentwicklung und Netzwerkbildung (BZgA, 2011)
- Mediation, Kooperations- und Konfliktmanagement (Böhm, Janßen & Legewie, 1999)
- Bürgerbeteiligung (Mossakowski, Süß & Trojan, 2009)
- Gemeinwesenentwicklung (Minkler, 1997)
- Selbsthilfe- und Netzwerkförderung (BZgA, 2011; Hurrelmann, 2006).

Die Komplexität von Gesundheitsförderung und Prävention in diesem Sinne hat aber nicht unerhebliche Probleme. Dabei spielt eine große Rolle, dass Gesundheit ein Ziel mit beschränkter Durchsetzungskraft ist, das vor allem dann zur Geltung kommt, wenn es mit anderen (politisch höherrangigen) Zielen verknüpft werden kann, wie das beispielweise in Programmen der Stadtteilentwicklung sein kann, wenn Gesundheitsförderung als Handlungsfeld integriert ist (vgl. hierzu: http://www.sozialestadt.de und Trojan et al., 2013).

Als **Hauptprobleme der Umsetzung** gelten allgemein:

- Fehlen eines Gesamtkonzepts (inkl. definierter Gesundheitsziele und -pläne),
- mangelhafte vertikale Kooperation zwischen der kommunalen und anderen politischen Ebenen,
- erhebliche Probleme der horizontalen Kooperation, die sich insbesondere bei der nur schwer zu realisierenden Zusammenarbeit mit anderen Politiksektoren zeigen,
- restriktive und teilweise unklare Finanzierungsregelungen sowohl für öffentliche (Steuer-)Mittel wie auch für Beitragsmittel aus verschiedenen Zweigen der Sozialversicherung, was sich nun durch das Präventionsgesetz wesentlich verbessert hat (und für die Zukunft hoffen lässt),
- mangelnde Förderung der wichtigen innovativen Impulse aus Selbsthilfezusammenschlüssen, Gesundheitsberufen, Bildungssystemen und Forschung, und schließlich
- die Existenz paralleler und häufig kontraproduktiver Programme für Gesundheitsförderung einerseits, derzeit insbesondere die „Konsolidierung der öffentlichen Haushalte" („die schwarze Null!"), und andererseits der politisch immer noch erwünschte Wettbewerb zwischen den einzelnen Krankenkassen, was einem Kooperationsprogramm natürlich diametral entgegengesetzt ist.

Die Bilanzierung dieser Probleme resultiert großenteils aus eigenem ehemaligem Engagement in der Hamburgischen Arbeitsgemeinschaft für Gesundheitsförderung e.V., dem Kooperationsgremium des Stadtstaates Hamburg. Die langjährige Mitarbeit hat aber auch gezeigt, dass die Handlungslogik des gesundheitspolitischen Regelkreises möglich ist: Insbesondere im Bereich der Förderung der Gesundheit von Kindern und Jugendlichen gab es in Hamburg schon früh systematische Berichterstattung mit anschließender Prioritätensetzung, Umsetzung von Maßnahmen und einer Evaluation im Rahmen eines zweiten Berichts (BAGS, 2001). Auch im Bereich der sozialen Stadtteilentwicklung in Hamburg gibt es vielfältige Ansätze der Evaluation, welche die Entwicklung eines Sozialmonitorings vorangetrieben haben, um die Entwicklungsprozesse in Stadtteilen und Quartieren dahingehend zu beobachten, ob sich neuer Handlungsbedarf ergibt, um frühzeitig einzugreifen (vgl. dazu: http://www.hamburg.de/sozialmonitoring sowie – für das Stadteilentwicklungsprogramm „Rahmenprogramm Integrierte Stadteilentwicklung" – http://www.hamburg.de/rise).

28.5 Evaluation und Qualitätsmanagement

Primärprävention, die als gesundheitsförderliche und belastungsreduzierende Gestaltung von Lebens- und Umweltbedingungen verstanden wird, erfordert **Programme großer Komplexität**, d. h. Aktions- bzw. Politikprogramme (statt Angebotsprogramme), unspezifische Adressaten (die Öffentlichkeit, die Medien, die Bevölkerung), eine Mischung von Akteuren aus verschiedenen gesellschaftlichen (Staat, Bürgergruppen, Marktsektor) und politischen Bereichen (z. B. Umwelt, Soziales, Stadtentwicklung, Bildung) sowie eine Mischung unterschiedlicher Interventionsansätze und Projekte. Plakativ könnte man sagen, es geht darum, die Strukturen, Prozesse und Ergebnisse

Wichtig für Gesundheitsförderung und Prävention

Qualitätsmanagement und Evaluation hängen eng miteinander zusammen: Die vorausgehende Evaluation (Strukturen, Prozesse und Ergebnisse) bildet in der Regel den Ausgangspunkt für die Qualitätsentwicklung von Projekten und Programmen (Trojan, 2001; Kolip & Müller, 2009; Trojan, 2017).

sozialen Wandels im Sinne nachhaltiger Gesundheitsförderung und Entwicklung zu gestalten.

Bei der Evaluation und Qualitätssicherung komplexer Programme können natürlich zahlreiche – ineinander verschachtelte – Ansätze vorkommen bzw. erforderlich sein (Süß & Trojan, 2012).

Eine **systematische Evaluierung** gemeinwesenorientierter Gesundheitsförderung durch Kommunalpolitik und -verwaltung gibt es bisher eher selten. Einige Beispiele aus Praxis und Wissenschaft zeigen besonders hervorzuhebende Ansätze und Konzepte auf (Kliche et al., 2006; Loss et al., 2007; Penz, 2008; Trojan et al., 2013; Trojan, 2017). Bewertende Aussagen zu einigen wichtigen Ansätzen sollen im Folgenden kurz resümiert werden.

Merzel und D'Afflitti haben 32 amerikanische gemeindeorientierte (community-based) Präventionsprogramme einer systematischen Prüfung im Sinne einer Metaanalyse unterzogen (Merzel & D'Afflitti, 2003). Mit Ausnahme einiger HIV-Präventionsprogramme konnte nur begrenzte Wirkung (modest impact) der z. T. sehr aufwendigen Programme festgestellt werden. In dem Beitrag wird eine Vielfalt von Gründen hierfür diskutiert: methodologische Probleme des Studiendesigns und der Evaluation, konkurrierende säkulare Trends, Begrenztheit der benutzten Theorien, aber auch Begrenzungen der tatsächlichen Interventionen in Gemeinden. Viele Studien waren also zwar erfolgreich, jedoch längst nicht in dem erwarteten Maße. Dabei ist keine generelle Aussage möglich, inwieweit es sich um Mängel des gesamten Ansatzes (Theorie, Konzept etc.) oder um Mängel der Umsetzung (knappe Ressourcen, Fehler bei der Kommunikation und Kooperation etc.) handelt.

Besondere Aufmerksamkeit wird dem Aspekt der **Bürgerbeteiligung** (Community Participation) gewidmet. Dabei wird festgestellt, dass insbesondere in den Studien zu kardiovaskulärer Prävention das Konzept zu eingeengt verstanden wurde (meist wurden Ausschüsse des Gemeinwesens eingesetzt, die aber kaum tatsächlich mitbestimmen konnten, sondern vielmehr als Mediatoren für aus dem Risikofaktorenmodell abgeleitete Botschaften benutzt wurden). Als falsch erweist sich die Annahme, dass man mit beschränkten Instrumenten der Bürgerbeteiligung tatsächlich Einflüsse auf die vielfältigen sozialen und politischen Faktoren, die als Rahmenbedingungen für Gesundheitsförderung eine Rolle spielen, in den Griff bekommt.

Ausführlich wird der Frage nachgegangen, was die Gründe für größere Erfolge in HIV-Interventionsprogrammen waren. Dazu gehören:

- die Natur des Risikos und der „Communities", nämlich kleiner und homogener zu sein als die geografisch definierten Communities in den anderen Studien,
- der Einsatz „formativer Forschung", d.h. die sorgfältige, qualitative Situationsanalyse im Interventionsfeld und auf dieser Basis, d.h. unter Beteiligung der Betroffenen, maßgeschneiderte Programme der Intervention,
- Betonung der Veränderung sozialer Normen, wobei freiwillige Helfer aus den Zielgruppen die Hauptrolle spielten.

Die Bilanz dieses systematischen Überblicks über amerikanische Studien korrespondiert mit deutschen Erfahrungen: Der Erfolg der **Deutschen Herz-Kreislauf-Präventionsstudie** wird ebenfalls als begrenzt eingeschätzt, die deutsche **Aids-Prävention** hingegen als eindeutiger Erfolg: „Über 70% der Menschen aus den hauptsächlich betroffenen Gruppen haben ihr Verhalten zeitstabil auf Risikomeidung umgestellt" (Pott, 2007).

Die erste Herz-Kreislauf-Interventionsstudie auf Gemeindeebene war das 1972 gestartete finnische **Nord-Karelia-Projekt** (IUHPE, 1999). Für dieses Projekt lassen sich nach über 25 Jahren deutliche Erfolge zeigen, sowohl hinsichtlich der Senkung einzelner Risikofaktoren, der Veränderung von Verhaltensweisen wie auch einer deutlichen Senkung der Herz-Kreislauf-Mortalität. Nach Ausbreitung des Projektes auf das ganze Land wird Letztere mit einer Senkung von 65% für die arbeitsfähige Bevölkerung angegeben. Der Rückgang der Mortalität wird zurückgeführt auf die Veränderungen der Risikofaktoren auf Bevölkerungsebene. Als wichtigste Determinante hat sich in den Analysen das allgemein verbesserte **Ernährungsverhalten** gezeigt. Die Veränderung entsprechender Normen hat nicht nur bei der Bevölkerung stattgefunden: Auch für die Werbung der Nahrungsmittelindustrie ist die Herzgesundheit inzwischen ein wichtiges Argument geworden.

28.6 Fazit und Ausblick

Eine zentrale Rolle dabei nehmen die **Koordinations- und Kooperationsgremien der lokalen Gesundheitsförderung** ein. Neben den Hauptakteuren wie ÖGD (vgl. Kuhn & Heyn, 2015), Krankenkassen, Bürgervertretern und Gesund-

Wichtig für Gesundheitsförderung und Prävention

Prävention und Gesundheitsförderung mit sozialräumlichem Bezug haben viele Facetten. Einerseits stellt der Sozialraum häufig den politischen, kulturellen und organisatorischen Rahmen dar, in dem ineinander verschachtelte und miteinander verknüpfte Programme der Prävention und Gesundheitsförderung stattfinden. Diese können sich auf Zielgruppen in der Gemeinde oder auf bestimmte Themen (z.B. Umwelt und Gesundheit) richten.
Nimmt man jedoch die Gemeinde selbst als Ziel ins Blickfeld im Sinne der „gesundheitsfördernden Gesamtpolitik", kommt es insbesondere darauf an, die politischen und sozialen Strukturen in einem bestimmten Gebiet so zu verändern, dass ein kontinuierlicher Prozess der nachhaltigen Gesundheitsförderung und Entwicklung möglich wird.

heitsberufen sollten in ihnen unbedingt auch Mitglieder der lokalen kommunalpolitischen Institutionen vertreten sein.

Sie könnten einerseits als Träger für verschiedene Ansätze und Programme innerhalb des Gemeinwesens fungieren, sich andererseits auch als Akteure und Lobbyisten in der örtlichen Gesundheitspolitik zu Wort melden, um das Ziel Gesundheit und die Gesundheitsverträglichkeitsprüfung aller Maßnahmen in einem Gemeinwesen zu implementieren. Dazu sind sie bisher jedoch organisatorisch und formalrechtlich noch zu wenig durchsetzungsfähig. Wenn sie neben Koordinationsaufgaben auch weiterreichende Ziele der Steuerung örtlicher Gesundheitsförderungs- und Präventionspolitik erreichen sollen, wäre zu fordern: ein Mandat,

- dem lokalen Parlament Entwicklungspläne und Prioritäten in der Prävention und Gesundheitsförderung vorzuschlagen,
- zu Gesetzesvorhaben und Programmen bzgl. ihrer Gesundheits-, Sozial- und Umweltverträglichkeit Stellung zu nehmen,
- gemeinschaftlich über einen Fonds zu bestimmen, aus dem Gemeinschaftsaufgaben finanziert werden,
- innovative Ansätze der Gesundheitsförderung materiell und politisch zu unterstützen,
- Anreize für einzelne Akteure und deren Aktivitäten zu geben, z. B. durch Preise, Gütesiegel, Zertifizierungen oder anteilige Finanzierungen für die Übernahme von „Patenschaften" (= Verant-wortlichkeiten) einzelner Träger in der Durchführung gemeinschaftlicher Schwerpunktprogramme.

Ein Schwerpunkt sollte auch zukünftig insbesondere auf der Verringerung sozialer und gesundheitlicher Ungleichheit liegen (http://www.gesundheitliche-chancengleichheit.de, http://www.health-inequalities.eu). Die Barrieren und Hindernisse bei der Umsetzung der gemeinwesenorientierten Gesundheitsförderung dürfen nicht unterschätzt werden. Die Akteure werden immer wieder mit Problemen konfrontiert, die die Finanzierung der Maßnahmen, die Rechenschaftspflicht, die Akzeptanz der Arbeit, das berufliche Selbstverständnis und die Evaluierung der Aktivitäten betreffen können (Naidoo & Wills, 2010).

In Deutschland sind mit dem Präventionsgesetz (2016) die notwendigen Voraussetzungen für gemeindeorientierte Gesundheitsförderung und Prävention wesentlich verbessert worden, um zukünftig mehr Möglichkeiten für kommunale Gesundheitsförderung und Prävention zu schaffen. Das lässt hoffen!

Zusammenfassung

- Ein zentraler Zugang für Akteure der Prävention und der Gesundheitsförderung im Hinblick auf die Heterogenität von Zielgruppen und Adressaten ist der Weg des sozialraumorientierten Ansatzes für Interventionen in der Lebenswelt/im Setting „Kommune".
- Gemeindeorientierte Gesundheitsförderung und Prävention haben vielfältige Schnittmengen mit den Ansätzen der Gemeinwesenarbeit und den Programmen der integrierten sozialen Stadt(teil)entwicklung sowie mit Konzepten regionaler Entwicklung im ländlichen Raum.
- Kernkonzepte der Entwicklung und Umsetzung von gemeinde- bzw. sozialräumlich orientierten Ansätzen und Interventionen sind: Partizipation bzw. Bürgerbeteiligung, Empowerment, Vernetzung unterschiedlicher Akteurskonstellationen, Strukturbildungs- und Kapazitätsentwicklungsprozesse (Organisationsentwicklung), intersektorale ressortübergreifende Kooperation.
- Eine systematische Evaluierung von gemeinwesenorientierter Gesundheitsförderung durch Kommunalpolitik und -verwaltung gibt es bisher eher selten. Einige Beispiele aus Praxis und Wissenschaft zeigen besonders hervorzuhebende Ansätze und Konzepte auf.
- In Deutschland sind mit dem Präventionsgesetz (2016), das die Lebenswelt Kommune eindeutig mit in den Mittelpunkt für Interventionen stellt, die notwendigen Voraus-

setzungen für gemeindeorientierte Gesundheitsförderung und Prävention wesentlich verbessert worden, um zukünftig mehr Möglichkeiten für kommunale Gesundheitsförderung und Prävention zu schaffen.

Diskussionsanregung

- Wie lassen sich Prozesse der Strukturbildung und Kapazitätsentwicklung lokal/kommunal/regional initiieren, steuern, stabilisieren und verstetigen? Welcher fachlichen und politischen Akteure und welcher Methoden bedarf es dazu? Welche Rolle spielen dabei Partizipation bzw. Bürgerbeteiligung?
- Welche fachlichen und kommunalpolitischen Strukturen sollten im Sinne einer Qualitätssicherung von Gesundheitsförderung und Prävention angepasst oder neu gebildet werden?
- Wie können Gesundheitsförderung und Prävention in vorhandene lokale/kommunale/regionale Programme, Angebote und Strukturen integriert werden? Welche Vernetzungs- und Verknüpfungsmöglichkeiten gibt es vor Ort?
- Wie können in ländlichen weiträumigen regionalen Einheiten Programme und Angebote vernetzt und verknüpft werden? Welche besonderen Strukturbildungsprozesse sind hier notwendig, um stabile und arbeitsfähige Netzwerke aufzubauen?

Literatur

Badura, B. (1983). *Sozialepidemiologie in Theorie und Praxis* (Europäische Monographien zur Gesundheitserziehung, Bd. 5, S. 29–48). Köln: BZgA.

Behörde für Arbeit Gesundheit und Soziales Hamburg (BAGS) (Hrsg.). (2001). *Stadtdiagnose 2. Zweiter Gesundheitsbericht für Hamburg.* Hamburg: Eigenverlag.

Bayrisches Landesamt für Gesundheit und Lebensmittelsicherheit (Hrsg.). (2008a). *Programmplanung in der gemeindenahen Gesundheitsförderung* (Materialien zur Gesundheitsförderung, Bd. 1). Erlangen: Eigenverlag.

Bayrisches Landesamt für Gesundheit und Lebensmittelsicherheit (Hrsg.). (2008b). *Partnerschaften und Strukturen in der gemeindenahen Gesundheitsförderung* (Materialien zur Gesundheitsförderung, Bd. 2). Erlangen: Eigenverlag.

Böhm, B., Janßen, N. & Legewie, H. (1999). *Zusammenarbeit professionell gestalten. Praxis-Leitfaden für Gesundheitsförderung, Sozialarbeit und Umweltschutz.* Freiburg: Lambertus.

Böhme, C., Kliemke, C., Reimann, B. & Süß, W. (Hrsg.). (2012). *Handbuch Stadtplanung und Gesundheit.* Bern: Huber.

Bundeszentrale für gesundheitliche Aufklärung (BZgA) (Hrsg.). (2011). *Leitbegriffe der Gesundheitsförderung. Glossar zu Konzepten, Strategien und Methoden in der Gesundheitsförderung.* Gamburg: Verlag für Gesundheitsförderung.

Bundeszentrale für gesundheitliche Aufklärung (BZgA) (Hrsg.). (2016). *Leitbegriffe der Gesundheitsförderung. Glossar zu Konzepten, Strategien und Methoden in der Gesundheitsförderung* (Ergänzungsband). Gamburg: Verlag für Gesundheitsförderung.

Dörner, K. (2007). *Leben und sterben, wo ich hingehöre. Dritter Sozialraum und neues Hilfesystem.* Neumünster: Paranus.

Forschungsverbund DHP (Hrsg.). (1998). *Die deutsche Herz-Kreislauf-Präventionsstudie. Design und Ergebnisse.* Bern: Huber.

Franzkowiak, P. & Sabo, P. (Hrsg.). (1993). *Dokumente der Gesundheitsförderung.* Mainz: Peter Sabo.

Geene, R. & Reese, M. (2016). *Handbuch Präventionsgesetz. Neuregelung der Gesundheitsförderung.* Frankfurt/Main: Mabuse.

GKV-Spitzenverband (Hrsg.). (2014). *Leitfaden Prävention. Handlungsfelder und Kriterien des GKV-Spitzenverbandes zur Umsetzung der §§ 20 und 20a SBV V vom Juni 2000 in der Fassung vom 10. Dezember 2014.* Berlin: Eigenverlag.

Hurrelmann, K. (2006). *Gesundheitssoziologie. Eine Einführung in sozialwissenschaftliche Theorien von Krankheitsprävention und Gesundheitsförderung.* Weinheim: Juventa.

International Union for Health Promotion and Education (IUHPE) (Ed.). (1999). *The evidence of health promotion effectiveness. Shaping public health in a new Europe. A report for the European Commission* (Part 2). Brüssel: ECSE-EC-EAEC.

Kalvelage, B. (2014). *Klassenmedizin. Plädoyer für eine soziale Reformation der Heilkunst.* Berlin, Heidelberg: Springer.

Kliche, T., Koch, U., Lehmann, H. & Töppich, J. (2006). Evidenzbasierte Prävention und Gesundheitsförderung. Probleme und Lösungsansätze zur kontinuierlichen Qualitätsverbesserung der Versorgung. *Bundesgesundheitsblatt Gesundheitsforschung Gesundheitsschutz, 49*, 141–150.

Kolip, P. & Müller, V. (Hrsg.). (2009). *Qualität von Gesundheitsförderung und Prävention.* Bern: Huber.

Kuhn, J. & Heyn, M. (Hrsg.). (2015). *Gesundheitsförderung durch den öffentlichen Gesundheitsdienst.* Bern: Huber.

Laverack, G. (Hrsg.). (2010). *Gesundheitsförderung und Empowerment. Grundlagen und Methoden mit vielen Beispielen aus der praktischen Arbeit.* Gamburg: Verlag für Gesundheitsförderung.

Legewie, H. (2010). Welche Zukunft hat die Gemeinde? *Sozialpsychiatrische Informationen, 1*, 31–35.

Loss, J., Eichorn, C., Gehlert, J., Donhauser, J., Wise, M. & Nagel, E. (2007). Gemeindenahe Gesundheitsförderung – Herausforderung an die Evaluation. *Das Gesundheitswesen, 69*, 77–87.

Luthe, E.W. (2015). Kommunale Gesundheitslandschaften – Bausteine und Perspektiven. In J. Kuhn & M. Hey (Hrsg.), *Gesundheitsförderung durch den öffentlichen Gesundheitsdienst* (S. 19–28). Bern: Huber.

McLeroy, K.R. (2003). Community-based Interventions (Editorial). *American Journal of Public Health, 93*, 529–533.

Merzel, C. & D'Afflitti, J. (2003). Reconsidering community-based health promotion: promise, performance and potential. *American Journal of Public Health, 93*, 557–574.

Mielck, A. (2005). *Soziale Ungleichheit und Gesundheit. Einführung in die aktuelle Diskussion.* Bern: Huber.

Minkler, M. (1997). *Community organizing and community building for health.* New Brunswick: Rutgers University Press.

Mossakowski, K., Süß, W. & Trojan, A. (2009). Partizipative Ansätze in der gemeindenahen Gesundheitsförderung. Stufen der Partizipation und Beispiele aus einem Wissenschaftspraxisprojekt in der Hamburger Lenzsiedlung. *Prävention und Gesundheitsförderung, 4* (3).

Naidoo, J. & Wills, J., BZgA (Hrsg.). (2010). *Lehrbuch der Gesundheitsförderung.* Gamburg: Verlag für Gesundheitsförderung.

Nutbeam, D. (1998). *Glossar Gesundheitsförderung.* Gamburg: Verlag für Gesundheitsförderung.

Penta, L. (Hrsg.). (2007). *Community Organizing. Menschen verändern ihre Stadt* (Amerikanische Ideen in Deutschland VIII). Hamburg: edition Körber-Stiftung.

Penz, H. (2008). *Gemeindebezogene Gesundheitsförderung. Eine Fallstudie zu etablierten Konzepten in der landesweiten Umsetzung.* Wiesbaden: Verlag für Sozialwissenschaften.

Pott, E. (2007). AIDS-Prävention in Deutschland. *Bundesgesundheitsblatt Gesundheitsforschung – Gesundheitsschutz*, 50, 422–431.

Rapaport, J. & Seidman, E. (eds.). (2006). *Handbook of Community Psychology.* New York: Springer.

Reimann, B., Böhme, C. & Bär, G. (2010). *Mehr Gesundheit ins Quartier. Prävention und Gesundheitsförderung in der Stadtteilentwicklung* (Edition Difu: Stadt Forschung Praxis). Berlin: Deutsches Institut für Urbanistik.

Richter, M. & Hurrelmann, K. (Hrsg.). (2006). *Gesundheitliche Ungleichheit. Grundlagen, Probleme, Perspektiven.* Wiesbaden: Verlag für Sozialwissenschaften.

Stahl, T., Wismar, M., Ollila, E., Lahtinen, E. & Leppo, K. (Eds.). (2006). *Health in All Policies. Prospects and potentials.* Helsinki: Ministery of Social Affairs and Health.

Süß, W. (2009). Integrierte Berichterstattung für integrierte Handlungskonzepte auf der kommunalen Ebene – konzeptionelle und normative Anforderungen. In J. Böcken & J. Kuhn (Hrsg.), *Verwaltete Gesundheit. Konzepte der Gesundheitsberichterstattung in der Diskussion.* Frankfurt/Main: Mabuse.

Süß, W. & Trojan, A. (2012). Qualitätskriterien und Qualitätsanforderungen für Integrierte Handlungskonzepte am Beispiel des sozialräumlich angelegten Präventionsprogramms „Lenzgesund" in einem benachteiligten Quartier in Hamburg-Eimsbüttel. In Bundeszentrale für gesundheitliche Aufklärung (BZgA) (Hrsg.), *Gesundes Aufwachsen für alle. Anregungen und Handlungshinweise für die Gesundheitsförderung bei sozial benachteiligten Kindern, Jugendlichen und ihren Familien* (Gesundheitsförderung Konkret, Bd. 17, S. 92–100). Köln: BZgA.

Süß, W. & Wolf, K. (2012). Gesundheitsberichterstattung. In C. Böhme, C. Kliemke, B. Reimann, B. & W. Süß (Hrsg.), *Handbuch Stadtplanung und Gesundheit* (S. 177–186). Bern: Huber.

Süß, W. & Ludwig, J. (2018). Übergewichtsprävention in Kommunen bzw. Stadtteil und Quartier: konzeptionelle Ansätze sozialraumorientierter Interventionen. In K. Dadaczynski, E. Quilling & U. Walter (Hrsg.), *Übergewichtsprävention im Kindes- und Jugendalter. Grundlagen, Strategien und Interventionskonzepte in Lebenswelten* (im Druck). Göttingen: Hogrefe.

Szagun, B. (2015). Kommunale Gesundheitsberichterstattung als Grundlage für die Gesundheitsförderung. In J. Kuhn & M. Heyn, M. (Hrsg.), *Gesundheitsförderung durch den öffentlichen Gesundheitsdienst* (S. 125–134). Bern: Huber.

Trojan, A. (2001). Qualitätsentwicklung in der Gesundheitsförderung. In M.L. Dierks et al. (Hrsg.), *Qualitätsmanagement in Gesundheitsförderung und Prävention* (S. 51–72). Köln: BZgA.

Trojan, A. & Legewie, H. (Hrsg.). (2001). *Nachhaltige Gesundheit und Entwicklung. Leitbilder, Politik und Praxis der Gestaltung gesundheitsförderlicher Umwelt- und Lebensbedingungen.* Frankfurt/Main: VAS.

Trojan, A., Süß, W., Lorentz, C., Nickel, S. & Wolf, K. (Hrsg.). (2013). *Quartiersbezogene Gesundheitsförderung. Umsetzung und Evaluation eines integrierten lebensweltlichen Handlungsansatzes.* Weinheim: Beltz Juventa.

Trojan, A. & Lorentz, C. (2015). Kooperation zwischen ÖGD und Wissenschaft: Ein Beispiel quartiersbezogener Gesundheitsförderung in Hamburg-Eimsbüttel. In J. Kuhn & M. Hey (Hrsg.), *Gesundheitsförderung durch den öffentlichen Gesundheitsdienst* (S. 107–116). Bern: Huber.

Trojan, A. (2017). Evaluation, Evidenzbasierung und Qualitätsentwicklung von komplexen Interventionen der Gesundheitsförderung. In Staats, M. (Hrsg.), *Die Perspektive(n) der Gesundheitsförderung.* Weinheim, Basel: Beltz Juventa.

World Health Organization (WHO). (1986). *Ottawa Charta for Health Promotion.* Ottawa, Geneva: WHO.

29 Prävention und Gesundheitsförderung bei Männern und Frauen

Martin Merbach und Elmar Brähler

Überblick
- Welche Bedeutung haben geschlechtspezifische Aspekte für die Prävention und Gesundheitsförderung?
- Welche Unterschiede zwischen Männern und Frauen spielen dabei eine besondere Rolle?
- Ist es sinnvoll, bei der Konzeption und Implementierung von Maßnahmen zur Prävention und Gesundheitsförderung den Faktor Geschlecht zu berücksichtigen?
- Brauchen beispielsweise Raucher andere Entwöhnungsprogramme als Raucherinnen?

Bisher finden geschlechtsspezifische Aspekte in Programmen zur Förderung der Gesundheit oder Vermeidung der Krankheit nur wenig Berücksichtigung. Während das Alter in Präventionsprogrammen noch eine Rolle spielt – es gibt zum Beispiel unterschiedliche Interventionen für jugendliche und erwachsene Raucher – existieren keine spezifischen Raucherinnenentwöhnungsprogramme. Dabei gibt es **Geschlechterunterschiede** im Rauchverhalten – um bei diesem Beispiel zu bleiben.

Im Folgenden werden einige geschlechtsspezifische Aspekte vorgestellt, die für die Prävention und Gesundheitsförderung von Bedeutung sind. Es soll also den Fragen nachgegangen werden, ob es Unterschiede zwischen den Geschlechtern bei den Erkrankungshäufigkeiten, in gesundheitsbezogenen Kognitionen, Erleben und Verhalten gibt. Zum Abschluss wird auf die Bedeutung dieser Unterschiede in Gesundheitsförderungsprogrammen eingegangen.

29.1 Geschlechtsspezifische Erkrankungen

Männer haben in allen Lebensaltern eine deutlich geringere **Lebenserwartung** als Frauen. Mit zunehmendem Alter nehmen die Unterschiede in der Lebenserwartung von Männern im Vergleich zu den Frauen kontinuierlich ab. Die 2013/2015 um 4,9 Jahre geringere Lebenserwartung von Männern zum Zeitpunkt der Geburt (Gesundheitsberichterstattung des Bundes (GBE), 2017a) lässt sich durch eine hohe Sterberate bei männlichen Neugeborenen erklären, die u.a. auch mit einer biologisch bedingten erhöhten **Erkrankungsvulnerabilität** in Verbindung gebracht wird.

Neben dem Geschlechtereinfluss sind noch die Auswirkungen **sozioökonomischer Faktoren** auf die Lebenserwartung zu diskutieren, was anschaulich der Ost-West-Vergleich zeigt: Die Lebenserwartung in den Jahren 2013/2015 ist für Frauen in den neuen Ländern (ohne Berlin) etwa gleich und für Männer je nach Altersgruppe um ungefähr ein Jahr geringer als im früheren Bundesgebiet (ohne Berlin). Ungefähr 20 Jahre zuvor betrug der Ost-West-Unterschied noch 2,2 Jahre bei den Frauen und 3,3 Jahre bei den Männern (GBE des Bundes, 2017a). Als Ursachen für die Verringerung dieser Differenz werden das Angleichen des Lebensstandards und der medizinischen Versorgung in beiden Teilen Deutschlands diskutiert. Auch der internationale Vergleich ist ein Indiz für die Abhängigkeit der Lebenserwartung von bestimmten **gesellschaftlichen Bedingungen**. So sank beispielsweise in Russland die Lebenserwartung nach dem Zerfall der Sowjetunion um fast fünf Jahre und die Differenz zwischen den Geschlechtern stieg. Die Lebenserwartung der Männer betrug dort 1995 58,3 Jahre und lag 13,4 Jahre unter der der Frauen (BiB, 2000).

Dass es aufgrund bestimmter **anatomischer Merkmale** bestimmte geschlechtsspezifische Erkrankungen wie Gebärmutterhals- oder Prostatakrebs gibt, ist logisch und hinreichend bekannt. Geschlechterunterschiede treten aber auch bei beide Geschlechter betreffenden Erkrankungen auf. Da die meisten Krankheiten nicht meldepflichtig sind, liegen Daten über Erkrankungshäufigkeiten nur für bestimmte Regionen vor, die dann auf das gesamte Bundesgebiet hochgerechnet werden. Tabelle 29-1 zeigt dazu die Inzidenz und Letalität des akuten Myokardinfarkts.

Die **Erkrankungsrate** beim akuten Herzinfarkt liegt bei den Männern in allen dargestellten Altersgruppen höher als bei den Frauen. Bei den bis zu 45-Jährigen haben die Frauen merklich geringere Heilungschancen, die Letalität an dieser Erkrankung liegt bei ihnen bei über 75 %. Bei der Betrachtung der Schlaganfallraten fällt auf, dass diese Erkrankung erst im höheren Lebensalter auftritt, wobei zwischen 35 und 74 Jahren auch überwiegend Männer erkranken. Erst bei den über 74-Jährigen ist der Frauenanteil mit 68,1 % an den Gesamterkrankten größer als der Männeranteil (Statistisches Bundesamt, 1998).

Erkrankungshäufigkeiten lassen sich auch indirekt in der **Todesursachenstatistik** ablesen. Dort ist zu sehen, dass Männer in den Hauptdiagnosegruppen des ICD-10 lediglich bei Krankheiten des Muskel- und Skelettsystems sowie bei Krankheiten der Haut eine geringere Mortalitätsziffer als Frauen haben (siehe Abbildung 29-1). Die meisten Menschen sterben in Deutschland an Erkrankungen des Herz-Kreislauf-Systems und an Krebs. Während die Mortalität bei den unter 15-jährigen und den über 65-jährigen Männern im Vergleich zu der Sterberate der Frauen nur moderat erhöht ist, übertrifft sie im Lebensalter von 15–65 Jahren die der Frauen um mehr als das Doppelte.

Tabelle 29-1: Inzidenz und Letalität des akuten Myokardinfarkts 1991 für die Region Augsburg (MONICA-Projekt Augsburg 1990/92, in Statistisches Bundesamt, 1998).

Altersgruppe	Inzidenz		Letalität	
	Männer	Frauen	Männer	Frauen
	je 100 000 Einwohner		in %	
25–34	10,5	1,4	50	100
35–44	82,5	13,2	40	74
45–54	283,0	61,2	43	42
55–64	720,3	220,0	55	56
65–74	1691,4	693,9	68	70

Betrachtet man hingegen nur die Haupttodesursachen, also diejenigen, die über drei Viertel der Todesfälle ausmachen, und dies in der Altersgruppe der unter 65-Jährigen, so werden die Geschlechterdifferenzen noch deutlicher, wie in Tabelle 29-2 zu sehen ist.

Weiterhin liefern noch **Verkehrsunfälle** einen wesentlichen Beitrag zur erhöhten Mortalität der Männer, wobei insgesamt Männer durchschnittlich zwei- bis dreimal häufiger als Frauen infolge eines Unfalls sterben. Davon sind besonders jüngere männliche Personen im Alter von 20–25 Jahren betroffen (16,4 vs. 3,7 bei 100000 Einwohnern in Deutschland im Jahr 2015; GBE des Bundes, 2017c). Hier ist eindeutig der Einfluss des Geschlechts auf einen Aspekt des Gesundheitsverhaltens zu sehen.

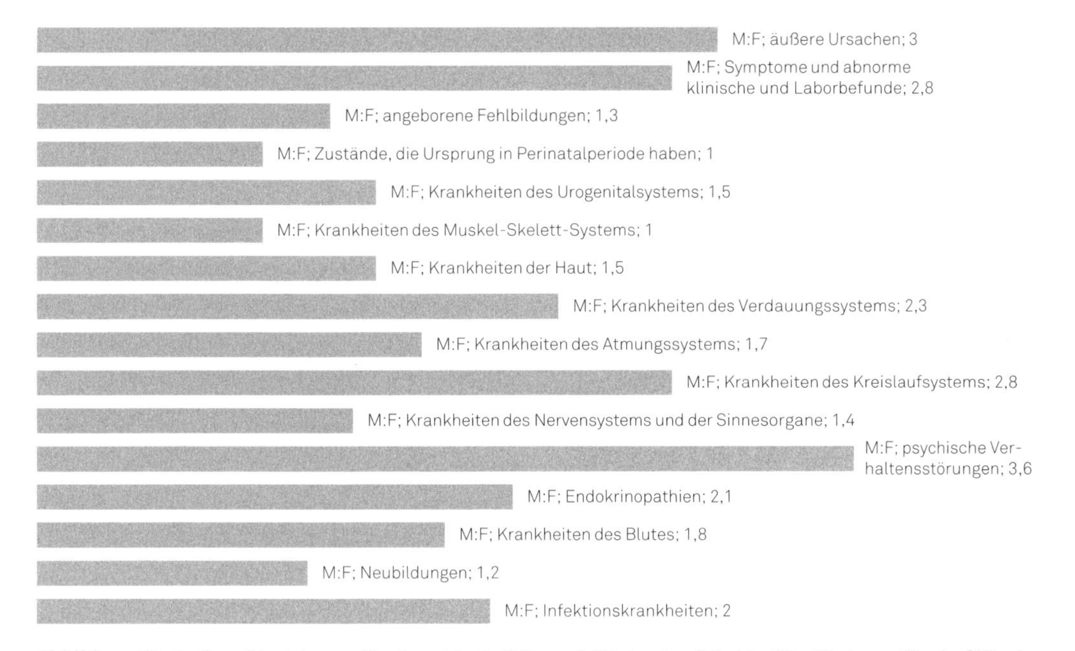

Abbildung 29-1: Geschlechtsspezifisches Mortalitätsverhältnis der 20- bis 65-Jährigen. Sterbefälle je 100000 Männer/Sterbefälle je 100000 Frauen bei ausgewählten Krankheitsgruppen 2015 (GBE des Bundes, 2017c).

Tabelle 29-2: Sterbefälle im Geschlechtervergleich Deutschland 2015 (GBE des Bundes, 2017c).

Todesursache	Männer	Frauen	GMV
Neubildungen (Krebs)	126407	107345	1,18
Kreislaufsystem	157996	198620	0,79
Atmungssystem	36600	31700	1.14
Verdauungssystem	20689	19155	1,10
Verletzungen und Vergiftungen	21591	14905	1,49

GMV = geschlechtsspezifisches Mortalitätsverhältnis

Ein relativ starker Geschlechterunterschied ist auch in den **Selbstmordraten** zu finden. Hierbei ist aber die insgesamt geringe Sterbeziffer zu beachten, die in den letzten Jahren kontinuierlich sinkt: 2015 starben insgesamt 10078 Menschen an einem Suizid (GBE des Bundes 2017c), davon waren 7397 Männer und 2681 Frauen. Dabei ist die Anzahl der Suizide der Männer in allen Altersgruppen weit um das Doppelte höher als bei den Frauen. Bei den **Suizidversuchen** kommen nach Schätzungen bei den Männern hingegen drei Suizidversuche auf einen vollzogenen Suizid, bei den Frauen sind es zwölf Suizidversuche (Statistisches Bundesamt, 1998). Ein starker Anstieg der Suizide ist vor allem bei Männern und Frauen ab 75 Jahren zu verzeichnen. Zudem ist die Selbstmordquote aber auch regionenabhängig; in Deutschland ist sie beispielsweise für Frauen und Männer der neuen Länder höher als im früheren Bundesgebiet, vor allem bei den über 75-Jährigen (GBE des Bundes, 2017c).

Interessant ist auch, dass die Geschlechterdifferenzen bei den Mortalitätsraten tendenziell im Osten höher sind als im Westen. Als Ursache werden sozioökonomische Einflussfaktoren diskutiert wie die höhere Arbeitslosigkeit im Osten oder das geringere Einkommen in den neuen Bundesländern.

Wichtig für Gesundheitsförderung und Prävention

Männer und Frauen **werden unterschiedlich alt, erkranken und sterben an unterschiedlichen Krankheiten**. Bei einigen Erkrankungen (wie Herzinfarkt) und Verkehrsunfällen sowie Selbstmorden ist der Geschlechterunterschied in allen Altersgruppen zu finden. Bei anderen Erkrankungen (wie Schlaganfall) gibt es einen Alterseffekt. Jüngere Männer sterben seltener an einem Schlaganfall, während es bei den über 65-Jährigen keine Geschlechterdifferenzen gibt.

29.2 Geschlecht und gesundheitsbezogene Kognitionen

29.2.1 Subjektive Vorstellungen von Gesundheit und Krankheit

Bereits im Health-Belief-Modell wurde der Einfluss von subjektivem Wissen auf das Gesundheitsverhalten postuliert und nachgewiesen. Seitdem gibt es viele Studien, die den Einfluss subjektiver Konzepte auf das Krankheits- bzw. Gesundheitsverhalten beschreiben (Amann & Wipplinger, 1998).

Frauen tendieren zu differenzierterer Wahrnehmung gesundheitsbezogener Themen, fühlen sich davon stärker betroffen und setzen sich intensiver mit der Gesundheitsproblematik auseinander als Männer (Christeiner, 1999). Sie verstehen Gesundheit eher auf einer psychischen Ebene, Männer hingegen auf der Ebene von Leistungsfähigkeit und Abwesenheit von Krankheit (Faltermaier et al., 1998). Männer räumen körperlicher Arbeit und Sport, Frauen gesunder Ernährung und psychischen Faktoren einen Einfluss auf die Gesundheit ein (Frank, 2001). Viele Studien bestätigen die psychosoziale Ursachenattribution bei Frauen. So fand z.B. Christeiner heraus, dass Frauen **psychosozial und selbstbezogen** attribuieren (Christeiner, 1999). Männer hingegen nennen eher **Risikofaktoren als Auslöser** für Erkrankungen, betonen ihr bisheriges Gesundheitsverhalten und beziehen eher ihre eigene Verantwortlichkeit mit ein (Christeiner, 1999; Frank, 2001).

Andere Studien betonen hingegen, dass keine Geschlechtsunterschiede auftreten, wenn Frauen und Männer mit vergleichbarem sozialem Kontext und ähnlichen Lebens- und Arbeitsbedingungen untersucht werden (Frank, 2001). So kommt eine Studie von Kuhlmann und Kolip zu dem Schluss, dass Geschlecht kein eindeutiger Prädiktor für Gesundheitsvorstellungen ist (Kuhlmann & Kolip, 1998).

Auch ist Gesundheit für beide Geschlechter unterschiedlich wichtig (vgl. Abbildung 29-2). Es ist zu sehen, dass Gesundheit generell für beide Geschlechter eine große Wichtigkeit besitzt, Frauen aber der Gesundheit etwas mehr Wichtigkeit beimessen als Männer.

29.2.2 Gesundheitsrelevante Persönlichkeitsmerkmale

Die in der Gesundheitspsychologie häufig gestellten Fragen „Wer bleibt gesund?“ oder „Wer erholt sich schneller von einer Erkrankung?“ lassen die Bedeutung gesundheitsrelevanter Persönlichkeitsmerkmale anklingen. Diese Merkmale oder Verhaltensstile lassen sich in zwei Arten einteilen (Kohlmann, 2003):

- **Emotionsbezogene Persönlichkeitsmerkmale** sind zum Beispiel Feindseligkeit oder emotionale Expressivität.
- **Kontrollorientierte Merkmale** sind Kontrollüberzeugungen, Selbstwirksamkeit und Optimismus.

Zusammenhänge zwischen Persönlichkeit und Entstehung von Krankheit ließen sich bisher kaum nachweisen. Persönlichkeit wirkt eher bei dem Umgang mit Gesundheit und Krankheit. External attribuierende Menschen werden vielleicht eher den Arzt aufsuchen. Zur **Geschlechterabhängigkeit** von diesen Persönlichkeitsmerkmalen gibt es je nach Merkmal unterschiedliche Befunde.

Ein **Persönlichkeitsmodell**, das in den letzten Jahren zunehmend an Bedeutung gewonnen hat, ist das der **fünf großen Persönlichkeitsdimensionen** (Big Five) wie Neurotizismus, Extraversion, Verträglichkeit, Offenheit und Gewissenhaftigkeit. Dabei wurde festgestellt, dass das Persönlichkeitsmerkmal **Gewissenhaftigkeit** mit hoher Compliance nach Herzinfarkt und gesundheitsbezogenem Verhalten einhergeht. Geschlechterunterschiede ließen sich bei diesem Merkmal jedoch nicht finden. Bei den **Kontroll-**

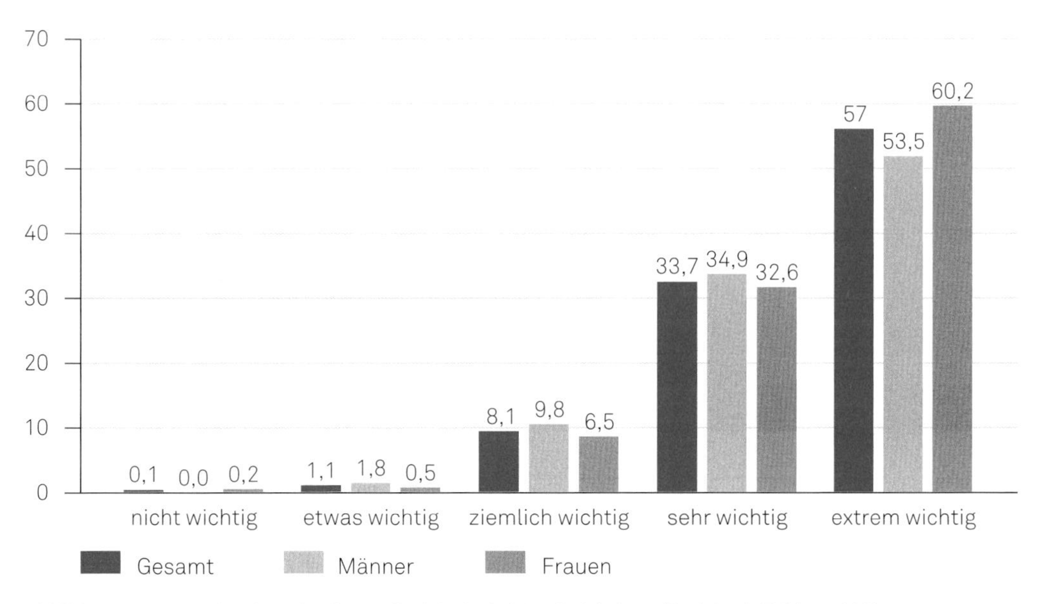

Abbildung 29-2: Wichtigkeit der Gesundheit bei 18- bis 50-Jährigen (Brähler & Felder, 1999).

Wichtig für Gesundheitsförderung und Prävention

Hinsichtlich **geschlechtsspezifischer gesundheitsbezogener Vorstellungen** sind die Befunde widersprüchlich. Insgesamt scheinen für Männer eher körperliche Aspekte bei ihrer Gesundheit bedeutsam, sie messen der Gesundheit weniger Bedeutung bei und sind dadurch für Präventionsstrategien weniger erreichbar. Frauen zeigen eher ein allumfassendes Gesundheitsverständnis, messen der Gesundheit mehr Bedeutung zu und könnten demzufolge für Präventionsstrategien leichter erreichbar sein. Generell ist aber immer der soziale Kontext zu beachten: Geschlecht stellt somit nur eine Einflussgröße auf Gesundheitsverhalten dar.

überzeugungen können Geschlechterdifferenzen nachgewiesen werden. So attribuieren Männer beispielsweise stärker internal, sehen sich also selbst in der Verantwortung für ihre Gesundheit; Frauen hingegen sehen eher den Arzt verantwortlich für ihre Gesundung und Gesundheit (Muthny et al., 1994).

Ein drittes in letzter Zeit sehr häufig diskutiertes Persönlichkeitsmerkmal ist das **Kohärenzgefühl** (Sense of Coherence, Antonovsky, 1987). Es wird als dispositionelle Bewältigungsressource betrachtet, die Menschen widerstandsfähiger gegenüber Stressoren macht und damit zur Aufrechterhaltung und Förderung der Gesundheit beiträgt. In einer repräsentativen Untersuchung (Singer & Brähler, 2007) zeigten Frauen ein geringeres Kohärenzgefühl als Männer.

29.3 Wahrnehmung des eigenen Gesundheitszustands

Einen wichtigen **Einfluss auf das Gesundheitsverhalten** hat die Wahrnehmung des eigenen Gesundheitszustandes. In den Industrienationen geben die Männer einen besseren Gesundheitszustand als Frauen an. Außerdem beschreiben sie sich weniger anfällig gegenüber Krankheiten und sehen sich bei der Erfüllung alltäglicher Aufgaben nicht durch ihren Gesundheitszustand beeinträchtigt. Allerdings achten Männer wiederum weniger auf ihre Gesundheit. Bei den Körperbeschwerden klagen Männer weniger als Frauen.

Eine Möglichkeit zur Erhebung **subjektiver Beschwerden** ist der Gießener Beschwerdebogen (GBB; Brähler und Scheer, 1995). Aufgrund einer Vielzahl von empirischen Untersuchungen mit diesem Verfahren ist es möglich, die alten und neuen Bundesländer miteinander zu vergleichen, sowie zu untersuchen, ob sich die Geschlechts- und Altersdifferenzen bei den Körperbeschwerden in den letzten zwei Jahrzehnten geändert haben (Brähler et al., 1999) (siehe Abbildung 29-3).

Die Körperbeschwerden der Männer sind sowohl im Osten als auch im Westen deutlich geringer als die der Frauen. Zu Beginn der 1990er-Jahre war zu beobachten, dass ostdeutsche Männer fast genau so stark wie westdeutsche Frauen klagen. 2013 haben sich die Frauen in ihrem Beschwerdedruck fast angeglichen, während die westdeutschen Männer eine geringere Beschwerdehäufigkiet angaben als die ostdeutschen (Brähler et al., 1999; eigene Berechnungen). Es wird deutlich, dass sich der Geschlechtsunterschied im Beschwerdedruck in Westdeutschland von 1975 zu 1994 deutlich vermindert hat und

Wichtig für Gesundheitsförderung und Prävention

In der subjektiven Gesundheit sind Geschlechterdifferenzen sichtbar. Männer fühlen sich gesünder. Dabei sind auch gesellschaftliche Einflüsse zu beobachten; so sinkt die Geschlechterdifferenz in der Beschwerdeäußerung. Es ist anzunehmen, dass Männer aufgrund ihrer geringeren subjektiven Beschwerden für eine Gesundheitsförderung weniger zugänglich sind.

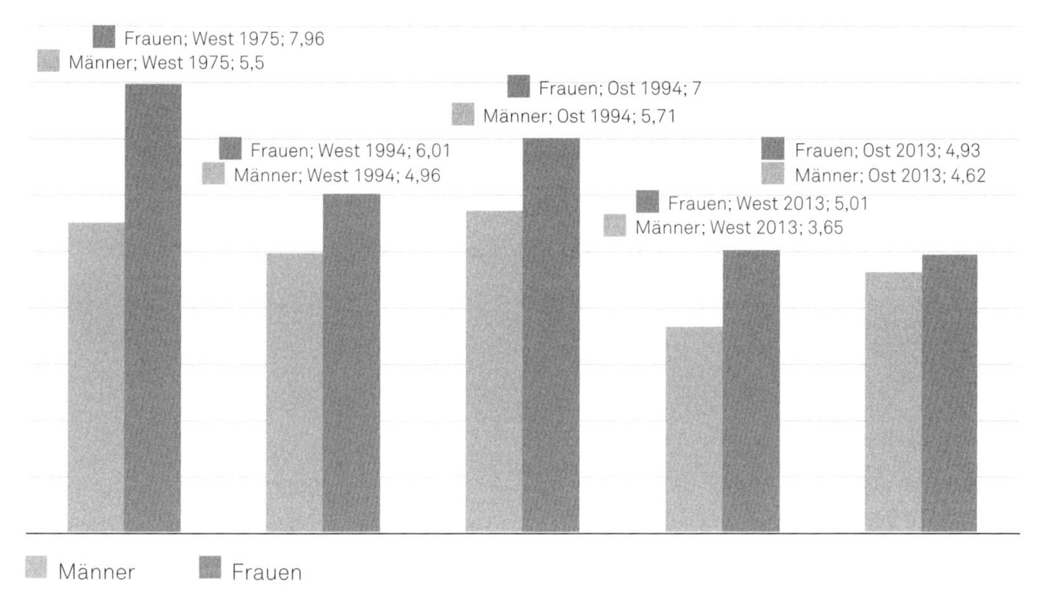

Abbildung 29-3: Beschwerdedruck der 18- bis 60-Jährigen (Giessener Beschwerdebogen Kurzform, Gesamtwert; Brähler et al., 1999; eigene Berechnungen).

danach wieder etwas angestiegen ist (Differenz 1975 = 2,46; Differenz 1994 = 1,05; Differenz 2013 = 1,36). All diese Befunde deuten darauf hin, dass das Ausmaß der subjektiven Beschwerden auf **Sozialisationseinflüsse** zurückgeht und epochenspezifisch sein kann.

29.4 Geschlecht und Gesundheitsverhalten

Gesundheitsverhalten oder im negativen Sinn **Risikoverhalten** wie Rauch-, Trink- und Essgewohnheiten sind erheblich an der Entstehung lebensbedrohlicher Erkrankungen, wie z. B. dem akuten Myokardinfarkt, chronischer Lebererkrankungen und zerebrovaskulärer Erkrankungen beteiligt. In einigen Fällen wie beim riskanten Verhalten im Straßenverkehr ist es sogar tödlich. Zum anderen kann eine adäquate Inanspruchnahme von Früherkennungsuntersuchungen die Zahl der letal verlaufenden Krankheiten eindämmen. Welche Unterschiede gibt es hier zwischen den Geschlechtern?

29.4.1 Trinkgewohnheiten

Männer trinken mehr als Frauen. Vor allem bei hohem Alkoholkonsum pro Tag ist der Männeranteil mehrfach größer als der Frauenanteil. In den neuen Ländern ist diese Relation noch ausgeprägter (Lange et al., 2016). Besonders deutlich wird dies auch aus der Aufschlüsselung der Risikotrinker, also derjenigen, die nach Selbsteinschätzung einen riskanten Alkolkonsum nach dem Alcohol Use Disorder Identification Test Consumption (AUDIT-C) zeigten (Tabelle 29-3).

Es ist zu sehen, dass sowohl im Osten als auch im Westen die geringste Geschlechterdifferenz bei den über 65-Jährigen liegt. Den größten Unterschied zeigen die 45- bis 65-Jährigen im Os-

Tabelle 29-3: Risikokonsum (AUDIT-C) in Prozent nach Altersgruppen 2010 (RKI, 2012).

Altersgruppe	West		Ost	
	Männer	Frauen	Männer	Frauen
18–29	44,9	33,1	43,0	29,8
30–44	27,3	19,7	38,4	22,4
45–64	29,7	21,6	40,6	20,7
ab 65	27,9	19,2	23,6	16,2
gesamt	31,4	22,3	36,8	21,2

ten, wo über zwei Drittel der männlichen Bevölkerung zu den Riskokonsumenten gehört.

29.4.2 Rauchgewohnheiten

Dem Zigarettenrauch wird ein erheblicher Anteil an der Entstehung von Krankheiten des Kreislaufsystems und anderer schwerer Erkrankungen, wie z.B. Lungenkrebs, zugeschrieben. Neben der **Dauer** des Rauchens hat die **Höhe** des täglichen Konsums Auswirkungen auf das Erkrankungsrisiko. Unter den Männern gibt es mehr Raucher. 20,3 % der Frauen gegenüber 29 % der Männer gehörten 2013 zum Beispiel in Deutschland zu den Rauchern. Bei den Geschlechtern findet eine Konvergenz bei den Jüngeren statt, während Männer zunehmend überhaupt nicht rauchen, stieg bei den Frauen die Zahl der Raucherinnen in den letzten Jahrzehnten dramatisch an, sodass sich heute in der Gruppe der bis 20-Jährigen geringe Geschlechterunterschiede finden lassen. Jedoch konsumieren die Raucherinnen durchschnittlich weniger Zigaretten als die Männer (RKI, 2012).

29.4.3 Ernährung

Ernährung gilt auch als wichtiger, die Gesundheit beeinflussender Faktor. Die Verteilung des Body-Mass-Index (BMI) nach Geschlecht ist in Tabelle 29-4 dargestellt. Bei Betrachtung der Mittelwerte des BMI liegen die Männer bis zum Alter von 60 Jahren etwas vor den Frauen, wobei der BMI mit dem Alter anwächst. Unter Berücksichtigung des BMI > 25 kg/m² als **Kriterium für Übergewicht** liegen die Männer in den Häufig-

Tabelle 29-4: Body-Mass-Index-Klassen nach Geschlecht (kg/m²) 2013 (GBE des Bundes, 2017b).

BMI-Wert (kg/m2)	Männer (%)	Frauen (%)
≤ 18,5	0,7	3,3
18,5 < 25	37,8	53,2
25 < 30	44,4	29,1
≥ 30	17,1	14,3

keiten vor den Frauen, und etwas mehr Männer als Frauen sind adipös (BMI > 30 kg/m²) (GBE des Bundes, 2017b).

In Deutschland sind je nach Definition **10 % aller Schulkinder und Jugendlichen als übergewichtig bzw. adipös** einzustufen. Der größere Anteil unter ihnen sind heute Jungen (10,8 % gegenüber 8,4 % in der HBSC-Studie), wobei sich das Geschlechterverhältnis im letzten Jahrzehnt umgekehrt hat (vgl. Benecke & Vogel, 2003). Auf der anderen Seite sind 15,1 % der Mädchen und 10,9 % der Jungen als untergewichtig klassifiziert (HBSC-Studie).

Zur Ernährung ist noch anzumerken, dass in den letzten Jahren auch der Gebrauch von Nahrungsmittelzusätzen (Vitaminen) gestiegen ist, wobei sich auch eine Geschlechtsdifferenz aufzeigen lässt. Männer nehmen diese Stoffe weniger zu sich als Frauen (Bellach, 1999).

29.4.4 Inanspruchnahme von Präventionsangeboten

Zu Geschlechterunterschieden in der Inanspruchnahme von Angeboten der Gesundheitsförderung und Primärprävention liegen wenige und wenig aussagekräftige Daten vor. Gut erforscht ist hingegen die Inanspruchnahme der **gesetzlichen Leistungen zur Früherkennung von Krebserkrankungen**, einer Maßnahme der Sekundärprävention, wo es Differenzen zwischen Männern und Frauen gibt (Tabelle 29-5).

Diesen Befund bestätigt auch die repräsentative Untersuchung, in der gefragt wurde, bei welchen Symptomen die Befragten den Arzt aufsuchten (Laubach & Brähler, 2001). Es zeigte sich, dass die **Männer** bei den meisten Symptomen **seltener zum Arzt** gehen würden als die Frauen, vor allem bei Schmerzen im Unterleib, andauernder Traurigkeit, Engegefühl oder Schmerzen in der Brust, fortgesetztem Husten, Blut im Stuhl und Angstzuständen. Für die Primärprävention und die Gesundheitsförderung ist ein ähnliches Verhalten zu vermuten.

Im Gesundheitsverhalten sind große Geschlechterunterschiede zu beobachten. Männer zeigen riskantere Verhaltensweisen. In den jüngeren Jahrgängen nehmen die Unterschiede jedoch ab. Auch die Differenzen innerhalb Deutschlands spielen eine Rolle, was für soziokulturelle Einflüsse spricht.

Tabelle 29-5: Inanspruchnahme von Krebsfrüherkennungsuntersuchungen in Prozent (RKI, 2012).

Altersgruppe/Bildungsgruppe	Männer	Frauen
20–34	–	64,9
35–44	25,4	84,6
45–54	50,1	87,3
55–64	67,3	89,0
ab 65	71,7	78,0
untere Bildungsgruppe	43,5	73,3
mittlere Bildungsgruppe	52,2	80,8
obere Bildungsgruppe	58,2	87,0

29.5 Auswirkungen der Geschlechterunterschiede auf Präventionsprogramme

Wie sind die vorgestellten Geschlechterdifferenzen zu erklären? Je nach Erklärungsansatz lassen sich unterschiedliche biologische oder soziale Faktoren heranziehen und gewichten.

Aus **biologischer Sicht** sind bestimmte Eigenschaften an das anatomische Geschlecht gekoppelt. Aggression, Konkurrenzstreben, Kontrollbedürfnis etc. sind demnach die natürlichen Attribute von Männern (Edley & Wetherell, 1995), Emotionalität, Expressivität, Liebesfähigkeit etc. die von Frauen. Begründet wird dies zum einen mit den geschlechtsspezifischen Unterschieden in einer Vielzahl von Gehirnbereichen, die möglicherweise mit geschlechtsspezifischem Verhalten korrelieren (Gouchie & Kimura, 1991; Shaywitz et al., 1995; Witelson, 1991). Auch wird die Wirkung von **geschlechtsspezifischen** Hormonen diskutiert. So kann Testosteron einen Anteil an dem höheren aggressiven Verhalten der Männer haben oder können Östrogene die Frauen vor kardiovaskulären Erkrankungen schützen. Dabei ist aber zu beachten, dass bisher sehr wenige direkte Zusammenhänge beobachtet worden sind (Eickenberg & Hurrelmann, 1997).

Einzig die **Genforschung** stellte einen Geschlechterunterschied bei bestimmten auf dem X-Chromosom rezessiv vererbten Krankheiten her, wobei Jungen eine höhere Anfälligkeit für diese Erkrankungen besitzen. Über genetisch bedingte geschlechtsspezifische Alterungsprozesse sowie eine an Chromosomen gebundene, je nach Geschlecht unterschiedliche Krebsanfälligkeit lässt sich bisher nur spekulieren. Der biologischen Verursachungsthese folgend wären die Unterschiede in den vorgestellten Daten geschlechtsimmanent. Extrem dargestellt hieße das, Männer würden aufgrund ihres anatomischen Geschlechts eher an Herz-Kreislauf-Erkrankungen erkranken oder Frauen weniger gesundheitsriskante Verhaltensweisen zeigen.

Die gefundenen Ost-West-Unterschiede wie z. B. die gleiche Beschwerdehäufigkeit bei West-Frauen und Ost-Männern (Brähler et al., 1999), die steigenden Zahlen der trinkenden Frauen oder der Raucherinnen in bestimmten Altersgruppen, eine ähnlich hohe Rate an Herz-Kreislauf-Erkrankungen bei sogenannten Karrierefrauen und Karrieremännern sowie ein Vergleich des Geschlechterverhältnisses bei Herz-Kreislauf-Erkrankungen in verschiedenen Staaten (Weidner, 2000) sprechen **gegen ein rein biologisches Erklärungsmodell**.

Sozialwissenschaftliche Diskussionen über Gender und Gesundheit versuchen, die Unterschiede zwischen Männern und Frauen mit Geschlechterrollen und -stereotypen zu beschreiben (Alfermann, 1996; Courtenay, 2000). Die **männliche Rolle** wird dabei treffend durch folgende vier Bestrebungen definiert (Sabo & Gordon, 1995):

1. „No Sissy Stuff“ (die unbedingte **Abgrenzung** von Frauen und deren Verhalten),
2. „The Big Wheel“ (das Gefühl der Üb**erlegenheit** gegenüber anderen),
3. „The Sturdy Oak“ (die Demonstration der **Unabhängigkeit**) und schließlich
4. „Give ’Em Hell“ (das **Sich-Durchsetzen** auch mit gewaltvollen Mitteln).

Mit dem Bestreben des Mannes, seine Geschlechterrolle zu erfüllen, ließen sich auch die höheren Mortalitätsraten in den vorgestellten Daten der Männer begründen (Waldron, 1995).

Die **Frauenrolle** ist in diesen klassischen Ansätzen komplementär zur männlichen angelegt und beinhaltet zum Beispiel Wärme, Einfühlsamkeit, Emotionalität und die Sorge um andere. Die höhere Klagsamkeit und die größere Inanspruchnahme des medizinischen Systems durch Frauen werden häufig mit diesen Rollenattributen in Verbindung gebracht. Frauen dürfen aufgrund ihrer Emotionalität Beschwerden freier äußern und das Aufsuchen des Arztes ist nicht mit Autoritätsverlust verbunden (Felder & Brähler, 1999). Zusätzlich kommt der Frau noch die Aufgabe der alltäglichen Gesundheitsarbeit zu: Sie trägt die **Verantwortung für die Herstellung und Bewahrung der häuslichen Bedingungen** für die Gesunderhaltung der Familie, vermittelt Einstellungen und Verhaltensweisen über Gesundheit und knüpft den Kontakt zum Gesundheitssystem (Graham, 1985). Die höhere Klagsamkeit könnte somit eine Folge einer höheren Sensibilisierung für diese Themen sein.

Moderne feministische Theorien kritisieren diese Rollentheorien als zu statisch und beschreiben das Entstehen von Rollen in einem Interaktionsprozess sowohl innerhalb der Gruppe der Männer als auch zwischen Männern und Frauen. Demzufolge fordern sie eine detailliertere Untersuchung der Unterschiede zwischen den Männern (Courtenay, 2000) und zwischen den Frauen (Maschewsky-Schneider et al., 1999). Die festgestellte Abhängigkeit der Gesundheit von **sozialer Schicht, Alter** oder **ethnischer Zugehörigkeit** sind dafür Belege. Bisherige Untersuchungen werten allerdings soziodemografische Variablen nur teilweise aus. Auch die hier vorgelegten Daten weisen dieses Manko auf und lassen nur bedingt Vermutungen über Unterschiede innerhalb der Geschlechter zu. Jüngere Männer scheinen zum Beispiel eher ihre maskuline Rolle im Straßenverkehr auszuleben als ältere Männer, was die erhöhte Zahl der Verkehrstoten zeigt.

Beim Vergleich dieser Ansätze zur Erklärung geschlechtsspezifischer Differenzen in Bezug auf Gesundheit und Krankheit fällt auf, dass sie aufgrund ihrer teilweisen einseitigen Sichtweise nicht zu überzeugenden theoretischen Interpretationen kommen. Notwendig ist daher die Betrachtung der Geschlechtsunterschiede aus einer **biopsychosozialen Perspektive**, wobei genetische Disposition, physiologische und hormonelle Regulation, psychische Belastungsverarbeitung, berufliche und familiäre Rollen, soziale Unterstützung, Interaktion und Körperbewusstsein berücksichtigt werden sollen. An dieser Stelle muss in Zukunft Prävention und Gesundheitsförderung ansetzen.

Zusammenfassung

- Präventionsprogramme müssen sowohl den Faktor biologisches Geschlecht (Sex) als auch den Faktor soziales Geschlecht (Gender) neben den spezifischen Lebenssituationen einbeziehen.
- Bei Interventionen zur Förderung des risikoarmen Verhaltens im Straßenverkehr sind daher eher junge Männer über ihre Leistungsaspekte anzusprechen.
- In schulischen Suchtpräventionsprogrammen müsste der Aspekt männlicher und weiblicher Sozialisation stärker an Bedeutung gewinnen.
- Generell gilt es, die vorhandenen Strategien unter dem Geschlechteraspekt zu prüfen.

Diskussionsanregung

- Welche Unterschiede zwischen den Geschlechtern gibt es bei den Erkrankungshäufigkeiten, im Gesundheitsverhalten und in den gesundheitsbezogenen Kognitionen?
- Wie sieht die zukünftige Entwicklung der Geschlechterunterschiede beim Rauchen aus?
- Welche Ursachentheorien bezüglich Geschlechterunterschieden sollten einem Präventionsprogramm zugrunde gelegt werden?
- Welches der beiden Geschlechter ist für Präventionsprogramme leichter zu erreichen?
- Ist es sinnvoll, Geschlechterunterschiede bei der Konzeption von Gesundheitsförderungsprogrammen zu berücksichtigen?

Literatur

Alfermann, D. (1996). *Geschlechterrollen und geschlechtstypisches Verhalten*. Stuttgart: Kohlhammer.

Amann, G. & Wipplinger, R. (1998). Die Relevanz subjektiver Theorien in der Gesundheitsförderung. In G. Amann & R. Wipplinger (Hrsg.), *Gesundheitsförde-*

rung. Ein multidimensionales Tätigkeitsfeld (S. 153–175). Tübingen: dgvt.

Antonovsky, A. (1987). *Unraveling the mystery of health. How people manage stress and stay well.* San Francisco: Jossey Bass.

Bellach, B.M. (1999). Bundes-Gesundheitssurvey 1998. *Das Gesundheitswesen, 61*, 55–222.

Benecke, A. & Vogel, H., Robert Koch-Institut (RKI) (Hrsg.) (2003). *Übergewicht und Adipositas* (Gesundheitsberichterstattung des Bundes, Heft 16). Verfügbar unter: https://www.rki.de/DE/Content/Gesundheitsmonitoring/Gesundheitsberichterstattung/GBEDownloadsT/uebergewicht.pdf?__blob=publicationFile. Zugriff am 10. Februar 2018.

Brähler, E. & Scheer, J.W. (1995). *Der Gießener Beschwerdebogen (GBB). Testhandbuch.* Bern: Huber.

Brähler, E. & Felder, H. (Hrsg.). (1999). *Weiblichkeit, Männlichkeit und Gesundheit. Medizinpsychologische und psychosomatische Untersuchungen.* Opladen: Westdeutscher Verlag.

Brähler, E., Schumacher, J. & Felder, H. (1999). Die Geschlechtsabhängigkeit von Körperbeschwerden im Wandel der Zeit. In E. Brähler, H. Felder (Hrsg.), *Weiblichkeit, Männlichkeit und Gesundheit. Medizinpsychologische und psychosomatische Untersuchungen* (S. 171–185). Opladen: Westdeutscher Verlag.

Brähler, E., Hinz, A. & Scheer, J.W. (2008). *Der Gießener Beschwerdebogen (GBB-24). Testhandbuch.* (3. Aufl). Bern: Huber.

Bundesinstitut für Bevölkerungsforschung (BiB). (2000). Eine Auswahl von Beiträgen zur demographischen Entwicklung in Russland und Weißrussland in der 2. Hälfte der 90er Jahre. *Materialien zur Bevölkerungsforschung, 98.*

Christeiner, S. (1999). *Frauen im Spannungsfeld zwischen Gesundheit und Krankheit.* Bielefeld: Peter Kleine.

Courtenay, W.H. (2000). Constructions of masculinity & their influence on men's well-being: a theory of gender & health. *Social Science and Medicine, 50*, 1385–1401.

Edley, N., Wetherell, M. (1995). *Men in perspective: practice, power and identity.* London: Prentice Hall Harvester Wheatsheaf.

Eickenberg H.U. & Hurrelmann, K. (1997). Warum fällt die Lebenserwartung von Männern stärker hinter die der Frauen zurück? Medizinische und soziologische Erklärungsansätze. *Zeitschrift für Sozialisationsforschung und Erziehungssoziologie, 17*, 118–134.

Faltermaier, T., Kühnlein, I. & Burda-Viering, M. (1998). *Gesundheit im Alltag: Laienkompetenz in Gesundheitshandeln und Gesundheitsförderung.* Weinheim: Juventa.

Felder, H. & Brähler, E. (1999). Weiblichkeit, Männlichkeit und Gesundheit. In E. Brähler & H. Felder (Hrsg.), *Weiblichkeit, Männlichkeit und Gesundheit. Medizinpsychologische und psychosomatische Untersuchungen* (S. 9–30). Opladen: Westdeutscher Verlag.

Frank, U. (2001). *Subjektive Gesundheitsvorstellungen und gesundheitsförderlicher Lebensstil von Herzinfarktpatienten und -patientinnen.* Regensburg: Roderer.

Gesundheitsberichterstattung (GBE) des Bundes. (2017a). *Lebenserwartung in Deutschland bei Geburt (ab 1998, Geschlecht).* Verfügbar unter: http://www.gbe-bund.de. Zugriff am 10. Februar 2018.

Gesundheitsberichterstattung (GBE) des Bundes. (2017b). *Verteilung der Bevölkerung nach Body-Mass-Index-Gruppen in Prozent (2013, Alter, Geschlecht).* Verfügbar unter: http://www.gbe-bund.de. Zugriff am 10. Februar 2018.

Gesundheitsberichterstattung (GBE) des Bundes. (2017c). *Sterbefälle je 100000 Einwohner (2015, Region, Alter, Geschlecht, ICD10).* Verfügbar unter: http://www.gbe-bund.de. Zugriff am 10. Februar 2018.

Gouchie, C. & Kimura, D. (1991). The relationship between testosterone levels and cognitive ability patterns. *Psychoneuroendocrinology, 16*, 323–334.

Graham, H. (1985). Providers, negotiators, and mediators: women as the hidden carers. In E. Lewin & V. Oleson (Eds.), *Women, health, and healing* (pp. 25–52). New York: Tavistock.

Helfferich, C. (1995). Aufwind in der Krise. Geschichte und Perspektiven der Frauengesundheitsforschung. *Dr. med. Mabuse, 95*, 23–25.

Hoffmeister, H. & Bellach, B.M. (1995). *Die Gesundheit der Deutschen. Ein Ost-West-Vergleich von Gesundheitsdaten.* Berlin: Robert Koch-Institut.

Kohlmann, C.W. (2003). Gesundheitsrelevante Persönlichkeitsmerkmale. In M. Jerusalem & H. Weber (Hrsg.), *Psychologische Gesundheitsförderung. Diagnostik und Prävention* (S. 39–56). Göttingen: Hogrefe.

Kuhlmann, E. & Kolip, P. (1998). Lust und Freude am Leben. Gesundheitsvorstellungen von Professorinnen und Professoren. In U. Flick (Hrsg.), *Wann fühlen wir uns gesund? Subjektive Vorstellungen von Gesundheit und Krankheit* (S. 105–118). Weinheim: Juventa.

Lange, C., Manz, K., Rommel, A., Schienkiewitz, A. & Mensink, G.B.M. (2016). Alkoholkonsum von Erwachsenen in Deutschland. Riskante Trinkmengen, Folgen und Maßnahmen. *Journal of Health Monitoring, 1*, 2–21.

Laubach, W. & Brähler, E. (2001). Körperliche Symptome und Inanspruchnahme ärztlicher Versorgung. Eine Untersuchung an einer repräsentativen Stichprobe der deutschen Bevölkerung. *Deutsche Medizinische Wochenschrift, 126*, T1–T7.

Maschewsky-Schneider, U., Sonntag, U. & Klesse, R. (1999). Das Frauenbild in der Prävention – Psychologisierung der weiblichen Gesundheit? In E. Brähler & H. Felder (Hrsg.), *Weiblichkeit, Männlichkeit und Gesundheit. Medizinpsychologische und psychosomatische Untersuchungen* (S. 98–120). Opladen: Westdeutscher Verlag.

Muthny, F.A., Kramer, P., Lerch, J., Tausch, B. & Wiedemann, S. (1994). Gesundheits- und erkrankungsbezogene Kontrollüberzeugungen Gesunder. *Zeitschrift für Gesundheitspsychologie, 2* (3), 194–215.

Robert Koch-Institut (RKI). (2012). *Daten und Fakten: Ergebnisse der Studie „Gesundheit in Deutschland aktuell 2010"* (GEDA). Beiträge zur Gesundheitberichterstattung des Bundes. Berlin: RKI.

Sabo, D. & Gordon, D.F. (1995). Rethinking Men's Health and Illness. In D. Sabo & D.F. Gordon (Eds.), *Men's health and illness: gender, power, and the body* (pp. 1–21). Thousand Oaks CA: Sage Publications.

Shaywitz, B.A., Shaywitz, S.E., Pugh, K.R., Constable, R.T., Skudlarski, P., Fulbright, R.K. et al. (1995). Sex differences in the functional organisation of the brain for language. *Nature, 373*, 607–609.

Singer, S. & Brähler, E. (2007). *Die „Sense of Coherence Scale". Testhandbuch zur deutschen Version.* Göttingen: Vandenhoeck und Ruprecht.

Statistisches Bundesamt. (1998). *Gesundheitsbericht für Deutschland.* Stuttgart: Metzler und Pöschel.

Waldron, I. (1995). Contributions of changing gender differences in behavior and social roles to changing gender differences in mortality. In D. Sabo & D.F. Gordon (Eds.), *Men's health and illness: gender, power, and the body* (pp. 22–44). Thousand Oaks CA: Sage Publications.

Weidner, G. (2000). Why do men get more heart disease than women? An international perspective. *Journal of American College Health, 48*, 291–294.

Witelson, S.A. (1991). Sexual differentiation of the human tempero-parietal region for functional asymmetry: neuroanatomical evidence. *Psychoneuroendocrinology, 16*, 131–153.

Lese- und Medienempfehlung zur Vertiefung

Brähler, E. & Felder, H. (1999). *Weiblichkeit, Männlichkeit und Gesundheit. Medizinpsychologische und psychosomatische Untersuchungen.* Opladen: Westdeutscher Verlag.

Hurrelmann, K. & Kolip, P. (2003). *Geschlecht, Gesundheit und Krankheit. Männer und Frauen im Vergleich.* Bern: Huber.

Pasero, U. & Gottburgsen, A. (2003). *Wie natürlich ist Geschlecht? Gender und die Konstruktion von Natur und Technik. Opladen.* Opladen: Westdeutscher Verlag.

30 Prävention und Gesundheitsförderung bei Menschen mit Migrationshintergrund

Jacob Spallek, Maria Schumann und Tülan Yildirim

Überblick
- Was ist Migration und warum ist Migration gesundheitlich relevant?
- Wie steht es um die Inanspruchnahme von Angeboten der medizinischen Versorgung, der Prävention und Gesundheitsförderung bei Menschen mit Migrationshintergrund?
- Wie können Angebote der Prävention und Gesundheitsförderung migrantensensibel bzw. migrantenspezifisch gestaltet sein?

30.1 Einleitung

Die Bundesrepublik Deutschland ist seit ihrer Gründung ein Einwanderungsland. Ende 2015 lebten nach Angaben des Mikrozensus etwa 17,1 Millionen Menschen (21 %) mit Migrationshintergrund in Deutschland (Mediendienst Integration, 2017). Damit hat jeder fünfte Einwohner bzw. jede fünfte Einwohnerin in Deutschland einen Migrationshintergrund. Davon sind zwei Drittel selbst nach Deutschland zugewandert, ein Drittel ist als Nachkomme von Zugewanderten in Deutschland geboren.

Die Anzahl der Migrantinnen und Migranten ist in den letzten Jahrzehnten weltweit stetig gestiegen: Dazu zählen heute mehr als 200 Millionen Menschen auf der Erde (UN, 2013). Im Zuge der aktuellen Zuwanderungsbewegungen steigt auch in Deutschland der Anteil an Migrantinnen

Definition

Unter dem **Begriff „Migration"** wird im allgemeinen Verständnis die vorübergehende oder dauerhafte Verlegung des Wohnsitzes in ein anderes Land verstanden (internationale Migration) (BaMF, 2015). Als **„Menschen mit Migrationshintergrund"** gelten in der heutigen Situation aber nicht nur diejenigen, die selbst zugewandert sind (erste Generation), sondern auch deren Nachkommen, also die Kinder und in manchen Definitionen auch Enkelkinder der Zugewanderten (zweite und dritte Generation). Migration wird damit nicht mehr länger nur als vorübergehendes Ereignis verstanden, um in Deutschland zu arbeiten oder Asyl zu suchen. Vielmehr wird berücksichtigt, dass sich Migrantinnen und Migranten häufig langfristig in Deutschland niederlassen wollen. Dabei kann die Kultur des Herkunftslandes auch noch lange nach der Migration prägende Einflüsse haben, indem diese von Generation zu Generation weitergegeben werden („kulturelle Vererbung"). Es kann aber auch schnell ein Prozess der Akkulturation einsetzen, wobei neben den kulturellen Praktiken, Einstellungen, Normen und Werte aus dem Herkunftsland auch die des Einwanderungslandes angenommen werden können. Neben Verhaltensweisen werden auch biologische Eigenschaften, wie z. B. die Hautfarbe, an die Nachkommen weitergegeben. Es gibt keine klaren Definitionen, nach wie vielen Generationen Nachfahren von Zuwanderern keinen „Migrationshintergrund" mehr haben.

und Migranten, insbesondere in den jüngeren Altersgruppen, weiter an. Dabei können die Motive der Migration ganz unterschiedlich sein: Die Migration kann mit dem Ziel, die eigene wirtschaftliche Lage zu verbessern oder Familienangehörigen nachzufolgen, freiwillig und geplant geschehen. Migration kann aber auch aufgrund von politischer Verfolgung, Krieg, Hunger, Umweltkatastrophen oder anderen Ereignissen erfolgen, dann oft ungeplant und unfreiwillig. Ohne Zuwanderung würde die Bevölkerung in Deutschland schrumpfen, was auch angesichts des Alterns der autochthonen (nicht zugewanderten) Bevölkerung wirtschaftliche und gesellschaftliche Konsequenzen hätte.

Dieses Kapitel befasst sich zum einen mit dem Zusammenhang zwischen Migration und Gesundheit und möglichen Erklärungsansätzen zu gesundheitlichen Unterschieden zwischen Menschen mit und ohne Migrationshintergrund, zum anderen werden der Zugang zur und die Inanspruchnahme von Versorgung, Prävention und Gesundheitsförderung dargestellt. Hier geht es vor allem darum, Ideen und Strategien aufzuzeigen, wie eine migrantensensible oder auch migrantenspezifische Gesundheitsförderung und Prävention gestaltet sein könnte.

30.2 Zusammenhang zwischen Migration und Gesundheit

Die Frage, inwiefern Migration und Gesundheit im Zusammenhang stehen, wurde bereits in zahlreichen Studien aufgegriffen. So verdeutlichen die empirischen Arbeiten, dass durchaus Unterschiede in der gesundheitlichen Lage zwischen Menschen mit und ohne Migrationshintergrund bestehen. Einen Überblick der empirischen Ergebnisse im internationalen Kontext bieten u.a. die Artikel von Rechel und Kollegen (Rechel et al., 2013) oder Razum und Samkagne-Zeeb (Razum & Samkagne-Zeeb, 2014). Eine etwas ältere Zusammenstellung der Ergebnisse für Deutschland liefert der Schwerpunktbericht der Gesundheitsberichterstattung des Bundes „Migration und Gesundheit" vom Robert Koch-Institut (RKI, 2008). In den empirischen Arbeiten zeigt sich, dass Migrantinnen und Migranten nicht prinzipiell gesünder oder kränker sind im Vergleich zur nicht migrierten Bevölkerung. Vielmehr scheinen sie sich hinsichtlich der verschiedenen **Krankheitsrisiken und Gesundheitsressourcen** zu unterscheiden. So weisen die Ergebnisse beispielsweise darauf hin, dass bestimmte Migrantinnen und Migranten im Gegensatz zur nicht migrierten Mehrheitsbevölkerung ein höheres Risiko für bestimmte Infektionskrankheiten, wie Tuberkulose, Hepatitis und HIV, haben können. Andere Analysen zeigen, dass spezifische bösartige Neubildungen, wie Haut- oder Brustkrebs, bei Personen mit Migrationshintergrund seltener im Vergleich zu Personen ohne Migrationshintergrund auftauchen. Zudem sollen manche Migrantinnen und Migranten ihre Gesundheit weniger gut einschätzen, häufiger psychischen Belastungen ausgesetzt sein und auch höhere Prävalenzen für Depressionen und psychosomatische Erkrankungen aufweisen. Dagegen ist die Prävalenz für Herz-Kreislauf-Erkrankungen bei migrierten Erwachsenen insgesamt geringer als bei nicht migrierten. Für Kinder und Jugendliche mit einem Migrationshintergrund konnte gezeigt werden, dass diese seltener an einer Allergie leiden. Darüber hinaus ist eine geringere altersadjustierte Gesamtsterblichkeit bei Migrantinnen und Migranten im Vergleich zur nicht migrierten Mehrheitsbevölkerung in Deutschland zu beobachten (RKI, 2008; Kohls, 2015; RKI, 2015). Damit wird deutlich, dass Migration nicht per se krank macht, aber ein wichtiger Faktor ist, der die Gesundheit eines Menschen sowohl negativ als auch positiv beeinflussen kann.

30.2.1 Krankheitsrisiken und Gesundheitsressourcen von Migrantinnen und Migranten – empirische Belege und Erklärungsmodelle

Inwiefern sich die gesundheitlichen Ungleichheiten bei Menschen mit Migrationshintergrund erklären und wie sich die dahinterstehenden Wirkmechanismen in ihrer Komplexität abbilden lassen, wurde über die letzten Jahre mithilfe verschiedener Erklärungsmodelle darzustellen versucht. Drei bekannte Modelle sind das Modell des „gesunden Migranten", das Modell des gesundheitlichen Übergangs und das Lebenslaufmodell zu Migration und Gesundheit:

- Das **Modell des „gesunden Migranten"** (Healthy Migrant Effect) beschreibt das Phänomen, dass Migrantinnen und Migranten in Todesursachenstatistiken oftmals eine niedrigere Sterblichkeit im Vergleich zur Bevölkerung des Ziellandes aufweisen. Dieser Mortalitätsvorteil ist ungewöhnlich, da Migrantinnen und Migranten im Zielland der Migration häufig überproportional in den niedrigen Statusgruppen vertreten sind, die oft eine höhere Chance für riskantes Gesundheitsverhalten, Krankheiten und vorzeitige Mortalität haben. Eine mögliche Erklärung wurde in der selektiven Zusammensetzung der Gruppe der Migrantinnen und Migranten gesehen, da traditionell betrachtet vor allem besonders gesunde und aktive Menschen migrieren. Unter dieser Annahme hätten Migrantinnen und Migranten zum Zeitpunkt ihrer Ankunft im Zielland einen überdurchschnittlich guten Gesundheitszustand, womit auch von einer geringeren Sterblichkeit ausgegangen werden kann (Razum, 2009; Lampert et al., 2013).
- Das **Modell des gesundheitlichen Übergangs** beschreibt die Migration von einem ärmeren in ein reicheres Land als einen Übergang von Gesellschaften mit einer hohen Sterblichkeit – vor allem in Bezug auf Infektionserkrankungen sowie Mutter- und Kindersterblichkeit – hin zu Gesellschaften mit geringen Sterberaten – überwiegend durch chronische, nicht übertragbare Erkrankungen. Eine bessere medizinische Versorgung und verbesserte hygienische Standards im Zielland der Migration im Vergleich zum Herkunftsland gehen relativ schnell mit geringer Sterblichkeit einher. Neuerkrankungen und Sterblichkeit bezüglich chronischer Erkrankungen treten wegen der langen Latenzzeit hingegen erst später auf, weshalb Migrantinnen und Migranten oft noch Jahre nach der Migration hier geringere Prävalenzen und Sterberaten gegenüber der Mehrheitsbevölkerung im Zielland aufweisen (Razum & Twardella, 2002).
- Das **Lebenslaufmodell** zu Migration und Gesundheit betrachtet den gesundheitlichen Übergang aus einer Lebenslaufperspektive (Spallek et al., 2011). Die Wirkung der Expositionen aus dem Herkunftsland und dem Zielland der Migration auf die Gesundheit werden im Lebenslaufmodell durch eine zeitliche Komponente ergänzt (siehe Abbildung 30-1). Krankheiten sind demnach das Produkt von biologischen, verhaltensbezogenen und sozialen Einflüssen, die über den gesamten Lebenslauf auf das Individuum und dessen Nachkommen wirken. Migration wird als eine sich über den gesamten Lebenslauf gestaltende Determinante verstanden, die sowohl Ressourcen als auch Risiken birgt und sich damit in verschiedenen Phasen des Lebens sowohl positiv als auch negativ auf die Gesundheit auswirken kann (Spallek et al., 2011).

30.2.2 Migration und der soziale Status

Die Erklärungsmodelle machen die besondere gesundheitliche Situation von Menschen mit Migrationshintergrund in ihrer Komplexität deutlich. Migration ist damit eine wichtige Determinante zur Erklärung gesundheitlicher Un-

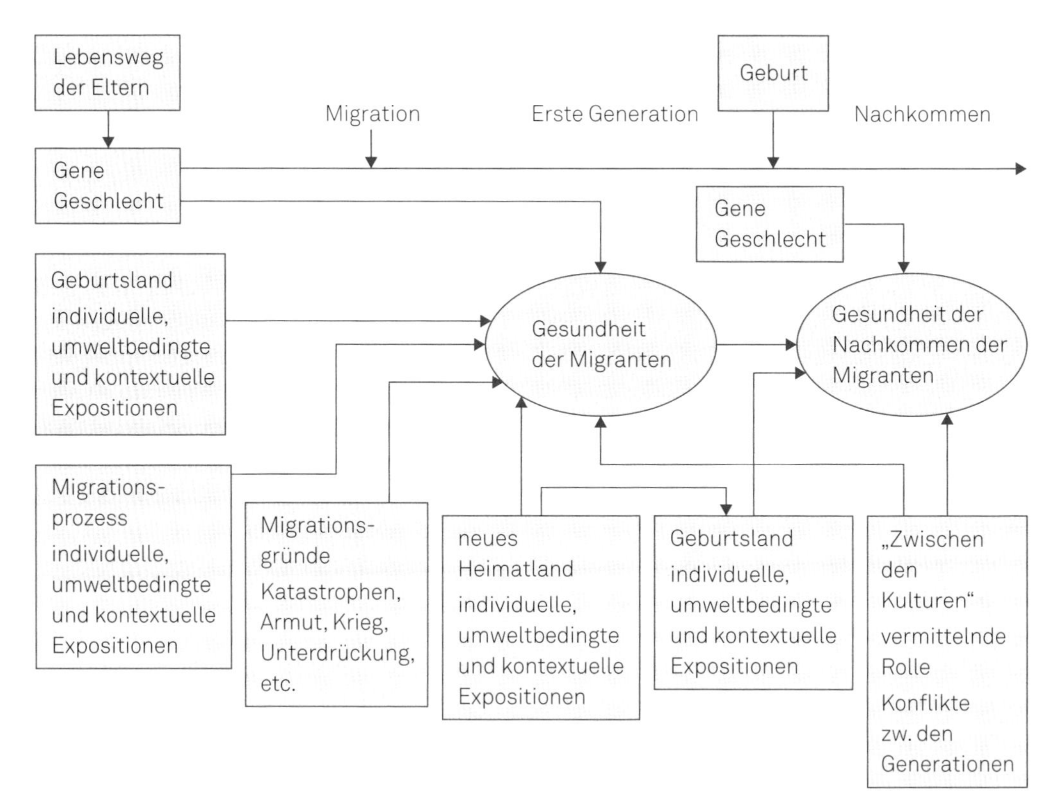

Abbildung 30-1: Wirkung verschiedener Expositionen im Lebenslauf auf die Gesundheit von Migrantinnen und Migranten (adaptiert nach Spallek et al., 2011).

gleichheiten: Menschen mit Migrationshintergrund weisen im Vergleich zu Menschen ohne Migrationshintergrund **gesundheitliche Vor- und Nachteile** auf. Die gesundheitlichen Nachteile von Menschen mit Migrationshintergrund gegenüber der Mehrheitsbevölkerung werden häufig als Folge der schlechteren sozialen Lage diskutiert. Schließlich gehören Menschen mit Migrationshintergrund überdurchschnittlich häufig – wenn auch nicht immer – eher niedrigeren Sozialstatusgruppen an. So ist bekannt, dass eine schlechtere **sozioökonomische Position**, unabhängig vom Migrationshintergrund, mit höheren Gesundheitsrisiken assoziiert ist (siehe z.B. Richter & Hurrelmann, 2006; Bauer et al., 2008; Lampert et al. 2016; oder Kap. 33). Empirische Arbeiten zeigen, dass Menschen mit Migrationshintergrund oft eine weniger gute Ausbildung, weniger materielle Ressourcen oder eine höhere Arbeitslosenquote haben als die Mehrheitsbevölkerung (RKI, 2008). Migranten sind zwar bei ihrer Einreise oft jung und gesund, aber auch oft mittelos und ohne anerkannte Bildungs- oder Berufsabschlüsse. Im Folgenden leben und arbeiten sie dann über Jahre und Jahrzehnte unter ungünstigeren Bedingungen und mit geringerem Einkommen als die Mehrheitsbevölkerung. Dieses führt dann zu **schichtspezifischen gesundheitlichen Belastungen**. Der soziale Status beeinflusst also – wie bei allen Menschen – auch die Gesundheit von Migrantinnen und Migranten. Er hat aber ebenso einen Einfluss auf die Migration selbst und wirkt gleichzeitig auf den Zusammenhang zwischen Migration und Gesundheit. Abbildung 30-2 zeigt eine vereinfachte Darstellung dieses Zusammen-

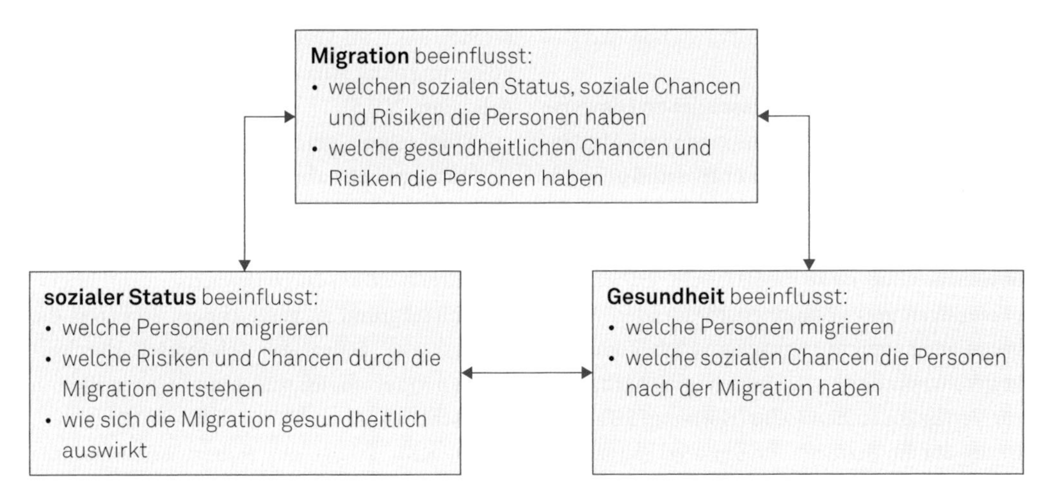

Abbildung 30-2: Zusammenspiel von Migration, Gesundheit und sozialem Status (aus Spallek & Razum, 2016).

spiels. Es wird deutlich, dass die gesundheitliche Situation von Menschen mit Migrationshintergrund nicht unabhängig vom sozialen Status erklärt werden kann, da viele Wirkpfade der Migration auf die Gesundheit durch den sozialen Status verstärkt oder abgeschwächt werden können. Auch die Migration selbst wird durch die soziale Lage determiniert. Der Sozialstatus hat schließlich unter anderem Einfluss darauf, welche Personen migrieren, welche Risiken und Chancen mit der Migration einhergehen und auch welche gesundheitlichen Auswirkungen mit der Migration verbunden sind.

30.3 Teilnahme von Menschen mit Migrationshintergrund an Angeboten der Prävention und Gesundheitsförderung

Anhand der empirischen Belege und Modelle wird deutlich, dass Menschen mit Migrationshintergrund andere Gesundheitsrisiken und -potenziale mitbringen. Dies hat auch Implikationen für Migrantinnen und Migranten als Zielgruppe von Prävention, inklusive Gesundheitsförderung. Im Folgenden wird zunächst dargestellt, ob und welche Unterschiede es in der Teilnahme an Angeboten der Prävention und Gesundheitsförderung gibt. Anschließend wird diskutiert, welche Ansätze für eine migrantensensible Prävention angedacht werden können.

Mit Blick auf die Datenlage zeigt sich, dass mittlerweile einige Erkenntnisse zur **Inanspruchnahme der gesundheitlichen Versorgung** für Menschen mit Migrationshintergrund in Deutschland vorliegen. Repräsentative Studienergebnisse zur Teilnahme der Migrantenpopulation an präventiven und gesundheitsfördernden Angeboten sind dagegen bislang nur unzureichend vorhanden. So werden im Präventionsbericht der Gesetzlichen Krankenversicherungen (GKV) beispielsweise Personen mit Migrationshintergrund als adressierte Bevölkerungsgruppe für Projekte in einzelnen Lebenswelten ausgewiesen, Angaben zu Teilnahmeraten werden dagegen bislang nicht gemacht (Brand et al., 2015; Schempp & Strippel, 2016). Zudem mangelt es – im Gegensatz zur Mehrheitsbevölkerung – an Informationen über das Wissen und die Einstellung von erwachsenen Menschen mit Migrationshintergrund gegenüber Maßnahmen der Prävention und Gesundheitsförderung.

Die verfügbaren Ergebnisse geben Hinweise darauf, dass manche Migrantinnen und Migranten sowie deren Kinder **präventive und gesundheitsfördernde Angebote** seltener nutzen (RKI, 2008; Rommel et al., 2015; Rechel et al., 2013), obwohl der Zugang zu medizinischen, aber auch präventiven und gesundheitsfördernden Angeboten allen legal in Deutschland lebenden und krankenversicherten Personen gleichermaßen zur Verfügung stehen sollte (Hornung, 2014). In Bezug auf die Inanspruchnahme verhaltenspräventiver Angebote, wie etwa die Teilnahme an Ernährungs-, Bewegungs- oder Entspannungskursen, liegen bislang keine Ergebnisse vor. Für die Suchthilfe zeigt sich nach Angaben der Deutschen Suchthilfestatistik (DSHS), dass Leistungen hier nicht generell seltener genutzt werden. Vielmehr sind Unterschiede innerhalb der Migrantenpopulation zu beobachten. So nehmen in Deutschland geborene Menschen mit Migrationshintergrund an Angeboten der Suchthilfe bei Problemen mit Kokain, Opioiden, Cannabinoiden und pathologischem Spielen überproportional häufig teil. Dagegen sind selbst zugewanderte Menschen mit Migrationshintergrund in Suchthilfeeinrichtungen eher selten anzutreffen (Rommel & Köppen, 2016).

Auch das **betriebliche Gesundheitsmanagement** spielt im Rahmen der Prävention und Gesundheitsförderung für Menschen mit Migrationshintergrund eine bedeutende Rolle. Die Migrantenbevölkerung arbeitet häufiger in manuellen Fertigkeitsberufen und ist damit oft belastenden Arbeitsbedingungen ausgesetzt. Menschen mit Migrationshintergrund sind häufiger von Arbeitsunfällen, Berufskrankheiten und Erwerbsminderung betroffen im Vergleich zur arbeitenden Bevölkerung ohne Migrationshintergrund. Trotz dieses höheren Bedarfs wird jedoch angenommen, dass Menschen mit Migrationshintergrund hier schwieriger durch Maßnahmen der betrieblichen Gesundheitsförderung zu erreichen sind, im Vergleich zur arbeitenden Bevölkerung ohne Migrationshintergrund (Brzoska & Razum, 2015).

Eine relativ gute Datenlage ist bezüglich der **Inanspruchnahme von Vorsorgeuntersuchungen** wie etwa Screenings, Impfungen und anderen eher medizinischen Angeboten der Sekundärprävention durch Erwachsene mit Migrationshintergrund zu verzeichnen. So liefert die Analyse der Daten der telefonisch durchgeführten Querschnittsstudie zur „Gesundheit in Deutschland Aktuell“ im Jahr 2010 (GEDA 2010, RKI, 2014) des Robert Koch-Instituts Hinweise, dass Menschen mit Migrationshintergrund an Gesundheitscheck-ups, Zahnvorsorgeuntersuchungen, Krebsfrüherkennungen und Grippeschutzimpfungen in den Jahren 2009 und 2010 etwa um 10 Prozentpunkte seltener teilnehmen (Brand et al., 2015). Die Ergebnisse einer registerbasierten Studie zeigen hingegen, dass türkische Frauen das Mammografiescreening etwas häufiger im Vergleich zu nicht türkischen Frauen wahrnehmen (52,3 % vs. 49,1 %). Eine geringere Teilnahme der weiblichen türkischen Bevölkerung war ausschließlich in der Altersgruppe der 65- bis 69-Jährigen zu beobachten (Berens et al., 2014).

Eine weitere Studie analysiert Daten der drei Berliner Geburtskliniken aus den Jahren 2010 und 2011 zur Schwangerenvorsorge und kommt zu dem Ergebnis, dass Frauen mit Migrationshintergrund die Angebote nicht nur ähnlich oft, sondern auch zu einem ähnlichen Zeitraum in der Schwangerschaft in Anspruch nehmen wie Frauen ohne Migrationshintergrund. Dabei entspricht die Anzahl der Vorsorgeuntersuchungen den Empfehlungen der deutschen Mutterschaftsrichtlinien (Brenne et al., 2015).

Im Bereich der **Rehabilitation** zeigen Daten des Sozioökonomischen Panels, dass diese seltener durch Menschen mit Migrationshintergrund im Vergleich zur Bevölkerung ohne Migrationshintergrund in Anspruch genommen wird. So ist die Chance, Rehabilitation zu nutzen, auch nach

Kontrolle von Merkmalen der sozialen Lage und der Gesundheit, bei Menschen mit Migrationshintergrund um 30 Prozent verringert im Vergleich zur Mehrheitsbevölkerung (Voigtländer et al., 2013). Zudem verdeutlichen die Routine- und Surveydaten der Deutschen Rentenversicherung, dass die Ergebnisse der Rehabilitation bei Menschen mit Migrationshintergrund ungünstiger ausfallen im Gegensatz zu denjenigen ohne Migrationshintergrund (Brzoska et al., 2014). Dazu zählen etwa die Zufriedenheit mit der Versorgung, eine geringere berufliche Leistungsfähigkeit oder auch ein höheres Risiko, auf Erwerbsminderungsrente angewiesen zu sein (Brzoska et al., 2010; Brzoska & Razum, 2015).

Mit Blick auf die **Sekundärprävention** zeigen Analysen der Schuleingangsuntersuchungen, dass Kinder mit Migrationshintergrund genauso gut bzw. zum Teil sogar besser geimpft sind im Vergleich zu Kindern ohne Migrationshintergrund (Pfaff, 2011). Nach Daten des Kinder- und Jugendgesundheitssurveys (KiGGS) aus den Jahren 2003 bis 2006 konnten hingegen Impflücken bei Kindern und Jugendlichen mit eigener Migrationserfahrung identifiziert werden. Bei den 11- bis 17-jährigen Jugendlichen mit Migrationshintergrund fehlen häufiger Grundimmunisierungen und Auffrischungsuntersuchungen im Vergleich zu gleichaltrigen Jugendlichen ohne Migrationshintergrund (Poethko-Müller et al., 2007).

Die **Früherkennungsuntersuchungen** U1 bis U9 und auch die Jugendgesundheitsuntersuchung J1 sollen verschiedenste Erkrankungen und Entwicklungsstörungen frühzeitig erkennen und langfristig Gesundheitsrisiken vorbeugen. Während die U1 und U2 meist noch in der Geburtsklink stattfinden und damit fast alle Kinder erreicht werden, werden die U3 bis U9 in der Regel durch niedergelassene Kinderärztinnen und Kinderärzte durchgeführt. Eine Auswertung der KiGGS-Daten von 2003 bis 2006 zeigt, dass die U3 durch weit mehr als 90 % der Kinder ohne Migrationshintergrund wahrgenommen wird. Dagegen liegt die Teilnahmequote bei Kindern mit Migrationshintergrund nur bei etwa 81,3 %. Bis zur U9 nimmt die Teilnahme kontinuierlich

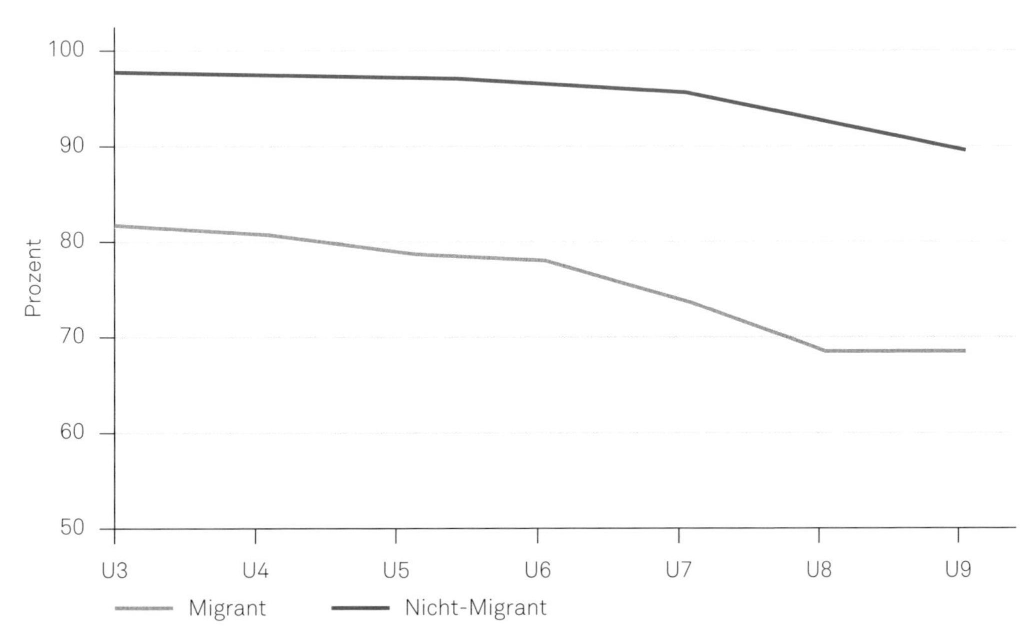

Abbildung 30-3: Inanspruchnahme einzelner Früherkennungsuntersuchungen (U3 bis U9) differenziert nach Migrantenstatus (aus: RKI & BZgA, 2008; S. 129).

ab, sodass dann nur noch gut zwei Drittel (67,9 %) der Kinder mit Migrationshintergrund teilnehmen (siehe Abbildung 30-3). Die Chance, alle U-Früherkennungsuntersuchungen in Anspruch zu nehmen, liegt bei Kindern ohne Migrationshintergrund 3,19-fach höher im Vergleich zu Kindern mit Migrationshintergrund (RKI & BZgA, 2008). Auch Jugendliche mit Migrationshintergrund nehmen seltener an den J1-Jugendgesundheitsuntersuchungen im Vergleich zu Gleichaltrigen ohne Migrationshintergrund teil (25,6 % vs. 39,6 %) (RKI & BZgA, 2008).

30.4 Angebote der Prävention und Gesundheitsförderung für Menschen mit Migrationshintergrund

Ein vollständiger Überblick zu präventiven und gesundheitsfördernden Angeboten für Menschen mit Migrationshintergrund lässt sich für Deutschland nur schwer realisieren. Laut des GKV-Präventionsbericht 2016 richten sich knapp ein Fünftel (19 %) der Gesundheitsförderungsangebote in **Lebenswelten (Kita, Schule, Stadtteil)** explizit oder auch an Menschen mit Migrationshintergrund. Dagegen werden **Arbeitnehmerinnen und Arbeitnehmer** mit Migrationshintergrund in der betrieblichen Gesundheitsförderung nur mit 2 % als Zielgruppe genannt (Schempp & Strippel, 2016). Die bundesweit größte Übersicht zu präventiven und gesundheitsfördernden Projekten bietet bislang die Datenbank des Kooperationsverbundes Gesundheitliche Chancengleichheit (http://www.gesundheitliche-chancengleichheit.de; Kooperationsverbund Gesundheitliche Chancengleichheit, 2014). Eine Auswertung der bis zum 14. November 2014 eingetragenen Projekte von Brand und Kollegen (Brand et al., 2015) zeigt, dass sich nur 0,6 % der 2094 Angebote ausschließlich an Menschen mit Migrationshintergrund[6] als eine der Zielgruppen richten. Der Anteil der Projekte, die sich nicht ausdrücklich, aber auch an Menschen mit Migrationshintergrund richten, wird nicht ausgewiesen. Ein Großteil der Projekte wird durch Vereine, Wohlfahrtsverbände oder andere freie Träger durchgeführt, sodass diese oft in einem zeitlich oder auch regional begrenzten Rahmen als Einzelinitiativen stattfinden.

Aufgrund **fehlender Evaluationen** der Projekte können in der Regel weder verlässliche Aussagen hinsichtlich der Wirksamkeit der Projekte noch über die Erreichbarkeit und Teilnahmebereitschaft von Menschen mit Migrationshintergrund getroffen werden. Aus dem Bereich der Regelversorgung und der öffentlichen Gesundheitsdienste, die in der Lage wären, eine nachhaltige und bundesweite Beachtung von Migrantinnen und Migranten im Gesundheitssystem zu etablieren, gibt es bisher wenige Versuche einer systematischen Berücksichtigung migrantenspezifischer bzw. migrantensensibler Angebote und einer sich anschließenden Evaluation.

30.5 Gestaltungsmöglichkeiten einer migrantensensiblen bzw. migrantenspezifischen Prävention

Prävention bei Menschen mit Migrationshintergrund hat spezifische Herausforderungen und Chancen. Wie bei den Gesundheitsrisiken und -chancen zeigt sich, dass Verallgemeinerungen nicht möglich sind. Es gibt in der sehr heterogenen Gruppe der Menschen mit Migrationshintergrund spezifische Risikogruppen, z. B. Asylsuchende und Menschen mit ungeklärtem Aufenthaltsstatus, aber auch Gruppen, die Angebote der Präven-

6 Dazu zählen: 1) die Gruppe der Aylbewerberinnen und -bewerber, 2) Aussiedlerinnen und Aussiedler mit schlechten Deutschkenntnissen, 3) Migrantinnen und Migranten mit schlechten Deutschkenntnissen.

Wichtig für Gesundheitsförderung und Prävention

Aktuelle Ergebnisse zur Teilnahme von türkischen Migrantinnen und Migranten an Präventionsangeboten der GKV in Berlin

Im Rahmen der Sekundärprävention werden in der GKV zahlreiche Früherkennungs- und sogenannte U-Untersuchungen angeboten, um Krankheiten frühzeitig zu entdecken. Eine aktuelle Analyse zur Inanspruchnahme von Früherkennungsuntersuchungen auf Basis von ambulanten Abrechnungsdaten der Jahre 2008 bis 2012 vergleicht per Namensalgorithmus (vgl. Razum et al., 2001) identifizierte Menschen mit türkischem Migrationshintergrund in Berlin mit einer Vergleichsgruppe (Yildirim, 2017). Als Vergleichsgruppe dienen Versicherte, die in den Datensätzen der AOK Nordost als deutsch gekennzeichnet sind und keinen türkischen Namen haben.

- **U-Untersuchungen:** Kinder und Jugendliche mit türkischer Herkunft zeigen insgesamt im Durchschnitt höhere Teilnahmeraten an den U-Untersuchungen als die Vergleichsgruppe. U-Untersuchungen haben insgesamt eine hohe Akzeptanz in der Berliner Bevölkerung, jedoch nehmen die Teilnahmeraten mit zunehmendem Alter des Kindes ab.
- **J-Untersuchungen:** Die Nachfrage an J-Untersuchungen fällt insgesamt niedriger als die der U-Untersuchungen aus. Die Auswertung der Berliner Daten zeigt, dass innerhalb des 5-Jahreszeitraums die kumulierte Teilnahmerate bei türkeistämmigen Jugendlichen mit 64 % höher ist als in der Vergleichsgruppe mit 47 %.
- **Krebsfrüherkennungsuntersuchungen** (Brust, Zervix, Haut, Prostata, Darm) und **Check-up 35**: Die Teilnahmeraten von erwachsenen Menschen mit türkischem Migrationshintergrund liegen für alle Angebote über denen der Vergleichsgruppe. Es zeigt sich, dass der Migrationshintergrund einen positiven Effekt auf die Teilnahmechance an den Früherkennungsuntersuchungen hat. Die Inanspruchnahme von Früherkennungsuntersuchungen steigt mit zunehmendem Alter an und hat ihren Rückgang im hohen Alter. Insbesondere bei Männern – unabhängig vom Migrationshintergrund – sind die Teilnahmeraten niedrig. Die Teilnahmeraten an den Darm- oder Hautkrebsfrüherkennungsuntersuchungen tendieren bei Männern beispielsweise gegen Null.

Insgesamt nimmt ein großer Anteil an Versicherten Früherkennungsuntersuchungen überhaupt nicht oder nur unregelmäßig wahr. Menschen mit türkischem Migrationshintergrund zeigen hierbei allerdings keine niedrigeren Teilnahmeraten als die Vergleichsgruppe. Für manche Angebote ist die Teilnahme von den Menschen mit Migrationshintergrund sogar höher bzw. regelmäßiger, insbesondere bei Kindern und Frauen.

tion und Gesundheitsförderung in gleichem Maße oder sogar häufiger in Anspruch nehmen als die Bevölkerung ohne Migrationshintergrund. Die Weiterentwicklung von Prävention und Gesundheitsförderung sollte daher auf die gesamte Bevölkerung abzielen, dabei aber die Heterogenität der Bevölkerung in Bezug auf Barrieren und Bedürfnisse beachten und eine besondere Fürsorge für Gruppen mit besonderen Risiken und Bedürfnissen zeigen, z. B. Asylsuchende und Flüchtlinge.

Insgesamt ist die Wirksamkeit bzw. Reichweite von Angeboten der Prävention nach wie vor eine Herausforderung für die Gesundheitsversorgung und Public Health in Deutschland. Die Datenlage ist, zum Teil aufgrund fehlender Evaluation der Angebote, lückenhaft. Vorliegende Daten zeigen ein heterogenes Bild. Allgemeingültige Aussagen für Menschen mit Migrationshintergrund lassen sich nicht fällen, allerdings geben verschiedene Ergebnisse Hinweise darauf, dass das Merkmal Migrationshintergrund, neben anderen Merkmalen wie dem sozialen Status, Alter und Geschlecht, einen Einfluss auf die **Erreichbarkeit und Teilnahme** haben kann, im negativen wie positivem Sinne, und je nach Ziel, Region, Migrantengruppe und Maßnahme. Für einen Teil der Menschen mit Migrationshintergrund kann es **migrationsspezifische Gründe** für eine geringere Teilnahme an Präventions- und Vorsorgeangeboten geben. In einer besonders schwierigen Situation befinden sich Menschen ohne gültige Aufenthaltsgenehmigung oder ohne geklärten Aufenthaltsstatus, die von Vorsorgemaßnahmen durch die Beschränkung auf EU-Ausländer, Personen mit Krankenversicherung oder Aufenthaltsgenehmigung ausgeschlossen sind. Aktuelle Initiativen, auch Asylsuchenden über die reguläre Versichertenkarte den GKV-Zugang zu allen Leistungen der GKV zu ermöglichen, könnte die Situation für diese Gruppe erheblich verbessern (Bozorgmehr et al., 2016).

Aber auch der Zugang zu Präventions- und Vorsorgeangeboten für Menschen mit Migrationshintergrund mit geklärtem Aufenthaltsstatus bzw. einer deutschen Staatsangehörigkeit kann durch verschiedene **Barrieren** eingeschränkt sein. Je nach Herkunftsland, kulturellem und religiösem Ursprung, Länge des Aufenthalts in Deutschland, sprachlichen Fähigkeiten, Geschlecht, Bildungsstatus und sozialer Schicht können diese auf unterschiedliche Weise ausgeprägt sein. Beispielsweise stellt die **Unterschiedlichkeit der Gesundheitssysteme** des Herkunftslandes und Deutschlands einen Teil der Menschen mit Migrationshintergrund vor das Problem, einen Überblick über vorhandene Angebote und mögliche Ansprechpartner zu bekommen. Es besteht zum Teil Unkenntnis über die vorhandenen Angebote, deren Ablauf und über den möglichen Nutzen von Prävention und Gesundheitsförderung. Manchmal liegen Probleme mit der deutschen **Sprache**, insbesondere in der schriftlichen Form vor, die das Verständnis von deutschen Informationsmaterialien und Formularen oder die direkte Kommunikation mit der Ärztin oder dem Arzt erschweren. Auch das oftmals andere **Verständnis von Krankheit und Gesundheit**, z.B. bei manchen muslimischen Patientinnen und Patienten (Ilkilic, 2002), kann zu einer Störung in der Kommunikation mit den Anbietern von Gesundheitsdienstleistungen führen. Daneben werden Aspekte von Krankheit, die von der europäischen Bevölkerung als medizinisch betrachtet werden, von Migrantinnen und Migranten aus anderen Kulturkreisen eher im Bereich von Spiritualität, Moral oder Religion angesiedelt. Das erschwert den Zugang zur einer eher naturwissenschaftlich-medizinisch ausgerichteten Perspektive vieler Präventionsangebote (Razum et al., 2004).

Es besteht trotz der steigenden Aufmerksamkeit gegenüber der Situation von Menschen mit Migrationshintergrund, die sich auch in einer steigenden Anzahl **migrantensensibler bzw. migrantenspezifischer Angebote** zeigt, noch ein großes Potenzial für die weitere Verbesserung des Zugangs und der Teilnahme an Präventions- und Gesundheitsförderungsangeboten, um der steigenden Heterogenität der deutschen Bevölke-

Wichtig für Gesundheitsförderung und Prävention

Der weiteren Entwicklung und Etablierung spezieller Kommunikationswege und Informationen für Menschen mit Migrationshintergrund kommt dabei eine große Bedeutung beim Abbau von Zugangsbarrieren zu; die Kenntnis über Angebote und ihre Vor- und Nachteile ist eine entscheidende Voraussetzung für die Teilnahme. Eine Studie zum Anteil informierter Entscheidungen bei der Teilnahme am Mammografiescreening-Programm fand geringere Anteile informierter Entscheidungen bei Frauen mit Migrationshintergrund, die zu einem überwiegenden Teil auf ein unzureichendes Wissen über die Vor- und Nachteile des Programms zurückzuführen sind (Berens et al., 2015). Eine Schwierigkeit bei der Entwicklung von Informationsangeboten ist die große Heterogenität von Menschen mit Migrationshintergrund. Es können Unterschiede je nach Herkunftsland (europäische Nachbarländer versus Entwicklungsländer) und auch innerhalb gleicher Ethnien oder Herkünfte, z.B. je nach Bildungsstand oder sozialer Position in der Gesellschaft im Herkunftsland, bestehen. Verallgemeinernde Ansätze sind daher oftmals nicht möglich.

rung gerecht zu werden. Das Angebot an fremdsprachiger Information hat sich in den letzten Jahren zunehmend verbessert, beschränkt sich aber meist auf die Übersetzung deutscher Informationsmaterialen in die Sprachen der zahlenmäßig stärksten Migrantengruppen. Notwendig ist es, vorhandene Informationsmaterialen nicht nur zu übersetzen, sondern an die speziellen Anforderungen der Migrantinnen und Migranten anzupassen. Für seltener gesprochene Sprachen liegen meist keine Übersetzungen vor und es fehlen weiterhin oftmals visuelle Kommunikationshilfen für Menschen mit Sprachschwierigkeiten oder Analphabetinnen und Analphabeten.

Ein denkbarer Weg ist der Einsatz von **Mediatorinnen und Mediatoren** mit Migrationshintergrund. Diese sind speziell dafür ausgebildet, in ihren eigenen kulturellen Gruppen Informationen über Gesundheitsthemen zu vermitteln und als Ansprechpartnerinnen und -partner zur Verfügung zu stehen. Ein Beispiel ist das Projekt „Mit Migranten für Migranten" (MIMI) (www.ethno-medizinisches-zentrum.de), das der Bundesverband der BKK in Kooperation mit dem Ethno-Medizinischen Zentrum Hannover in verschiedenen Bundesländern durchführt. In diesem Programm werden Personen verschiedener Ethnizitäten angeworben und hinsichtlich gesundheitsbezogener Themen geschult. Diese Mediatorinnen und Mediatoren organisieren dann Schulungsveranstaltungen zu Themen der Gesundheit und Prävention für andere Menschen mit dem gleichen kulturellen Hintergrund.

Es werden unterschiedliche Strategien diskutiert, um den Zugang zu Angeboten der Gesundheitsversorgung von Menschen mit Migrationshintergrund zu verbessern. Oft werden dafür sogenannte **migrantenspezifische Angebote** vorgeschlagen. Ein Beispiel hierfür wäre ein Pflegeheim speziell für Menschen mit türkischem Migrationshintergrund. Dies würde sprachliche und kulturelle Barrieren vermeiden, so die Argumentation. Angesichts der Vielzahl von Migrantengruppen und der Dynamik des Migrationsgeschehens können solche Angebote die gesundheitliche Versorgung aber bestenfalls für einzelne Migrantengruppen verbessern, und das wirtschaftlich vertretbar auch nur in Ballungsräumen mit einer großen Migrantenbevölkerung. Der alleinige Aufbau migrantenspezifischer Angebote kann zudem Parallelstrukturen fördern und somit der Integration der Menschen mit Migrationshintergrund in die Gesellschaft entgegenstehen.

Andere Vorschläge gehen in die Richtung, Menschen mit Migrationshintergrund an die Anforderungen der deutschen Angebote soweit anzupassen, dass keine besonderen Maßnahmen mehr notwendig sind. Diese Idee beinhaltet, dass Migrantinnen und Migranten durch **Information, Bildung und Empowerment** in die Lage versetzt werden, die vorhandenen Angebote im gleichen Maße wie die Allgemeinbevölkerung zu nutzen, ohne dass die Angebote geändert werden müssen.

Es stellt sich also die Frage, ob bei zukünftigen Angeboten eher eine **migrantensensible (integrierende, Mainstreaming)** oder eine **migrantenspezifische (separierende, positiv diskriminierende)** Ausrichtung angestrebt werden sollte. Vorteile von migrantenspezifischen Angeboten sind die genauere Adaptionsfähigkeit auf spezielle Anforderungsprofile und die schnelle Umsetzbarkeit von Veränderungen. Die Vorteile der migrantensensiblen Angebote liegen in der breiteren Abdeckung von Anforderungsspektren (und damit potenziell verbundenen Kostenersparnissen), der größeren Nachhaltigkeit, der integrierenden Wirkung und der Fähigkeit verschiedene, auch zahlenmäßig kleine Migrantengruppen mit ihren Anforderungsprofilen gemeinsam zu berücksichtigen. Um der heterogenen Gruppe der Menschen mit Migrationshintergrund gerecht werden zu können, müssen beide Ansätze kombiniert werden.

In Situationen, in denen besondere Risiken vorliegen oder schnell ein Zugang geschaffen werden muss, z. B. in „Flüchtlingskrisen" oder bei Menschen, die sich erst kurz in Deutschland aufhalten, sind **spezifische Maßnahmen** notwendig. Beispiel hierfür sind spezifische Maßnahmen zur Frühentdeckung oder Vorbeugung von Infektionskrankheiten bei Asylsuchenden nach der Einreise (Screening, Impfmaßnahmen etc.). Mit zunehmender Aufenthaltsdauer sollten die Menschen verstärkt in die Regelversorgung integriert werden. Hierbei ist zu berücksichtigen, dass auch Menschen ohne Migrationshintergrund unterschiedliche Bedürfnisse und Bedarfe im Hinblick auf ihre Gesundheitsversorgung haben. In unserer Gesellschaft gibt es zahlreiche Diversitätsmerkmale, darunter beispielsweise Alter und Geschlecht, sozioökonomischer Status, sexuelle Orientierung sowie Religionszugehörigkeit. Eine Ausrichtung der Gesundheitsversorgung auf diese Heterogenität setzt also nicht nur eine „Anpassungsleistung" der Menschen mit Migrationshintergrund voraus, sondern auch eine Anpassung der Angebote der Gesundheitsversorgung an die sich steigernde Heterogenität der deutschen Bevölkerung im Rahmen eines sogenannten **Diversity Mainstreaming**. Ziel ist es, der Unterschiedlichkeit aller Menschen gegenüber aufgeschlossen zu sein (Brzoska et al., 2012; Geiger & Razum, 2012; Razum & Spallek, 2014). Diversity Management muss dazu in die Verantwortungs-, Entscheidungs- und Handlungsstrukturen aller Angebote der Prävention und Gesundheitsversorgung integriert werden – konkret beispielsweise durch die Weiterbildung von Mitarbeitenden und die Einführung von diversitätssensiblen Leitbildern. Ein generelles Diversity Mainstreaming bietet den Vorteil, dass in allen Prozessen und Aktivitäten des Gesundheitssektors eine verbesserte Beachtung der speziellen Bedürfnisse von Menschen mit (und ohne) Migrationshintergrund geschaffen wird (Geiger, 2006). Übertragen auf die Prävention und Gesundheitsförderung bedeutet dies, dass die Erreichbarkeit der Angebote nicht nur für Menschen mit Migrationshintergrund, sondern insgesamt gesteigert wird. Spezifische Angebote für Menschen mit Migrationshintergrund stellen aber bei Bedarf als eine Art positive Diskriminierung eine sinnvolle, möglicherweise zeitlich befristete Ergänzung zum generellen Diversity Mainstreaming dar.

Zusammenfassung

- Migration ist ein wichtiger Faktor für die Beschreibung gesundheitlicher Ungleichheit in Einwanderungsgesellschaften (wie z. B. Deutschland).
- Migrantinnen und Migranten befinden sich in einer besonderen gesundheitlichen Situation, mit Vor- und Nachteilen.
- Die Gruppe der Menschen mit Migrationshintergrund ist höchst heterogen. Allgemeingültige Aussagen sind nur schwerlich möglich.
- Prävention und Gesundheitsförderung muss die Heterogenität der Bevölkerung beachten, um Menschen mit (und ohne) Migrationshintergrund zu erreichen.
- Bestimmte Gruppen von Menschen mit Migrationshintergrund können sich in Situationen befinden, die eine spezielle Ausrichtung notwendig macht.

Diskussionsanregung

- Sind Menschen mit Migrationshintergrund in Deutschland benachteiligt beim Zugang zu Angeboten der Prävention?
- Sollten spezielle Präventionsangebote für Menschen mit Migrationshintergrund geschaffen oder vorhandene Angebote angepasst werden?
- Müssen Menschen mit Migrationshintergrund sich an die Gesundheitsversorgung in Deutschland anpassen oder die Gesundheitsversorgung an die Bedürfnisse dieser Menschen?
- Welche Voraussetzungen müssen erfüllt sein, damit ein Mensch (mit und ohne Migrationshintergrund) ein Präventionsangebot nutzt?

Literatur

Bauer, U., Bittlingmayer, U. & Richter, M. (2008). *Health Inequalities. Determinanten und Mechanismen gesundheitlicher Ungleichheit*. Wiesbaden: VS.

Berens, E.M., Stahl, L., Yilmaz-Aslan, Y., Sauzet, O., Spallek, J. & Razum, O. (2014). Participation in breast cancer screening among women of Turkish origin in Germany – a register-based study. *BMC Womens Health, 14*, 24.

Berens, E.M., Reder, M., Razum, O., Kolip, P. & Spallek, J. (2015). Informed choice in the German mammography screening program by education and migrant status: survey among first-time invitees. *PLoS ONE, 10* (11), e0142316.

Bozorgmehr, K., Nöst, S., Thaiss, H.M. & Razum, O. (2016). Die gesundheitliche Versorgungssituation von Asylsuchenden. *Bundesgesundheitsblatt Gesundheitsforschung Gesundheitsschutz, 59* (5), 545–555.

Brand, T., Kleer, D., Samkange-Zeeb, F. & Zeeb, H. (2015). Prävention bei Menschen mit Migrationshintergrund. *Bundesgesundheitsblatt Gesundheitsforschung Gesundheitsschutz, 58* (6): 584–592.

Brenne, S., David, M., Borde, T., Breckenkamp, J. & Razum, O. (2015). Werden Frauen mit und ohne Migrationshintergrund von den Gesundheitsdiensten gleich gut erreicht? Das Beispiel Schwangerenvorsorge in Berlin. *Bundesgesundheitsblatt Gesundheitsforschung Gesundheitsschutz, 58* (6), 569–576.

Brzoska, P., Voigtlander, S., Spallek, J. & Razum, O. (2010). Utilization and effectiveness of medical rehabilitation in foreign nationals residing in Germany. *European Journal of Epidemiology, 25*, 651–660.

Brzoska, P., Geiger, I., Yilmaz-Aslan, Y. & Razum, O. (2012). Diversity Management in der (rehabilitativen) Gesundheitsversorgung – heute ein Muss. In R. Deck, N. Glaser-Möller & T. Kohlmann (Hrsg.), *Rehabilitation bei sozial benachteiligten Bevölkerungsgruppen* (S. 99–111). Lage: Jacobs.

Brzoska, P., Sauzet, O., Yilmaz-Aslan, Y., Wildera, T. & Razum, O. (2014). *Die Zufriedenheit mit der medizinischen Rehabilitation bei Menschen mit Migrationshintergrund in Deutschland. Ergebnisse der Rehabilitandenbefragung der Deutschen Rentenversicherung* (Präsentation auf dem 23. Rehabilitationswissenschaftlichen Kolloquium, Karlsruhe, 10.–12. März, 2014).

Brzoska, P. & Razum, O. (2015). Betriebliches Gesundheitsmanagement und medizinische Rehabilitation bei Menschen mit Migrationshintergrund. In B. Badura, A. Ducki, H. Schröder et al. (Hrsg), *Fehlzeiten-Report 2015: Neue Wege für mehr Gesundheit – Qualitätsstandards für ein zielgruppenspezifisches Gesundheitsmanagement* (S. 185–193). Berlin, Heidelberg: Springer.

Bundesamt für Migration und Flüchtlinge (BaMF). (2015). *Migrationsbericht des Bundesamtes für Migration und Flüchtlinge im Auftrag der Bundesregierung. Migrationsbericht 2015*. Verfügbar unter: https://www.bamf.de/SharedDocs/Anlagen/DE/Publikationen/Migrationsberichte/migrationsbericht-2015.pdf?__blob=publicationFile. Zugriff am 12. Februar 2018.

Geiger, I.K. (2006). Managing Diversity in Public Health. In O. Razum, H. Zeeb & U. Laaser (Hrsg.), *Globalisierung – Gerechtigkeit – Gesundheit. Einführung in International Public Health* (S. 163–175). Bern: Huber.

Geiger, I.K. & Razum, O. (2012). Mehrwert mit Diversity Management. Facetten und Optionen im Blick halten. *KU Gesundheitsmanagement, 81*, 17–20.

Hornung, R. (2014). Prävention und Gesundheitsförderung bei Migranten. In K. Hurrelmann, T. Klotz & J. Haisch (Hrsg.), *Lehrbuch Prävention und Gesundheitsförderung* (4. Aufl., S. 367–374). Bern: Huber.

Ilkilic, I. (2002). Bioethical conflicts between Muslim patients and German physicians and the principles of biomedical ethics. *Medicine and Law, 21* (2), 243–256.

Kohls, M. (2015). Sterberisiken von Migranten: Analysen zum Healthy-Migrant-Effekt nach dem Zensus, 2011. *Bundesgesundheitsblatt Gesundheitsforschung – Gesundheitsschutz, 58* (6), 519–526.

Kooperationsverbund Gesundheitliche Chancengleichheit. (2014). *Praxisdatenbank*. Verfügbar unter: http://www.gesundheitliche-chancengleichheit.de/praxisdatenbank/. Zugriff am 12. Februar 2018.

Lampert, T., Kroll, L.E., von der Lippe, E., Müters, S. & Stolzenberg, H. (2013). Sozioökonomischer Status und Gesundheit. Ergebnisse der Studie zur Gesundheit Erwachsener in Deutschland (DEGS). *Bundesgesundheitsblatt Gesundheitsforschung Gesundheitsschutz, 56*, 814–821.

Lampert, T., Richter, M., Schneider, S., Spallek, J. & Dragano, N. (2016). Soziale Ungleichheit und Gesundheit. *Bundesgesundheitsblatt Gesundheitsforschung Gesundheitsschutz, 59* (2), 153–165.

Mediendienst Integration. (2018). *Bevölkerung.* Berechnungen auf Basis von Destatis. Verfügbar unter: http://mediendienst-integration.de/migration/bevoelkerung.html. Zugriff am 12. Februar 2018.

Pfaff, G. (2011). Impfprävention bei Kindern und Jugendlichen mit Migrationshintergrund. In Ministerium für Arbeit und Sozialordnung, Familie, Frauen und Senioren, Baden-Württemberg (Hrsg), *2. Nationale Impfkonferenz. Impfen – Wirklichkeit und Visionen* (Berichtsband, S. 66–73). Stuttgart: Ministerium für Arbeit und Sozialordnung, Familien, Frauen und Senioren – Baden Württemberg.

Poethko-Müller, C., Kuhnert, R. & Schlaud, M. (2007). Durchimpfung und Determinanten des Impfstatus in Deutschland. Ergebnisse des Kinder- und Jugendgesundheitssurveys (KiGGS). *Bundesgesundheitsblatt Gesundheitsforschung Gesundheitsschutz, 50*, 851–862.

Razum O., Zeeb H. & Akgün S. (2001). How useful is a name-based algorithm in health research among Turkish migrants in Germany. *Tropical Medicine and International Health, 6* (8), 654–661.

Razum, O. & Twardella, D. (2002). Time travel with Oliver Twist – towards an explanation for a paradoxically low mortality among recent immigrants. *Tropical Medicine and International Health, 7*, 4–10.

Razum, O., Geiger, I., Zeeb, H. & Ronellenfitsch, U. (2004). Gesundheitsversorgung von Migranten. *Deutsches Ärzteblatt, 101* (43), A2882–2887.

Razum, O. (2009). Migration, Mortalität und der Healthy-Migrant-Effekt. In M. Richter & K. Hurrelmann (Hrsg.), *Gesundheitliche Ungleichheit. Grundlagen, Probleme, Perspektiven* (2. Aufl., S. 267–282). Wiesbaden: VS Verlag für Sozialwissenschaften.

Razum, O. & Samkange-Zeeb, F. (2014). *Populations at special health risk: migrants* (Reference Module in Biomedical Sciences. 24 Octcober 2014). Oxford: Elsevier.

Razum, O. & Spallek, J. (2014). Addressing health-related interventions to immigrants: migrant-specific or diversity-sensitive? *International Journal of Public Health, 59*, 893–895.

Rechel, B., Mladovsky, P., Ingleby, D., Mackenbach, J. P. & McKee, M. (2013). Migration and health in an increasingly diverse Europe. *Lancet, 381*, 1235–1245.

Richter, M. & Hurrelmann, K. (2006). *Gesundheitliche Ungleichheit. Grundlagen, Probleme, Perspektiven.* Wiesbaden: VS.

Robert Koch-Insitut (RKI) (Hrsg.). (2008). *Migration und Gesundheit* (Schwerpunktbericht der Gesundheitsberichterstattung des Bundes. Gemeinsam getragen von RKI und Destatis) Berlin: RKI.

Robert Koch-Insitut (RKI) & Bundeszentrale für gesundheitliche Aufklärung (BZgA) (Hrsg.). (2008). *Erkennen – Bewerten – Handeln: Zur Gesundheit von Kindern und Jugendlichen in Deutschland.* Berlin: RKI.

Robert Koch-Institut (RKI). (2014). *Gesundheit in Deutschland aktuell. GEDA 2010.* Verfügbar unter: https://www.rki.de/DE/Content/Gesundheitsmonitoring/Studien/Geda/Geda_2010_inhalt.html. Zugriff am 12. Februar 2018.

Robert Koch-Institut (RKI) (Hrsg.). (2015). *Gesundheit in Deutschland* (Gesundheitsberichterstattung des Bundes. Gemeinsam getragen von RKI und Destatis). Berlin: RKI.

Rommel, A., Saß, A. C., Born, S. & Ellert, U. (2015). Die gesundheitliche Lage von Menschen mit Migrationshintergrund und die Bedeutung des sozioökonomischen Status. *Bundesgesundheitsblatt Gesundheitsforschung Gesundheitsschutz, 58* (6): 543–552.

Rommel, A. & Köppen, J. (2016). Migration und Suchthilfe – Inanspruchnahme von Leistungen durch Menschen mit Migrationshintergrund. *Psychiatrische Praxis, 43* (02), 82–88.

Schempp, N. & Strippel, H. (2016). *Präventionsbericht 2016. Leistungen der gesetzlichen Krankenversicherung: Primärprävention und betriebliche Gesundheitsförderung. Berichtsjahr 2015.* Essen, Berlin: Medizinischer Dienst des Spitzenverbandes Bund der Krankenkassen & GKV-Spitzenverband.

Spallek, J., Zeeb, H. & Razum, O. (2011). What do we have to know from migrants' past exposures to understand their health status? A life course approach. *Emerging Themes in Epidemiology, 8*, 6.

Spallek, J. & Razum, O. (2016). Migration und Gesundheit. In M. Richter & K. Hurrelmann (Hrsg.), *Soziologie von Gesundheit und Krankheit* (S. 153–166). Wiesbaden: Springer Fachmedien.

United Nations (UN), Department of Economic and Social Affairs, Population Division. (2013). *Trends in international migration stock. The 2013 revision.* Verfügbar unter: http://esa.un.org/unmigration/TIMSA2013/migrantstocks2013.htm. Zugriff am 12. Februar 2018.

Voigtländer, S., Brzoska, P., Spallek, J., Exner, A. K. & Razum, O. (2013). Die Inanspruchnahme medizinischer Rehabilitation bei Menschen mit Migrationshintergrund. In T.P. Schott & O. Razum (Hrsg.), *Gesundheitsforschung. Migration und medizinische Rehabilitation* (S. 92–104). Weinheim, Basel: Beltz Juventa.

Yildirim, T. (2017). *Inanspruchnahme von Präventionsangeboten in der GKV durch* türkisch-stämmige Migranten am Beispiel von Früherkennungs- und U-Untersuchungen. Dissertation. Universität Bielefeld, Fakultät für Gesundheitswissenschaften.

Lese- und Medienempfehlung zur Vertiefung

Akin, Fatih. Diverse Spielfilme von Fatih Akin: insbesondere „Gegen die Wand“ (Jugenddrama) und „Auf der anderen Seite“ (Ehedrama).

Bhopal, R. (2014). *Migration, ethnicity, race, and health in multicultural societies* (2nd ed.). New York: Oxford University Press. [Ein Standardwerk zu Methoden, Theorien und Empirie der Forschung zu Migration und Gesundheit mit einem Schwerpunkt auf den britischen und europäischen Kontext].

Spallek, J. (2012). *Migrantengesundheit: Die Sicht der Life-Course-Epidemiologie am Beispiel von Krebs bei türkischen Zuwanderern.* Weinheim, Basel: Beltz Juventa. [Eine ausführliche Beschreibung des Lebenslaufansatzes im Kontext Migration und Gesundheit mit empirischen Ergebnissen zu Krebsrisiken von Kindern und Erwachsenen mit türkischem Migrationshintergrund].

Stahl, Christian: *Gängsterläufer.* Dokumentarfilm über einen libanesischen Jugendlichen in Berlin. Siehe unter: http://www.gangsterlaeufer.de/. Zugriff am 12. Februar 2018.

Thomas, F. (2016). *Handbook of migration and health.* Cheltenham: Edward Elgar Publishing. [Aktuelles Sammelwerk mit internationalen Autorinnen und Autoren aus verschiedenen Disziplinen].

Thommen, Anna: *Neuland.* Dokumentarfilm über junge Flüchtlinge in der Schweiz. Siehe unter: http://neuland-film.ch/. Zugriff am 12. Februar 2018.

Gesundheitspolitische Umsetzung

31 Gesundheitspolitische Umsetzung von Prävention und Gesundheitsförderung nach dem nationalen Präventionsgesetz

Kai Mosebach, Friedrich W. Schwartz und Ulla Walter

Überblick
- Was ist bzw. was will „Gesundheitspolitik"?
- Wie funktioniert die Umsetzung von Gesundheitspolitik in der Bundesrepublik Deutschland?
- Welche Umsetzungsprobleme haben sich in der Präventionspolitik angestaut?
- Wie versucht das Präventionsgesetz 2015 diese „Vollzugsdefizite" anzugehen?

31.1 Gesundheitspolitik als integriertes Konzept

Gesundheitspolitik ist mehr als Krankenversorgung im Rahmen der GKV (Döhler & Manow, 1997). Angelehnt an das Verständnis der Weltgesundheitsorganisation (WHO) ist Gesundheit aber nicht nur die Abwesenheit von Krankheit, sondern ein „Zustand des umfassenden körperlichen, geistigen und sozialen Wohlbefindens". Aus Public-Health-Perspektive wird daher zwischen **Krankenversorgung** und **Public Health** unterschieden (Detels et al., 2004; Schwartz et al., 2012a).

Der Begriff Gesundheitspolitik hat hiermit neben einem analytischen auch einen dezidiert normativen Aspekt, der die Bedeutung von Prävention und Gesundheitsförderung für eine zukunftsfähige Politik betont. Gesundheitspolitik ist ein **normativ gesteuertes Interventionsfeld** (Bittlingmeyer et al., 2009; Strech et al., 2012; Rosenbrock und Gerlinger, 2014).

31.1.1 Phasen der Gesundheitspolitik in Deutschland

Das deutsche Gesundheitssystem ist geprägt durch die im Jahr 1883 verankerte Gesetzliche Krankenversicherung (GKV). Die Geschichte der Krankenversicherung in Deutschland ist gekennzeichnet als ein **„Kampf um Lebenschancen organisierter Interessengruppen"** (Alber,

Wichtig für Gesundheitsförderung und Prävention

Gesundheitspolitik umfasst daher alle Maßnahmen von Akteuren des Gesundheitssystems, die **Gesundheit von Einzelnen oder von gesellschaftlichen (Teil-)Gruppen erhalten, verbessern oder wiederherstellen.** Hiermit wird Gesundheitspolitik als ressortübergreifende Querschnittsaufgabe verstanden (Health in All Policies; Stahl et al., 2006). Zudem zielt Gesundheitspolitik darauf, die **gesundheitliche Lage der Bevölkerung** durch die Minderung krankheitsbedingter Einschränkungen der Lebensqualität und Vermeidung vorzeitiger Mortalität zu verbessern oder zu erhalten.

1992; S. 41). Die Entwicklung der Gesundheitspolitik in der Bundesrepublik Deutschland lässt sich in vier Phasen einteilen (Mosebach, Schwartz & Walter, 2014; S. 378f.).

Mit dem **Gesundheitsstrukturgesetz** (1992) wurde ein gesundheitspolitischer Paradigmenwandel eingeleitet und zahlreiche Elemente einer **solidarischen Wettbewerbsordnung** eingeführt, welche die Beitragssatzstabilität mit einer stärkeren Effizienzorientierung der organisierten Krankenversorgung verbinden. Wesentliche Bestandteile dieses **gesundheitspolitischen Paradigmenwandels** (Gerlinger, 2002) sind

- die Einführung der Kassenwahlfreiheit für alle Versicherten,
- die Erweiterung von marktanalogen Vertragsmöglichkeiten der gesetzlichen Krankenkassen (Einzelverträge) und
- die Reform der Vergütungssysteme im kurativen Bereich (G-DRG, Komplexpauschalen).

Dieser Paradigmenwandel ging mit einer Budgetierung der kurativen Versorgungsbereiche einher, sodass seitdem ein **hoher Ökonomisierungsdruck** auf die Leistungserbringer existiert, der zu einer wettbewerblichen Freisetzung von Produktivitätspotenzialen und Effizienzreserven führen soll (vgl. Gerlinger & Mosebach, 2009; Manzei und Schmiede, 2014). Auf der **politischen Agenda** steht somit, diese **wettbewerbsbasierte Kostendämpfungspolitik** (Gerlinger & Mosebach, 2009) mit dem gesundheitspolitischen Ziel einer nachhaltigen Orientierung des Gesundheitswesens an **Prävention und Gesundheitsförderung** in Einklang zu bringen.

31.1.2 Akteure, Steuerungsinstrumente und Interventionsfelder

Idealtypisch lassen sich einem integrierten Verständnis von Gesundheitspolitik vier Interventionsfelder und zugehörige Interventionstypen unterscheiden (Tabelle 31-1). Aufgrund der historischen Genese des deutschen Gesundheitswesens kommt es immer wieder zu **Programm- und Kompetenzüberschneidungen** zwischen diesen Akteuren. Die Verteilung der Interventionstypen auf die Akteure des Gesundheitswesens ist keineswegs gleichartig, sondern bestimmt sich letztlich aus dem **Spannungsverhältnis** von

Tabelle 31-1: Interventionsfelder und Interventionstypen der Gesundheitspolitik (Rosenbrock & Gerlinger, 2014; S. 27).

Zustand/Interventionsfeld	Interventionstyp
physisches, psychisches und soziales Wohlbefinden	Gesundheitsförderung
spezifische und unspezifische Gesundheitsrisiken, Befindlichkeitsstörungen	Belastungssenkung und Gesundheitsförderung **(Primärprävention)**
behandlungsfähige Befunde ohne Symptome	Früherkennung und Frühbehandlung, Belastungssenkung und Gesundheitsförderung **(Sekundärprävention)**
akute und chronische Erkrankungen, Behinderungen	medizinische Behandlungen; medizinische, berufliche und soziale Rehabilitation; Pflege; Belastungssenkung und Gesundheitsförderung **(Tertiärprävention)**
Tod	–

gesetzlich zugewiesenem **Organisationsauftrag** und den organisatorischen **Eigeninteressen**, die sich herausgebildet haben (Alber, 1992; Moran, 1999).

Die gesundheitspolitischen Akteure sind im deutschen Gesundheitssystem ausgesprochen vielfältig. Grundsätzlich können **staatliche Institutionen, öffentlich-rechtliche Körperschaften, freie Träger und privatwirtschaftliche Akteure** unterschieden werden. Zudem lassen sich dem politischen System der Bundesrepublik Deutschland gemäß auch drei horizontale Ebenen differenzieren (Bund, Länder, Gemeinden).

Staatliche Institutionen sind auf allen politischen Ebenen (Bund, Länder, Gemeinden) anzutreffen. Sie umfassen Ministerien und nachgeordnete Behörden, wie z. B. die Bundeszentrale für gesundheitliche Aufklärung (BZgA) oder das Robert Koch-Institut (RKI). Zentrale **staatliche Steuerungsinstrumente** sind Gesetze und Verordnungen, die den Akteuren des Gesundheitswesens im Sinne von Geboten, Verboten und prozeduralen Verfahrensregeln Rahmenbedingungen für ihre alltägliche Tätigkeit zuweisen (regulative Politik). Andererseits verfügt der Staat über finanzielle und andere materielle Ressourcen (redistributive Politik) sowie über Medien der Information wie Aufklärung, Überzeugung etc. (weiche Politik), mit denen er das Verhalten der Akteure des Gesundheitswesens, einschließlich des Nutzers, beeinflussen kann (Mosebach & Walter, 2006; S. 12 ff.; Rosenbrock und Gerlinger, 2014; S. 16 ff.).

Wichtig für Gesundheitsförderung und Prävention

Staatliche Instanzen sind bei der **Politikimplementierung im Gesundheitswesen** zentral auf die (Selbst-)Steuerungsressourcen seiner Akteure (öffentlich-rechtliche, wie z.B. Krankenkassen, oder private, wie z.B. die PKV) angewiesen. Da diese hierdurch ein relativ hohes Blockadepotenzial politischer Steuerung haben, liegt es im Interesse der (staatlichen) Politik, deren Interessen sowohl bei der Initiierung von Politikprogrammen als auch bei ihrer Implementierung zu integrieren. Daher spielt **prozedurale Politik** in einem durch **Selbstverwaltung** geprägten Gesundheitssystem eine besondere Rolle. Dem verfahrensbezogenen Wechselspiel von Staat und Gemeinsamem Bundesausschuss (G-BA), dem „kleinen Gesetzgeber" (Urban, 2001a; Urban, 2001b), bestehend aus Vertretern der Krankenkassen und der Leistungserbringer, kommt in dieser Hinsicht eine zentrale prozedurale Bedeutung zu (§§ 91 ff. SGB V).

Dieser strenge Verhandlungsmodus (**Korporatismus**), vor allem im Bereich der kurativen Medizin, wird zunehmend durch eine stärkere Patientenorientierung ergänzt. Diese drückt sich beispielsweise in der Institutionalisierung von Patienteninteressen im Rahmen des **Gemeinsamen Bundesausschusses** (G-BA) und einer Patientenbeauftragten aus (§§ 140f–h SGB V). Organisatorische Innovationen der letzten 20 Jahre im Bereich der Präventionspolitik (z. B. gesundheitsziele.de, Deutsches Forum Prävention und Gesundheitsförderung) orientier(t)en sich an einem noch breiteren **partizipatorischen Ansatz**. Man könnte hier von einem **pluralisierten Korporatismus** sprechen.

Die Träger und Orte von Gesundheitsförderung und Primärprävention sind vielfältiger. Neben staatlichen Einrichtungen wie der Bundeszentrale für gesundheitliche Aufklärung (BZgA) gibt es viele örtliche zivilgesellschaftliche und kommunale Initiativen. Entsprechend dem „weichen Konzept" der Gesundheitsförderung (**Salutogenese**) sind **Vernetzungsinitiativen, bürgerschaftliches Engagement**, aber auch **privatwirtschaftliche Akteure** in diesem Bereich zu beobachten. Die Befähigung zur selbstständigen Wahrnehmung individueller und kollektiver Gesundheitsbedürfnisse (**Empowerment**) und die Nutzung und Erhaltung von sozialen Interaktionen als Gesundheitsressourcen (**Sozialkapital**) spielen hier eine zentrale Rolle (vgl. Altgeld und Kickbusch, 2012; Walter, Robra & Schwartz, 2012; Walter, Schwartz und Plaumann, 2012).

31.2 Gesundheitspolitik im Wandel: von der Kranken- zur Gesundheitsversorgung

31.2.1 Der lange Weg zu einem bundesweiten Präventionsgesetz

Die Bedeutung von Prävention und Gesundheitsförderung im deutschen Gesundheitssystem ist seit den 1970er-Jahren, als erstmalig Früherkennungsmaßnahmen in den Katalog der GKV aufgenommen wurden, sukzessive gewachsen (vgl. Mosebach, Schwartz & Walter, 2014; S. 381ff.; Geene und Reese, 2016; S. 25ff.). In Deutschland wurde, beginnend mit der rot-grünen Regierungsära (1998–2005), die Entwicklung **bundesweiter Gesundheitsziele** im Rahmen des bei der Gesellschaft für Versicherungswissenschaft und -gestaltung e. V. (GVG) in Köln angesiedelten Projektes **gesundheitsziele.de** gefördert (vgl. Mosebach, Schwartz und Walter, 2014; S. 384f.; Rosenbrock und Gerlinger, 2014; S. 62ff.). Eine fachliche Legitimation erhielt die Prävention durch den damaligen **Sachverständigenrat für die Konzertierte Aktion im Gesundheitswesen**, der mit dem Gutachten 2000/2001 einen Schwerpunkt auf die Neuausrichtung legte und Entscheidungsträger sensibilisierte (SVR Gesundheit, 2002). Während der ersten rot-grünen Bundesregierung (1998–2002) wurde mit dem **GKV-Gesundheitsreformgesetz 2000** dieser Gedanke erstmalig sozialrechtlich festgeschrieben. So wurde nicht nur festgelegt, dass die Förderung von Primärprävention und Gesundheitsförderung einen Beitrag zur „Verminderung sozial bedingter Ungleichheit von Gesundheitschancen" (§ 20 Abs. 1 SGB V) leisten soll, sondern es wurde den gesetzlichen Krankenkassen auch vorgegeben, einen bestimmten Teil ihrer Leistungsausgaben hierfür zu nutzen. In der Konsequenz dieses gesetzlichen Auftrages entwickelte der Spitzenverband der GKV auch einen seitdem regelmäßig aktualisierten **„Leitfaden Prävention"** (vgl. GKV-Spitzenverband 2016a; Geene und Reese, 2016; S. 26f.).

Zur Bündelung und Harmonisierung der vorliegenden Regelungen sowie zur **Optimierung der rechtlichen Verankerung** empfahlen Walter und Schwartz (Walter & Schwartz, 2000), ähnlich auch Trojan und Legewie (Trojan & Legewie, 2001), ihre Neufassung in einem übergreifenden Präventionsgesetz. Einen ersten Schritt hierzu stellten zwei durch das **Bundesministerium für Gesundheit und Soziale Sicherung** in Auftrag gegebene **Expertisen** dar – mit Sichtung und Analyse aus juristischer Sicht (Seewald, 2002) sowie ihrer Wahrnehmung und Umsetzung aus sozialmedizinischer Perspektive (Walter, 2002; Walter, 2003).

In der zweiten rot-grünen Regierungsperiode (2002–2005) entwickelte sich unter der Regentschaft der Gesundheitsministerin Ulla Schmidt (SPD) das **Deutsche Forum Prävention und Gesundheitsförderung**, das die Vernetzung und den Ideenaustausch von zahlreichen auf diesem Politikfeld wirkenden Verbänden, Institutionen, Behörden, Körperschaften und Einrichtungen fördern sollte (Mosebach, Schwartz & Walter, 2014; S. 385). Zum Ende der Amtszeit der sozialdemokratischen Gesundheitsministerin (2002–2008) ging dieses Forum in die bereits seit dem Jahr 1954 existierende **Deutsche Vereinigung Prävention und Gesundheitsförderung e. V. (BPVG)** auf.

Auch in dem nachfolgenden **GKV-Modernisierungsgesetz 2004** und dem **GKV-Wettbewerbwerbsstärkungsgesetz 2007** der ersten großen Koalition unter der Bundeskanzlerin Angela Merkel (2005–2009) wurden bedeutsame Meilensteine einer an der GKV ausgerichteten stärkeren Präventions- und Gesundheitsförderungspolitik sichtbar (vgl. Mosebach, Schwartz & Walter, 2014; S. 383; Geene und Reese, 2016; S. 30). Von besonderer Bedeutung ist, dass sich im Jahr 2008 die Krankenkassen erstmalig eigene **„freiwillige Präventionsziele"** (siehe auch

GKV-Spitzenverband, 2013) gesetzt haben; eine Reaktion auf eine – internationale – gesundheitspolitische Entwicklung, die beschränkten öffentlichen Ressourcen zielgerichteter einzusetzen und dafür prioritäre Gesundheitsziele zu entwickeln (Wismar & Busse, 2002; Schwartz et al. 2012b, S. 243 ff.).

Wegen des **dreifachen Scheitern eines bundesweiten Präventionsgesetzes** (2005, 2008, 2013) wurden die sozialrechtlichen Ansprüche der Versicherten bzw. die Verpflichtungen der Sozialversicherungsträger in den relevanten Sozialversicherungszweigen ausgeweitet (vgl. Mosebach, Schwartz & Walter, 2014; S. 385 f.). In zahlreichen Regelwerken wurden seither Änderungen vorgenommen. Prävention und Gesundheitsförderung fanden besonders seit der Jahrhundertwende vermehrt Eingang in verschiedene **Gesetze** und nachgeordnete **Regelungen und Empfehlungen** wie **Ausbildungsverordnungen** (Medizin, Gesundheits- und Krankenpflege, Altenpflege) (Walter et al., 2016), die auch zu verschiedenen Kooperationsvereinbarungen zwischen den Sozialversicherungsträgern führten (vgl. Nationale Präventionskonferenz, 2016; Anlagen 1–4).

Der zweiten großen Koalition unter Angela Merkel (2013–2017) ist es schließlich gelungen, ein bundesweites Präventionsgesetz zu realisieren. Mit dem Gesetz zur **Stärkung der Gesundheitsförderung und der Prävention** (PrävG, 2015; BGBl. 2015 Teil I, S. 1386–1379), das – bis auf einige Regelungen – am 01.01.2016 in Kraft getreten ist, wird der Versuch gemacht, der bisherigen Marginalisierung und organisatorischen Zersplitterung primärpräventiver und gesundheitsförderlicher Maßnahmen im deutschen Gesundheitssystem entgegenzuwirken.

31.2.2 Aufbau einer Koordinations- und Kooperationsstruktur sowie finanzielle Dynamisierung

Die **Zielsetzungen des Präventionsgesetzes** wurden von der Bundesregierung im allgemeinen Teil der Begründung des Gesetzentwurfes festgehalten. Sie geht von **grundlegenden Defiziten** der bisherigen gesundheitspolitischen Umsetzung von Prävention und Gesundheitsförderung aus und will (Deutscher Bundestag, 2015; S. 21 f.)

- die Qualität der Leistungen steigern,
- die Zugänglichkeit der Leistungen für sozial benachteiligte Gruppen verbessern,
- die kompetenzrechtliche Zersplitterung der Präventions- und Gesundheitsförderungspolitik in einem föderal-korporatistischen Gesundheitssystem durch eine bessere Koordination und Kooperation der betroffenen Trägerorganisationen beheben,
- die bisherige Früherkennung in Richtung der Identifizierung von Gesundheitsrisiken effektivieren und
- die Verbreitung von betrieblicher Gesundheitsförderung in bislang vernachlässigten klein- und mittelgroßen Unternehmen stärken.

Die bedeutsamste strukturelle Veränderung ist der **Aufbau einer Kooperations- und Koordinationsstruktur** der verschiedenen Trägerorganisationen von präventiven und gesundheitsförderlichen Maßnahmen. Die **Nationale Präventionskonferenz (NPK)** wird von einer **Arbeitsgemeinschaft der Spitzenverbände** der Gesetzlichen Krankenversicherung, der Gesetzlichen Unfallversicherung, der Gesetzlichen Rentenversicherung und der Sozialen Pflegeversicherung getragen (§ 20e Abs. 1 SGB V) und hatte am 26.10.2015 ihre konstituierende Sitzung. Als zusätzliches Mitglied hat die Private Krankenversicherung (PKV) die gesetzliche Option einer Teilnahme durch ihre finanzielle Beteiligung an der NPK wahrgenommen. Neben den stimmberechtigten Spitzenverbänden der Leistungsträger werden noch beratende Mitglieder in die NPK berufen. Dabei handelt es sich um Vertreter der kommunalen Spitzenverbände auf Bundesebene, der Bundesagentur für Arbeit, der Spitzenverbände der Arbeitgeber- und Arbeitnehmerorganisationen, der Patientinnen und Patienten sowie des Präventionsforums, des Bundes und der Länder (§ 20e Abs. 1 SGB V). Das **Präventionsforum** tagt jährlich und besteht aus maßgeblichen Organisationen und Verbänden auf dem Feld der Prävention und Gesundheitsförderung. Es wird von der Bundesvereinigung Prävention und Gesundheitsförderung e.V. im Auftrag der Nationalen Präventionskonferenz durchgeführt (§ 20e Abs. 2 SGB V). Die **Geschäftsstelle der Nationalen) Präventionskonferenz** ist bei der BZgA angesiedelt und unterstützt die Trägerorganisationen der NPK in ihren Aufgaben (§ 20e Abs. 1 SGB V).

Die zentralen Aufgaben der Nationalen Präventionskonferenz bestehen in der (Weiter-)Entwicklung und Fortschreibung der **nationalen Präventionsstrategie** sowie der Erarbeitung eines übergreifenden **Präventionsberichtes** (vierjährig; erstmalig 2019; § 20d Abs. 2 SGB V). Die nationale Präventionsstrategie basiert auf der Erarbeitung bundeseinheitlicher, trägerübergreifender Rahmenempfehlungen, die gemeinsame Ziele, vorrangige Handlungsfelder und Zielgruppen sowie zu beteiligende Organisationen und Einrichtungen festlegen (§ 20d Abs. 3 SGB V). Eine solche **Bundesrahmenempfehlung** wurde am 19.02.2016 erstmalig beschlossen (NPK, 2016). Die Inhalte der Bundesrahmenempfehlung behandeln Fragen der kompetenzrechtlichen Zuständigkeiten der sozialversicherungsrechtlichen Trägerorganisationen der NPK, der leistungsrechtlichen Gewährung von präventiven und gesundheitsförderlichen Leistungen und Beispiele für zu beteiligende Organisationen zur Umsetzung der nationalen Präventionsstrategie.

Aufgrund des föderalen Aufbaus der Bundesrepublik Deutschland und der verfassungsrechtlichen **Zuständigkeit der Bundesländer** (und in der Konsequenz auch die Bedeutung der kommunalen Selbstverwaltung) für die Gesundheitsversorgung erfordert die wirksame Implementierung der nationalen Präventionsstrategie die landesrechtliche Umsetzung in **Landesrahmenempfehlungen** (§ 20f SGB V). Bei Drucklegung werden alle 16 Bundesländer eine von den Landesverbänden der Krankenkassen und der Ersatzkassen sowie der Pflegekassen, den Trägern der Rentenversicherung und der gesetzlichen Unfallversicherung sowie den in den Ländern zuständigen Stellen ausgehandelte Landesrahmenempfehlung verabschiedet haben, sodass der rechtliche Rahmen für die Umsetzung der nationalen Präventionsziele gesetzt ist.

Die **Inhalte der Rahmenvereinbarungen auf Landesebene**, die unter Mitwirkung der Bundesagentur für Arbeit, den obersten Arbeitsschutzbehörden auf Landesebene und den kommunalen Spitzenverbänden festgelegt wurden, sollen folgende Punkte regeln (§ 20f Abs. 2 SGB V):

- Ziele und Handlungsfelder (gemeinsam und einheitlich)
- Koordination der Leistungen
- Klärung von Zuständigkeiten
- Möglichkeiten zur wechselseitigen Beauftragung von Leistungsträgern nach dem SGB X
- Zusammenarbeit mit dem Öffentlichen Gesundheitsdienst und der örtlichen Kinder- und Jugendhilfe
- Mitwirkung weiterer Einrichtungen für Gesundheitsförderung und Prävention.

Eine weitere Neuerung ist die **rechtliche Systematisierung der Leistungsstruktur** und der sie leitenden Normen. Zum einen werden erstmalig Leistungen in Lebenswelten (in Anlehnung an das Settingkonzept; Rosenbrock und Hartung, 2011; S. 497) sozialrechtlich definiert (§ 20a Abs. 1 SGB V). **Lebenswelten** sind demgemäß „abgrenzbare soziale Systeme insbesondere des Wohnens, des Lernens, des Studierens, der medizinischen und pflegerischen Versorgung sowie der Freizeitgestaltung einschließlich des Sports" (§ 20a Abs. 1, S. 1, SGB V). Sie werden ausdrücklich gegen **verhaltensbezogene Präventionsmaßnahmen** (§ 20 Abs. 5 SGB V) und Interventionen im Rahmen der **betrieblichen Gesundheitsförderung** (§ 20b SGB V) abgegrenzt.

Zum anderen werden auf Lebenswelten fokussierte (primär-)präventive und gesundheitsförderliche Maßnahmen in Zukunft finanziell gefördert (§ 20 Abs. 6 SGB V). So sollen nicht nur die **Ausgaben für primärpräventive und gesundheitsförderliche Leistungen** insgesamt auf 7,00 Euro pro GKV-Versicherten steigen, was im Vergleich zum Jahr 2015 einer Erhöhung der finanziellen Mittel um 56 Prozent entsprechen würde (2015: 4,49 Euro pro Versicherten). Die Ausgaben pro Versicherten bei Interventionen in der betrieblichen Gesundheitsförderung oder in nicht betrieblichen Lebenswelten soll jeweils mindestens 2 Euro pro Versicherten betragen, was mehr als eine **Verdopplung der bislang in diese Bereiche geflossenen Finanzmittel der GKV** wäre (Zahlen nach: Schemp & Strippel, 2016; S. 28ff.; eigene Berechnungen). Ebenso sollen in der Sozialen Pflegeversicherung die Ausgaben für Prävention und Gesundheitsförderung 0,30 Euro pro Versicherten betragen. Zur Umsetzung dieses Zieles hat der Spitzenverband der GKV/SPV erstmalig einen **Präventionsleitfaden** für die **stationäre (Alten-)Pflege** vorgelegt (GKV-Spitzenverband, 2016b). Diese neuartige Koordinations- und Kooperationsstruktur gibt den institutionellen und organisatorischen Rahmen vor, in dem die weiteren vier Zielsetzungen der Bundesregierung (Deutscher Bundestag, 2015; s.o.) verfolgt werden sollen (siehe Abbildung 31-1). Die leitenden Normen der Erbringung primärpräventiver und gesundheitsförderlicher Leistungen sind dabei, die **sozial bedingte *und* geschlechtliche gesundheitliche Ungleichheit** zu verringern sowie die **Qualität und Wirksamkeit** der) Leistungen zu verbessern (§ 20 Abs. 1 und Abs. 2 SGB V).

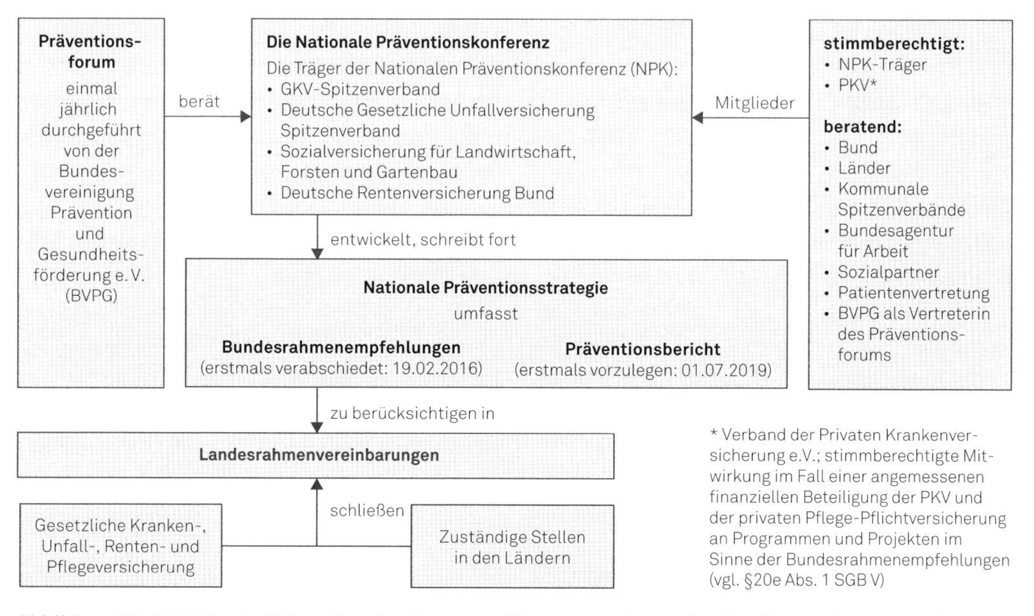

Abbildung 31-1: Nationale Präventionskonferenz und Umsetzung der nationalen Präventionsstrategie – eine schematische Übersicht (aus: Schempp & Strippel, 2016; S. 12).

31.3 Herausforderungen der Implementierung der nationalen Präventionsstrategie

Bei der Entwicklung und Implementierung der nationalen Präventionsstrategie sollen die im Rahmen von gesundheitsziele.de entwickelten **bundesweiten Gesundheitsziele** beachtet werden (§ 20 Abs. 3 SGB V). Diese haben damit erstmals nicht nur einen empfehlenden Charakter, sondern erhalten eine stärkere Verbindlichkeit. Folgende Gesundheitsziele sollen leitend sein:

- Diabetes mellitus Typ 2: Erkrankungsrisiko senken, Erkrankte früh erkennen und behandeln
- Brustkrebs: Mortalität vermindern, Lebensqualität erhöhen
- Tabakkonsum reduzieren
- gesund aufwachsen: Lebenskompetenz, Bewegung, Ernährung
- gesundheitliche Kompetenz erhöhen, Souveränität der Patientinnen und Patienten stärken
- depressive Erkrankungen: verhindern, früh erkennen, nachhaltig behandeln
- gesund älter werden
- Alkoholkonsum reduzieren
- gesundheitsförderliche Bedingungen bei der Geburt.

Im Folgenden sollen die Maßnahmen der verhaltensbezogenen Prävention, betrieblichen Gesundheitsförderung und Prävention und Gesundheitsförderung in nicht betrieblichen Lebenswelten im Hinblick auf ihren **Beitrag zur Erreichung der oben dargestellten Zielsetzungen** des Präventionsgesetzes skizziert werden (vgl. Bundesregierung, 2015; S. 21f.).

Im Hinblick auf die Gewährung von Leistungen der **verhaltensbezogenen Prävention** sollen die Krankenkassen eine hausärztliche oder arbeitsmedizinische **Präventionsempfehlung** berücksichtigen (§ 20 Abs. 5 SGB V). Diese kann Erwachsenen sowie Kindern und Jugendlichen von Hausärzten oder vertraglich verpflichteten Betriebsärzten im Rahmen von Gesundheitsuntersuchungen zur Vermeidung oder frühzeitigen Erkennung eines Erkrankungsrisikos bescheinigt werden (§ 25 Abs. 1 SGB V; § 132f SGB V). Über die rechtlichen Bestimmungen des Präventionsgesetz hinausgehend ist jüngst kodifiziert worden, dass die Gesetzliche Rentenversicherung in ihrer Mitwirkung an der Entwicklung der nationalen Präventionsstrategie darauf hinwirken soll, dass **berufsbezogene Gesundheitsuntersuchungen in Modellprojekten** erprobt werden (§ 14 Abs. 3 SGB VI). Der Gemeinsame Bundesausschuss (G-BA) hat am 21.07.2016 seine Richtlinie zu Gesundheitsuntersuchungen entsprechend aktualisiert (Bundesanzeiger BT, 12.10.2016). Hinsichtlich der **Erfassung und Bewertung von Risiken und Belastungen** ist er ferner dazu verpflichtet, bis zum 31.07.2018 eine entsprechende Richtlinie zu erarbeiten (§ 25 Abs. 4, S. 5, SGB V).

Hinsichtlich der **betrieblichen Gesundheitsförderung** bestimmt das Präventionsgesetz – neben der finanziellen Aufwertung – insbesondere, dass Krankenkassen gemeinsam mit Unternehmensorganisationen gemeinsame **regionale Koordinierungsstellen** einrichten sollen, um hierdurch kleinen und mittelgroßen Unternehmen einen Anreiz zu geben, Leistungen der betrieblichen Gesundheitsförderung stärker als bisher in Anspruch zu nehmen (§ 20b Abs. 3 SGB V). Zudem sind die Krankenkassen dazu verpflichtet worden, über das bisher erreichte Niveau der betrieblichen Gesundheitsförderung hinaus, **„den Aufbau und die Stärkung gesundheitsförderlicher Strukturen“** (§ 20b Abs. 1 SGB V) in den Betrieben zu unterstützen. Hierzu sollen die Verantwortlichen im Betrieb, auch unter Achtung der nationalen Arbeitsschutzstrategie, mit in die Förderungsprojekte einbezogen werden (ebd.).

Die Stärkung von **(Primär-)Prävention** und **Gesundheitsförderung in nicht betrieblichen Lebenswelten** schließlich erfordert von den

Krankenkassen eine intensive Zusammenarbeit mit zahlreichen Akteuren (z.B. GUV, GRV, SPV, Bundesagentur für Arbeit, Kommunen; siehe auch NPK, 2016; passim). Gesundheitspolitisch anerkanntes Schlüsselproblem auf diesem Feld ist – neben der bislang unzureichenden Finanzierung – vor allem die **mangelhafte Erreichbarkeit von Personengruppen**, die „den größten gesundheitlichen Nutzen von den Leistungen zur Prävention hätten." (Bundesregierung, 2015; S. 21; siehe auch Altgeld und Kickbusch, 2012; S. 192f; Walter, Robra und Schwartz, 2012; S. 213ff.). Entsprechend dieser breiten Perspektive haben die Mitglieder der Nationalen Präventionskonferenz unter den gemeinsamen Zielen **„Gesund aufwachsen", „Gesund im Alter" und „Gesund leben und arbeiten"** verschiedene Personengruppen in den Fokus genommen und auf diese Gruppen zugeschnittene primärpräventive und gesundheitsförderliche Leistungen im jeweiligen Setting untereinander koordiniert (NPK, 2016; S. 10ff.). Aufgrund der Einnahme mehrerer sozialer Rollen können mit dieser Zielsystematik „im Grundsatz alle Menschen mit lebensweltbezogenen Präventions-, Gesundheitsförderungs-, Sicherheits- bzw. Teilhabeangeboten erreicht werden." (NPK, 2016; S. 12). Die konkrete Umsetzung vor Ort geschieht auf der Grundlage der bereits oben erwähnten **Landesrahmenempfehlungen** in jedem Bundesland in besonderer Weise, wobei eine nahe Orientierung an den Bundesrahmenempfehlungen gewünscht ist.

Hinsichtlich der **Qualität und Wirksamkeit** von präventiven und gesundheitsförderlichen Maßnahmen bestimmt das Präventionsgesetz erstens, dass verhaltensbezogene Präventionsmaßnahmen und Interventionen der **betrieblichen Gesundheitsförderung** der Krankenkassen einem **„einheitlichen Verfahren für die Zertifizierung von Leistungsangeboten"** (§ 20 Abs. 2 SGB V) unterworfen werden müssen. Diese Aufgabe wurde dem GKV-Spitzenverband überantwortet, der in Zusammenarbeit mit der Zentralen Prüfstelle Prävention und im Rahmen der Neufassung seines Leitfadens Prävention dieser Pflicht nachkommt (Handschuch, 2016; S. 23).

In Bezug auf die **Sicherung der Qualität, Weiterentwicklung und Evaluation von Leistungen** im Bereich der **nicht betrieblichen Lebenswelten** sind die Krankenkassen – zweitens – aufgerufen, „die Bundeszentrale für gesundheitliche Aufklärung" entsprechend zu beauftragen, wobei die BZgA „geeignete Kooperationspartner heranziehen" soll (§ 20a Abs. 3 SGB V). Hierzu soll eine **gemeinsame Vereinbarung zwischen dem GKV-Spitzenverband und der BZgA** speziellere Fragen der Beauftragung und Finanzierung der Dienstleistung durch die BZgA klären, die jedoch bislang nicht der Öffentlichkeit vorgelegt worden ist. Gegen diese „gesetzliche Beauftragung", die Versichertengelder für staatliche Verwaltungsaufgaben impliziere, hat der GKV-Spitzenverband eine **Anfechtungsklage auf Verfassungsmäßigkeit** vor dem Landessozialgericht Berlin-Brandenburg vorgelegt, dessen Entscheidung zurzeit der Drucklegung dieses Beitrages noch anhängig ist. Nichtsdestoweniger haben sich die beiden Organisationen auf eine vorläufige Zusammenarbeit einigen können, die konzeptionelle, wissenschaftliche, beratende und evaluative Dienstleistungen der BZgA umfasst und auf sozial benachteiligte Zielgruppen – der Kernkompetenz der BZgA (Walter, Schwartz & Plaumann, 2012; S. 275f.; Rosenbrock und Gerlinger, 2014; S. 76ff.) – fokussiert ist (Hupfeld et al., 2016; S. 26).

Drittens enthält das Präventionsgesetz erstmalig eine **Modellklausel** allein für den Bereich der Prävention/Gesundheitsförderung (§ 20 g SGB V). Hierdurch soll es den Krankenkassen, den Trägern der Gesetzlichen Krankenversicherung sowie der Unfallversicherung als auch den Pflegekassen (und ihren Verbänden) ermöglicht werden, Modellvorhaben durchzuführen, welche die **„Qualität und Effizienz der Versorgung mit Leistungen zur Gesundheitsförderung und Prävention** in Lebenswelten und mit Leistungen zur betrieblichen Gesundheitsförderung" (§ 20 g Abs. 1 SGB V) verbessern sollen. Dabei kann das Modellprojekt auch dazu dienen, „geeignete Maßnahmen der Zusammenarbeit" zu evaluieren.

31.4 Perspektiven einer zukunftsfähigen Gesundheitspolitik

In Organisationen handeln individuelle Akteure inmitten unterschiedlicher institutioneller Kontexte. Um institutionelle Sklerosen zu verhindern, kommt es, neben grundlegenden institutionellen Reformen eines besseren **Organisations- und Leistungsmanagements** (Blanke, 2004) im öffentlichen Sektor, in besonderer Weise darauf an, einen gemeinsamen Problem- und Lösungshorizont zu entwickeln. Statt staatlicher Steuerung „von oben" sollte auf **sachorientierte Akteurskonstellationen** gezielt werden, die innovative Lösungsmodelle in einem institutionell segregierten Gesundheitssystem entwickeln können (Mosebach und Walter 2006). **Vertrauen, reziprokes Handeln und gemeinsame Werteüberzeugungen** können zu einem effektiven und effizienten Interorganisationsmanagement beitragen (Scharpf, 2000).

Das jüngst beschlossene **Gesetz zur Stärkung der Gesundheitsförderung und Prävention** geht insofern in die richtige Richtung, als die – bereits zum Teil bestehenden – Koordinations- und Kooperationsstrukturen nunmehr sozialrechtlich fixiert werden. Aber kann das für die Reform zum Anlass genommene und in den Gesundheitswissenschaften wohlbekannte **„Vollzugsdefizit auf dem Gebiet der Prävention"** (Rosenbrock & Gerlinger, 2014; S. 111) mit den Bestimmungen des Präventionsgesetzes überwunden werden? Dies hängt wesentlich davon ab, ob die beteiligten Akteure zu einem **gemeinsamen Problem- und Lösungshorizont** gelangen, der bislang nur rechtlich gerahmt ist, aber noch nachhaltig mit Leben gefüllt werden muss. Es kann keinesfalls ausgeschlossen werden, dass unter Bedingungen kommunaler Haushaltsengpässe, strittiger finanz- und leistungsrechtlicher Kompetenzen der beteiligten Träger, aber auch grundlegend unterschiedlicher Wertentscheidungen selbst in dieser neuartigen Koordinations- und Kooperationsstruktur **virulente Politikblockaden** manifest werden können.

Entscheidend ist, ob es in der konkreten Umsetzung des Präventionsgesetzes im Setting und vor Ort gelingt, die traditionelle **„Komm-Orientierung"** (Walter, Robra & Schwartz, 2012; S. 213 f.) bzw. **„Ökonomisierung"** bei marktanalogen Angeboten (Rosenbrock & Gerlinger, 2014; S. 112) auf allen drei primärpräventiven Handlungsfeldern aufzubrechen. Gelingt dies nicht, besteht die Gefahr, dass trotz der hehren gesundheitspolitischen Ziele der Trend zu einer (mittelschichtenbezogenen) **Individualisierung von Krankheitsprävention und Gesundheitsförderung** nicht gebrochen wird.

Es wird sich erst in der zukünftigen Umsetzung der finanziellen Dynamisierung settingorientierter Maßnahmen zeigen, inwieweit die versorgungsbezogene **Realität den normativen Ansprüchen des Gesetzes gerecht wird**. Trotz der gesetzlichen Anstrengungen zur Verbesserung der Zugänglichkeit und des gestärkten Settingsbezuges liegt – paradoxerweise – eine Ausweitung der **sozialen Ungleichheit** von individuellen Gesundheitschancen immer noch im Bereich des Möglichen (Kühn & Rosenbrock, 1994; Rosenbrock und Gerlinger, 2014; S. 111 ff.).

Zusammenfassung

- Gesundheitspolitik ist ein normativ reguliertes Politikfeld, auf dem vielfältige Organisationen (Kostenträger, Leistungserbringer) im Kontext gesetzlicher Rahmenbedingungen sowohl kollektiv verpflichtende Aufgaben erfüllen als auch eigene Organisationsinteressen verfolgen.
- Die föderale Staatsverfassung der Bundesrepublik Deutschland und die lange sozialpartnerschaftliche Tradition machen den

Staat bzw. die unmittelbare Staatsverwaltung in der Umsetzung (und Formulierung) von gesundheitspolitischen Zielsetzungen von dem konkreten Steuerungswissen von selbstverwalteten Körperschaften (z.B. Krankenkassen, Kassenärztlichen Vereinigungen und Ärztekammern), zunehmend aber auch von privatrechtlich organisierten Akteuren (Deutsche Krankenhausgesellschaft, Bundesärztekammer, Bundesvereinigung Prävention und Gesundheitsförderung etc.) abhängig.
- Der großen Koalition aus CDU, CSU und SPD ist es nach vielen gescheiterten Reformversuchen gelungen, einen präventionspolitischen Konsens zu erarbeiten, der sich zum Ziel setzt, die Unterfinanzierung primärer Prävention zu beenden, die Zielgenauigkeit von Förderprojekten zu erhöhen und wissenschaftlich zu überprüfen, mit einem Wort das (oft beklagte) Vollzugsdefizit in der Prävention anzugehen.
- Das Präventionsgesetz 2015 setzt auf den Aufbau einer Kooperations- und Koordinationsstruktur von Kostenträgern und Trägern von Präventionsprogrammen und stärkt finanziell den Bereich primärer Prävention in Lebenswelten und im Betrieb sowie die wissenschaftliche Begleitung und Evaluation dieser Maßnahmen.

Diskussionsanregung

- Welche Konflikte sind zwischen den Trägern der Präventionskonferenz und den Trägern von Präventionsleistungen vor dem Hintergrund der wettbewerbsbasierten Kostendämpfungspolitik im Gesundheitswesen zu erwarten?
- Welche Vorteile bzw. Nachteile hat die föderale Struktur der Bundesrepublik Deutschland für die Umsetzung der Bundesrahmenempfehlungen?
- Auf welche Weise könnte überprüft werden, ob das „Vollzugsdefizit" auf dem Gebiet der Prävention mit der neuen Kooperations- und Koordinationsstruktur überwunden werden wird?

Literatur

Alber, J. (1992). Bundesrepublik Deutschland. In J. Alber & B. Bernardi-Schenkluhn (Hrsg.), *Westeuropäische Gesundheitssysteme im Vergleich. Bundesrepublik Deutschland, Schweiz, Frankreich, Italien, Großbritannien* (S. 31–176). Frankfurt/Main: Campus.

Altgeld, T. & Kickbusch, I. (2012). Gesundheitsförderung. In F.W. Schwartz, U. Walter, J. Siegrist, P. Kolip, R. Leidl, M. Dierks, M.L. et al. (Hrsg.), *Public Health. Gesundheit und Gesundheitswesen* (S. 187–196). München: Elsevier Urban & Fischer.

Bittlingmeyer, U.H., Sahrai, D. & Schnabel, P.E. (Hrsg.). (2009). *Normativität und Public Health. Vergessene Dimensionen gesundheitlicher Ungleichheit.* Wiesbaden: VS.

Blanke, B. (2004). Vom Sozialversicherungsstaat zum „sozialen Dienstleistungsstaat". In T. Hitzel-Cassagnes & Th. Schmidt (Hrsg.), *Demokratie in Europa und europäische Demokratie* (Festschrift für H. Abromeit, S. 31–55). Opladen: Leske & Budrich.

Detels, R., McEwen, J., Beaglehole, R. & Tanaka, H. (Eds.). (2004). *Oxford Textbook of Public Health* (4th ed.). Oxford: Oxford University Press.

Deutscher Bundestag (Hrsg.). (2015). *Gesetzentwurf der Bundesregierung. Entwurf eines Gesetzes zur Stärkung der Gesundheitsförderung und der Prävention (Präventionsgesetz – PrävG)* (Drucksache 18/4282). Berlin: Deutscher Bundestag.

Döhler, M. & Manow, P. (1997). *Strukturbildung von Politikfeldern. Das Beispiel bundesdeutscher Gesundheitspolitik seit den fünfziger Jahren.* Opladen: Leske & Budrich.

Geene, R. & Reese, M. (2016). *Handbuch Präventionsgesetz. Neuregelung der Gesundheitsförderung.* Frankfurt/Main: Mabuse.

Gerlinger, T. (2002). *Zwischen Korporatismus und Wettbewerb: gesundheitspolitische Steuerung im Wandel* (Diskussionspapier P02-204 der Arbeitsgruppe Public Health am Wissenschaftszentrum Berlin). Berlin: WZB.

Gerlinger, T. & Mosebach, K. (2009). Die Ökonomisierung des deutschen Gesundheitswesens: Ursachen, Ziele und Wirkungen wettbewerbsbasierter Kostendämpfungspolitik. In N. Böhlke, T. Gerlinger, K. Mosebach, R. Schmucker & T. Schulten (Hrsg.), *Privatisierung von Krankenhäusern. Erfahrungen und Perspektiven aus Sicht der Beschäftigten* (S. 10–40). Hamburg: VSA.

GKV-Spitzenverband. (2013). *Präventions- und Gesundheitsförderungsziele der GKV 2013-2018*. Verfügbar unter: https://www.gkv-spitzenverband.de/media/dokumente/krankenversicherung_1/praevention__selbsthilfe__beratung/praevention/2012-09-05_Praeventions_Gesundheitsfoerderungsziele_2013_2018.pdf. Zugriff am 12. Februar 2018.

GKV-Spitzenverband. (2016a). *Leitfaden Prävention* (aktuelle Fassung). Verfügbar unter: https://www.gkv-spitzenverband.de/krankenversicherung/praevention_selbsthilfe_beratung/praevention_und_bgf/leitfaden_praevention/leitfaden_praevention.jsp. Zugriff am 12. Februar 2018.

GKV-Spitzenverband. (2016b). *Leitfaden Prävention in stationären Pflegeeinrichtungen nach § 5 SGB XI*. Berlin: GKV-Spitzenverband.

Handschuch, M. (2016). Einheitliche Zertifizierung von Präventionskursen. In MDS & GKV (Hrsg.), *Präventionsbericht 2016. Leistungen der gesetzlichen Krankenversicherung: Primärprävention und betriebliche Gesundheits*förderung. Berichtsjahr 2015 (S. 23). Essen/Berlin: MDS und GKV-Spitzenverband. Verfügbar unter: https://www.gkv-spitzenverband.de/media/dokumente/krankenversicherung_1/praevention__selbsthilfe__beratung/praevention/praeventionsbericht/2016_GKV_MDS_Praeventionsbericht.pdf. Zugriff am 12. Februar 2018.

Hupfeld, J., Weiß, S., Tempelmann, A. & Bockermann, C. (2016). Beauftragung der BZgA. In GKV & MDS (Hrsg.), *Präventionsbericht 2016. Leistungen der gesetzlichen Krankenversicherung: Primärprävention und betriebliche Gesundheitsförderung. Berichtsjahr 2015* (S. 26–27). Essen/Berlin: MDS und GKV-Spitzenverband.

Kühn, H. & Rosenbrock, R. (1994). Präventionspolitik und Gesundheitswissenschaften. Eine Problemskizze. In R. Rosenbrock, H. Kühn & B. Köhler (Hrsg.), *Präventionspolitik. Gesellschaftliche Strategien der Gesundheitssicherung* (S. 29–53). Berlin: Edition Sigma.

Manzei, A. & Schmiede, R. (Hrsg.). (2014). *20 Jahre Wettbewerb im Gesundheitswesen. Theoretische und empirische Analysen zur Ökonomisierung von Medizin und Pflege*. Wiesbaden: VS.

Moran, M. (1999). *Governing the health care state. A comparative study of United Kingdom, the United States and Germany*. Manchester: Manchester University Press.

Mosebach, K. & Walter, U. (2006). Was vermag der Staat? Möglichkeiten und Grenzen politischer Steuerung in der Prävention und Gesundheitsförderung. *Jahrbuch für Kritische Medizin und Gesundheitswissenschaften - Prävention, 43*, 8–24.

Mosebach, K., Schwartz, F.W. & Walter, U. (2014). Gesundheitspolitische Umsetzung von Prävention und Gesundheitsförderung. In K. Hurrelmann, T. Klotz & J. Haisch (Hrsg.), *Lehrbuch Prävention und Gesundheitsförderung* (4. Aufl., S 377–389). Bern: Huber.

Nationale Präventionskonferenz (NPK). (2016). *Bundesrahmenempfehlungen der Nationalen Präventionskonferenz nach § 20d Abs. 3 SGB V, verabschiedet am 19.02.2016*. Verfügbar unter: https://www.gkv-spitzenverband.de/media/dokumente/presse/pressemitteilungen/2016/Praevention_NPK_BRE_verabschiedet_am_19022016.pdf. Zugriff am 12. Februar 2018.

Präventionsgesetz (PrävG). Gesetz zur Stärkung der Gesundheitsförderung und der Prävention (PrävG) vom 17. Juli 2015. *Bundesgesetzblatt 2015, Teil I*, 1386–1379. Verfügbar unter: http://www.bmg.bund.de/themen/praevention/praeventionsgesetz.html. Zugriff am 12. Februar 2018.

Rosenbrock, R. & Hartung, S. (2011). Settingansatz/Lebensweltansatz. In Bundeszentrale für gesundheitliche Aufklärung (BZgA) (Hrsg.), *Leitbegriffe der Gesundheitsförderung und Prävention. Glossar zu Konzepten, Strategien und Methoden* (Neuausgabe 2011, S. 497–500). Gamburg: Verlag für Gesundheitsförderung.

Rosenbrock, R. & Gerlinger, T. (2014). *Lehrbuch Gesundheitspolitik. Eine systematische Einführung* (3. Aufl.). Bern: Huber.

Sachverständigenrat für die Konzertierte Aktion im Gesundheitswesen (SVR Gesundheit). (2002). *Bedarfsgerechtigkeit und Wirtschaftlichkeit. Band I: Zielbildung, Prävention, Nutzerorientierung und Partizipation. Gutachten 2000/2001*. Baden-Baden: Nomos.

Scharpf, F.W. (2000). *Interaktionsformen. Akteurszentrierter Institutionalismus in der Politikforschung*. Opladen: Leske & Budrich.

Schemp, N. & Strippel, H., Medizinischer Dienst des Spitzenverbandes Bund der Krankenkassen (MDS) & GKV-Spitzenverband (Hrsg.). (2016). *Präventionsbericht 2016. Leistungen der gesetzlichen Krankenversicherung: Primärprävention und betriebliche Gesundheitsförderung. Berichtsjahr 2015*. Essen, Berlin: MDS & GKV. Verfügbar unter: https://www.gkv-spitzenverband.de/media/dokumente/krankenversicherung_1/praevention__selbsthilfe__beratung/prae vention/praeventionsbericht/2016_GKV_MDS_Praeventionsbericht.pdf. Zugriff am 12. Februar 2018.

Schwartz, F.W., Walter, U., Siegrist, J., Kolip, P., Leidl, R., Dierks, M.L. et al. (Hrsg.). (2012a). *Public Health. Gesundheit und Gesundheitswesen*. München: Elsevier Urban & Fischer.

Schwartz, F.W., Kickbusch, I., Wismar, M. & Krugmann C.S. (2012b). Ziele und Strategien der Gesundheitspolitik. In F.W. Schwartz, U. Walter, J. Siegrist, P. Kolip, R. Leidl, M. Dierks, M.L. et al. (Hrsg.), *Public Health. Gesundheit und Gesundheitswesen* (S. 243–257). München: Elsevier Urban & Fischer.

Seewald, O. (2002). *Expertise Präventionsregelungen im Auftrag des Bundesministeriums für Gesundheit*. Passau.

Stahl, T., Wismar, M., Ollila, E., Lahtinen, E. & Leppe, K. (Eds.). (2006). *Health in All Policies. Prospects and potentials*. Helsinki: Ministry of Social Affairs and Health.

Strech, D., Neitzke, G. & Marckmann, G. (2012). Public-Health-Ethik: normative Grundlagen und methodisches Vorgehen. In F.W. Schwartz, U. Walter, J. Siegrist, P. Kolip, R. Leidl, M. Dierks, M.L. et al. (Hrsg.), *Public Health. Gesundheit und Gesundheitswesen* (S. 137–142). München: Elsevier Urban & Fischer.

Trojan, A. & Legewie, H. (2001). *Nachhaltige Gesundheit und Entwicklung. Leitbilder, Politik und Praxis der Gestaltung gesundheitsförderlicher Umwelt- und Lebensbedingungen* (Reihe psychosoziale Aspekte in der Medizin). Frankfurt/Main: Verlag für Akademische Schriften.

Urban, H.J. (2001a). *Wettbewerbskorporatistische Regulierung im Politikfeld Gesundheit. Der Bundesausschuss der Ärzte und Krankenkassen und die gesundheitspoltische Wende* (Diskussionspapier P01-206 der Arbeitsgruppe Public Health am Wissenschaftszentrum Berlin). Berlin: WZB.

Urban, H.J. (2001b). „Den im Dunkeln sieht man nicht ...“. Der Bundesausschuss der Ärzte und Krankenkassen und die Kostendämpfungspolitik im Gesundheitswesen. *Jahrbuch für Kritische Medizin und Gesundheitswissenschaften – Leitlinien, 35*, 45–71.

Walter, U. & Schwartz, F.W. (2000). *Prävention im deutschen Gesundheitswesen*. Gutachten für die Kommission „Humane Dienste“ der CDU. November 2000.

Walter, U. (2002). *Wahrnehmung und Umsetzung rechtlicher Bestimmungen zur Prävention in Deutschland* (Expertise aus sozialmedizinischer Sicht im Auftrag des Bundesministeriums für Gesundheit und Soziale Sicherung). Hannover: MHH.

Walter, U. (2003). Babylon im SGB? Eine Analyse der Begriffsvielfalt zur Prävention in den Sozialgesetzbüchern. *Sozialer Fortschritt. Unabhängige Zeitschrift für Sozialpolitik, 52* (10), 253–261.

Walter, U. Schwartz F.W. & Plaumann, M. (2012). Prävention: Institutionen und Strukturen. In F.W. Schwartz, U. Walter, J. Siegrist, P. Kolip, R. Leidl, M. Dierks, M.L. et al. (Hrsg.), *Public Health. Gesundheit und Gesundheitswesen* (S. 271–287). München: Elsevier Urban & Fischer.

Walter, U., Robra, B.P. & Schwartz F.W. (2012). Prävention. In F.W. Schwartz, U. Walter, J. Siegrist, P. Kolip, R. Leidl, M. Dierks, M.L. et al. (Hrsg.), *Public Health. Gesundheit und Gesundheitswesen* (S. 196–223). München: Elsevier Urban & Fischer.

Walter, U., Schauermann, L., Volkenand, K., Weber, J. Castedello, U. &. Gaede-Illig, C. (2016). *Gesundheitsförderung in Lebenswelten – Entwicklung und Sicherung von Qualität. Teilprojekt III: Rechtliche Regelungen zu Prävention, Gesundheitsförderung und Qualität sowie ihre Wahrnehmung* (Abschlussbericht. Gefördert von der BZgA). Hannover, Berlin: MHH & GBB.

Wismar, M. & Busse, R. (2002). Outcome-related health targets – political strategies for better health outcomes. A conceptual and comparative study (part 2). *Health Policy, 59* (4), 223–241.

Lese- und Medienempfehlung zur Vertiefung

Bundeszentrale für gesundheitliche Aufklärung (BZgA) (Hrsg.). (2016). *Leitbegriffe der Gesundheitsförderung und Prävention. Glossar zu Konzepten, Strategien und Methoden* (Ergänzungsband 2016). Gamburg: Verlag für Gesundheitsförderung. Verfügbar unter: http://www.bzga.de/leitbegriffe. Zugriff am 18. Januar 2018.

Bundesministerium für Gesundheit (BMG). Verfügbar unter: http://www.bundesgesundheitsministerium.de/themen/praevention.html. *Prävention*. Zugriff am 12. Februar 2018.

Bundesvereinigung Prävention und Gesundheitsförderung e.V. Verfügbar unter: http://www.bvpraevention.de/cms/index.asp?bvpg. Zugriff am 12. Februar 2018.

Forum Gesundheitspolitik. Verfügbar unter: http://forum-gesundheitspolitik.de/. Zugriff am 12. Februar 2018.

Geschäftsstelle der Nationalen Präventionskonferenz. Verfügbar unter: https://www.bzga.de/die-bzga/aufgaben-und-ziele/geschaeftsstelle-nationale-praeventionskonferenz/. Zugriff am 12. Februar 2018.

Politische Ökonomie des Gesundheitswesens. Verfügbar unter: http://politisch-oekonomie-gesundheit.de/. Zugriff am 12. Februar 2018.

Rosenbrock, R. & Gerlinger, T. (2014). *Lehrbuch Gesundheitspolitik. Eine systematische Einführung* (3. Aufl.). Bern: Huber.

32 Entstehung und Wirkung des Präventionsgesetzes

Thomas Altgeld

Überblick
- Was ist die gesundheitspolitische Vorgeschichte des Präventionsgesetzes?
- Welche Strukturen und Leistungen werden über das Gesetz neu geregelt?
- Wie erfolgt die Umsetzung des Gesetzes auf Bundes-, Länder- und kommunaler Ebene?
- Welche ärztlichen Handlungsfelder werden mit dem Gesetz neu eröffnet oder neu geregelt?

32.1 Drei gescheiterte gesundheitspolitische Anläufe zu einem Präventionsgesetz in Deutschland vor 2015

Das Gesetz zur Stärkung der Gesundheitsförderung und der Prävention (**Präventionsgesetz – PrävG**) ist nach Verabschiedung durch Bundestag und Bundesrat am 25. Juli 2015 in Kraft getreten und beendete damit eine über ein Jahrzehnt geführte gesundheitspolitische Debatte, wie in Deutschland Prävention und Gesundheitsförderung einen neuen Stellenwert erhalten könnten. Das Bundesgesundheitsministerium hatte in den zurückliegenden Jahren bereits drei Präventionsgesetze erarbeitet, nämlich 2005, 2007 und 2013. Zwei davon wurden vom **Deutschen Bundestag** mit der Mehrheit der jeweiligen Regierungsfraktionen verabschiedet, lediglich der Referentenentwurf unter Gesundheitsministerin Ulla Schmidt von 2007 schaffte es nicht in die Lesungen des Bundestages, da in der ersten Großen Koalition zu große Meinungsverschiedenheiten darüber bestanden. Den **Bundesrat** passierte letztlich allerdings erst ein vierter Gesetzesentwurf im Jahr 2015, der 2016 dann finanziell wirksam wurde.

Schon die Titel der jeweiligen Gesetzesentwürfe zeigen, dass die Gesundheitspolitik in Bezug auf Gesundheitsförderung und Prävention sprachfähiger geworden ist und die Termini technici der Weltgesundheitsorganisation auch dort angekommen sind (vgl. Altgeld & Kickbusch, 2012). Die ersten zwei Anläufe hantierten noch mit dem aus gesundheitswissenschaftlicher Sicht sinnlosen Begriff der „gesundheitlichen Prävention“, der nicht weit von dem ebenfalls nicht auszumerzenden Begriff der „Gesundheitsprävention“ anzusiedeln ist:
- Gesetz zur Stärkung der gesundheitlichen Prävention (2005)
- Gesetz zur Stärkung der Gesundheitsförderung und gesundheitlichen Prävention (2007)
- Gesetz zur Förderung der Prävention (2013)
- Gesetz zur Stärkung der Gesundheitsförderung und der Prävention (2015)

Allerdings waren die ersten beiden Gesetzesanläufe 2005 und 2007 deutlich umfassender angelegt. Obwohl die Gesetzestitel der „Gesundheitlichen Prävention“ das nicht vermuten lassen, wurden darunter **alle Präventionsebenen** und gleichzeitig auch **Gesundheitsförderungsansätze** verstanden. Gesundheitliche Prävention im Rahmen der Zwecksetzung des Gesetzes von 2005 umfasste:

- „Vorbeugung des erstmaligen Auftretens von Krankheiten (primäre Prävention);
- Früherkennung von symptomlosen Krankheitsvor- und -frühstadien (sekundäre Prävention);
- Verhütung der Verschlimmerung von Erkrankungen und Behinderungen sowie Vorbeugung von Folgeerkrankungen (tertiäre Prävention);
- Aufbau von individuellen Fähigkeiten sowie gesundheitsförderlichen Strukturen, um das Maß an Selbstbestimmung über die Gesundheit zu erhöhen (Gesundheitsförderung)" (Deutscher Bundestag, 2005; S. 3).

Der Gesetzesanspruch war, „die Gesundheitsvorsorge neben der medizinischen Behandlung, Rehabilitation und Pflege als eigene Säule im Gesetz" (ebd.) zu verankern. Entsprechend breit angelegt waren die Regelungen für **alle Sozialversicherungsträger** und die Gründung einer **Präventionsstiftung** sowie neue Aufgaben für das Robert Koch-Institut, finanziert aus Bundesmitteln. In Art. 3 des Gesetzes wurde sogar die Arbeit der Bundeszentrale für gesundheitliche Aufklärung auf eine gesetzliche Basis gestellt (ebd.). Auch der Referentenentwurf von 2007, der es nie zur Gesetzesreife brachte, war ähnlich breit angelegt.

Der am engsten geführte Ansatz aller vier Anläufe findet sich in dem 2013 eingebrachten Gesetzentwurf zur Förderung der Prävention (Deutscher Bundestag, 2013), wie schon der Titel deutlich macht. Es ging um mehr Prävention durch **gesetzliche Krankenversicherungen**. In der damaligen Gesetzesbegründung wird sehr schnell klar, auf welcher „liberalen" Grundlage dieses Vorgehen beruhte: „Gesundheit wird maßgeblich durch eine gesundheitsbewusste Lebensführung erhalten. Dies erfordert Wissen, Befähigung und **Eigenverantwortung**. Aufgabe der Prävention ist es, dieses Wissen, die Befähigung und die Eigenverantwortung jeder und jedes Einzelnen zu entwickeln und zu stärken" (ebd., S. 2). Wenn alles auf Eigenverantwortung, Wissen und Befähigung hinausläuft, ist klar, warum nur die Wissensvermittlung durch Krankenkassen im Mittelpunkt des kürzesten Präventionsgesetzestextes stand und kein Regelungsbedarf in weiteren Bereichen gesehen wurde. „Mit dem vorliegenden Gesetzentwurf sollen das Wissen, die Befähigung und die Motivation in der Bevölkerung zu gesundheitsbewusstem Verhalten in allen Lebensphasen gestärkt und gesundheitliche Risiken reduziert werden" (ebd., S. 8).

32.2 Neuer Stellenwert der Prävention und Gesundheitsförderung im SGB V durch die Verabschiedung des Präventionsgesetzes 2015

Mit dem 2015 in Kraft getretenen PrävG sind erstmals in der deutschen Gesetzgebung **Legaldefinitionen** für **Gesundheitsförderung** und **primäre Prävention** vorgenommen worden. Es hat zwar den präzisesten Gesetzestitel aller Gesetzgebungsanläufe, regelt im Wesentlichen aber nur die Ausgaben der gesetzlichen Krankenversicherung neu. Dementsprechend beziehen sich die Legaldefinitionen im Sozialgesetzbuch V § 20 auch nur auf den Wirkungskreis der gesetzlichen Krankenversicherungen: „Die Krankenkasse sieht in der Satzung Leistungen zur Verhinderung und Verminderung von Krankheitsrisiken (primäre Prävention) sowie zur Förderung des selbstbestimmten gesundheitsorientierten Handelns der Versicherten (Gesundheitsförderung) vor" (SGB V).

Die gesetzlichen Krankenversicherer werden verpflichtet, für alle Präventionsebenen mehr Geld auszugeben, von der **Gesundheitsförderung in Lebenswelten**, der **Individualpräven-**

tion und der **Ausweitung von Früherkennungsuntersuchungen** in allen Lebensaltern bis hin zur Verdopplung der Mittel für **Selbsthilfeförderung** und dem Ausbau der **Zuschüsse für Rehabilitation**. Das Gesamtausgabenvolumen der Kranken- und Pflegekassen allein für Prävention und Gesundheitsförderung in den Lebenswelten sowie für die Individualprävention sah für 2016 den Betrag von 530 Millionen Euro vor. Jährliche Steigerungsraten sind im Gesetz festgeschrieben. Mehr Geld für Prävention war auch folgerichtig die Überschrift der Pressemeldungen zur Verabschiedung des Gesetzes. Das PrävG soll zudem die Grundlagen für eine stärkere Zusammenarbeit der Sozialversicherungsträger, Länder und Kommunen in den Bereichen Prävention und Gesundheitsförderung stärken und zwar für alle Altersgruppen in unterschiedlichen Lebenswelten.

Die Soziale Pflegeversicherung erhielt zudem erstmals einen expliziten Präventionsauftrag, um Menschen in stationären Pflegeeinrichtungen mit gesundheitsfördernden Angeboten erreichen zu können. Der 2016 veröffentlichte **Leitfaden Prävention in der stationären Pflege** legt die Kriterien für die Leistungen der Pflegekassen zur Prävention und Gesundheitsförderung in stationären Pflegeeinrichtungen fest (vgl. GKV Spitzenverband, 2016).

Eine weitere wesentliche Neuerung durch das PrävG ist die **Verbesserung des Impfschutzes** in Deutschland:

- Impfschutz soll bei allen Routine-Gesundheitsuntersuchungen für Kinder, Jugendliche und Erwachsene sowie den Jugendarbeitsschutzuntersuchungen überprüft werden.
- Auch Betriebsärzte können allgemeine Schutzimpfungen vornehmen.
- Bei der Aufnahme eines Kindes in die Kita muss ein Nachweis über eine ärztliche Impfberatung vorgelegt werden. Beim Auftreten von Masern in einer Gemeinschaftseinrichtung (z.B. Kita, Schule, Hort) können die zuständigen Behörden ungeimpfte Kinder vorübergehend ausschließen.
- Medizinische Einrichtungen dürfen die Einstellung von Beschäftigten vom Bestehen eines erforderlichen Impf- und Immunschutzes abhängig machen.
- Krankenkassen können Bonusleistungen für Impfungen vorsehen (vgl. PrävG, 2015).

Neu als Querschnittsanforderung an die GKV wurde mit dem PrävG in § 2b des SGB V die Berücksichtigung „geschlechtsspezifischer Besonderheiten“ (ebd.) bei allen GKV-Leistungen festgeschrieben. Diese Anforderung wird in § 20 noch einmal ausdrücklich für das Handlungsfeld Gesundheitsförderung und Primärprävention bekräftigt: „Die Leistungen sollen insbesondere zur Verminderung sozial bedingter sowie geschlechtsbezogener Ungleichheit von Gesundheitschancen beitragen“ (ebd.). Damit wurde der Stellenwert geschlechtsspezifischer Unterschiede im Gesundheitsverhalten oder der Ausprägung von Erkrankungen (vgl. Altgeld, 2016) erstmals im SGB V anerkannt und muss bei der Leistungsgewährung berücksichtigt werden.

32.3 Strukturaufbau auf Bundesebene

In Rahmen einer **Nationalen Präventionskonferenz** sollen die Sozialversicherungsträger unter Beteiligung insbesondere von Bund, Ländern, Kommunen, der Bundesagentur für Arbeit und der Sozialpartner gemeinsame Ziele und Vorgehensweisen festlegen. Noch im Jahr 2015 fand die erste Sitzung der Nationalen Präventionskonferenz (NPK) statt, in der bislang nur die Kranken-, Renten-, Pflege- und Unfallversicherungen stimmberechtigt sind. Alle anderen Mitglieder haben nur Beratungsrechte. Aufgabe der NPK ist es, in engem Zusammenwirken der Träger die nationale Präventionsstrategie zu entwickeln und sie fortzuschreiben (Abbildung 32-1). Dies umfasst insbesondere:

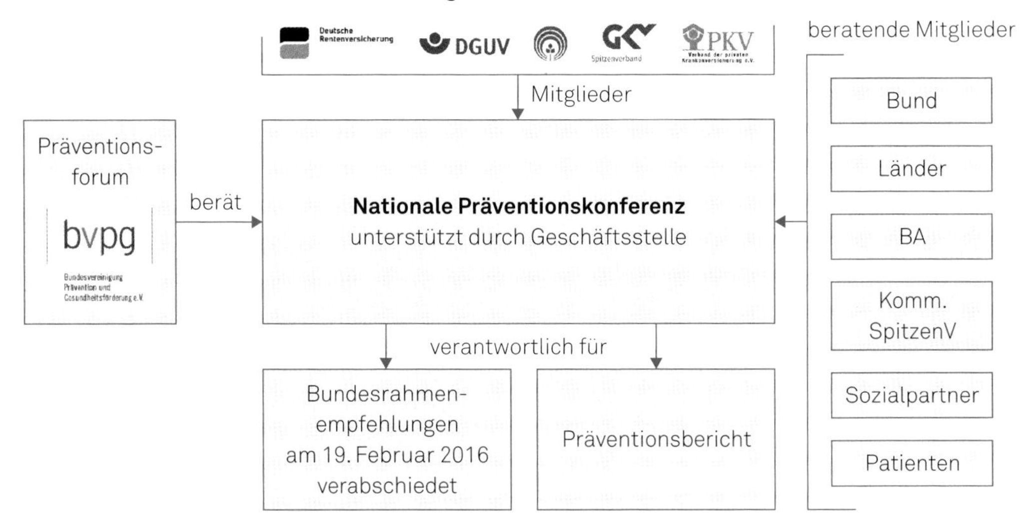

Abbildung 32-1: Strukturen auf Bundesebene und deren Aufgaben.

- Vereinbarung von bundeseinheitlichen, trägerübergreifenden Rahmenempfehlungen (**Bundesrahmenempfehlungen**) zur Gesundheitsförderung und Prävention in Lebenswelten einschließlich Betrieben.
- Erstellung eines **trägerübergreifenden Berichts** alle vier Jahre (erstmalig zum 01.07.2019) über die Entwicklung der Gesundheitsförderung und Prävention mit Angaben zu den Ausgaben für die Leistungen der Mitgliedsorganisationen der Träger der NPK, den Zugangswegen, den erreichten Personen, den erreichten gemeinsamen Zielen und Zielgruppen, den Erfahrungen mit der Qualitätssicherung und der Zusammenarbeit sowie mögliche Schlussfolgerungen.

Das bei der Bundesvereinigung für Prävention und Gesundheitsförderung e.V. gesetzlich angesiedelte **Präventionsforum** soll eine Plattform für den Informations- und Erfahrungsaustausch zwischen der Nationalen Präventionskonferenz und der Fachöffentlichkeit bieten. AkteurInnen der Prävention und Gesundheitsförderung können im Rahmen der in der Regel einmal im Jahr stattfindenden Tagung ihre Vorstellungen zu den jeweils ausgewählten Themenschwerpunkten der Präventionsstrategie einbringen. Das erste Präventionsforum fand im September 2016 in Berlin statt, das zweite im Oktober 2017.

Die sogenannten **Bundesrahmenempfehlungen** wurden am 19. Februar 2016 bereits in der zweiten Sitzung der Nationalen Präventionskonferenz beschlossen. Darin sind gemeinsame Ziele, vorrangige Handlungsfelder, Zielgruppen, zu beteiligende Organisationen und Einrichtungen sowie Dokumentations- und Berichtspflichten festgelegt. Orientiert an den Lebensphasen wurden drei gemeinsame **Oberziele** definiert:

- gesund aufwachsen
- gesund leben und arbeiten
- gesund im Alter

Als **„prioritäre Zielgruppen"** der Bundesrahmenempfehlungen werden folgende Bevölkerungsgruppen explizit genannt: Familien, Kinder, Jugendliche, Azubis, Studierende, Berufstätige, Arbeitslose, Ehrenamtliche, Pflegebedürftige, die zu Hause oder in stationären Einrichtungen betreut werden, sowie die pflegenden Angehörigen.

Für all diese Gruppen können gesetzliche Krankenkassen Maßnahmen entwickeln. Der **Leitfaden Prävention** des GKV-Spitzenverbandes zu Handlungsfeldern und Kriterien für die Umsetzung der §§ 20, 20a und 20b SGB V wurde hierfür überarbeitet und am 09. Januar 2017 in einer aktualisierten Fassung veröffentlicht (vgl. GKV-Spitzenverband, 2017a).

Die Erarbeitung kassenübergreifender Maßnahmen wurde an die **Bundeszentrale für gesundheitliche Aufklärung** (BZgA) delegiert, die dafür sowie für die Qualitätsentwicklung und wissenschaftliche Evaluation der Maßnahmen knapp ein Viertel der für nicht betriebliche Lebenswelten zur Verfügung stehenden Mittel der GKV erhält, 31,5 Millionen Euro jährlich. Die gesetzliche Krankenversicherung hat allerdings grundsätzliche Einwände gegen die Finanzierung einer staatlichen Behörde durch Beitragsmittel der Versicherten. Daher hat der GKV-Spitzenverband gegen diese Konstruktion 2016 Klage vor dem Landessozialgericht Berlin-Brandenburg eingereicht, um im Rahmen einer **Anfechtungsklage** die Verfassungsmäßigkeit der Regelung prüfen zu lassen. Bis zu einer höchstrichterlichen Entscheidung beauftragt der GKV-Spitzenverband die BZgA insbesondere mit Aufgaben zur Prävention und Gesundheitsförderung für sozial benachteiligte Gruppen. Fünf **„vulnerable Zielgruppen“** stehen dabei im Vordergrund, für die **„Modellinterventionen“** kassenartenübergreifend entwickelt werden sollen:

- Alleinerziehende
- Menschen mit Migrationshintergrund
- Menschen mit Behinderungen
- Langzeitarbeitslose
- ältere Menschen

Für **betriebliche Gesundheitsförderung** wurde 2016 nicht nur der Richtwert auf zwei Euro pro Versicherten angehoben, sondern die gesetzlichen Krankenkassen wurden auch verpflichtet, insbesondere **Klein- und Mittelbetriebe** stärker zu unterstützten durch die Koordination ihrer Angebote im Rahmen von sogenannten regionalen Koordinierungsstellen für betriebliche Gesundheitsförderung (BGF). Gerade kleinere Unternehmen wurden von den bisherigen GKV-Aktivitäten kaum erreicht (vgl. Rosenbrock & Hartung, 2011). Die GKV hat sich für diese Koordination allerdings – wahrscheinlich entgegen der Intention des Gesetzgebers – für rein virtuelle Lösungen entschieden. Am 8. Mai 2017 hat diese virtuelle regionale BGF-Koordinierungsstelle ihre Arbeit aufgenommen. Das neue Portal http://www.bgf-koordinierungsstelle.de soll Informationen zu Beratungs- und Unterstützungsangeboten bündeln.

Zudem sollen die Krankenkassen in ihren Satzungen Regelungen vorsehen, nach denen sowohl die ArbeitgeberInnen als auch die Versicherten einen Bonus erhalten, wenn sie bei Maßnahmen zur betrieblichen Gesundheitsförderung teilnehmen. Außerdem wird die arbeitsmedizinische Vorsorge mit den Präventionsangeboten der Krankenkassen verbunden. Betriebs- und WerksärztInnen können im Rahmen der arbeitsmedizinischen Vorsorge nun Präventionsempfehlungen abgeben, die von den Krankenkassen bei der Entscheidung über Präventionsleistungen berücksichtigt werden müssen.

32.4 Umsetzung des Präventionsgesetzes auf der Ebene der Bundesländer

Für die Umsetzung der Bundesrahmenempfehlungen sieht das Präventionsgesetz **Landesrahmenvereinbarungen** (LRV) vor, in denen sich die gesetzliche Kranken- und soziale Pflegeversicherung mit den Trägern der gesetzlichen Renten- und Unfallversicherung sowie mit den in den Bundesländern zuständigen Stellen auf gemeinsame Grundsätze ihrer Zusammenarbeit vor Ort verständigen. In den Vereinbarungen sollen insbesondere gemeinsame Ziele und Handlungsfelder definiert sowie die Koordinierung von Leistungen festgelegt werden. Sie klären zudem Zuständigkeitsfragen und regeln die Zusammenarbeit mit bzw. das Mitwirken von Dritten, denn der Kreis der Unterzeichnenden ist beschränkt (vgl. SGB V, § 20a).

Bis zum Herbst 2017 wurden in allen Bundesländern – mit der Ausnahme Berlins – LRVen unterzeichnet. In den meisten Bundesländern sind neben den Sozialversicherungsträgern auch die **Kommunalen Spitzenverbände** den Vereinbarungen beigetreten. Die LRVen sind allerdings keinesfalls so länderspezifisch wie der Titel vermuten lassen würde. Die meisten der unterzeichneten Vereinbarungen folgen dem Text einer Mustervereinbarung auf Bundesebene zu vier Fünfteln oder noch mehr. Darin enthalten ist das erklärte Ziel der Unterzeichnenden, existierende Gesundheitsaktivitäten im Land zu bündeln und die Gesundheitsförderung in allen Lebenswelten weiterzuentwickeln. Spezifisch an den Vereinbarungen sind nur die vereinbarten Austauschroutinen auf Landesebene – wie oft man zusammen kommt oder ob landesweite Präventionskonferenzen durchgeführt werden –, der Einbezug vorhandener Gesundheitsziele und die Einbindung von **Landesvereinigungen für Gesundheit** bei der Umsetzung des PrävG. Hier sind Unterschiede festzustellen. Alle unterschriebenen Vereinbarungstexte finden sich auf der Homepage der Deutschen Gesetzlichen Unfallversicherung.

Ein Beispiel des Strukturaufbaus auf Länderebene veranschaulicht die nachfolgende Abbildung aus Niedersachsen (Abbildung 32-2). Dort ist es, wie in sechs weiteren Bundesländern, gelungen, auch Regelungen für Gemeinschaftsfinanzierungen der GKV für vulnerable Gruppen zu treffen, z.B. Menschen mit Behinderungen

Gesundheitsförderung in nicht betrieblichen Lebenswelten

Krankenkassen

- kassenindividuelle Maßnahmen z.B. in Schulen/Kitas

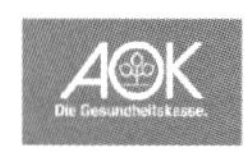

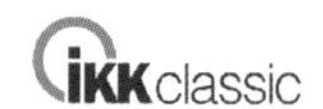

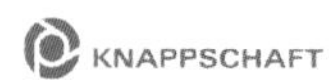

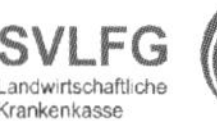

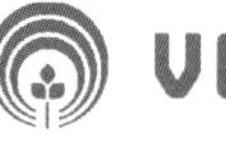
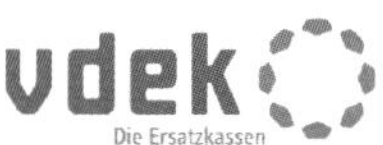

Gemeinsame Stelle der GKV (ab 01.05.2017)

- kassenübergreifende Maßnahmen für sozial benachteiligte Zielgruppen

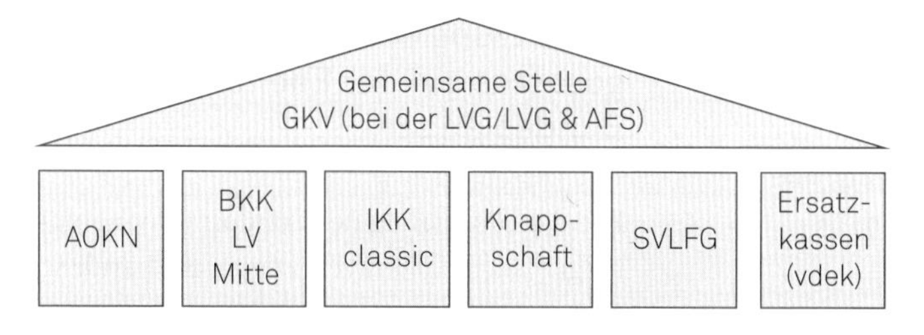

Koordinierungsstelle Gesundheitliche Chancengleichheit

- „allgemeine“ Erstberatung, z.B. zum Leitfaden Prävention
- Unterstützung kommunaler Strategien zum Aufbau gesundheitsförderlicher Strukturen

Kooperationsverbund
GESUNDHEITLICHE
CHANCENGLEICHHEIT

Abbildung 32-2: Förder- und Unterstützungsstrukturen in Niedersachsen.

oder mit Migrationshintergrund. Das bedeutet, die gesetzlichen Krankenkassen einigen sich auf Maßnahmen oder Projekte in Lebenswelten, die gemeinsam kassenübergreifend finanziert werden. In den anderen Bundesländern ist hierfür bislang keine verbindliche Regelung erfolgt.

In allen Bundesländern wurden, finanziert über die GKV-Gelder der BZgA, **Koordinierungsstellen Gesundheitliche Chancengleichheit** aus- und aufgebaut. Diese unterstützen die Vernetzung und Zusammenarbeit zwischen AkteurInnen auf kommunaler, Landes- und Bundesebene, um gesundheitsförderliche Aktivitäten für vulnerable Gruppen zu intensivieren, die bislang von den meisten Gesundheitsförderungsprogrammen nicht erreicht wurden. Zudem treiben sie die Qualitätsentwicklung in der soziallagenbezogenen Gesundheitsförderung voran. Die Koordinierungsstellen Gesundheitliche Chancengleichheit sind zumeist bei den Landesvereinigungen für Gesundheitsförderung oder in zwei Bundesländern bei den Landesgesundheitsämtern angesiedelt, zumeist kofinanziert durch Haushaltsmittel der jeweiligen Bundesländer. Die Aufgaben werden in Abbildung 32-3 veranschaulicht.

32.5 Schwerpunkte der heterogenen Umsetzungspraxis des Präventionsgesetzes

Mit dem Präventionsgesetz sind die Ausgaben der gesetzlichen Krankenkassen für den Bereich der nicht betrieblichen Lebenswelten gestiegen, von 37 Millionen im Jahr 2015 auf insgesamt 125 Millionen im Jahr 2016, d.h. um 240 Prozent bereits im ersten Jahr nach Inkrafttreten des Gesetzes (vgl. Bundesgesundheitsministerium, 2017). Die Krankenkassen haben **junge Familien** dabei als zentrale Zielgruppe identifiziert und fokussieren ihre Aktivitäten auf die Settings, in denen sie am besten erreicht werden können: **Kindertagesstätten und Schulen**. Mehr als zwei Drittel der Aktivitäten der GKV finden dort statt. Doch gerade weil jetzt mehr in Kindergesundheit präventiv investiert wird, stellen sich viele Fragen nach der Wirksamkeit und der Nachhaltigkeit dieser Ausgaben.

Denn jenseits aller Meldungen über die erfolgreiche Ausgestaltung des gesetzlichen Rahmens und die immensen Ausgabensteigerungen bleibt die Frage, ob konkurrierende Kassen wirk-

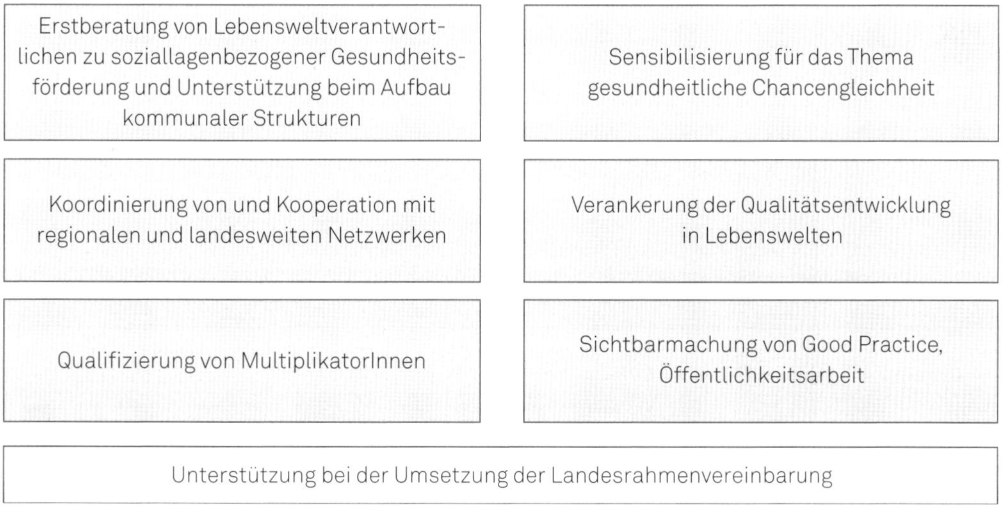

Erstberatung von Lebensweltverantwortlichen zu soziallagenbezogener Gesundheitsförderung und Unterstützung beim Aufbau kommunaler Strukturen

Sensibilisierung für das Thema gesundheitliche Chancengleichheit

Koordinierung von und Kooperation mit regionalen und landesweiten Netzwerken

Verankerung der Qualitätsentwicklung in Lebenswelten

Qualifizierung von MultiplikatorInnen

Sichtbarmachung von Good Practice, Öffentlichkeitsarbeit

Unterstützung bei der Umsetzung der Landesrahmenvereinbarung

Abbildung 32-3: Wesentliche Aufgaben und Kompetenzen der Koordinierungsstellen Gesundheitliche Chancengleichheit auf Länderebene (eigene Darstellung).

lich mit mehr Geld mehr Gesundheit in den Lebenswelten erreichen können. Da die gesetzlichen Krankenkassen im Wettbewerb miteinander stehen, sind **Parallelaktivitäten** quasi systemimmanent. In jedem Bundesland konkurrieren 30 bis 60 gesetzliche Kassen miteinander. Die Gesamtanzahl der gesetzlichen Krankenkassen nimmt zwar kontinuierlich ab (Abbildung 32-4), aber der Wettbewerb wird eher schärfer mit mehr Geld im System.

Hat die Vielzahl neuer Aktivitäten aber tatsächlich auch einen größeren gesundheitlichen Nutzen, beispielsweise für das System Schule? Der Beschluss der **Kultusministerkonferenz** zur Umsetzung von Gesundheitsförderung und Suchtprävention sah schon 2012 eine Öffnung der Schulen für Kooperationen in diesem Bereich vor. Dem Beschluss wurde eine Liste von Institutionen beigefügt, mit denen Schulen zusammenarbeiten sollen bzw. die gerne mit Schulen zusammen arbeiten wollen:

- Einrichtungen der Kinder- und Jugendhilfe,
- Landesvereinigungen für Gesundheit, BZgA,
- Erziehungsberatungsstellen, Öffentlicher Gesundheitsdienst,
- Suchtberatungsinstitutionen, Zentren für Essstörungen,
- Unfallkassen der Länder sowie die Angebote der DGUV und Arbeitsschutzbehörden der Länder,
- Einrichtungen der Ersten Hilfe,
- Sportvereine und Sportorganisationen, Präventionsstellen der Polizei,
- Krankenkassen und -versicherungen,
- Deutsche Gesellschaft für Ernährung (DGE),
- Verbraucherberatungseinrichtungen,
- Stiftungen und gemeinnützige Einrichtungen.

Konkret könnten Schulen also ohnehin bereits mit 30 bis 50 Einrichtungen kooperieren. Wenn jetzt noch der Kassenwettwerb auf alle attraktiven Schulformen (Grundschulen und Gymnasien) fokussiert, werden Schulleitungen und Kollegien leicht den Überblick verlieren. Ist es besser, mit Sarah Wiener zu kochen oder im Rahmen von fit4future mit dem Skiläufer Felix Neureuther eine Tonne mit 50 Bewegungsspielzeugen aller Art in die Schule gerollt zu bekommen? Oder doch lieber die „Olympia-Box“ mit unterschiedlichen Arbeitsmaterialien, die Lehrkräfte

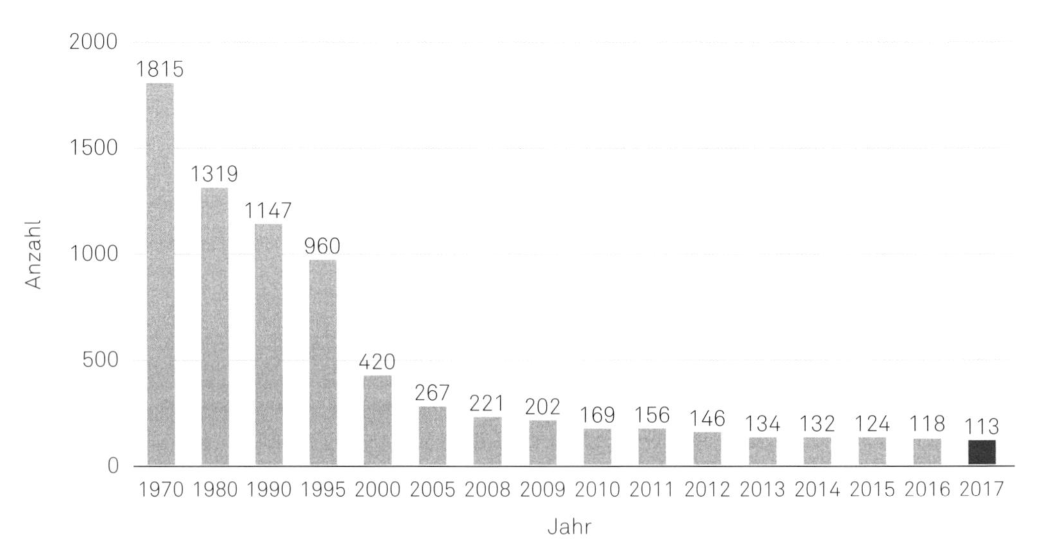

Abbildung 32-4: Anzahl der gesetzlichen Krankenkassen in Deutschland (GKV-Spitzenverband Bund, 2017, Stand: 1. Januar 2017, eigene Darstellung).

in Fortbildungen und Workshops fit für Olympia im eigenen Haus machen sollen? Diese Liste soll nicht einzelne Kassenaktivitäten desavouieren, über die Nachhaltigkeit und Wirksamkeit der genannten Programme ist ohnehin noch nichts bekannt, sondern aufzeigen, wie vielfältig und damit willkürlich der Wettbewerb Blüten treibt. In allen Landesrahmenvereinbarungen ist festgehalten worden, dass eine **Kooperation im Sinne der LRV** vorliegt, wenn in Projekten mindestens eine Krankenkasse mit „mindestens eine[r] Verantwortliche[n]/ein[em] Verantwortliche[n] für die Lebenswelt, in der die Maßnahme/das Projekt durchgeführt wird", kooperiert. Übersetzt heißt das, dass jede Kasse in allen Lebenswelten alles machen kann und darf.

Dieser verschärfte **Kassenwettbewerb** ist im Gesetzestext selbst nicht angedacht, weil dort für die Lebenswelten eigentlich **gemeinsamer Strukturaufbau** gefördert wird. Wenn Transparenz darüber hergestellt wird, welche **Einzelaktivitäten** unter dem Siegel der Umsetzung des Präventionsgesetzes laufen, werden die ersten Diskussionen einsetzen, wie man diese Büchse der Pandora wieder schließen kann. Der Fokus auf die Finanzierung von Gemeinschaftsaktivitäten und die Erreichung **sozial benachteiligter Bevölkerungsgruppen** könnte dann ein Ausweg sein; ein anderer wären neue gesundheitspolitische Überlegungen, welche verhältnispräventiven Ansätze, wie z. B. eine systematische Besteuerung alkoholischer Getränke, im Rahmen eines Präventionsgesetzes auch hätten geregelt werden müssen, obwohl das keiner der vier Gesetzesanläufe überhaupt versucht hat.

Weitere Kritikpunkte an der Ausformulierung und Umsetzung des PrävG sind insbesondere die **unklare Rolle der öffentlichen Hand** sowie anderer AkteurInnen (Geene & Reese, 2016). Diese sieht jetzt in allen Bundesländern unterschiedlich/anders aus bzw. für Berlin existieren bislang noch keine Regelungen. Die GKV hat bereits im Gesetzgebungsverfahren kritisch angemerkt, dass nur zwei Sozialversicherungszweige zu neuen finanziellen Leistungen verpflichtet werden, nämlich die gesetzliche Kranken- und Pflegeversicherung, nicht jedoch Bund, Länder oder andere AkteurInnen. Die **gesamtgesellschaftliche Verantwortung für Prävention und Gesundheitsförderung** findet sich nicht in den Inhalten des PrävG wieder. In Deutschland existieren bislang weder eine umfassende **„Healthy Public Policy"** noch wirklich nachhaltige staatliche Initiativen zur Verminderung sozial bedingter gesundheitlicher Ungleichheit.

32.6 Neue präventive Handlungsfelder für ÄrztInnen

Mit dem PrävG werden nicht nur die Aktivitäten der GKV in betrieblichen und nicht betrieblichen Lebenswelten ausgebaut, sondern auch die präventiven Handlungsmöglichkeiten von ÄrztInnen massiv erweitert. Prävention ist prinzipiell eine zentrale Aufgabe ärztlichen Handelns. Dazu heißt es in § 2 der ärztlichen Berufsordnung: „Aufgabe des Arztes ist es, das Leben zu erhalten, die Gesundheit zu schützen und wiederherzustellen, Leiden zu lindern, Sterbenden Beistand zu leisten und an der Erhaltung der natürlichen Lebensgrundlagen in Hinblick auf die Bedeutung für die Gesundheit der Menschen mitzuwirken" (BÄK, 2015).

Ab dem 01. Januar 2017 können ÄrztInnen Leistungen zur verhaltensbezogenen Prävention in Form einer **Präventionsempfehlung** aussprechen und diese an die Krankenkassen weiterleiten. Dazu wurden 2016 vom Gemeinsamen Bundesausschuss (GBA) die Richtlinien zu den Gesundheitsuntersuchungen für Erwachsene, Jugendliche und Kinder (Gesundheitsuntersuchungs-Richtlinie, Jugendgesundheitsuntersuchungs-Richtlinie und Kinder-Richtlinie) um entsprechende Anforderungen erweitert. Leistungen zur **verhaltensbezogenen Prävention** sollen durch eine frühzeitige Veränderung des individuellen Verhaltens gesundheitliche Risikofaktoren und Belastungen, die zu Krankheiten führen können, reduzieren sowie zur Förderung des selbstbestimmten gesundheitsorientierten Handelns der Versicherten beitragen. ÄrztInnen können nun entsprechende Präventionskurse aus den Handlungsfeldern Bewegung, Ernährung, Stressmanagement und Suchtmittelkonsum empfehlen. Die aufgeführten Handlungsfelder werden durch den Leitfaden Prävention des GKV-Spitzenverbandes vorgegeben. Die Krankenkassen müssen diese bei der Entscheidung über die Erbringung von Präventionsmaßnahmen berücksichtigen.

Außerdem werden die bereits existierenden Gesundheits- und Früherkennungsuntersuchungen für Kinder, Jugendliche und Erwachsene („**Check-ups**") weiterentwickelt und **alters- und geschlechtsspezifisch ausgerichtet**. Zukünftig sollen durch diese Erweiterung, deren genaue Ausgestaltung vom GBA derzeit noch definiert wird, Menschen aller Lebensalter Gesundheits- und Früherkennungsuntersuchungen in Anspruch nehmen können. Die bisherige Lücke vom 15. bis zum 34. Lebensjahr soll damit geschlossen werden. Bei den Untersuchungen wird ein stärkeres Augenmerk auf **individuelle Belastungen und Risikofaktoren** für das Entstehen von Krankheiten gelegt. In § 25 SGB V wird das folgendermaßen festgehalten: „Versicherte, die das 18. Lebensjahr vollendet haben, haben Anspruch auf alters-, geschlechter- und zielgruppengerechte ärztliche Gesundheitsuntersuchungen zur Erfassung und Bewertung gesundheitlicher Risiken und Belastungen, zur Früherkennung von bevölkerungsmedizinisch bedeutsamen Krankheiten und eine darauf abgestimmte präventionsorientierte Beratung, einschließlich einer Überprüfung des Impfstatus im Hinblick auf die Empfehlungen der Ständigen Impfkommission nach § 20 Absatz 2 des Infektionsschutzgesetzes". Auch die erste **neue geschlechtsspezifische Leistung** wurde bereits durch den GBA verabschiedet: Ab 2018 können Männer ab dem Alter von 65 Jahren einmalig eine Ultraschalluntersuchung zur Früherkennung eines Bauchaortenaneurysmas (Erweiterung der Bauchschlagader) in Anspruch nehmen – dieses Angebot gilt nicht für Frauen.

Auch für das Kindes- und Jugendalter wurde mit dem Inkrafttreten des PrävG nunmehr bis zur Vollendung des 18. Lebensjahres ein verbindlicher Anspruch auf die entsprechenden, vom Gemeinsamen Bundesausschuss festgelegten Untersuchungen (dies sind aktuell die U1 bis U9 sowie J1) durch Erweiterungen der Untersuchungszeitpunkte erreicht. Gleichzeitig soll die **präventionsorientierte Beratung der Eltern** gestärkt werden. Teil der Untersuchung soll auch die Überprüfung des Impfstatus und die Beratung zur Verbesserung des **Impfschutzes des Kindes** sein. Bei Erstaufnahme eines Kindes in die Kita muss eine ärztliche **Impfberatung** nachgewiesen werden.

Zusammenfassung

- Das 2015 in Kraft getretene Präventionsgesetz erweitert die präventiven und gesundheitsfördernden Handlungsoptionen der gesetzlichen Kranken- und Pflegeversicherungen sowie der Ärzteschaft massiv.
- Nicht nur die Leistungsausgaben für diese Bereiche wurden insgesamt erhöht, sondern auch neue Strukturen und Leistungsbereiche definiert.
- Auf Bundes- und Landesebene ist der Strukturaufbau weitgehend abgeschlossen.
- In einigen Lebenswelten, insbesondere Kitas und Schulen, werden bislang allerdings durch das Präventionsgesetz noch zu viele (Parallel-)Aktivitäten unterschiedlicher AkteurInnen unkoordiniert umgesetzt.

Diskussionsanregung

- Welche wesentlichen Neuerungen bringt das Präventionsgesetz für die Gesundheitsförderung und Primärprävention in Lebenswelten?

- Was unterscheidet die jetzt geltenden Regelungen von vorherigen gescheiterten Ansätzen zur Verabschiedung eines Präventionsgesetzes?
- Welche Strukturen wurden auf Bundes- und Landesebene aufgebaut? Wie bewerten Sie diesen erfolgten Strukturaufbau?
- Welche Beiträge liefert das Präventionsgesetz zur Herstellung gesundheitlicher Chancengleichheit?
- Welche neuen Handlungsoptionen ergeben sich aus dem Präventionsgesetz für das ärztliche Handeln?

Literatur

Altgeld, T. & Kickbusch, I. (2012). Gesundheitsförderung. In F. W. Schwartz, U. Walter, J. Siegrist, P. Kolip, R. Leidl, M. L. Dierks, R. Busse & N. Schneider (Hrsg.), *Public Health - Gesundheit und Gesundheitswesen* (S. 187-195). München: Elsevier Urban & Fischer.

Altgeld, T. (2016). Geschlechteraspekte der Prävention und Gesundheitsförderung. In P. Kolip & K. Hurrelmann (Hrsg.), *Handbuch Geschlecht und Gesundheit* (2. Aufl., S. 300-311). Bern: Hogrefe.

Bauer, U. (2005). *Das Präventionsdilemma: Potenziale schulischer Kompetenzförderung im Spiegel sozialer Polarisierung.* Wiesbaden: VS

Bundesärztekammer (BÄK). (2015). *(Muster-)Berufsordnung für die in Deutschland tätigen Ärztinnen und Ärzte - MBO-Ä 1997 - in der Fassung des Beschlusses des 118. Deutschen Ärztetages 2015 in Frankfurt am Main.* Verfügbar unter: http://www.bundesaerztekammer.de/fileadmin/user_upload/downloads/pdf-Ordner/MBO/MBO_02.07.2015.pdf. Zugriff am 07. Februar 2018.

Bundesgesundheitsministerium (BGM). (2017). Pressemitteilung. *Finanzergebnisse der GKV 2016: Gesamt-Reserve der gesetzlichen Krankenversicherung steigt auf 25 Milliarden Euro* (Berlin, 06. März 2017). Verfügbar unter: https://www.bundesgesundheitsministerium.de/presse/pressemitteilungen/2017/1-quartal/finanzergebnisse-gkv.html. Zugriff am 13. Februar 2018.

Deutscher Bundestag. (2005). *Gesetzentwurf der Fraktionen SPD und* Bündnis 90/Die Grünen. *Entwurf eines Gesetzes zur Stärkung der gesundheitlichen Prävention.* (Deutscher Bundestag, 15. Wahlperiode, Drucksache 15/4833). Verfügbar unter: http://dip21.bundestag.de/dip21/btd/15/048/1504833.pdf. Zugriff am 13. Februar 2018.

Deutscher Bundestag. (2013). *Gesetzentwurf der Bundesregierung. Entwurf eines Gesetzes zur Förderung der Prävention* (Deutscher Bundestag, 17. Wahlperiode, Drucksache 17/13401). Verfügbar unter: http://dipbt.bundestag.de/dip21/btd/17/134/1713401.pdf. Zugriff am 13. Februar 2018.

Geene, R. & Reese, M. (2016). *Handbuch Präventionsgesetz. Neuregelungen der Gesundheitsförderung in Deutschland.* Frankfurt/Main: Mabuse.

GKV-Spitzenverband (Hrsg.). (2016). *Leitfaden Prävention in station*ären Pflegeeinrichtungen nach § 5 SGB *XI.* Berlin: GKV-Spitzenverband. Verfügbar unter: https://www.gkv-spitzenverband.de/media/dokumente/presse/publikationen/P160153_Praeventionsleitfaden_stationaer_barrierefrei_II.pdf. Zugriff am 19. Januar 2018.

GKV-Spitzenverband. (2017a). *Leitfaden Prävention.* Verfügbar unter: https://www.gkv-spitzenverband.de/krankenversicherung/praevention_selbsthilfe_beratung/praevention_und_bgf/leitfaden_praevention/leitfaden_praevention.jsp. Zugriff am 13. Februar 2018.

GKV-Spitzenverband (2017b). *Die gesetzlichen Krankenkassen.* Verfügbar unter: https://www.gkv-spitzenverband.de/krankenversicherung/kv_grundprinzipien/alle_gesetzlichen_krankenkassen/alle_gesetzlichen_krankenkassen.jsp. Zugriff am 13. Februar 2018.

Präventionsgesetz (PrävG). Gesetz zur Stärkung der Gesundheitsförderung und der Prävention (PrävG) vom 17. Juli 2015. *Bundesgesetzblatt 2015, Teil I*, 1386-1379. Verfügbar unter: http://www.bmg.bund.de/themen/praevention/praeventionsgesetz.html. Zugriff am 12. Februar 2018.

Rosenbrock, R. & Hartung, S. (2011). Gesundheitsförderung und Betrieb. In Bundeszentrale für gesundheitliche Aufklärung (BZgA) (Hrsg.), *Leitbegriffe der Gesundheitsförderung und Prävention* (Neuausgabe 2011). Gamburg: Verlag für Gesundheitsförderung.

Sozialgesetzbuch (SGB), Fünftes Buch (V) - Gesetzliche Krankenversicherung. *Bundesgesetzblatt, Teil I*, 2477. Verfügbar unter: https://www.gesetze-im-internet.de/sgb_5/. Zugriff am 13. Februar 2018.

Lese- und Medienempfehlung zur Vertiefung

Bundeszentrale für gesundheitliche Aufklärung (BZgA) (Hrsg.). (2011). *Leitbegriffe der Gesundheitsförderung und Prävention* (Hauptband 2011). Gamburg: Verlag für Gesundheitsförderung. Verfügbar unter: http://www.bzga.de/leitbegriffe. Zugriff am 13. Februar 2018.

Bundeszentrale für gesundheitliche Aufklärung (BZgA) (Hrsg.). (2016). *Leitbegriffe der Gesundheitsförderung und Prävention* (Ergänzungsband 2016). Gamburg: Verlag für Gesundheitsförderung. Verfügbar unter: http://www.bzga.de/leitbegriffe. Zugriff am 13. Februar 2018.

GKV-Spitzenverband. (2016). *Leitfaden Prävention.* Verfügbar unter: https://www.gkv-spitzenverband.de/krankenversicherung/praevention_selbsthilfe_beratung/praevention_und_bgf/leitfaden_praevention/leitfaden_praevention.jsp. Zugriff am 13. Februar 2018.

33 Prävention gesundheitlicher Ungleichheiten

Simone Weyers und Matthias Richter

Überblick
- Was ist der soziale Gradient von Gesundheit und Krankheit?
- Welche Erklärungen gibt es für gesundheitliche Ungleichheiten?
- Wie könnten gesundheitliche Ungleichheiten vermindert werden?
- Welche Rolle spielt die Gesundheitspolitik dabei?

33.1 Einleitung

Wie andere westliche Gesellschaften hat auch Deutschland in den vergangenen Jahrzehnten einen enormen gesundheitlichen Zuwachs verzeichnet. Die durchschnittliche Lebenserwartung bei Geburt beträgt gegenwärtig für in Deutschland geborene Jungen 78, für Mädchen mehr als 83 Jahre – Tendenz steigend (Statistisches Bundesamt, 2016). Eine Vielzahl von Untersuchungen weist jedoch darauf hin, dass nicht alle Angehörigen unserer Gesellschaft von diesem Zuwachs profitieren. Es bestehen markante soziale Unterschiede bezüglich Lebenserwartungen und Gesundheitschancen in der Bevölkerung. Insofern diese Unterschiede nicht auf natürlichen, biologischen Variationen, sondern auf ungerechtem Zugang zu Gesundheitschancen oder ungerechter Exposition gegenüber gesundheitsschädigenden Einflüssen beruhen, handelt es sich um **„gesundheitliche Ungleichheiten“**.

Im Beitrag stellen wir zunächst dar, inwiefern Gesundheit und Krankheit in der Bevölkerung sozial ungleich verteilt sind und welche Erklärungsfaktoren hierfür diskutiert werden. Danach stellen wir beispielhaft drei Interventionen zur Prävention und Verminderung gesundheitlicher Ungleichheiten sowie Qualitätskriterien für die Planung, Durchführung und Bewertung entsprechender Maßnahmen vor. Wir beschreiben außerdem zentrale Aktivitäten von Gesundheitspolitik und Public Health, die sich dem Thema gesundheitlicher Ungleichheit widmen. Zum Schluss formulieren wir einen Ausblick bezüglich der Prävention gesundheitlicher Ungleichheiten.

33.2 Soziale Verteilung von Gesundheit und Krankheit

Soziale Ungleichheiten in der Gesundheit lassen sich auch in Deutschland für **viele Gesundheitsindikatoren** nachweisen (zum Überblick siehe Lampert et al., 2016; Mielck, 2005; Richter & Hurrelmann, 2009; Siegrist & Marmot, 2008). Dabei wird die soziale Schichtzugehörigkeit in der Regel über Bildung, Beruf und/oder Einkommen gemessen.

- **Lebenserwartung:** Anhand des Sozioökonomischen Panels konnte gezeigt werden, dass Männer und Frauen, die weniger als 60 % des mittleren Einkommens verdienen, elf bzw. acht Jahre früher sterben als diejenigen, die mehr als 150 % des mittleren Einkommens verdienen (Lampert & Kroll, 2014).
- **subjektive Gesundheit:** Sozial benachteiligte Männer und Frauen schätzen ihre Gesundheit häufiger schlechter ein als sozial Bessergestellte (Lampert et al., 2013).
- **chronische Krankheiten:** Erwachsene mit niedrigem Sozialstatus leiden häufiger an koronarer Herzkrankheit, Schlaganfall und Diabetes mellitus (Geyer, 2016; RKI, 2015).
- **Krebserkrankungen:** Soziale Ungleichheiten dieser Art wurden auch bei Magen-, Darm- und Lungenkrebs beobachtet (Geyer, 2008).
- **psychische Erkrankungen:** Männer und Frauen mit niedrigem sozialem Status weisen häufiger eine depressive Symptomatik auf (Busch et al., 2013).

Dies ist kein typisch deutsches Phänomen. Wir finden gesundheitliche Ungleichheiten **in allen europäischen Ländern** mit unterschiedlichen politischen, wirtschaftlichen, kulturellen und wohlfahrtsstaatlichen Systemen. In Schweden wie in Spanien, in Estland wie in England – überall gibt es den sozialen Gradienten von Morbidität und Mortalität (Bleich et al., 2012; Huijts et al., 2017; Scambler, 2012). Dies ist auch als Hinweis darauf zu verstehen, dass der Zugang zur gesundheitlichen Versorgung keine ausreichende Erklärung für gesundheitliche Ungleichheiten ist.

Wichtig für Gesundheitsförderung und Prävention

Es ist zu beobachten, dass nicht ausschließlich Personen mit niedrigem Sozialstatus besonders häufig von Krankheiten betroffen sind. Es gibt vielmehr einen **sozialen Gradienten** der Morbidität und Mortalität, der sich durch die gesamte Gesellschaft zieht. Je weiter man auf der sozialen Leiter nach unten gelangt, desto schlechter ist der Gesundheitszustand.

Die Verteilung von Gesundheitschancen und Lebenserwartung in der Bevölkerung kann anhand weiterer Aspekte beleuchtet werden, die uns wichtige Hinweise auf die Prävention gesundheitlicher Ungleichheiten liefern: Erstens determiniert die Sozialschicht zwar zu allen Zeiten des **Lebenslaufes** die individuelle Gesundheit, die stärkste Ausprägung des Gradienten können wir jedoch in der frühen Kindheit und im mittleren Erwachsenenalter beobachten (Power et al., 2013; RKI, 2017). Weniger ausgeprägte Ungleichheit besteht im Jugend- und höheren Alter. Zweitens ist der Gradient **bei Männern häufig steiler als bei Frauen** (RKI, 2017).

33.3 Entstehung gesundheitlicher Ungleichheiten

Doch was begründet nun den oben aufgeführten Zusammenhang von sozialer Ungleichheit und Gesundheit? Sowohl im Hinblick auf die Erklärung als auch für die Prävention gesundheitlicher Ungleichheiten ist es wichtig hervorzuheben, dass soziale Schichtzugehörigkeit an sich noch kein Gesundheitsrisiko darstellt. Vielmehr sind mit ihr viele, miteinander verzahnte Faktoren verbunden, welche die Gesundheit schädigen oder schützen (zum Überblick Siegrist & Marmot, 2008; Richter & Hurrelmann, 2009).

Dies sind einerseits **materielle Faktoren**, die mit Einkommen und beruflicher Stellung zusammenhängen und eine direkte Wirkung auf die Gesundheit haben, wie Mangel an Sicherheitsmaßnahmen, Gefährdungen am Arbeitsplatz oder schlechte Wohnverhältnisse. Unter dem Begriff **„Kontexteffekte“** konnte gezeigt werden, dass das Leben in einem ärmlichen Wohnbezirk ein Risikofaktor für Frühsterblichkeit, chronische Krankheiten und gesundheitsschädigenden Lebensstil ist. Direkte Wirkpfade sind durch Umweltbelastungen oder Verkehrsaufkommen gegeben. Indirekte Wirkpfade bestehen, indem das Wohnumfeld gesundheitsschädigendes Verhalten fördert, etwa durch Werbung, Verfügbarkeit von Tabak oder Alkohol, mangelnde Verfügbarkeit von Sportstätten oder Gemüseläden (Moor et al., 2017).

Psychosoziale Einflüsse spielen vermutlich überall dort eine große Rolle, wo der Lebensstandard einer Bevölkerung jenseits bitterer Armut und Benachteiligung liegt. Unter „psychosozialer Umwelt“ wird die Gesamtheit soziostruktureller Möglichkeiten verstanden, die einer Person zur Verfügung stehen, um zentrale Bedürfnisse nach Wohlbefinden, Produktivität und positiver Selbsterfahrung zu erfüllen. Diese Möglichkeiten erwerben Individuen durch **zentrale soziale Rollen** im Erwachsenenalter, insbesondere der Partnerschafts- und Familienrolle, der Arbeitsrolle und der Bürgerrolle. Viele Studien haben die gesundheitliche Bedeutung psychosozialer Faktoren belegt. So haben beispielsweise sozial isolierte Personen ein erhöhtes Krankheitsrisiko (Berkman & Glass, 2000). Gesundheitliche Beschwerden sind für Berufstätige erhöht, die am Arbeitsplatz Kontrollverlust oder mangelnde Gratifikationen erfahren (Siegrist & Theorell, 2008; vgl. auch Kap. 19). Personen, die sich im höheren Lebensalter sozial engagieren, erfreuen sich häufiger guter Gesundheit (Wahrendorf & Siegrist, 2010). Zudem zeigt sich, dass psychosoziale Faktoren, z. B. soziale Isolation, mitunter gesellschaftlich ungleich verteilt sind (Weyers et al., 2008).

Natürlich tragen auch **gesundheitsbezogene Lebensstile** zu gesundheitlichen Ungleichheiten bei. Zahlreiche Modelle versuchen, gesundheitsschädigendes Verhalten aus psychologischer Perspektive zu erklären, schließen jedoch häufig keine gesellschaftlichen Aspekte ein. Die vor 20 Jahren gestellte Frage „Why do poor people behave poorly“ (Lynch et al., 1997) ist soziologisch bisher unzureichend beantwortet. Ein vielversprechender Ansatz ist das **Habitus-Konzept** (Bourdieu, 1982). Demnach sind Lebensstile Ausdruck des Habitus – einem klassenspezifischen Wahrnehmungs-, Bewertungs- und Handlungsschema. Der Habitus wiederum wird erzeugt und geformt durch spezifische Lebensbedingungen, die sich aus der Position innerhalb einer Gesellschaft und der damit verbundenen Ausstattung mit ökonomischem, sozialem und kulturellem Kapital ergeben (Abel et al., 2006). Der „Clou“ an Bourdieus Argumentation ist, dass Lebensstile nicht nur durch soziale Unterschiede erzeugt werden, sondern diese auch ihrerseits erzeugen. Wenn Lebensstile als soziales Distinktionsmerkmal genutzt werden, wie z. B. Sportarten oder Ernährungsweisen, tragen sie zur Reproduktion gesellschaftlicher Strukturen und Ungleichheiten bei (Bourdieu, 1982).

Während bisher der Einfluss der Sozialschicht auf die Gesundheitschancen dargestellt wurde, sollte auch berücksichtig werden, dass eine beeinträchtigte Gesundheit soziale Abstiegsprozesse begünstigen kann. Allerdings ist der Beitrag **sozialer Abwärtsmobilität** zu den beobachteten gesundheitlichen Ungleichheiten eher gering (Warren, 2009).

Die Verminderung gesundheitlicher Ungleichheiten stellt für die Gesundheitspolitik eine große Herausforderung dar. Hierbei erfahren neben den klassischen verhaltensbezogenen Interventionen zunehmend diejenigen Bedeutung, die in der Kausalkette gesundheitlicher Ungleichheiten **„stromaufwärts“, d. h. ursächlich angesiedelt** sind (Dahlgren & Whitehead, 2006). Auch ist es als Fortschritt zu verzeichnen, dass Maßnahmen der Prävention und Gesundheitsförderung nicht mehr nur auf die Verbesserung des Gesundheitsverhaltens der Allgemeinbevölkerung abheben, sondern benachteiligte Personen in den Blickpunkt rücken. Einige dieser Maßnahmen werden im Folgenden beispielhaft vorgestellt. Sie greifen auf innovative Weise die oben beschriebenen Aspekte der sozialen Stellung und damit verbunden Gesundheitsdeterminanten auf.

33.4 Interventionen

33.4.1 Bildung

„Komm auf Tour – meine Stärken, meine Zukunft“ richtet sich an Schülerinnen und Schüler der 7. und 8. Klassen aller Schulformen und unterstützt diese bei der frühzeitigen Entdeckung ihrer Stärken und Interessen. Hintergrund für das von der Bundeszentrale für gesundheitliche Aufklärung entwickelte Projekt ist die Tatsache, dass sich eine drohende berufliche Perspektivlosigkeit bei Jugendlichen auf die gesamte Lebensplanung auswirkt. In der Tendenz riskieren bildungsferne Jugendliche auch häufiger eine ungeplante Schwangerschaft und haben eher Schwierigkeiten, gleichberechtigte Beziehungen aufzubauen. Diesbezüglich ist die Entwicklung realisierbarer Zukunftsperspektiven neben Verhütungsinformation der wirkungsvollste Präventionsbeitrag. Dazu gehören die Entwicklung eines gesunden Selbstbewusstseins und das Vertrauen in die eigenen Stärken. Das Angebot verbindet geschlechtersensibel die Auseinandersetzung mit dem Ausbildungs- und privaten Lebensweg. Im Mittelpunkt steht ein Erlebnisparcours für die Schülerinnen und Schüler. Begleitend finden ein Elternabend und ein vorbereitender Workshop für Lehrkräfte statt. Die Projektumsetzung und nachhaltige Einbettung in die regionalen Maßnahmen werden über Kooperationstreffen der örtlichen Institutionen der Berufsorientierung und der Lebensplanung vereinbart (Pott et al., 2009).

33.4.2 Arbeitslosigkeit

Arbeitslose weisen häufiger gesundheitliche Belastungen auf als Berufstätige. Diese Belastungen wirken sich wiederum negativ auf Beschäftigungsfähigkeit und Integrationschancen aus. **„JobFit“** ist ein Angebot zur Verbesserung der Beschäftigungsfähigkeit von Arbeitslosen durch Gesundheitsförderungsmaßnahmen. In der Trägerlandschaft wird Arbeitslosen sowohl eine individuelle Gesundheitsberatung als auch ein Präventionskurs zur Stressbewältigung in der Arbeitslosigkeit angeboten. Die Beratung erfolgt durch Integrationsfachkräfte der Jobcenter, beauftragte Bildungsträger oder die eigenen Fachkräfte der Bundesagentur für Arbeit. Die Implementation gesundheitsfördernder Elemente in die Regelstrukturen der Arbeitsmarktpolitik ist an verschiedenen Standorten bereits im Regelbetrieb (z. B. Bayern). Wesentliche Elemente von JobFit sind auch in die Bundesrahmenempfehlungen der Nationalen Präventionskonferenz aufgenommen worden (Bellwinkel et al., 2017).

33.4.3 Gesunde Ernährung in der Kita

Das von den Verbraucherzentralen der Bundesländer entwickelte Aktionsprogramm **„Joschi hat's drauf. Nicht vergessen. Gutes Essen“** richtet sich an Familien mit niedrigem Sozialstatus und/oder Migrationshintergrund und fokussiert auf die Verbesserung der Ernährung in und ausgehend von der Kindertageseinrichtung. Ziel ist zunächst, die Ernährungskompetenz der pädagogischen Fachkräfte im Hinblick auf die Gestaltung des Verpflegungsangebots und der Ernährungsbildung in den Gruppen zu verbessern. Die Erzieherinnen als Multiplikatoren sollen den Kindern gesundheitsförderndes Essen und Trinken erlebnisorientiert vermitteln. Dieser Prozess wird durch eine Ernährungsberaterin begleitet, die Aktionsvorschläge zu Ernährungsthemen wie Frühstück oder Naschen macht, zu Themen wie „Migration und Ernährung“ oder „gesund essen mit wenig Geld“ informiert und den Ernährungsalltag beratend begleitet. Parallel dazu werden die Eltern mit Infotischen zu Ernährungsthemen zu Bring- und Abholzeiten gezielt informiert.

Spezielle, von den Eltern auszuwählende Aktionen wie gemeinsames Kochen oder Einkaufstraining im Supermarkt, sollen die Eltern dazu anregen, ihre Essgewohnheiten zu Hause zu reflektieren und schrittweise zu verbessern (Fekete & Weyers, 2016).

33.5 Kriterien guter Praxis

Um die Qualität entsprechender Maßnahmen beurteilen zu können, sind Kriterien nötig. Der bundesweite **Kooperationsverbund Gesundheitliche Chancengleichheit** hat Kriterien guter Praxis für Planung, Durchführung und Bewertung soziallagenbezogener Gesundheitsförderung entwickelt (Kooperationsverbund Gesundheitliche Chancengleichheit, 2015). Die zwölf Kriterien (siehe Box) spiegeln das umfassende Konzept von Gesundheitsförderung der WHO wider, berücksichtigen aber auch das wachsende Interesse an der Qualität von Projekten und der Verwendung öffentlicher Mittel.

Im Rahmen der Arbeit des bundesweiten Kooperationsverbundes wird durch die Auswahl und Präsentation von Beispielen guter Praxis ein Beitrag zur Qualitätsentwicklung in der soziallagenbezogenen Gesundheitsförderung geleistet. Mittlerweile wurde eine Handreichung entwickelt, in der diese Kriterien operationalisiert und für Praktiker mit Leben gefüllt wurden (Kooperationsverbund Gesundheitliche Chancengleichheit, 2015).

Wichtig für Gesundheitsförderung und Prävention

1. **Basiskriterien:**
   - **Konzeption:** Die Konzeption der Maßnahme stellt einen klaren Zusammenhang zu Gesundheitsförderung und/oder Prävention her.
   - **Zielgruppenbezug:** Die Zielgruppen sind in der Konzeption der Maßnahme präzise bestimmt.
   - **Settingansatz:** Das Angebot ist gleichermaßen auf die Stärkung individueller Kompetenzen wie auch auf die gesundheitsgerechte Gestaltung der Lebensbedingungen ausgerichtet.
2. **Zielgruppenorientierung der Maßnahmen:**
   - **Multiplikatorenkonzept:** Die Einbindung von Multiplikatoren erfolgt systematisch auf Grundlage eines Konzeptes.
   - **niedrigschwellige Arbeitsweise:** Das Angebot reflektiert mögliche Zugangshürden aus Perspektive der Zielgruppen und formuliert Handlungsansätze, um diese Hürden möglichst gering zu halten.
   - **Partizipation:** Das Angebot schafft Beteiligungsmöglichkeiten in allen Phasen der Gesundheitsförderung wie Bedarfserhebung, Planung, Umsetzung, Bewertung.
   - **Empowerment:** Das Angebot befähigt Personen, selbsttätig und selbstbestimmt ihr Leben und ihre soziale Lebenswelt mitzugestalten.
3. **Nachhaltigkeit und Qualitätsentwicklung der Maßnahmen:**
   - **Nachhaltigkeit:** Das Angebot strebt dauerhafte und nachweisbare Veränderungen bei den adressierten Zielgruppen und Settings an.
   - **integriertes Handlungskonzept/Vernetzung:** Das Angebot wird kooperativ mit den im jeweiligen Setting zentralen Akteursgruppen entwickelt.
   - **Qualitätsmanagement:** Prozesse der Qualitätsicherung und -entwicklung sind durch klare personelle Zuständigkeiten in der Organisation/dem Projekt verankert.
   - **Dokumentation/Evaluation:** Die Erreichung der formulierten Ziele wird auf Basis der Dokumentation im Projektverlauf überprüft.
   - **Erfassung des Kosten-Wirksamkeits-Verhältnisses:** Indikatoren zur Bewertung der Kosten und der Wirksamkeit des Angebotes werden ermittelt.

33.6 Gesundheitspolitik und Public Health

33.6.1 Deutschland

Einzelinitiativen zur Verminderung gesundheitlicher Ungleichheiten werden idealerweise von einer gesundheitspolitischen Strategie flankiert. Im Gegensatz zu anderen europäischen Ländern wie England („Tackling health inequalities: a Programme for action") oder Norwegen („The challenge of the gradient") kann Deutschland jedoch **keine nationale Regierungsstrategie** zur Verbesserung gesundheitlicher Chancengleichheiten vorweisen. Dies ist u. a. darin begründet, dass die gesundheitspolitischen Kompetenzen auf Länderebene angesiedelt sind.

Von Whiteheads Typologie ausgehend (Whitehead, 1990), die Länder hinsichtlich ihres Engagements zur Verminderung gesundheitlicher Ungleichheiten einordnet, ist Deutschland in den letzten Jahren aber in ein Stadium vorgerückt, in dem strukturierte Entwicklungen zum Abbau gesundheitlicher Ungleichheit zu verzeichnen sind. Die unseres Erachtens wesentlichen Punkte stellen wir nachfolgend vor.

In der **Gesundheitsberichterstattung** des Bundes durch das Robert Koch-Institut (RKI) findet nunmehr ein systematisches Monitoring gesundheitlicher Ungleichheiten statt. In die gängigen Gesundheitssurveys (KiGGS: Studie zur Gesundheit von Kindern und Jugendlichen in Deutschland; DEGS: Studie zur Gesundheit Erwachsener in Deutschland; GEDA: Gesundheit in Deutschland aktuell) wurde die nach Sozialschicht differenzierte Analyse standardmäßig aufgenommen. Dazu wird meist auf einen am RKI entwickelten Index zurückgegriffen, der auf Angaben zum Bildungsniveau, zur beruflichen Stellung und zur Einkommenssituation basiert. Hierbei ist in den letzten Jahren eine Reihe von Fachheften und Faktenblättern entstanden. Ein eigenständiges Fachgebiet analysiert nun die sozialen Determinanten der Gesundheit und die daraus resultierenden gesundheitlichen Ungleichheiten unter Berücksichtigung relevanter gesellschaftlicher Entwicklungen. Das Thema soziale Ungleichheit und deren Auswirkungen auf die Gesundheit wird auch anhand externer Datenquellen, wie zum Beispiel dem Sozioökonomischen Panel oder dem Mikrozensus, bearbeitet.

Der bundesweite **Kooperationsverbund Gesundheitliche Chancengleichheit** wurde 2003 von der Bundeszentrale für gesundheitliche Aufklärung (BZgA) initiiert. Ziel des Kooperationsverbundes ist es, lebensweltbezogene Settingansätze der Gesundheitsförderung zu stärken (Kilian et al., 2016). Wesentlich ist dabei stets der Soziallagenbezug. Der Verbund umfasst derzeit 66 Partner, u. a. alle Landesvereinigungen für Gesundheit, die Bundesvereinigung Prävention und Gesundheitsförderung, alle Spitzenverbände der gesetzlichen Krankenkassen, weitere Krankenkassen, die kommunalen Spitzenverbände, die Bundesagentur für Arbeit, die Bundesverbände der Ärzteschaft, Wohlfahrtsverbände und Länderministerien. Die Arbeit des Kooperationsverbundes wird begleitet durch einen Beratenden Arbeitskreis und weitere thematische Arbeitsgruppen. Wesentlicher Arbeitsschwerpunkt des Kooperationsverbundes ist die **Qualitätsentwicklung**. Hierunter fällt auch der oben bereits erwähnte Good-Practice-Ansatz. Durch die Auswahl und Präsentation von Beispielen guter Praxis der soziallagenbezogenen Gesundheitsförderung sollen Anregungen für eigene Projekte gegeben und der Prozess der Qualitätsentwicklung unterstützt werden. Die Auswahl guter Beispiele erfolgt auf Basis der oben genannten Kriterien guter Praxis. Alle ausgezeichneten Good-Practice-Beispiele sowie weitere Projekte der soziallagenbezogenen Gesundheitsförderung finden sich in der Praxisdatenbank Gesundheitliche Chancengleichheit. Diese enthält circa 3000 bundesweite Einträge. Die Datenbank ist eingebettet in die **Internet-Plattform** http://www.gesundheit

liche-chancengleichheit.de. Die Webseite stellt eine Plattform für den Austausch zwischen Praxis, Politik und Wissenschaft im Bereich der Gesundheitsförderung dar. Um die Vernetzung auf Ebene der Bundesländer zu unterstützen, wurden im Rahmen des Kooperationsverbundes Koordinierungsstellen Gesundheitliche Chancengleichheit aufgebaut, die in allen 16 Bundesländern arbeiten. Diese knüpfen mit ihrer Arbeit an landesbezogene Strukturen an oder bauen neue Arbeitskreise in Land und Kommune auf, um den Austausch zwischen den Akteuren zu verbessern und „Good Practice" zu identifizieren, zu fördern oder zu verbreiten. Im Rahmen des kommunalen Partnerprozess „Gesundheit für alle" werden Kommunen dabei unterstützt, integrierte kommunale Strategien, sogenannte Präventionsketten, aufzubauen.

§ 20 des Sozialgesetzbuch (SGB V) sieht nunmehr vor, dass Leistungen zur Verhinderung und Verminderung von Krankheitsrisiken (Primärprävention) und zur Förderung des selbstbestimmten gesundheitsorientierten Handelns (Gesundheitsförderung) insbesondere zur Verminderung sozial bedingter Ungleichheit von Gesundheitschancen beitragen sollen. Letztes war zwar bisher schon Bestandteil des § 20, aber die Gesundheitsförderung wurde mit dem 2015 beschlossenen Präventionsgesetz explizit aufgenommen – und damit auch Strategien, die für mehr gesundheitliche Chancengleichheit sorgen sollen, wie Gesundheitsförderung in Lebenswelten und die Zusammenarbeit der Akteure. Unter Berücksichtigung des erschwerten Zugangs zur Zielgruppe sozial Benachteiligter werden von den Spitzenverbänden der Krankenkassen im „Leitfaden Prävention" weiterhin Hinweise zur Umsetzung des Paragrafen gegeben (GKV-Spitzenverband, 2017).

Der seit 1995 jährlich in Berlin stattfindende **Kongress „Armut und Gesundheit"** ist die größte regelmäßige Public-Health-Veranstaltung in Deutschland. Ihn zeichnet eine einzigartige Mischung von Akteuren aus Politik, Wissenschaft, Gesundheitswesen, Praxis und Selbsthilfe aus. Aktuelle Forschungsergebnisse werden ebenso diskutiert wie neue Strategien und Erfahrungen. Der Kongress ist eine Gemeinschaftsinitiative zahlreicher Partner und Förderer aus Gesundheitswesen und Politik.

33.6.2 Europäische Union

Ein kurzer Blick über den nationalen Tellerrand lohnt, da die Europäischen Institionen durch eine Reihe von Strategien zur Prävention und Verminderung gesundheitlicher Ungleichheiten beitragen können. Unter diesen Strategien befinden sich:

- die **Gesundheitsstrategie** „Gemeinsam für die Gesundheit – ein strategischer Ansatz der EU für 2008–2013", welche die Verringerung gesundheitlicher Benachteiligungen als Wert zur Verbesserung der Gesundheit einschließt (Kommission der Europäischen Gemeinschaften, 2007),
- **Stellungnahmen** zu Status Quo und Zielen bezüglich der Prävention gesundheitlicher Ungleichheiten (Europäisches Parlament, 2011; Kommission der Europäschen Gemeinschaften, 2009; Kommission der Europäschen Gemeinschaften, 2013),
- **Instrumente** wie Strukturfonds zum Abbau sozioökonomischer Disparitäten zwischen Regionen oder die Offene Methode der Koordinierung von Sozialpolitiken zwischen Nationalstaaten.

33.7 Ausblick

Zusammenfassend können wir sagen, dass in Deutschland zahlreiche Belege für die Existenz gesundheitlicher Ungleichheiten vorhanden sind, eine Vielzahl von Aktivitäten in verschiedenen

Bereichen durchgeführt wird, jedoch keine abgestimmte nationale politische Strategie zur Verminderung gesundheitlicher Ungleichheiten vorhanden ist. Abschließend möchten wir auf einige Herausforderungen hinweisen.

33.7.1 Evidenzbasierung

Die Untersuchung der Wirksamkeit von Maßnahmen der Prävention und Gesundheitsförderung bleibt problematisch, und zwar nicht nur im Hinblick auf die Zielgruppe sozial Benachteiligter. So wurde die Wirksamkeitsforschung kürzlich als prioritäres Thema in der Public-Health-Forschung bestätigt. Dabei sollten u.a. Wirksamkeitsnachweise von Interventionen in Settings, von partizipativen Interventionen und von solchen, die über längere Zeiträume wirken, erbracht werden. Da Maßnahmen zur Prävention oder Verminderung gesundheitlicher Ungleichheiten das Ziel haben, den sozialen Gradienten gewissermaßen zu begradigen (Graham & Kelly, 2004), müsste streng genommen auch untersucht werden, ob sich nach einer Intervention der gesundheitliche Abstand zwischen der vulnerablen Gruppe und einer besser gestellten Gruppe verkleinert hat. Dies wurde jedoch in keinem uns bekannten Fall geprüft.

33.7.2 Sektorenübergreifende Zusammenarbeit

Die Verminderung gesundheitlicher Ungleichheiten kann nicht alleine durch das Gesundheitssystem gelöst werden, sondern es werden sektorübergreifende Strategien benötigt, an denen weitere gesellschaftliche Bereiche (z.B. Beschäftigungs-, Bildungs- und Sozialwesen) beteiligt sind. In einem sogenannten **Health-in-all-Policies-Ansatz** werden gesundheitliche Belange in anderen politischen Themenfeldern verankert. Die Erfahrung aus europäischen Projekten wie „Closing the Gap“ oder „Determine“ zeigt, dass intersektorale Kooperation häufig unsystematisch erfolgt. Institutionalisierte Kooperationsstrukturen werden jedoch u.a. begünstigt durch ein gemeinsames Verständnis gesundheitlicher Aspekte, gemeinsame Ziele mit Win-win-Situation und die Nutzung bzw. Implementierung von Gesetzen und Leitlinien (EuroHealthNet & IUHPE, 2009).

Zusammenfassung

- Soziale Ungleichheiten in der Gesundheit lassen sich für viele Erkrankungen nachweisen.
- Je weiter man auf der sozialen Leiter nach unten gelangt, desto schlechter ist der Gesundheitszustand.
- Die soziale Schichtzugehörigkeit beeinflusst Gesundheit über materielle, psychosoziale und verhaltensbezogene Pfade.
- Einzelmaßnahmen zur Verminderung gesundheitlicher Ungleichheit sollten an diesen Pfaden ansetzen und Kriterien guter Praxis der soziallagenbezogenen Prävention und Gesundheitsförderung berücksichtigen.
- Public Health und Gesundheitspolitik in Deutschland und Europa flankieren diese Einzelmaßnahmen.

Diskussionsanregung

- Definieren Sie die Begriffe „gesundheitliche Ungleichheiten“ und „sozialer Gradient von Gesundheit“.
- Für welche Gesundheitsindikatoren lassen sich gesundheitliche Ungleichheiten nachweisen?
- Welche materiellen, psychosozialen und verhaltensbezogenen Faktoren begründen den Zusammenhang zwischen Sozialschicht und Gesundheit?
- Wie könnte eine konkrete Maßnahme zur Verminderung gesundheitlicher Ungleichheiten aussehen?

Literatur

Abel, T., Abraham, A. & Sommerhalder, K. (2006). Kulturelles Kapital, kollektive Lebensstile und die soziale Reproduktion gesundheitlicher Ungleichheit. In M. Richter & K. Hurrelmann (Hrsg), *Gesundheitliche Ungleichheit. Grundlagen, Probleme, Konzepte* (1. Aufl., S. 185–198). Wiesbaden: VS Verlag für Sozialwissenschaften. https://doi.org/10.1007/978-3-531-90357-6_11

Bellwinkel, M., Schreiner-Kürten, K. & Melzer, K. (2017). Verzahnung von Arbeits- und Gesundheitsförderung im Setting – Ergebnisse des Modellprojekts von Bundesagentur für Arbeit und GKV-Spitzenverband. *Gesundheitswesen eFirst.* https://doi.org/10.1055/s-0042-120267

Berkman, L. & Glass, T. (2000). Social integration, social networks, social support, and health. In L. Berkman & I. Kawachi (Eds.), *Social epidemiology* (pp. 137–173). New York: Oxford University Press.

Bleich, S. N., Jarlenski, M. P., Bell, C. N. & LaVeist, T. A. (2012). Health inequalities: trends, progress, and policy. *Annual review of public health, 33*, 7–40. https://doi.org/10.1146/annurev-publhealth-031811-124658

Bourdieu, P. (1982). *Die feinen Unterschiede. Kritik der gesellschaftlichen Urteilskraft.* Frankfurt/Main: Suhrkamp.

Busch, M. A., Maske, U. E., Ryl, L., Schlack, R. & Hapke, U. (2013). Prävalenz von depressiver Symptomatik und diagnostizierter Depression bei Erwachsenen in Deutschland: Ergebnisse der Studie zur Gesundheit Erwachsener in Deutschland (DEGS1). *Bundesgesundheitsblatt Gesundheitsforschung Gesundheitsschutz, 56* (5–6), 733–739. https://doi.org/10.1007/s00103-013-1688-3

Dahlgren, G. & Whitehead, M. (2006). *Levelling up* (Part 2). Copenhagen: WHO.

EuroHealthNet & International Union for Health Promotion and Education (IUHPE). (2009). *Determine. Voices from other fields.* Brussels: EuroHealthNet.

Europäisches Parlament. (2011). *Bericht über den Abbau gesundheitlicher Ungleichheit in der EU.* Brüssel: Europäische Union.

Fekete, C. & Weyers, S. (2016). Soziale Ungleichheit im Ernahrungsverhalten: Befundlage, Ursachen und Interventionen. *Bundesgesundheitsblatt Gesundheitsforschung Gesundheitsschutz, 59* (2), 197–205. https://doi.org/10.1007/s00103-015-2279-2

Geyer, S. (2008). Social inequalities in the incidence and case fatality of cancers of the lung, the stomach, the bowels, and the breast. *Cancer Causes and Control: CCC, 19* (9), 965–974. https://doi.org/10.1007/s10552-008-9162-5

Geyer, S. (2016). Soziale Ungleichheiten beim Auftreten chronischer Krankheiten. *Bundesgesundheitsblatt Gesundheitsforschung Gesundheitsschutz, 59* (2), 181–187. https://doi.org/10.1007/s00103-015-2277-4

GKV-Spitzenverband. (2017). *Leitfaden Prävention.* Verfügbar unter: https://www.gkv-spitzenverband.de/krankenversicherung/praevention_selbsthilfe_beratung/praevention_und_bgf/leitfaden_praevention/leitfaden_praevention.jsp. Zugriff am 13. Februar 2018.

Graham, H. & Kelly, A. (2004). Social determinants and their unequal distribution: clarifying policy understandings. *Milbank Quarterly, 82*, 101–124.

Huijts, T., Stornes, P., Eikemo, T. A. & Bambra, C. (2017). The social and behavioural determinants of health in Europe: findings from the European Social Survey (2014) special module on the social determinants of health. *European Journal of Public Health, 27* (Suppl. 1), 55–62. https://doi.org/10.1093/eurpub/ckw231

Kilian, H., Lehmann, F., Richter-Kornweitz, A., Kaba-Schönstein, L. & Mielck, A. (2016). Gesundheitsförderung in den Lebenswelten gemeinsam stärken. Der Kooperationsverbund „Gesundheitliche Chancengleichheit". *Bundesgesundheitsblatt, 59*, 266–273.

Kommission der Europäischen Gemeinschaften. (2007). *Weissbuch Gemeinsam für die Gesundheit: Ein strategischer Ansatz der EU für 2008–2013.* Brüssel: Kommission der Europäischen Gemeinschaften.

Kommission der Europäischen Gemeinschaften. (2009). *Solidarität im Gesundheitswesen: Abbau gesundheitlicher Ungleichheiten in der EU: Mitteilung der Kommission an das Europäische Parlament, den Rat, den Europäischen Wirtschafts- und Sozialausschuss und den Ausschuss der Regionen.* Brüssel: Kommission der Europäischen Gemeinschaften.

Kommission der Europäischen Gemeinschaften. (2013). *Report on health inequalities in the European Union: Commission staff working document.* Brussels: Kommission der Europäischen Gemeinschaften.

Kooperationsverbund Gesundheitliche Chancengleichheit (Hrsg.). (2015). *Kriterien für gute Praxis der soziallagenbezogenen Gesundheitsförderung.* Köln, Berlin:

BZgA, Kooperationsverbund Gesundheitliche Chancengleichheit.

Lampert, T., Kroll, L.E., Kuntz, B. & Ziese, T. (2013). Gesundheitliche Ungleichheit. In Statistisches Bundesamt (Destatis) & Wissenschaftszentrum Berlin für Sozialforschung (WZB), Zentrales Datenmanagement (Hrsg.), *Datenreport 2013. Ein Sozialbericht für die Bundesrepublik Deutschland* (S. 259–271). Bonn: Bundeszentrale für politische Bildung.

Lampert, T. & Kroll, L.E. (2014). *Soziale Unterschiede in der Mortalität und Lebenserwartung* (GBE kompakt 5 [2]). Berlin: RKI.

Lampert, T., Richter, M., Schneider, S., Spallek, J. & Dragano, N. (2016). Soziale Ungleichheit und Gesundheit: Stand und Perspektiven der sozialepidemiologischen Forschung in Deutschland. *Bundesgesundheitsblatt Gesundheitsforschung Gesundheitsschutz, 59* (2), 153–165. https://doi.org/10.1007/s00103-015-2275-6

Lynch, J., Kaplan, G. & Salonen, J.T. (1997). Why do poor people behave poorly? Variation in adult health behaviours and psychosocial characteristics by stages of the socioeconomic lifecourse. *Social Science and Medicine, 44* (6), 809–819.

Mielck, A. (2005). *Soziale Ungleichheit und Gesundheit: Einführung in die aktuelle Diskussion.* Bern: Huber.

Moor, I., Spallek, J. & Richter, M. (2017). Explaining socioeconomic inequalities in self-rated health: a systematic review of the relative contribution of material, psychosocial and behavioural factors. *Journal of Epidemiology and Community Health, 71* (6), 565–575. https://doi.org/10.1136/jech-2016-207589

Pott, E., Marsen-Storz, G. & Lehmann, F. (2009). Kinder stark machen – Gesundheitsförderung und Prävention bei Kindern und Jugendlichen. In E.M. Bitzer (Hrsg.), *Kindergesundheit stärken. Vorschläge zur Optimierung von Prävention und Versorgung* (Wissenschaftliche Reihe der GEK, S. 292–302). Berlin, Heidelberg: Springer.

Power, C., Kuh, D. & Morton, S. (2013). From developmental origins of adult disease to life course research on adult disease and aging: insights from birth cohort studies. *Annual Review of Public Health, 34*, 7–28. https://doi.org/10.1146/annurev-publhealth-031912-114423

Richter, M. & Hurrelmann, K. (Hrsg.). (2009). *Gesundheitliche Ungleichheit: Grundlagen, Probleme, Perspektiven.* Wiesbaden: VS.

Robert Koch-Institut (RKI) (Hrsg.). (2015). *Gesundheit in Deutschland* (Gesundheitsberichterstattung des Bundes. Gemeinsam getragen von RKI und Destatis). Berlin: RKI.

Robert Koch-Institut (RKI) (Hrsg.). (2017). *Gesundheitliche Ungleichheit inverschiedenen Lebensphasen* (Gesundheitsberichterstattung des Bundes. Gemeinsam getragen von RKI und Destatis). Berlin: RKI.

Scambler, G. (2012). Health inequalities. *Sociology of Health and Illness, 34* (1), 130–146. https://doi.org/10.1111/j.1467-9566.2011.01387.x

Siegrist, J. & Marmot, M. (Hrsg.). (2008). *Soziale Ungleichheit und Gesundheit: Erklärungsansätze und gesundheitspolitische Folgerungen.* Bern: Huber.

Siegrist, J. & Theorell, T. (2008). Sozioökonomischer Status und Gesundheit: Die Rolle von Arbeit und Beschäftigung. In J. Siegrist & M. Marmot (Hrsg.), *Soziale Ungleichheit und Gesundheit: Erklärungsansätze und gesundheitspolitische Folgerungen* (S. 99–130). Bern: Huber.

Statistisches Bundesamt (2016). *Lebenserwartung für Jungen 78 Jahre, für* Mädchen 83 Jahre (Pressemitteilung vom 4. März 2016 – 072/16). Verfügbar unter: https://www.destatis.de/DE/PresseService/Presse/Pressemitteilungen/2016/03/PD16_072_12621pdf.pdf;jsessionid=640415952EE808C822CC50B60D3849F7.cae4?__blob=publicationFile. Zugriff am 14. Februar 2018.

Wahrendorf, M. & Siegrist, J. (2010). Are changes in productive activities of older people associated with changes in their well-being? Results of a longitudinal European study. *European Journal of Ageing, 7* (2), 59–68. https://doi.org/10.1007/s10433-010-0154-4

Warren, J.R. (2009). Socioeconomic status and health across the life course: a test of the social causation and health selection hypotheses. *Social Forces, 87* (4), 2125–2153. https://doi.org/10.1353/sof.0.0219

Weyers, S., Dragano, N., Möbus, S., Beck, E.M., Stang, A., Möhlenkamp, S. et al. (2008). Low socio-economic position is associated with poor social networks and social support: results from the Heinz Nixdorf Recall Study. *International Journal for Equity in Health, 7* (13), 10.

Whitehead, M. (1990). *The concepts and principles of equity and health.* Copenhagen: WHO Regional Office for Europe.

Lese- und Medienempfehlung zur Vertiefung

Richter, M. & Hurrelmann, K. (Hrsg.) (2009). *Gesundheitliche Ungleichheit. Grundlagen, Probleme, Perspektiven* (2. Aufl.). Wiesbaden: VS Verlag für Sozialwissenschaften.

Robert Koch-Institut (RKI) (Hrsg). (2017). *Gesundheitliche Ungleichheit in verschiedenen Lebensphasen* (Gesundheitsberichterstattung des Bundes. Gemeinsam getragen von RKI und Destatis). Berlin: RKI.

Siegrist, J. & Marmot, M. (Hrsg.) (2008). *Soziale Ungleichheit und Gesundheit: Erkärungsansätze und gesundheitspolitische Folgerungen.* Bern: Huber.

- Audio: „Wer arm ist, stirbt früher. Wie soziale Unterschiede die Gesundheit bestimmen". Radiosendung von SWR 2 Wissen in der Mediathek. Verfügbar unter: https://www.swr.de/swr2/programm/sendungen/wissen/wer-arm-ist-stirbt-frueher/-/id=660374/did=16631974/nid=660374/rt1kez/index.html. Zugriff am 14. Zugriff am 14. Februar 2018.
- Film/Web: „Unnatural causes. Is inequality making us sick?" Siebenteiliger Dokumentarfilm über soziale Ungleichheiten und Gesundheit in den USA. Englische DVD und Webseite mit Clips, Diskussionsleitfaden, Fallstudien etc. Verfügbar unter: http://www.unnaturalcauses.org/. Zugriff am 14. Februar 2018.
- Film: „Quarks & Co: Bist Du reich genug" (Dokumentation, WDR Wissen, vom 12.04.2011). Engagiert gemachte, leicht verständliche Dokumentation über soziale Ungleichheiten und ihre Auswirkungen auf Gesundheit, Bildung und Arbeit in Deutschland. Verfügbar unter: https://www.youtube.com/watch?v=ytRBMO9gJjY. Zugriff am 14. Februar 2018.

34 Finanzierung und Kosten von Gesundheitsförderung und Prävention

Evelyn Plamper, Dirk Müller, Susanne Salomon und Stephanie Stock

Überblick
- Welche gesundheitsökonomischen Verfahren zur Evaluation der Kosten und des Nutzens von Präventionsmaßnahmen gibt es?
- Welche Bedeutung haben vergleichende Analysen von Präventionsmaßnahmen für die Kostenträger?
- Was sind Limitationen der gesundheitsökonomischen Bewertungsverfahren?

Angesichts begrenzter Mittel sind Kosten- und Nutzenbewertungen von Präventionsmaßnahmen für die Bewertung der Wirtschaftlichkeit bedeutsam. Sie sollen für die Kostenträger eine Entscheidungsgrundlage zur Priorisierung von Maßnahmen liefern. Zunehmend wird beim G-BA die Einführung von Präventionsmaßnahmen beantragt, mit denen nach Risikofaktoren gesucht wird, die teilweise zeitlich weit vor der eigentlichen Erkrankung liegen (Bertelsmann et al., 2013).

34.1 Finanzierung von Gesundheitsförderung und Prävention

Weniger als 4 % der Gesundheitsausgaben werden in Deutschland für Prävention und Gesundheitsschutz ausgegeben (Statistisches Bundesamt, 2017). Seit 2016 liegt der gesetzlich verankerte Richtwert für Leistungen der Gesundheitsförderung und Primärprävention bei 7 Euro pro Versichertem (SGB V, § 20). Im ersten Geltungsjahr (2016) wurden knapp 500 Millionen Euro anteilig für betriebliche Gesundheitsförderung und für Prävention in nicht betrieblichen Settings aufgewendet, dies entspricht einem Wert von 6,64 Euro pro Versichertem (MDS, 2017). Ab 2018 werden die Kosten für Prävention und Gesundheitsschutz weiter ausgebaut auf 7,65 Euro (vdek, 2018). Für die Förderung der Selbsthilfe sollen zusätzlich 1,10 Euro pro Versichertem aufgewendet werden (vdek,2018).

Die **Finanzierung** verteilt sich gemäß der Sozialgesetzgebung auf verschiedene Kostenträger:
- Bundesamt für Arbeit (SGB III, Arbeitsförderung),
- Krankenversicherung (SGB V §§ 20–26, Primärprävention, Vorsorge- und Früherkennung), Zahnprophylaxe (SGB V), Selbsthilfe (SGB V, VII, IX), Kinder- und Jugendhilfe der Länder und Kommunen (SGB VIII),
- Unfallversicherung (SGB VIII; Betriebe und Arbeitgeber),
- Rehabilitation (SGB IX, BfA, Unfallversicherung, Kinder- und Jugendhilfe, Kranken- und Rentenversicherung),
- Pflege (SGB XI, Pflegekassen).

34.2 Bewertung der Wirksamkeit und Kosten von Maßnahmen

Versichertenbezogene Leistungen sollten auf das jeweils individuelle Risiko abgestimmt sein und – ebenso wie an Lebenswelten orientierte Maßnahmen – nach den Prinzipien der Wirksamkeit, Qualität und Wirtschaftlichkeit ausgewählt werden. Die **Bewertung der Wirksamkeit** einer Präventionsmaßnahme sollte einer **ökonomischen Evaluation** vorangehen und nach Methoden der evidenzbasierten Medizin erfolgen. Die methodischen Anforderungen an qualitativ hochwertige Studien stellen bei der Evaluation von Präventionsmaßnahmen eine Herausforderung dar bzw. können bisweilen nicht erfüllt werden. So fehlt oft die Möglichkeit zur Bildung randomisierter Gruppen oder zur Verblindung der Präventionsmaßnahme. Zur Bewertung der Qualität werden auch Struktur- und Prozessmerkmale der Planung, Durchführung und Evaluation der Interventionen herangezogen.

Die **Bewertung der Kosten** erfolgt idealerweise nach etablierten gesundheitsökonomischen Verfahren (Hannoveraner Konsens, 2007). Die Krankheitskosten werden dabei differenziert nach der direkten, indirekten oder intangiblen Zurechnung zur Krankheit (siehe Tabelle 34-1).

Zu den **direkten Kosten** gehören alle Kosten, die der Präventionsmaßnahme bzw. der Krankheit direkt zuzurechnen sind, wie beispielsweise Aufwand für Medikamente, Personal oder Kosten zur Behandlung von Nebenwirkungen. Allerdings setzen viele Präventionsstudien für die direkten Kosten der Präventionsmaßnahmen und die vermiedenen Krankheitskosten lediglich die nachgewiesenen Kosten an, wie beispielsweise Kosten für Krankenhausaufenthalte, Arztbesuche oder Arzneimittel. Bei den **indirekten Kosten** handelt es sich, vereinfacht ausgedrückt, um den durch die Erkrankung verursachten Verlust an Produktivität. Eine Abschätzung wird in der Regel mit dem Humankapitalansatz oder dem Friktionskostenansatz vorgenommen (Lauterbach et al., 2010). Bei beiden Ansätzen wird unterstellt, dass die indirekten Kosten einer Erkrankung dem Verlust an Arbeitskraft entsprechen. Während der Humankapitalansatz diesen auf die Restlebenserwartung bezieht, berücksichtigt der Friktionskostenansatz nur einen definierten Zeitraum. Problematisch ist in beiden Fällen eine Berücksichtigung indirekter Kosten von Personen, die nicht im Erwerbsleben stehen. **Intangible Kosten** bilden die aus einer Erkrankung resultierenden Einschränkungen wie Schmerz, Depressionen oder ganz allgemein den Verlust an Lebensqualität ab.

Im folgenden Abschnitt stellen wir gesundheitsökonomische Verfahren zur Bewertung von Präventionsmaßnahmen vor. Aus didaktischen Gründen haben wir dazu Beispiele aus der Gesundheitsförderung und Prävention gewählt, die sich gemäß den Bundesrahmenempfehlungen der Nationalen Präventionskonferenz auf die Lebensphasen „Gesund aufwachsen“, „Gesund leben und arbeiten“ sowie „Gesund im Alter“ beziehen.

Tabelle 34-1: Krankheitskosten (eigene Darstellung nach Schöffski, 2000).

direkte Kosten	Krankheitskosten, z. B. direkte Behandlungskosten (ambulant, stationär, Arzneimittel, Fahrtkosten ...)
indirekte Kosten	Kosten außerhalb des medizinischen Sektors, wie z. B. Produktionsverluste durch Krankheit, verkürzte Lebenserwartung oder Berufsunfähigkeit
intangible Kosten	psychosoziale Kosten, z. B. durch verringerte Lebensqualität, Schmerzen

34.3 Gesundheitsökonomische Verfahren zur ökonomischen Evaluation von Präventionsmaßnahmen

Nicht vergleichende Analysen als Grundlage für rationale Entscheidungen sind die **Krankheitskostenstudie** (engl. cost of illness study) oder die nur deskriptive **Kostenanalyse** (engl. cost analysis) einer Präventionsmaßnahme. Aufgrund der Heterogenität verfügbarer Krankheitskostenstudien hat die Arbeitsgemeinschaft (AG) Gesundheitsökonomie des Deutschen Netzwerks Versorgungsforschung (DNVF) in Abstimmung mit der Gesellschaft für Gesundheitsökonomie (DGGÖ) für Deutschland ein Instrument zur Planung/Durchführung und Beurteilung von Krankheitskostenstudien entwickelt (Müller et al., 2017).

Vergleichenden Analysen ist gemeinsam, dass sie die gesundheitlichen Auswirkungen von Interventionen zu den eingesetzten Kosten in Relation setzen. Zur Beurteilung der Kosteneffektivität einer Präventionsmaßnahme wird im Vorfeld in Abhängigkeit von der Analysenperspektive und des interessierenden Nutzenparameters die geeignete Form der Evaluation ausgewählt.

Die **Kosten-Nutzen-Analyse** (engl. cost-benefit analysis) ist die klassische Form einer ökonomischen Evaluation. Sie bewertet Kosten und Nutzen einer Therapie in monetären Einheiten. Damit erlaubt die Kosten-Nutzen-Analyse zwar auch den Vergleich von Maßnahmen im Gesundheitswesen mit Maßnahmen außerhalb des Gesundheitswesens, wird aber den Besonderheiten und Möglichkeiten einer differenzierten Betrachtung des Nutzens nicht gerecht. Probleme entstehen dabei vor allem bei der Bewertung von monetär nicht oder nur eingeschränkt zu beziffernden Nutzenparametern wie Überleben, Patientenzufriedenheit oder Qualität.

Die **Kosten-Effektivitäts-Analyse** (auch Kosten-Wirksamkeits-Analyse genannt; engl. cost-effectiveness analysis) bewertet die medizinischen Ergebnisse einer Maßnahme in klinischen Einheiten. Je nach Studie werden dabei sehr spezifische Einheiten gewählt, wie z. B. die Senkung des Blutdrucks in mmHg oder des Cholesterinspiegels, eine schmerzfreie Gehstrecke oder übergreifende Kriterien wie gewonnene Lebensjahre oder die Anzahl vermiedener Amputationen. Können die Effekte von zwei Maßnahmen in den gleichen Einheiten gemessen werden, erlaubt die Kosten-Effektivitäts-Analyse einen Vergleich. Klassische Beispiele dafür sind Studien zur Kosteneffektivität eines neu entwickelten Arzneimittels im Vergleich zu einem Standard oder Placebo anhand eines geeigneten klinischen Parameters.

Sollen zwei Maßnahmen miteinander verglichen werden, die nicht die gleichen physischen Einheiten als Ergebnis haben, wie beispielsweise ein Programm zur Raucherprävention und ein Programm zum Screening bei Brustkrebs, werden die Ergebnisse in weiter gefassten Einheiten, wie gewonnene Lebensjahre, gemessen.

Die **Kosten-Nutzwert-Analyse** (engl. cost-utility analysis) bewertet die Kosten einer Maßnahme in monetären Einheiten und die Ergebnisse in standardisierten Nutzwerten. Dazu werden aus den unterschiedlichen Ergebniseinheiten nach definierten Verfahren Nutzwerte ermittelt und den Kosten gegenübergestellt. Das am häufigsten angewandte Verfahren zur Ermittlung von Nutzwerten ist das **QALY-Konzept**, das mit sogenannten qualitätsadjustierten Lebensjahren (engl. quality adjusted life years) arbeitet. Qualitätsadjustierte Lebensjahre werden berechnet, indem ein Maß für die relative Lebensqualität (der Nutzwert) mit der Zeit multipliziert wird, die in diesem Zustand verbracht wird. Der Nutzwert wird mit Fragebögen, wie z. B. dem „EuroQol“, erhoben, die den Gesundheitszustand bewerten. Die Kosten-Nutzwert-Analyse erlaubt es, die Bewertung des Behandlungserfolgs aus Patientensicht zu normieren und indikationsübergreifende Maßnahmen im Gesundheitswesen zu vergleichen. Solche Vergleiche werden in Deutschland unter ethischen Gesichtspunkten allerdings kritisch gesehen. Stattdessen werden eher indikationsspezifische Bewertungen bevorzugt.

Die genannten Analyseformen lassen sich über unterschiedliche Designs operationalisieren. In der Regel wird ein entscheidungsanalytisches Verfahren oder eine begleitendende Erhebung ökonomischer Daten innerhalb einer klinischen Studie (sogenannte „Piggyback-Studie") genutzt. Relevant sind außer der Wahl der geeigneten Analyseform auch die Wahl der Perspektive der Analyse sowie der Zeithorizont, über den die Studie eine Aussage machen soll. Bei der Evaluation von Präventionsprojekten ist zu berücksichtigen, dass deren Nutzen in der Zukunft liegt und dass es für viele Fragestellungen der Primär- und Sekundärprävention keine Langzeitstudien mit verlässlicher Qualität gibt. Daher werden **Kosten und Nutzen** häufig mithilfe von **Modellen** simuliert und die Robustheit der Annahmen mithilfe von **Sensitivitätsanalysen** in verschiedenen Szenarien geprüft. Solche Modelle stellen eine Approximation an die Realität dar und müssen hierfür eine definierte Anzahl von Annahmen treffen, die das Ergebnis maßgeblich beeinflussen können. Die am meisten verwendeten **Markov-Modelle** verfolgen eine hypothetische Kohorte von Patienten/Versicherten über einen definierten Zeitraum. Die Kohorte durchläuft dabei eine Reihe an Gesundheitszuständen, die sich am natürlichen Verlauf der Zielerkrankung orientieren, und denen jeweils Kosten und Nutzen zugewiesen werden. Zur Berücksichtigung der empirisch belegten Zeitpräferenz von Individuen (d.h. einem in der Zukunft erzielbaren Nutzen wird weniger Wert beigemessen als einem Nutzen in der Gegenwart) werden Kosten und Nutzen, die zu unterschiedlichen Zeiten anfallen, durch Diskontierungen vergleichbar gemacht.

Während sich die beschriebenen gesundheitsökonomischen Verfahren zu therapeutischen Einzelmaßnahmen, wie der Behandlung mit einem Arzneimittel, gut standardisieren lassen, ist die **gesundheitsökonomische Bewertung** präventiver und gesundheitsfördernder Maßnahmen aufgrund der Komplexität oft schwierig. Maßnahmen bestehen zudem häufig aus mehreren Einzelkomponenten, bedingen sich wechselseitig, sollen über lange Zeiträume betrachtet und darüber hinaus in vielschichtigen Settings implementiert werden. Der Beitrag der Einzelkomponenten zum Gesamtergebnis und die Interaktionen in der Lebenswelt sind dabei nur bedingt zu quantifizieren.

Seit einigen Jahren wird zur Bewertung und Synthese von komplexen Interventionen eine Differenzierung der methodischen Verfahren gefordert, aber bislang liegt kein konsentierter Standard zu Kriterien der gesundheitsökonomischen Evaluation komplexer Interventionen vor. Die Wahl geeigneter Endpunkte, die nicht gesicherte Übertragung von Kontextfaktoren auf andere Lebenswelten, die Angemessenheit der Verfahren zur Analyse und Synthese von komplexen Interventionen, die Möglichkeiten der Nutzung von GKV-Sekundärdaten oder Registerdaten, aber auch Indikatoren der Evidenzgüte sind Herausforderungen für gesundheitsökonomische Evaluationen präventiver Maßnahmen (Walter et al., 2012). Häufig mangelt es bereits an Nachweisen zur Wirksamkeit einer Maßnahme, die Aspekten der Kosteneffektivität vorgelagert sind. So beklagte schon vor mehr als 15 Jahren die Drogen- und Suchtkommission beim Bundesministerium für Gesundheit methodische Probleme und prinzipielle Grenzen der Wirkevaluation von Prävention und konstatierte – bislang mit mäßiger Resonanz – den dringenden Bedarf an praktikablen Studiendesigns, aussagekräftigen Instrumentarien sowie angemessener Zielgrößen auf der Prozess- und Ergebnisebene (Mühlhauser & Berger, 2002).

Im Folgenden stellen wir exemplarisch gesundheitsökonomische Analysen für primär und sekundär präventive Maßnahmen in den von der Nationalen Präventionskonferenz für Deutschland definierten Handlungsfeldern „Gesund aufwachsen", „Gesund leben und arbeiten" und „Gesund im Alter" vor.

Unsere Auswahl zeigt einerseits das Spektrum unterschiedlicher Ansätze der gesundheitsökonomischen Evaluation, andererseits die Komplexität der Evaluation von Präventionsleistungen. Einige implizite methodische Herausforderungen weisen auf die Möglichkeiten, aber auch die Grenzen der Erkenntnis bei der Interpretation und Nutzbarkeit solcher Analysen.

34.3.1 Ökonomische Evaluation von Maßnahmen für die Lebensphase „Gesund aufwachsen"

Programm zur Reduktion von Übergewicht

Hohe Krankheitskosten beispielsweise durch Übergewicht und Adipositas können eine Triebfeder für gesundheitspolitisches Handeln sein. In einer Übersichtsarbeit zu Krankheitskostenstudien zu Übergewicht und Adipositas in Deutschland (Konnopka et al., 2017) wurden die direkten und indirekten Kosten in Bottom-up-Studien mit 22,2 Milliarden Euro für Übergewicht und 23,0 Milliarden Euro für Adipositas, bezogen auf die Gesamtbevölkerung, extrapoliert.

Für die Lebensphase „Gesund aufwachsen" ist eine Analyse von Kesztyüs und Kollegen beispielhaft für eine Evaluation der Kosteneffektivität einer primärpräventiven bzw. gesundheitsfördernden Maßnahme (Kesztyüs et al., 2013). Ziel der Arbeit von Kesztyüs und Kollegen war es, **Kosten und Nutzen** eines Programms zur Vermeidung von Übergewicht bei Grundschulkindern zu ermitteln. Im Rahmen der Intervention erhielten 365 Kinder (historische Kontrollen: 354) ein Programm aus Schulung und physischer Aktivität unter Einbeziehung der Eltern. In Ermangelung zeitnah messbarer Zielgrößen, die den gesundheitlichen Nutzen der Maßnahme nachweisen würden, wurden als Surrogatparameter der Taillenumfang und das Taille-zu-Körpergröße-Verhältnis (Waist-to-Height Ratio) gewählt. **Surrogatparameter** sind Ersatzparameter bzw. Zielgrößen, die sich schnell und einfach messen lassen und daher häufig in klinischen Studien anstelle eigentlicher patientenrelevanter Endpunkte verwendet werden. Die Aussagekraft bzw. Korrelation der hier verwendeten Surrogatparameter zu patientenrelevanten Endpunkten ist nicht nachgewiesen. Es bedarf daher zunächst der Einschätzung darüber, ob die in der Studie beobachtete Verringerung des Taillenumfangs von 1,6 cm für den Schüler klinisch relevant ist und etwa einen damit verbundenen Gelenkverschleiß reduziert oder zu einem normgerechteren Blutdruck beiträgt.

Selbst bei einer positiven Einschätzung stellt sich eine zweite Frage nach der Aussagekraft, weil die Laufzeit der Studie auf ein Jahr begrenzt war. Wie nachhaltig wird eine nach dieser Zeit festgestellte klinische Verbesserung mittel- und langfristig sein? Zu Recht weisen die Autoren daher darauf hin, dass ihre Analyse aufgrund der hier verwendeten historischen Kontrollen nur explorativen Charakter haben kann. Die hier zur Adjustierung angewendete **Propensity-Score-Methode** ist eine adäquate Methode zur Auswertung nicht randomisierter Therapiestudien und hat erkenntnistheoretische Vorteile im Vergleich zur herkömmlichen Regressionsanalyse. Der Propensity Score kann allerdings nur für bekannte und tatsächlich gemessene Störgrößen adjustieren. Ein randomisiert-kontrolliertes Studiendesign würde somit auch für die Kosteneffektivität zu einer höheren Validität führen.

Mukoviszidose-Screening

Bundesweit sind rund 8000 Kinder, Jugendliche und Erwachsene von der unheilbaren Erbkrankheit Mukoviszidose betroffen. Beispiel für eine gesundheitsökonomische Analyse einer sekundärpräventiven Maßnahme in der frühen Lebensphase ist die Modellierung der kurzfristigen diagnostischen und ökonomischen Auswirkungen eines Neugeborenenscreenings auf Mukoviszidose (Rasch & Perleth, 2011). Hintergrund ist, dass der G-BA seit 2015 zusätzlich zum Neugeborenen-Screening auf angeborene Stoffwechselkrankheiten und Hormonstörungen das Screening auf Mukoviszidose für alle Neugeborenen in Deutschland empfiehlt. Die Teilnahme ist aufklärungspflichtig und freiwillig (G-BA, 2015; G-BA, 2016). Nur eins von fünf Kindern mit einem auffälligen Screeningergebnis hat tatsächlich eine Mukoviszidose (richtig-positiv). Erst der zusätzliche sogenannte Schweißtest ermöglicht eine verlässliche Diagnose.

In der Studie wurden drei Screeningstrategien als Entscheidungsmodell simuliert. Diese zeigen einen vergleichbaren diagnostischen Effekt bei vergleichbaren Kosten. Im Vergleich zu keinem Screening führen alle betrachteten Screeningstrategien zu einer deutlichen Verkürzung des Diagnosezeitpunktes bei einem überschaubaren finanziellen Aufwand (Tabelle 34-2).

Tabelle 34-2: Sekundärprävention für das Ziel „Gesund aufwachsen“: Früherkennung der Mukoviszidose bei Neugeborenen (Beispielstudie: Rasch & Perleth, 2011).

Ziel	Untersuchung der kurzfristigen diagnostischen und ökonomischen Auswirkungen eines Neugeborenen-Screenings auf Mukoviszidose
Intervention	3 Screeningstrategien in Kombinationen von IRT- und DNA-Test mit abschließender Diagnostik durch einen Schweißtest
Setting	Neugeborenenstation eines Krankenhauses
Methode	• **Analyseform:** Kosten-Effektivitäts-Analyse mittels Entscheidungsbaumverfahren (Screening vs. kein Screening) • **Parameter:** diagnostischer Ertrag, Anzahl der Tests, Anzahl screeningbedingter Arztbesuche, Zeitdauer bis Diagnose, Anteil der Kinder < 10. Perzentile der Körpergröße bzw. des Körpergewichts nach 3 Jahren, Kosten [Euro] • **Perspektive:** Gesetzliche Krankenversicherung • **Zeithorizont:** 3 Jahre
Ergebnisse	• **Programmkosten:** (inkrementelle) Diagnosekosten zwischen 1,13 Mio. und 1,16 Mio. Euro • **Effekt** (inkrementell): Anzahl der zusätzlich vermiedenen Fälle von < 10. Perzentile der Körpergröße (37 Fälle) bzw. des Körpergewichts (13 Fälle) • **IKNV:** (inkrementelle) Diagnosekosten pro vermiedenem Fall von < 10. Perzentile der Körpergröße nach 3 Jahren: 31 300 Euro (Körpergewicht: 86 700 Euro)
Stärken der Analyse	Berücksichtigung verschiedener Screeningstrategien mit der höchsten Sensitivität und Spezifität, die international eingesetzt werden
Limitationen	nur kurzfristige Auswirkungen des Screenings berücksichtigt; Kostendaten für die Mukoviszidosediagnose ohne Screening aus anderen Ländern übertragen; Annahme höherer Behandlungskosten bei nicht gescreenten Kindern
	IKNV = inkrementelles Kosten-Nutzen Verhältnis; IRT = immunreaktives Trypsin

34.3.2 Ökonomische Evaluation von Maßnahmen für die Lebensphase „Gesund leben und arbeiten“

Lebensstilprogramm (Primärprävention)

Exemplarisch für die gesundheitsökonomische Evaluation einer Maßnahme zur Primärprävention stellen wir die Kosten-Nutzwert-Analyse eines Lebensstilprogramms für **Risikopatienten** zur Vermeidung eines **Diabetes Typ 2** aus gesellschaftlicher Perspektive vor (Neumann et al., 2011). Die Deutsche Diabetes Gesellschaft (DDG) begründet Vorbeugemaßnahmen in Form von Bewegung und gesunder Ernährung damit, dass diese jeden zweiten Typ-2-Diabetes verhindern oder verzögern könnten. Ob ein flächendeckendes Lebensstilprogramm zur Diabetesprävention in Deutschland in einem akzeptablen Kosten-Nutzen-Verhältnis stehen würde, war lange unklar. Es stellen sich die Fragen, welche Kosten durch die Präventionsmaßnahme entstehen, welche möglichen Einsparungen durch die Vermeidung sonst erforderlicher Behandlungen von durch Diabetes bedingten Schäden an Nieren, Nerven, Augen, Herz und Gefäßsystem erzielt werden können und in welcher Relation beides zusammen zum Patientennutzen steht. Wer sollte in ein Präventionsprogramm aufgenommen werden, ab welchem Blutzuckerwert ist dies aus ökonomischer Sicht sinnvoll? Ein Typ-2-Diabetes liegt vor bei einem Blutzuckerwert über 125 mg/dl, gemessen auf nüchternen Magen.

In der **Modellierungsstudie** von Neumann und Kollegen (Neumann et al., 2011) basierte die hypothetische Patientenkohorte auf dem **Finnish Type 2 Diabetes Risk Score** (FINDRISK). Eingeschlossen wurden Hochrisikopatienten. Anhand eines **Markov-Modells** wurden in der Analyse die Kosten pro zusätzlichen QALYs ermittelt (QALY = qualitätsadjustierte Lebensjahre). Hierbei griffen die Autoren auf unterschiedliche Literaturdatenquellen zurück und legten verschiedene Annahmen zugrunde. Das Modell beinhaltete 4 mögliche Zustände (normale Glukosetoleranz, erhöhte Glukosetoleranz, diagnostizierter Diabetes mellitus Typ 2 und Tod). Für die Gruppe älterer Patienten wurden **moderate Kosten-Nutzwert-Verhältnisse** (< 30000 Euro pro QALY) ermittelt, und bezogen auf die 30- bis 50-Jährigen führte das Lebensstilprogramm sogar zu einer **Ersparnis** (d.h. die Summe der vermiedenen Krankheitskosten war höher als die Investitionskosten des Programms). Die Autoren weisen darauf hin, dass Effekte der Lebensstilmodifikation auf andere Erkrankungen – aufgrund der damit verbundenen hohen Komplexität – nicht mitmodelliert wurden und somit von einer Unterschätzung des tatsächlichen Kosten-Nutzwert-Verhältnisses in dieser Analyse ausgegangen werden muss. Zudem konnten die durch Vermeiden anderer Erkrankungen anzunehmenden Produktionsgewinne nicht quantifiziert werden. Die Resultate sind nach Hinweis der Autoren mit einem hohen Grad an Unsicherheit verbunden.

Krebsfrüherkennung (Sekundärprävention)

Beispiele für eine Sekundärprävention in der Phase „Gesund leben und arbeiten“ bieten vor allem Evaluationen von Maßnahmen der Krebsfrüherkennung. Diese dienen dazu, Verdachtsfälle und frühe Krankheitsstadien eingehend zu diagnostizieren und im Bedarfsfall rechtzeitig zu behandeln. Gesetzlich Versicherte haben im Rahmen der Krebsfrüherkennungsprogramme jährlich oder zweijährlich Anspruch auf eine diagnostische Abklärung. Die Einführung einer systematischen, flächendeckenden Untersuchung Gesunder (Screening) erfordert einen wissenschaftlich nachgewiesenen kausalen Zusammenhang zwischen der Teilnahme am Screening und der Verminderung der Sterblichkeit.

Mit dem Krebsfrüherkennungs- und Registergesetz von 2013 hat der Gesetzgeber den

G-BA beauftragt, das bislang opportunistische **Zervixkarzinom-Screening** in ein organisiertes Screening zu überführen. Beim opportunistischen Screening geht eine Person aus einem bestimmten Grund in eine Arztpraxis und bei dieser Gelegenheit wird ihr eine zusätzliche Screeninguntersuchung angeboten. Im Gegensatz dazu haben bei diesem organisierten Screening Frauen im Alter zwischen 20 und 35 Jahren Anspruch auf eine jährliche zytologische Untersuchung; Frauen ab dem Alter von 35 Jahren soll alle drei Jahre eine Kombinationsuntersuchung aus einem Test auf genitale Infektionen mit humanen Papillomaviren (HPV) plus einer zytologischen Untersuchung angeboten werden. Exemplarisch für die **Evaluation der Kosteneffektivität** der Sekundärprävention eines **Screeningprogramms** stellen wir die Markov-Modellierung von Sroczynski und Kollegen vor, anhand derer die Autoren unterschiedliche HPV-Screeningstrategien, die sich in ihrem Screeningintervall, der Kombination der verwendeten Testverfahren und in ihren Follow-up-Algorithmen unterschieden, bewerteten (Scroczynski et al., 2011). Das systematisch und hierarchisch angelegte **Markov-Modell** bildete den natürlichen Krankheitsverlauf (Progression, Regression) des Zervixkarzinoms ab und war mit der epidemiologischen

Tabelle 34-3: Sekundärprävention für das Ziel „Gesund leben und arbeiten“: HPV-Screening bei Frauen ab einem Alter von 20 Jahren (Beispielstudie: Sroczynski et al., 2011).

Ziel	Untersuchung der ökonomischen Wirkung eines HPV-Screenings
Intervention	18 Screeningstrategien, die sich im Screeningintervall, der Testkombination und in den Follow-up-Algorithmen unterschieden
Setting	ambulante Facharztpraxis
Methode	• **Analyseform:** Kosten-Effektivitäts-Analyse über eine entscheidungsanalytische Markov-Modellierung • **Parameter:** Reduktion inzidenter Zervixkarzinome, Lebenserwartung, Kosten • **Perspektive:** Gesetzliche Krankenversicherung • **Zeithorizont:** lebenslang
Ergebnisse	• **Kosten:** 90 Euro (kein Screening) – 640 Euro (jährliches HPV-Screening) • **Effekt:** HPV-Screening reduziert Zahl der Zervixkarzinome um 71–97 % (im Vergleich 53–93 % bei der zytologischen Untersuchung) • **ICER:** Die inkrementelle Kosteneffektivität im Vergleich zu keinem Screening lag zwischen 2600 Euro pro gewonnenem Lebensjahr (zytologische Untersuchung, 5-Jahres-Intervall) und 155 500 Euro/Lebensjahr (jährlicher HPV-Abstrich ab einem Alter von 30 Jahren, zytologische Untersuchung im Alter zwischen 20 und 29 Jahren). Eine alleinige jährliche zytologische Untersuchung wird durch das HPV-Screening dominiert.
Stärken der Analyse	gute klinische Evidenzbasis mit Validierung gegen deutsche Registerdaten, Kosten und Screeningteilnahmebereitschaft reflektieren den deutschen Kontext
Limitationen	keine Berücksichtigung von psychologischem Stress durch (ggf. falsch-positive) Screeningresultate sowie von Heterogenität unterschiedlicher HPV-Typen in der Bevölkerung
	ICER = incremental cost effectiveness ratio

Datengrundlage kompatibel. Datengrundlage waren Informationen zur Testgüte aus internationalen Metaanalysen und Registerdaten aus dem Tumorregister München. Der Ressourcenverbrauch wurde mangels Studien anhand von Leitlinienempfehlungen und Expertenmeinungen quantifiziert. Gemäß internationaler Empfehlungen zur Gewährleistung einer hohen Modellqualität wurden die Ergebnisse verschiedenen **Sensitivitätsanalysen** unterzogen. Zur Validierung des Modells wurden die Modellberechnungen mit alternativen epidemiologischen Daten überprüft (Tabelle 34-3).

34.3.3 Ökonomische Evaluation von Maßnahmen für die Lebensphase „Gesund im Alter“

Bevölkerungsbezogenes Angebot zur Verbesserung der „physischen Aktivität im Alter“

Die gesundheitsökonomische Begleitevaluation eines bevölkerungsbezogenen Präventionsansatzes zur Verbesserung der physischen Aktivität älterer Menschen ist im Rahmen dieses noch laufenden Studienvorhabens vorgesehen (Brand et al., 2016). Übergeordnetes Ziel der Studie ist es, die **Rahmenbedingungen physischer Aktivität** im Gemeinwesen besonders für vulnerable Gruppen zu verbessern. Dieses eigens für ältere Personen konzipierte soziokulturell sensible Präventions- und Versorgungsangebot soll gesundheitliche Ungleichheit reduzieren. In einem **„Mixed-Method-Design“** soll dabei in einem ersten Schritt die Leistungsbereitschaft verschiedener Kommunen analysiert werden. Kommunen mit einer gering eingeschätzten Leistungsbereitschaft werden dann randomisiert einer Intervention (zur Verbesserung ihrer Leistungsbereitschaft) oder Kontrolle (keine Maßnahme) zugeordnet. In diesem Rahmen wird älteren Mitbürgern beider Gruppen die Maßnahme „Physische Aktivität“ angeboten. Dann sollen die jeweiligen Partizipationsraten der Teilnehmer der Gruppen verglichen werden. Begleitend werden in Hinblick auf eine Kosten-Effektivitäts-Analyse die Rekrutierungskosten pro Person in den beiden Gruppen erhoben. Für die Kosteneffektivität ergeben sich die **inkrementellen Kosten** aus der Differenz der Rekrutierungskosten und die **inkrementellen Effekte** aus der Differenz der Teilnahmeraten in den Gruppen bzw. der Differenz der Teilnahmeraten von Personen aus vulnerablen Gruppen.

Das Studienvorhaben ist ein gutes Beispiel für die Herausforderungen in der Planung, Umsetzung und Evaluation eines komplexen, eine ganze Lebenswelt betreffenden Präventionsansatzes. Das vorliegende Konzept zur Veränderung der Rahmenbedingungen für physische Aktivität in einem Gemeinwesen geht über den individuellen Level hinaus, indem es individuelle Verhaltensänderungen durch Maßnahmen auf der Gemeinwesensebene inszeniert. Den Effekt und auch die nachfolgende Kosteneffektivität über den Parameter „Teilnahmerate“ zu messen, setzt die Prämisse voraus, dass eine Teilnahme mittelbar positive gesundheitsbezogene Auswirkungen unterschiedlicher Art haben wird. Anders als in den vorherigen Beispielen mit konkreten klinischen Endpunkten oder einem nutzwertbasierten Ansatz wird hier ein deutlich weiter gefasster Begriff der Effektivität akzeptiert. Ein Effekt, der zusätzliche Kosten rechtfertigt, wäre demnach nicht nur ein durch Bewegung vermiedenes kardiovaskuläres Ereignis, sondern läge auch schon in der durch die Maßnahme erhöhten Teilhabe des älteren Bürgers.

Sturz- und Frakturprävention im Pflegeheim

Dieses Beispiel für eine nicht vergleichende Kostenanalyse ist in Tabelle 34-4 dargestellt. Ziel dieser Studie war es, die Kosten von Maßnahmen zur Sturz- und Frakturprävention auf der Grund-

Tabelle 34-4: Primär- und Sekundärprävention für das Ziel „Gesund im Alter": Sturz- und Frakturprävention in Pflegeheimen (Beispielstudie: Heinrich et al., 2012).

Ziel	Untersuchung der Kosten einer umfassenden Sturz- und Frakturprävention für Bewohner von Pflegeheimen
Intervention	Sturz- und Frakturpräventionsmaßnahmen auf der Grundlage des Nationalen Expertenstandards zur Sturzprophylaxe in der Pflege (Informationsmaterial, Trainingsprogramm, Hüftprotektoren, Umgebungsanpassung u. a.)
Setting	Pflegeheim
Methode	• **Analyseform:** Kostenanalyse mittels eines nicht verblindeten, kontrollierten Vorher-Nachher-Vergleichs • **Parameter:** Kosten im Prä-post-Vergleich • **Perspektive:** Gesellschaft • **Zeithorizont:** 1 Jahr
Ergebnisse	• Zunahme von Maßnahmen zur Sturz- und Frakturprävention • **Kosten:** zusätzliche Kosten von durchschnittlich 6200 Euro je Pflegeheim; Kosten des Programms pro Bewohner: - ≤ 74 Bewohner: 136 Euro - 75–110 Bewohner: 72 Euro - > 110 Einwohner: 29 Euro
Stärken der Analyse	erstmalige empirische Erfassung und Quantifizierung der Umsetzung und der Kosten von Maßnahmen zur Sturz- und Frakturprävention auf der Grundlage des Nationalen Expertenstandards Sturzprophylaxe im Versorgungsalltag; repräsentative Stichprobe an Pflegeheimen
Limitationen	Eingeschlossene Pflegeheime waren zufällig ausgewählt, stellen aber durch ihre Teilnahmebereitschaft eher motivierte Heime dar (Verzerrung in Richtung von Heimen, die bereits einen hohen Standard und somit eher niedrigere zusätzliche Kosten aufweisen); nicht alle möglichen, individuellen Kostenveränderungen erfasst; Dokumentationsfehler verwendeter Daten

lage des Nationalen Expertenstandards Sturzprophylaxe im Setting Pflegeheim im **Versorgungsalltag** in Deutschland zu bestimmen (Heinrich et al., 2012). Die Intervention bestand aus einer **Kombination von Verhaltens- und Verhältnisprävention**, die sowohl edukative als auch normativ-regulatorische Elemente für die Pflegeheime beinhaltete. Wesentlicher Bestandteil des Programms war ein für alle Bewohner offenes Trainingsprogramm aus einer Kombination von progressivem Balance- und Krafttraining. In der auf einem **Prä-post-Design** basierenden Studie wurde eine zufällige Stichprobe von Pflegeheimen in Bayern über drei Messzeitpunkte befragt. Grundlage für die Kostenbestimmung war ein Fragebogen zur Erfassung von Maßnahmen und Kosten zur Sturz- und Frakturprävention aus gesamtgesellschaftlicher Sicht. Die durchschnittlichen Kosten wurden im Prä-post-Vergleich ermittelt.

Die in der Studie analysierten Kosten können Entscheidungsträger bei Allokationsentscheidungen bezüglich unterschiedlicher Präventionsprogramme (z.B. unterschiedlicher Expertenstandards), bei der Bestimmung der wesentlichen Kostenarten sowie bei einer späteren modellbasierten Analyse der Kosteneffektivität von Sturzpräventionsprogrammen in Pflegeheimen unterstützen.

34.3.4 Lebensphasenübergreifende Präventionsmaßnahmen bewerten: Beispiel Tabakkonsum

Tabakkonsum ist weltweit das bedeutsamste Gesundheitsrisiko. In Deutschland entstehen durch Rauchen jährliche indirekte mortalitätsbedingte Ressourcenverluste von rund 19,61 Milliarden Euro sowie jährliche direkte Krankheitskosten von rund 22,76 Milliarden Euro (DKFZ, 2015). Mittels einer systematischen Übersichtsarbeit sollten wirksame und kosteneffektive pharmakologische Entwöhnungsmaßnahmen identifiziert, die Evidenz zur Kosteneffektivität bereits zugelassener pharmakologischer Entwöhnungshilfen dargestellt und deren Qualität bewertet werden (Aumann, 2016). Aus einer Recherche mit einer Primärtrefferzahl von 10340 identifizierten Studien wurden 33 Studien, unter ihnen drei aus Deutschland, final in die Analyse eingeschlossen. Der Großteil der Studien zeigte, dass **Rauchentwöhnungsangebote** nicht nur **medizinisch sinnvoll**, sondern auch **kosteneffektiv** sind. So zeigte sich in einer deutschen Studie auf der Basis eines entscheidungsanalytischen Modells eine Dominanz (geringere Kosten bei höherem Effekt) der Nikotinersatztherapie gegenüber der Alternative „kein Entwöhnungsangebot“ (Wasem, 2008).

Liegen keine systematischen Übersichten für ein interessierendes Präventionsangebot vor, sollte man sich inhaltlich und methodisch mit verfügbaren Einzelstudien befassen oder eine eigene Analyse anstreben.

Zusammenfassung

- Die Finanzierung von Gesundheitsförderung und Prävention erfolgt durch mehrere Kostenträger und ist im Sozialgesetzbuch geregelt.
- Um die finanziellen Ressourcen bestmöglich einzusetzen, stehen gesundheitsökonomische Verfahren zur Bewertung von Kosten und Nutzen von Präventionsmaßnahmen zur Verfügung. Dabei unterscheidet man nicht vergleichende Analysen (Krankheitskostenstudie, Kostenanalyse) und vergleichende Analysen (Kosten-Nutzen-, Kosten-Effektivitäts- und Kosten-Nutzwert-Analysen).
- Unter Beachtung der jeweiligen Limitationen der Verfahren können die Analysen dazu dienen, die zu erwartenden Kosten einer Präventionsmaßnahme abzuschätzen und eine Entscheidungsgrundlage für die Kostenträger zur Prioritätensetzung zu schaffen.

Diskussionsanregung

- Welche Kosten- und Nutzenarten werden bei der Evaluation von Präventionsmaßnahmen berücksichtigt?
- Welche Analysemethode beschreibt die Kosten einer Präventionsmaßnahme?
- Welche Analysemethode kann Grundlage für die Entscheidung zwischen verschiedenen Handlungsmöglichkeiten liefern?
- Welche Herausforderungen stellen sich bei der gesundheitsökonomischen Evaluation komplexer Interventionen?

Literatur

Aumann, I., Rozanski, K., Damm, K. & Graf von der Schulenburg, J.M. (2016). Kosteneffektivität von pharmakologischen Raucherentwöhnungsmaßnahmen – ein systematisches Literaturreview. *Gesundheitswesen, 78* (10), 660–671.

Bertelsmann, H., Perleth, M. &, Matthias, K. (2013). Entscheidungen des Gemeinsamen Bundesausschusses zu Früherkennungsuntersuchungen – methodische Analyse der Beschlüsse im Zeitraum 2000 bis 2009. *Gesundheitswesen, 75* (01): 7–12.

Brand, T., Gansefort, D., Rothgang, H., Röseler, S., Meyer, J. & Zeeb, H. (2016). Promoting community readiness for physical activity among older adults in Germany – protocol of the ready to change intervention trial. *BMC Public Health, 16*, 99. http://doi.org/10.1186/s12889-016-2761-2

Deutsches Krebsforschungszentrum (DKFZ). (2015). *Tabakatlas Deutschland 2015*. Verfügbar unter: https://www.dkfz.de/de/tabakkontrolle/download/Publikationen/sonstVeroeffentlichungen/Tabakatlas-2015-final-web-dp-small.pdf. Zugriff am 14. Februar 2018.

Gemeinsamer Bundesausschuss (G-BA). (2015). *Kinder-Richtlinie: Formale und inhaltliche Überarbeitung (Neustrukturierung) – Neufassung. Tragende Gründe zum Beschluss des Gemeinsamen Bundesausschusses über eine Änderung des Beschlusses zur Neufassung der Richtlinie über die Früherkennung von Krankheiten bei Kindern bis zur Vollendung des 6. Lebensjahres (Kinder-Richtlinie): Screening auf Mukoviszidose (Zystische Fibrose)*. Vom 20. August 2015. Verfügbar unter: https://www.g-ba.de/downloads/40-268-3326/2015-08-20_Kinder-RL_Mukoviszidose_Aenderung-Neufassung_TrG.pdf. Zugriff am 14. Februar 2018.

Gemeinsamer Bundesausschuss (G-BA). (2016). *Kinder-Richtlinie: Formale und inhaltliche Überarbeitung (Neustrukturierung) – Neufassung. Beschluss des Gemeinsamen Bundesausschusses über eine Neufassung der Richtlinien über die Früherkennung von Krankheiten bei Kindern bis zur Vollendung des 6. Lebensjahres (Kinder-Richtlinien): Formale und inhaltliche Überarbeitung (Neustrukturierung)* (BAnz AT 18.08.2016 B1). Verfügbar unter: https://www.g-ba.de/downloads/39-261-2287/2015-06-18_2015-08-20_2016-05-19_2016-07-07_Kinder-RL_Neustrukturierung_Neufassung_konsolidiert_BAnz.pdf. Zugriff am 14. Februar 2018.

Hannoveraner Konsens. (2007). Deutsche Empfehlung zur gesundheitsökonomischen Evaluation – dritte und aktualisierte Fassung des Hannoveraner Konsens. *Gesundheitsökonomie & Qualitätsmanagement, 12* (5), 285–290.

Heinrich, S., Weigelt, I., Rapp, K., Becker, C., Rissmann, U. & König, H.H. (2012). Sturz- und Frakturprävention auf der Grundlage des Nationalen Expertenstandards Sturzprophylaxe – Umsetzung und Kosten im Versorgungsalltag im Setting Pflegeheim. *Z Gerontol Geriat, 45* (2), 128–137. http://doi.org/10.1007/s00391-011-0243-9

Kesztyüs, D., Schreiber, A., Wirt, T., Wiedom, T., Dreyhaupt, J., Brandstetter, S. et al. (2013). Economic evaluation of URMEL-ICE, a school-based overweight prevention programme comprising metabolism, exercise and lifestyle intervention in children. *European Journal of Health Economics, 14* (2), 185–195. http://doi.org/10.1007/s10198-011-0358-3

Konnopka, A., Dobroschke, A., Lehnert, T. & König, H.H. (2017). Die Kosten von Übergewicht und Adipositas in Deutschland – ein systematischer Literaturüberblick. *Gesundheitswesen, eFirst*. http://dx.doi.org/10.1055/s-0043-104692

Lauterbach, K.W., Lüngen, M. & Schrappe, M. (2010). *Gesundheitsökonomie, Management und Evidence-based Medicine. Handbuch für Praxis, Politik und Studium* (3. Aufl.). Stuttgart: Schattauer.

Medizinischer Dienst des Spitzenverbandes Bund der Krankenkassen e.V. (MDS) und GKV-Spitzenverband (Hrsg.). (2016). *Präventionsbericht 2017 – Leistungen der gesetzlichen Krankenversicherung: Primärprävention und betriebliche Gesundheitsförderung. Berichtsjahr 2016*. Verfügbar unter: https://www.mds-ev.de/uploads/media/downloads/Praevention/2017/Praeventionsbericht_2016.pdf. Zugriff am 25. April 2018.

Mühlhauser, I. & Berger, M. (2002). Patient education – evaluation of a complex intervention. *Diabetologia, 45* (12), 1723–1733. http://doi.org/10.1007/s00125-002-0987-2

Müller, D., Stock, S., Charalabos-Markos, D., Chernyak, N., Gerber-Grote, A., Gloedeet, T.D. et al. (2017). Checkliste zur Erstellung und Bewertung von Krankheitskostenstudien. *Gesundheitswesen, eFirst*. http://doi.org/10.1055/s-0042-124664

Neumann, A., Schwarz, P. & Lindholm, L. (2011). Estimating the cost-effectiveness of lifestyle intervention programmes to prevent diabetes based on an example from Germany: Markov modelling. *Cost Effectiveness and Resource Allocation, 9* (1), 17. http://doi.org/10.1186/1478-7547-9-17

Rasch, A. & Perleth, M. (2011). Modellierung der kurzfristigen diagnostischen und ökonomischen Auswirkungen eines Neugeborenenscreenings auf Mukoviszidose. *Klinische Pädiatrie, 223* (2), 96–103.

Schöffski, O. & von der Schulenburg, J. M. (Hrsg.). (2000). *Gesundheitsökonomische Evaluationen*. Berlin: Springer.

Statistisches Bundesamt (Destatis). (2017). *Gesundheit Ausgaben 2015*. Verfügbar unter: https://www.destatis.de/DE/Publikationen/Thematisch/Gesundheit/Gesundheitsausgaben/AusgabenGesundheitPDF_2120711.pdf?_blob=publicationFile. Zugriff am 14. Februar 2018.

Sroczynski, G., Schnell-Inderst, P., Mühlberger, N., Lang, K., Aidelsburger, P., Wasem, J. et al. (2011). Cost-effectiveness of primary HPV screening for cervical cancer in Germany – a decision analysis. *European Journal of Cancer, 47* (11), 1633–1646. http://doi.org/10.1016/j.ejca.2011.03.006

vdek (2018). *Änderungen im Gesundheitswesen 2018. Stand Dezember 2017*. https://www.vdek.com/politik/was-aendert-sich/gesundheitswesen-2018/-jcr-content/par/download/file.res/Änderungen Gesundheitswesen 2018.pdf. Zugriff am 25. April 2018.

Walter, U., Nöcker, G., Plaumann, M., Linden, S., Pott, E., Koch, U. et al. (2012). Memorandum zur Präventionsforschung – Themenfelder und Methoden. *Gesundheitswesen, 74* (10), e99–e113.

Wasem, J., Jung, M., May, U., Ochotta, T., Hessel, F., Wegner, C. et al. (2008). Nutzen und Kosteneffektivität der Nikotinersatztherapie zur Raucherentwöhnung – eine entscheidungsanalytische Modellierung der direkten medizinischen Kosten. *Gesundheitsökonomie & Qualitätsmanagement, 13* (2), 99–108. http://doi.org/10.1055/s-2007-963541

Lese- und Medienempfehlung zur Vertiefung

Lauterbach, K.W., Lüngen, M. & Schrappe, M. (2010). *Gesundheitsökonomie, Management und Evidence-based Medicine. Handbuch für Praxis, Politik und Studium* (3. Aufl.). Stuttgart: Schattauer.

Lauterbach, K.W., Stock, S. & Brunner, H. (2013). *Gesundheitsökonomie. Lehrbuch für Mediziner und andere Gesundheitsberufe* (3. Aufl.). Bern: Huber.

35 Prävention und Gesundheitsförderung – Aussichten für die Zukunft

Hajo Zeeb

Überblick

- Was sind wesentliche Zukunftsaspekte von Prävention und Gesundheitsförderung?
- Welche Bedeutung haben Systemdenken und Diversität für die kommenden Entwicklungen?
- Gibt es passende Zukunftsszenarien für Prävention und Gesundheitsförderung?

35.1 Einleitung

Was hat Pokémon Go mit der **Zukunft von Prävention und Gesundheitsförderung** zu tun? Im Sommer 2016 konnte eine erstaunte (Fach-)Öffentlichkeit beobachten, wie – angeregt durch ein geschickt gestaltetes virtuelles Versteckspiel – Scharen von Kindern und Jugendlichen, aber auch Erwachsene, in die Straßen und Parks ihrer Umgebung strömten. Zumindest vorübergehend intensivierten viele dieser Spielerinnen und Spieler ihre körperlicher Aktivität, und es gab sogar Hinweise auf differenziell positive Effekte bei vorher besonders Inaktiven (Howe et al., 2016; Xian et al., 2017). Dieses Spiel wurde weltweit über 500 Millionen Mal heruntergeladen, hatte somit globale Attraktion, und konnte durch seine Gestaltung und eine die Freude am Spiel ansprechende Ausrichtung erreichen, was vielen Ansätzen der Gesundheitsförderung und Prävention über Jahre scheinbar nicht gelungen war (Reisch et al., 2017).

Diese kurze Beschreibung spricht einige interessante Zukunftsaspekte von Prävention und Gesundheitsförderung an. Sie bietet auch Anknüpfungspunkte für kontroverse Diskussionen und schließt an mehrere Kapitel dieses Buches an. In Bezug auf **gesundheitliche Problemlagen** ist das Beispiel direkt mit dem Megathema mangelnde Bewegung und mit der Gesundheitsproblematik Übergewicht und damit assoziierte Folgen verbunden. Zudem werden wichtige **Zielgruppen** wie Kinder und vor allem Jugendliche angesprochen, die nicht immer leicht erreichbar für Prävention und Gesundheitsförderung sind. Das virtuelle Spiel benutzt Ansätze, die im Gesundheitsbereich als E-und M-Health, zusammengefasst auch als **digitale Public Health**, entwickelt und diskutiert werden, und setzt zudem auf eine verhaltensbezogene Technik, die als „nudging“, Anstubsen, mittlerweile viele Verfechter und vermutlich ebenso viele Kritiker unter den Public-Health-Akteuren gefunden hat. Das Beispiel illustriert zudem sehr deutlich das Problem der **Nachhaltigkeit** von Maßnahmen und Programmen der Prävention und Gesundheitsförderung – die Pokémon-Welle ebbte nach einigen Wochen wieder weitgehend ab, und damit vermutlich auch das erhöhte Aktivitätsniveau vieler junger Fans und Spieler. Und nicht zuletzt weist das Beispiel auf die globale Dimension von

Prävention und Gesundheitsförderung hin. Akzeptiert man für einen Moment das Spiel als eine Intervention mit präventiven Komponenten, so wird deutlich, dass sich diese durch **moderne Informationstechnologien** eher zwanglos und extrem schnell global verbreiten ließ. Allerdings werden z.B. durch die Erfassung individueller Bewegungs- und Aufenthaltsmuster in entsprechenden Anwendungen **Datenschutzfragen** aufgeworfen, die auch für die Prävention wachsende Bedeutung haben. Dass Pokémon Go kein Programm der WHO oder sonstiger Public-Health-Institutionen ist, sondern kommerziellen Interessen diente, muss hier nicht betont werden.

Die Vignette illustriert einige der für Prävention und Gesundheitsförderung der Zukunft relevanten gesellschaftlichen, sozialen und technologischen Trends. Zudem sind der demografische Wandel und die zunehmende soziokulturelle Diversität zu nennen, die den Kontext der Prävention der Zukunft ebenfalls prägen.

Das breite Spektrum wissenschaftlich basierter Ansätze der Prävention und Gesundheitsförderung und ihre Komplementarität in Bezug auf Wirkweisen und Zielsetzungen werden in dem vorliegenden Buch umfassend erläutert und kritisch diskutiert. In Zukunft wird sich die Vielfalt der Ansätze und Programme noch weiter erhöhen und ausdifferenzieren, weil davon auszugehen ist, dass in Deutschland durch die Vorgaben und Möglichkeiten des **Präventionsgesetzes**, aber auch durch eine allmählich stärker werdende **präventive Grundorientierung im Gesundheits- und Sozialwesen** insgesamt die Rolle von Prävention und Gesundheitsförderung wächst. Wichtig ist aus Sicht von Public Health, dass diese Grundorientierung einen **prägenden Charakter** gewinnt und nicht als Feigenblatt der kurativen Individualmedizin anzusehen ist. Die zu erwartende dynamische Entwicklung dieses Bereiches muss zudem qualitätsorientiert sein und durch Evidenz geleitet werden. Gesundheitswissenschaftliche Theorien sind eine wichtige Basis für die Entwicklung neuer Ansätze und Programme der Prävention und Gesundheitsförderung. Als Desiderat für die Zukunft ist eine noch stärkere und explizite **Theoriebasierung von Interventionen** und Programmen zu sehen, nicht zuletzt, um für alle Beteiligten Transparenz über das zu schaffen, was auf welchen Wegen erreicht werden soll und was erreicht werden kann.

35.2 Gesundheitslast und zukünftige Themen für Prävention und Gesundheitsförderung

Auch in Zukunft wird das Themenspektrum der Prävention und Gesundheitsförderung breit bleiben, die im Band behandelten Gesundheitsthemen und Settings spiegeln diese Vielfalt. Aus epidemiologischer Perspektive werden die **nicht** übertragbaren Erkrankungen weiterhin den größten Raum der zielgerichteten Prävention einnehmen. Muskuloskelettale Erkrankungen prägen die Krankheitslast in erheblichem Maß und die **psychische Gesundheit** ist zunehmend bedeutsam. Auswertungen der aktuellen Krankheitslast in Deutschland zeigen dies etwa durch die in den vergangenen 20 Jahren bei Männern wie Frauen deutlich gestiegenen Zahlen für Depressionen (Plass et al., 2014). Übertragbare Erkrankungen werden aber insbesondere unter Global-Health-Gesichtspunkten und der Verbindung von veterinärer und humaner Public Health unter dem „One Health"-Rahmen (Lebov et al., 2017) weiterhin bedeutsam sein. Am Beispiel der Ebola-Epidemie 2014/2015 oder des EHEC-Ausbruchs 2011 lässt sich sehr deutlich demonstrieren, wie manche **Infektionserkrankungen** die Bevölkerung, das Gesundheitswesen und die Politik in Atem halten können. Hier ist kontinuierliche Prävention mit klassischen und innovativen Methoden der Infektionskontrolle und -bekämpfung, darunter die Aufrechterhaltung und weitere Verbesserung des Impfstatus der Bevölkerung, auch weiterhin entscheidend.

Auch wenn die aktuellen Einschätzungen der wichtigsten Einflussfaktoren global und lokal bekannte Risiken wie die ernährungsbedingten Faktoren, Bluthochdruck, Übergewicht, Rauchen und Bewegungsmangel als Treiber der gesundheitlichen Probleme auch einzeln kenntlich machen, ist davon auszugehen, dass die Antworten der Prävention und Gesundheitsförderung auf diese epidemiologische Analyse überwiegend **strukturell, vernetzt und übergreifend** sein müssen. Hier liegen auch heute, mehr als 30 Jahre nach der Ottawa-Charta, die wesentlichen Herausforderungen und Aufgaben von Prävention und Gesundheitsförderung: in der Stärkung der Ressourcen der Bevölkerung für eine übergreifende Kompetenz, die eigene Gesundheit positiv zu gestalten. Hinweise zur Notwendigkeit der Kombination von verhaltens- und verhältnisorientierten Maßnahmen und einer breit angelegten gesundheitsförderlichen Politik finden sich durchgehend in diesem Band. Nur in wenigen Fällen ist von einer vertikal angelegten Einzelmaßnahme ein nachhaltiger Effekt in der Prävention und Gesundheitsförderung zu erwarten – für manche impfpräventable Erkrankungen und Unfälle gilt dies jedoch. Zudem muss Public Health viel deutlicher als bisher den **systemischen Charakter von Public-Health-Problemen** und deren Bewältigung in den Blick nehmen.

35.3 Komplexität und Systemdenken

Prävention und Gesundheitsförderung der Zukunft werden sich mit der wachsenden **Komplexität** der gesundheitlichen, sozialen, wirtschaftlichen und technischen Zusammenhänge zentraler Public-Health-Probleme auseinandersetzen und Antworten finden müssen. Es werden vermehrt Systemansätze als eine nicht mehr auszublendende Antwort auf diese Komplexität propagiert (Rutter et al., 2017). Diese werden auch als komplexe Systemmodelle von Public Health bezeichnet. Dahinter steht ein Grundverständnis von gesundheitlicher Ungleichheit und mangelhafter Gesundheit als Ergebnis des **Zusammenspiels** vieler verschiedener, aber miteinander verbundener Elemente. Das Zusammenspiel kann auf vielschichtige, nicht immer offensichtliche Weise erfolgen. Entsprechendes ist von Interventionen in derartige komplexe Systeme zu erwarten – sie können **unerwartete Folgen** haben, anders wirken als bei einer eher linearen Betrachtung erwartet, und über Feedbackschleifen zu einer Verstärkung oder auch Abschwächung der Wirkung auf Bevölkerungsebene führen. In dieser Gedankenwelt liegt der Fokus auf Nichtlinearität und auf Interaktion zwischen verschiedenen Maßnahmen der Prävention und Gesundheitsförderung oder des gesundheitlichen Versorgungssystems. Somit ergeben sich auch neue Foci in der Wirkungs- und Implementationsforschung, da es weniger darum geht, einzelne Risikofaktoren oder Interventionsmaßnahmen isoliert zu untersuchen, sondern wesentlich stärker als bisher auf **Systemzusammenhänge und -wirkungen** zu achten und diese mit jeweils angemessenen Methoden zu beforschen.

Als Beispiel einer komplexen Herausforderung für die Prävention und Gesundheitsförderung kann – an das Eingangsbeispiel anknüpfend – die in vielen Alters- und sozialen Gruppen weiter zunehmende Übergewichts- und Adipositasproblematik angesehen werden. Allein in Bezug auf mögliche Interventionsansätze ist die Vielfalt groß, und es ist von erheblichen **Wechselwirkungen** verschiedener Ansätze auszugehen. Politische Maßnahmen wie die Besteuerung von Lebensmitteln und gesüßten Getränken, Schaffung bewegungsförderlicher Lebenswelten als Settingansatz in Schulen, Kindertagesstätten etc., Veränderungen im Mobilitätskonzept der Städte, aber auch individuelle Ansätze bis hin zur gezielten Veränderung des Darmmikrobioms werden diskutiert, beforscht und im Alltag umgesetzt. Soziale und individuelle Stigmatisierungstendenzen, Fitnesswahn oder Industrielobbyismus sind Beispiele möglicher **„Störfaktoren“** im komplexen Gefüge der Interventionen und ihrer Gesamtwirkung auf das gesellschaftliche Phänomen Übergewicht und dessen Beitrag zur Gesundheit insgesamt. Die bewusste Auseinandersetzung mit der Komplexität von gesundheitlichen Problemlagen und darauf ausgerichteten Maßnahmen der Prävention und Gesundheitsförderung hat auch Folgen für die **Evaluation komplexer Interventionen**. Veröffentlichungen des Medical Research Council (Craig et al., 2008) und des Robert Koch-Instituts (RKI & LGL Bayern, 2012) geben hierzu differenzierte, zukunftsgerichtete Hinweise.

Systemansätze sind nicht neu für die **interdisziplinäre Forschung und Praxis** der Prävention und Gesundheitsförderung. Auch in der Vergangenheit wurden schon kreative und methodisch vielfältige Untersuchungen durchgeführt und Interventionen umgesetzt und evaluiert. Allerdings kann durch eine entschiedenere Positionierung der Prävention und Gesundheitsförderung mit einem starken Fokus auf komplexe Interventionen – also deutlich über die bisher schon verfolgten komplexen Zustandsbeschreibungen und Modelle hinaus – neuer Wind in das Gebiet kommen. Was jedoch nicht geschehen sollte, ist – bei aller Emphase auf die angemessene Berücksichtigung der Systemzusammenhänge bei Public-Health-Problemen – die **Klarheit** in der Analyse, Planung und Bewertung präventiver Interventionen aus den Augen zu verlieren.

35.4 Diversität als Herausforderung

Prävention und Gesundheitsförderung stehen heute und in Zukunft vor einer weiteren wichtigen Herausforderung: Die **Diversität der Gesellschaft**, z. B. in Hinsicht auf soziale Ungleichheit und Migrationshintergrund, nimmt laufend zu. Vielfach sind Forschende und Akteure mittlerweile sehr sensibel für diese Dynamik und richten ihre Studien, Maßnahmen und Vorgehensweisen entsprechend aus. Allerdings ist auch aktuell der Vorwurf einer – oft unwillentlichen – Konzentration auf die gesundheitsbewusste Mittelschicht nicht immer zu entkräften. Es muss noch viel deutlicher werden, dass eine entsprechende Forschung und Praxis, die Diversität als konstituierendes Merkmal der Bevölkerung und ihrer verschiedenen Gruppen anerkennt, selbstverständlich auch angemessene Ressourcen für ihre Aufgaben benötigt. Erhebliche Herausforderungen liegen hier auch in der Organisation und Umsetzung partizipativen Planen und Handelns. Dennoch bleibt **Partizipation** eine der unabdingbaren Anforderungen an moderne Prävention und Gesundheitsförderung.

35.5 Prävention und Bürgerrechte

Neue Vorschläge der Prävention und Gesundheitsförderung sehen sich nicht selten den Vorwürfen der Propagierung einer **Gesundheitsdiktatur** ausgesetzt, die in bedenklicher Weise die **Bürgerrechte** und individuelle Freiheiten – auch solche, die mit Selbstgefährdung durch nachweislich schädliche Verhaltensweisen einhergehen – einem abstrakten Gemeinwohl- und Gesundheitsfetischismus opfert. In der Tat hat es in der Vergangenheit einzelne Beispiele gegeben, bei denen vorgeblich präventive Gesundheitsziele durch massive Einschränkung von Bürgerrechten erreicht werden sollten. Dazu gehört beispielsweise die in den 1980er-Jahren diskutierte (und in Kuba zeitweilig umgesetzte) „Kasernierung von Aidskranken“. Weniger drastisch, aber auch diesen Themenkreis berührend, sind Rauch- oder Alkoholverbote, die bis in die **Privatsphäre der Einzelnen** reichen, wenn z. B. das Rauchen im eigenen Wohnraum oder Fahrzeug gesetzlich unterbunden werden soll (Jarvie & Malone, 2008).

Wichtig für Gesundheitsförderung und Prävention

Das Ausmaß möglicher individueller Einschränkungen zugunsten der Gesundheit der Gesamtbevölkerung oder von Gruppen muss Ergebnis einer gesellschaftlichen Diskussion sein. Dabei ist eine offene Abwägung der Auswahl und der jeweiligen Konsequenzen von Maßnahmen der Prävention und Gesundheitsförderung eine entscheidende Grundlage. Public Health insgesamt muss sich dagegen wehren, Spielball machtpolitischer Erwägungen und von **Lobbyismus** zu sein, vielmehr muss das gemeinsame Ziel einer bestmöglichen Gesundheit für alle Bevölkerungsgruppen immer neu formuliert, geprüft, verteidigt und vorangetrieben werden. Eine kritische Einschätzung der tatsächlichen Bedrohungen der individuellen Freiheiten wird Public Health, Prävention und Gesundheitsförderung in aller Regel nicht an erster Stelle verorten.

Auch **Stigmatisierungen**, ein Thema beispielsweise beim Umgang mit Übergewicht und Adipositas, sind in diese Richtung interpretierbar. Und wenn durch mobile Überwachungstechnologien ein kontinuierliches individuelles Monitoring von Verhalten, verbunden mit Belohnungssystemen für „erwünschtes" Verhalten, ermöglicht oder gar angestrebt wird, nimmt diese Diskussion noch ernstere Züge an. Hierzu wird ein Argument zur Diskussion gestellt: Prävention und Gesundheitsförderung müssen so stark wie möglich **demokratisch verankert** sein.

Das eingangs diskutierte Thema **„Nudging"** wird ebenfalls unter dem Aspekt der ungewollten Bevormundung diskutiert. „Nudging" soll unterschwellige, steuernde Anreize in eine bestimmte Richtung setzen, ohne dabei Freiheiten zu beschneiden (Thaler & Sunstein, 2008). Als kostengünstiges Tool der Verhaltensökonomie findet „Nudging" zunehmend Anwendung. Neben der erwähnten Bevormundung ist die reine Verhaltensorientierung ohne Berücksichtigung struktureller Faktoren kritisch zu sehen. Offenheit über die Vorgehensweise und expliziter Verzicht auf Manipulationen als ethische Maxime können viele Kritikpunkte entkräften, so ein Argument. Internationale Surveydaten ergaben eine recht hohe Zustimmung zur Nutzung von „Nudging" als Präventionsstrategie; in dem 6-Länder-Survey wurden allerdings auch massenmediale Gesundheitsinformationen als „Nudging" eingeordnet (Reisch et al., 2017).

35.6 Zukunftsszenarien für Prävention und Gesundheitsförderung

Patrick diskutiert in einem Buchbeitrag (Patrick, 2008) Zukunftsoptionen für Prävention und Gesundheitsförderung im US-amerikanischen Kontext. Er arbeitet dabei mit drei möglichen Zukunftsszenarien, die mit Anpassung auch heute und für hiesige Verhältnisse eine Diskussionsgrundlage darstellen können.

Im **„Weiter wie bisher"-Szenario** würden wir in Deutschland eine zwar auf vielen Ebenen aktive, aber zu wenig evidenzbasierte, stark projektlastige und insgesamt zu wenig ausgewogene Prävention und Gesundheitsförderung beibehalten, die vielfach nahe am individualmedizinischen Paradigma verortet bleibt. Insofern würden auch die Ressourcenflüsse innerhalb eines gewissen Korridors unverändert bleiben, und andererseits wäre nicht zu erwarten, dass sich grundlegende präventiv begründete Erfolge bei den

Wichtig für Gesundheitsförderung und Prävention

Drei **Zukunftsszenarien** für Prävention und Gesundheitsförderung (in Anlehnung an Patrick, 2008):

- Weiter wie bisher.
- Das System platzt aus den Nähten.
- Prävention und Gesundheitsförderung stehen im Mittelpunkt.

wichtigen gesundheitsbezogenen Problematiken ergeben. Die notwendige engere Zusammenarbeit zwischen Forschung und Praxis wird nur unzureichend vorangetrieben, und die Implementation gut evaluierter Maßnahmen unter dem Aspekt einer nachhaltig gestalteten und gerechten Prävention und Gesundheitsförderung bleibt erschwert.

Im **zweiten Szenario** beschreibt Patrick, wie im Rahmen neoliberaler Entwicklungen, wirtschaftlicher Rezession und demografischen Wandels ein immer größerer **Wettstreit um Ressourcen** entsteht, die sich zunehmend auf die medizinische Behandlung chronischer Erkrankungen konzentrieren. Er beschreibt eine Abkehr vom Solidarsystem und eine zunehmende soziale Ungleichheit bei der Versorgung mit präventiven Leistungen, die nicht mehr zum Regelangebot gehören. Dieses Szenario erscheint für Deutschland zumindest in der von Patrick skizzierten drastischen Form nicht wahrscheinlich. Einige der Herausforderungen, inklusive der Tendenz zur Individualisierung (kostspieliger) präventiver Leistungen, bestehen allerdings auch hier, einschließlich der über lange Jahre anhaltenden Schwächung des Öffentlichen Gesundheitsdienstes, die über die nächsten Jahre – so bleibt zu hoffen – umgekehrt wird.

Das **dritte Szenario** wird bei Patrick am immer weiter steigenden Anteil der Gesundheitskosten am Bruttoinlandsprodukt aufgehängt, der zum Umdenken zwingt: Die Krise, gepaart mit vernünftigem Denken und wissenschaftlicher Beratung, führt zu substanziellen Änderungen bei den Perspektiven auf Gesundheit als „common good“. Dies betrifft auch die Akzeptanz eines langfristigen und nachhaltigen Handelns und Planens für Prävention und Gesundheitsförderung, die Ausbildung im Gesundheits- und Sozialsektor und die Finanzierung. Prävention wird das **zentrale Organisationsprinzip** der Gesundheitsversorgung. Davon ist natürlich auch in Deutschland noch längst nicht zu sprechen. Steigende Gesundheitskosten, die fast ausschließlich vom medizinisch-klinischen Sektor verursacht werden, sind auch hier ein Thema, noch wird aber ein radikales Umschwenken auf eine umfassend präventionsorientierte Ausrichtung des Gesundheitssystems sowie anderer Politikbereiche nicht ernsthaft diskutiert. Mit dem Präventionsgesetz sind gewisse Weichen gestellt, auch gerade in Bezug auf settingbasierte Gesundheitsförderung. Ob der gewählte Finanzierungsansatz aus den Töpfen der gesetzlichen Krankenversicherung dem Anliegen gerecht werden kann, die Bedeutung der Prävention und Gesundheitsförderung sektorenübergreifend zu stärken, muss sich erweisen. Ohne eine systematische, auf den Erfahrungen der ersten Jahre aufbauende **Weiterentwicklung der gesetzlichen Grundlagen** sowie eine deutlich stärkere strukturelle Verankerung von Prävention und Gesundheitsförderung – nicht nur im Gesundheitssystem, sondern in vielen anderen Bereichen des gesellschaftlichen Zusammenlebens – wird es jedoch noch dauern, bis dieses Themenfeld eine echte Hauptrolle erhält. Dass sie nötig ist, daran besteht kaum Zweifel – ebenso wie eine gute therapeutische Versorgung ein wichtiger, aber nicht der alleinige Pfeiler eines funktionierenden und allgemein akzeptierten Gesundheitssystems ist. An dieser Stelle sei auf Abbildung 1-2 in Kap. 1 hingewiesen, die schematisch den zukünftigen Sollzustand der verschiedenen Segmente darstellt. Zu bedenken ist darüber hinaus, dass Prävention und Gesundheitsförderung im Sinne der **„health in all policies“** in viele verschiedene Politikbereiche einstrahlen soll. Dies scheint erreichbar, wenn es zu einer Konvergenz der treibenden sozialen und politischen Kräfte für eine derartige gesundheitsförderliche Orientierung kommt.

35.7 Prävention und Innovation

Die **Rolle der Gesundheitstechnologie**, insbesondere E- und M-Health, für die innovative Prävention und Gesundheitsförderung der Zukunft wird sich in den kommenden Jahren weiter klären. Die weitere Diffusion dieser Technologien in so gut wie alle Facetten der Gesellschaft ist sicher. Für manche Bereiche der Prävention und Gesundheitsförderung, z. B. im Kontext körperlicher Aktivität, werden diese Entwicklungen bedeutsamer sein als für andere Bereiche, bei denen auch in Zukunft persönlichere Interaktionsformen oder politische Vorgehensweisen im Vordergrund stehen. Akteure und Adressatengruppen werden noch stärker als bisher ihre **„digitale gesundheitsbezogene Kompetenz"** entwickeln müssen, nicht zuletzt, um Sinnvolles und Vernünftiges von Nutzlosem und Schädlichem zu trennen. Hier ergeben sich vielfältige Aspekte auch für die Lehre und Ausbildung in der Prävention und Gesundheitsförderung.

Für die angesprochene bessere Verankerung von Prävention und Gesundheitsförderung in der Breite der Gesellschaft sind andere Aspekte ebenso bedeutsam. Das umfangreiche **Methoden- und Strategienarsenal** der Prävention und Gesundheitsförderung ist darauf zu testen, wo ggf. noch ungehobene „Schätze" liegen, die zu einer Stärkung beitragen können: Sind z. B. Erkenntnisse der Glücksforschung für diesen Bereich wichtiger als bisher erkannt (Soong et al., 2015; Völker & Kistemann, 2013)? Können neue Ansätze in der Verbindung von gemeindebezogener partizipativer Prävention, Gesundheitsförderung und umweltbezogener Gesundheit entwickelt und erfolgreich implementiert werden (Gavin et al., 2015)? Und wie steht es mit anderen Settings und Verbündeten für Prävention und Gesundheitsförderung (Linnan et al., 2014)? Auch hier bietet sich eine noch engere Zusammenarbeit und Abstimmung zwischen Forschung und Praxis an (Amaro, 2017).

Prävention und Gesundheitsförderung für alle und mit allen – ein solcher Slogan würde auch einen oftmals vernachlässigten Aspekt des Themengebiets ansprechen: Auch bei eingeschränkter Gesundheit und Behinderung gilt es, die vorhandene Gesundheit zu stärken, Ressourcen zu fördern und somit zur gesundheitlichen Chancengleichheit beizutragen (Kuijken et al., 2016; Sandforth & Hasseler, 2014). Das Präventionsgesetz setzt hierzu auch erste Akzente, etwa durch die Forderung nach Barrierefreiheit in der Primärprävention und die Beteiligung der Selbsthilfe in der Nationalen Präventionskonferenz. Insofern müssen die Akteure der Prävention und Gesundheitsförderung auch vermehrt diversifizierte, angepasste Konzepte und Ansätze für unterschiedliche Lebenssituationen entwickeln und dabei auf den Sachverstand der unterschiedlichen Adressatengruppen bauen. So wird das Thema auch für Menschen mit weniger guten gesundheitlichen Ausgangsbedingungen attraktiv und für Individuen wie für Gruppen zunehmend unterstützenswert. Dass jedoch nie alle Personen in gleicher Weise und Intensität beteiligt sein werden, u. a. weil ihre Prioritätensetzung anders und die vorhandenen Angebote und Ansätze für sie unattraktiv sind, kann nur ein Ansporn sein, weiter über Prävention und Gesundheitsförderung zu informieren, ihre Bedeutung noch klarer herauszuarbeiten und die Potenziale weiterzuentwickeln. Die Entscheidungsfreiheit von Einzelnen darf dadurch nicht gefährdet, sondern muss im Gegenteil gestärkt werden, indem transparent gemacht wird, was Prävention und Gesundheitsförderung bedeutet und leisten kann, und was nicht. Dem Diktum „es ist besser gesund zu sein als krank oder tot", das Rose als grundlegendes **humanitäres Argument für Prävention** bezeichnete (Rose, 1992; Rose, 2008), wird auch in Zukunft die überwältigende Mehrheit aller Menschen zustimmen.

Zusammenfassung

- Einige Zukunftsthemen und -entwicklungen der Prävention und Gesundheitsförderung können anhand eines sich schnell ausbreitenden Online-Umgebungsspiels angerissen werden, darunter die Entwicklung des Gebiets „digitale Public Health" und die schnelle und bessere Erreichbarkeit von Zielgruppen.
- Mit Blick auf die für Prävention und Gesundheitsförderung relevanten Gesundheitslasten sind auch in Zukunft die nicht übertragbaren chronischen Erkrankungen sowie die psychischen Störungen bedeutsam; Infektionskrankheiten und deren Prävention bleiben jedoch auf der Agenda.
- Systemzusammenhänge und die Wechselwirkung verschiedener Faktoren und Rahmenbedingungen für Prävention und Gesundheitsförderung sind in der Zukunft stärker zu beachten als bisher. Dies bedarf auch neuer Forschungs- und Implementationsansätze.
- Prävention und Gesundheitsförderung muss demokratisch legitimiert sein, die Wahrung der Bürgerrechte ist – statt bevormundender Ansätze – zu stärken. Die Zielsetzungen und Strategien von Prävention und Gesundheitsförderungen müssen hierauf immer wieder kritisch geprüft werden.
- Mögliche Szenarien für eine Zukunft von Prävention und Gesundheitsförderung umfassen u.a. ein „Weiter wie bisher" und ein den Wettstreit um knappe Ressourcen fokussierendes Szenario. Wünschenswerter erscheint ein drittes Zukunftsbild, das ein durchgreifendes Umdenken hin zu einer umfassend präventionsorientierten Ausrichtung des Gesundheitswesens und einer stärkeren Verankerung von „health in all policies" skizziert.
- Innovationspotenzial liegt u.a. in der Digitalisierung (E- und M-Health), aber auch in der weiteren Entwicklung interdisziplinärer Forschung und Praxis, die neue Akteure einbezieht und innovative Wege findet, Chancengleichheit zu stärken.

Diskussionsanregung

- Welche Vorteile und welche Probleme birgt das „Anstubsen" (Nudging) für die Prävention und Gesundheitsförderung?
- Überlegen Sie am Beispiel der Gesundheitsförderung bei Migrantinnen und Migranten, warum Systemdenken und Umgang mit Komplexität für die Zukunft von Prävention und Gesundheitsförderung eine große Bedeutung haben.
- Wie schätzen Sie die genannten Zukunftsszenarien ein? Sehen Sie weitere mögliche Szenarien?

Literatur

Amaro, H. (2017). Four priorities to guide a public health of consequence. *American Journal of Public Health, 107* (5), 671–672.

Craig, P., Dieppe, P., Macintyre, S., Michie, S., Nazareth, I. & Petticrew, M. (2008). Medical Research Council guidance. Developing and evaluating complex interventions: the new Medical Research Council guidance. *BMJ, 337*, a1655.

Gavin, V.R., Seeholzer, E.L., Leon, J.B., Chappelle, S.B. & Sehgal, A.R. (2015). If we build it, we will come: a model for community-led change to transform neighborhood conditions to support healthy eating and active living. *American Journal of Public Health, 105* (6), 1072–1077.

Howe, K.B., Suharlim, C., Ueda, P., Howe, D., Kawachi, I. & Rimm, E.B. (2016). Gotta catch'em all! Pokemon GO and physical activity among young adults: difference in differences study. *BMJ, 355*, i6270.

Jarvie, J.A. & Malone, R.E. (2008). Children's secondhand smoke exposure in private homes and cars: an ethical analysis. *American Journal of Public Health, 98* (12), 2140–2145.

Kuijken, N.M., Naaldenberg, J., Nijhuis-van der Sanden, M.W. & van Schrojenstein-Lantman de Valk, H.M. (2016). Healthy living according to adults with intellectual disabilities: towards tailoring health promotion initiatives. *Journal of Intellectual Disability Research, 60* (3), 228–241.

Lebov, J., Grieger, K., Womack, D., Zaccaro, D., Whitehead, N., Kowalcyk, B. et al. (2017). A framework for One Health research. *One Health, 3*, 44–50.

Linnan, L.A., D'Angelo, H. & Harrington, C.B. (2014). A literature synthesis of health promotion research in salons and barbershops. *American Journal of Preventive Medicine, 47* (1), 77–85.

Patrick, K (2008). The future of health promotion and disease prevention in clinical practice. In S.H. Woolf, S. Jonas & E. Kaplan-Liss (Hrsg.), *Health promotion and disease prevention in clinical practice* (2nd ed.). Philadelphia: Lippincott Williams & Wilkins.

Plass, D., Vos, T., Hornberg, C., Scheidt-Nave, C, Zeeb, H. & Krämer, A. (2014). Trends in disease burden in Germany: results, implications and limitations of the Global Burden of Disease study. *Deutsches Ärzteblatt International, 111* (38), 629–638.

Reisch, L.A., Sunstein, C.R. & Gwozdz, W. (2017). Beyond carrots and sticks: Europeans support health nudges. *Food Policy, 69*, 1–10.

Robert Koch-Institut (RKI) & Bayerisches Landesamt für Gesundheit und Lebensmittelsicherheit. (2012). *Evaluation komplexer Interventionsprogramme in der Prävention: lernende Systeme, lehrreiche Systeme* (Beiträge zur Gesundheitsberichtserstattung des Bundes). Berlin: RKI.

Rose, G. (1992). *The Strategy of Preventive Medicine*. Oxford: Oxford University Press.

Rose, G. (2008). *Rose's strategy of preventive medicine*. Oxford: Oxford University Press.

Rutter, H., Savona, N., Glonti, K., Bibby, J., Cummins, S., Finegood, D.T. et al. (2017). The need for a complex systems model of evidence for public health. *Lancet, 390* (10112), 2602–2604. http://doi.org/10.1016/S0140-6736(17)31267-9

Sandforth, E. & Hasseler, M. (2014). Gesundheitsförderung und Prävention bei Menschen mit geistigen und mehrfachen Behinderungen. Eine theoretische Diskussion und Reflexion. *Gesundheitsförderung und Prävention, 9*, 80–84.

Soong, C.S., Wang, M.P., Mui, M., Viswanath, K., Lam, T.H. & Chan, S.S. (2015). A „Community Fit" community-based participatory research program for family health, happiness, and harmony: design and implementation. *JMIR Research Protocols, 4* (4), e126.

Thaler, R.H. & Sunstein, C.R. (2008). *Nudge: improving decisions about health, wealth, and happiness*. New Haven: Yale University Press.

Völker, S. & Kistemann, T. (2013) „I'm always entirely happy when I'm here!" Urban blue enhancing human health and well-being in Cologne and Düsseldorf, Germany. *Social Science & Medicine, 78*, 113–124.

Xian, Y., Xu, H., Xu, H., Liang, L., Hernandez, A.F., Wang, T.Y., et al. (2017). An initial evaluation of the impact of Pokémon GO on physical activity. *Journal of the American Heart Association, 6* (5), pii: e005341. http://doi.org/10.1161/JAHA.116.005341

Autorinnen und Autoren

Thomas Altgeld
Landesvereinigung für Gesundheit
und Akademie für Sozialmedizin
Niedersachsen e. V.
Fenskeweg 2
D-30165 Hannover
thomas.altgeld@gesundheit-nds.de

Dr. Katharina Althaus
Universitäts- und Rehabilitationskliniken Ulm
Abteilung für Neurologie
Oberer Eselsberg 45
D-89081 Ulm
katharina.althaus@uni-ulm.de

Patricia Bothe
Institut für Medizinsoziologie, Versorgungsforschung und Rehabilitationswissenschaft (IMVR) der Humanwissenschaftlichen Fakultät und der Medizinischen Fakultät der Universität zu Köln
Eupener Str. 129
D-50933 Köln
particia.bothe@uk-koeln.de

Prof. Dr. Elmar Brähler
Universitätsklinikum Leipzig
Abt. für Med. Psychologie und Med. Soziologie
Philipp-Rosenthal-Straße 55
D-04103 Leipzig
elmar.braehler@medizin.uni-leipzig.de

Prof. Dr. Klara Brixius
Institut für Kreislaufforschung
und Sportmedizin
Deutsche Sporthochschule Köln
Am Sportpark Müngersdorf 6
D-50933 Köln
brixius@dshs-koeln.de

Prof. Dr. Anneke Bühler
Hochschule für angewandte
Wissenschaften Kempten
Fakultät Soziales und Gesundheit
Bahnhofstraße 61
D-87435 Kempten
anneke.buehler@hs-kempten.de

Prof. Dr. Gerhard Bühringer
IFT – Institut für Therapieforschung
Parzivalstr. 25
D-80804 München
buehringer@ift.de

PD Dr. Ralf Decking
Orthopädie und Endoprothetik
St. Remigius Krankenhaus Opladen
An St. Remigius 26
D-51379 Leverkusen
decking@l-plus.de

Prof. Dr. Manfred Döpfner
Klinik und Poliklinik für Psychiatrie,
Psychosomatik und Psychotherapie
des Kindes- und Jugendalters
Robert-Koch-Straße 10 (Gebäude 53)
D-50931 Köln
manfred.doepfner@uk-koeln.de

Prof. Dr. Karsten Dreinhöfer
Charité Universitätsmedizin Berlin
Abt. Orthopädie und Unfallchirugie
Medical Park Berlin Humboldtmühle
An der Mühle 2–9
D-13507 Berlin
karsten.dreinhoefer@charite.de

Prof. Dr. Michael Erhart
Fachbereichsleiter – Versorgungsforschung
und Risikostruktur
Zentralinstitut für die kassenärztliche
Versorgung in Deutschland
Salzufer 8
D-10587 Berlin
merhart@zi.de

Prof. Dr. Toni Faltermaier
Europa-Universität Flensburg
Abteilung für Gesundheitspsychologie
und Gesundheitsbildung
Auf dem Campus 1
D-24943 Flensburg
faltermaier@uni-flensburg.de

Prof. Dr. Raimund Geene MPH
Berlin School of Public Health
Alice Salomon Hochschule
Alice Salomon Platz 5
D-12627 Berlin
geene@ash-berlin.de
https://bsph.charite.de

Univ.-Prof. Dr. Charlotte Hanisch
Universität zu Köln
Humanwissenschaftliche Fakultät, Psychologie
und Psychotherapie in Heilpädagogik und
Rehabilitation
Klosterstraße 79°
D-50931 Köln
charlotte.hanisch@uni-koeln.de

PD Dr. Christopher Hautmann
Ausbildungsinstitut für Kinder- und Jugend-
psycholtherapie an der Uniklinik Köln (AKiP)
Pohlingstr. 9
D-50969 Köln
christopher.hautmann@uk-koeln.de

Prof. Dr. Dr. h. c. Klaus Hurrelmann
Hertie School of Governance
Quartier 110, Friedrichstr. 180
D-10117 Berlin
hurrelmann@hertie-school.org

Prof. Dr. Dr. Andrea Icks
Heinrich-Heine-Universität Düsseldorf
Medizinische Fakultät
Center for Health and Society
Institut für Versogungsforschung
und Gesundheitsökonomie
Moorenstr. 5
D-40225 Düsseldorf
andrea.icks@uni-duesseldorf.de

Prof. Dr. Theodor Klotz MPH
Klinik für Urologie, Andrologie und
Kinderurologie
Klinikum Weiden
Söllnerstr. 16
D-92637 Weiden
theodor.klotz@kliniken-nordoberpfalz.ag

Prof. Dr. Olaf von dem Knesebeck
Institut für Medizin-Soziologie
Universitätsklinikum Hamburg-Eppendorf
Martinistraße 52
D-20246 Hamburg
o.knesebeck@uke.de

Prof. Dr. Petra Kolip
Universität Bielefeld
Fakultät für Gesundheitswissenschaften
Postfach 100131
D-33501 Bielefeld
petra.kolip@uni-bielefeld.de

Peter Koppe
MEDIAN Reha-Zentrum Bernkastel-Kues
Klinik Moselschleife
Kueser Plateau
D-54470 Bernkastel-Kues
Peter.koppe@median-klinikum.de

Prof. Dr. Andreas Kruse
Universität Heidelberg
Institut für Gerontologie
Bergheimer Straße 20
D-69115 Heidelberg
andreas.kruse@gero.uni-heidelberg.de

Prof. Dr. Ilse Kryspin-Exner
Universität Wien
Fakultät für Psychologie
Liebiggasse 5
A-1010 Wien
ilse.kryspin-exner@univie.ac.at

Prof. Dr. Anja Leppin
Universität Süd-Dänemark
Fakultät für Gesundheitswissenschaften
Niels Bohrs Vej
DK-6700 Esbjerg
aleppin@health.sdu.dk

Prof. Dr. Albert C. Ludolph
Universitäts- und Rehabilitationskliniken Ulm
Abteilung für Neurologie
Oberer Eselsberg 45
D-89081 Ulm
albert.ludolph@rku.de

Dr. Martin Merbach
Evangelisches Zentralinstitut
für Familienberatung Berlin
Auguststraße 80
D-10117 Berlin
merbach@ezi-berlin.de

Dipl. Pol. Kai Mosebach
Hochschule Ludwigshafen am Rhein
Maxstraße 29
D-67059 Ludwigshafen
kai.mosebach@hs-lu.de

Dr. rer. pol. Dirk Müller
Institut für Gesundheitsökonomie
und Klinische Epidemiologie
Universitätsklinikum Köln
Gleueler Straße 176–178
D-50935 Köln
dirk.mueller@uk-koeln.de

Dr. Uta Nennstiel-Ratzel, MPH
Bayerisches Landesamt für Gesundheit
und Lebensmittelsicherheit
Veterinärstr. 2
D-85762 Oberschleißheim
uta.nennstiel-ratzel@lgl.bayern.de

Dr. Veronika Ottová-Jordan, MPH
Universitätsklinikum Hamburg-Eppendorf
Klinik für Kinder- und Jugendpsychiatrie,
-psychotherapie und -psychosomatik
Martinistr. 52, W29
D-20246 Hamburg
v.ottova@uke.de

Prof. Dr. Franz Petermann
Universität Bremen
Zentrum für Klinische Psychologie
und Rehabilitation
Grazer Str. 6
D-28359 Bremen
fpeterm@uni-bremen.de

Prof. Dr. Holger Pfaff
Institut für Medizinsoziologie, Versorgungsforschung und Rehabilitationswissenschaft
(IMVR) der Humanwissenschaftlichen
Fakultät und der Medizinischen Fakultät
der Universität zu Köln
Eupener Str. 129
D-50933 Köln
holger.pfaff@uk-koeln.de

Dr. Timo-Kolja Pförtner
IMVR – Institut für Medizinsoziologie,
Versorgungsforschung und
Rehabilitationswissenschaft
der Humanwissenschaftlichen Fakultät
und der Medizinischen Fakultät
der Universität zu Köln (KöR)
Eupener Str. 129
D-50933 Köln
timo-kolja.pfoertner@uk-koeln.de

Prof. Dr. Martin Pinquart
Universität Marburg
Fachbereich Psychologie
Gutenbergstr. 18
D-35032 Marburg
pinquart@staff.uni-marburg.de

Mag. Dr. Nina Pintzinger
Zentrum für seelische Gesundheit Leopoldau
Schererstraße 30
A-1210 Wien
nina.pintzinger@bbrz.at

Dr. Evelyn Plamper MPH
Leiterin Unternehmensentwicklung
Universitätsklinikum Köln
Josef-Stelzmann-Str. 9A
D-50931 Köln
evelyn.plamper@uk-koeln.de

PD Dr. Wolfgang Rathmann MSPH
Deutsches Diabetes-Zentrum
Institut für Biometrie und Epidemiologie
Auf'm Hennekamp 65
D-40225 Düsseldorf
wolfgang.rathmann@ddz.uni-duesseldorf.de

Prof. Dr. Ulrike Ravens-Sieberer MPH
Universitätsklinikum Hamburg-Eppendorf
Klinik für Kinder- und Jugendpsychatrie,
-psychotheraphie und -psychosomatik
Forschungssektion „Child Public Health"
Martinistr. 52, W29
D-20246 Hamburg
ravens-sieberer@uke.de

Dr. h. c. Walter Rätzel-Kürzdörfer, M. Sc.
Universität Bayreuth
Lehrbeauftragter
D-95445 Bayreuth
wrk08@web.de

Dr. med. Dipl. oec. Marcus Redaèlli
Institut für Gesundheitsökonomie
und Klinische Epidemiologie
Universitätsklinikum Köln
Gleueler Straße 176–178
D-50935 Köln
marcus.redaelli@uk-koeln.de

Dr. Dipl.-Psych. Gaby Resmark
Abteilung für Psychosomatische Medizin
und Psychotherapie
Universitätsklinikum Tübingen
Osianderstr. 5
D-72076 Tübingen
gaby.resmark@med.uni-tuebingen.de

Prof. Dr. Matthias Richter
Martin Luther Universität Halle
Institut für Medizinische Soziologie
Magdeburger Str. 8
D-06112 Halle (Saale)
m.richter@medizin.uni-halle.de

Priv.-Doz. Dr. Kerstin Rhiem
Universitätsklinikum Köln
Zentrum Familiärer Brust- und Eierstockkrebs
Kerpener Str. 34
D-50931 Köln
kerstin.rhiem@uk-koeln.de

Dr. med. Hedwig Roggendorf
Institut für molekulare Immunologie
Reise-Impfsprechstunde/Gelbfieberimpfstelle
Zentrum für Prävention, Ernährung
und Sportmedizin
Klinikum rechts der Isar
Ismaningerstr.22/Bau 523
D-81675 München
hedwig.roggendorf@tum.de

Dr. Susanne Salomon
Stabsabteilung Unternehmensentwicklung
Universitätsklinikum Köln
Josef-Stelzmann-Str. 9A
D-50931 Köln
susanne.salomon@uk-koeln.de

Michael Schäfer
Centrum für Sportwissenschaften
und Sportmedizin (CSSB)
Charité Universitätsmedizin Berlin
Abt. Orthopädie und Unfallchirugie
Medical Park Berlin Humboldtmühle
An der Mühle 2–9
D-13507 Berlin
m.schaefer@medicalpark.de

Dr. Ursula Schlipköter MPH
Ludwig Maximilians Universität München
Institut für Medizinische Informations-
verarbeitung, Biometrie und Epidemiologie
Marchioninistraße 15
D-81377 München
schli@ibe.med.uni-muenchen.de

Prof. Dr. Rita K. Schmutzler
Universitätsklinikum Köln
Zentrum Familiärer Brust- und Eierstockkrebs
Kerpener Str. 34
D-50931 Köln
rita.schmutzler@uk-koeln.de

Maria Schumann
Robert-Koch-Institut
General-Pape-Str. 62–66
D-12101 Berlin
schumannMa@rki.de

Prof. Dr. Friedrich Wilhelm Schwartz
Medizinische Hochschule Hannover
Institut für Epidemiologie, Sozialmedizin
und Gesundheitssystemforschung
Carl-Neuberg-Str. 1
D-30625 Hannover
Tel.: +49 (0)511-532-8076

Prof. Dr. Johannes Siegrist
Heinrich-Heine-Universität Düsseldorf
Life Science Center
Merowinger Platz 1a
D-40225 Düsseldorf
siegrist@uni-duesseldorf.de

Prof. Dr. Rainer K. Silbereisen
Center for Applied Developmental Science
Sommelweisstr. 12
D-07743 Jena
rainer.silbereisen@uni-jena.de

Prof. Dr. Jacob Spallek
Brandenburgische TU Cottbus-Senftenberg
Institut für Gesundheit
FG Gesundheitswissenschaften
Universitätsplatz 1
D-01968 Senftenberg
jacob.spallek@b-tu.de

Prof. Dr. Stephanie Stock
Universitätsklinikum Köln
Institut für Gesundheitsökonomie
und Klinische Epidemiologie
Gleueler Str. 176–178
D-50935 Köln
stephanie.stock@uk-koeln.de

Dr. Harald Strippel, MSc
Medizinischer Dienst des Spitzenverbandes
Bund e.V.
Team Versorgungsberatung
Theodor Althoff Str. 47
D-45133 Essen
h.strippel@mds-ev.de

Dipl. Soz. Waldemar Süß
Universitätsklinikum Hamburg-Eppendorf
Institut für Medizin-Soziologie
Martinistraße 52
D-20246 Hamburg
suess@uke.de

Prof. Dr. Dr. Alf Trojan
Universitätsklinikum Hamburg-Eppendorf
Institut für Medizin-Soziologie
Martinistraße 52
D-20246 Hamburg
trojan@uke.de

Prof. Dr. Horst Christian Vollmar MPH
Abteilung für Allgemeinmedizin
Ruhr-Universität Bochum
Universitätsstraße 150
D-44801 Bochum
horst.vollmar@ruhr-uni-bochum.de

Dr. Ulrike de Vries
Universität Bremen
Zentrum für Klinische Psychologie
und Rehabilitation
Grazer Str. 6
D-28359 Bremen
udevries@uni-bremen.de

Prof. Dr. Ulla Walter
Medizinische Hochschule Hannover
Institut für Epidemiologie, Sozialmedizin
und Gesundheitssystemforschung
Carl-Neuberg-Str. 1
D-30625 Hannover
walter.ulla@mh-hannover.de

PD Dr. Rolf Weitkunat
Universität Fribourg
Department für Psychologie
Rue de Faucigny 2
CH-1700 Fribourg
rweit@bluewin.ch

Prof. Dr. Nikos Werner
Medizinische Klinik und Poliklinik II
Universitätsklinikum Bonn
Sigmund-Freud-Str. 25
D-53105 Bonn
nikos.werner@ukb.uni-bonn.de

Dr. Simone Weyers
Heinrich-Heine-Universität,
Universitätsklinikum
Institut für Medizinische Soziologie
Universitätsstraße 1
D-40225 Düsseldorf
simone.weyers@uni-duesseldorf.de

Prof. Dr. Manfred Wildner, MPH
Bayrisches Landesamt für Gesundheit
und Lebensmittelsicherheit
Veterinärstr. 2
D-85764 Oberschleissheim
manfred.wildner@lgl.bayern.de

Prof. Dr. med. Dr. h. c. Manfred Wolfersdorf
Am Weiherer Weg 9
D-96142 Hollfeld
mwolfersdorf@t-online.de

Dr. Tülan Yildirim
AOK-Bundesverband
Rosenthaler Str. 31
D-10178 Berlin
tuelan.yildirim@bv.aok.de

Prof. Dr. Hajo Zeeb
Leibniz-Institut für Präventionsforschung
und Epidemiologie – BIPS GmbH
Abt. Prävention und Evaluation
Achterstraße 30
D-28359 Bremen
zeeb@bips.uni-bremen.de

Prof. Dr. med. Stephan Zipfel
Abteilung für Psychosomatische Medizin
und Psychotherapie
Universitätsklinikum Tübingen
Osianderstr. 5
D-72076 Tübingen
stephan.zipfel@med.uni-tuebingen.de

Stichwortverzeichnis

H

N

Q

R